W0267932

Hefte zur Unfallheilkunde
Beihefte zur Zeitschrift „Der Unfallchirurg“

Herausgegeben von:
J. Rehn, L. Schweiberer und H. Tscherne

212

53. Jahrestagung

der Deutschen Gesellschaft für Unfallheilkunde e.V.

22.–25. November 1989, Berlin

Kongreßthemen: Schock – Kniegelenksnahe Frakturen – Indikationsstellung bei Sportverletzungen – Komplexe Handverletzungen – Osteosynthese kindlicher Schaftfrakturen – Experimentelle Unfallchirurgie – Freie Themen – Kuratorium ZNS – EDV-Dokumentation – Aktuelle Stunde – Begutachtung – Diskussionsrunde – Wissenschaftliches Filmprogramm – Wissenschaftliche Ausstellung – Schlußveranstaltung

---

Präsident: K.P. Schmit-Neuerburg
Redigiert von: J. Probst

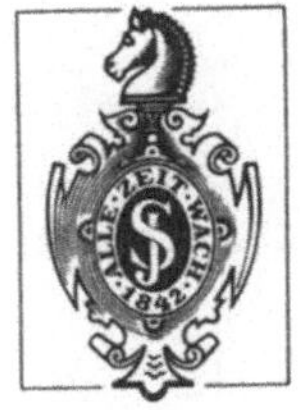

Springer-Verlag Berlin Heidelberg GmbH

Reihenherausgeber

Prof. Dr. Jörg Rehn
Mauracher Straße 15, D-7809 Denzlingen

Prof. Dr. Leonhard Schweiberer
Direktor der Chirurgischen Universitätsklinik München-Innenstadt
Nußbaumstraße 20, D-8000 München 2

Prof. Dr. Harald Tscherne
Medizinische Hochschule, Unfallchirurgische Klinik
Konstanty-Gutschow-Straße 8, D-3000 Hannover 61

Deutsche Gesellschaft für Unfallheilkunde:

Geschäftsführender Vorstand 1989:

Präsident: Prof. Dr. med K. P. Schmit-Neuerburg
1. stellv. Präsident: Prof. Dr. med. K. H. Jungbluth
2. stellv. Präsident: Prof. Dr. med. A. Pannike
Generalsekretär: Prof. Dr. med. J. Probst
Kongreßsekretär: Prof. Dr. med. R. Rahmanzadeh
Schatzmeister: Dr. med. G. Dorka

Zusammenstellung des Berichts:

Prof. Dr. med. J. Probst
Ärztlicher Direktor der Berufsgenossenschaftlichen Unfallklinik
Professor-Küntscher-Str. 8, D-8110 Murnau

Mit 166 Abbildungen

ISBN 978-3-540-52925-5 ISBN 978-3-642-75920-8 (eBook)
DOI 10.1007/978-3-642-75920-8

CIP-Titelaufnahme der Deutschen Bibliothek
Deutsche Gesellschaft für Unfallheilkunde:
... Jahrestagung der Deutschen Gesellschaft für Unfallheilkunde e.V. – Berlin ; Heidelberg ; New York ; London ; Paris ; Tokyo ; Hong Kong ; Barcelona : Springer. Früher u.d.T.: Deutsche Gesellschaft für Unfallheilkunde, Versicherungs-, Versorgungs- und Verkehrsmedizin: Jahrestagung der Deutschen Gesellschaft für Unfallheilkunde, Versicherungs-, Versorgungs- und Verkehrsmedizin e.V. – Titeländerung zwischen 38 (1975) u. 40 (1977)
ISSN 0343-2513
53. 22.–25. November 1989, Berlin. – 1990 (Hefte zur Unfallheilkunde ; 212)

NE: GT

2124/3130-543210

Widmung

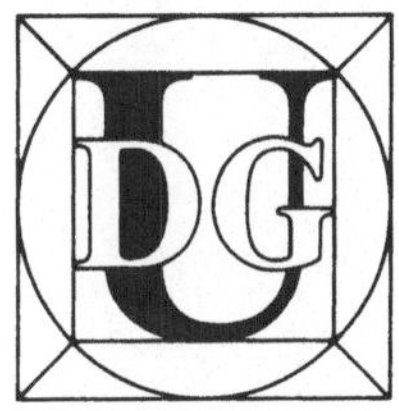

Die 52. Jahrestagung der Deutschen Gesellschaft für Unfallheilkunde vereinte in den schon historisch zu nennenden Novembertagen 1989 als erste wissenschaftliche Gesellschaft die fast 30 Jahre lang getrennten Kollegen. Obwohl eine ganze Generation ausgefallen war, fanden wir in jenen Tagen und in den nachfolgenden Monaten zusammen, als ob es nie eine Grenze zwischen uns gegeben hätte.

Jetzt leben und arbeiten wir wieder in einem Land. Vieles ist aufzuholen. Die Diskussion und Weitergabe von Erfahrungen – urtümliche Aufgabe einer wissenschaftlichen Gesellschaft – begonnen am traditionsreichen Kongreßort Berlin, fortgesetzt in bereits unzähligen kollegialen Begegnungen und ergänzt durch den freien Austausch der Literatur, wird in Zukunft wesentlich dazu beitragen, daß sich auch im Sinne unserer Wissenschaft das Goethewort erfüllt:

> *Der Himmel gönne dem wissenschaftlichen Streben in unserem deutschen Vaterland noch lange Friede und Ruhe, so wird sich eine Tätigkeit entfalten, wie sie die Welt nur in einem Jahrhundert nach langer Finsternis, nach Erfindung des Druckes, bei weit geringeren Hilfsmitteln erlebt hat.*[1]

Die Deutsche Gesellschaft für Unfallheilkunde widmet diesen Kongreßbericht ihren Kollegen, die 1989/90 mit ihrem Eintritt in unsere Gemeinschaft auch dieser neue Aufgaben gestellt haben.

---

[1] Allgemeine Betrachtungen zur Weltliteratur 1827 bis 1830. Die Zusammenkunft der Naturforscher in Berlin 1828.

Inhaltsverzeichnis

Referentenverzeichnis*

* Die Adressen der Einzelautoren finden Sie auf der ersten Seite des entsprechenden Beitrags.

[1] Seite, auf der der Beitrag beginnt.

Wissenschaftliches Programm

Eröffnungssitzung

Präsident K.-P. Schmit-Neuerburg

Meine sehr verehrten Damen und Herren!

Nachdem das Flöten-Konzert verklungen ist, das der 22jährige Mozart als Auftragsarbeit zu nächtlicher Stunde schrieb, weil er am Tage dazu keine Zeit fand, eröffne ich die 53. Jahrestagung der Deutschen Gesellschaft für Unfallheilkunde und heiße Sie herzlich willkommen.

Einen ganz besonderen Gruß entbiete ich unseren Ehrenmitgliedern und korrespondierenden Mitgliedern, insbesondere unserem Ehrenmitglied Professor Hans Willenegger, der am 6. Januar sein 80. Lebensjahr vollendet. Ich darf Ihnen herzliche Grüße übermitteln von unserem Ehrenmitglied Professor Witt, der sich nach einer glücklich überstandenen Operation zur Zeit noch in der Rehabilitation befindet. Wir wünschen ihm von ganzem Herzen gute Besserung.

Ich begrüße sehr herzlich unsere lieben Kollegen aus der DDR und Ostberlin. In all den Jahren konnte der Präsident immer nur sein Sprüchlein aufsagen, daß die Kollegen aus der DDR zwar eingeladen worden seien, aber nicht kommen durften. Ich bin jetzt der erste Präsident, den Sie selbst dank Ihrer friedlichen Revolution in die Lage versetzt haben, Sie hier als Teilnehmer unseres Kongresses begrüßen zu dürfen. Von ganzem Herzen hoffe ich, daß es auch künftig immer so sein möge, nicht nur in Berlin, sondern auch bei allen Kongressen und Symposien in der Bundesrepublik und im westlichen Ausland. Sollten Sie irgendeinen Wunsch haben, den ich Ihnen erfüllen kann, bitte ich Sie, sich jederzeit an mich, meine Sekretärin oder an das Kongreß-Büro zu wenden: Wir werden alles tun, was in unsren Kräften steht.

Meine Damen und Herrren,
es ist mir eine Ehre, die Bürgermeisterin und Senatorin für Gesundheit und Soziales von Berlin, Frau Ingrid Stahmer, begrüßen zu dürfen. Wir freuen uns, daß Sie zu uns gekommen sind, obwohl Sie gegenwärtig im Zentrum der Ereignisse stehen und ununterbrochen in Anspruch genommen werden. Ich darf mich schon jetzt für Ihre freundliche Einladung zum Senats-Empfang in der Kongreßhalle am heutigen Abend herzlich bedanken.

Selten ist es einem Präsidenten vergönnt, auch seine chirurgischen Lehrer unter den anwesenden Ehrengästen begrüßen zu dürfen. Mein Gruß gilt Professor Edgard Ungeheuer, dem amtierenden Generalsekretär der Deutschen Gesellschaft für Chirurgie, und Präsiden-

Hefte zur Unfallheilkunde, Heft 212
Redigiert von J. Probst

ten der Deutschen Gesellschaft für Katastrophenmedizin, dem ich meine Ausbildung und Erziehung zum Chirurgen an der Frankfurter Klinik Rudolf Geissendörfers wesentlich verdanke. Ich freue mich, daß Sie heute meiner Einladung ebenso gefolgt sind, wie vor 17 Jahren zu meiner Habilitation in Hannover.

Ebenso herzlich begrüße ich meinen verehrten Lehrer und Freund Professor Harald Tscherne. Ihm verdanke ich die systematische Ausbildung in der Unfallchirurgie, deren Entwicklung als Spezialgebiet der Chirurgie er maßgeblich mitgestaltet hat.

Willkommensgrüße richte ich ferner an den Vize-Präsidenten der Freien Universität Berlin, Seine Spectabilität Professor Brückner, an den Präsidenten der Bundesärztekammer und des Deutschen Ärztetages Herrn Dr. Vilmar, an den Vorsitzenden des Berliner Verbandes der Leitenden Krankenhaus-Ärzte, Herrn Professor Schlungbaum, an den Schatzmeister und Vertreter der Ärzteschaft in der Ärztekammer Berlin, Herrn Dr. Grün, und an die Direktoren des Hauptverbandes und der Landesverbände der Berufsgenossenschaften.

Es ist stets eine große Ehre, die Präsidenten anderer bedeutender Fachgesellschaften als Gäste begrüßen zu dürfen. Ich freue mich, den Präsidenten der Deutschen Gesellschaft für Chirurgie, Herrn Professor Häring, zu begrüßen, der die 107. Jahrestagung seiner Gesellschaft im April nächsten Jahres ebenfalls in Berlin abhalten wird, wo die Deutsche Gesellschaft für Chirurgie 1872 gegründet wurde. Ich begrüße ferner den Präsidenten der Interdisziplinären Vereinigung für Intensiv- und Notfallmedizin, Herrn Professor Lawin, sowie die Präsidenten der Schweizerischen Gesellschaft für Unfallmedizin, Herrn Professor Matter, und der Österreichischen Gesellschaft für Unfallchirurgie, Herrn Professor Kuderna, denen wir uns besonders verbunden fühlen. Ein ebenso freundliches Willkommen dem Präsidenten des Verbandes der berufsgenossenschaftlich tätigen Ärzte, Herrn Professor Rüter, und dem Vorsitzenden der Vereinigung Niederländischer Orthopäden, Herrn Professor Marti.

Besonders herzlich begrüße ich unseren Festredner von 1977, Herrn Professor Praxenthaler, Präsident der Bundesanstalt für Straßenwesen, dessen kritischer Vortrag über die interdisziplinäre Aufgabe der Verkehrsunfall-Forschung in den letzten 12 Jahren an Aktualität nichts eingebüßt hat.

Weiterhin freue ich mich, den Präsidenten des Berufsverbandes Deutscher Chirurgen, Herrn Dr. Hempel, und den Präsidenten des Berufsverbandes der Fachärzte für Orthopädie, Herrn Dr. Holfelder, begrüßen zu dürfen.

Die Deutsche Gesellschaft für Unfallheilkunde ist jetzt wohl eine der größten interdisziplinären wissenschaftlichen Gesellschaften der Bundesrepublik. Um so mehr freue ich mich über unsere Gäste aus dem Ausland, die als international renommierte Spezialisten durch ihre Gastvorlesungen an jedem Tag besondere Höhepunkte setzen: Ich begrüße Herrn Professor Goris, Chefarzt des Department Allgemeine Chirurgie des Katholischen Universitätshospital in Nijmegen, Herrn Professor Josef Schatzker, orthopaedic surgeon in chief at the famous Sunnybrook Medical Centre in Toronto, und Professor Charles Rockwood, orthopaedic surgeon at the University of Texas in San Antonio. We welcome you in Berlin at the Congress of the German Association for Traumatology and thank you for your valuable contributions to our scientific program.

Saludo muy cordialmente a mis amigos que hablan castellano Max Grove de Santiago de Chile y asu esposa queno tardaron de hacer el Largo viaje hacia Berlin.

Igualmente Saludo a Eduardo Jorda Lopez y su esposa de Mallorca.

Bien venidos en Berlin y gran alegria.

Schließlich begrüße ich die Vertreter der Presse und der Medien sowie die Vertreter der Industrie, ohne deren Unterstützung derartige Kongresse nicht mehr durchführbar wären.

An die Worte des Grußes schließe ich daher auch gleich diejenigen des Dankes an: Mein herzlicher Dank gilt in erster Linie denjenigen Donatoren der Pharmazeutischen und Medizin-Technischen Industrie, die nicht nur durch Anmietung der bislang größten Ausstellungsfläche von 1300m^2 sondern auch durch finanzielle Zuwendungen zur Realisierung der diesjährigen Jahrstagung entscheidend beigetragen haben. Alle Kolleginnen und Kollegen bitte ich um regen Besuch der Ausstellung.

Ganz herzlich danke ich außerdem all denen, die mich bei der Vorbereitung des Kongresses in Berlin und Essen tatkräftig unterstützt haben, insbesondere meinen Oberärzten Privat-Dozent Dr. Stürmer und Dr. Hanke, die mit großem Einsatz die Gestaltung der 53. Jahrestagung zu ihrem persönlichen Anliegen gemacht haben.

Ich darf jetzt zunächst die Frau Bürgermeisterin und Senatorin für Gesundheit und Soziales in Berlin, Frau Ingrid Stahmer, um Ihr Grußwort bitten.

Grußworte

Ingrid Stahmer

Senatorin für Gesundheit und Soziales der Stadt Berlin

Meine sehr geehrten Damen und Herren,
ich freue mich, Sie heute in Berlin zu Ihrer traditionellen Herbst-Tagung begrüßen zu dürfen. Wieder hat eine große Zahl von Teilnehmern und Referenten den Weg in unsere Stadt gefunden. Besonders begrüße ich natürlich die Teilnehmerinnen und Teilnehmer aus der DDR und aus den osteuropäischen Ländern. Die Zeichen stehen günstig, daß sich der Gedankenaustausch zwischen Ost und West weiter intensivieren wird.

Als diese 53. Jahrestagung der Deutschen Gesellschaft für Unfallheilkunde anberaumt wurde, hat niemand geahnt, daß die Mauer in Berlin heute vor allem nur noch das Symbol einer Epoche der Weltpolitik ist, die in diesen Tagen zu Ende geht. Heute hat die geteilte Stadt eine offene Grenze. Ich wünsche Ihnen und der Stadt Berlin, daß Sie sich im Laufe Ihres Aufenthaltes selbst ein Bild davon machen können, wie sich Berlin in diesen Tagen verändert.

Die letzten Tage haben uns alle sehr bewegt. Ich hoffe, Sie erlauben mir, daß ich heute zu Ihrer Begrüßung nicht so sehr als Fach-Senatorin für Gesundheit zu Ihnen spreche, sondern eher als Bürgermeisterin von Berlin mit einigen Worten auf diese politische und menschliche Situation in unserer Stadt eingehe. Meine Fachleute haben zwar kluge und sicher auch wahre Gedanken zur Unfallheilkunde aufgeschrieben, ich habe aber bei diesen Begrüßungsreden immer ein bißchen das Gefühl, daß doch nicht jeder glaubt, daß das so ganz selbstgeschöpft ist vom Politiker, der das da redet. Mich bewegt heute ganz besonders das, was in dieser Stadt vorgeht. Aber nicht nur Freude, sondern auch Probleme! Und ich glaube, wir müssen uns nach dieser ganz besonderen Freude auch von nüchternen Erwägungen leiten lassen. Berlin ist dabei in besonderem Maße auf die Hilfe des Bundes und auf das Einvernehmen mit anderen Bundesländern angewiesen; denn Berlin trifft diese politische Herausforderung als erstes, die sich aus der Grenzöffnung der DDR ergibt.

Auf Ihrem Weg zum Flughafen bei der Anreise zu diesem Kongreß werden Ihnen sicher weit weniger Wartburgs und Trabbis aufgefallen sein als während Ihrer Fahrt von Tegel zum Tagungsort. Die geographische Lage, die Attraktivität der Metropole Berlin und die ungebrochene Verbundenheit Berlins zum Umland haben zunächst zu einem riesigen Besucherstrom geführt. Dabei war es wirklich ein Fest des Wiedersehens und weniger der Wiedervereinigung. Ich glaube, daß die Menschen in der DDR nicht bevormundet werden wollen. Sie wollen nicht einverleibt werden. Sie wollen selbst über ihr Gemeinwesen bestimmen. Auch ohne bürokratischen Sozialismus hat die DDR eine Daseinsberechtigung.

Hefte zur Unfallheilkunde, Heft 212
Redigiert von J. Probst

Von dem Gefühl der Menschen dort für ihre soziale und politische Verantwortung in einer veränderten DDR werden wir Menschen im Westen vielleicht eines Tages noch lernen. Außerdem ist der Verbleib der DDR im Rahmen des Warschauer Paktes heute auch noch ein Sicherheitsbedürfnis der Sowjetunion und ich glaube, wir kommen erst in einer gemeinsamen Entwicklung in Europa dazu, näher zueinanderzukommen und wirklich das Blockdenken verlassen zu können, das uns so viele Jahre bestimmt hat. Die Stabilität des Wandels und der Öffnung der DDR nach innen und außen wird sicher von uns mit unterstützt werden müssen, aber wir können das nicht durch Patronage tun sondern nur durch Zusammenarbeit und Partnerschaft.

Ich glaube, daß Sie, gerade die Unfallheilkundler, schon sehr viel auch bisher zusammengearbeitet haben. Es hat immer technische und menschliche und ärztliche Hilfe herüber und hinüber gegeben, so daß dies auch ein Modell sein könnte, was an Zusammenarbeit nötig und möglich ist. In diesen Tagen in Berlin zählt neben dem Großen und dem Schönen und dem wirklich Nationalen – hier kann man es wirklich benutzen – natürlich auch die Arbeit an vielen Detailproblemen, die sich zunächst ergeben. Wir müssen von einer Planung einer Stadt zu einer Regionalplanung übergehen und haben uns deshalb vorgenommen, als Senat dieser Stadt eine Klausurtagung zu machen über all die Dinge, die sich aus den einzelnen Fachgebieten ergeben, der notwendigen Zusammenarbeit, der notwendigen Entwicklung. Die Schritte, die hier von der Insel Berlin zur Entwicklung einer Metropole unter Einbeziehung auch all der Menschen und des Lebens drumherum vor sich gehen werden, werden sich auch ganz besonders im Gesundheitsbereich vollziehen, und ich glaube, daß es dort sehr wichtig ist, daß Ärzte und Gesundheitsarbeiterinnen und -arbeiter schon immer gut zusammengearbeitet haben und dies sicher jetzt ausweiten können.

Das, was hier z.Zt. ganz besonders schwierig war, war viel Organisation. Wir haben in diesen Tagen über 4 Millionen Besucher gehabt in dieser Stadt, das ist zweimal soviel wie wir Einwohner haben. Sie können sich vorstellen, daß dort auch einiges an Enge und Schwierigkeiten auf uns zugekommen ist. Aber die große Freude, mit der die Berlinerinnen und Berliner das durchgestanden haben und die Begrüßung freundlich und fröhlich gemacht haben, hat mir immer wieder imponiert. Auch die große Bereitschaft und Motivation, mit der viele, viele Menschen z.B. in den Begrüßungsgeld-Stellen, die wir hatten – in Banken und Sparkassen, in Bezirksämtern, in Senatsverwaltungen – an den Wochenenden Dienst getan haben, war ein ganz großartiges Zeichen dafür, wie Menschen sich einsetzen können, wenn es nötig ist. Wir haben versucht, die Bundesregierung dazu zu bewegen, diese Auszahlung des Begrüßungsgeldes anders zu handhaben, weil wir glauben, daß das stundenlange Anstehen in der Kälte auch eine Demütigung mit sich bringt für die, die hier die DM-West bekommen. Es ist ja nicht so, daß die Menschen in der DDR ihr Geld nicht hart erarbeitet hätten und nicht eigentlich in der Lage sein sollten, selbst etwas davon zu kaufen von dem, was sie hier sehen. Wir müssen vor allen Dingen zu sinnvollen und ordentlichen Umtauschregelungen kommen, um das zu ermöglichen, was zwischen Gemeinwesen unterschiedlicher Währung einfach notwendig ist und dann können wir auch aufhören, solche Geschenke zu geben, die im wesentlichen dann, wie es von der Bundesregierung in diesen Tagen hieß, auch Dankbarkeit erzeugen sollen. Ich glaube, daß Dankbarkeit nicht das Wesentliche ist. Die Menschen in der DDR haben hart gearbeitet, sie haben ein Gemeinwesen aufgebaut unter sehr viel schwereren Bedingungen, als wir sie hier hatten. Und ich denke, daß wir das berücksichtigen müssen bei dem, was wir an Zusammenarbeit hier miteinander jetzt für die Zukunft vorhaben.

Ich wünsche Ihnen für Ihre Tagung viele fruchtbare Gespräche über die Grenzen hinweg mit all der internationalen Beteiligung, die Sie haben. Ich hoffe, daß all die fachkundigen Vorträge Ihnen einmal fachlich große Anstöße geben, Ihnen weiterhelfen in Ihrer eigenen Forschungsarbeit und in Ihrer praktischen Arbeit, und daß Sie auch menschlich interessante und gute Begegnungen haben. Am Rande eines Kongresses kann man häufig noch viel mehr mitnehmen als allein aus den Fachvorträgen, die man ja zur Not noch irgendwo nachlesen könnte. Aber die Begegnungen mit den Menschen, die diese Vorträge halten und mit denen, die zuhören und mit denen man sich austauschen kann über das, was man gehört hat, was einen weiterführen kann in der eigenen Arbeit, empfinde ich immer als die wesentlichen Erträgnisse eines Kongresses. Ich wünsche Ihnen, daß Sie dort gute Erträgnisse haben, daß Sie in der Stadt trotz des etwas schwierigen Wetters, das wir Ihnen heute hier bieten, gute Erlebnisse haben, gute Gespräche führen können und insgesamt interessante Tage verbringen!

Herzlich Willkommen!

Der Präsident

Ich danke Ihnen Frau Bürgermeisterin für Ihre warmherzigen und persönlichen Worte.

Ich darf nun den Präsidenten der Bundesärztekammer und des Deutschen Ärtzetages, Herrn Dr. Vilmar, um sein Grußwort bitten.

Dr. Karsten Vilmar

Präsident der Bundesärztekammer und des Deutschen Ärztetages

Herr Präsident,
Frau Bürgermeisterin Stahmer,
meine sehr verehrten Damen, meine Herren, liebe Kolleginnen und Kollegen,
es ist mir eine große Freude und Ehre, allen Teilnehmern dieser 53. Jahrestagung der Deutschen Gesellschaft für Unfallheilkunde die Grüße der Bundesärztekammer und des Deutschen Ärztetages überbringen zu dürfen und ihren Beratungen einen erfolgreichen Verlauf zu wünschen. Ganz besonders freue ich mich, daß wir in diesem Jahr eine große Zahl von Teilnehmern aus der DDR und aus Ost-Berlin hier bei uns sehen und begrüßen können. Wir haben schon immer betont, daß der Austausch medizinisch-wissenschaftlicher Erkenntnisse und Erfahrungen international und grenzenlos möglich sein müßte. Wir haben uns vielfach bemüht um Kontakte mit offiziellen Stellen in der Vergangenheit in der DDR. Dieses ist niemals gelungen, um so mehr freut es uns, daß Sie jetzt hiersein können. Wir haben die Vergangenheit immer deshalb als besonders mißlich empfunden, weil die Bundesärztekammer mit Ungarn, mit Polen, mit Bulgarien, ja auch mit der UdSSR mit Wissen und mit Billigung unserer Freunde und Partner in der EG inzwischen intensive Kontakte geknüpft hat, die konkret in Kooperationsabkommen teilweise einen weiteren sicheren

wissenschaftlichen Austausch ermöglichen. Es freut mich, daß jetzt auch die Kontakte mit unsren Kolleginnen und Kollegen in der DDR hergestellt werden können und ich hoffe, daß sich gerade diese Tage in Berlin dazu eignen, diese Kontakte zur Basis zu festigen. Ich betone – weil Pressemeldungen teilweise anderes sagten – daß die Bundesärztekammer zu jedem Gespräch, zu jedem Gedankenaustausch über organisatorische und strukturelle Probleme bereit ist, wir es aber ablehnen, derzeit mit der Regierung in der DDR in Kontakt zu treten. Weil sie uns jahrelang nicht hat sprechen wollen, sehen wir jetzt auch keinen Anlaß zu einem Zeitpunkt, wo die Bevölkerung sich gerade von diesem System befreien will.

Meine sehr verehrten Damen, meine Herren, neben dieser alles beherrschenden Thematik in diesen Tagen wird die gesundheits- und sozialpolitische Diskussion natürlich auch nach Inkrafttreten des Gesundheitsreform-Gesetzes fortgesetzt. Es sind verschiedene Bewertungen da. Festzustellen ist, daß keine 2-Klassen-Medizin damit eingeführt wurde und kein Sozialabbau erfolgt ist. Andererseits ist frühes Lob genauso verfehlt, da viele Bestimmungen überhaupt erst jetzt greifen können, wie z.B. die Festbeträge oder Einsparungen, Folge des im vergangenen Jahr als Ankündigungseffekt vorhergenommenen Verbrauches und Gebrauches vieler Dinge. Ich meine, eine wirkliche Analyse all der Auswirkungen ist erst nach längeren Zeitabläufen möglich. Darüber hinaus bleibt nach wie vor festzustellen, daß die wirklichen Ursachen der Ausgabensteigerungen – und ich betone Ausgabensteigerungen und nicht Kostensteigerungen – nicht berücksichtigt wurden. Das sind insbesondere die veränderten demographischen Bedingungen mit einer zunehmenden Zahl älterer Menschen, mit deren Multimorbidität, die einen entsprechenden Behandlungsbedarf bedingt, und das völlig – nicht nur in quantitativer sondern in qualitativer Hinsicht – veränderte Leistungsspektrum der Medizin. Dennoch müssen wir mit diesen Vorschriften zunächst leben. Das Gesetz hat ja auch positive Aspekte, wie die Berücksichtigung der Prävention, den Einstieg in die Absicherung des Risikos der Pflegebedürftigkeit, oder auch daß jetzt Qualitätssicherung auch zur Aufgabe der Gesetzlichen Krankenversicherung gemacht wird und damit die Gesetzliche Krankenversicherung zu deren Finanzierung mit herangezogen werden kann, wenngleich die Gesetzliche Krankenversicherung Qualitätssicherung nicht ausschließlich als die Sicherung bestimmter ökonomischer Bezugsgrößen verstehen sollte. Qualitätssicherung wird nur dann erfolgreich sein können, wenn ärztlicher Sachverstand einbezogen wird. Vieles ist allerdings belastend, ärgerlich und einfach verwaltungskostentreibend oder auch fragwürdig, wie das politische Postulat, das jetzt im Gesetz verankert ist, der Beitragssatzstabilität. Diese Beitragssatzstabilität kann bei starrer Handhabung langfristig eine den medizinisch-wissenschaftlichen Erkenntnissen und technischen Möglichkeiten entsprechende individuelle Versorgung aller Patienten nicht gewährleisten. Jetzt ist die Selbstverwaltung gefordert, nicht der Gesetzgeber oder die Regierung, vieles muß geregelt, anderes zunächst analysiert werden. Dabei sollten wir uns hüten, vor Schuldzuweisungen jeweils an andere Leistungserbringer im Gesundheitswesen, so etwa an das Krankenhaus, das angeblich zu 18% fehlbelegt ist, der größte Kostentreiber ist oder an andere Bereiche. Hier ist einfach auch die Ursache zu berücksichtigen. Allein im Krankenhaus hat der Pflege-Tarifvertrag einen Kostenschub von 1,4 Milliarden DM ausgelöst und die Hygiene-Bestimmungen bringen einen weiteren Kostenschub von 1 Milliarde DM. Man sollte auch nicht vergessen, daß das Krankenhaus heute noch arbeitet mit Anhaltszahlen von 1969, die nur um die Arbeitszeitverkürzung hochgerechnet sind, aber die völlig veränderte Medizin nicht berücksichtigen, ebenso wenig wie berücksichtigt wird, daß die Fall-Zahlen gestiegen und die Verweildauer gesunken ist. Eine Reihe neuer Aufgaben sind auf das Krankenhaus zugekommen. Ich erinnere an Replantations-, Transplantationsmedizin, die vielen endoskopischen Möglichkeiten, bildgebende Verfahren und anderes mehr. Natürlich gibt es auch Kritiker an all diesen Bestimmungen, nur sollte man sie immer fragen, wo denn die Alternative ist. Unbestritten ist, daß etwas geschehen mußte und man muß sich dann klar darüber werden – wenn man nach einer politischen Alternative fragt – wie die Programme derer aussehen, die eine politische Alternative wären. Ich glaube, hier muß man sehr sorgfältig abwägen. Erfreulich ist, daß jetzt mehr Prävention in die Aufgabenbereiche der Gesetzlichen Krankenversicherung einbezogen worden ist, nur sollte man hier auch warnen, wenn man Stimmen hört, daß Prävention billiger sei als heilen, was dann in der Forderung gipfelt: „Prävention statt Heilen". Beides ist m. E. nötig, wenn wir nicht einer Gruppe der Bevölkerung Unrecht tun wollen und wenn wir nicht Kranke und Hilfsbedürftige unversorgt lassen wollen. Vor allen Dingen ist für eine sinnvolle Prävention mehr Forschung, auch mehr epidemiologische Forschung erforderlich, damit man tatsächlich an den Ursachen ansetzen kann, zu denen vielleicht auch genetische Prädispositionen gehören. Hier werden wir nur weiterkommen, wenn wir uns der heutigen technischen Möglichkeiten – auch der elektronischen Datenverarbeitung – bedienen. Der Wissenschaftliche Beirat der Bundesärztekammer und der Deutsche Ärztetag haben dazu jetzt wegweisende Papiere verabschiedet über Datenschutz und Datennutzungen auch in der Forschung. Wir müssen die Chancen und Risiken dieser neuen Methoden vernünftig gegeneinander abwägen, trotz des Wertewandels in der Gesellschaft, der zunehmenden Wissenschaftsskepsis, der Fortschrittsangst. Nur durch gesicherte Forschung werden wir künftig weiterkommen. Wir müssen versuchen, den Hauptnutzen zu erkennen und dürfen uns nicht ständig auf das Restrisiko fixieren. Es scheint mir auch nicht gerechtfertigt zu sein, ständig die ärztliche Haltung, die ethische Grundeinstellung der forschenden Ärzte infrage zu stellen, wie man befürchten muß, wenn man manche hört, die sich an der politischen Diskussion über Gentechnologie, über Embryonenschutz, auch über Datenschutz öffentlich beteiligen. Hier werden dann Kommissionen aller Art gefordert und es droht nach der ursprünglichen Verrechtlichung der Medizin nunmehr eine „Kommissionitis" und eine „Verethisierung" der Medizin. Ich glaube, dies ist nicht berechtigt. Wir Ärzte in der Forschung wie auch in der Anwendung sind bemüht, die ethischen Grundnormen ärztlichen Handelns auch bei allen neuen Entwicklungen stets zu beachten. Dies gilt besonders für die Entwicklung am Anfang und am Ende des Lebens, hier wird Besorgnis auslösen müssen die wieder in Diskussion gebrachte Euthanasie über den Australier Peter Singer. Ich meine, wir sind als Ärzte in allen Bereichen aufgerufen, uns derartigen Entwicklungen zu stellen, diesen Entwicklungen, die vor 50 Jahren in diesem Lande zu ungeheurem Elend und zu Verbrechen – auch in der Medizin – geführt haben, energisch entgegenzutreten.

Ich hoffe, daß dieser Kongreß wiederum nicht nur neue medizinisch-wissenschaftliche Erkenntnisse vermittelt, sondern auch eine Vielzahl persönlicher Kontakte festigt, neue entstehen läßt, und wir uns alle dann gesichert auf dem Boden dieser Erkenntnisse, dieser Freundschaften um eine vernünftige weitere Gestaltung unserer Gesundheitspolitik und um eine vernünftige Versorgung unserer Patienten bemühen können.

In diesem Sinne wünsche ich der Jahrestagung einen guten Verlauf.

Der Präsident

Ich danke Ihnen, Herr Präsident Dr. Vilmar für ihre kritischen Gedanken zur Gegenwart und zur Zukunft unseres Berufes.

Ich bitte jetzt den Präsidenten der interdisziplinären Vereinigung für Intensiv- und Notfall-Medizin, Herrn Professor Dr. Lawin, um sein Grußwort.

Professor Dr. med. Lawin

Präsident der Deutschen Interdisziplinären Vereinigung für Intensiv- und Notfallmedizin

Herr Präsident, meine sehr verehrten Damen und Herren,
im Namen von Präsidium und Mitgliedern der Deutschen Interdisziplinären Vereinigung für Intensiv- und Notfallmedizin entbiete ich Ihnen herzlich kollegialiter unsere Grüße, verbunden mit allen guten Wünschen für eine erfolgreiche und harmonische Jahrestagung. Ich entbiete Ihnen dieses Grußwort mit besonderer Freude, ist es doch zum ersten Mal einem Präsidenten der Dachorganisation der deutschen Intensivmedizin möglich, unsere Verbundenheit mit Ihnen coram publico zum Ausdruck zu bringen und Ihnen zugleich auch Dank zu sagen für über 10 Jahre harmonischer Zusammenarbeit in dieser Vereinigung dank des Wirkens Ihres Delegierten Herrn Professor Jungbluth. Die Deutsche Interdisziplinäre Vereinigung für Intensiv- und Notfallmedizin, abgekürzt DIVI, wurde im Juni 1977 als ein korporativer Zusammenschluß von wissenschaftlichen Fachgesellschaften und Berufsverbänden derjenigen medizinischen Fachgebiete gegründet, die besonders stark mit der Intensivmedizin verbunden sind. Inzwischen gehören der DIVI die Fachgebiete – alphabetisch genannt – Anaesthesiologie, Chirurgie mit den Delegierten der Deutschen Gesellschaft für Unfallheilkunde und der Deutschen Gesellschaft für Thorax- und Kardiovascular-Chirurgie, Gynäkologie und Geburtshilfe, Innere Medizin, Neurochirurgie, Neurologie, Pädiatrie an. Der Gründung der DIVI gingen Überlegungen seinerzeit voraus, ob mit der Bildung einer deutschen Gesellschaft für Intensivmedizin in Analogie zu einigen anderen Ländern – man muß jetzt sagen, fast zu den meisten Ländern in der Welt – Weichen für die Entwicklung eines selbständigen Fachgebietes Intensivmedizin und eines Gebietsarztes für Intensivmedizin gestellt werden sollten. Mit der Gründung der DIVI als einer Vereinigung, deren Satzung keine persönliche, sondern ausschließlich eine Mitgliedschaft von wissenschaftlichen Gesellschaften und Berufsverbänden vorsieht, haben sich die an der Diskussion Beteiligten ausdrücklich gegen eine Verselbständigung der Intensivmedizin und für ihre fortbestehende enge Verbindung mit den jeweiligen Mutterfächern entschieden. Die Mitgliedsverbände der DIVI vertraten dabei und vertreten heute noch unverändert den Standpunkt, daß eine Verselbständigung dem interdisziplinären Charakter der Intensivmedizin widerspricht und ein derart breites medizinisches Spektrum aufweist, daß es niemals von einem einzigen ärztlichen Vertreter in allen seinen Bereichen operative, internistische, pädiatrisch-neonatologische Intensiv-Medizin beherrscht werden könnte. Die Richtigkeit dieses Standpunktes ergibt sich aus der bisherigen außerordentlich erfolgreichen Entwick-

lung der DIVI auf der Basis einer partnerschaftlichen interdisziplinären Zusammenarbeit seit ihrer Gründung. Ein äußerer Maßstab für die bisherige konstruktive Arbeit der DIVI stellt die Zahl ihrer Verlautbarungen – alle sind publiziert – zu intensiv-medizinischen organisatorischen Problemen dar.

Zur Bearbeitung spezieller Themenbereiche hat die DIVI Sektionen eingerichtet. Der 1980 gebildeten Sektion Rettungswesen sind wichtige Impulse zu Problemen der Notfallmedizin und des Rettungswesens zu verdanken. Als 2. Sektion wurde 1988 die Sektion Katastrophen-Medizin gegründet, die die Arbeit der Sektion Rettungswesen ergänzen soll. Die Sektion Rettungswesen bemüht sich zur Zeit u.a. um ein verbessertes Konzept zur Ausbildung von Medizin-Studenten in der Notfallmedizin. Die Sektion Katastrophen-Medizin hat sich zur Aufgabe die Definition ziviler Katastrophen und ihrer Abgrenzung von Folgen kriegerischer Ereignisse gemacht, um die Katastrophen-Medizin aus dem Bereich emotionaler Erörterungen herauszuführen.

Die DIVI dient der Förderung der Intensiv- und Notfallmedizin in Wissenschaft und Praxis. Sie sieht ihre wesentlichen Aufgaben in der Vertiefung der Zusammenarbeit zwischen den Wissenschaftlichen Gesellschaften und Berufsverbänden, die sich mit Fragen der Intensiv-Medizin befassen, in der Vertretung der gemeinsamen Belange der Intensiv- und Notfallmedizin gegenüber Behörden, ärztlichen Berufsvertretungen und dritten Stellen. In der Kommunikation mit Wissenschaftlichen Vereinigungen im Ausland, die sich mit der Intensiv-Medizin in Wissenschaft und Praxis befassen. Ferner in der Beteiligung an internationalen Kongressen auf dem Gebiet der Intensiv-Medizin – und da haben wir aus deutscher Sicht einiges nachzuholen – und in der Vertretung von Belangen der Intensiv-Medizin auf internationaler Ebene.

Für die Unfallheilkunde ist neben einem gut organisierten Rettungs-Dienst auch die intensiv-medizinische Versorgung des Schwerverletzten und Polytraumatisierten von ausschlagggebender Bedeutung. Die DIVI bemüht sich, durch Empfehlungen zu notfallmedizinischen Problemen zu einer fachgerechten Versorgung von Unfallopfern ebenso beizutragen, wie z.B. durch die Erarbeitung von Richtlinien für eine angemessene räumliche Gestaltung und apparative Aussstattung von Intensiv-Einheiten. Besonders großer Anstrengungen bedarf es in der heutigen Situation, eine ausreichende personelle Besetzung von Intensiv-Einheiten sicherzustellen. Im engen Kontakt mit der Deutschen Krankenhaus-Gesellschaft werden von der DIVI zur Zeit Vorstellungen entwickelt mit dem Ziel, die alten Anhaltszahlen aus dem Jahre 1969 durch aktuellere, der zwischenzeitlichen Entwicklung der modernen Medizin angepaßte Richtwerte zu ersetzen, um neue wissenschaftliche Erkenntnisse auch in der Zukunft in die klinische Praxis umsetzen zu können.

Um dieses Ziel im gesundheitspolitischen Raum zu realisieren, bedarf es gemeinsamer Bemühungen aller von der Intensiv-Medizin berührten wissenschaftlichen/medizinischen Fachverbände und ihrer Berufsverbände. Die Deutsche interdisziplinäre Vereinigung für Intensiv-Medizin und Notfallmedizin bietet hier das geeignete, inzwischen allgemein anerkannte Forum, um diese Probleme wirksam nach außen zur Geltung zu bringen.

Wir freuen uns über die nun schon über 10 Jahre währende harmonische Zusammenarbeit mit Ihrer Gesellschaft und danken Ihnen dafür.

Ich wünsche Ihnen einen erfolgreichen Kongreß und freue mich darüber, daß Sie den intensiv-medizinischen Problemen in Ihrem wissenschaftlichen Programm breiten Raum gewidmet haben.

Ich wünsche Ihnen einen schönen Kongreß!

Der Präsident

Vielen Dank Herr Lawin für Ihre verbindenden Worte und dafür, daß Sie eigens zu unserer Eröffnung nach Berlin geeilt sind.

Meine sehr verehrten Damen und Herrren,
nach diesen Worten des Grußes und des Dankes ist es jetzt vornehmste Ehrenpflicht, unserer Toten des vergangenen Jahres zu gedenken.

Eine große Zahl verdienter und hochangesehener Kollelgen ist für immer von uns gegangen. Alle diese Männer haben sehr erfolgreich in ihrem Beruf oder in der Öffentlichkeit gewirkt, zum Wohle ihrer Kranken und zum Ansehen der Unfallheilkunde.

Wir gedenken in Verehrung 4 großer Ärzte, die besondere Verdienste erworben haben:

Herrn Dr. med. Constantin von Bramann, verstorben im 90. Lebensjahr in Berlin, der bis 1964 Chef-Chirurg am Städtischen Krankenhaus Berlin-Neukölln, von 1959 bis 1972 Schatzmeister der Deutschen Gesellschaft für Chirurgie gewesen ist.

Herrn Professor Dr. med. Günther Könn, im 72. Lebensjahr verstorben in Bad Honnef, der von 1963 bis 1983 als Direktor des Instituts für Pathologie am Bergmannsheil Bochum gewirkt hat, 1977 zum ersten Ordinarius für Pathologie einer neugegründeten Medizinischen Fakultät Bochum ernannt wurde und 1969 Präsident der Deutschen Gesellschaft für Unfallheilkunde war.

Herrn Professor Dr. med. Richard Maatz, verstorben im 84. Lebensjahr in Bad Schwartau, bis 1971 Direktor des Auguste-Victoria Krankenhauses in Berlin-Schöneberg. Er hat noch jenseits des 80. Lebensjahres im Gedenken an seinen großen Lehrer Gerhard Küntscher dessen „Technik der Marknagelung“ völlig neu überarbeitet und um zahlreiche Kapitel über die Weiterentwicklung intramedullärer Implantate aus der Feder weiterer Küntscher-Schüler ergänzt. Er war das Vorbild eines kritischen Wissenschaftlers, der die gesamte, von den Co-Autoren zitierte Literatur auf ihre Richtigkeit überprüft hat.

Professor Dr. med. Friedrich Brussatis verstarb am 26.1.1989 in Mainz. Er war der Lehrstuhlinhaber für Orthopädie, erst seit kurzem im Ruhestand und langjähriger Schatzmeister und Gründungs-Mitglied der Deutschen Sektion der AO. In ihm haben wir einen sehr guten Freund verloren.

Meine Damen und Herrren, darf ich Sie bitten, sich zu Ehren unserer Toten von Ihren Plätzen zu erheben. Ich danke Ihnen.

Wir gedenken in Trauer unserer verstorbenen Mitglieder

v. Bramann, Constantin – Berlin
Brussatis, Friedrich – Schwabenheim
Cremer, Wilhelm – Dortmund
Domrich, Hermann – Berlin
Edelhoff, Julius – Lübeck
Ernst, Engelbert – Tirschenreuth
Gaede, Ernst – Limburg
Gerritzen, Paul – Hahnwald
Günther, Walter – Hammelburg
Heinemann, Günther – Minden
Kellner, Helmut – Soltau
Kirchberg, Josef – Essen
Knepper, Reinhold – Hannover
Könn, Günther – Bochum
Kolbe, Hannsheinrich – Siegen
Kukla, Dietrich – Wolfratshausen
Linow, Karl – Garmisch
Maatz, Richard – Bad Schwartau
Panossian, Hagop – Berlin
Peschel, Ulrich – Braunschweig
Poeplau, Paul – Dernbach
Pohlen, Fritz – Düsseldorf
Roesgen, Carl Wilhelm – Wesel
Steffens, Heinz – Linnich
Steyer, Stefan – Berlin
Siegel, Otto – Stuttgart
Zander, Klaus – Berlin

Eröffnungs-Ansprache des Präsidenten der Deutschen Gesellschaft für Unfallheilkunde 1989

Präsident K.-P. Schmit-Neuerburg

Berlin – Gestern und Heute

Unser ständiger Tagungsort Berlin ist historischer Urgrund. Hier ereignet sich Geschichte hautnah. Wie oft war hier in der Vergangenheit Erregung spürbar – durch Ereignisse an der Mauer, durch politische Kälteeinbrüche, die sich an dieser sensiblen Nahtstelle sofort in Spannung umsetzten. Wer nach Berlin kam und kommt, wurde sofort mit der Vergangenheit konfrontiert, hatte die Bilder der Kaiser- und Nazi-Zeit vor Augen, sah im Geiste die transparenten Gesichter der ausgehungerten, tuberkulösen Kinder nach dem Ersten Weltkrieg und die Überlebenden am Ende des Zweiten Weltkrieges, die nach ungezählten Bombennächten in einer bizarren Trümmerlandschaft aus den Kellern krochen, darunter auch einige glückliche Juden, die von Berlinern versteckt gehalten und nur auf diese Weise dem Zugriff der Mörderbanden entgangen waren. Man sieht wie im Kaleidoskop die Fackelzüge, die jubelnden Massen, bei den „son et lumiere"-Festivals der Nazis vor dem Brandenburger Tor, die Bücherverbrennungen und Judenpogrome – alles erschreckende, schreckliche und selbst im scheinbaren Frieden noch unheimliche Bilder, die stets auf dem Hintergrund vertrauter Berliner Stadt-Ansichten und historischer Gebäude in Szene gesetzt waren und sich daher dem Gedächtnis noch tiefer einprägten. So war es mit den sprachlos betroffenen Gesichtern der Menschen auf den Straßen, die schon alles zu wissen schienen, als vor 50 Jahren der zweite Vernichtungskrieg angesagt wurde, und so war es später beim Mauerbau und den dramatischen Fluchtversuchen mitten in Berlin. Es gab sehr wenige Ereignisse, die bei aller Brisanz freudige Emotionen weckten – da waren eigentlich nur die Luftbrücke während der Blockade Berlins und der Besuch Präsident Kennedys an der Berliner Mauer.

Und jetzt, *dieser 9. November:* ein typisches Berliner Ereignis, unerwartet, plötzlich, extrem und von atemberaubendem Tempo im Handlungsablauf. Wäre über Nacht die ganze Berliner Mauer von Souvenir-Jägern geklaut worden – wen hätte es noch gewundert! Ganz typisch waren auch die ersten Worte, die ein Ostberliner bei seinem Grenzübertritt nach Westberlin an einen Volkskpolizisten richtete: „Na' Dicker, bist'e baff."

Aber nicht nur der 9. November 1989 wird als das einzige freudige „November-Ereignis" in die Geschichte eingehen. Diese Deutschen, die in der DDR noch weitere 40 Jahre eine Diktatur ertragen mußten und denen man noch nie eine Revolution zugetraut hatte, weil sie zu sehr vom Untertanengeist beseelt seien, diese Deutschen haben *ganz allein* die

Hefte zur Unfallheilkunde, Heft 212
Redigiert von J. Probst

erste *friedliche Revolution* zustande gebracht und die Regierung gestürzt, ohne daß ein Tropfen Blut vergossen worden wäre. Das ist ein Novum in Europa, eine historische Tat, die besonders gut in die ereignisreiche Geschichte Berlins paßt.

Aufgaben des Kongresses

Hauptzweck medizinischer Fachgesellschaften war früher die Veranstaltung eines jährlich einmal stattfindenden Kongresses, dessen Aufgabe darin bestand, den neuesten Stand der Wissenschaft aufzuzeigen und die regelmäßige Fortbildung der Mitglieder zu gewährleisten. Inzwischen ist der Strom neuer Entwicklungen und Forschungs-Ergebnisse so angeschwollen, daß es immer schwerer fällt, aus der Menge und Vielfalt eine Auswahl zu treffen. Forschungs-Ergebnisse und Übersichts-Referate mit Fortbildungs-Charakter müssen ebenso wie die Beiträge der verschiedenen Subspezialitäten in parallelen Sitzungen angeboten werden, unter denen die Kongreß-Teilnehmer ihren Bedürfnissen entsprechend auswählen können. Eine umfassende Information und Fortbildung kann der Jahres-Kongreß allein nicht mehr bieten, dazu bedarf es der Ergänzung durch regionale Symposien mit spezieller Thematik.

Wenn man das diesjährige wissenschaftliche Programm kritisch betrachtet, erkennt man, daß mit diesem Angebot die Grenzen erreicht sind. Das betrifft sowohl die Anzahl der Kongreß-Tage, als auch die Anzahl der Parallel-Veranstaltungen, und die Stoffmenge, die ein Mensch bei aller Konzentration aufnehmen und geistig bewältigen kann.

Struktur- und Satzungsänderung

Eine medizinische Fachgesellschaft kann sich heute nicht mehr damit zufrieden geben, einen Jahres-Kongreß zu veranstalten. Wichtiger sind diejenigen Aktivitäten, welche die Interessen der Mitglieder vielfältig berühren und kontinuierlich in Arbeitskreisen und Kommissionen bearbeitet werden müssen:

- Ausbildung und Weiterbildung im Fachgebiet, Personal-Fortbildung
- Strukturfragen, strukturelle Entwicklung des eigenen Fachgebietes
- Fachbezogene Qualitätssicherung, Kommunikations- und Dokumentations-Systeme
- Analyse in die Zukunft weisender Tendenzen, Neuentwicklungen und Techniken, z.B. Mikrochirurgie, Laser-Technik oder resorbierbare Implantate
- Initiierung fachübergreifender Forschungsprogramme (Unfallforschung, klinische Forschergruppen)
- Planung prospektiver Studien für Programme künftiger Jahres-Tagungen
- Datenerhebung für Personal-Bedarfs-Analysen.

Der zuletzt genannte Punkt ist z.B. von besonderer Aktualität, weil seit Inkrafttreten des Gesundheitsreform-Gesetzes die Krankenkassen als Kostenträger Wirtschafts-Institute beauftragen, die an allen Krankenhäusern Personalbedarfs-Analysen durchführen, mit dem Ziel, aufgrund fiktiver Daten Einsparungen durch Stellenkürzung zu erreichen.

Die Deutsche Gesellschaft für Unfallheilkunde hat bereits damit begonnen, einige der genannten Themenkreise in Kommissionen zu bearbeiten. Gleichzeitig wurde eine Strukturänderung und Modernisierung unserer Gesellschaft erarbeitet, die eine Berufung jüngerer, kreativer Mitglieder in die Arbeitsausschüsse mit definierter Aufgabenstellung anstrebt.

Außerdem wird als Führungsorgan ein Präsidialrat vorgeschlagen, in dem u.a. die Leiter der Ausschüsse und ein Delegierter der nichtselbständigen Ärzte vertreten sind und den ein mit erweiterten Kompetenzen ausgestatteter Generalsekretär leitet. Die neue Satzung, die diese Strukturveränderungen regelt, wird morgen in der Mitglieder-Versammlung zur Beschlußfassung vorgelegt.

Dreiviertel unserer 1600 Mitglieder sind Chirurgen und Unfallchirurgen. Aus diesem Grunde ist es gerechtfertigt, daß bei Erhaltung des interdisziplinären Charakters die Fachinteressen der Unfallchirurgie von der Gesellschaft vertreten werden. Damit ist jedoch keine Namensänderung verbunden, obwohl auch darüber künftig nachzudenken sein wird: Eine Befragung von 100 Studenten verschiedener, nichtmedizinischer Studiengänge – *„Was verstehen Sie unter dem Begriff Unfallheilkunde?"* – hat nämlich ergeben, daß rund 1/3 der Befragten darunter die nicht-chirurgische Behandlung Unfallverletzter mit „natürlichen" oder „alternativen Heilmethoden" versteht. Das muß zumindest als Hinweis gewertet werden, daß auch der gebildete Laie „Unfallheilkunde" nicht zutreffend definiert.

Spezialgebiet Unfallchirurgie

In den Diskussionen über Spezialisierung und strukturelle Gliederung Chirurgischer Kliniken steht die Unfallchirurgie im Mittelpunkt des Interesses[4].

An Deutschen Universitätskliniken war die Unfallchirurgie bis in die 60er Jahre wegen der scheinbar mangelnden Entwicklungsmöglichkeiten ein vernachlässigtes Randgebiet der Chirurgie, das von ehrgeizigen Chirurgen gemieden und an manchen Kliniken auch als Abstellgleis für ungeschickte Chirurgen oder ungeeignete Assistenten benutzt wurde. Wer dennoch bestrebt war, die Indikationen und Prinzipien der Knochenbruch-Behandlung zu erlernen, ging als Volontär nach Österreich, wo Lorenz Böhler gegen große Widerstände hervorragend organisierte Unfallstationen errichtete, zuerst 1909 an den beiden Chirurgischen Universitätskliniken in Wien. Es dauerte dann allerdings 70 Jahre, bis die völlige materielle und personelle Selbständigkeit erreicht und die Unfallchirurgie an den Universitätskliniken den anderen chirurgischen Disziplinen gleichgestellt war. Rückblickend bemerkte Trojan, 1977 Präsident der Österreichischen Gesellschaft für Unfallchirurgie:

„Ich habe diese Phase der Entwicklung an der Universität selbst am eigenen Leibe erlebt und bin der festen Überzeugung, daß eine weitere Entwicklung der Unfallchirurgie auf akademischem Boden nur in diesem selbständigen Rahmen möglich ist, mit eigenem Personal und eigenem Budget."

Nachdem unter dem Eindruck eines steilen Anstieges der Verkehrsunfälle und des Schweregrades der Verletzungen die Unfallchirurgie einen mächtigen Aufschwung genommen hatte und bemerkenswerte Erfolge vorweisen konnte, wurde von der Deutschen Gesellschaft für Chirurgie 1970 das Teilgebiet Unfallchirurgie geschaffen. Vorrangig sollte es dazu dienen, die Ansprüche der Orthopäden abzuwehren, die sich aus dem Ettlinger Abkommen von 1958 ergaben: Es wurde vereinbart, die Unfallverletzungen des Haltungs- und Bewegungsapparates als neutrales Arbeitsgebiet für Chirurgen und Orthopäden anzusehen. Darauf gründet sich noch heute der Anspruch und die Überzeugung der Orthopäden, daß die deutsche Unfallchirurgie sich auf Dauer dem international verbreiteten Fachgebiet „orthopaedic surgery" nicht entgegenstellen könne und über kurz oder lang der orthopädischen Chirurgie zufallen müsse.

Wer als Chirurg jemals in den USA tätig war, kennt das Dilemma der Erstversorgung Unfallverletzter: Wenn keine lebensbedrohliche Höhlenverletzung vorliegt, fühlt sich weder der „general surgeon“ noch der „orthopaedic surgeon“ zuständig. Die akute Frakturversorgung wird von beiden als lästige Störung empfunden, die man gern dem jüngsten Assistenten überläßt. Der orthopaedic surgeon bevorzugt sein elektives Operationsprogramm, fernab jeder dringlichen Chirurgie. Viele Chirurgen in den USA klagen, gerade die Frakturen Mehrfachverletzter seien beim orthopaedic surgeon nicht gut aufgehoben.

Unfallchirurgie ist die Chirurgie der Verletzungen. Die Spezialisierung stützt sich auf die traumatische Ätiologie, nicht auf Körperregionen oder anatomische Grenzen. Dank seiner umfassenden Ausbildung in der Chirurgie ist der Unfallchirurg imstande, 95% aller Verletzungen selbst zu behandeln, die restlichen 5% werden von den beigezogenen Spezialisten konsiliarisch behandelt, der Unfallchirurg bleibt aber auch weiterhin Bezugsperson und betreut den Verletzten vom Unfallort bis zur Wiedereingliederung in Beruf und Familie. Das gilt auch für polytraumatisierte Patienten: Notfalleingriffe zur Abwendung akuter Lebensgefahr werden vom Unfallchirurgen selbständig durchgeführt, mit Ausnahme schwerer Organverletzungen. Die Verpflichtung, während der Weiterbildung im Spezialgebiet Unfallchirurgie auch Höhlenverletzungen zu operieren und Trepanationen durchzuführen, muß in die Weiterbildungs-Ordnung für das Spezialgebiet aufgenommen werden, da sonst die Gefahr besteht, daß dem Unfallchirurgen ausgerechnet dann die Beherrschung dieser Eingriffe abhanden gekommen ist, wenn er eine Abteilung für Unfallchirurgie in einem peripheren Krankenhaus oder eine ungeteilte 80-Betten-Abteilung übernimmt und dort mit einer Thorax-Stichverletzung oder einem epiduralen Hämatom konfrontiert wird.

Man muß fragen, woher Herr Rossak, Präsident der Deutschen Gesellschaft für Orthopädie und Traumatologie, seine Informationen bekommt, die ihn zu folgender Feststellung berechtigen:

„Unfallchirurgie ist eine interdisziplinäre Aufgabe und kein ursachenbezogenes Fach, wie von unseren Unfallchirurgen gewollt. Es ist daher eine Illusion zu glauben, der Unfallchirurg deutscher Prägung sei in der Lage, eine ursachenbezogene Unfallchirurgie zu betreiben.“

Diese Beurteilung trifft ganz und gar nicht zu, wovon Herr Rossak sich in mehreren Ausbildungs-Kliniken auf jeden Fall überzeugen kann.

Der Unfallchirurg kann sich freiwillig auf die Extremitäten-Chirurgie beschränken, das ist seine individuelle Entscheidung.

Den Berufsgenossenschaften ist aber zuzustimmen, daß

„kein noch so qualifizierter Arzt für Orthopädie aus diesen Kliniken eine Unfallklinik führen (kann)“.

Diese Befähigung könnte man dem Orthopäden nur dann zusprechen, wenn in der Unfallklinik ausschließlich eine elektive Extremitäten-Chirurgie betrieben würde. Die Versorgung Unfallverletzter aber war in Deutschland immer Aufgabe der Chirurgie und nie der Orthopädie.

Die klinischen und wissenschaftlichen Leistungen der deutschen Unfallchirurgie auf allen Gebieten der Unfallrettung und Versorgung Unfallverletzter sind international anerkannt und haben das American College of Surgeons veranlaßt, ein „trauma-committee“ in die Bundesrepublik zu entsenden. D. Trunkey [5] berichtet darüber in den USA:

„West Germany has by far the most impressive organized trauma care system in the world today."

Tatsächlich besteht eine große Übereinstimmung zwischen dem deutschen Unfallchirurgen und einem trauma surgeon in den USA: Mit Ausnahme der Schußverletzungen, mit denen der trauma surgeon laufend konfrontiert ist, sind die Aufgaben in Lehre, Klinik und Forschung identisch.

Inzwischen wurde in den USA ein 3-stufiges System von Trauma-Zentren eingeführt. Diese Zentren sind mit Traumachirurgen-Teams besetzt, welche die Behandlung bis zur Entlassung aus der Klinik übernehmen.

In der Bundesrepublik wurde die flächendeckende Versorgung durch selbständige, mit eigenem Personal ausgestattete Unfallchirurgische Abteilungen an Universitätskliniken und Krankenhäusern der zweiten und dritten Versorgungsstufe mit mehr als 100 chirurgischen Betten erstmals 1979 in einem „Memorandum über die Krankenversorgung und ärztliche Weiterbildung in der Unfallchirurgie" [2] gefordert, das von 65 Unfallchirurgen unterzeichnet war, die entweder Lehrstuhlinhaber oder Abteilungsleiter für Unfallchirurgie an Universitäten, Berufsgenossenschaftlichen Kliniken oder Krankenhäusern waren.

Bis 1986 sind die Forderungen des Memorandum nur sehr zögernd umgesetzt und später ganz gestoppt worden. Es bestehen jetzt an 19 von 27 Universitäten selbständige Abteilungen für Unfallchirurgie, davon 15 Lehrstühle C4 und 4 Professuren C3. An den 882 Krankenhäusern der II. und III. Versorgungsstufe, die zum §6-Verfahren der Berufsgenossenschaften zugelassen sind, wurden 211 selbständige Abteilungen für Unfallchirurgie geschaffen [3].

Es ist dem Vorsitzenden der CDU-Sozialausschüsse Fink zu danken, daß unsere Forderungen in den Berliner Krankenhausplan übernommen und umgesetzt wurden.

Spezialisierung, Strukturwandel

Burri hat in einer Analyse unfallchirurgischer Abteilungen in Bayern und Baden-Württemberg auf die Vorteile hingewiesen, die sich durch die Spezialisierung für Forschung, Krankenversorgung, Weiterbildung und Ökonomie der Krankenhäuser ergeben: Er konnte zeigen, daß 5 von 10 Universitäten, die über Lehrstühle und selbständige Abteilungen für Unfallchirurgie verfügen, trotz personeller und finanzieller Restriktionen überlegene Forschungsleistungen erbracht und mit den dort ausgebildeten Unfallchirurgen die 4-fache Anzahl leitender Positionen an Krankenhäusern mit Schwerpunkt Unfallchirurgie besetzt haben. Alle untersuchten Krankenhäuser der Regelversorgung hatten durch Einrichtung unfallchirurgischer Abteilungen einen Anstieg der Patientenzahlen und Bettenbelegung und eine Verbesserung der medizinischen Qualität und des Ansehens bei der Bevölkerung zu verzeichnen. Außerdem wurde die Ökonomie verbessert, d.h. die Investitionen und Mehrausgaben für Personal konnten aus den Mehreinnahmen erwirtschaftet werden.

Die Auswirkungen des Strukturwandels durch Einrichtung selbständiger Abteilungen für Unfallchirurgie lassen sich auf jeder Ebene ablesen: An der wissenschaftlichen Produktivität, am beruflichen Erfolg nach abgeschlossener Weiterbildung im Gebiet und Teilgebiet, an der verbesserten Ökonomie und am Zugewinn an medizinischer Qualität, die im Ansehen und in der Bedeutung des Krankenhauses zum Ausdruck kommt.

Aus dem Umstand, daß der Strukturwandel an den Universitätskliniken und Lehrkrankenhäusern seit langem stagniert, lassen sich verschiedene Schlüsse ziehen: Erbhofmentalität, Prestige, Image- und Konkurrenzdenken oder die nicht ganz unbegründete Erwartung, daß die Finanzierung und personelle Ausstattung der neuen Abteilung für Unfallchirurgie zu Lasten der vorhandenen Einrichtungen gehen werde.

Die Bereitschaft zu Änderungen wäre allerdings eine Bestätigung der von vielen Allgemein-Chirurgen immer wieder getroffenen Feststellung, die Spezialisierung in Allgemein- und Unfallchirurgie müsse an der Universität beginnen und an den Akademischen Lehrkrankenhäusern fortgesetzt werden.

Sie könnten damit die Feststellung Arnolds [1] widerlegen:

„Ohne Zwang von außen werden die für die Entwicklung und das Selbstverständnis der Medizin entscheidenden Fakultäten an einer möglichst konservativen Fortschreibung der heutigen Verhältnisse interessiert bleiben. Sie bedeuten Machterhalt, sie garantieren ökonomische Sicherstellung und durch das Perpetuieren des Gewohnten eine Nutzen-Maximierung."

Es würde zum Verständnis des Strukturwandels jedenfalls sehr beitragen, wenn die in der Weiterbildungsordnung verankerten Begriffe als Bezeichnungen für Kliniken und Abteilungen gebraucht würden. Chirurgische Zentren an Universitätskliniken sollten in jedem Falle als Minimum die Dreigliederung in Lehrstühle für Visceral- oder Allgmein-Chirurgie, Herz-, Thorax- und Kardiovascular-Chirurgie und Unfallchirurgie aufweisen, während in peripheren Krankenhäusern Abteilungen für Visceral-Chirurgie und Unfallchirurgie 85% des Krankengutes abdecken.

Es wäre notwendig, daß die Generalsekretäre der Deutschen Gesellschaft für Chirurgie und Unfallheilkunde an die Fakultäten und an die zuständigen Minister herantreten, mit der eindeutigen Empfehlung, den Strukuturwandel auch an denjenigen Universitäten zu vollziehen, die bislang nur über einen Lehrstuhl für Chirurgie verfügen. Dadurch würde auch eine bundeseinheitliche Lehre im Studentischen Unterricht erreicht, die bisher auf dem Gebiet der Unfallchirurgie große Lücken aufweist. Besonders vorteilhaft würde sich der Strukturwandel auf die Weiterbildung auswirken: Das Zentrum Chirurgie der Medizinischen Hochschule Hannover besteht aus 7 selbständigen Kliniken:

- Herz-, Thorax- und Gefäß-Chirurgie
- Abdominal- und Transplantations-Chirurgie
- Unfallchirurgie
- Hand-, Plastische und Wiederherstellungs-Chirurgie
- Kinderchirurgie
- (Urologie)
- (Orthopädie).

Die Abteilungen, die von C4-Professoren geleitet werden, arbeiten seit nunmehr 21 Jahren gleichermaßen erfolgreich in Klinik, Lehre, Forschung und Weiterbildung zusammen, wobei die Geschäftsführung unverändert von dem vor 21 Jahren auf unbestimmte Zeit gewählten Leiter der Klinik für Herz-, Thorax- und Gefäß-Chirurgie versehen wird. Die Ausbildungsdauer bis zur Übernahme einer leitenden Position als Chefarzt oder Ordinarius betrug für die Unfallchirurgie 13,2, für die Abdominal-Chirurgie 13,6 und für die Herz-Thorax-Chirurgie 12,5 Jahre. Auffallend ist, daß eine große Fachtreue zu dem primär angestrebten Spezialgebiet erhalten bleibt. Das Zentrum für Chirurgie der Medizinischen

Hochschule Hannover ist für den dringend benötigten Strukturwandel an Universitäten und Lehrkrankenhäusern Vorbild und Modell zugleich.

Zukunft der Chirurgie

Wir müssen erkennen, daß *die Zukunft der Fach- und Spezialgebiete nicht durch Abgrenzung und Konsolidierung von Machtbereichen* zu gewinnen ist, sondern nur durch Expansion in Wissenschaft unf Forschung, und Zusammenarbeit in einem kollegialen Gremium, das den primus inter pares auf Zeit wählt.

Es gilt aber auch, jene *"Machtmenschen"* rechtzeitig zu erkennen und zu neutralisieren, deren Psychologie nur zwischen Subordination und Konfrontation unterscheidet; die wie Platzhirsche jeden Gleichgestellten als potentiellen Widersacher identifizieren und danach streben, ihn zu beherrschen oder zu vertreiben.

Um es im Klartext zu sagen: es gibt kein vernünftiges Gegenargument, in Übereinstimmung mit der vom Deutschen Ärztetag beschlossenen Weiterbildungsordnung gleichlautende Lehrstühle für die Spezialgebiete der Chirurgie einzurichten, die ihre Entsprechung in Spezialabteilungen an Schwerpunktkliniken und Krankenhäusern finden und dadurch auch verbesserte Laufbahnaussichten für Chirurgen schaffen, was angesichts der großen Zahl von 8251 Chirurgen, davon 1473 Unfallchirurgen, sinnvoll erscheint.

In naher Zukunft wird eine Anpassung der Chirurgen-Zahlen an den tatsächlichen Bedarf und eine qualitative und quantitative Anpassung der Operations-Kataloge erforderlich sein. Man kann davon ausgehen, daß sowohl in der Visceral-, Transplantations- und Herz-Thorax-Chirurgie schwierige Tumor-Resektionen und Organ-Transplantationen zunehmen werden. Auch in der Unfallchirurgie ist mit einem hohen Anteil hochbetagter Patienten und mit einer Zunahme Schwerverletzter zu rechnen: Die Epidemiologie des Unfallgeschehens läßt die Verlagerung schwerer Verletzungen auf 18- bis 25-jährige PKW-Fahrer sowie auf über 65-jährige Fußgänger erkennen, die 90% der durch hochenergetische Traumen schwerverletzten Unfallopfer stellen werden. Daraus entstehen hohe Anforderungen an die Erstversorgung und Rehabilitation, weil die Polymorbidität dieser Altersgruppe entsprechend hohe Komplikations- und Letalitätsraten erwarten läßt.

Es ist bedrückend, daß sich die Zahlen der Verkehrstoten und Schwerverletzten „einpendeln", d.h. seit 1980 keine durchgehend fallende Tendenz mehr erkennen lassen. Noch bedrückender ist die Tatsache, daß 33% der 8000 Verkehrstoten auf die 15- bis 25-jährigen Verkehrsteilnehmer entfallen. Von 425 000 Schwerverletzten gehören sogar 38% zur Altersklasse der 15- bis 25-jährigen. Die Zahl der durch Unfalltod verlorenen Lebensjahre beträgt 1,3 Mio., genau soviel, wie durch die beiden häufigsten Todesursachen Herz-Kreislauf-Versagen und Krebs zusammen verloren gehen.

Die Letalität Schwerverletzter im jüngeren Lebensalter wird zwar weiter absinken, gleichzeitig aber auch hohe Anforderungen an die physische und psychische Rehabilitation stellen.

Die Verkürzung stationärer Behandlungszeiten, die Zunahme ambulanter Operationen und die Entwicklung speziell ambulanter Operations-Verfahren werden bald eine Rolle spielen.

Bei Verlängerung der Weiterbildungszeiten und Abnahme der Gesamtzahl der Operationen werden OP-Trainings-Programme für alle Spezialgebiete der Chirurgie erforderlich sein. Forschungs-Programme mit Tierversuchen werden nur noch eine geringe, klinische Forschungs-Programme am Menschen eine größere Rolle spielen.

Arzt und Patient

Trotz mancherlei Fortschritte in der apparativen Diagnostik ist das Vertrauen zwischen Arzt und Patient noch immer die wichtigste Voraussetzung für erfolgreiche Operationen.

Es wird daher noch wichtiger sein, zwischen Arzt und zunehmend informierten kritischen Patienten die nötige Vertrauensbasis herzustellen und sowohl die Aufklärungsgespräche als auch alle Handlungen am Patienten genau zu dokumentieren. Es ist zu erwarten, daß die Behandlungsfehler-Klagen bei Ärztekammern weiter zunehmen und vorrangig die operativen Fächer betreffen werden. Allgemein-Chirurgen werden auch häufiger mit dem Vorwurf des Übernahmeverschuldens konfrontiert werden, wenn sie sich nicht auf die notfallmäßige Primärversorgung Unfallverletzter beschränken, sondern auch schwierige Osteosynthesen und Wahleingriffe an Knochen und Gelenken durchführen. Das *Übernahmeverschulden* kann vorliegen, wenn bereits ex ante zu erkennen ist, daß die eigenen Kenntnisse und operativen Erfahrungen bzw. die diagnostischen, technischen und personellen Voraussetzungen nicht ausreichen, um eine risikolose Durchführung einschließlich möglicher Komplikationen zu gewährleisten. Das Übernahmeverschulden wird zwar gegenwärtig noch häufiger auf ungenügend fachärztlich überwachte Anfänger-Operationen angewandt, muß aber in gleichem Maße auch für den Fachchirurgen gelten, wenn dieser durch Übernahme der Behandlung dem Patienten einen vorhersehbaren Schaden zufügt.

Das gilt selbstverständlich auch, wenn eingetretene Komplikationen zwar erkannt, aber nicht adäquat behandelt werden. Wenn in einem solchen Falle der Chirurg den Patienten in der eigenen Klinik behält und nicht in eine Spezialabteilung weiterverlegt, muß er sich unter Umständen ebenfalls wegen Übernahmeverschuldens verantworten.

Juristische Probleme werden auch im Zusammenhang mit ambulanten Operationen auftreten, weil die Verantwortung des Chirurgen nicht nur für alle Maßnahmen am Patienten, sondern auch für Nachsorge und Früherkennung von Komplikationen gilt. Wenn der Patient postoperativ schon nach wenigen Stunden entlassen wird, muß die weitere Betreuung durch einen Facharzt erfolgen, der auch imstande ist, die Operation und die Operationswunde zu beurteilen und die adäquate Nachbehandlung zu übernehmen.

Wer sich heute zum Beruf des (Unfall)-Chirurgen entschließt, muß wissen, was ihm bevorsteht: Erfüllt er/sie die Voraussetzungen – Pflichtbewußtsein, Leistungsstärke, Zähigkeit, Ausdauer und Konzentrationsvermögen – geht er dennoch einen dornenvollen Weg, der ihm Anstrengungen, Entbehrungen und persönlichen Verzicht abverlangt. Die 40-Stunden-Woche ist Illusion, 10 bis 15 Nachtdienste pro Monat sind keine Seltenheit. Eine erhebliche Mehrleistung und Präsenz ist ohnehin Voraussetzung, um eine optimale Ausbildung zu erhalten.

Literatur

1. Arnold M (1988) Medizin für eine überalterte Gesellschaft. Beitr Hochschul-Forschung II, 195
2. Memorandum über die Krankenversorgung und ärztliche Weiterbildung in der Unfallchirurgie (1980). Unfallheilkunde 83 : 171
3. Schmit-Neuerburg KP (1988) Struktur und Aufgaben der Unfallchirurgie an den Universitäten und Lehrkrankenhäusern. In: Hierholzer G (Hrsg) Unfallchirurgie – Aufgabenstellung in der Chirurgie. Springer, Berlin Heidelberg New York Tokyo
4. Ungeheuer E (1989) Einheit und Spezialisierung – Gedanken zum Strukturwandel. In: Hierholzer G (Hrsg) Chirurgisches Handeln. Thieme, Stuttgart New York
5. Trunkey DD (1982) Präsidential adress. Surgery 92 : 123

Meine sehr verehrten Damen und Herren,
erlauben Sie mir abschließend noch einige Erläuterungen zum Programm der diesjährigen Jahrestagung:

Die *Vorlesungen*, die am Mittwoch, Donnerstag und Freitag jeweils von 12.10 Uhr bis 12.50 Uhr ohne Konkurrenz durch Parallelveranstaltungen von unseren eingeladenen Experten gehalten werden, sind thematisch jeweils einem der Hauptthemen zugeordnet:

Professor Goris wird als hervorragender Kenner des Adult Respiratory Distress Syndrome gleich im Anschluß an die Eröffnungs-Veranstaltung die Vorlesung über die Schock-Lunge halten, mit enger Anlehung an unser erstes Hauptthema, den traumatischen Schock, das mit insgesamt 5 Sitzungen neue Forschungs-Ergebnisse auf dem Gebiet der Pathophysiologie und deren praktische Auswirkungen auf Diagnostik und Therapie präsentiert, die u.a. im Verlauf eines 6-jährigen DFG-Schwerpunkt-Programms an Kliniken und Instituten in Essen, Hannover, Gießen, Heidelberg und München gewonnen wurden.

Auch die zweite Vorlesung am Donnerstag, die *Herr Rockwood* über Operationen an der Rotatorenmanschette halten wird, steht in enger Beziehung zu unserem Hauptthema „Indikationsstellung bei Sportverletzungen". Herr Rockwood ist nicht nur ein Spezialist für derartige Eingriffe, sondern verfügt auch über die außergewöhnliche Begabung, dieses Thema didaktisch hervorragend abzuhandeln. Obwohl die Operations-Techniken bei Sportverletzungen sich von denen bei Verletzungen anderer Genese nicht unterscheiden, ist die Indikationsstellung von um so größerer Bedeutung.

Auch die dritte Vorlesung am Freitag, die *Professor Schatzker* über die Anwendung der Osteosynthese halten wird, steht in enger Beziehung zum Hauptthema kniegelenksnaher Frakturen: Herr Schatzker hat nicht nur das Sunnybrook-Hospital in Toronto zu einem Dorado der Osteosynthese gemacht, sondern mit zahlreichen Publikationen, einer Monographie und durch seine in den USA und Kanada berühmten Lehrveranstaltungen zu einem wesentlich besseren Verständnis der Osteosynthese und zu einer besseren Qualität ihrer Ausführung wesentlich beigetragen.

Ihrer besonderen Aufmerksamkeit empfehle ich außerdem die Themen der Aktuellen Stunde:

Am Mittwoch werden die Ergebnisse der Replantation kritisch diskutiert und die heutige Indikationsstellung und Operationstechnik dargestellt.

Am Donnerstag steht die präklinische Versorgung Schwerverletzter, also das so erfolgversprechende, hochentwickelte Rettungswesen zur Diskussion. Anforderungen, Effizienz und Kosten-Nutzen-Analyse der präklinischen Versorgung sowie die Wertigkeit von Score-Systemen sollen kritisch analysiert und künftige Konzepte für eine bundesweite Dokumentation der Rettungseinsätze diskutiert werden.

Am Freitag wird die Frage „Hat die Unfallchirurgie eine Zukunft?" in 6 Statements aus verschiedenen Fachrichtungen und Tätigkeitsbereichen beantwortet. Diese Stellungnahmen sind dann Gegenstand einer Podiumsdiskussion.

Für EDV-Dokumentationssysteme besteht speziell in der Unfallchirurgie ein dringlicher Bedarf, der bisher durch die marktgängige Software nicht befriedigend gedeckt werden konnte. Die rasch fortschreitende Entwicklung auf diesem Gebiet hat jedoch inzwischen zu neuen Anwendungsmöglichkeiten und anwenderfreundlichen Installationskonzepten geführt, die in 2 Sitzungen vorgestellt werden.

Von besonderer Aktualität ist die Diskussions-Runde *„Thrombose-Prophylaxe bei ambulanten Patienten"*, die nicht nur Fragen der Indikation, Art und Dauer der Prophylaxe, sondern auch das Problem der Arzthaftpflicht und strafrechtlicher Konsequenzen bei unterlassener Thrombose-Prophylaxe sowie die forensische Bedeutung der nicht beachteten tiefen Beinvenen-Thrombose behandelt.

Die Frührehabilitation Schädelhirn-Verletzter, diesjähriges Thema des Kuratoriums ZNS, ist in allen Unfallchirurgischen Kliniken ein brennendes Problem. Für die Diskussion der Notwendigkeiten und Möglichkeiten der Frührehabilitation steht daher auch eine volle Stunde zur Verfügung.

Das Hauptthema „Kindliche Schaftfrakturen" ist der Osteosynthese gewidmet, die zunehmend häufger Anwendung findet. Die Alternative Plattenosteosynthese : Fixateur externe wird im Mittelpunkt der Diskussion stehen.

„Komplexe Handverletzungen" sind heute nicht nur Folge von Arbeitsunfällen sondern ebenso häufig durch Freizeit-Aktivitäten verursacht. Fortschritte sind sowohl auf dem Gebiet der Akutversorgung als auch der Wiederherstellung zu verzeichnen. Ein besonderer Aspekt ist außerdem die Begutachtung schwerer Handverletzungen. Dabei wird sowohl der Funktionsverlust der Hand als auch die Zumutbarkeit wiederherstellender Eingriffe behandelt.

Eine weitere Sitzung zum Thema „Begutachtung" betrifft außerdem die *Weiterentwicklung der Berufskrankheit 2102*, die allerdings eine wesentlich ausführlichere Behandlung verdienen würde.

Besonders reichhaltig ist das Angebot zum Hauptthema *„Experimentelle Unfallchirurgie"*, das in 8 Sitzungen mit speziellen Unterthemen abgehandelt wird. Eine der Sitzungen ist ausschließlich den Grundlagen der experimentellen Methodik am Knochen gewidmet, die in Übersichts-Referaten erfahrener Experimentatoren dargestellt werden.

Die Kurs-Veranstaltungen von der Länge einer Kolleg-Stunde wurden als rein praktische Veranstaltung mit beschränkter Teilnehmerzahl erstmals in das Programm aufgenommen. Nach der Zahl der Anmeldungen zu urteilen, besteht für die gewählten Themen großes Interesse, so daß alle Kurse bereits überbucht sind.

Erlauben Sie mir abschließend noch einige Worte zu den Fortbildungs-Seminaren für Intensiv-Fachpersonal und Krankengymnasten:

Fortschritte und Erfolge in der modernen Chirurgie sind nur möglich durch enges und kooperatives Zusammenwirken der Kräfte. Daran sind vor allem die Mitarbeiter der medizinischen Fach- und Hilfsberufe beteiligt, die bei regionalen Fortbildungsveranstaltungen stets großes Interesse zeigen. Wir haben daher großen Wert darauf gelegt, diese Fortbildungsseminare als Parallelveranstaltung zu den wissenschaftlichen Sitzungen mit qualifizierten Referenten zu besetzen und hoffen, daß trotz der Distanz zwischen Bundesrepublik und Berlin die Teilnahme der Fachpflegekräfte diesen Aufwand rechtfertigt, so daß diese Veranstaltungen künftig auch zum Standardprogramm unserer Jahrestagungen gehören könnten.

Auch die Ausstellung „Kunst am Kongreß" wird in diesem Jahr erstmals veranstaltet. Abstrakte Malerei, Stahlplastiken und Gebrauchsgraphik bilden einen reizvollen Kontrast, der hoffentlich reges Interesse finden wird. Die Vernissage findet am Mittwoch, 14.00 Uhr, im Eingangs-Foyer statt, Prof. Caius Burri wird die Künstler vorstellen.

Die Schlußveranstaltung mit der Preisverleihung für die beste wissenschaftliche Ausstellung findet schließlich am Samstag um 12.45 Uhr statt. Der Kongreß endet dann pünktlich um 13.00 Uhr.

Meine sehr verehrten Damen und Herren,
wie Sie bereits bemerkt haben, findet die Mitgliederversammlung unserer Gesellschaft diesmal am Donnerstag Nachmittag von 16.15 bis 18.00 Uhr im Saal 3 statt, weil ich hoffe, daß möglichst viele Mitglieder die neue, in vielen Sitzungen erarbeitete Struktur und Satzung unserer Gesellschaft diskutieren und diesem, wie wir glauben, fortschrittlichen Konzept durch ihre aktive Mitwirkung bei der Abstimmung Rechtskraft verleihen werden. Es stehen noch weitere, wichtige Fragen auf der Tagesordnung, so daß ich hoffe, daß Sie in großer Zahl dort präsent sein werden.

Ehrungen

Präsident K.-P. Schmit-Neuerburg

Es gehört zu den angenehmsten Aufgaben eines jeden Präsidenten, anläßlich der Eröffnungs-Veranstaltung Ehrungen vorzunehmen und Preise zu verleihen.

Durch Beschluß des Präsidiums der Deutschen Gesellschaft für Unfallheilkunde vom 30. Juni 1989 ist als ehrenvolle Auszeichnung für Verdienste um die Deutsche Gesellschaft für Unfallheilkunde die Ehren-Nadel geschaffen worden.

Die Ehren-Nadel kann an Persönlichkeiten verliehen werden, die sich durch hervorragende und langjährige Leistungen um die Deutsche Gesellschaft für Unfallheilkunde besonders verdient gemacht haben.

Die Ehren-Nadel zeigt das Emblem der Deutschen Gesellschaft für Unfallheilkunde auf einem Strahlenstern, dessen Vorbild der achtstrahlige Preußenstern ist. Dadurch wird die enge Verbundenheit der Deutschen Gesellschaft für Unfallheilkunde mit der Stadt Berlin symbolisiert. Die Ehren-Nadel ist eine Arbeit des Essener Goldschmieds Peter Rust.

Ich habe die große Freude und die hohe Ehre, erstmals die Ehren-Nadel einer hochverdienten Mitarbeiterin unserer Deutschen Gesellschaft für Unfallheilkunde zu verleihen, die als Leiterin des Berliner Kongreß-Büros am 31. Dezember 1988 nach 31-jähriger unermüdlicher Tätigkeit ausgeschieden ist.

Ausgezeichnet wird hiermit Frau Gisela Vopel, die unermüdlich für die Vorbereitung und das Gelingen der Jahrestagungen tätig und für jeden Präsidenten eine unschätzbare Hilfe war.

Auf sie traf zu, was die britische Premierministerin Margaret Thatcher kürzlich als Erfahrung ihrer über 10-jährigen Amtszeit einem Fragesteller antwortete:

„Wissen Sie, wenn ich etwas beredet haben möchte, beauftrage ich einen Mann. Wenn ich aber etwas getan haben will, frage ich eine Frau."

Frau Vopel darf ich Sie bitten, zu mir zu kommen.

Ich freue mich sehr, Ihnen diese in Rotgold gearbeitete Ehren-Nadel erstmals verleihen zu dürfen und lese Ihnen die Urkunde vor:

„Die Deutsche Gesellschaft für Unfallheilkunde verleiht
Frau Gisela Vopel
ehemalige Leiterin ihres Berliner Büros in dankbarer Anerkennung der langjährigen Verdienste die goldene Ehrennadel."

21. November 1989

Der Generalsekretär – Der Präsident – Der Schatzmeister

Hefte zur Unfallheilkunde, Heft 212
Redigiert von J. Probst

Herzlichen Glückwunsch.

Frau Vopel

Vielen herzlichen Dank!

Meine sehr verehrten Damen und Herren. Die 1982 als ehrenvolle Auszeichnung für wissenschaftliche Verdienste um die Unfallheilkunde gestiftete

Johann-Friedrich-Dieffenbach-Büste

ist die höchste Auszeichnung, welche die Deutsche Gesellschaft für Unfallheilkunde zu vergeben hat. Johann-Friedrich Dieffenbach, der von 1792 bis 1847 lebte und von Zeitgenossen als gottbegnadeter Arzt, Meister und Originalgenie der Chirurgie bezeichnet wurde, gilt mit Recht als einer der vielseitigsten und aktivsten Chirurgen, der nicht nur die plastische und wiederherstellende Chirurgie begründete, sondern auch allgemeinchirurgische Operationen beherrschte, Pseudarthrosen mit Elfenbeinnägeln stabilisierte, Fußdeformitäten und Gelenkkontrakturen des Hüft-, Knie- und Schultergelenkes korrigierte und das breite Spektrum seiner operativen Tätigkeit in einer zweibändigen Operations-Lehre niederlegte. Kreativität, unbändiger Fleiß, Vitalität, Pflichtbewußtsein und eine unbegrenzte Hinwendung zum Patienten sowie ein großes Maß an Verehrung und Beliebtheit seitens der Bevölkerung werden ihm von Zeitgenossen bestätigt und selbst die Neider Dieffenbachs konnten nicht umhin, sein mutiges und emotionales Operieren zu bewundern.

Meine Damen und Herren,
Leben und Persönlichkeit Dieffenbachs hat uns unser Ehrenmitgleid Prof. Heim mit ungewöhnlicher Plastizität vor Augen geführt: Wenn Sie sich diesen vitalen, fleißigen, vielseitigen, erfolgreichen und beliebten Menschen vergegenwärtigen und nach einer Ähnlichkeit mit einem gegenwärtig lebenden Unfallchirurgen suchen, der in Wesen, Wuchs und wissenschaftlichem Verdienst Johann-Friedrich Dieffenbach außerordentlich ähnlich ist, dann wissen Sie, wen ich heute die außerordentliche Ehre habe mit der Dieffenbach-Büste auszuzeichnen:

Prof. Dr. med. Dr. med. h.c. Siegfried Weller, Ehrenmitglied der Deutschen Gesellschaft für Unfallheilkunde, dessen Leistungen als Chirurg und Wissenschaftler und dessen Tugenden als Arzt, Lehrer und Vorbild jenen vergleichbar sind, die man von Dieffenbach rühmte.

Lieber Siegfried, ich bitte Dich nunmehr zu mir zu kommen, damit ich Dir diese Auszeichnung überreichen kann, die bisher unseren Ehrenmitgliedern, den Herren Professoren Junghanns, Witt, Willenegger, Rehn, Allgöwer und Friedebold und aus Anlaß der 750-Jahr-Feier der Stadt Berlin zu Händen des Regierenden Bürgermeisters Diepgen, verliehen wurde.

Ich verlese die Urkunde, die lautet:

„Die Deutsche Gesellschaft für Unfallheilkunde verleiht auf einstimmigen Beschluß des Präsidiums ihrem Ehrenmiglied
Prof. Dr. med. Dr. med. h.c. Siegfried Weller
in Anerkennung seiner wissenschaftlichen Leistungen und seiner großen Verdienste um die Deutsche Gesellschaft für Unfallheilkunde die Johann-Friedrich-Dieffenbach-Büste."

Lieber Siegfried, ich gratuliere Dir ganz herzlich zu dieser Auszeichnung.

Professor Dr. med. Weller

Meine sehr verehrten Damen und Herren,
ich bin tief gerührt von dieser hohen Auszeichnung, die mir heute zuteil wird.

Es sind jetzt nahezu 30 Jahre, daß ich dieser Gesellschaft angehöre und ich habe während dieser vielen Jahre versucht, alle meine Taten so auszurichten, daß sie zum Wohle der Gesellschaft gedient haben.

Meine Haupttätigkeit beruflicher Art, wie Sie wissen, ist der Unfallheilkunde und Unfallchirurgie gewidmet. Eingedenk dem Wort, daß man das, was man erreicht hat und was man ist, anderen schuldig ist, darf ich feststellen, daß ich ohne die tatkräftige Hilfe meiner Mitarbeiter, vieler guter Freunde innerhalb und außerhalb der Unfallheilkunde und nicht zuletzt meiner Familie, dies nicht erreichen hätte können. Dementsprechend gebührt auch diesen diese Auszeichnung, für die ich mich nochmals herzlich bedanke.

Der Präsident

Meine Damen und Herren,
es ist mir eine sehr große Freude und Ehre, ein weiteres Mitglied unserer Gesellschaft heute zum Ehrenmitglied ernennen zu dürfen. Die Ehrenmitgliedschaft wird jenen zuteil, die nicht nur um die Deutsche Gesellschaft für Unfallheilkunde Verdienste erworben haben, sondern besondere Leistungen auf dem Gesamtgebiet der Unfallheilkunde in Forschung, Lehre und Krankenversorgung erbracht haben, die das übliche Maß weit übeschreiten.

Meine Damen und Herren,
der heutige Kandidat hat sich große Verdienste nicht nur um die Gesellschaft für Unfallheilkunde, sondern auch um die Standardisierung und Weiterentwicklung der Indikationen und Operationsverfahren in der Unfallchirurgie, um die Entwicklung neuer Operationsmethoden, um die Unfallrettung, Polytrauma-Versorgung und Intensivtherapie sowie um die Weiterbildung und ärztliche Fortbildung, um die Rehabilitation Unfallverletzter und um die klinische und experimentelle Forschung auf dem Gebiet der Unfallchirurgie in hohem Maße verdient gemacht, so daß er alle Voraussetzungen für die Ehrenmitgliedschaft erfüllt.

Die Tatsache, daß der Kandidat jedoch erst im 57. Lebensjahr steht, was für die Verleihung der Ehrenmitgliedschaft ungewöhnlich ist, bedarf der Erläuterung:

Bereits als Schüler wurde er als kühl, überlegt, nicht emotional und mit eiserner Energie ausgestattet charakterisiert. Frühzeitig trat er den Pfadfindern bei, erwarb das Spezialabzeichen „Erste Hilfe" und übernahm die Ausbildung der Pfadfinder so effektiv, daß er schon damals zum Oberfeldmeister und Ehrenpfadfinder ernannt wurde. Diese frühe Ehrung und Anerkennung fand ihre Fortsetzung mit der Berufung auf den Lehrstuhl für Unfallchirurgie an der Medizinischen Hochschule Hannover, die ebenfalls so früh erfolgte, daß bei Übernahme dieses Lehrstuhls die Tinte seiner Habilitationsurkunde noch nicht ganz trocken war.

Prof. Dr. Harald Tscherne, darf ich Dich herzlich bitten, zu mir zu kommen.

Ich freue mich von Herzen, daß ich Dir diesen einstimmigen Beschluß des Präsidiums und somit Deine Ernennung zum Ehrenmitglied unserer Gesellschaft mitteilen darf, die Du trotz Deines jugendlichen Alters aufgrund Deiner großen klinischen und wissenschaftlichen Leistungen in vollem Umfange verdient hast. Ich darf die Urkunde verlesen:

Die Deutsche Gesellschaft für Unfallheilkunde ernennt
Herrn Professor Dr. med. Harald Tscherne
Direktor der Unfallchirurgischen Klinik der Medizinischen Hochschule Hannover, in Anerkennung seiner außerordentlichen Verdienste um die Unfallheilkunde zu ihrem Ehrenmitglied.

Herzlichen Glückwunsch.

Professor Dr. med. Tscherne

Sehr geehrter Herr Präsident,
liebe Kollegen, meine sehr verehrten Damen und Herren,
ich habe Ihnen sehr zu danken für die hohe Auszeichnung, die Sie mir durch die Ernennung zum Ehrenmitglied haben zuteil werden lassen.

Ganz besonders aber freut es mich, daß ich diese Ehrung unter Deiner Präsidentschaft, lieber Peter, erfahren durfte. Haben wir doch in 4-jähriger Pionierzeit die Grundlagen für die Erfolge der Hannoverschen Unfallchirurgie gemeinsam gelegt. Mir war und ist als Chirurg das Glück beschieden, die wohl faszinierendste und fortschrittlichste Epoche der Unfallchirurgie aktiv miterleben und mitgestalten zu dürfen. Bedenken Sie, vor 32 Jahren, am Beginn meiner chirurgischen Lehrjahre, bestand die Haupttätigkeit des Unfallchirurgen in konservativer Frakturbehandlung. Die Osteosynthese-Möglichkeiten waren mehr als beschränkt. Eine neue Geißel der Zivilisation „der Straßenunfall" bescherte der Unfallchirurgie plötzlich ein bis dahin in Friedenszeiten kaum gekanntes Krankheitsbild, das Polytrauma, und das in rasch zunehmender Zahl und Schwere. Innerhalb weniger Jahre vollzog sich ein vollständiger Wandel in der Traumatologie durch Revolution im Rettungswesen, Entstehung der Intensivmedizin, interdisziplinärer Zugang zum Polytrauma, Gründung der Schweizer AO, Errichtung Unfallchirurgischer Lehrstühle und Abteilungen. Das Skalpell, so kann man sagen, drang immer tiefer in den Körper des Verletzten ein und bis in die jüngste Zeit ging es weiter in atemberaubendem Tempo mit neuen diagnostischen Verfahren, arthroskopischen Operationen, Replantationen, Mikrochirurgie. Mehr denn je ist Unfallchirurgie Teamwork und so verstehe ich auch meine Ehrung.

Ich würde nicht vor Ihnen stehen ohne die Hilfe meiner Lehrer und meiner ehemaligen und jetzigen Mitarbeiter – dies bewegt mich vor allem. Ihnen gegenüber empfinde ich diese Dankbarkeit, ihnen gemeinsam mit mir gebührt diese Ehrung, eine Ehrung, die für die Zukunft Verpflichtung sein muß, uns für die Ziele der Deutschen Gesellschaft für Unfallheilkunde mit allen unseren Kräften einzusetzen.

Ich danke Ihnen.

Der Präsident

Meine sehr verehrten Damen und Herren,
Zu korrespondierenden Mitgliedern unserer Gesellschaft werden ernannt:

Herr Prof. Dr. med. Rudolf Jan André Goris, Chefarzt der Abteilung für Allgemeine Chirurgie, Katholische Universiteit Sint-Radboudziekenhuis Nijmegen, Niederlande.

Prof. Dr. Charles A. Rockwood, Professor for Orthopaedic Surgery, at the University of Texas, San Antonio.

Prof. Dr. Joseph Schatzker, Orthopaedic Surgeon in Chief, Sunnybrook Medical Center, Toronto.

Ich darf als ersten Herrn Prof. Goris zu mir bitten:

Meine Damen und Herren, ich darf Ihnen Prof. Goris zunächst vorstellen. Prof. Goris ist Allgemein- und Unfallchirurg am Katholischen Universitätshospital in Nijmegen und Chefarzt des Department of General Surgery. Prof. Goris hat sich insbesondere auf dem Gebiet der Schockbehandlung und Erstversorgung Schwer- und Mehrfachverletzter wissenschaftliche Verdienste erworben und ist mit seinen Publikationen über die Frühosteosynthese und die prophylaktische Beatmung bei Polytrauma-Patienten zwecks Vermeidung eines ARDS international hervorgetreten. Seine Publikationen auf dem Gebiet der chirurgischen Intensivtherapie, des Multiorganversagens, zur Pathogenese und Pathophysiologie der Schocklunge haben ihm als Experten auf diesem Gebiet international einen Namen gemacht. Ich freue mich daher, Ihnen, meine Damen und Herren, Herrn Goris als neues korrespondierendes Mitglied unserer Gesellschaft vorstellen zu dürfen.

Ich verlese die Urkunde:

„Die Deutsche Gesellschaft für Unfallheilkunde ernennt
Herrn Prof. Dr. Rudolf Jan André Goris
Chefarzt des Department Allgemeene Chirurgie der Katholischen Universiteit Sint-Radboudziekenhuis Nijmegen, in Anerkennung seiner Verdienste um die Unfallheilkunde zu ihrem korrespondierenden Mitglied."

Herzlichen Glückwunsch Prof. Goris.

Professor Goris

Herzlichen Dank.

Prof. Rockwood, would you please come up to me.

Meine Damen und Herren. Ich darf Ihnen Prof. Charles A. Rockwood vorstellen. Prof. Rockwood ist früherer Lehrstuhlinhaber und Präsident der Academy of Orthopaedic Surgeons sowie Professor für Orthopädische Chirurgie an der Universität von Texas in San Antonio. Er gehört in den USA zu den bekanntesten Repräsentanten der Orthopädischen Chirurgie, insbesondere auf dem Gebiet der Schulterchirurgie, die er mit einer großen Anzahl wichtiger Arbeiten entscheidend beeinflußt hat. Bekannt ist außerdem sein zweibändiges Lehrbuch über die Frakturenbehandlung, das er 1975 mit David Green veröffentlichte.

Prof. Rockwood ist außerdem Vater von 8 Söhnen und einer Tochter.

Dear Dr. Rockwood. I welcome you in Berlin. I'm very glad, that I have the opportunity to introduce you as a new corresponding member to our society. We have elected you because you have added very important contributions to orthopaedic surgery and traumatology, especially to surgery of the shoulder and the rotator cuff, and for your textbook „Fractures", which is very well appreciated in Europe and Germany. I congratulate you, Prof. Rockwood and I'm very pleased, to know you belonging to our society now.

Ich verlese die Urkunde:

„Die Deutsche Gesellschaft für Unfallheilkunde ernennt
Herrn Prof. Dr. Charles A. Rockwood
Chairman, Emeritas at the University of Texas, Hertz Science Center, San Antonio, Texas, USA, in Anerkennung seiner Verdienste um die Unfallheilkunde zu ihrem korrespondierenden Mitglied."

Herzlichen Glückwunsch Prof. Rockwood.

Professor Rockwood

Thank you.

Prof. Schatzker, please come up to me.

Meine Damen und Herren,
Ich darf Ihnen nun Prof. Joseph Schatzker aus Toronto vorstellen.

Prof. Schatzker ist im anglo-amerikanischen Raum einer der bekanntesten Traumatologen und genießt als Operateur und Lehrer und aufgrund seiner hervorragenden Ergebnisse einen erstklassigen Ruf auf dem Gebiet der Osteosynthese. Seine Ausbildung erhielt er an der Salter-Klinik in Toronto, kandidierte unter anderem für den unfallchirurgischen Lehrstuhl an der Harvard University und wurde schließlich Orthopaedic Surgeon in Chief am berühmten Sunnybrook Medical Center in Toronto, das unter seiner Leitung einen hervorragenden Ruf genießt.

Dear Dr. Schatzker, I'm very glad to introduce you as a new corresponding member to our society. We have elected you because you have published many important papers on internal fixation explaining techniques which are less likely to produce mistakes and disaster, rather leading to success. Your book titled „The rationale of internal fixation" is very worthwhile to read and very interesting to experts, well appreciated not only in the anglo-american countries but also in Europe and Germany. I congratulate you Mr. Schatzker and I'm very proud to know you belonging to our society.

Ich verlese die Urkunde:

„Die Deutsche Gesellschaft für Unfallheilkunde ernennt
Herrn Prof. Dr. Joseph Schatzker
Orthopedic Surgeon in Chief, Sunnybrook Medical Center, Toronto, Canada, in Anerkennung seiner Verdienste um die Unfallheilkunde zu ihrem korrespondierenden Mitglied."

Herzlichen Glückwunsch Prof. Schatzker.

Professor Schatzker

Thank you.

Preisverleihungen

Präsident K.-P. Schmit-Neuerburg

Meine Damen und Herren. Aufgrund Präsidiumsbeschlusses wird der Gerhard-Küntscher-Preis 1989 erstmals im Rahmen der Eröffnungs-Veranstaltung unserer Jahrestagung verliehen.

Die Preisrichterkommission hat den diesjährigen Preis an Herrn Priv.-Doz. Dr. med. Klaus Wenda vergeben, für die eingereichte Arbeit

„Untersuchungen zur Genese und Prophylaxe von Kreislauf-Komplikationen bei Operationen im Bereich der Markhöhle des Oberschenkels"

Ich darf den glücklichen Preisträger Herrn Priv.-Doz. Dr. Wenda und den Vorsitzenden des Gerhard-Küntscher-Kreises, Herrn Professor Nonnemann, bitten, zu mir zu kommen.

Herr Nonnemann wird die Preisverleihung vornehmen.

Herzlichen Glückwunsch Dr. Wenda.

Professor Dr. Nonnemann

Herr Präsident, sehr geehrte Damen und Herren!
Mit dem Gerhard-Küntscher-Preis 1989, wie Herr Präsident schon gesagt hat, wird Herr Priv.-Doz. Wenda aus Mainz ausgezeichnet für seine Arbeit mit dem Titel „Untersuchungen zur Genese und Prophylaxe von Kreislauf-Komplikationen bei Operationen im Bereich der Markhöhle des Oberschenkels". Der Autor hat in seinen umfangreichen und sorgfältigen tierexperimentellen und klinischen Untersuchungen die Auswirkung intramedullärer Drucksteigerung bei der Endoprothetik und dem Aufbohren bei Marknagelung am Femur analysiert. Die embolische Verschleppung von Fett und zellulären Bestandteilen sowie Zement-Molekülen in den Kreislauf beeinflussen Indikation und operative Technik bei der Endoprothetik und bei der Marknagelung. Die Ergebnisse der Arbeit vertiefen die Erkenntnisse von den Vorgängen.

Ich gratuliere Ihnen Herr Wenda.

Priv.-Doz. Dr. Wenda

Lieber Herr Präsident, meine sehr verehrten Damen und Herren,
wenn man einen Preis wie den Gerhard-Küntscher-Preis bekommt, freut man sich im ersten Moment natürlich riesig über die besondere Anerkennung, die dieser bedeutet. Gleich im nächsten Moment wird man sich aber der Fülle von Einzelheiten bewußt, die zum Erfolg

Hefte zur Unfallheilkunde, Heft 212
Redigiert von J. Probst

der Arbeit beigetragen haben. Sicherlich waren die Untersuchungen nur in einer großen Unfallchirurgischen Klinik mit einer entsprechenden Vielzahl von Marknagel-Osteosynthesen möglich. Zudem sind die Marknagelungen seit jeher ein Forschungs-Schwerpunkt in der Mainzer Klinik, der auch in der wesentlichen Mitbeteiligung meines Chefs, Herrn Professor Ritter, seinen Ausdruck fand. Herrn Professor Ritter möchte ich für den vielfältigen voranbringenden Rat besonders danken. Sehr danken möchte ich auch den vielen Kollegen, die mir im klinischen Teil der Arbeit im täglichen Routinebetrieb sehr geholfen haben.

Meine sehr verehrten Damen und Herren, die Verleihung des Gerhard-Küntscher-Preises ist für mich eine große Ehre und bedeutet einen großen Ansporn für die Zukunft.

Ich danke Ihnen sehr.

Der Präsident

Meine Damen und Herren!
Der **Herbert-Lauterbach-Preis**, der von der Vereinigung Berufsgenossenschaftlicher Kliniken aus Anlaß des 100-jährigen Bestehens der gesetzlichen Unfallversicherung 1984 gestiftet worden war, mit einer Prämie von DM 10000,- verbunden ist und erstmals 1986 verliehen wurde, kann in diesem Jahr leider nicht vergeben werden, da nach Mitteilung des Vorsitzenden der Jury die fristgerecht eingereichten Arbeiten nicht den Qualitätsanforderungen entsprachen.

Diese Feststellung ist umso bedauerlicher, weil man nicht davon auszugehen hat, daß ein so gravierender Mangel an qualifizierten Arbeiten besteht, daß sich kein Autor um den Preis bewerben konnte. Zweifellos gibt es eine gewisse Inflation wissenschaftlicher Preise, die miteinander konkurrieren. Hauptursache des geringen Angebotes an qualifizierten Arbeiten ist jedoch ein gewisses Desinteresse der Autoren, die weder den materiellen Wert der Prämie, noch den ideellen Wert der wissenschaftlichen Auszeichnung hoch genug schätzen, um sich der Mühe zu unterziehen, die Arbeit form- und termingerecht einzureichen. Da die Mangelsituation bekannt ist, versuchen wiederum andere, unterqualifizierte Arbeiten einzureichen. Diesen Tendenzen sollte entgegengewirkt und weder durch eine Senkung der Anforderungen noch durch überhöhte Preisgelder entsprochen werden. Sicherlich ist es besser, den Preis auszusetzen oder nur noch zweijährig auszuschreiben, den Qualitätsstandard aber so hoch zu halten, daß der ideelle Wert der wissenschaftlichen Auszeichnung, auf den allein es ankommt, so hoch angesehen ist, daß sich aussichtsreiche Kandidaten darum bemühen.

Der verpaßte Schlußtermin wird jedenfalls für die Preise, die von der Deutschen Gesellschaft für Unfallheilkunde oder durch ihre Jahrestagungn verliehen werden, künftig keine Rolle mehr spielen, weil die neue Satzung als deadline für alle Fristen den 31. März generell festgelegt hat, so daß kein Irrtum mehr möglich sein wird.

Meine sehr verehrten Damen und Herren,
mit diesen Ehrungen und Auszeichnungen darf ich die feierliche Eröffnungs-Veranstaltung zum Abschluß bringen. Nach einer kurzen Pause von ca. 10 Minuten findet hier im Saal 2 die bereits angekündigte Vorlesung von Prof. Goris über die Pathogenese und Pathophysiologie des ARDS statt. Ich darf Sie dazu herzlich einladen und schließe hiermit die Eröffnungssitzung.

Festvortrag

Risiko und Verantwortung

Professor em. Dr. theol. F. Böckle

Am Kottenforst 46, D-5300 Bonn-Röttgen

„Das Leben bleibt immer lebensgefährlich". Niemand erfährt dieses Wort Erich Kästners so hautnah wie Sie, meine Damen und Herren von der Unfallchirurgie. Rund um die Uhr stehen sie bereit, um dem nicht selten leichtfertigen Umgang vieler Menschen mit riskanten Gefahren unter dem Druck der Ihrem Beruf eigenen Risiken Paroli zu bieten. Die Situation ist paradox genug. Da rasen Menschen alkoholisiert über die bundesdeutschen Straßen, riskieren für sich und andere das Leben; doch wenn etwas passiert, dann erwarten sie das fehlerfreie Funktionieren der Rettungsdienste vom Notarzt bis zur perfekten chirurgischen Versorgung. Das sollte uns eigentlich nicht überraschen. Der Anspruch auf Sicherheit, mit dem wir anderen begegnen, ist nicht selten umgekehrt proportional zur Einschätzung unserer eigenen Grenzen. Sorglosigkeit und Angst verschwistern sich leicht. Wer über Risiko und Verantwortung redet, wird dies beachten müssen. Doch dies dürfte immer so gewesen sein.

Was dagegen auffällt und was mit ein Grund war für die Wahl dieses Themas, ist die Tatsache, daß die Risikofrage wie nie zuvor in die öffentliche Diskussion geraten ist. Sonderbeilagen großer Zeitungen, unzählige Zeitschriftenartikel und Monographien beschäftigen sich mit dem Thema. Gotthard Schettler, der Präsident der Heidelberger Akademie der Wissenschaften, schrieb unlängst in der FAZ vom Leben ohne Risiko als der „Utopie des Wohlstands" [1]. Einerseits gab es noch nie eine Gesellschaft, die auch nur annähernd über so große Möglichkeiten verfügte, die Wechselfälle des Lebens zu kontrollieren und ihre Folgen für den einzelnen zu mildern. Entsprechend ist Sicherheit zu einem der höchsten Werte unserer Gesellschaft geworden. Als gesellschaftliche Wertidee nimmt Sicherheit einen ähnlich prominenten Rang ein wie Freiheit und Gleichheit. Dabei ist es nicht bloß ein individuelles Bedürfnis des einzelnen, der nach mehr Sicherheit verlangt. Es handelt sich nach dem Bielefelder Soziologen F.-X. Kaufmann nicht um einen emotionellen „Appellwert" auf der Ebene der Trieb- und Bedürfnisdynamik des Individuums, sondern um „gesamtgesellschaftlich relevante Vorstellungen vom Sein-Sollenden" [2]. Andererseits wächst mit dem Sicherheitsbedürfnis und in Abhängigkeit davon die Risikoproblematik, denn die Schutzsysteme kollektiven Muts drohen sich aufzulösen. Das gilt vom Schutzsystem der Technik, das gerade in seinen höchsten Errungenschaften Angst verbreitet. Es betrifft das Schutzsystem einer arbeitsteiligen, wachstumsorientierten Weltwirtschaft, die von der Er-

Hefte zur Unfallheilkunde, Heft 212
Redigiert von J. Probst

schöpfung wichtiger Ressourcen bedroht wird und für die sich eine Globalsteuerung als immer schwieriger erweist. Es gilt nicht minder und weiterfort für das Schutzsystem des Friedens in Gerechtigkeit und Freiheit, dessen Sicherung durch Nuklearwaffen die Menschen mit apokalyptischen Visionen belastet. Schließlich ist auch das Schutzsystem der sozialen Sicherheit gefährdet, weil die berechtigte Sorge besteht, daß der Generationenvertrag von der immer schmäler werdenden Schicht der arbeitenden Jahrgänge gekündigt werden könnte. So entpuppt sich hinter dem Sicherheitsstreben eine tiefe Unsicherheitserfahrung, die für das Anwachsen der Risikoproblematik im öffentlichen Bewußtsein von nicht zu unterschätzender Bedeutung ist. Dieses veränderte Bewußtsein nehmen wir zum Ausgangspunkt, um auf ein paar Aspekte hinzuweisen, die Ihren beruflichen Alltag und Ihre Auseinandersetzung mit der gesellschaftlichen Wirklichkeit betreffen.

1. Risikobereitschaft und ärztliche Aufklärung

Im beruflichen Alltag begegnet der Arzt dem veränderten Risikobewußtsein vor allem im Zusammenhang mit der Aufklärung der Patienten über mögliche Operationsrisiken. Während über Jahrhunderte hinweg der Grundsatz galt: „Die Gesundheit (salus aegroti) ist oberstes Gesetz", scheint sich in den letzten Jahren immer mehr der Grundsatz einzubürgern: „Der Wille des Patienten (voluntas aegroti) ist oberstes Gesetz". Nun darf man zwischen Gesundheit und Selbstbestimmungsrecht des Kranken keinen künstlichen Gegensatz aufbauen. Die Frage: Gesundheit oder Selbstbestimmung? gibt keinen vernünftigen Sinn. Schon rein rechtlich vermag eine vom Heilzweck unabhängige Autonomie des Patienten den ärztlichen Eingriff nicht zu rechtfertigen [3]. Erst recht kann ein fremder Wille nicht ethischer Maßstab verantwortlichen ärztlichen Handelns sein. Die Frage will offensichtlich provozierend hinweisen auf eine Entwicklung im Arzt-Patienten-Verhältnis, die mit Berufung auf das Selbstbestimmungsrecht des Kranken zu übertriebenen Forderungen und einer unguten Praxis im Bereich der Aufklärung durch den Arzt geführt hat.

Hier wird der Bewußtseinswandel spürbar. Die Faszination von den immer neuen Möglichkeiten technischer Machbarkeit wird schnell abgelöst durch die Angst vor dem Undurchschaubaren. Das Sicherheitsbedürfnis dominiert, und zwar auf beiden Seiten: Wenn die Patienten sich rechtlich absichern, tut dies notgedrungen auch der Arzt und umgekehrt. „Der Arzt reagiert konform zu den von der Gesellschaft entwickelten Sanktionen für ärztliche Fehler" [4]. Die defensive Aufklärungspraxis der Mediziner ist zu einem guten Teil die Folge einer defensiven Rechtspraxis, die bei schwer nachweisbaren Behandlungsfehlern auf den Rechtsgrund mangelnder Aufklärung zurückgreift, um eine Haftung zu begründen. Die Patientenaufklärung wird im Klinikbetrieb nicht selten zu einem bürokratischen Akt, der gegen gerichtliche Anfechtungen möglichst hieb- und stichfest abgesichert sein soll. Um sich aus dem Disput über 10-, 5- oder 1%ige Häufigkeit von Nebenwirkungen und behandlungstypischen Folgen herauszuhalten, verwendet man vorgedruckte Risikenkataloge. Oder man schiebt nach einer Spontanaufklärung die Kenntnislast dem Patienten zu, indem man ihn fragt, ob er noch weitere Fragen habe. „Dieses rituelle Schema des Hin- und Herschiebens der Aufklärungslast und der Verantwortung mag eine bürokratische Erleichterung darstellen, sie verfehlt jedoch nicht selten den Zweck" [5]. Sie belastet das Vertrauensverhältnis und schafft nicht mehr Rechtsschutz für die von mißlungenen Eingriffen betroffenen Patienten. Im Interesse der Patienten sollte darum die Spruchpraxis der Gerichte „die Sorge um das richtige Maß der Aufklärung haftpflichtrechtlich entlasten"

[6]. Damit könnte die Aufklärung ihren eigentlichen Sinn zurückgewinnen, den sie nur im Gespräch in einem „Gemeinschaftsakt" finden kann, der darin besteht, daß der Patient als Individuum ernstgenommen wird und nicht schematisch mit den Segnungen oder auch dem Fluch einer vollen oder teilweisen Aufklärung bedacht wird, die er vielleicht nicht einmal tragen kann oder die für ihn zu wenig ist [7].

Grundlage für die Wahrnehmung ärztlicher Verantwortung in schwierigen Entscheidungssituationen bildet nach einem Wort Allgöwers „die individuelle Diagnose im Lichte aktueller medizinischer Kenntnis und ihre Wertung nach bestem Wissen und Gewissen" [8]. Wesentliche Voraussetzung ist demnach die aktuelle Kenntnis medizinischen Wissens. Aber sie allein genügt nicht. Bei aller Bedeutung, die dem Einsatz einer perfekten Technik in Diagnose und Therapie zukommt, Medizin ist keine bloße Technik. Es geht nicht um eine „eindeutige Anwendung eindeutigen Wissens am eindeutigen Material zu eindeutigem Zweck, so wie etwa der Maschinenbauer die Wissenschaft von der Mechanik gleichsam mechanisch auf seine gesetzte Aufgabe anwenden kann" [9]. Technik hat es mit dem Machen zu tun. Sie ist auf das Produzieren von Produkten ausgerichtet. Bei aller Bedeutung, die wir in einer auf Produktivität ausgerichteten Gesellschaft solchem Tun und Schaffen auch beilegen mögen, die Tätigkeit des Arztes ist nicht auf das Produzieren ausgerichtet. Die Praxis des Arztes verwirklicht ihren Zweck im Handeln, und zwar im Handeln an einem anderen Menschen, der als Person selbst Erkenntnis und Wollen besitzt. Damit ist die ärztliche Tätigkeit, wie selten ein anderer Beruf auf das Erkennen der Wahrheit und Richtigkeit des Handelns im Handeln selbst ausgerichtet. Genau dies ist mit dem ethischen Begriff der Praxis des Handelns gemeint, der sich im Dialog vollzieht. Wertung medizinischen Wissens nach bestem Wissen vollzieht sich im Dialog. Das ärztliche Gespräch ist somit eine unverzichtbare Grundlage für die Richtigkeit ärztlicher Praxis. Es schafft jenes Vertrauen, das unverzichtbare Voraussetzung bildet für das gemeinsame Tragen von Risiken. In letzter Instanz bleibt die Verantwortung und damit auch das Risiko beim Arzt. Ärzte wissen selbst am besten, wie der Patient im klinischen Betrieb nur zu oft in eine weitgehend technisch orientierte, vorporgrammierte Behandlungsmaschinerie gerät, die ganz am Erfolg der Lebenserhaltung ausgerichtet ist. Nur ein Entscheid aus dem Gewissen kann aus diesem Zwang herausführen. Ein solcher Entscheid setzt Erfahrung und Reife voraus. Wo sie fehlen, hält man sich an das technisch Machbare. Man hofft, sich damit auch vor einem denkbaren rechtlichen Vorwurf zu schützen, wird aber so der persönlichen Würde und Integrität des Menschen nicht immer gerecht. So ist und bleibt es in der Tat die salus aegroti, die – umfassend verstanden – als oberstes Gesetz das ärztliche Handeln prägt. Sie schließt die Einsicht und das Wollen des Patienten im Dialog mit ein. Ein isolierter oder gar der Gewissensüberzeugung des Arztes widersprechender Patientenwille hat demgegenüber keinen rechtfertigenden Charakter. Als einschränkendes Regulativ verlangt er allerdings Beachtung.

2. Risikobereitschaft und gesellschaftliche Verantwortung

Risiko und Verantwortung haben aber noch eine andere Dimension.

Die Grundlagenforschung gerät im Hinblick auf ihre Risiken sowie die durch sie ermöglichten Anwendungen unter immer stärkeren Legitimationszwang. Ohne das Grundrecht der Forschungsfreiheit in Frage zu stellen, wird an die Verantwortung der Forscher appelliert, die Folgen wissenschaftlicher Innovationen zu bedenken. Dieser Appell gilt vermehrt auch für die medizinische Grundlagenforschung. Ich denke hier insbesondere an die Molekulargenetik und die weltweiten Bemühungen um die Sequenzierung und Kartierung des menschlichen Genoms. Ich brauche Ihnen nicht zu sagen, daß es sich bei der Genomanalyse weder um die Schaffung eines gläsernen Menschen noch um eine Identitätskarte eines einzelnen Individuums handelt. Es geht bei der Analyse auch nicht nur um die Entdeckung bisher unbekannter Ursachen und Dispositionen für Erbkrankheiten im engeren Sinne. Es geht mindestens so sehr auch um die Erforschung der Genregulation. Abnormitäten und Störungen der Genregulation sind offensichtlich die Erklärung für viele bisher wenig verstandene Krankheiten. Man kann kaum erwarten, die Ursachen von Stoffwechselkrankheiten, von Störungen des Immunsystems oder von bösartigen Tumoren zu verstehen, ohne die Probleme der Regulation der Genexpression im Detail geklärt zu haben. Entsprechende Arbeiten gehören heute zu den fundamentalen Aufgaben medizinischer Grundlagenforschung. Anwendungsmöglichkeiten zeigen sich schon in fast allen Gebieten der Medizin. Für den Chirurgen werden insbesondere die Probleme der Immunsuppression resp. Immunstimulation von großer Bedeutung sein.

Nun ist die Folgenabschätzung innovativer Technologien ein komplexes Unterfangen. Sie wird stets mit erheblichen Unsicherheitsfaktoren belastet bleiben. In ihnen verbirgt sich das mit jeder sozialen und technischen Innovation verbundene Risiko. Die öffentliche Diskussion über technologiepolitische Entscheidungen konzentriert sich heute vorwiegend auf die Risikofrage. Vom Handeln unter Risiko sprechen wir, wenn die Unsicherheit besteht, daß sich neben dem beabsichtigten Zweck eines Tuns auch unerwünschte schädigende Nebenfolgen einstellen. Solange diese Nebenfolgen nur den Handelnden selbst betreffen, etwa den Bergsteiger bei einer kühnen Kletterpartie oder den Deltaflieger in stürmischen Aufwinden, soll uns das Problem hier nicht weiter beschäftigen. Wir werden allerdings in einem anderen Zusammenhang nochmals auf diese Beispiele zurückkommen. Uns interessiert hier die Frage nach der Verantwortung im Bereich von Naturwissenschaft und Technik. Ohne das Grundrecht der Forschungsfreiheit in Frage zu stellen, wird an die Verantwortung der Forscher appelliert, die Folgen wissenschaftlicher Innovationen zu bedenken. Die Kernfrage dabei ist die Frage nach der Zumutbarkeit für solche Risiken. Es geht also nicht um die empirische Frage, wieviel Risikobereitschaft faktisch vorhanden sei, wie viele Bürger in einer bestimmten Region bereit sind, ein Kernkraftwerk oder einen Fermenter zur Insulinproduktion zu akzeptieren. Es geht vielmehr um die Frage, was ihnen von den Entscheidungsträgern an Risikobereitschaft zugemutet werden darf, gerade weil sie Schwierigkeiten haben mit der Akzeptanz! Akzeptabilität meint jenes Verhältnis von Nutzen und Belastungen, auch verteilungspolitischer Art, das den Gesellschaftsgliedern unter bestimmten Bedingungen zugemutet werden darf. Dies ist eine ethische Frage. Ihre Beantwortung verlangt Klarheit darüber, wie Risiken zu bestimmen sind.

3. Schwierigkeiten mit dem Risikobegriff

Für den Versicherungsmathematiker sind Risiken recht genau berechenbar. Der Risikograd ist durch das Produkt aus Eintrittswahrscheinlichkeit und Schadensumfang bestimmt. Beide Größen sind für viele Risiken annähernd genau quantifizierbar: pro Schadensereignis wird eine bestimmte Summe festgesetzt und die Wahrscheinlichkeit ist aufgrund statistischer Daten bis auf geringe Abweichungen gesichert. Dies stößt nun bei der Übertragung des Risikobegriffes auf die Technikfolgenabschätzung auf erhebliche Schwierigkeiten.

Zunächst ist es die Vorhersage der Eintrittswahrscheinlichkeit. Sie muß sich bei der Vorhersage von Nebenwirkungen eines neuen Verfahrens oder Produktes auf Risikostudien, also auf Abschätzungen stützen. Diese können nicht annähernd eine Genauigkeit ergeben, wie sie aufgrund langjähriger statistischer Untersuchungen möglich ist. Solange man sich zum Beispiel bei der Frage nach der Schädlichkeit einer geringen anthropogen bedingten Erhöhung der ohnehin vorhandenen radioaktiven Strahlung in einem bestimmten Gebiet allein auf Extrapolationen bezieht, wird die Wahrscheinlichkeit einer zusätzlichen Schädigung zu kontroversen Aussagen führen. Zuverlässige Erkenntnisse wären nur durch großangelegte epidemiologische Studien mit gleichen Kohorten über längere Zeit (Langzeitstudien) zu erreichen.

Die *zweite Schwierigkeit* bei der Verwendung des Risikobegriffs liegt in der unterschiedlichen Bewertung des Schadens. Bei der Übernahme persönlicher Risiken werden zwar auch der Kletterer oder der Drachenflieger nicht leugnen, daß sie nichts mehr fürchten als einen Unfall mit Todesfolge. Aber sie sind eben subjektiv sicher, daß ihnen nichts passieren wird. Sie glauben, ihr Hobby voll zu beherrschen und lassen sich auch von den realen Unfallziffern nicht beeindrucken. Die Eintrittswahrscheinlichkeit steht für sie bei Null. Die gleichen Menschen können sich äußerst skeptisch äußern über das Risiko von Pestiziden für die Nahrungskette, obwohl dieses Risiko für ihre Gesundheit oder gar für ihr Leben viel näher bei Null liegt. Das hängt zunächst mit dem zusammen, was Minister Töpfer die „Auffangbarkeit des Schadens“ nennt. Diese Auffangbarkeit ist bei überschaubaren, begrenzbaren Wirkungen deutlich größer. Es hat aber auch damit zu tun, daß wir – wie Hubert Markl bemerkt – „Rückstandsmengen aus arithmetischer Bequemlichkeit lieber in ganzen Zahlen als in Bruchteilen angeben, also lieber 20 ppb sagen als 2×10^{-8} (geschweige denn 0,000002 Prozent) ... ganze 20 von diesen unverständlichen Einheiten – das kann gar nicht harmlos sein“ [10].

Die enormen subjektiven Unterschiede in der Einstufung der Schadensgröße werden noch durch eine *dritte* Beobachtung ergänzt. In aller Regel kann man davon ausgehen, daß einer nur dann bereit ist, ein Risiko zu übernehmen, wenn er überzeugt ist, daß der Nutzen, also der Zugewinn an Sicherheit, das Risiko übersteigt. Das bedeutet, daß der Sicherheitsanspruch um so größer wird, je größer das Maß der erreichten Sicherheit ist. „Je höher der bereits erreichte Standard ist, desto deutlicher müssen die Chancen die Risiken überwiegen, um Akzeptanz zu erreichen. Damit ergibt sich auch eine zwanglose Erklärung für das unterschiedliche Akzeptanzverhalten in unterschiedlich entwickelten Ländern.“ [11].

4. Die Kontroverse

Diese eben dargelegten Schwierigkeiten mit der Bestimmung sowohl der Schadensgröße wie der Eintrittswahrscheinlichkeit einzelner Risiken bestimmen weitgehend die öffentliche Risikodebatte. Neue Technologien und Verfahren werden insbesondere im Hinblick auf deren schwer einschätzbaren, längerfristigen, indirekten, positiven wie negativen Folgen heftig diskutiert. Die Diskussion verläuft kontrovers. Manche fordern den Verzicht auf Entwicklung und Anwendung einer bestimmten Technik, bis ein mögliches Überwiegen negativer Spätfolgen ausgeschlossen werden kann. Die Verantwortung für neue Technologien – so wird verkündet – habe sich nicht an der Maximierung des Guten, am Fortschritt zu einem immer besseren Leben zu orientieren; sie sei vielmehr auf die Minimierung des Übels, jedenfalls auf die Vermeidung des größtmöglichen Übels auszurichten. Nicht ob wir und unsere Zeitgenossen länger und besser leben sei die für die Forschung und Entwicklung entscheidende Frage; die entscheidende Verantwortungsfrage sei, ob die kommenden Generationen noch überleben können. Die Ambivalenz neuer Erfindungen und moderner Technologien sei mit guter Absicht allein nicht mehr zu beherrschen. Nicht nur wenn sie böswillig für böse Zwecke mißbraucht werden, selbst wenn sie gutwillig für höchst legitime Zwecke eingesetzt werden, haben sie eine bedrohliche Seite an sich, die langfristig das letzte Wort haben könnte. Die Spätfolgen sind nicht übersehbar, und niemand kann sagen, welche Wirkungen letztlich dominieren werden.

Hans Jonas verweist in diesem Zusammenhang auf die Recombinant DNA-Technik. Wenn hierbei durch Einspleißung artfremder genetischer Informationen in das Chromosomenbündel einer reproduktiven Zelle eine ganze Nachkommenschaft veränderter Organismen in die Lebenslandschaft eingeführt werde, so könne dies nicht mehr rückgängig gemacht werden. Die Zwangsläufigkeit, mit der jede neue Technik auf Anwendung dränge, und die Irreversibilität ihrer Wirkungen verbiete es, ihre Entwicklung voranzutreiben, bevor die Vermutung, die Negativfolgen könnten letztlich überwiegen, falsifiziert sei. Bei neuen Techniken könne man daher nicht mehr einer fortschreitenden Risikoabwägung vertrauen, man müsse vielmehr das zwangsläufige Eintreten einer Katastrophe supponieren, bis die Wahrscheinlichkeit des Nichteintretens zweifelsfrei erwiesen sei. Eine so hohe Anforderung wird kaum je zu erbringen sein. Der methodische Zweifel ist – als methodischer Verdacht und methodische Angst – in der Praxis untauglich. Er supponiert eine in der Zukunft mögliche Katastrophe als wirkliche. Der für die Risikobewertung wichtige Faktor der Eintrittswahrscheinlichkeit wird mit der Annahme des sicheren Eintretens der Katastrophe ausgeblendet. Die ethische Frage wird kurzgeschlossen und man versucht, die entsprechende Technik unter ein generelles Verbot zu stellen mit dem Hinweis, bei solchen katastrophalen Risiken sei die Eintrittswahrscheinlichkeit unerheblich. Diese Art von Argumentation ist uns aus den politischen Debatten über Kernspaltung und Gentechnik wohl bekannt. Sie führt nicht weiter, denn wer alles Gefährliche verbieten will, bis seine Ungefährlichkeit zweifelsfrei erwiesen ist, lähmt sich selbst und kommt nicht voran.

Auf der anderen Seite der öffentlichen Diskussion begegnen wir dem Versuch einer rein technokratischen Beherrschung der Risiken moderner Forschung und Technologie. Man will sich darauf beschränken, die Industriekultur in all ihren Teilsystemen ausschließlich nach Kriterien optimaler Funktionalität zu steuern. Die unbeabsichtigten Nebenfolgen des technischen Fortschritts sollen allein durch ein Systemmanagement in Griff genommen werden, das mit den Mitteln soziotechnischer Planung expansive Tendenzen zurückbildet und überschießende Komplexität abbaut. Moralische Wertungen und Kontrollen gelten bei der Steuerung dieses Prozesses als gegenstandslos. Wenn und soweit sich die funktionale Differenzierung als Formprinzip der Gesellschaft durchsetzt, wird die Moral evolutionär abgehängt [12]. Insoweit mit dieser Moral aprioristische Vorverurteilungen gemeint sind, wäre gegen eine entsprechende Entrümpelung nichts einzuwenden. An moralischen Bekenntnissen herrscht ja heute kein Mangel. Man bekennt sich zur Gewaltlosigkeit, zum Verzicht auf Atomkraft, zu einer alternativen Kultur, zum Überleben des Menschen in Menschlichkeit, zur Sicherung zukünftiger Generationen usw. Die Fabrikation von Aufklebern hat sich in den Dienst dieser appellativen Moral gestellt. Das „Nein-Danke" erscheint in allen Variationen auf den Heckscheiben. Solche Bekenntnisse sind ihrerseits Ausdruck des Unbehagens über ein auf bloße Machbarkeit fixiertes Denken. Sie wenden sich gegen den Glauben an eine einfache technische Lösung aller Probleme. Sie bieten freilich mit dem bloßen Protest keine Hilfe zur rationalen Risikobewältigung. Die Ethik ist nicht eine Sache des Bekenntnisses, sie verlangt vielmehr „argumentative Geduld". Die Wahrnehmung der konkreten Verantwortung ist auf dem Weg der praktischen Vernunft zu entscheiden. Ebenso klar muß nun aber auch gesagt werden, daß sich der gesellschaftliche Umgang mit den Risiken großtechnischer Systeme in einem „allumfassenden Risiko-Nutzen-Entscheidungsalgorithmus" nicht hinreichend fassen läßt.

Eine Abwägung der Chancen und Risiken ist ohne Wertung von Zielen und die Festlegung von Prioritäten nicht möglich. Hierzu ist die Ethik gefordert, denn sie hat es mit der Vernünftigkeit wertender Entscheidungen zu tun. Technische Möglichkeiten als soziale Optionen sind immer Möglichkeiten unter normativen Bedingungen. Das funktional Richtige ist zwar integrales Teilmoment verantwortlichen Handelns. Verantwortliches Handeln erschöpft sich aber nicht in der Verwirklichung bloßer Funktionalitäten, hat doch das Handeln Konsequenzen in einem normativ geprägten gesellschaftlichen Zusammenhang. Dieser ist im Bekenntnis zur Unantastbarkeit der Menschenwürde sowie in der Deklaration der Menschenrechte vorgegeben. Ethik hat die Wertzusammenhänge in ihrer realen Komplexität bewußt und verstehbar zu machen.

So hat sie beispielsweise zu zeigen, wie die von uns allen so geschätzte Freiheit von Wissenschaft und Forschung in der Menschenwürde wurzelt, aber ebenso wäre klar zu machen, daß die Wissenschaftsfreiheit an der gleichen Menschenwürde ihre Grenze findet. Die konkrete Reflexion muß in einem interdisziplinären Dialog mit den Vertretern der einzelnen Disziplinen geleistet werden.

Die Einheit der vielgestaltigen Welt und die bestimmende Rolle des Menschen erschließen sich nur einer geordneten wissenschaftlichen Zusammenschau.

Eine einseitige Orientierung aber an der Schadensbegrenzung *einzelner Verfahren* ergibt kein hinreichendes Kriterium für technologiepolitische Entscheidungen. Die Ökologie hat uns die Augen geöffnet für die Verflechtung und gegenseitige Abhängigkeit unterschiedlicher Verfahren. Wer einen generellen Verzicht auf den intensiven Landbau fordert, muß erklären, wie man im Jahre 2020 acht bis zehn Milliarden Menschen ernähren soll. Dies ist ohne Hilfe der Agrikulturchemie und möglicherweise der Gentechnologie nicht möglich. Überdies ist eine Veränderung im generativen Verhalten der Völker der Dritten Welt nicht ohne umfassende entwicklungspolitische Maßnahmen möglich. Dies wird notwendigerweise auch zu einem vermehrten Energieverbrauch führen. Und wer nun wiederum mit der Solarwasserstofftechnologie den CO_2-Ausstoß durch Verbrennung fossiler Energieträger und damit einen enscheidenden Feind des Klimas verdrängen will, muß sich fragen, woher das für die Elektrolyse benötigte Wasser herkommt, das – wenn ich recht orientiert bin – dazu noch destilliert sein soll. Wohin der Elektrolyseschlamm gebracht werden soll und ob nicht durch die Überbauung gewaltiger Flächen mit Solarzellen sich in anderer Form erneut negative Klimaeffekte einstellen werden. Ich kann als blutiger Laie zu all dem nichts sagen. Ich möchte nur zum Ausdruck bringen, wie vernetzt und verwoben die Probleme schon von den bloßen Technikfolgen her sind.

Ethik kann ihre eigene Aufgabe nur erfüllen, wenn sie hilft, das Ganze zu sehen; wenn sie den Menschen, das Humanum im umfassenden Sinn in die Mitte rückt. „*Alle technischen und wirtschaftlichen Innovationen* müssen sich daran messen lassen, ob sie auf Dauer der Entfaltung des Menschseins förderlich sind. Sie sind nur insoweit legitimiert, als sie sich als Instrumente der Befreiung des Menschen zu würdigem Selbstsein, als Instrumente eines fürsorglichen Miteinanders der Menschen und als Instrumente der Sicherung unserer naturalen Lebensgrundlagen ausweisen lassen. Die unausbleiblichen Konflikte, etwa zwischen der instrumentellen und der praktischen Vernunft oder zwischen umweltpolitischen und wirtschaftspolitischen Zielen, müssen nach den allgemein anerkannten Wertvorzugsregeln entschieden werden. Nur wo dies alles nüchtern, geduldig und im Respekt vor den mühsam errungenen demokratischen Entscheidungsmechanismen durchgestanden wird, dürfen wir hoffen, daß unsere Welt auch für die kommenden Generationen bewohnbar bleiben wird" [13].

Literatur

1. FAZ 12. November 1988, S 15
2. Kaufmann F-X (1973) Sicherheit als soziologisches und sozialpolitisches Problem, Stuttgart, S 39
3. Laufs A (1982) Über die Selbstbestimmung des Patienten. In: Doerr W u.a. (Hrsg) Recht und Ethik in der Medizin. Springer, Berlin Heidelberg New York, 174 : 174–177
4. Schaefer H (1983) Medizinische Ethik – Medizin im Wandel. Springer, Heidelberg, S 121
5. Deutsch E (1982) Theorie der Aufklärungspflicht des Arztes. Ethische und rechtliche Grundlagen der Information des Patienten. In: Doerr W (Hrsg) Recht und Ethik in der Medizin. Springer, Berlin Heidelberg New York, 98 : 92–101
6. Laufs A, a.a.O. S 175
7. Deutsch E, a.a.O. S 99
8. Maschinenschrift, Chirurgenkongreß 1980
9. Jonas H (1985) Technik, Medizin und Ethik. Zur Praxis des Prinzips Verantwortung. Frankfurt, S 148
10. Markl H (1988) Chemische Forschung und wirtschaftliche Entwicklung. In: Chancen für die Chemie der Zukunft, 13. Ordentlicher Gewerkschaftstag der Industriegewerkschaft Chemie-Papier-Keramik, Karlsruhe, 4.–10. September 1988, Hannover, S 23
11. Hohlneicher G (1989) Schlußbetrachtung. In: Ders. und Raschke E (Hrsg) Leben ohne Risiko? Köln, S 288
12. Luhmann N (1978) Soziologie der Moral. In: Ders. und Pfürtner S (Hrsg) Theorietechnik und Moral. Frankfurt/M, S 8–116
13. Auer A (1986) Veranwortete Zeitgenossenschaft. In: Hunold GW, Korff W (Hrsg) Die Welt für morgen. München, 430 : 426–437

I. Schock

Pathophysiologie, Grundlagenforschung

Vorsitz: O. Trentz, Homburg/Saar; K. Meßmer, Heidelberg

Startreaktionen des traumatischen Schocks: Zelluläre Reaktionen

Th. Joka[1], U. Obertacke[1], J. Sturm[2], M. Jochum[3], M. Kirschfink[4], W. Schramm[5], A. Dwenger[6] und H. Bartels[7]

[1] Abt. für Unfallchirurgie, Universitätsklinikum Essen (Direktor: Prof. Dr. K.-P. Schmit-Neuerburg), Hufelandstraße 55, D-4300 Essen
[2] Unfallchirurgische Klinik, Medizinische Hochschule Hannover, Konstanty-Gutschow-Straße 8, D-3000 Hannover 61
[3] Chirurgische Klinik Innenstadt, Abtlg. für Klinische Chemie und Biochemie, Universität München, Nußbaumstraße 20, D-8000 München 2
[4] Abt. für Immunologie, Universität Heidelberg
[5] Abt. spez. Hämostasiologie, Medizinische Klinik Innenstadt der Universität München
[6] Klinische Biochemie, Medizinische Hochschule Hannover, Konstanty-Gutschow-Straße 8, D-3000 Hannover 61
[7] Zentrum Anatomie, Abt. Zellbiologie und Elektronenmikroskopie, Medizinische Hochschule Hannover, Konstanty-Gutschow-Straße 8, D-3000 Hannover 61

Die posttraumatischen Reaktionen im menschlichen Körper kennen sowohl eine zeitliche Reihenfolge, als auch eine hierarchische Rangfolge. Sieht man die Vorgänge von der Unfallverletzung über die Schockreaktion bis hin zum Multiorganversagen als Kettenreaktion, so kann man als erste Ebene der posttraumatischen Reaktion die Aktivierung der Kaskadensysteme (Gerinnung/Fibrinolyse, Kallikrein-Kinin, Komplement) ansehen, die ihrerseits die zweite posttraumatische Reaktionsebene, nämlich den zellulär vermittelten Entzündungsmechanismus, initiieren. Hier sind die Reaktionen der polymorphkernigen neutrophilen Granulozyten (PMN) von Interesse, aber auch die der Makrophagen, Lymphozyten, Thrombozyten, Mastzellen, Fibroblasten und Endothelzellen. Aufgrund der vielfältigen Aktivierungen dieser Zellen, kann – bei Überlasten der Aktivatoren-/Inhibitorenbalance – vermittelt durch weitere Mediatoren die dritte Reaktions-Ebene, das Gewebe- und Organversagen, eintreten.

Patienten und Methoden

Die nachstehend aufgeführten Ergebnisse zu den verschiedenartigen Startreaktionen des traumatischen Schocks beim Menschen wurden in einer prospektiven klinischen Studie an polytraumatisierten Patienten mit einem Mindestverletzungsschweregrad von 30 Punkten

Hefte zur Unfallheilkunde, Heft 212
Redigiert von J. Probst

PTS [7] gewonnen (DFG-Projekt II B6). Untersuchungsparameter waren die kardiopulmonalen Meßparameter im posttraumatischen Verlauf, regelmäßige, umfassende Serumanalysen, sowie tägliche Abnahmen von bronchoalveolären Lavagen (BAL), beginnend unmittelbar nach Trauma [3,4]. Zielgröße war die Erkennung und Beschreibung von entzündlichen Grundmechanismen, die den weiteren Verlauf zum Lungen- bzw. Multiorganversagen hin begründeten. Voraussetzung war dafür, sämtliche gewonnenen Daten den klinischen Verlaufsparametern gegenüberzustellen, wobei das Patientenkollektiv durch einen linearen Score des Lungenversagens [6] in eine Gruppe mit Organversagen und ohne Organversagen eingeteilt wurde. Es kamen in den beiden Studienzentren Hannover und Essen insgesamt die Daten von 57 Patienten zur Auswertung.

Ergebnisse

Als Marker der ersten Ebene der posttraumatischen Reaktion können in der klinischen Studie beispielhaft für die beteiligten Kaskadensysteme der C3a-Plasmaspiegel, die AT-III-Plasmaaktivität und das Plasma-Präkallikrein festgestellt werden (Abb. 1).

Die herausragende Bedeutung des Komplements wird zusätzlich durch die lokal ausgeprägte Komplementaktivierung unterstrichen, die am alveolären Freisetzunggsquotient des C3a zu demonstrieren ist (Abb. 2).

Von den bestimmten Parametern dieser ersten Reaktionsebene haben in den ersten 12 h der vermehrte Nachweis des C3a und des TPA sowie der Verbrauch von AT-III prognostische Aussagekraft für ein späteres Organversagen.

Die Ebene der zellulär vermittelten Reaktionen wird zunächst durch die Aktivierung der polymorphkernigen neutrophilen Ganulozyten (PMN7 bestimmt (Abb. 3). Neben morphologischen Befunden kann die PMN-Aktivierung nach Trauma auch durch den Nachweis systemischer Proteasenfreisetzung (Abb. 4) und auch durch Veränderungen von In-vitro-Eigenschaften der PMN belegt werden [1,9]. Neben der frühen posttraumatischen Aktivierung fallen in der späteren posttraumatischen Phase ab dem 4. Tage erneute Freisetzungsgipfel der granulocytären Stoffwechselprodukte auf.

Das Verhalten der Makrophagen nach Trauma unterscheidet sich von der Granulozytenaktivierung. Das Freisetzungsmuster des Stoffwechselproduktes Neopterin (Abb. 5) nach Trauma zeigt einen verzögerten, stetigen Aktivitätsanstieg der Makrophagen nach dem initialen Schaden an. Dies kann auch am Verlauf weiterer Makrophagenreaktionsprodukte aufgezeigt werden [1].

Die Stimulierung der Lymphozytenaktivität ist neben frühen Veränderungen der T-Zell-Subpopulationen [5] morphologisch durch den alveolären Nachweis von Immunoblasten darstellbar.

Der Gewebe-Plasminogenaktivator (TPA) ist eine Stoffwechselleistung der Endothelzelle. Sein erhöhter Nachweis erlaubt Aussagen über den Aktivitätszustand der Endothelzelle nach Trauma (Abb. 6). Wir finden sowohl direkt nach der initialen Schädigung, wie auch in der späteren posttraumatischen Phase ab dem 3. Tag ein deutlich gruppenunterschiedliches Freisetzungsverhalten für TPA.

In der dritten Ebene der Gewebeschäden bzw. Organversagen kann man für das Organ Lunge stellvertretend die alveolo-capilläre Albuminleckage als Maß des Organversagens heranziehen (Abb. 7). Morphologisch gehen in der Lunge damit frühe Schädigungen der

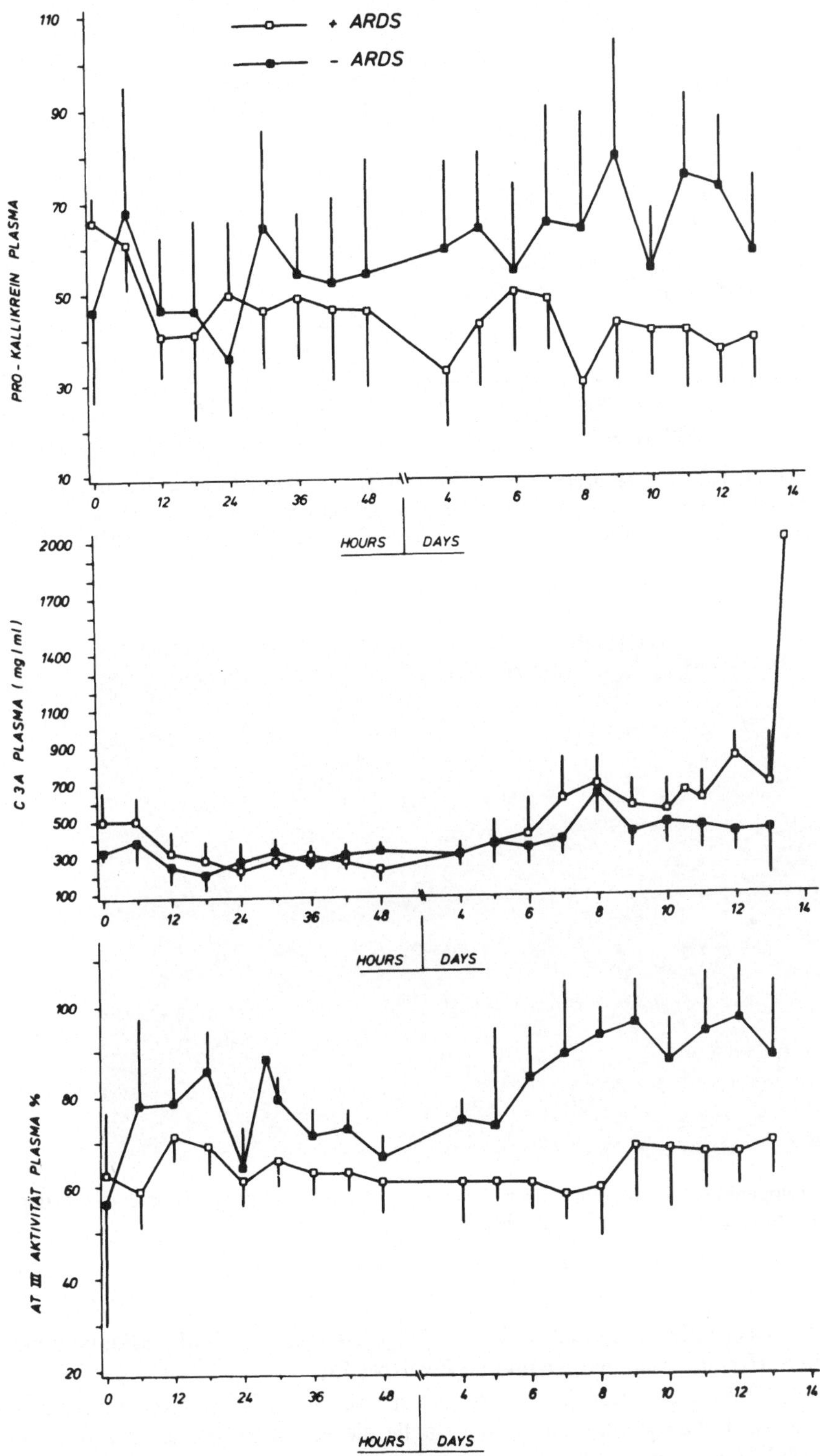

Abb. 1. Beispielhafte Marker der frühen Kaskadensystemaktivierung nach Polytrauma

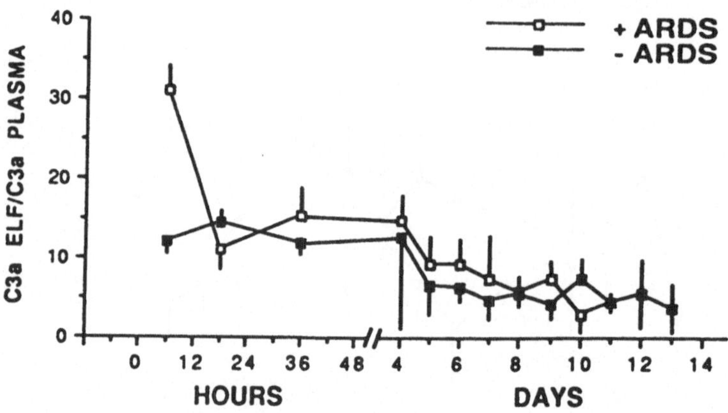

Abb. 2. Anaphylatoxin C3a, dargestellt als Quotient der Konzentrationen an der alveolären Oberfläche (ELF) und im Plasma. Aufgrund des hohen Quotienten wird klar, daß es sich um eine alveoläre Freisetzung des Anaphylatoxins (aus Makrophagen – C3) nach Polytrauma handelt

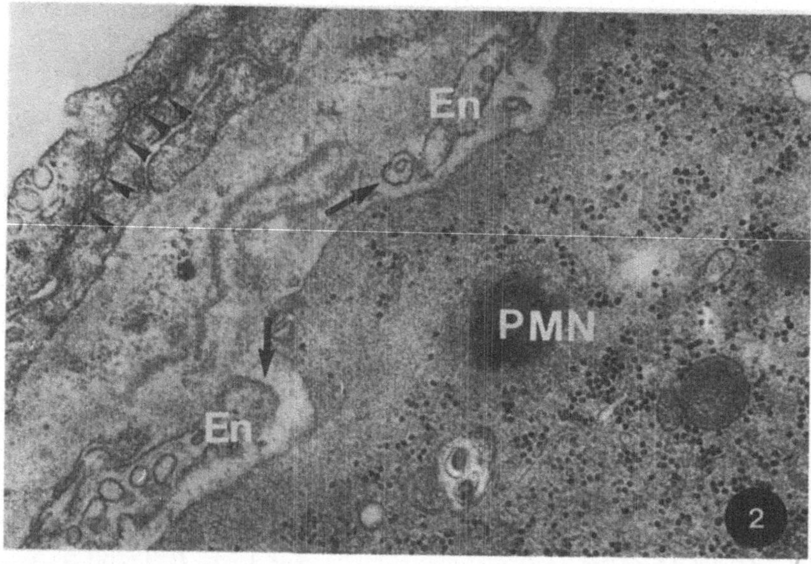

Abb. 3. Lungenbiopsie eine Stunde nach Polytrauma: Polymorphkerniger Granulocyt bei dem Durchtritt durch eine Lücke im Kapillarendothel (EN)

alveolären Deckzellen (PI) einher. In der Folge ist eine PII-Zellfunktionsstörung durch abnorme Surfactantzusammensetzung nachweisbar [8].

Die GLDH-Konzentration im Serum, als spezifischer Marker einer primären hypoxischen Leberzellschädigung, trennt in der Studie die Patienten hinsichtlich ihres Outcome. Die im Multiorganversagen Verstorbenen haben eine ungleich höhere *primäre* hypoxische Leberschädigung erfahren (Abb. 8).

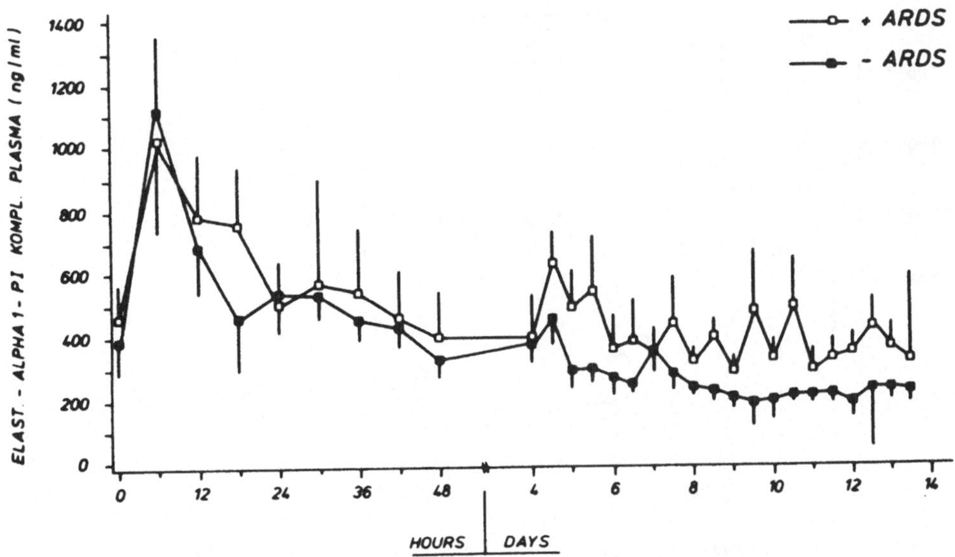

Abb. 4. Elastase Alpha-1-PI-Komplex im Plasma: Systemischer Nachweis der Proteasenfreisetzung als Maß der Aktivierung der PMN

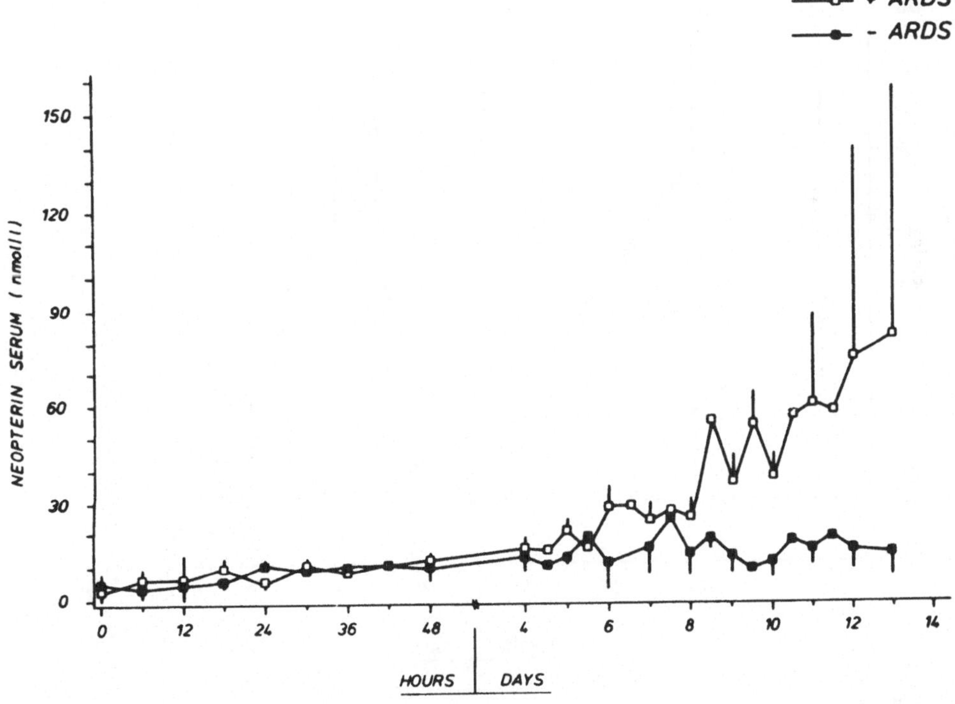

Abb. 5. Langsamer, stetiger Anstieg des aktivitätsanzeigenden Makrophagenstoffwechsel-Endproduktes Neopterin, der die lange zeitliche Spanne der Makrophagenreaktion nach initialer Stimulierung aufzeigt

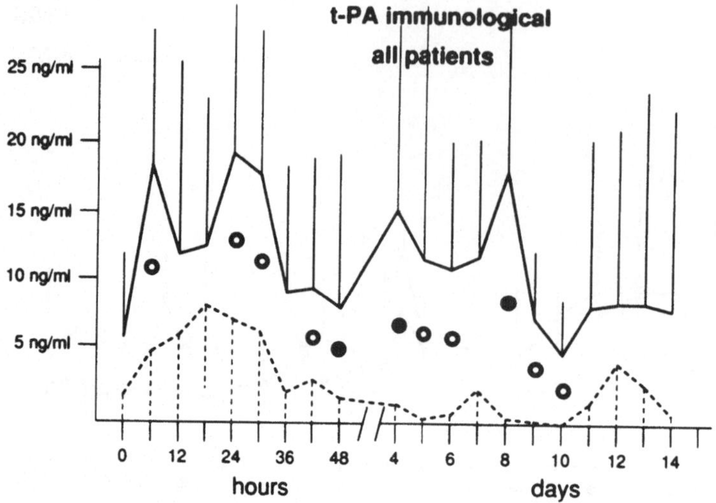

Abb. 6. Gewebeplasminogenaktivator-Freisetzung nach Polytrauma: — +ARDS/---- −ARDS

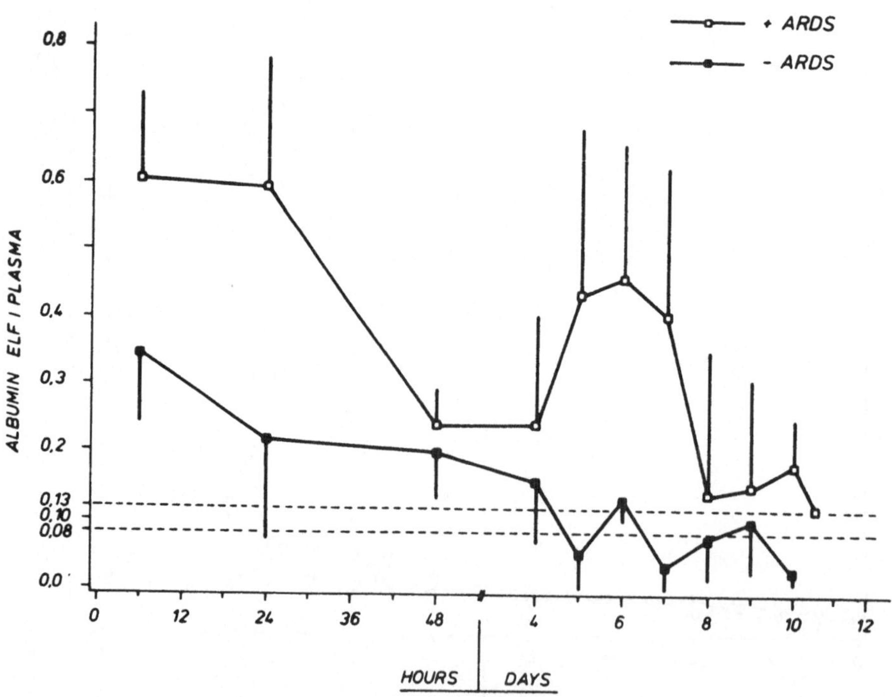

Abb. 7. Albumin-Permeabilität nach Polytrauma: Für Patienten mit und ohne späteres Lungenversagen kommt es in den ersten 24 h nach Polytrauma zu einer überschießenden pulmonalen Albumin-Permeabilität, in der Gruppe ohne Organversagen wird der physiologische Bereich bereits ab dem 4. Tag nach Trauma wieder erreicht

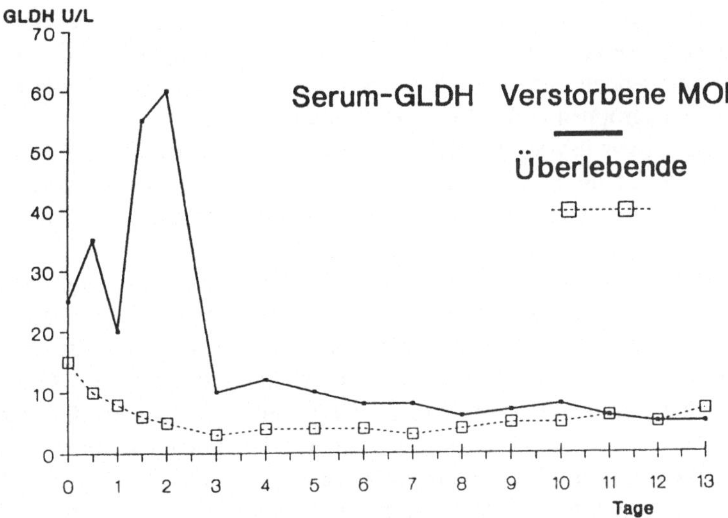

Abb. 8. GLDH im Serum: Gruppenaufteilung nach überlebt/verstorben am Multiorganversagen

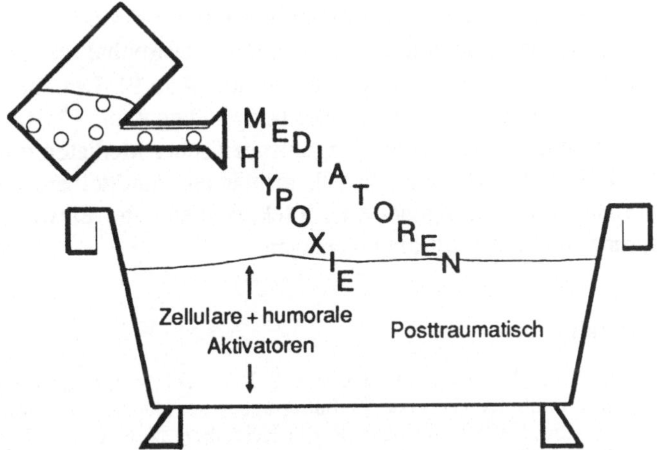

Abb. 9. Prinzip „Badewanne" als Klärung des posttraumatischen Organversagens: Unspezifische und untereinander austauschbare Mediatoren, die durch initiales Trauma oder durch sekundäre, auch iatrogene Maßnahmen freigesetzt werden, können, potenziert durch allgemeine und lokale Hypoxämie, die Balance der Offensiv- und Defensiv-Systeme des Körpers „überfluten" und damit die katastrophale Reaktionskette zum Organversagen in Gang setzen

Diskussion

Zunächst kann festgestellt werden, daß auch im Verhalten der aufgeführten immunologischen und biochemischen Parameter – ähnlich den klinischen Organparametern – ein zweigipfeliger Verlauf, mit „Peaks" kurzfristig nach dem Trauma und nach dem 4. Tag, vorliegt. Bemerkenswert ist dabei insbesondere das Verhalten von C_3a, AT III und Präkallikrein, die in der primären Reaktion nach Trauma bereits eindeutige prognostische Hinweise auf ein später eintretendes Organversagen bzw. Multiorganversagen geben. Letzteres trifft nicht für die spezifische PMN-Elastase zu. Dagegen sind in der Spätphase nach dem 4. Tag an einer Reihe von Parametern erneute Aktivierungsvorgänge unklarer Ursache abzulesen, die jedoch ohne weitere prognostische Aussagekraft für die Einzelpatienten bzw. die Patientengruppen (+ARDS/–ARDS) waren.

Gehen wir davon aus, daß in dieser Studie vergleichbare Patientenkollektive vorlagen, so stellt sich die Frage: Welche Reaktionsmechanismen sind nun aber dafür verantwortlich, daß bei einer Gruppe von Patienten nach Ablauf weniger Tage die pathophysiologische Schiene zum Organversagen hin abläuft?

Möglich zum einen wären grundsätzlich andere Schädigungs- bzw. Reaktionsmuster der Zellen oder Kaskadensysteme. Zum anderen kann es ein rein quantitatives Problem sein, wobei in der entzündlichen posttraumatischen Reaktion im Zusammenspiel derAktivatoren und Inhibitoren ein „point of no return" überschritten wird. Eine weitere Erklärung für das mit Verzögerung einsetzende Organversagen könnten die erst nach Ablauf von 48 h voll aktivierten Makrophagen sein. Unklar bleibt die Bedeutung der Freisetzung von Endotoxin nach schockbedingter Störung der Darmbarriere oder eines von der Lunge her fortdauernden, nicht inhibierbaren Mediatorrelease, vor allem der Anaphylatoxine, in der Alveole, sowie der zeitlich verzögert einsetzenden Surfactantschädigung.

Aufgrund der klinischen Erfahrung drängt sich die Überlastung bestehender Offensiv- und Defensivsysteme im Rahmen ansonsten physiologisch ablaufender posttraumatischer Entzündungsreaktionen als Ursache der katastrophal und unbeeinflußbar zum Organversagen hin ablaufenden Körperreaktion auf (Abb. 9). Der für das Individuum noch zu ertragende Aktivitätslevel der „whole body inflamation" [2, 10] mag unterschiedlich sein. Die einfach quantitative Anhäufung unspezifischer Mediatoren und Aktivatoren, welche durch Hypoxie potenziert werden [2], primär als unmittelbare Unfallfolge, sowie im weiteren Verlauf infolge iatrogener oder infektionsbedingter Einwirkungen bedingen den Qualitätssprung hin zum Multiorganversagen.

Literatur

1. Dwenger A, Beychok C, Vorbeck A, Regel G (1990) Muster und Funktion alveolärer Phagozyten nach multiplem Trauma. 53. Jahrestagung der Deutschen Gesellschaft für Unfallheilkunde, Berlin 22.–25. 11. 1989. Springer, Berlin Heidelberg New York Tokyo (Hefte Unfallheilkd 212, S 474)
2. Goris RJA (1990) ARDS – Gegenwärtiger Wissensstand. 53. Jahrestagung der Deutschen Gesellschaft für Unfallheilkunde, Berlin 22.–25. 11. 1989. Springer, Berlin Heidelberg New York Tokyo (Hefte Unfallheilkd 212, S 511)
3. Joka Th, Obertacke U, Pison U, Neudeck F, Keinecke HO (1985) Die bronchoalveoläre Lavage als Diagnostikum in der Intensivtherapie. Anaesth Intensivther Notfallmed 20 : 79
4. Klech H, Pohl W (1989) Technical recommendations and guidelines for bronchoalveolar lavage (BAL). Europ Respir J 2 : 561
5. Kreuzfelder E, Joka TH, Keinecke HO, Obertacke U, Schmit-Neuerburg KP, Nakhosteen JA, Paar D, Scheiermann N (1988) Adult respiratory distress syndrome as a specific manifestation of a general permeability defect in trauma patients. Am Rev Respir Dis 137 : 95
6. Obertacke U, Kalotai J, Coenen Th, Joka Th, Schmit-Neuerburg KP (1988) Ein linearer ARDS-Schweregradscore. Intensivmed Notfallmed 25 : 264
7. Oestern HJ, Tscherne H, Sturm J, Nerlich M (1985) Klassifizierung der Verletzungsschwere. Unfallchirurg 88 : 465
8. Pison U, Seeger W, Buchhorn R, Joka Th, Brand M, Obertacke U, Neuhof H, Schmit-Neuerburg KP (1989) Surfactant abnormalities in patients with respiratory failure after multiple trauma. Am Rev Resp Dis 140 : 1033

9. Schönfeld W, Knöller J, Brom J, Raulf M, Köller M, Joka Th, König W (1987) Altered arachidonic acid metabolism in granulocytes of polytraumatized patients. Prostagland Leucotrien Med 27:227
10. Westaby S (1988) Mediators in acute lung injury: The whole body inflammatory response hypothesis. In: Kox W, Bikari D (Eds) Shock and the adult respiratory distress syndrome. Springer, Berlin Heidelberg New York Tokyo, pp 33

Startreaktionen des posttraumatischen Schocks – Reperfusionsschaden

G. Schlag und H. Redl

Ludwig Boltzmann Institut für Experimentelle und Klinische Traumatologie, Donaueschingenstraße 13, A-1200 Wien

In der Pathogenese des Organschadens im hypovolämisch-traumatischen Schock (Organ im Schock) spielt der Reperfusionsschaden eine bedeutende Rolle. Nicht alle lebenswichtigen Organe sind davon betroffen; vor allem sind der Darm (als eigenes Schockorgan), die Niere, die quergestreifte Muskulatur und zum Teil die Lunge und Leber darin involviert. Es sind diejenigen Organe gefährdet, die während des Schocks eine Minderdurchblutung aufweisen, um vitalen Organen (wie zum Beispiel Herz, Hirn) eine ausreichende Perfusion zu gewährleisten. Bei der Minderdurchblutung mit zum Teil kompletten Ischämien fügen sich in das pathogenetische Geschehen des Reperfusionsschadens auch die polymorphkernigen Neutrophilen (Granulocyten, PMN) ein, die sowohl auf mechanischem Wege (Verschluß von Mikrogefäßen durch Aggregate), als auch aufgrund ihrer Aktivierung und der damit verbundenen Freisetzung von gewebstoxischen Mediatoren (Proteasen, toxische Sauerstoffradikale, Eicosanoide) eingreifen können.

Mechanismus des Reperfusionsschadens

Die Gewebsschädigung im Rahmen der Reperfusion kann

1. durch toxische O2-Radikale aus dem ischämischen Gewebe,
2. durch cytotoxische Produkte von aktivierten Phagocyten (PMN, Makrophagen), die in das ischämische Gewebe einwandern (chemoattraktive Substanzen) und
3. durch intracelluläre Ca-Überladung zustandekommen [29].

Im ischämischen Gewebe kommt es zu einem gesteigerten Abbau der Energiereserven (wie z.B. ATP) von den Nucleotiden zu den Nucleosiden und zu Hypoxanthin und Xanthin die unter normalen Bedingungen durch die Xanthindehydrogenase (XD), durch NAD/NADH-Reaktionen oder durch Xanthinoxidase zur Harnsäure abgebaut werden. Im ischämischen Gewebe kann auch zusätzlich XD zur Xanthinoxidase (XO) umgewandelt werden. XO bildet unter Zufuhr von Sauerstoff (molekularer Sauerstoff) im Rahmen der

Hefte zur Unfallheilkunde, Heft 212
Redigiert von J. Probst

Reperfusion Sauerstoffradikale ($O2^-$, H_2O_2). Das Superoxid ($O2^-$) wird entweder spontan oder durch SOD (Superoxiddismutase) zum Wasserstoffperoxid (H_2O_2) dismutiert, welches wiederum durch Katalase oder Glutathionperoxidase zu H_2O und O_2 abgebaut wird. Durch die Haber-Weiss-Reaktion kann es aber bei Anwesenheit von reduziertem Eisen aus H_2O_2 zur Bildung der gewebstoxischen Hydroxyl-Radikale (·OH) kommen.

Die Xanthinoxidase ist in großen Mengen in den Capillarendothelien der Leber, des Herzens, der Skelettmuskeln, der Lunge, des Darmes und der Niere enthalten [3,7,20,21]. Ebenso ist das Enzym auch in den Epithelien der Darmmucosa zu finden.

Der Reperfusionsschaden kann auch durch eingewanderte Phagocyten (PMN vorwiegend) und deren cytotoxischen Freisetzungsprodukten wie Proteasen, O_2-Radikalen und Eikosanoid-Derivaten (z.B. Thromboxan A_2, Leukotrienen) entstehen.

Als Zielzellen der O2-Radikale treten vor allem die Endothelzellen in der Mikrozirkulation auf, wobei besonders die Membranlipide einer Peroxidation unterzogen werden können, die dann als Lipidperoxidationsprodukte (konjugierte Diene, Fluorescenzprodukte, TBA-reactive substances, z.B. Malondialdehyd, im Gewebe und Plasma nachgewiesen werden. Diese Lipidperoxidationsprodukte können auch als „second toxic messenger", wie z.B. das Hydroxy-non-enal (HNE), zu Reaktionen mit Membranproteinen und sogar mit der DNA führen, die schlußendlich zum kompletten Zelltod führen.

Ca-Überladung kann ebenfalls im ischämischen Gewebe infolge ATP-Verlustes der Zelle auftreten. Der erhöhte Ca-influx führt über mehrere Mechanismen zum weiteren Zellschaden und Tod.

Reperfusionsschaden der Lunge

Die Lunge im Schock als Ausdruck des Organschadens, verursacht durch den hypovolämisch-traumatischen Schock, wird vor allem durch Mediatoren von aktivierten Granulocyten hervorgerufen. Hier spielen besonders Proteasen (Elastase, Kollagenase), toxische O_2-Radikale und Eicosanoide (besonders Leukotriene) eine wichtige Rolle. Man sieht aber auch im Zustand des „low flow syndromes" eine starke Minderdurchblutung aller Lappen (Abb. 1), wobei besonders in Arealen der Zone I nach West [36] bei erhöhtem Alveolardruck ischämische Bezirke ausgebildet werden können. Die Frage erhebt sich, ob die Lunge Xanthinoxidase (XO) bilden kann bzw. ob XO vorhanden ist. Nach Gurtner et al. [15] entstehen in der Lunge Sauerstoffradikale im Rahmen der Atmungskette oder aus cytochromen P-450 bei der Reperfusion. Xanthinoxidase soll zur Bildung von O_2-Radikalen nicht beitragen.

Auch die Ischämie kann zur Granulocytenakkumulierung durch erhöhte Chemotaxis führen. Das Leukotrien LTB4 ist eine stark wirksame chemoattraktive Substanz, welche im ischämischen Gewebe sehr häufig gefunden wird. LTB4 kann von Leukocyten, Makrophagen, Mastzellen und Erythrocyten synthetisiert werden [11]. LTB4 kann aber auch Granulocyten stimulieren zur Freisetzung von Thromboxan (TXA2), O2-Radikalen und lysosomalen Enzymen, die wiederum zu einer erhöhten vasculären Permeabilität führen. Andererseits können durch aggregierte Granulocyten in der Mikrozirkulation über mechanische Blockade weitere ischämische Areale hervorgerufen werden, in denen nach Reperfusion wiederum der typische (Reperfusions-)Organschaden auftreten kann. So könnte ein enges Zusammenspiel zwischen eventuell von Xanthinoxidase generierten O_2-Radikalen und durch Granulocyten freigesetzten gewebstoxischen Mediatoren zu einer Verstärkung des Organschadens führen.

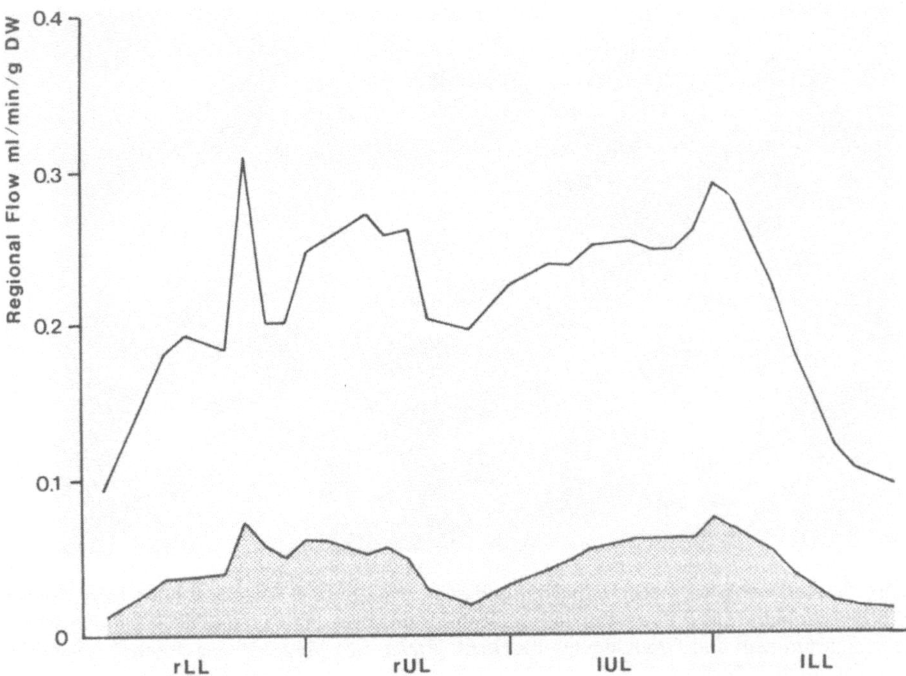

Abb. 1. Geringe regionale Durchblutung der Lunge im hypovolämisch-traumatischen Schock (schraffierte Fläche) und Vergleich zum Ausgangswert (schraffierte plus offene Fläche unter der Kurve). Radioaktive Mikrosphärenmethode im Hundemodell. (*rLL* – rechter Unterlappen, *rUL* – rechter Oberlappen, *lUL* – linker Oberlappen, *lLL* – linker Unterlappen)

In der Lunge wird wahrscheinlich der Gewebssschaden (Organ im Schock) nur zu einem geringen Teil durch Reperfusion, aber vor allem durch aktivierte Granulocyten, die im Rahmcn dcs „low flow syndromes" in die Lunge sequestrieren, hervorgerufen.

Reperfusionsschaden der Leber

Der Organschaden in der Leber ist ebenfalls durch mehrere pathogenetische Mechanismen zu erklären. Im Rahmen der Hypovolämie kommt es zu einer starken Minderdurchblutung der Intestinalorgane, darunter auch der Leber, deren Durchblutung auf rund 50% der Normalversorgung abfällt. Dadurch können nicht nur ischämische Areale, sondern auch hypoxische Schäden – wie zentrolobuläre Nekrosen (Abb. 2) – verursacht werden, die hinreichend beschrieben wurden [9, 19, 35]. Wie in der Lunge kommt es auch in der Leber zu Leukocytensequestrationen.

Der typische Reperfusionsschaden durch Ischämie kann nur begrenzt in der Leber angenommen werden. Die Xanthinoxidase wird bei Ischämie sehr rasch aus dem im Gewebe vorhandenen XD gebildet, wie es Granger et al. [13] z.B. am Katzendarm zeigen konnten. Innerhalb einer Minute wurden 95% der XD in XO umgebildet. Die Minderdurchblutung im Schock kann auch sehr rasch zur XO-Umwandlung, besonders in der Leber, führen [25].

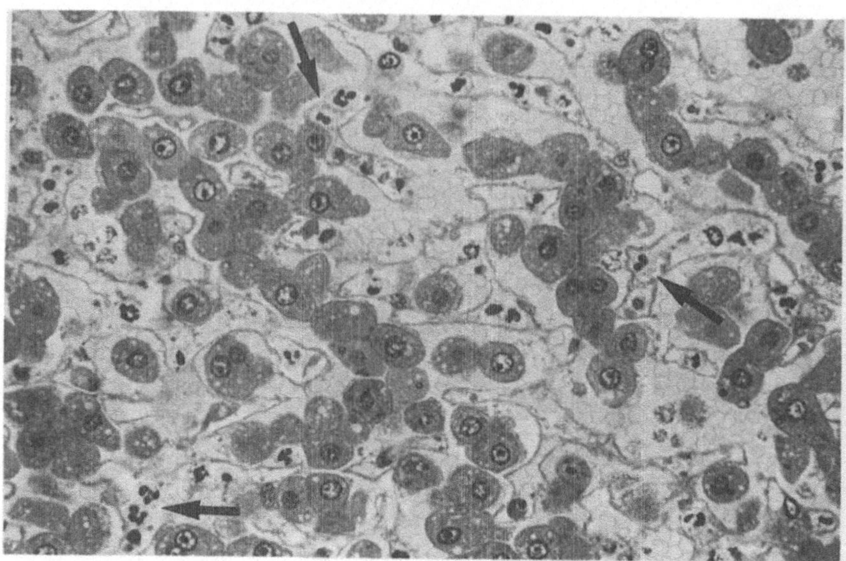

Abb. 2. Auflösung der Leberzellbalken und stark erweiterte Dissesche Räume bzw. Sinusoide nach 4 h Hypovolämie mit Polytrauma und 2 h Reinfusionsphase im Pavian. Die Sinusoide sind außerdem mit Zelltrümmern und Granulocyten blockiert (*Pfeil*). LM Vergrößerung 400mal – Semidünnschnitt mit Toluidinblaufärbung

Wir konnten bereits nach einer 3stündigen Reperfusionsphase im Anschluß an eine dreistündige Schockperiode zentrale Nekrosen in der Leber – besonders in den Hepatocyten – finden. Die Schockdauer ist für den Leberschaden durch Reperfusion sicher ausschlaggebend, wie es McKelvey et al. [25] sowohl ex vivo als auch in vivo durch einen signifikanten Enzymanstieg (GOT, GPT) zeigen konnten. Dieser dramatische Anstieg der Enzyme ging parallel mit der Umwandlung von XD in XO.

Reperfusionsschaden der Niere

Bekanntlich kommt es in der Niere während der Phase der Hypvolämie zu einer kompletten Anurie, die im Experiment (Pavian, Hund) sehr rasch nach Abfall des mittleren Aortendruckes (MAP) auftritt und während der „low flow“ Phase anhält. Dies wird durch eine temporäre Unterbrechung der Nierendurchblutung verursacht. Bei Wiederherstellung der Durchblutung kann die funktionelle Beeinträchtigung der Niere sogar weiterbestehen, wobei die glomeruläre Filtrationsrate reduziert und die tubuläre Reabsorption ebenso vermindert bleibt.

Pathogenetisch kann für das postischämische Nierenversagen [2] einerseits eine Schwellung der Endothelzellen, wie man das bei freigesetzten toxischen O_2-Radikalen (Reperfusionsschaden) beobachten kann, oder auch eine arteriole Konstriktion und Kompression der peritubulären Capillaren durch ausgeweitete Tubuli in Frage kommen. Die Niere beinhaltet XD, deren Umwandlung in XO während des „low flow syndromes“ erfolgt. Die damit verbundene Entstehung von toxischen O_2-Radikalen kann durch die Anwendung eines XO-Hemmers Allopurinol verhindert werden [6].

Reperfusionsschaden des Skelettmuskels

Im hypovolämisch-traumatischen Schock kommt es zu einer partiellen Muskelischämie, die durch das „low flow syndrome“ zu erklären ist und sehr rasch zu einem Abfall (zu bis 80%) des Muskel-pO_2 führt [10]. Die Folge ist ein relativ früher Abfall des Muskel-pH, der vor allem durch die Produktion von Milchsäure (Lactate) bei anaerober Glykolyse zu erklären ist. Damit verbunden ist ein massiver Abfall an ATP, ATP/ADP und ein signifikanter Anstieg von Hypoxanthin und Xanthin [22, 31]. Damit sind die Voraussetzungen zu einem Reperfusionsschaden gegeben, wie es durch den morphologischen Nachweis von Endothelzellschäden gezeigt werden konnte [30, 33].

Neben der verminderten Perfusion während des Schocks kommt es aber auch durch mechanische Blockaden (Thrombocyten,Erythrocyten, PMN) zu Verteilungsstörungen und dadurch zu weiteren ischämischen Arealen [1, 5].

Die partielle Ischämie des Skelettmuskels im Schock ist grundsätzlich von der kompletten Ischämie (z.B. durch Trauma, akute arterielle Occlusion für rekonstruktive Operationen) zu unterscheiden, wo es zu „no-reflow“-Phänomenen mit erhöhter vasculärer Permeabilität kommen kann, welche sich nach Reperfusion in einem erhöhten vasculären Widerstand und einem interstitiellen Ödem manifestieren.

So kann das Endothel als primäres Zielgewebe im Schock nicht nur im Muskel, sondern auch in anderen lebenswichtigen Organen angesehen werden und in der Pathogenese der lokalen hämodynamischen Veränderungen mit beeinträchtigter Reperfusion und persistierender Anoxie eine wichtige Rolle einnehmen [12]. Als Folge dieses Geschehens können irreversible Parenchymschäden auftreten, die im Organversagen einen wichtigen Pathomechanismus darstellen.

Reperfusionsschaden des gastrointestinalen Traktes

Der Darm als Schockorgan hat in den letzten Jahren immer mehr an Bedeutung gewonnen und scheint heute an erster Stelle der betroffenen Organe zu liegen.

Nach dem Schock, nach einem „low flow syndrome“ (abhängig von der Schockdauer und Hypotension), findet man makroskopisch hämorrhagische Mucosaschäden im Dünn- und im Dickdarm [16], die im Menschen und in vielen Tierspecies nachweisbar sind [4, 23, 28, 37). Wir konnten dieselben Beobachtungen auch am Pavian nach einem schweren hypovolämisch-traumatischen Schock machen, die ebenfalls von der Schwere des Schocks und der Schockdauer abhängig waren.

Für diese Mucosaschäden sind vor allem zwei Pathomechanismen verantwortlich zu machen. Die Hypoxie stellt nach Haglund [16] die Hauptursache (z.B. am Darm der Katze) dar. Im hämorrhagischen Schock kommt es in der Darmschleimhaut zur Hypoxie, besonders in den intestinalen Zotten des Dünndarms. Dabei wird zwar die Durchblutung in den Zottenspitzen nur unwesentlich, dafür aber die Transitzeit in den vasculären „Loops“ der Zotten beeinflußt. Das führt zu einem O_2-Austausch bereits an der Basis der Zotten (cross-diffusion), während an den Zottenspitzen hypoxische Areale bei annähernd normalem Durchfluß entstehen (mucosal counter current exchange) [8, 17, 18, 24]. Für diese hypoxischen Mucosaschäden im Schock („low flow“) spricht auch die frühzeitige Translokation von Bakterien aus dem Darmtrakt in das Blut, wie wir es beim Pavian gefunden haben.

Nachdem es bei regionaler Ischämie des Darmes durch Abbau energiereicher Phosphate, wie zum Beispiel ATP zur Ansammlung von Nucleosiden, von Hypoxanthin und Xanthin kommt [14,26,34,38], besteht auch die Möglichkeit des Hypoxanthinabbaues durch die XO und damit auch die Entwicklung von toxischen O_2-Radikalen (Superoxid).

Die Endothel- und Epithelzellen des Darmes sind sehr reich an XO [27], und daher kommt es nach der Wiederauffüllung des Kreislaufes zu reperfusionsbedingten Darmepithelschäden an den Zotten des Dünndarms, aber auch an den Krypten des Dickdarmes.

Die im Schock und während der Wiederauffüllung entstandenen Darmmucosaschäden sind wahrscheinlich für das weitere Schicksal des Patienten von ausschlaggebender Bedeutung.

Man könnte heute sagen, daß der „Darm im Schock" die Startreaktionen zur Überleitung des „Organs im Schock" zum Organversagen bildet. Hier spielt als grundlegender Mediator das Endotoxin der gramnegativen Bakterien die wichtigste Rolle und stellt den Trigger zur Aktivierung humoraler und cellulärer Systeme dar. Auch andere Bakterienprodukte können dabei in diesen Pathomechanismus eingreifen (zum Beispiel Exotoxine).

Schon während des Traumas oder intraoperativen Stresses kommt es zur Aktivierung humoraler Systeme, wie dem Komplement-, Gerinnungs-, Fibrinolyse- und Kallikrein-Kinin-System und der cellulären Systeme, wie den Thrombocyten und polymorphkernigen Neutrophilen (PMN). Die Aktivierung führt zur Freisetzung vieler Mediatoren (Komplementspaltprodukte C3a, C5a, Gerinnungsprodukte – Thrombin, Fibrin und Spaltprodukte, Plasmin- und verschiedene Inhibitoren, Kinine – Bradykinine, Proteasen, toxische O2-Radikale, Eicosanoide, Serotonin, etc.), die zu einer nichtbakteriellen Entzündung lebenswichtiger Organe (Lunge, Leber, Niere, Darm) führen und das morphologische Substrat des „Organs im Schock" verursachen. Dieser Zustand führt noch zu keiner funktionellen Beeinträchtigung des Organs (z.B. in der Lunge), wobei aber eine Reversibilität der morphologischen Veränderungen zu beobachten ist.

Es kann sich unter verschiedenen Bedingungen (schwerster oder protrahierter und latenter Schock) eine Irreversibilität der Organveränderungen mit Beeinträchtigung der Organfunktion ausbilden, und in diesen Fällen spricht man vom frühen Organversagen (zum Beispiel Schocklungensyndrom).

Organveränderungen, die schon sehr frühzeitig nach dem Schock das Endothel erfassen [33], sind für weitere gewebsschädigende Prozesse besonders prädisponiert.

Durch den Triggermechanismus des Endotoxins werden aus cellulären Systemen (Monocyten, Makrophagen, Mastzellen, Endothelzellen und auch aus Thrombocyten und PMN) Mediatoren freigesetzt (z.B. Cytokine, Proteasen, Eicosanoide, PAF), die nun die bereits vorgeschädigten Gewebsareale angreifen.

Auf dieser Grundlage kann sich dann das späte Organversagen – oder auch das septische Versagen (auch bei negativer Blutkultur) – ausbilden [32] und bei Befall von mehreren Organen zu dem gefürchteten „Multiorganversagen" führen.

Literatur

1. Amundson B, Jennische E, Haljamäe H (1980) Correlative analysis of microcirculatory and cellular metabolic events in skeletal muscle during hemorrhagic shock. Acta Physiol Scand 108:147–158
2. Andreucci VE (1984) Pathophysiology of ischemic/toxic acute renal failure. In: Andreucci V (ed) Acute renal failure. Pathophysiology, prevention and treatment. Martinus Nijhoff Publishing, Boston, pp 1–50

3. Auscher C, Amory N, Emp P (1979) Xanthine oxidase activity in human intestines. Histochemical and radiochemical study. Adv Exp Med Biol 122:197–201
4. Bacalzo LV, Cary AL, Miller LD, Parkins WM (1971) Methods and critical uptake volume for hemorrhagic shock in rats. Surgery 70:555–560
5. Bäckstrom P, Folkow B, Kovach AGB, Löfving B, Öberg B (1971) Evidence of plugging of the microcirculation following acute haemorrhage. In: Ditzel J, Lewis DH (eds) 6th European Conference on Microcirculation, Aalboorg 1970. Karger, Basel, pp 16–22
6. Baker GL, Coory RJ, Autor AP (1985) Oxygen free radical induced damage in kidneys subjected to warm ischemia and reperfusion. Protective effect of superoxide dismutase. Ann Surg 202:628–641
7. Carden DL, Smith JK, Zimmerman BJ, Korthuis RJ, Granger DN (1989) Reperfusion injury following circulatory collapse: the role of reactive oxygen metabolites. J Crit Care 4:297–307
8. Chiu CJ, McArdle R, Brown HJ, Scott HJ, Gurd FN (1970) Intestinal mucosal lesion in low flow states. Arch Surg 101:478–483
9. Crowell JW, Nelson KM, Jr (1975) Mechanism of bloody diarrhea in shock. Circ Shock 2:21–28
10. Fontijne WPJ, Mook PH, Elstrodt JM, Wildevuur CRH (1985) Effects of acute bleeding on oxygen supply to the skeletal muscle in dogs. Eur Surg Res 17:61–68
11. Ford-Hutchinson GW (1985) Leukotrienes: their formation and role as inflammatory mediators. Fed Proc 44:25–29
12. Gidlöf A, Hammersen F, Larsson J, Lewis DH, Liljedahl SO (1982) Is capillary endothelium in human skeletal muscle an ischemic shock tissue? In: Lewis DH (ed) Induced skeletal muscle ischemia in man. Symposium Linköping 1980. Karger, Basel, pp 63–79
13. Granger DN, Höllwarth ME, Parks DA (1986) Ischemia reperfusion injury: role of oxygen-derived free radicals. Acta Physiol Scand Suppl 548, 126:47–64
14. Granger DN, Rutili G, McCord JM (1981) Superoxide radicals in feline intestinal ischemia. Gastroenterol 81:22–29
15. Gurtner GH, Traystman RJ, Toung TJK (1988) Letters to the editor. J Appl Physiol 64:1757
16. Haglund U (1973) The small intestine in hypotension and hemorrhage. An experimental cardiovascular study in the cat. Acta Physiol Scand Suppl 387
17. Haglund U, Lundgren O (1972a) Reactions within consecutive vascular sections of the small intestine of the cat during prolonged hypotension. Acta Physiol Scand 84:151–163
18. Haglund U, Lundgren O (1972b) The effects of vasoconstrictor fibre stimulation on the consecutive vascular sections of the small intestine of the cat during prolonged regional hypotension. Acta Physiol Scand 85:547–558
19. Henson EC, Lockard VG, Crowell JW, Arhelger RB, Brunson JG (1973) Recovery from a usually lethal period of hypotension. Arch Pathol 95:73–76
20. Jarasch ED, Bruder G, Heid HW (1986) Significance of xanthine oxidase in capillary endothelial cells. Acta Physiol Scand Suppl 548:39–46
21. Jarasch ED, Grund C, Bruder G (1981) Localization of xanthine oxidase in mammary-gland epithelium and capillary endothelium. Cell 25:67–82
22. Larsson J, Gidlöf A, Lewis DH, Liljedahl SO, Saugstad OD (1982) Effect of induced ischemia on plasma hypoxanthine levels in man. In: Lewis DH (ed) Induced skeletal muscle ischemia in man. Symposium Linköping 1980. Karger, Basel, pp 49–54
23. Lillehei RC (1957) The intestinal factor in irreversible hemorrhagic shock. Surgery 42:1043–1054
24. Lundgren O (1967) Studies on blood flow distribution and countercurrent exchange in the small intestine. Acta Physiol Scand [Suppl] 303
25. McKelvey TG, Höllwarth ME, Granger DN, Engerson TD, Landler U, Jones HP (1988) Mechanisms of conversion of xanthine dehydrogenase to xanthine oxidase in ischemic rat liver and kidney. Am J Physiol 254:G753–G760
26. Parks DA, Bulkley GB, Granger DN, Hamilton SR, McCord JM (1982) Ischemic injury in the cat small intestine: role of superoxide radicals. Gastroenterol 82:9–15
27. Parks DA, Williams TK, Beckman JS (1988) Conversion of xanthine dehydrogenase to oxidase in ischemic rat in testine: a reevaluation. Am J Physiol 254:G768–G774

28. Robinson JWL, Antonioli JA, Mirkovitch V (1966) The intestinal response to ischemia. Arch Pharmacol Exp Pathol 225 : 178–191
29. Royston D (1988) Reperfusion injury. In: Kox WJ, Gamble J (eds) Bailliere's clinical anaesthesiology. Fluid resuscitation, vol 2. Bailliere Tindall, London, pp 707–727
30. Schlag G, Redl H (1985) Morphology of the microvascular system in shock: lung, liver and skeletal muscles. Crit Care Med 13 : 1045–1049
31. Schlag G, Redl H (1986) Oxygen radicals in hypovolemic-traumatic shock. In: Novelli GP, Ursini F (eds) Oxygen free radicals in shock. International Workshop, Florence 1985. Karger, Basel, pp 94–108
32. Schlag G, Redl H (1989) Wandel im Sepsisverständnis der klinischen Medizin. Dtsch Med Wochenschr 114 : 475–478
33. Schlag G, Voigt WH, Schnells G, Glatzl A (1976) Die Ultrastruktur der menschlichen Lunge im Schock. I. Anaesthesist 25 : 512–521
34. Schoenberg MH, Younes M, Muhl E, Haglund U, Sellin D, Schildberg FW (1983) Free radical involvement in ischemic damage of the small intestine. In: Greenwald RA, Cohen G (eds) Oxygen radicals and their scavenger systems, vol 2: Cellular and medical aspects. Elsevier, New York, pp 154–158
35. Weaver DQ, Henson CC, Crowell JW, Arhelger RB, Brunson JG (1972) Structural alterations produced in dogs in sublethal hemorrhagic shock. Arch Pathol 93 : 55–61
36. West JB (1978) Ventilation/blood flow and gas exchange, 3rd ed. Blackwell Scientific Publications, Oxford
37. Wiggers CJ, Opdyke DF, Johnson JR (1946) Portal pressure gradients under experimental conditions, including hemorrhagic shock. Amer J Physiol 146 : 192–206
38. Younes M, Schoenberg MH, Jung H, Fredholm BB, Haglund U, Schildberg FW (1984) Oxidative tissue damage following regional intestinal ischemia and reperfusion in the cat. Res Exp Med 184 : 259–264

Immunologische Konsequenzen des Trauma

Cytokine als Mediatoren der traumainduzierten immunologischen Defekte

E. Faist, M. Storck und W. Ertel

Chirurgische Klinik und Poliklinik der Ludwig-Maximilians-Universität, Klinikum Großhadern (Direktor: Prof. Dr. F.W. Schildberg), Marchioninistraße 15, D-8000 München 70

Einleitung

Die nachhaltige Suppression des spezifischen Immunsystems nach schwerer Mehrfachverletzung ist ein mittlerweile gut dokumentiertes Phänomen. Die Störung der zellvermittelten Immunabwehr nach Verbrennungstrauma, erfolgtem akzidentellen mechanischen Trauma oder elektivem Operationstrauma trägt zweifellos zum erhöhten Risiko für die Entwicklung eines Sepsissyndroms bei. In unseren bisherigen Studien wurde den spezifischen Ursachen dieser Defekte auf cellulärer Ebene nachgegangen, um eine bessere Einsicht in die Mechanismen und biologischen Grundlagen der posttraumatischen Immunsuppression zu gewinnen. Ziel ist es, eine Gruppe von Patienten zu identifizieren, die ein erhöhtes Sepsisrisiko aufweisen, um letztlich durch gezielte Strategien eine therapeutische Modulation der gestörten Abwehrlage zu erreichen.

Hefte zur Unfallheilkunde, Heft 212
Redigiert von J. Probst

Mechanismen der zellvermittelten Immunität (CMI)

Die Initiierung der cellulären und humoralen Immunantwort nach Antigenkontakt beinhaltet die erfolgreiche Interaktion von Monocyten/Makrophagen (Mø) als Antigen-präsentierende Zellen (APC) mit T-Helfer (Th)-Zellen, den Antigen-spezifischen Schrittmachern für T- und B-Effektorzellen. Dieser Vorgang setzt eine Reihe von spezifischen cellulären Interaktionen durch funktionell unterschiedliche Mediatoren, die Cytokine, voraus (Abb. 1).

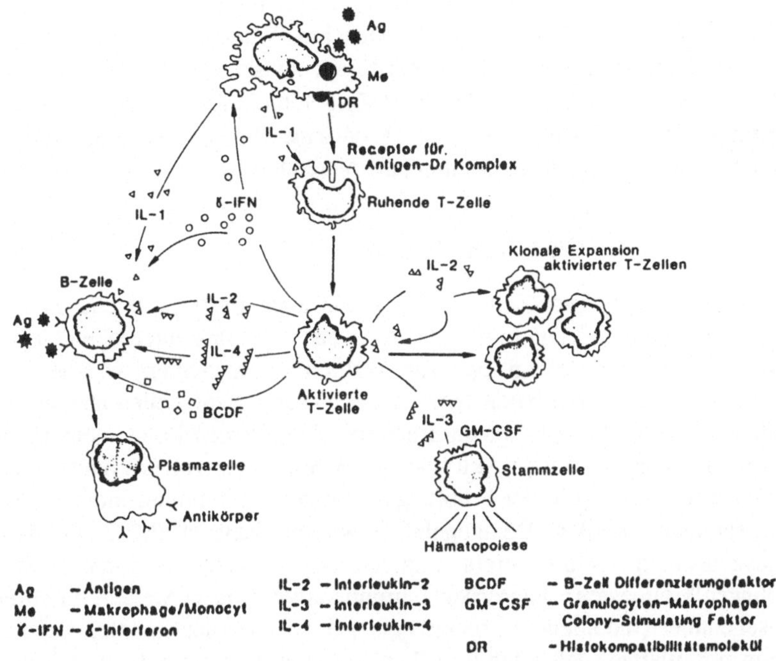

Abb. 1. Übersicht über die kaskadenartigen Abläufe einer Immunantwort. Nach Antigenaufnahme durch Monocyten/Makrophagen wird dieses zusammen mit Il-1-T-Zellen und B-Zellen präsentiert. Aktivierte T-Zellen produzieren weitere Lymphokine und können unter Einfluß von Il-2 klonal expandieren. Il-3 und GM-CSF aktivieren die Hämatopoese durch Stimulierung von Knochenmarksstammzellen. (Mod. nach C.A. Dinarello (1987) New Engl J Med 10:982)

Für eine effektive Immunantwort auf cellulärer Ebene sind mehrere Kontrollmechanismen erforderlich:

1. Synthese und Freisetzung von Interleukin 1 (Il-1) durch Mø.
2. Die Interaktion von Il-1 mit Interleukin 2 (Il-2)-produzierenden Zellen. Dieser Schritt ist eine Vorbedingung für die Il-Produktion und erfordert eine intakte Mø-Funktion.
3. Il-2 Synthese durch T-Helfer (Th)-Zellen. Vorbedingung für eine ausreichende Il-2-Freisetzung ist eine ausreichende Anzahl funktionell intakter Th-Zellen.
4. Die Interaktion von Il-2 mit Il-2-sensiblen Antwortzellen. Hierzu ist eine adäquate Zahl intakter T-Effektorzellen mit der Fähigkeit zur Expression des Il-2-Receptors (auch Tac genannt, für: aktivierte T-Zelle) vonnöten.

Die Vorwärtsregulation der spezifischen Immunantwort erfolgt somit in zwei Schritten über das Monokin Il-1 und das Lymphokin Il-2 innerhalb eines kaskadenartigen Systems. Eine kontinuierliche Mø-Funktion innerhalb der Mø/T-Zell-Interaktion kann nur über eine Lymphokinproduktion aktivierter T-Zellen, im wesentlichen durch Interferongamma (γ-IFN; identisch mit dem Makrophagen-aktivierenden Faktor MAF), aufrechterhalten werden [1]. Außer im Sinne eines positiven Feedback-Mechanismus auf Mø wirkt γ-IFN synergistisch mit Il-2 und ist ein wichtiger Kofaktor zur Induktion von Proliferation und Reifung cytotoxisch aktiver T-Zellen. Die Interaktion zwischen Il-2 und γ-IFN weist auf die Notwendigkeit des Synergismus unterschiedlicher Mediatorsysteme zur Optimierung verschiedener Zellfunktionen hin. Weitere Synergismen zur Aufrechterhaltung einer adäquaten B-Zellfunktion existieren zwischen Il-2 und anderen Lymphokinen wie B-Zell-Wachstumsfaktor (BCGF), B-Zell-Stimulationsfaktor (Il-4) oder T-Zell-Replacing-Faktor (TRF). Mø üben über die Monokine Il-1 und Prostaglandin E2 (PGE2) sowohl einen unterstützenden als auch supprimierenden Einfluß auf die Immunantwort aus [8, 9].

Suppression der CMI nach Trauma

Sowohl T-Suppressor-Zellen [13, 15] als auch dysfunktionelle Mø [10, 20] wurden als Ursache der gestörten Immunitätslage nach Trauma angesehen. Miller und Baker [14] konnten in einer Untergruppe von Verbrennungspatienten, welche später an einer Sepsis erkrankten, eine Population spezifischer T-Suppressor-Zellen nachweisen. Auch Kupper et al. wiesen eine cyclophosphamidsensitive Suppressorzellinie in einem Tiermodell nach Verbrennung nach [11]. Die Aktivität dieser Suppressorzellen konnte vollständig durch Kontrasuppressorzellen in der Erholungsphase der verbrennungsinduzierten Immunsuppression antagonisiert werden. Demgegenüber wiesen Wang et al. [22] in Mäusen, welche einem ausgedehnten Operationstrauma unterworfen wurden, eine durch adhärente Zellen (Makrophagen/Monocyten) unterdrückte Immunantwort nach, welche durch einen Cyclooxygenasehemmer (Indometacin) rückgängig gemacht werden konnte. Auch andere Arbeitsgruppen postulierten, daß inhibitorischen Mø eine dominante Rolle bei der traumainduzierten Immunsuppression zukommt [4, 16].

In einer Reihe von eigenen Untersuchungen gingen wir den mediatorabhängigen Veränderungen der zellvermittelten Immunität nach schwerer Mehrfachverletzung am Menschen nach, um die für die Suppression der Immunität ursächlich zugrunde liegenden Faktoren zu identifizieren.

Patienten und Methodik

In einer prospektiven Untersuchung wurden insgesamt 60 Patienten (42 Männer und 16 Frauen im Alter von 16 bis 83 Jahren (Durchschnitt 31,6 Jahre) erfaßt. Die Verletzungen wurden als potentiell lebensbedrohlich eingestuft und mit dem Injury Severity Score (ISS) beurteilt, welcher zwischen 27 bis 59 Punkten lag (Durchschnitt 45,96±2,6). Als Kontrollgruppe dienten 34 Probanden mit einem Durchschnittsalter von 30 Jahren. Das immunologische Screening wurde an den Tagen 0, 1, 3, 5, 7, 10, 14, und 21 post-trauma durchgeführt.

Die hohe Infektionsanfälligkeit der Patienten wurde auch in dieser Studie beobachtet, indem 24% eine Sepsis erlitten und 5 der insgesamt 7 letalen Verläufe in dieser Gruppe auftraten. Fast die Hälfte aller Patienten machte mindestens eine infektiöse Episode während des 21tägigen Untersuchungsabschnittes durch. Nur 29% des Kollektivs zeigte einen völlig unauffälligen klinischen Verlauf. Der ISS von Patienten mit Sepsis lag signifikant höher als von Patienten ohne infektiöse Komplikationen ($p<0{,}05$). Nach Abnahme von periphervenösem Blut wurde über eine Ficoll-Hypaque Dichtegradientenzentrifugation mit 1500 rpm bei 4 °C über 35 min die Interphase abpipettiert und eine Zellsuspension mononucleärer Leukocyten (PBMC) gewonnen. Nach dreimaligem Waschen in HBSS mit 5% fetalem Kälberserum (FCS) über 10 min erfolgte die Resuspension in 15% FCS. Die Vitalitätsprüfung mit Trypanblau ergab immer Werte über 95%.

Die Il-2-Synthese der stimulierten PBMCs wurde in einem Bioassay mittels substratabhängiger Zielzellen (Concanavalin A-Blasten) bestimmt. Über einen standardisierten „Cytopathic Effect Inhibitionsassay", ebenfalls einen Bioassay, konnte die gamma-IFN-Produktion im Zellüberstand bestimmt werden. Ein Standardassay unter Verwendung Il-1-abhängiger Mäusethymocyten diente als Maß für die In-vitro-Interleukin 1-Produktion. Immunreaktives PGE2 wurde über einen hochspezifischen RIA quantitativ erfaßt.

Zur Phänotypisierung der PBMC-Subpopulationen wurden die sich an der Zelloberfläche befindenden Differenzierungsantigene mit monoklonalen AK markiert (CD3 für reife Pan T-Lymphocyten, CD4 für T-Helfer/Inducer, CD8 für T-Suppressor/cytotoxisch, Anit-LeuM3 für zirkulierende Blut-Mø sowie Tac für Il-2-Receptor.

Zusätzlich wurde die Messung der Proliferationskapazität mit Pokeweed-Mitogen (PWM) oder Phytohemagglutinin (PHA)-stimulierter PBMC-Kulturen über die Bestimmung des 3H-Thymidineinbaus im Szintillationszähler mit oder ohne immunmodulatorisch wirksamen Substanzen wie Isoprinosine, Il-2 oder Indometacin vorgenommen. Auch die terminale B-Zell-Reifung wurde über die polyklonale IgA-, IgG- und IgM-Synthese mit einem Doppelsandwich-ELISA quantifiziert.

Ergebnisse

Die Phänotypisierung der PBMC-Kulturen zeigte bei Analyse der Gesamtzahl von T-Lymphocyten (CD3+) eine zahlenmäßige Verminderung ($64\pm4\%$, $p<0{,}05$) über den geamten Zeitverlauf von Tag 1 bis 21 mit einem Tiefpunkt an Tag 7 (Abb. 2a). Gegen Ende der Beobachtungsphase kam es zu einer allmählichen Erholung, ohne daß jedoch der Normalwert erreicht wurde. Die Reduktion der CD3+-Zellen war in erster Linie durch einen Mangel an CD4+-T-Zellen verursacht, während CD4/CD8-Ratio <1, welche beispielsweise nach Virusinfektion oder bei Vorliegen von AIDS als aussagekräftiges Phänomen propagiert wird, trat bei diesen Untersuchungen nicht auf. Der Normalwert von 2,4 war bei den Patienten nie unter 1,3 abgesunken. Im Gegensatz zur relativen Lymphopenie war eine massive Monocytose (LeuM3) über den gesamten Zeitverlauf zu beobachten (Abb. 2b). Der LeuM3 Anteil war zwischen Tag 3 und 14 auf Werte bis zu 34% gestiegen. Zirkulierende „natural killer" (NK)-Zellen, welche mit CD11 angefärbt werden können, wie auch B1+ B-Zellen zeigen in der posttraumatischen Phase keine signifikante Reduktion. Die Summe der Il-2-Receptoren war während der geamten posttraumatischen Periode stark reduziert ($p<0{,}05$). Verglichen mit dem Normalwert von $62\pm3\%$ Il-2R+ PBMCs zeigte sich eine plateauhafte Verminderung während der ersten 14 Tage.

Gegenüber gesunden Normalpersonen zeigte sich in der gesamten posttraumatischen Phase eine signifikante Reduktion der Il-2-Produktion. Die aus 2×10^6 PBMCs generierte Menge betrug gegenüber dem Normalwert von $0{,}90\pm0{,}05$ U/ml bereits unmittelbar nach

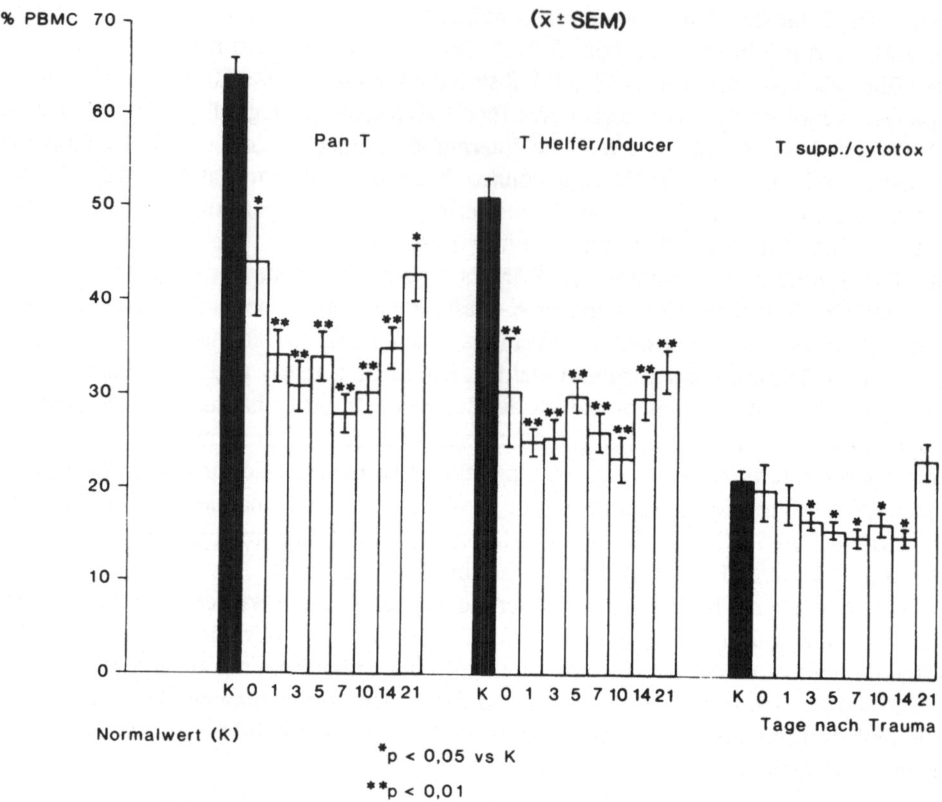

Abb. 2a. Phänotypisierung der CD3+-Pan T-Lymphocyten sowie der CD4+-T-Helfer/Inducer und CD8+-T-Suppressor/cytotoxischen Zellen nach Trauma (Angaben in % der oberflächenaktiven PBMCs)

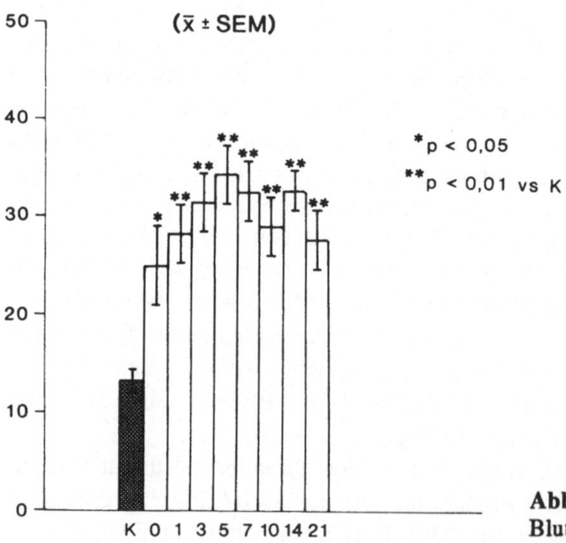

Abb. 2b Erhöhung des Anteils zirkulierender Blutmonocyten nach Trauma (n = 21)

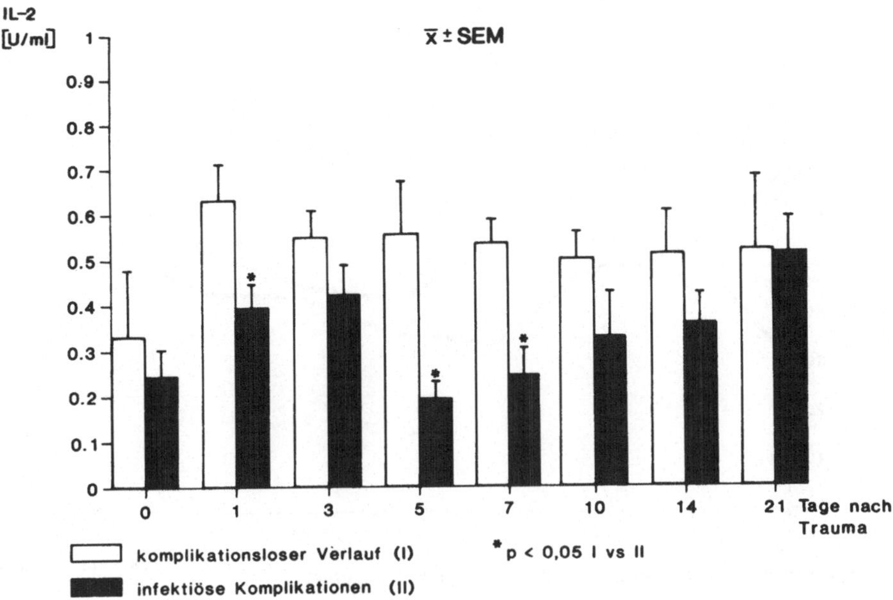

Abb. 3. Il-2-Syntheseleistung nach Trauma von Patienten mit (n = 20) und ohne (n = 10) durch Infektion komplizierten Verlauf

erfolgtem Trauma nur 0,28±0,09 U/ml (p<0,01) und war am Ende des Untersuchungsabschnittes immer noch signifikant supprimiert. Im Vergleich von Patienten mit unkompliziertem Verlauf (Kollektiv 1) und solchen mit Infektionen (Kollektiv 2) war im Gruppenvergleich an den Tagen 1, 5 und 7 eine signifikant geringere Suppression festzustellen, p<0,05 (Abb. 3). Weiterhin war bei Patienten in Kollektiv 1 fast keine Schwankung der Il-2-Syntheserate zu sehen. Im anderen Kollektiv erscheint ein Nadir der Il-2-Suppression an den Tagen 5 und 7 mit einer Syntheserate von 0,19±0,04 und 0,24±0,006 U/ml, was einer Reduktion von 80% gegenüber dem Normalwert entspricht. Hier zeigt sich ein leichter Trend zur Erholung ab Tag 10. Nur bei 4 Patienten fanden sich Werte, die zu allen Untersuchungszeitpunkten im Normwertbereich lagen. Eine sehr beeindruckende Korrelation ergibt sich, wenn man das Profil der CD3+-Zellen mit der Il-2-Produktion in vitro vergleicht (Abb. 4). Beide Verläufe sind fast deckungsgleich und gut vergleichbar.

Die Il-1-Ausschüttung der Mø war gegenüber dem Normalwert von 60±9 U/ml an den Tagen 1 (18±11 U/ml) und 3 (21±9 U/ml) signifikant vermindert. Im weiteren Verlauf zeigte sich ein kontinuierlicher Anstieg der Il-1-Synthese bis auf supranormale Werte. Unter Berücksichtigung der Tatsache, daß Il-1 nur von adhärenten Zellen produziert wird, ergibt sich nach Umrechung auf den Mø-Gehalt der PBMC-Kulturen ein Synthesefaktor – f Il-1 – welcher von 1,4 auf Werte von 0,6 an Tag 1, 0,7 an Tag 3 und ab Tag 7 auf Werte >1,4 anstieg (Normalwert: 4,6).

Auch die In-vitro-Synthese von y-IFN war über den gesamten Beobachtungszeitraum signifikant erniedrigt mit einer langsamen Erholungstendenz in der dritten Woche.

Parallel zu dem beobachteten Anstieg der Mø-Fraktion in den PBMC-Kulturen fand sich ein hoher Anstieg der monocytären PGE2-Produktion. Gegenüber dem Normalwert

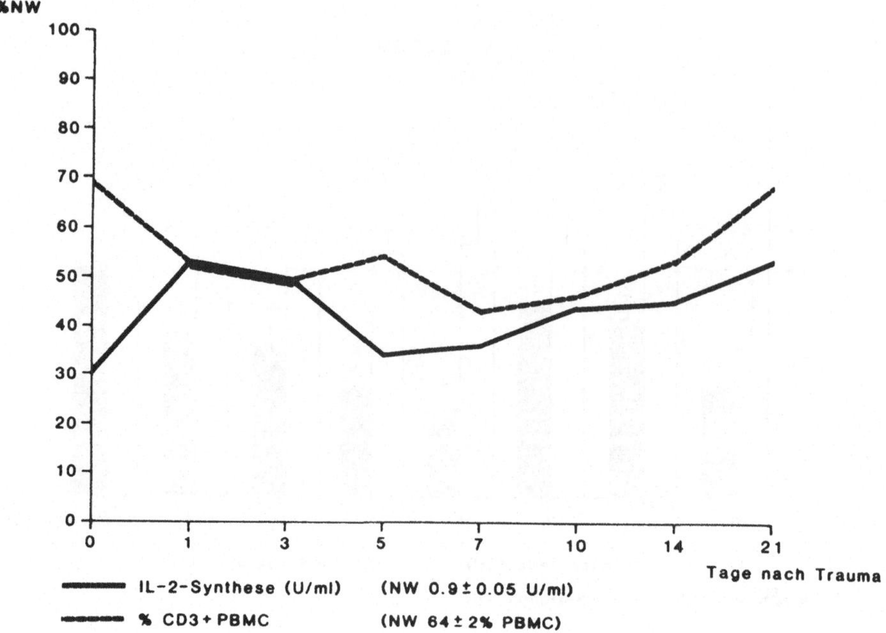

Abb. 4. Vergleichende Darstellung des prozentualen PBMC-Anteils von CD3+-Zellen und Il-2-Menge

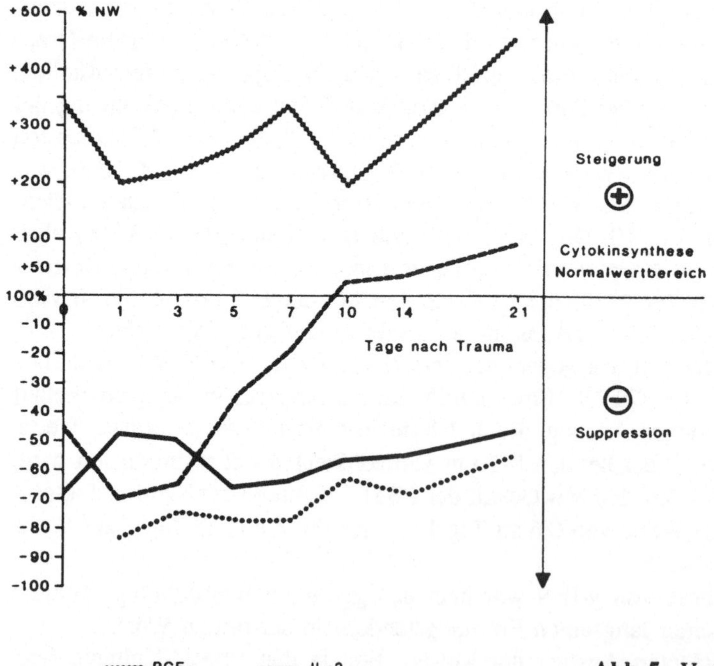

Abb. 5. Verlaufsprofil der Syntheseraten verschiedener Mediatoren

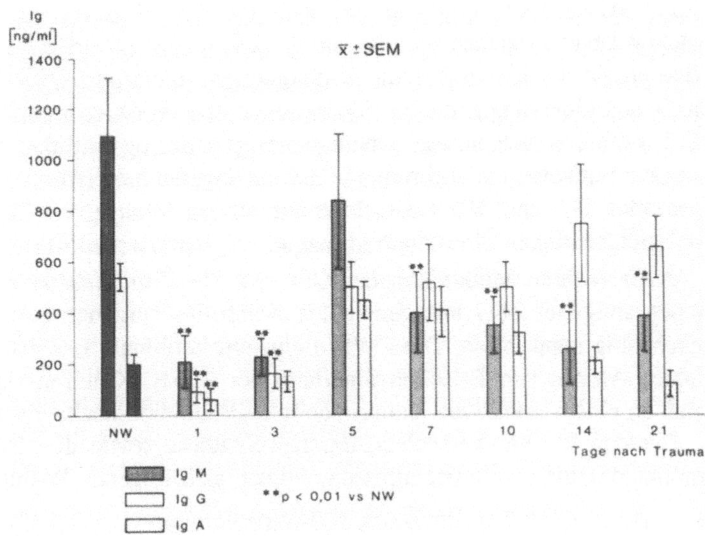

Abb. 6. PWM-induzierte Synthese der Unterklassen IgA, IgG und IgM (ng/ml) in PBMC-Kulturen nach 7tägiger Inkubation

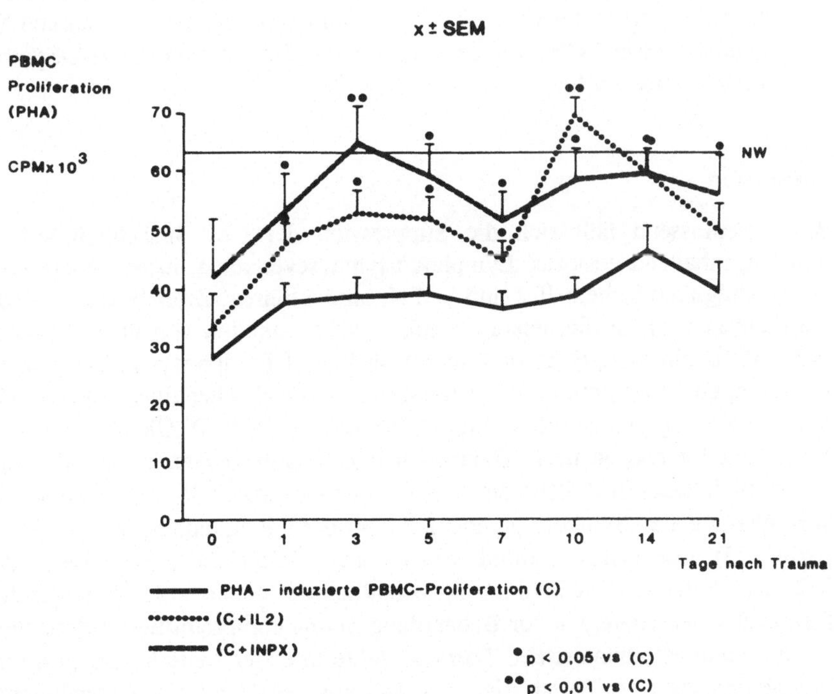

Abb. 7. PHA-induzierte PBMC-Proliferation in Zellkulturen mit nativen Zellen (C) und mit Zellen unter Zusatz von humanem Il-2 (50 U/ml) (C+Il-2) oder Isoprinosine (100 μg/ml) (C+INPX) nach Trauma

von 0,054 ± 0,01 ng/ml war zwischen Tag 5 und 7 eine 8- bis 9fach erhöhte Freisetzung nachweisbar; zwischen Tag 10 und 21 jedoch war die PGE2-Synthese immer noch deutlich erhöht. Es läßt sich somit festhalten, daß die Dissoziation der Mø/T-Zell-Interaktion aufgrund einer supprimierten Syntheserate aller vorwärtsregulatorischen Mediatoren (Il-1, Il-2, y-IFN) verursacht war, während sich gleichzeitig eine klare Steigerung der Freisetzung negativ regulatorisch wirksamen PGE2 nachweisen ließ (Abb. 5). Das celluläre Korrelat der gestörten Il-1- und Il-2-Kaskade konnte als ein Mangel von CD4+-Helfer/Inducer-Zellen bei gleichzeitigem Überschuß an negativ regluatorischen Mø identifiziert werden.

Auch weitere Meßgrößen der CMI wie das Proliferationsvermögen von PBMCs auf einen antigenen oder mitogenen Reiz waren im Vergleich zu normalen Kontrollpersonen nachhaltig supprimiert. Die PWM-induzierte terminale B-Zell-Reifung war trotz der normalen Anzahl von B-Zellen innerhalb der PBMC-Kulturen signifikant supprimiert, wie sich an einem selektiven Defekt der IgM-Produktion nachweisen ließ (Abb. 6).

Bei den In-vitro-Versuchen, die Il-2-Synthese sowie die T-Zell-Proliferationsrate immunmodulatorisch zu beeinflussen, zeigten sich folgende Resultate (Abb. 7):

1. Die Il-2-Synthese sowie die Il-2-Receptorexpression von T-Lymphocyten konnte deutlich durch Zugabe des Cyclooxygenasehemmers Indometacin verbessert werden.
2. Die lymphocytäre Proliferationskapazität konnte sowohl durch humanes Il-2 als auch mit dem synthetischen Immunmodulator Isoprinosine (INPX) angehoben werden.
3. Die Blockierung von Vorläufer-T-Suppressorzellen [19] konnte weder die Il-2-Synthese noch die Proliferationswerte in einer positiven Richtung beeinflussen. Der immunrestaurative Effekt der Cyclooxygenaseinhibition wies auf den starken Einfluß negativ regulatorischen PGE2 als Ursache für die Suppression der Il-2-Synthese sowie der Il-2R-Expression hin.

Diskussion

Zusammenfassend läßt sich die Suppression der CMI ursächlich auf ein nachhaltig und langanhaltend gestörtes Lymphokinsyntheseverhalten, insbesondere einen Mangel an vorwärtsregulatorischem Il-2 und y-IFN, zurückführen. Zwei Faktoren sind dafür verantwortlich: zum einen die negativ regulatorische Funktion von überschüssigem PGE2 und andererseits ein Mangel an funktionell intakten T-Lymphocyten. Die Interaktion von Mø mit T-Zellen ist aufgrund eines VII-1-Defizits bei gleichzeitigem Mangel einer adäquaten Mø-Aktivierung durch y-IFN empfindlich gestört (Abb. 8). Gleichzeitig führt die gestörte Mø/T-Zell Interaktion nach Trauma auch zu einem Defekt in der Antikörperproduktion potentiell intakter B-Zellen; die Störung der terminalen B-Zell-Reifung mit einem Shift von IgM- zur IgG-Synthese ist ebenfalls mit der traumainduzierten Immunsuppression assoziiert [5]. Der positive Einfluß von Indometacin auf die Il-2-Synthese als auch auf die Il-2-Sensitivität von T-Zellen ist ein wesentliches Ergebnis in Hinsicht auf die Entwicklung therapeutischer Strategien zur Behandlung immunkompromittierter Patienten.

Eine immunmodulatorische Therapie sollte in erster Linie an der gestörten Mø/T-Zell-Interaktion ansetzen. Durch eine Kombination verschiedener Maßnahmen, z.B. der Extraktion zirkulierender suppressorisch aktiver Substanzen aus dem Serum, Blockierung der PGE2- Synthese durch die Verabreichung von Cyclooxygenaseinhibitoren [7], der direkten Substituion von Il-2 oder y-IFN zur Wiederherstellung einer adäquaten unterstützenden

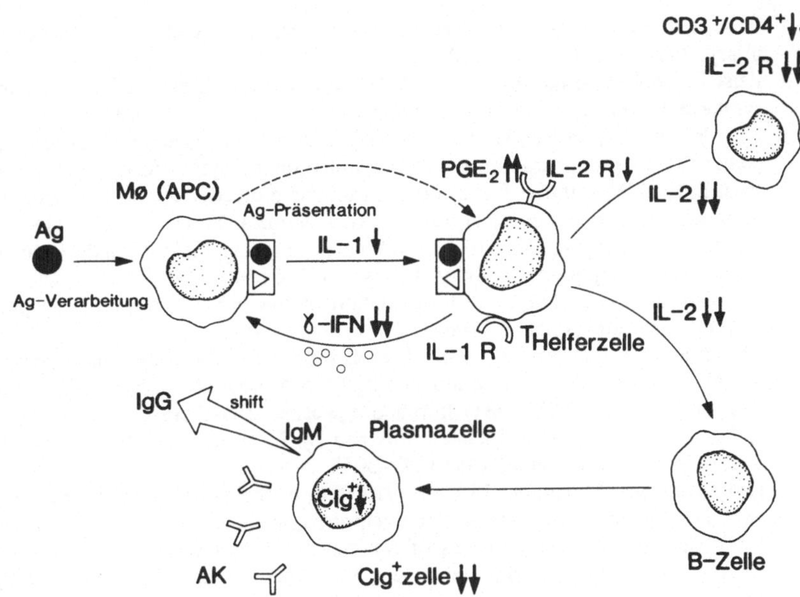

Abb. 8. Zusammenfassende Darstellung veränderter Einzelparameter der CMI nach Trauma

Mø-Funktion können einige der beschriebenen Defekte rückgängig gemacht werden. Eine zusätzliche Applikation von T-Zell-Aktivatoren, z.B. Thymomimetica [6], kann zur beschleunigten Receptorinduktion auf T-Zellen sowie zur beschleunigten Rekrutierung immunkompetenter Zellen in den zirkulierenden Pool führen.

Weitere In-vivo-Studien sind notwendig und werden derzeit durchgeführt, um eine Reihe von ungelösten Fragen zum optimalen Timing, zur sinnvollen Patientenselektion und bezüglich möglicherweise auftretenden Autoimmunphänomenen nach einer eventuellen Überaktivierung zu beantworten. Eine korrelierende Zuordnung von weiteren Einzelfaktoren wie von Il-6 und Il-8 zu unterschiedlichen Traumamustern wäre wünschenswert. Weitere, profundere Kenntnisse der zugrundeliegenden pathophysiologischen Mechanismen der gestörten spezifischen Immunabwehr im Rahmen weiter angelegter Studien sind vor routinemäßigem Einsatz einer immunomodulatorischen Therapie in der Klinik erforderlich. Durch enge Kooperation zwischen Klinikern und Basiswissenschaftlern parallel zu entsprechenden Entwicklungen pragmatischer immunologischer und biochemischer Diagnostik werden in Zukunft weitere Erkenntnisse auf dem Gebiet der Infektionsentwicklung durch die traumainduzierte Immunsuppression gewonnen werden.

Literatur

1. Ennen JM, Ernst M, Flad HD (1986) Lymphokine-activated monocytes: Role of interferon-gamma and interleukin-2. Immunobiology 173 : 117
2. Faist E, Kupper T, Baker CC et al. (1986) Depression of cellular immunity after major injury: Its association with posttraumatic complications and its reversal with immunomodulation. Arch Surg 121 : 1000–1005
3. Faist E, Mewes A, Baker CC et al. (1987) Prostaglandin E2 (PGE2) dependent suppression of interleukin 2 (Il-2) production in patients with major trauma. J Trauma 27 : 837–848

4. Faist E, Mewes A, Strasser T et al. (1988) Alteration of monocyte function following major injury. Arch Surg 123 : 287–292
5. Faist E, Ertel W, Baker CC et al. (1989) Terminal B-cell maturation and immunoglobulin (Ig) synthesis in vitro in patients with major injury. J Trauma 29 : 2–9
6. Faist E, Ertel W, Salmen B et al. (1989) The immune enhancing effect of perioperative thymopentin (TP-5) administration in patients undergoing major surgery. Arch Surg 129 : 1449–1453
7. Faist E, Ertel W, Cohnert T et al. (1988) Immune protective effects of cyclooxygenase inhibition in patients with major surgical trauma. ACS, Surgical Forum 34 : 114–118
8. Fisher A, DuPandy A, Gricelli C (1980) Role of Prostaglandin E2 in the induction of nonspecific T-lymphocyte suppressor activity. J Immunol 126 : 1452–1455
9. Goodwin JS, Webb DR (1980) Regulation of the immune response by prostaglandins. Clin Immunol Immunopathol 15 : 106–122
10. Hansbrough JF, Peterson V, Kortz E et al. (1983) Post burn immunosuppression in an animal model: Monocyte dysfunction induced by burned tissue. Surgery 93 : 415–423
11. Kupper TS, Green DR (1984) Immunoregulation after thermal injury: Sequential appearance of I-J+, Ly-1T suppressor inducer cells and Ly-2T suppressor effector cells following thermal trauma in mice. J Immunol 135 : 3047–3053
12. Livingston DH, Malangoni MA (1989) Effect of therapeutic gamma-interferon administration on wound infection after resuscitated hemorrhagic shock. In: Faist E, Ninnemann J, Green DR (eds) The immune consequences of trauma, shock and sepsis – mechanisms and therapeutic approaches. Springer, Berlin Heidelberg New York London Paris Tokyo Hong Kong, pp 551–555
13. Miller CL, Claudy BJ (1979) Suppressor T cell activity as a result of thermal injury. Cell Immunol 44 : 201–208
14. Miller CL, Baker CC (1979) Changes in lymphocyte activity after thermal injury: The role of suppressor cells. J Clin Invest 63 : 202–210
15. Munster AM (1976) Posttraumatic immunosuppression is due to activation of suppressor T cells. Lancet 1 : 1329–1332
16. Ninnemann JL, Stockland AE (1984) Participation of prostaglandin E2 in immunosuppression following thermal injury. J Trauma 24 : 201-207
17. O'Mahoney JB, Wood JJ, Rodrick ML et al. (1985) Changes in lymphocyte subsets following injury. Ann Surg 202 : 580–586
18. O'Mahoney JB, Palder SB, Wood JJ et al. (1984) Depression of cellular immunity after multiple trauma in the absence of sepsis. J Trauma 24 : 869–875
19. Ozer H, Cavens JW, Calvin M et al. (1982) In vitro effects of hydroperoxy-cyclophosphamide on human immunoregulatory T-subset function. J Exp Med 155 : 276–281
20. Schildt BW (1970) Function of RES after thermal and mechanical trauma in mice. Acta Chir Scand 136 : 359–364
21. Suzuki R, Pollard RB (1982) Mechanisms for the suppression of gamma-interferon responsiveness in mice after thermal injury. J Immunol 129 : 1811–1816
22. Wang BS, Heacock EH, Wu Avo et al. (1980) Generation of suppressor cells in mice after surgical trauma. J Clin Invest 66 : 200–209
23. Warden GD, Stratta RJ, Saffle JR et al. (1983) Plasma exchange therapy in patients failing to resuscitate from burn shock. J Trauma 23 : 945–952

Diagnostik – Praktische Auswirkungen der pathophysiologischen Erkenntnisse

Vorsitz: J. Sturm, Hannover; H. Neuhof, Gießen

Wertigkeit von Score-Systemen

H.-J. Oestern und K. Kabus

Allgemeines Krankenhaus, Unfallchirurgische Klinik (Chefarzt: Prof. Dr. H.-J. Oestern), Siemensplatz 4, D-3100 Celle

Einleitung

Das Scoring oder die Klassifizierung von Verletzungen muß wissenschaftlich fundiert, prognostisch relevant und gut praktikabel sein.

In den vergangenen 20 Jahren wurden zahlreiche Scores publiziert, die diesen Anforderungen in unterschiedlichem Maße gerecht werden. Die Bemühungen, Verletzungen zu klassifizieren und hieraus eine Therapieempfehlung abzuleiten, sind ebenso alt wie die Unfallmedizin selbst, wie bereits eine altägyptische Einteilung der Schädelhirnverletzungen aus dem Jahre 2800 v. Chr. zeigt [5].

Wesentliche Merkmale dieser Klassifizierung waren ihre mit einfachem Aufbau verbundene Praktikabilität und ihre prognostische Aussagekraft.

Unter diesen beiden wichtigen Gesichtspunkten müssen alle modernen Indices hinsichtlich ihrer Bedeutung für Wissenschaft und Praxis bewertet werden. Eine hohe prognostische Treffsicherheit kann mit eingeschränkter Praktikabilität kombiniert sein und umgekehrt.

Eine Anwendung der meist aus den Vereinigten Staaten stammenden Scores auf die hiesigen Verhältnisse ist nur unter Berücksichtigung der Unterschiede im Rettungswesen möglich.

Die in Deutschland aufgrund eines engmaschigen Notarztsystems in der Mehrzahl der Fälle gegebene ärztliche Behandlung am Notfallort ist in den USA unüblich. Dieser Umstand sowie die aufgrund geringerer Distanzen kürzeren Rettungszeiten müssen bei Betrachtung statistischer Zahlen aus der angloamerikanischen Literatur beachtet werden.

Durch die unterschiedlichen Voraussetzungen ergeben sich bei uns andere Anforderungen an eine Klassifizierung als in den USA.

Bedeutung des Scoring

Die frühzeitige Einschätzung der Verletzungsschwere erleichtert Entscheidungen hinsichtlich der Primärbehandlung, z.B. Intubation am Unfallort, sowie bei der Auswahl des Transportmittels und der anzufahrenden Klinik.

In der Klinik kann die Schweregradklassifizierung bei der Indikationsstellung zur Intensivüberwachung oder zur Einleitung einer Respiratortherapie herangezogen werden.

Ein relevanter Score ermöglicht durch Quantifizierung die Einteilung und den Vergleich Polytraumatisierter. Wegen der komplexen Problematik der Mehrfachverletzung ist eine rein qualitative Beurteilung hier wenig hilfreich.

Eine klinikinterne Qualitätskontrolle und ein Vergleich der Ergebnisse verschiedener Institutionen ist nur auf dem Boden einer quantifizierbaren Beurteilung der Verletzungsschwere möglich.

Darüber hinaus dient die Klassifizierung der Definition des Begriffs „polytraumatisiert" und erleichtert damit durch eine einheitliche Sprachregelung die Kommunikation in der Klinik.

Gebräuchliche Score-Systeme

Die Vielzahl der bestehenden Klassifikationen lassen sich nach verwendeten Parameter und Anwendungsbereichen in fünf Gruppen unterteilen [28]:

1. Field Scores oder Triage-Hilfen
2. Deskriptive Einteilungen
3. Physiologische Scores
4. Biochemische und Intensiv-Scores
5. Anatomische Klassifizierungen

Field Scores oder Triage-Hilfen

Sie dienen in erster Linie als präklinische Entscheidungshilfe für nichtärztliches Personal. Das Ziel der prästationären Klassifizierung liegt insbesondere darin, den richtigen Patienten zum richtigen Zeitpunkt in das richtige Hospital zu bringen.

Die 1980 von American College of Surgeons publizierte Field Categorization [1] unterscheidet drei Kategorien von Verletzten (Tabelle 1).

Tabelle 1. Field Categorization: Beschreibung der Schweregrade (exemplarisch)

Kategorie	Verletzungen
1	Unkontrollierbare Blutungen, schwere Gesichts- und Schädelverletzungen, Beckenfrakturen, stumpfe Bauchtraumen mit hämorrhagischem Schock
2	Offene oder geschlossene Frakturen und Weichteilverletzungen ohne weiterbestehende Blutung
3	Geschlossene Frakturen, keine Hypovolämie, keine Verletzungen mit neurologischer Symptomatik

Die FC empfiehlt für Patienten der Kategorie 1 die Behandlung in einem Krankenhaus der Maximalversorgung (trauma center – level 1), während die Verletzten der Kategorien 2 und 3 in regionalen Kliniken versorgt werden können.

Die 1982 von Gormican erstellte *CRAMS Scale* [20] umfaßt die fünf Komponenten Zirkulation, Respiration, Abdominalbefund, Motorik und Sprache.

Jeder Parameter wird hinsichtlich seiner Abweichung von der Norm mit 0 bis 2 Punkten bewertet, so z.B. ein systolischer Blutdruck über 100 mm Hg mit 2, zwischen 85 und 100 mm Hg mit 1 und unter 85 mm Hg mit 0 Punkten.

Patienten mit einer Gesamtpunktzahl unter 9 werden als Schwerverletzte eingestuft, deren Primärbehandlung in einem Traumazentrum erfolgen sollte.

Deskriptive Einteilungen

Sie beschreiben die Verletzungen und den Zustand des Patienten. Beispiele für diese Art der Schweregradbeurteilung sind die modifizierte NACA-Klassifikation [30] und die *Einteilung nach Schweiberer* [27]:

Schweregrad I (leichtverletzt): Multiple Prellungen, Schürfungen, oberflächliche und tiefe Wunden, einfache Knochenbrüche, Gelenk- und Muskelzerrungen, leichtes gedecktes SHT mit nur kurzzeitiger Bewußtseinsstörung.

Schweregrad II (schwerverletzt): Ausgedehnte Wunden, offene Frakturen mit Dislokation, SHT mittleren Grades, Patient nicht ansprechbar, jedoch mit koordinierter, gezielter Abwehr, Zeichen des Schocks mit wenigstens einem Parameter, der auf einen klinisch signifikanten Blutverlust hinweist.

Schweregrad III (lebensbedrohlich verletzt): Wunden mit gefährlicher Blutung, Trümmer- und Kompressionsfrakturen, gefährliche Thorax- und Bauchverletzungen, schweres SHT mit bereits verzögerter Abwehr eines Schmerzreizes, schwerer Schock, wobei die Kreislaufparameter auf einen Verlust der zirkulierenden Blutmenge von 50% und mehr hinweisen.

Physiologische Scores

Sie nehmen einen breiten Raum in der neueren Literatur ein und sie beschreiben den Zustand des Organismus und damit die Auswirkungen der Verletzung. Durch klinische Untersuchungen leicht zu ermittelnde Parameter werden in Form einer Punkteskala bewertet.

Zu den zahlreichen Vertretern dieser Gruppe gehören der Schockindex [2], der Trauma Index [21], der Rapid Acute Physiology Score [24] und der Trauma Score [6,7].

Der 1981 von Champion publizierte *Trauma Score* umfaßte ursprünglich die Parameter Atemfrequenz, Atemmechanik, systolischer Blutdruck, Capillarfüllung und Glasgow Coma Scale [29]. Aufgrund einer differenzierten Bewertung waren maximal 16 Punkte zu erreichen, bei einer Gesamtpunktzahl von 12 und weniger wurde eine sofortige Verlegung in ein Traumazentrum empfohlen.

Der Trauma Score konnte sich in den Vereinigten Staaten weitgehend durchsetzen und dient zur Schweregradbeurteilung im Rahmen der Major Trauma Outcome Study, einer umfangreichen Studie an Unfallverletzten die bisher über 70 000 Patienten umfaßt.

Die Ergebnisse der MTOS führten 1986 zu einer Revision des Trauma Score.

Im *Revised Trauma Score* [17] sind die von subjektiver Beurteilung abhängigen Parameter Atemmechanik und Capillarfüllung nicht mehr enthalten. Die Skalierung der verbleibenden Parameter Atemfrequenz, Blutdruck und Glasgow Coma Scale wurde vereinheitlicht (jeweils 0 bis 4 Punkte) und durch regressionsanalytisch ermittelte Koeffizienten gewichtet, wodurch die wesentliche prognostische Bedeutung der Glasgow Coma Scale zum Ausdruck kommt (Tabelle 2).

Tabelle 2. Revised Trauma Score: Bewertung der Parameter und Berechnung

Glasgow Coma Scale	Blutdruck systolisch	Atemfrequenz	Punkte
13–15	>89	10–29	4
9–12	76–89	>29	3
6– 8	50–75	6– 9	2
4– 5	1–49	1– 5	1
3	0	0	0

$0{,}9368 \times GCS + 0{,}7326 \times RR + 0{,}2908 \times AF = RTS$

Biochemische Scores

Sie bewerten die Auswirkungen der Verletzung aufgrund von Laborparametern. Zu dieser Gruppe zählen der Acute Trauma Index [26], der CHOP-Index [26], der Respiratory Index [19], der Renal Index [9] und der Global Score [10].

Die Bedeutung dieser Bewertungsskalen liegt vor allem in der Möglichkeit einer Verlaufsbeurteilung durch wiederholte Bestimmung. Die genannten Indices sind damit ebenso wie die umfangreicheren *Intensivscores* APACHE [22] und TISS [18] weniger zur frühzeitigen Klassifizierung, als vielmehr zur Einschätzung des weiteren Verlaufes auf der Intensivstation geeignet.

Anatomische Klassifizierungen

Sie beruhen in erster Linie auf einer pathologisch-anatomischen Beschreibung der Verletzungen, verbunden mit einer dem Einfluß auf die Prognose entsprechenden Bewertung der Einzeldiagnosen. Beispiele sind die Abbreviated Injury Scale AIS [14], der Anatomic Index [8] und der Polytraumaschlüssel PTS [25]. Die *Abbreviated Injury Scale* ordnet alle Einzelverletzungen einem von sechs Schweregraden (1 = leicht, 2 = mittelschwer, 3 = schwer, 4 = gefährlich, 5 = kritisch, 6 = tödlich) zu. Ferner wird eine Einteilung in folgende Körperregionen vorgenommen: Kopf, Hals, Thorax, Abdomen und Beckenorgane, Wirbelsäule, Extremitäten und knöchernes Becken sowie die Körperoberfläche.

Nach mehreren Revisionen 1976, 1980 und 1985 [11–13, 15] besteht die AIS inzwischen aus einem umfangreichen Katalog mit über 1200 Diagnosen und Symptomen.

Da die Prognose der Mehrfachverletzung nicht durch die schwerste Einzelverletzung sondern durch die Summe der Verletzungen bestimmt wird, wurde 1974 von Baker der *Injury Severity Score* ISS [3, 16] als Summe der Quadrate der höchsten AIS-Schweregrade der drei am schwersten betroffenen Körperregionen definiert:

$$ISS = AIS_1^2 + AIS_2^2 + AIS_3^2$$

Die Praktikabilität des ISS wird durch den enormen Umfang der zugrundeliegenden Abbreviated Injury Scale eingeschränkt. Eine weitere Schwäche des ISS liegt in der fehlenden Berücksichtigung des prognostisch wichtigen Patientenalters, weiterhin wird das schwere Schädelhirntrauma nicht ausreichend bewertet. Durch Einbeziehung der Glasgow Coma

Scale war eine Verbesserung der Aussagekraft zu erzielen, jedoch konnte sich dieser Modified Injury Severity Score [23] nicht durchsetzten.

Ebenso wie der Revised Trauma Score wurde der ISS im Rahmen der MTOS zur Schweregradbeurteilung herangezogen. Die beste Vorraussage war durch Kombination beider Scores mit dem Alter nach der *TRISS*-Methode [4, 7] möglich (Tabelle 3).

Durch den erforderlichen hohen methodischen Aufwand ist dieses Verfahren jedoch zur Abschätzung der Prognose am Krankenbett nicht mehr geeignet.

Tabelle 3. Berechnung der Überlebenswahrscheinlichkeit nach der TRISS-Methode (RTS = Punktzahl Revised Trauma Score, ISS = Punktzahl Injury Severity Score, „Alter" = 0 wenn Alter < 55, „Alter" = 1 wenn Alter ≥ 55 Jahre)

Überlebenswahrscheinlichkeit = $\frac{1}{1+e^{-b}}$

mit

$e = 2{,}716262$ (Basis der natürlichen Logarithmen)

$b = 0{,}9544 \times \text{RTS} - 0{,}0768 \times \text{ISS} - 1{,}9052 \times \text{„Alter"} - 1{,}2470$

für stumpfe und

$b = 1{,}1430 \times \text{RTS} - 0{,}1516 \times \text{ISS} - 2{,}6676 \times \text{„Alter"} - 0{,}6029$

für penetrierende Verletzungen

Der *Polytraumaschlüssel* PTS wurde auf der Basis aller primär verfügbaren Daten von über 600 Schwerstverletzten entwickelt. Alle Einzeldiagnosen, Laborwerte, physiologischen Parameter sowie das Patientenalter wurden einer Diskriminanzanalyse unterworfen. Ausgehend von der Bewertung der einzelnen Variablen konnte so ein kompakter anatomischer Score erstellt werden, der allen Einzelverletzungen und dem Alter eine ihrem Einfluß auf die resultierende Letalität entsprechende Punktzahl zuwies.

Die errechnete Gesamtpunktzahl erlaubte eine Einteilung in vier Schweregrade.

In einer neueren Studie wurden die Daten von 252 Schwerstverletzten der letzten drei Jahre untersucht. Entsprechend der diskriminanzanalytischen Gewichtung wurden zahlreiche Einzelverletzungen neu bewertet. Weiterhin zeigte sich, daß durch Einbeziehen zweier Parameter, des base excess und des Quotienten aus p_aO_2 und F_iO_2, die prognostische Aussagekraft weiter zu verbessern war (Tabelle 4).

Validität verschiedener Scores

Zum Vergleich der Treffsicherheit verschiedener Scores eignet sich die Betrachtung des Anteils richtiger Vorhersagen, welcher bei Anwendung der einzelnen Klassifizierungen erzielt wird (Tabelle 5).

Trauma Score und TRISS weisen eine beeindruckend hohe Rate korrekter Prognosen für die Überlebenden und das Gesamtkollektiv und damit einen sehr geringen Prozentsatz falsch positiver Vorhersagen auf. Nachteilig sowohl beim Trauma Score als auch beim ISS ist eine hohe Rate falsch negativer Vorhersagen, denn ein wesentliches Anliegen des Scoring besteht ja gerade in der frühzeitigen Identifizierung gefährdeter Patienten. Erst

Tabelle 4. Polytraumaschlüssel 1989

SHT 1°	2	*Thorax*	
SHT 2°	4	Sternum, Rippenfrakturen (1–3)	1
SHT 3°	12	Rippenserienfraktur	4
Mittelgesichtsfraktur	1	Rippenserienfraktur bds.	10
Schwere Mittelgesichtsfraktur	2	Pneumothorax	2
		Hämatothorax	1
Abdomen		Lungenkontusion	3
Milzruptur	5	Lungenkontusion bds.	5
Leberruptur	8	Aortenruptur	16
Ausgedehnte Leberruptur	10		
Pankreasverletzung	8	*Becken*	
Magen-, Darm-, Nieren-Mesenterialverletzung	5	Beckenfraktur (einfach)	2
		Beckenfraktur (kombiniert)	5
		Urogenitalverletzung	12
Extremitäten		Wirbelfraktur	2
Oberschenkeltrümmerfraktur	8	Querschnittslähmung	8
Hüftluxationsfraktur	6		
Oberschenkelfraktur	6	*Alter*	
Oberarm, Schulter	4	≤10 Jahre	0
Unterschenkelfraktur	2	10–19 Jahre	0
Patella-, OSG-Fraktur, Kniebandruptur, Unterarm- und Ellenbogenfraktur	1	20–29 Jahre	0
		30–39 Jahre	0
Gefäßverletzung		40–49 Jahre	1
Oberschenkel	5	50–54 Jahre	1
Oberarm	4	55–59 Jahre	2
Unterschenkel, Unterarm	2	60–64 Jahre	3
2° und 3° offene Fraktur	3	65–69 Jahre	5
Weichteilverletzung	1	70–74 Jahre	8
		≥75 Jahre	17
p_aO_2/F_iO_2		*Base Excess*	
< 50	22	≤–16	26
50–99	12	–14 bis –15,9	20
100–149	8	–12 bis –13,9	14
150–199	5	–10 bis –11,9	9
200–249	3	– 8 bis – 9,9	5
250–299	2	– 6 bis – 7,9	3
300–349	1	– 4 bis – 5,9	1
≥350	0	≥– 3,9	0

die Kombination beider Scores mit dem Alter in der TRISS-Methode ermöglicht eine korrekte Prognose für die Verstorbenen in einem dem Polytraumaschlüssel vergleichbaren Prozentsatz. Dieses wird jedoch durch eine erhebliche Einschränkung der Praktikabilität erkauft.

Tabelle 5. Korrekte Prognosen (Diskriminanzanalyse) bei Anwendung verschiedener Indices

Score (Quelle)	Korrekte Prognose [%]		
	Verstorbene	Überlebende	Gesamt
Trauma Score (Champion 1981)	53,1	99,3	95,7
TRISS (Champion 1981)	70,3	98,9	96,7
ISS (eig. Erg. 1989)	54,3	83,0	78,9
PTS (Oestern 1983)	67,0	79,0	74,0
PTS 1989 (eig. Erg. 1989)	74,3	88,7	86,6

Schlußfolgerungen

Das Scoring Schwerverletzter stellt eine wichtige Entscheidungshilfe in der präklinischen und klinischen Behandlung Polytraumatisierter dar. Daneben ist die Klassifizierung der Verletzungsschwere ein unverzichtbares Instrument bei der wissenschaftlichen Auswertung dieses Patientengutes.

Eine Wertung der verschiedenen Scores muß die Zielsetzung, die prognostische Aussagekraft und die Praktikabilität berücksichtigen.

Die Bedeutung der physiologischen Scores und der Triagehilfen liegt vor allem in der präklinischen Einschätzung der Gefährdung des Patienten. Nachteilig ist die Abhängigkeit einiger physiologischer Parameter vom subjektiven Urteil und ihre Beeinflussung durch die Therapie.

Anatomische Einteilungen erlauben einen objektiven Vergleich der Verletzungsschwere nach Abschluß der primären Diagnostik.

Biochemische und Intensivscores eignen sich in erster Linie zur Verlaufsbeurteilung in der späteren klinischen Phase.

Eine hohe prognostische Aussagekraft ist oft nur durch Kombination mehrerer Parameter und eine aufwendige Methodik zu erreichen, was zu einer erheblichen Einschränkung der Praktikabilität führen kann. Beispiele hierfür sind der Revised Trauma Score und die TRISS-Methode.

Kompakte anatomische Klassifizierungen mit Berücksichtigung des Alters erlauben eine frühzeitige und konkrete Risikoeinschätzung bei guter Praktikabilität. Durch Einbeziehung einfacher physiologischer und biochemischer Parameter läßt sich eine weitere Verbesserung der Aussagekraft erreichen.

Fortschritte in der Behandlung verändern zwangsläufig jeden prognostischen Index. Regelmäßige Überprüfungen der angewandten Score-Systeme hinsichtlich ihrer Gültigkeit sind deshalb erforderlich.

Literatur

1. American College of Surgeons (1980) Hospital Trauma Index. Bull Am Coll Surg 2:32
2. Allgöwer M, Burri C (1967) Schockindex. Dtsch Med Wochenschr 92:1947
3. Baker SP, O'Neill B, Haddon W, Long WB (1974) The injury severity score: a method for describing patients with multiple injuries and evaluating emergency care. J Trauma 14:187–196
4. Boyd CR, Tolson MA, Copes WS (1987) Evaluating trauma care: the TRISS method. J Trauma 27:370–378
5. Breasted JH (1930) The Edwin Smith Papyrus. University of Chicago, Illinois
6. Champion HR, Gainer PS, Yackee E (1986) A progress report on the trauma score in predicting a fatal outcome. J Trauma 26:927–931
7. Champion HR, Sacco WJ, Carnazzo AJ, Copes WS, Fouty WJ (1981) Trauma score. Crit Care Med 9:672-676
8. Champion HR, Sacco WJ, Lepper RL, Atzinger EM, Copes WS, Prall RH (1980) An anatomic index of injury severity. J Trauma 20:197–202
9. Champion HR, Sacco WJ, Long W, Nyikos P, Smith H, Cowley RA, Gill W (1974) Indications for early hemodialysis in multiple trauma. Lancet 1:1125-1127
10. Champion HR, Sacco WJ, Hunt TK (1983) Trauma severity scoring to predict mortality. World J Surg 7:4–11
11. Committee on Injury Scaling (1976) The abbreviated injury scale 1976 revision. American Association for Automotive Medicine, Arlington Heights, Illinois
12. Committee on Injury Scaling (1980) The abbreviated injury scale 1980 revision. American Association for Automotive Medicine, Arlington Heights, Illinois
13. Committee on Injury Scaling (1985) Abbreviated injury scale 1985 revision. American Association for Automotive Medicine, Arlington Heights, Illinois, 1985
14. Committee on Medical Aspects of Automotive Safety (1971) Rating the severity of tissue damage: I. The abbreviated scale. JAMA 215:277–280
15. Copes WS, Lawnick M, Champion HR, Sacco WJ (1988) A comparison of abbreviated injury scale 1980 and 1985 versions. J Trauma 28:78–86
16. Copes WS, Champion HR, Sacco WJ, Lawnick M, Keast SL, Bain LW (1988) The injury severity score revisited. J Trauma 28:69–77
17. Copes WS, Champion HR, Frey C (1988) Major trauma outcome study: personal communication. The American College of Surgeons
18. Cullen DJ, Civetta JM, Briggs BA, Ferrara LLC (1974) Therapeutic intervention scoring system: a method for quantitative comparison of patient care. Crit Care Med 2:57
19. Goldfarb MA, Ciurej TF, McAslan TC, Sacco WJ, Weinstein MA, Cowley RA (1975) Tracking respiratory therapy in the trauma patient. Am J Surg 129:256–158
20. Gromican SP (1982) CRAMS scale: field triage of trauma victims. Ann Emerg Med 11:132–135
21. Kirkpatrick JR, Youmans RL (1971) Trauma index: an aide in the evaluation of injury victims. J Trauma 11:711–714
22. Knaus WA, Zimmermann JE, Wagner DP, Draper EA, Lawrence DE (1981) APACHE – Acute physiology and chronic health evaluation: a physiologically based classification system. Crit Care Med 9:591
23. Mayer T, Walker ML, Clark P (1984) Further experience with the modified abbreviated serverity scale. J Trauma 24:31–34
24. Rhee KJ, Fisher CJ, Willitis NH (1987) The rapid acute physiology score. Am J Emerg Med 5:278–282
25. Oestern HJ, Tscherne H, Sturm J, Nerlich M (1985) Klassifizierung der Verletzungsschwere. Unfallchirurg 88:465–472
26. Sacco WJ, Milholland AV, Ashman WP, Swann CL, Sturdivan LM, Cowley RA, Champion HR, Gill W, Long WB, McAslan TC (1977) Trauma indices. Comput Biol Med 7:9–20
27. Schweiberer L, Dambe LT, Klapp F (1978) Die Mehrfachverletzung: Schweregrad und therapeutische Richtlinien. Chirurg 49:608–614
28. Seefelder C, Matzek N, Rossi R (1988) Polytrauma-Bewertungsskalen Teil I: Aufgaben, Anforderungen, Einteilungen. Notfallmedizin 14:227–236

29. Teasdale G, Jennett B (1974) Assessment of coma and impaired consciousness: a practical scale. Lancet 2:81–83
30. Tryba M, Brüggemann H, Echtermeyer V (1980) Klassifizierungen von Verletzungen und Erkrankungen im Notarztrettungssystem. Notfallmedizin 6:725–727

Klinische Diagnostik des Schocks

L. Schweiberer und D. Nast-Kolb

Chirurgische Klinik und Poliklinik, Klinikum Innenstadt, der Ludwig-Maximilian-Universität (Direktor: Prof. Dr. med. Leonhard Schweiberer), Nußbaumstraße 20, D-8000 München 2

Wie heute allgemein bekannt, ist das Organversagen und damit das sekundäre Versterben polytraumatisierter Patienten Folge des primären Schockgeschehens, d.h. Folge des hämorrhagisch-traumatischen Schocks. Dieser bedeutet, wie der Name schon sagt, zwei Schädigungsmechanismen.

1. Die hypovolämische Komponente: Sie führt zur Minderperfusion und damit auch zu verminderter Sauerstoffversorgung der Organe und Gewebe.

2. Die traumatische Komponente: Sie bedeutet eine mediatorenbedingte systemische Organschädigung, einerseits durch Gewebshypoxie, andererseits durch direkte Gewebstraumatisierung verursacht.

Im Rahmen dieser Ausführungen wird nun, insbesondere auf die klinische Diagnostik der hypovolämischen Komponente eingegangen. Die diagnostische Bedeutung der traumatischen Komponente, d.h. der Freisetzung biochemischer Faktoren, ist Gegenstand weiterer Ausführungen („Mediatoren des taumatisch-hämorrhagischen Schockgeschehens mit neuer klinischer Relevanz", Nast-Kolb D., Waydhas Ch., Jochum M., Duswald K.-H., Schweiberer L.).

Zur Vermeidung der sekundären Schockfolgeschäden muß die Schocktherapie so früh wie möglich, mit dem Eintreffen des Notarztes einsetzen. Das heißt, die klinische Schockdiagnostik beginnt bereits präklinisch am Unfallort. Dabei ist es das erste Ziel, schnellstmöglich das Schockrisiko zu erkennen. Dies bedeutet die Beurteilung und Abschätzung des Verletzungsausmaßes.

Damit ist in dieser frühen Phase der wichtigste Parameter der Schockdiagnostik die Einschätzung des Gewaltausmaßes des Unfallgeschehens, d.h. handelte es sich z.B. um ein Rasanztrauma oder einen Absturz aus größer Höhe.

Daneben gilt es durch eine klinische Notfalluntersuchung innerhalb kürzester Zeit, d.h. Minuten, die Vitalfunktionen zu überprüfen. Dabei wird die Atmung mittels Inspektion, der Kreislauf mittels Palpation des peripheren und zentralen Pulses abgeklärt. Die Bewußtseinslage wird registriert – zur neurologischen Befunddokumentation hat sich der Glasgow Coma Scale bestens bewährt – ohne daß dies zu diesem Zeitpunkt eine Konsequenz für die Schocktherapie hätte. Schließlich wird mit wenigen Handgriffen nach Instabilitäten

Hefte zur Unfallheilkunde, Heft 212
Redigiert von J. Probst

des Beckens sowie der großen Röhrenknochen im Sinne von potentiellen Blutungsquellen gefahndet.

Ergibt sich aufgrund dieser Primärbeurteilung der Verdacht auf eine schwere Verletzungskombination, so stellt sich unverzüglich die Indikation zur sofort durchzuführenden Schocktherapie, bestehend aus adäquater Infusionstherapie, aus Intubation und Beatmung, sowie ausreichender Analgesierung und gegebenenfalls Sedierung.

Die Indikation zur Intubation beim schwerverletzten Patienten basiert damit ausschließlich auf der klinischen Notfalluntersuchung und ist weit gefaßt zu sehen. Sie besteht bei:

1. Bewußtlosigkeit, d.h. einem Glasgow-Coma-Scale <8 Punkte,
2. bei Bewußtseinstrübung und schwerer Blutung im Nasen-Rachen-Raum,
3. bei nachweisbarem schwerem Thoraxtrauma,
4. bei nachweisbaren oder vermuteten schweren Verletzungskombinationen.

Auswertungen einer in unserer Klinik seit 1985 durchgeführten prospektiven Polytraumastudie konnten aufzeigen, daß sich bei gleichem Schweregrad und annähernd gleichen Patientenzahlen in den letzten Jahren die präklinische Intubationsrate drastisch von 9 auf 70% erhöht hatte (Tabelle 1).

Tabelle 1. Präklinische Intubationsrate bei schwerem Polytrauma

	Patientenzahl	Intubationsrate
1985	n = 35	9%
1986	n = 31	45%
1987	n = 28	52%
1988	n = 27	70%

Die zweite Phase der klinischen Schockdiagnostik beginnt bei Klinikaufnahme im Schockraum, wobei wiederum die klinische Notfalluntersuchung mit der Abschätzung des Verletzungsausmaßes an allererster Stelle steht. Es ist selbstverständlich, daß alle weiteren Maßnahmen parallel zu einer fortgesetzten bzw. intensivierten Schocktherapie ablaufen.

Läßt sich trotz massiver und adäquater Volumenzufuhr keine Kreislaufstabilisierung erreichen und besteht klinisch der Verdacht auf eine intraabdominelle oder thorakale Massenblutung (aufgetriebenes Abdomen, massive Blutung aus Thoraxdrainage, Kontusionsmarke), so ist eine Sofortoperation der Stufe 1 A mit dem Ziel der operativen Blutstillung vonnöten. Sie muß oft ohne weitere Verzögerung im Schockraum erfolgen. Der abdominelle Standardzugang ist ein kompletter Medianschnitt, der nach links oder rechts zu einer antero-lateralen Thoracotomie erweitert werden kann.

Die weitere Primärdiagnostik der Stabilisierungsphase gilt wiederum der Abklärung möglicher Blutungsquellen der großen Körperhöhlen sowie des Beckens. Hierzu stehen die Sonographie bzw. Peritoneallavage sowie die Röntgendiagnostik des Thorax und Beckens zur Verfügung.

Der Nachweis intraabdomineller Verletzungen sowie anhaltender starker thorakaler Blutungen ergeben die Indikation zur Frühoperation. Kommt es infolge dorsaler Beckeninstabilitäten zu anhaltenden Blutverlusten, so versuchen wir zunächst konservativ eine Blutstillung mittels Ballontamponade oder Embolisation zu erreichen; führt diese nicht zum

Erfolg, so ist eine verzögerte Frühoperation zur Stabilisierung der Beckenringverletzung anzuschließen.

Neben der klinischen Notfalluntersuchung, neben der vom ersten Moment an zu erfolgenden Schocktherapie und neben der Abklärung potentieller Blutungsherde erfolgt die eigentliche Schockdiagnostik oder besser gesagt die Kreislaufverlaufbeobachtung.

Neben den obligaten Verlaufskontrollen des Blutdruckes, sowie der EKG-Monitor-Überwachung ergibt die Pulsoximetrie, allerdings nur bei ausreichender peripherer Zirkulation, einen kontinuierlichen Hinweis bezüglich der Oxigenierungssituation. Der wichtigste und aussagekräftigste Parameter bezüglich der Schocksituation bzw. der Effizienz der Schocktherapie stellt die Urinausscheidung dar. Sie ist engmaschig zu registrieren und sollte zumindest 25 ml/15 min betragen. Der zentralvenöse Verweil-Katheter zur Registrierung des zentralvenösen Druckes stellt bereits eine Sekundärmaßnahme dar.

Laborchemische Bestimmungen wie Blutbild-, Gerinnungs- und Blutgasuntersuchung werden sofort bei Klinikaufnahme abgenommen, die Ergebnisse stehen jedoch meist erst mit etwas Verzögerung zur Verfügung. Diese Untersuchungen sind engmaschig, d.h. in der ersten Phase 30minütig, zu wiederholen. Der Pulmonalkatheter stellt keine Primärmaßnahme der Schockdiagnostik während der Stabilisierungsphase dar. Der routinemäßige Einsatz erfolgt erst sekundär im intensivmedizinischen Verlauf beim Monitoring der respiratorischen und zirkulatorischen Funktionsstörungen. Die Ausnahmeindikation zur Anwendung im Schockraum ist nur dann gegeben, wenn ein fortbestehender Schock ohne jeglichen Blutungsnachweis, z.B. kardiale oder pulmonale Funktionsstörungen vermuten läßt.

Mit der Frage der Schockdiagnostik erhebt sich die Frage nach Meßgrößen einer ausreichenden Schockstabilisierung, welche die Operationen der Stufe III bzw. die Verlegung auf die Intensivstation ermöglicht. Tabelle 2 zeigt dafür zu bestimmende Faktoren mit den entsprechenden anzustrebenden Optimierungsparametern.

Tabelle 2. Versorgung Schwerverletzter

Optimale Parameter nach Stabilisierung	
RR	>120 mm Hg
Puls	<100
ZVD	>10 cm H_2O
Urin	>25 mm/15 min
Hb	>10 mg/dl
QUICK	>70%
PTT	<40 sec
Thrombocyten	>100 000 μg
PaO_2	>70 mm Hg
SaO_2	>90%

Die dargestellten Meßparameter werden folglich nicht zur primären Schockdiagnostik, sondern zur Kontrolle und Beurteilung der Schocktherapie erhoben.

Einfache pathologische Kreislaufparameter besitzen jedoch keine prognostische Relevanz! Auswertungen unserer prospektiven Polytraumastudie zeigen, daß bei Klinikaufnahme nur 50% der später Versterbenden einen pathologischen Blutdruckwert (<90 mm/Hg) sowie 80% einen pathologischen Schockindex (>l) aufwiesen (Tabelle 3). Lediglich bei etwas mehr als 1/3 der Patienten mit späteren schweren Organfunktionsstörungen waren diese Parameter pathologisch. Dagegen zeigen auch 15 bzw. 20% der Patienten ohne weitere Komplikationen bei Klinikaufnahme pathologische Kreislaufwerte.

Tabelle 3. Pathologische Kreislaufparameter bei Klinikaufnahme bei später Versterbenden sowie Überlebenden mit und ohne sekundärem Organversagen

	Patientenzahl	RR <90 mm Hg	Schockindex > 1
verstorben mit OV	n = 11	50%	80%
überlebt mit OV	n = 29	38%	39%
kein OV	n = 29	15%	20%

Zur Überprüfung der Aussagekraft bezüglich der Vorhersage späteren Organversagens wurden die Sensitivität, Spezifität sowie der positiv und negativ prädikative Wert ermittelt:

Tabelle 4. Prognostische Aussagekraft bei Klinikaufnahme zur Vorhersage späteren Organversagens

	RR <9 mm Hg	Schockindex
Sensitivität	20%	40%
Spezifität	83%	72%
Pos. präd. Wert	62%	67%
Neg. präd. Wert	43%	47%

Mit einer Sensitivität von 20 bzw. 40% ließ sich nur ein geringerer Teil der Patienten mit späteren Komplikationen erfassen, eine echte Risikoabschätzung bezüglich späteren Organversagens war nicht möglich.

Zusammenfassung

Die klinische Schockdiagnostik in der Primärphase des Traumageschehens, d.h. präklinisch am Unfallort sowie im Schockraum bei Klinikaufnahme, hat sich wenig verändert. An allererster Stelle steht das Erkennen des Schockrisikos zur sofortigen Einleitung einer adäquaten Schocktherapie möglichst vor Schockmanifestation. Die Priorität der klinischen Notfalluntersuchung erfordert ein hohes Maß an Einschätzungsvermögen und klinischer Erfahrung. Das Monitoring der Schockparameter stellt eine Verlaufsdiagnostik und damit Therapiekontrolle der bereits zuvor eingesetzten Schocktherapie dar.

Im Gegensatz dazu haben sich bezüglich der traumatischen Komponente der klinischen Schockdiagnostik neue Erkenntnisse ergeben. Es ist heute möglich, das Gewebstrauma durch Messung von Mediatoren quantitativ zu erfassen. Inwieweit diese Bestimmungen direkten Einfluß auf das weitere therapeutische Vorgehen der Schocktherapie bewirken können, müssen zukünftige klinische Studien ergeben.

Posttraumatische Frühveränderungen des humoral-granulocytären Abwehrsystems und der pulmonalen capillär-alveolären Permeabilität

A. Dwenger[1], G. Regel[2], Th. Joka[3] und J.A. Sturm[2]

[1] Abt. für Klinische Biochemie, Medizinische Hochschule Hannover, Konstanty-Gutschow-Straße 8, D-3000 Hannover 61
[2] Unfallchirurgische Klinik, Medizinische Hochschule Hannover, Konstanty-Gutschow-Straße 8, D-3000 Hannover 61
[3] Abt. für Unfallchirurgie, Universitätsklinikum Essen, Hufelandstraße 55, D-4300 Essen 1

Zielsetzung

Im traumatischen Schock kommt es zur frühen Entgleisung wichtiger humoraler und cellulärer Systeme, die bei unzureichender Wiederherstellung zum Multiorganversagen mit adult respiratory distress syndrome (ARDS) führen kann.

Methodik

In Blut und bronchoalveolärer Lavageflüssigkeit (BALF) von 57 Polytrauma-Patienten (ISS>30; 26 ARDS- und 31 Nicht-ARDS-Patienten) und von Kontrollen (Ko) werden Lactatdehydrogenase (LDH), Elastase-a_1-Proteinasen-Inhibitor-Komplex (Ela-a_1PI), β-N-Acetylglucosaminidase (NAG), Chemiluminescenz von isolierten Granulocyten (CL-PMNL) und Citratblut (CL-Blut), Plasmaopsonierungs-Kapazität (POK), Fibronektin (FN), CL-Hemmfaktor (HF), C-reaktives Protein (CRP), a_1-Proteinaseinhibitor (a_1PI), Coeru-

Tabelle 1

1a	Ela-a_1PI	NAG	CL-PMNL	POK	FN	HF	CL-Blut	LDH
+ARDS	540 μg/l	6,7 U/l	$3{,}3 \cdot 10^6$ cpm	58%	16,5 mg/dl	45 μl	$0{,}8 \cdot 10^6$ cpm	420 U/l
–ARDS	472	5,2	3,6	75*	20	50	0,6	364
Ko	80	5,5	3,2	100	32	104	1,2	120

1b	CRP	a_1PI	Cer	Alb	Trf	Prot
+ARDS	12,4 mg/dl	192 mg/dl	19,5 mg/dl	23 g/l	114 mg/dl	38 g/l
	(<1)	(100)	(13,7)	(20)	(110)	(34)
–ARDS	15,8	236*	19,5	25*	155*	41*
	(< 1)	(108)	(11,5)	(23)	(117)	(37)
Ko	< 1	216	27,5	42	293	65

1c		a_1PI	Alb	Trf	Cer	CHE	a_2M	Prot
+ARDS	$R = C_{ELF}/C_{Plasma}$	0,32	0,44	0,36	0,46	0,19	0,21	0,62
-ARDS		0,12*	0,25*	0,19	0,48	0,10	0,12	0,42
Ko		0,06	0,08	0,11	0,06	0,04	0,01	0,16

Hefte zur Unfallheilkunde, Heft 212
Redigiert von J. Probst

loplasmin (Cer), Albumin (Alb), Transferrin (Trf), Gesamtprotein (Prot), Cholinesterase (CHE) und a_2-Makroglobulin (a_2M) im posttraumatischen Verlauf bestimmt.

Ergebnisse

Die Frühveränderungen des Systems der unspezifischen Immunabwehr (1a), der Plasma- und Akutphasen-Proteine (1b) und des Permeabilitätsschadens der Lunge (1c) sind in der Tabelle 1 als mittlere 24-Stunden-Werte (in Klammern mittlere 0-Stunden-Werte) aufgeführt (* $p<0{,}05$ +ARDS/–ARDS).

Schlußfolgerungen

Im traumatischen Schock werden innerhalb von 24 h eine Suppression des unspezifischen Immunabwehr-Systems, eine Modulation der hepatocytären Proteinsynthese und eine Erhöhung der pulmonalen capillo-alveolären Permeabilität beobachtet.

Mediatoren des traumatisch-hämorrhagischen Schockgeschehens mit neuer klinischer Relevanz

D. Nast-Kolb, Ch. Waydhas, M. Jochum, K.-H. Duswald und L. Schweiberer

Chirurgische Klinik und Poliklinik, Klinikum Innenstadt der Ludiwg-Maximilian-Universität, Nußbaumstraße 20, D-8000 München 2

In einer prospektiven Polytraumastudie wurden 69 Patienten (mittlerer ISS: 36) untersucht. Davon verstarben 11 zwischen dem 4. und 28. Tag im Multiorganversagen. 29 Verletzte überlebten definierte Organfunktionsstörungen, 29 Patienten hatten einen komplikationslosen Verlauf.

Die Mittelwertskurvenverläufe einer Vielzahl biochemischer Faktoren unterschieden signifikant zwischen den 3 Gruppen mit prognostischer Relevanz:

Bereits bei Klinikaufnahme ermöglichten die Proteinasen Kathepsin B (Sensistivität: 63%, Pos. präd. Wert: 86%) und PMN-Elastase (84%/67%), ebenso wie Mediatoren der

Tabelle 1

	Sensitivität	Pos. präd. Wert
Laktat (*)	60%	60%
PMN-Elastase	73%	67%
C-reaktives Protein	67%	86%
Pancreatic Secretory Trypsin Inhibitor	67%	67%
Neopterin	75%	67%

Hefte zur Unfallheilkunde, Heft 212
Redigiert von J. Probst

Gerinnung, AT III (71%/71%) und Prothrombin (71%/73%), sowie der Fibrinolyse, DD-Fragment (62%/70%) und t-PA (62%/68%), eine Vorhersage späteren Organversagens.

Bezüglich sekundärem Versterben ergaben sich bei Klinikaufnahme (*) bzw. am 3. Tag nach dem Trauma folgende prognostische Ergebnisse (Tabelle 1).

Durch die Kombination mehrerer Faktoren ließ sich die Vorhersage späteren Versterbens weiter verbessern: War kein Parameter pathologisch, so überlebten alle (Neg. präd. Wert: 100%). Dagegen verstarben sämtliche Patienten bei mindestens 4 pathologischen Werten (Pos. präd. Wert: 100%).

Der Einfluß des Operationstraumas auf die Verletzungsantwort des Organismus beim polytraumatisierten Patienten

F. Bonnaire, U. Schöffel und E.H. Kuner

Abt. für Unfallchirurgie, Chirurgische Universitätsklinik Freiburg, Hugstetter Straße 55, D-7800 Freiburg i. Br.

Jede Gewebszerstörung führt zu einer von der Schwere der Verletzung abhängigen Aktivierung plasmatischer und cellulärer Reaktionssysteme. Dabei steht zunächst die Aktivierung Faktor XII-abhängiger Systeme (Gerinnungs-, Kallikrein-Kinin- und Fibrinolysesystem), des Complementsystems und der polymorphkernigen Granulocyten. Diese Antwort des Organismus auf ein Trauma läßt sich durch Parameter erfassen, die den Aktivierungszustand dieser Systeme widerpiegeln.

In einer vorgehenden Serie erwiesen sich von 14 Laborparametern 3 als besonders aussagekräftig: FPA, C3a und der Ea1PI-Komplex.

In einem Kollektiv von 25 polytraumatisierten Patienten mit Femurfrakturen ohne letalen Verlauf wurden o.g. Mediatoren ab Aufnahme in die Klinik täglich bis zur Normalisierung bestimmt. Ziel der Untersuchung war festzustellen, wie die Art der Primärversorgung (Extension gegen Plattenosteosynthese) sich auf die Aktivierung der Mediatoren auswirke.

Ergebnisse

Es läßt sich eine eindeutige Korrelation zwischen Verletzungsschwere (ISS) und dem Grad der Aktivierung nachweisen. Der komplizierte Verlauf nach primärer Osteosynthese ist am verzögerten Abfall oder am Wiederanstieg aller 3 Parameter erkennbar. Die primäre Osteosynthese der Femurfraktur führt beim unkomplizierten Verlauf zu einem frühen Werteabfall.

Die Extensionsbehandlung zieht eine kontinuierliche Erhöhung der Werte nach sich.

Die Osteosynthese führt zu keinem Anstieg der Mediatoren.

Hefte zur Unfallheilkunde, Heft 212
Redigiert von J. Probst

Schlußfolgerung

Die genannten Mediatoren geben Hinweise auf die Schwere der Verletzung, auf den zu erwartenden Verlauf, auf drohende Komplikationen und über die Wertigkeit von Behandlungsmaßnahmen. Die frühe operative Stabilisierung der Femurfraktur muß nach diesen Ergebnissen empfohlen werden.

Therapeutische Auswirkungen der pathophysiologischen Erkenntnisse – Frühphase

Vorsitz: L. Schweiberer, München; K. Peter, München

Wertigkeit der Frühbeatmung beim posttraumatischen Schock

Th. Prien, J. Meyer und P. Lawin

Klinik und Poliklinik für Anästhesiologie und operative Intensivmedizin, Westfälische Wilhelms-Universität, Albert-Schweitzer-Straße 33, D-4400 Münster

Schwerverletzte sterben heute immer seltener unmittelbar an ihren Verletzungen, dagegen immer häufiger an Spätkomplikationen, wie ARDS, Multiorganversagen und Sepsis. Da diese Spätkomplikationen noch nicht kausal behandelt werden können, richten sich zur Zeit alle Bemühungen darauf, sie zu verhindern. In diesem Zusammenhang ist die Frühbeatmung eine vieldiskutierte Maßnahme.

Mit dem Begriff „Frühbeatmung" wird die maschinelle Beatmung eines Patienten bezeichnet, dessen Atemfunktion weitgehend ungestört ist, der aber ein erhöhtes Risiko zur Entwicklung einer respiratorischen Insuffizienz in Form des ARDS hat. Die „Frühbeatmung" dient nicht der Therapie einer gestörten Lungenfunktion. Vielmehr wird ihr eine präventive Funktion zugeschrieben. Durch den frühzeitigen Einsatz der Beatmung soll respiratorischen Komplikationen im weiteren Verlauf vorgebeugt werden.

Ohne Frage haben traumatisierte Patienten insbesondere solche mit Polytraumen, ein erhöhtes Risiko, im Verlauf der Behandlung eine respiratorische Insuffizienz im Sinne eines ARDS zu entwickeln [2, 5, 9, 11].

Pathophysiologie

Das ARDS kann in zwei Phasen unterteilt werden [11]: die „Lunge im Schock" während der Frühphase, sowie das späte „Schocklungensyndrom" bzw. ARDS.

Die „Lunge im Schock" weist unmittelbar nach dem Trauma charakteristische morphologische Veränderungen auf: Leukostase, Endothelzellschwellung und perivaskuläres Ödem. Klinisch sind die Lungenfunktion, insbesondere die pulmonale Pasrenchymzeichnung im

Hefte zur Unfallheilkunde, Heft 212
Redigiert von J. Probst

Röntgenbild und die arterielle Sauerstoffspannung, weitgehend normal. Allerdings lassen sich bei vielen Polytraumatisierten im thorakalen Computertomogramm Veränderungen im Sinne basaler Minderbelüftung und Atelektasen nachweisen [3, 4, 10].

In den folgenden 24–48 h kommt es beim typischen ARDS zu einer zunehmenden Verlagerung des primär endothelialen Geschehens nach extravaskulär mit Ausbildung eines interstitiellen Ödems und Reaktionen des Alveolarepithels. Damit korrespondiert das klinische Vollbild des Schocklungensyndroms mit ausgeprägter Hypoxämie, Verminderung der pulmonalen Compliance, Abnahme der funktionellen Residualkapazität (FRC) und Anstieg des intrapulmonalen Shunts.

Diese progrediente Entwicklung des ARDS wird durch eine Vielzahl im Verlauf von Schock, Trauma und Reperfusion aktivierter hämatogener Mediatorensysteme initiiert und unterhalten (z.B. Granulozyten, Komplementsystem, Sauerstoffradikale, Proteasen, Eicosanoide, Cytokine). Diese mediatorenvermittelte Lungenschädigung wird beim Polytraumatisierten durch diverse Triggermechanismen, wie Schmerz, Aspiration, Massentransfusion, Hypoxie/Hyperkapnie, verstärkt [1, 7, 11, 15]. Hervorzuheben sind hier die primären Störungen der Atemmechanik:

- Immobilisation und Rückenlage resultieren in Kongestion und Minderbelüftung basaler Lungenareale.
- Schmerzen, aber auch Sedation führen zu einer flachen Atmung. Tiefe Atemzüge werden vermieden, der Hustenstoß ist ineffektiv. Die physiologischen Schutzmechanismen der alveolären Integrität sind beeinträchtigt, so daß es zu bronchialer Obstruktion, Verschluß kleiner und kleinster Atemwege und schließlich zur Verminderung der funktionellen Residualkapazität (FRC) kommt.
- Die Atemarbeit ist erhöht. Die Ursachen liegen zum einen im gesteigerten Metabolismus im Rahmen des Postagressionsstoffwechsels, zum anderen in pulmonalen Faktoren wie Erniedrigung der Compliance, Verschlechterung des Ventilations-/Perfusionsverhältnisses und Erhöhung der Totraumventilation.

Die Beatmung kann die Entwicklung dieser Störungen der Atemmechanik verhindern:

- Durch Erhöhung des Atemwegsdrucks, sei es kontinuierlich (positiver end-exspiratorischer Druck = PEEP) oder intermittierend (Blähen), wird die Tendenz zum Atemwegsverschluß und Alveolarkollaps vermindert.
- Durch eine bessere Bronchialtoilette (Absasugen, Verneblung von Sekretolytica), wird die Ausbildung bronchialer Obstruktionen verhindert.
- Durch Übernahme der Atemarbeit wird eine muskuläre Erschöpfung der Atemmuskulatur verhindert.
- Die Beatmung ermöglicht eine optimale Schmerztherapie, ohne Furcht vor opiatbedingter Atemdepression. Schmerzfreiheit ist unabdingbar für eine konsequente Mobilisation und Lagerungsdrainage.

Hierin liegt die pathophysiologische Begründung für das Postulat eines präventiven Effekts einer frühzeitigen Beatmung: Die Beatmung minimiert die Störungen der Atemmechanik. Der mediatorenvermittelte Schaden an sich wird dadurch nicht vermindert, aber eine Verstärkung kann vermieden werden.

Klinische Studien

Allerdings ist die Beatmung kein risikoloses Verfahren. Hingewiesen werden muß auf die mit zunehmender Beatmungsdauer steigende Inzidenz bronchopulmonaler Infektionen. Eventuell erforderliche Sedation und Relaxierung leisten der Ausbreitung von Thrombosen und einer Aspiration Vorschub und erschweren die neurologische Beurteilung des Patienten. Bei hohen Beatmungsdrücken kann ein Barotrauma entstehen.

Für die Frühbeatmung ist, wie für jedes präventive Verfahren, zu fordern, daß der Nutzen deutlich höher ist als das Risiko.

Die Mehrzahl der vorliegenden klinischen Studien untersucht vor allem den Effekt einer prophylaktischen Erhöhung des Atemwegsdrucks.

Die Ergebnisse der ersten umfassenderen prospektiven Untersuchung zu dieser Fragestellung wurden 1976 von Schmidt et al. [14] publiziert: Von 112 Patienten mit erhöhtem ARDS-Risiko wurde die Hälfte postoperativ nach Einsetzen einer ausreichenden Spontanatmung extubiert, die andere Hälfte für 24 h mit CPAP (Continuous Positive Airway Pressure) behandelt und dann erst extubiert. Aus der Kontrollgruppe entwickelten 10 Patienten ein ARDS, während in der anderen Gruppe nur ein Fall auftrat. Andere respiratorische Komplikationen traten bei den primär extubierten Patienten ebenfalls häufiger auf als nach protrahierter Extubation.

Ein präventiver Effekt des frühzeitigen PEEP-Einsatzes wurde 1979 auch von Weigelt et al. [19] postuliert: Untersucht wurden Patienten mit erhöhtem ARDS-Risiko, wobei ein Teil der Patienten mit Aufnahme auf die Intensivstation sofort mit PEEP beatmet wurden, der andere Teil erst bei Verschlechterung des Gasaustauschs. Die pulmonale Mortalität in der „Early-PEEP"-Gruppe war mit 11% signifikant geringer als in der „Late-PEEP"-Gruppe mit 29%.

Shackford et al. [12] haben 1981 die Auswirkungen der prolongierten Beatmung versus Frühextubation bei pulmonalen Risikopatienten nach abdominellen Eingriffen untersucht. In keiner der beiden Gruppen wurde auch nur eine ernsthafte pulmonale Komplikation beobachtet, so daß diese Autoren zu dem Schluß kommen, daß die prophylaktische Ventilation keinen Einfluß auf die pulmonale Morbidität und Mortalität habe. Hier muß angemerkt werden, daß die Untersuchung eines Kollektivs, bei dem keine respiratorischen Probleme auftraten, die Beantwortung der Frage nach einem präventiven Effekt der Frühbeatmung nicht zuläßt.

Zu dem Schluß, daß PEEP keinen Einfluß auf die ARDS-Inzidenz hat, kamen 1985 auch Pepe et al. [8]. Von den von ihnen untersuchten Patienten entwickelten 25 % der prophylaktisch mit PEEP beatmeten Patienten und 27% der Kontrollgruppen-Patienten (ohne prophylaktischen PEEP) ein ARDS. Betrachtet man jedoch nur die Traumapatienten, lag die Mortalität in der Kontrollgruppe bei 32%, während sie in der „PEEP-Gruppe" 19% betrug. Ferner stabilisierte sich der Gasaustausch bei den mit prophylaktischem PEEP beatmeten Patienten früher als bei Patienten der Kontrollgruppe.

Einen günstigen Effekt der Frühbeatmung per se (d.h. auch ohne erhöhte endexspiratorische Atemwegsdrücke) bei traumatisierten Patienten lassen die von Goris 1982 vorgelegten Daten erkennen [6]: Patienten, die mit Frühosteosynthese und Frühbeatmung behandelt wurden, wiesen eine signifikant niedrigere ARDS-Inzidenz auf als die Patienten, die ebenfalls Frühosteosynthesen erhielten und unmittelbar im Anschluß daran extubiert wurden. Es muß allerdings einschränkend erwähnt werden, daß die Daten retrospektiv erhoben wurden und die Fallzahlen in den Gruppen vergleichsweise klein sind.

Die Synopsis dieser Ergebnisse zeigt, daß die präventive Beatmung in Verbindung mit PEEP die Inzidenz des ARDS verringern kann. Auch wenn ein endgültiger statistischer Beweis noch ausstehen mag, kann der Auffassung, eine präventive Beatmung sei nicht indiziert bzw. unwirksam [17], nicht gefolgt werden. Zwar bestehen Risiken wie pulmonale Infektion und Barotrauma, doch zeigte bis heute keine Studie auch nur ansatzweise einen möglicherweise schlechteren Krankheitsverlauf in der Beatmungs- oder PEEP-Gruppe gegenüber dem Kontrollkollektiv.

Praktisches Vorgehen

Ein polytraumatisierter Patient wird in aller Regel bereits in der Reanimationsphase intubiert und beatmet, um die Vitalfunktionen zu sichern. Die Beatmung wird dann über die Primärversorgung hinaus bis zur Erholungsphase fortgeführt. Bei diesen Patienten stellt sich lediglich die Frage nach dem Extubationszeitpunkt, d.h. sollte der Patient extubiert werden, sobald ein annähernd normaler Gasaustausch erreicht ist, oder sollte eine weitere Beatmung druchgeführt werden?

Polytraumatisierte Patienten sollten in der Regel erst dann extubiert werden, wenn

- die Verletzungen soweit operativ versorgt sind, daß eine Mobilisierung möglich ist,
- sämtliche Vitalparameter (Gasaustausch, Hämodynamik, Nierenfunktion, Gerinnung, neurologischer Status etc.) annähernd normalisiert worden sind,
- dieser Zustand für 24–48 h stabil war.

Eine frühere Extubation kann in folgenden Ausnahmesituationen erwogen werden:

- geringfügiges Verletzungsmuster,
- kein Schädelhirntrauma,
- kein hohes Alter,
- kein extremes Übergewicht,
- kooperativer Patient.

Daneben gibt es auch eine Gruppe von Trauma-Patienten mit weniger ausgeprägten Verletzungen, bei denen keine primäre Intubation im Rahmen der Reanimationsphase zur Versorgung vital bedrohlicher Verletzungen erforderlich ist. Hier stellt sich die Frage der Indikation einer „präventiven Beatmung".

Diese Traumapatienten sollten in der Regel intubiert und beatmet werden, wenn folgende Kriterien ein hohes ARDS-Risiko andeuten:

- Aspiration
- Thoraxtrauma, insbesondere bei Beteiligung des Lungenparenchyms
- Schock
- Koma
- Verbrauchskoagulopathie
- Verschlechterung des pulmonalen Gasaustauschs.

Frühbeatmung als Teil der präventiven respiratorischen Therapie

Die Frühbeatmung ist nur ein Teil eines umfassenden Konzepts präventiver respiratorischer Therapiemaßnahmen, das unter anderem auch die häufige Umlagerung sowie sekretolytische Maßnahmen umfaßt. Auch nach der Extubation muß die respiratorische Therapie forgeführt werden: Jeder Patient sollte frühestmöglich mobilisiert werden (Sitzen auf der Bettkante oder im Stuhl, Gehen auf der Stelle, etc.). Darüberhinaus ist auf eine konsequente und regelmäßige Umlagerung des Patienten zu achten; dies ist umso wichtiger, wenn eine Mobilisation nicht oder nur unzureichend möglich ist. Die pulmonale Clearance wird gefördert durch ständiges Trainieren eines effektiven Hustenstoßes, unterstützt durch regelmäßige Vibrationsmassage des Thorax im Anschluß an die Verneblung von Sekretolytika. Atelektasen und Dystelektasen wird weiterhin vorgebeugt durch die intermittierende Anwendung von Masken-CPAP, Intermittent Positive Pressure Breathing (IPPB) oder der inzentiven Spirometrie.

Respiratorische Präventiv-Therapie als Teil der Gesamttherapie

Die präventive respiratorische Therapie ihrerseits ist nur ein Teil eines umfassenden Konzepts vorbeugender Maßnahmen beim polytraumatisierten Patienten. Dazu zählen:

- umgehende Normalisierung der Vitalfunktionen
- rasche Mobilisierung
- intensive respiratorische Therapie
- Prävention nosokomialer Infektionen [16, 18]
- sorgfältige Flüssigkeitsbilanzierung.

Mit zunehmendem Wissen über das pathophysiologische Geschehen nach Trauma und Schock werden die Heilungschancen zunehmen.

Bis dahin beruht die Behandlung des polytraumatisierten Patienten auf diesen Grundsätzen.

Literatur

1. Benzer H, Geyer A, Haider W, Koller W, Mutz N, Pauser G (1983) Prophylaktische Frühbeatmung. Springer, Berlin Heidelberg New York Tokyo (Hefte Unfallheilkunde 156, S 278–284)
2. Fein AM, Goldberg SK, Lippmann ML, Fischer R, Morgan L (1982) Adult respiratory distress syndrome. Br J Anaesth 54:723–736
3. Födisch M, Rommelsheim K, Nadstawek J, Solymosi L (1989) Primärveränderungen im pulmonalen Computertomogramm. Anaesthesist 38 [Suppl] 1:339
4. Gattinoni L, Pesenti A, Bombino M, Baglioni S, Rivolta M, Rossi F, Rossi G, Fumagalli R, Marcolin R, Mascheroni D, Torresin A (1988) Relationship between lung computed tomographic density, gas exchange and PEEP in acute respiratory failure. Anesthesiology 69:824–832
5. Goris JA (1989) Prophylaxis of the adult respiratory distress syndrome. Anaesthesist 38 [Suppl] 1:92
6. Goris JA, Gimbere JSF, van Niekerk JML, Schoots FJ, Booy LHD (1982) Early osteosynthesis and prophylactic ventilation in the multitrauma patient. J Trauma 22:895–903
7. Neuhof H (1989) Mediatoren in der Pathogenese des akuten Lungenversagens. Anaesthesist 38 [Suppl] 1:88
8. Pepe PE, Hudson LD, Carrico CJ (1984) Early application of positive end-expiratory pressure in patients at risk for the adult respiratory distress syndrome. New Engl J Med 311:281–286
9. Rinaldo JE, Rogers RM (1982) Adult respiratory distress syndrome. New Engl J Med 306:900–909
10. Rommelsheim K, Lackner K, Westhofen P, Distelmeier W, Hirt S (1983) Das respiratorische Distress-Syndrom des Erwachsenen (ARDS) im CT. Anästh Intensivther Notfallmed 18:59–64

11. Schlag G, Redl H (1982) Neue Aspekte zur Schocklunge. Anästh Intensivther Notfallmed 17:86–91
12. Shackford SR, Virgillo RW, Peters RM (1981) Early extubation versus prophylactic ventilation in the high risk patient: a comparison of postoperative management in the prevention of respiratory complications. Anesth Analg 60:76–80
13. Shapiro BA, Cane RD, Harrison RA (1984) Positive end-expiratory pressure therapy in adults with special reference to acute lung injury: A review of the literature and suggested clinical correlations. Crit Care Med 12:127–141
14. Schmidt GB, O'Neill WW, Kotb K, Hwang KK, Bennet EJ, Bombeck CT (1976) Continuous positive airway pressure in the prophylaxis of the adult respiratory distress syndrome. Surg Gynec Obstet 143:613–618
15. Schwieger I, Gamulin Z, Suter PM (1989) Lung function during anaesthesia and respiratory insufficiency in the post-operative period: physiological and clinical implications. Acta Anaesthesiol Scand 33:527–534
16. Stoutenbeek ChP, van Saene HKF, Miranda DR, Zandstra DF (1984) The effect of selective decontamination of the digestive tract on colonization and infection rate in multiple trauma patients. Int Care Med 10:185–192
17. Suter PM (1989) Respiratorische Insuffizienz und ihre Behandlung beim drohenden Multiorganversagen. Anästh Intensivther Notfallmed 24:212–215
18. Thülig B, Hartenauer U, Diemer W, Lawin P, Fegeler W, Ritzerfeld W (1989) Infection control by selective florasuppression in critically ill patients. In: van Saene HKF, Stoutenbeek ChP, Lawin P, McLedingham I (Hrsg) Infection control in intensive care units by selective darmdekontamination. Update in Intensive Care Medicine, Vol 7. Springer, Berlin Heidelberg New York London Paris Tokyo Hong Kong
19. Weigelt JA, Mitchell RA, Snyder WH (1979) Early positive end-expiratory pressure in the adult respiratory distress syndrome. Arch Surg 114:497–501

Zeitpunkt und Wertigkeit der operativ-neurochirurgischen Versorgung beim Schockpatienten

W. Grote und R. Kalff

Neurochirurgische Klinik, Universitätsklinikum Essen, Hufelandstraße 55, D-4300 Essen 1

Die Versorgung schwerverletzter Patienten stellt eine hohe Anforderung sowohl an die fachlichen wie auch organisatorischen Fähigkeiten des medizinischen Personals.

Unserer Meinung nach sind folgende Voraussetzungen für das Management dieser Patienten erforderlich.

Die Klinik sollte über einen *Hubschrauberlandeplatz* verfügen. Als wichtigste zentrale Einrichtung muß ein *Schockraum* (Notfall-OP) vorhanden sein, der 24 h personell besetzt ist.

Hier sollte *ein Facharzt* (Unfallchirurg oder Anaesthesist) die Betreuung des Verletzten verantwortlich übernehmen und die weiteren therapeutischen und diagnostischen Maßnahmen koordinieren.

Ihm zur Seite stehen konsiliarisch ein *Allgemeinchirurg*, ein *Herz-Thorax-Chirurg* und *Neurochirurg* – fakultativ können Kollegen der *HNO-Heilkunde, Kieferchirurgie* oder *Augenheilkunde* hinzugezogen werden.

Hefte zur Unfallheilkunde, Heft 212
Redigiert von J. Probst

In räumlicher enger Anbindung an den Schockraum sollte sich eine *Blutbank*, sowie eine *röntgendiagnostische* Einrichtung incl. Computertomographie und Angiographieplatz befinden.

Ebenso selbstverständlich muß nach der Primärversorgung die Weiterführung des Patienten auf eine *Intensivstation* gewährleistet sein (Abb. 1).

Aus neurochirurgischer Sicht können Schädelhirntraumen und Wirbelsäulenverletzungen Probleme bei der Erstversorgung Polytraumatisierter darstellen.

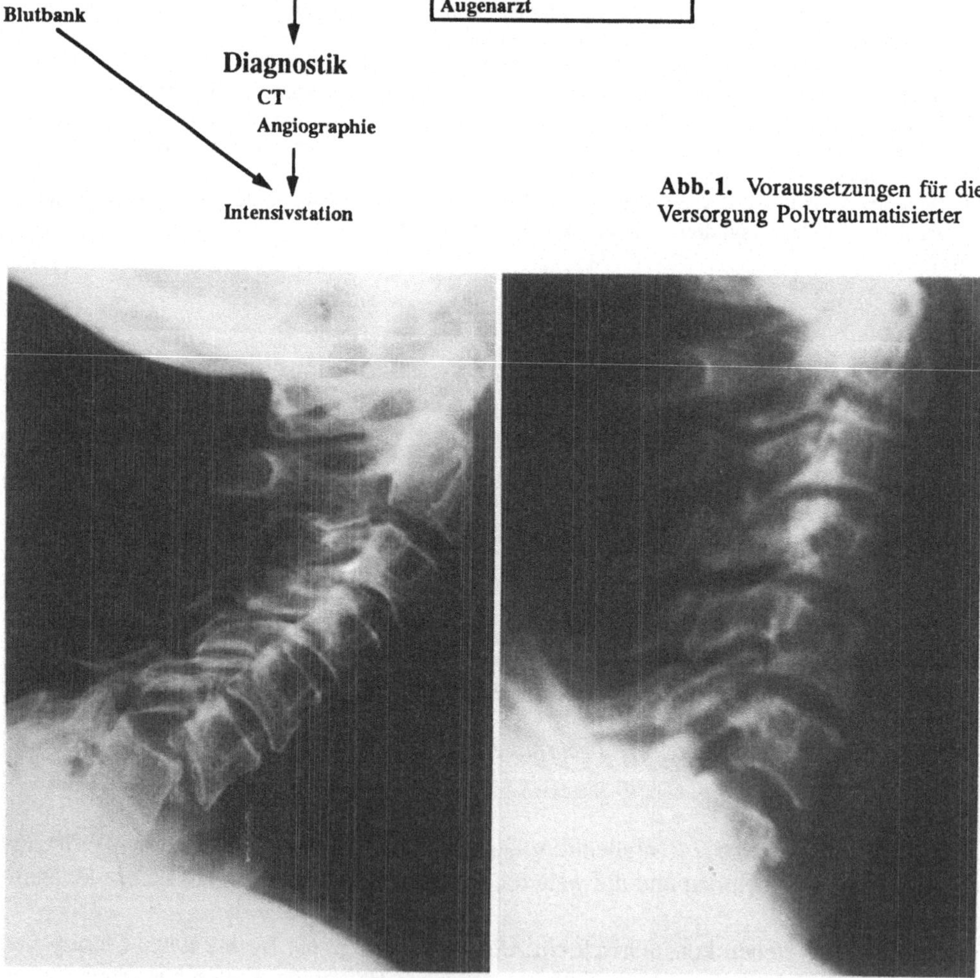

Abb. 1. Voraussetzungen für die Versorgung Polytraumatisierter

Abb. 2. *Links:* Luxationsfraktur HWK 6/7. *Rechts:* Nach Reposition

Besonders zu beachten ist die nicht unerhebliche Anzahl von 6–39% zusätzlicher Halswirbelsäulenverletzungen bei Bewußtlosen [6, 13, 17, 21] (Abb. 2).

Aus diesem Grunde werden diese Patienten bei uns bis zur endgültigen diagnostischen Abklärung mit einer semirigiden Halskrawatte versorgt.

Bei Mehrfachverletzungen findet sich mit 50–85% in einem hohen maße ein begleitendes schweres Schädelhirntrauma [2, 6, 13, 16, 17, 20]. In unserem Patientengut liegt der Anteil bei 65% [19]. Grundsätzlich werden die Schädelhirntraumen in offene und gedeckte Verletzungen eingeteilt (Tabelle 1).

Tabelle 1. Einteilung der Schädelhirntraumen

offen	penetrierend Rhino-/Otoliquorrhoe Lufteinschluß intrakraniell
gedeckt	generalisiertes Hirnödem intracerebrales Hämatom/Kontusion Impressionsfraktur Epiduralhämatom Subduralhämatom Retrobulbärhämatom

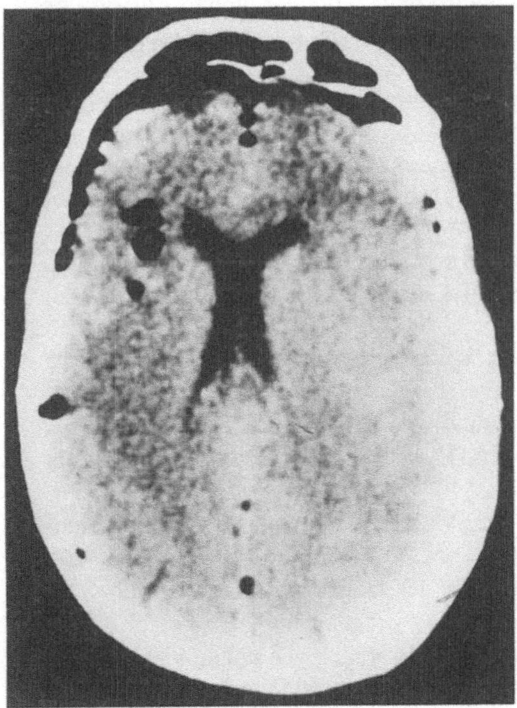

Abb. 3. Offenes Schädelhirntrauma mit multiplen intraduralen Lufteinschlüssen

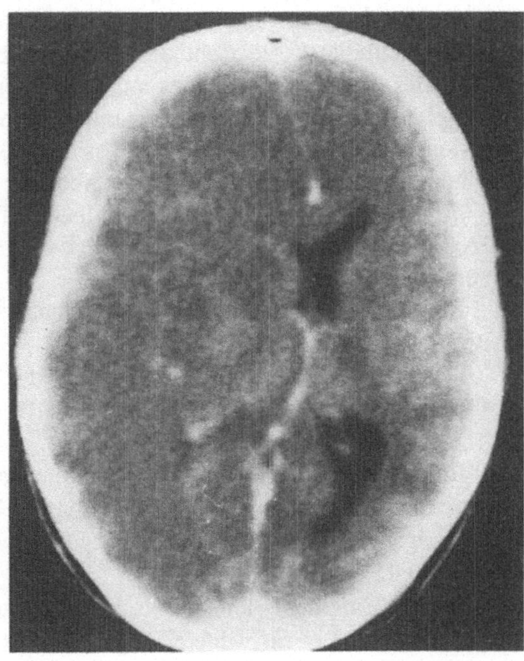

Abb. 4. Ausgeprägtes Hirnödem

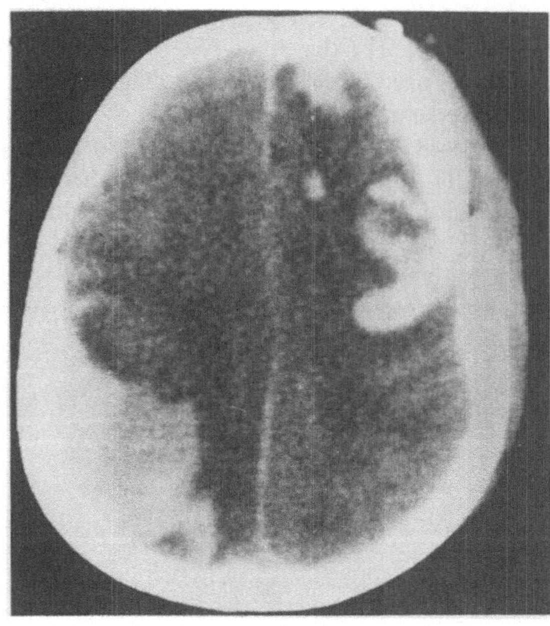

Abb. 5. Multiple Kontusionen beidseits

Hinweis auf ein penetrierendes, offenes Schädelhirntrauma gibt der direkte Austritt von Hirndetritus mit ggf. Verletzung eines arteriellen Hirngefäßes oder Läsion der großen Blutleiter. Ebenso weist eine Oto- oder Rhinoliquorrhoe auf eine Duraverletzung hin.

Intrakranielle Lufteinschlüsse im Computertomogramm zeigen ebenfalls eine Verbindung des intraduralen Raumes mit der Außenwelt an (Abb. 3).

Bei den gedeckten Schädelhirntraumen sind das generalisierte Ödem (Abb. 4), die Kontusionsblutung (Abb. 5), die Impressionsfraktur, (Abb. 6) sowie epidurale (Abb. 7) oder subdurale Blutungen zu erwähnen (Abb. 8).

Eine Sonderform stellt das retrobulbäre Hämatom dar (Abb. 9). Ausschlaggebend für die Prognose eines Schädelhirntraumas ist vor allem die Bewußtseinslage und das Alter der Patienten.

Bewährt zur Einteilung der Bewußtseinslage beim Schädelhirntrauma hat sich die Brüsseler Koma-Skala [5].

Mit zunehmendem Komagrad steigt die Letalität von 12–18% in Koma I, auf 30–48% in Koma II und 40–62% in Koma III. Koma IV wird in aller Regel nicht überlebt [8, 9, 11, 14, 15] (Abb. 10).

Bei über 60jährigen liegt die Sterblichkeit bei Mehrfachverletzungen mit begleitendem Schädelhirntrauma zwischen 64 und 100%, bei 30–60jährigen 40–52%, bei 20–30jährigen 33–41%, bei 10–20jährigen sowie unter 10 Jahren zwischen 15 und 33% [1, 4, 10, 11, 12, 14] (Abb. 11).

Bei der Einteilung der Wirbelsäulenverletzungen unterscheiden wir stabile und instabile Verletzungen. Für das weitere Vorgehen ist es wichtig, daß ein exakter neurologischer Ausgangsstatus erhoben wird. Liegen keine neurologischen Ausfälle vor oder haben wir es mit einem progredienten oder kompletten Querschnittssyndrom zu tun? Wegen der Begleitverletzungen ist es oft schwierig eine exakte primäre neurologische Diagnose zu stellen.

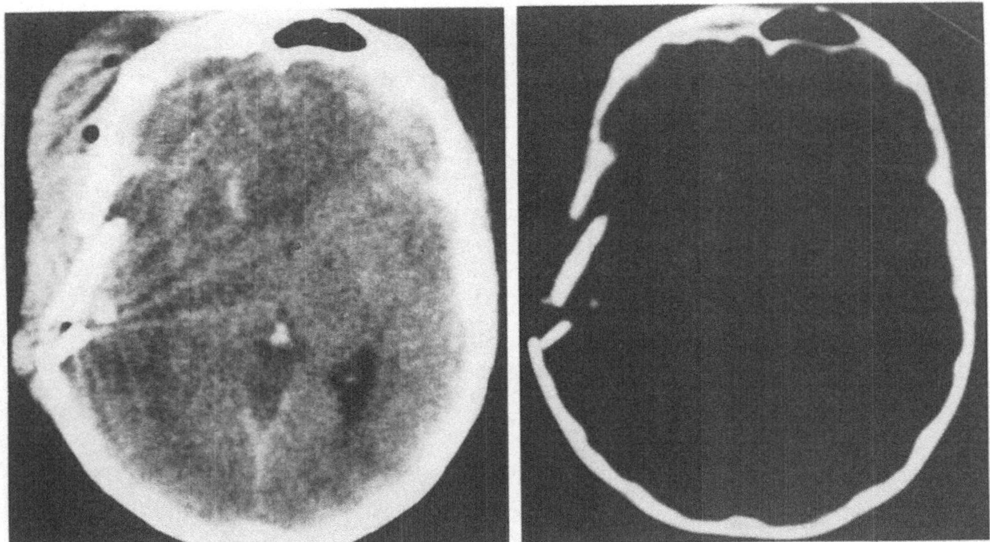

Abb. 6. Impressionsfraktur links temporal

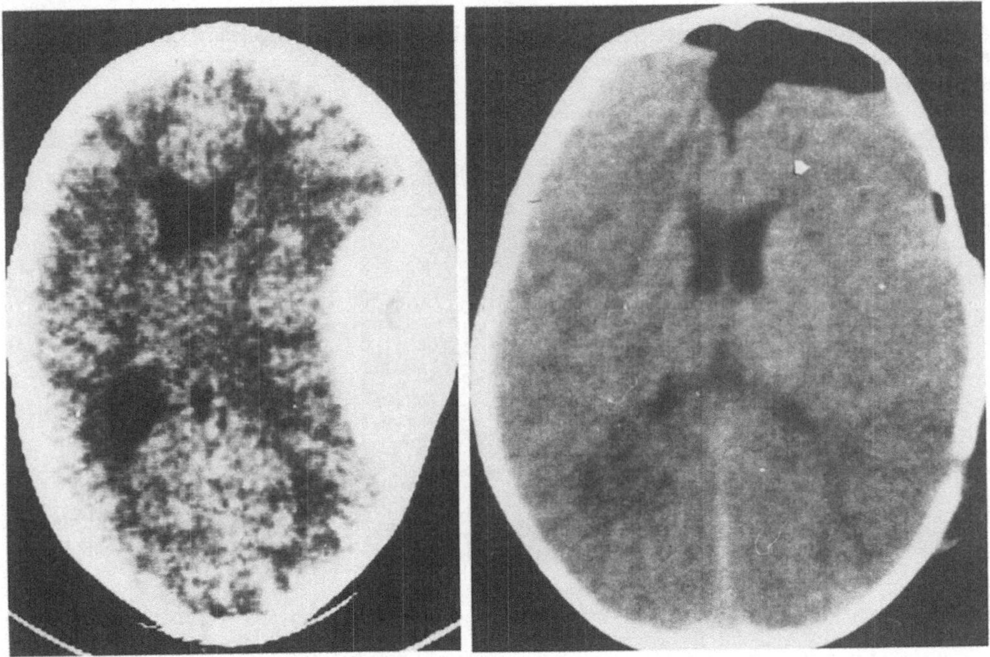

Abb. 7. *Links:* Epidurales Hämatom rechts temporo-parietal. *Rechts:* Nach Entfernung

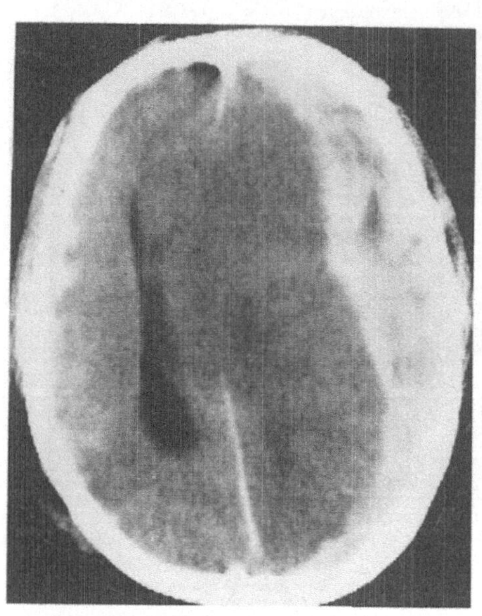

Abb. 8. Ausgedehntes subdurales Hämatom über der rechten Hemisphäre mit begleitendem Ödem

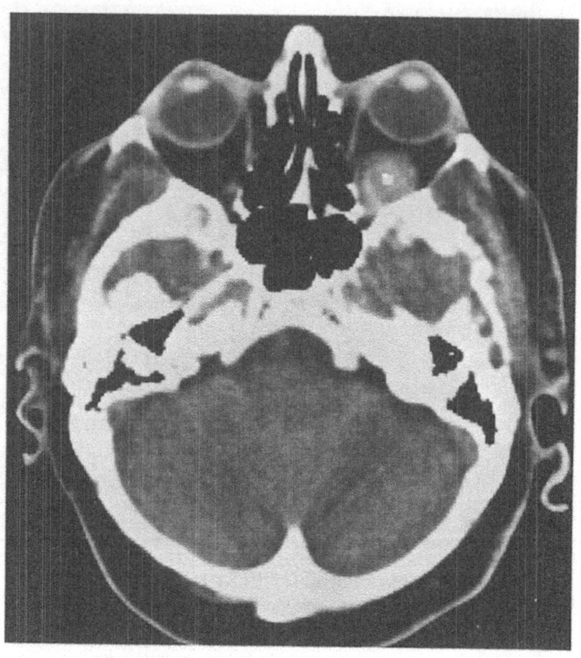

Abb. 9. Retrobulbäres Hämatom

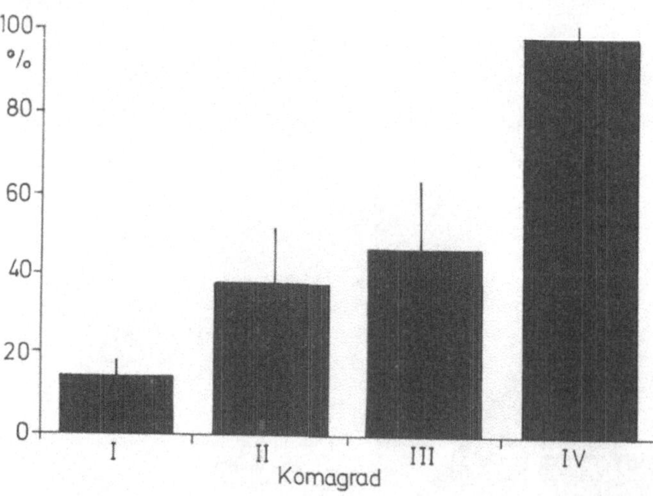

Abb. 10. Letalität bei schwerem Schädelhirntrauma in Abhängigkeit vom Komagrad

Die in der Behandlung Polytraumatisierter gebräuchliche Einteilung der verschiedenen Versorgungsphasen hat sich auch aus unserer Sicht bewährt [22, 23] (Abb. 12).

In der Akutphase sind selbstverständlich die Massenblutungen in die großen Körperhöhlen vordringlich zu behandeln [7, 22, 23].

Profuse Blutungen aus dem Nasen-Rachenraum, die ja ein enormes Ausmaß erreichen können, sind meist durch Tamponaden zu stillen.

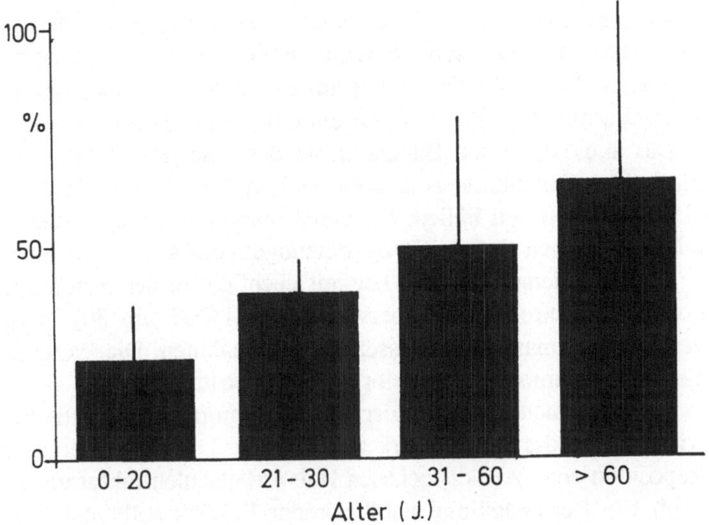

Abb. 11. Letalität bei schwerem Schädelhirntrauma in Abhängigkeit vom Alter

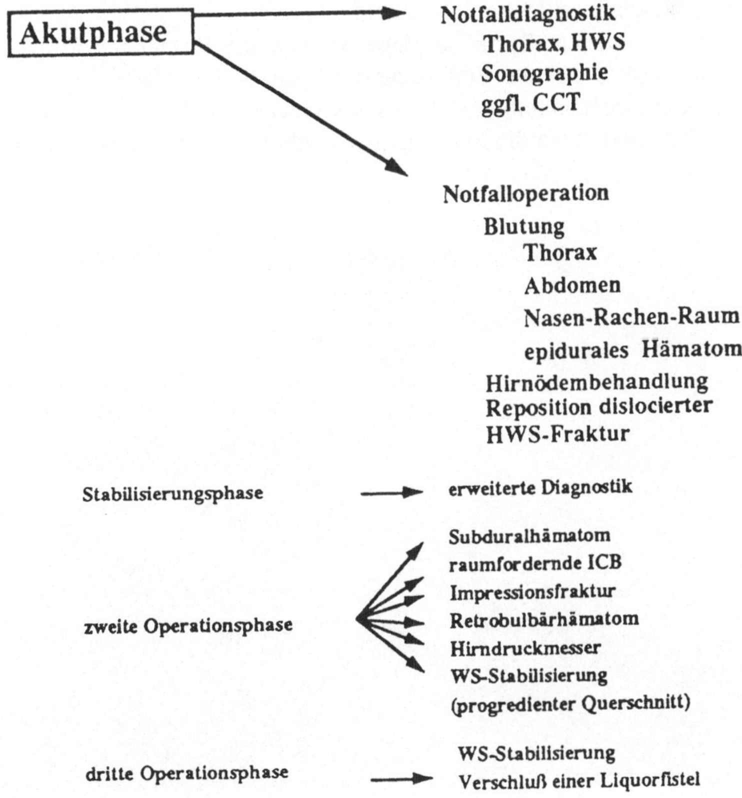

Abb. 12. Zeitpunkt der neurochirurgischen Therapie bei Polytraumatisierten mit schwerem Schädelhirntrauma oder Wirbelsäulenverletzung

Die diagnostische Abklärung beschränkt sich in dieser Phase auf die Röntgenaufnahmen des Thorax und der Halswirbelsäule, wobei hier besonders zu beachten ist, daß die unteren Segmente dargestellt sind, sowie auf eine Abdomensonographie oder Peritoneallavage und je nach klinischem Verdacht auf ein craniales Computertomogramm.

Das akute epidurale Hämatom, an das man immer bei einer Schädelfraktur, oder bei klinischem Seitenhinweis denken muß, sollte ebenfalls in dieser Phase entlastet werden. Hier ist in seltenen Fällen, bei gleichzeitiger Blutung in den Thorax oder das Abdomen oder bei offenen Extremitätenverletzungen, ein simultaner Eingriff erforderlich [3].

Die Hirnödemprophylaxe beginnt ebenfalls in der Akutphase mit leichter Oberkörperhochlage, kontrollierter Hyperventilation (PCO2 um 30) sowie, wenn es die Kreislaufverhältnisse zulassen, entwässernden Maßnahmen. Die Wertigkeit der Dexamethasongabe zur Hirnödemprophylaxe bleibt weiter umstritten [18].

Bei progredienter neurologischer Querschnittssymptomatik besteht die Indikation so früh wie möglich das Rückenmark zu entlasten. Dies kann bereits durch eine achsengerechte Reposition einer z.B. dislocierten Halswirbelsäulenfraktur mit einer Extension erfolgen [7] (Abb. 13). Der endgültige stabilisierende Eingriff sollte dann zu einem späteren Zeitpunkt vorgenommen werden (Abb. 14).

In der Stabilisierungsphase erfolgt die weitere diagnostische Abklärung. Hier ist darauf zu achten, daß diese sich auf die klinisch notwendigen Dinge beschränkt und keine „Rundumdiagnostik" betrieben wird.

In der zweiten Operationsphase werden die Primäreingriffe durchgeführt. Aus unserer Sicht sind dies die Entlastung eines subduralen Hämatoms, sowie einer raumfordernden Kontusionsblutung, die Anhebung einer Impressionsfraktur über funktionell wichtigen Hirnregionen sowie die Entlastung des Sehnerven bei einem retrobulbären Hämatom. Auch

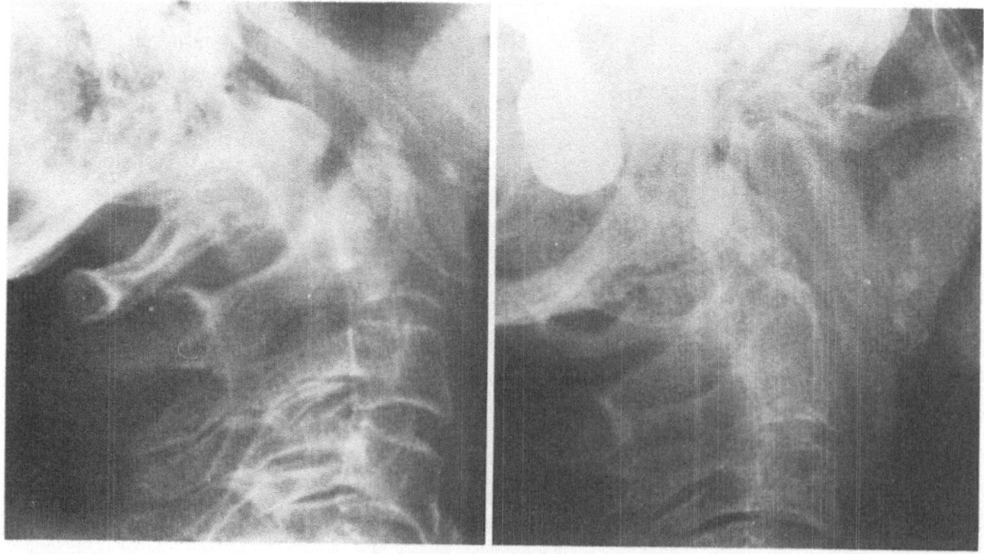

Abb. 13. *Links:* Dislocierte Densfraktur Typ Anderson II. *Rechts:* Nach Reposition in Crutchfieldextension

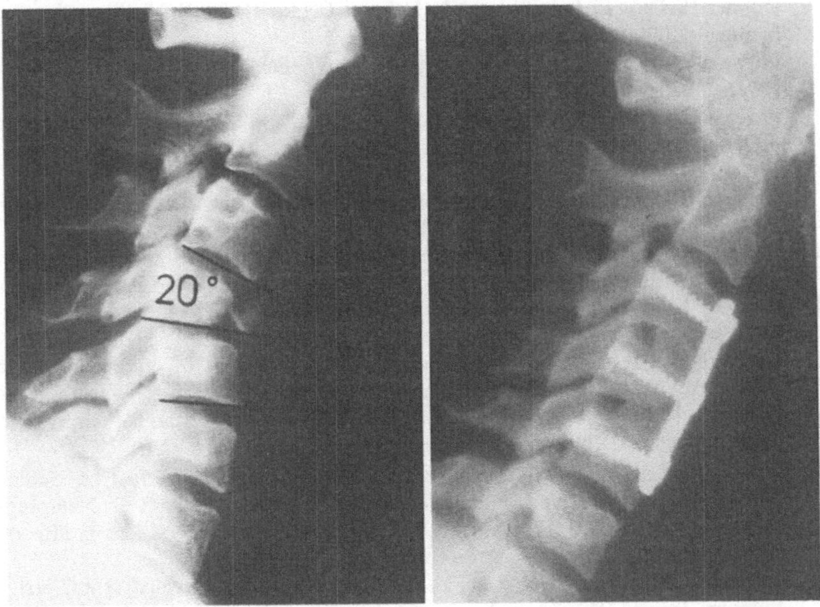

Abb. 14. *Links:* Instabile Kompressionsfraktur HWK 4. *Rechts:* Zustand nach ventraler Plattenspondylodese HWK 3–5 mit Interposition von autologem Knochenspan

die Hirndruckmessung zur besseren Steuerung der antiödematösen Therapie hat hier ihren Platz.

Nach bereits erfolgter Reposition einer Wirbelsäulenfraktur bei progredienter Querschnittssymptomatik wird jetzt die operative Stabilisierung durchgeführt [7].

Bei einem konstanten neurologischen Befund geschieht dies in der dritten Operationsphase als Sekundäreingriff.

Ebenfalls in dieser Phase erfolgt der Verschluß oto- oder rhinogener Liquorfisteln [7].

Bis auf die möglichst rasche Entlastung des epiduralen Hämatoms und die sofortige Reposition einer dislozierten Wirbelsäulenfraktur sind aus meiner Sicht alle anderen Verletzungen aus dem neurochirurgischen Fachgebiet mit aufgeschobener Dringlichkeit zu versorgen.

Literatur

1. Alberico AM, Ward JD, Choi SC, Marmarou A, Young HF (1987) Outcome after severe head injury. Relationship to mass lesions, diffuse injury, and ICP coruse in pediatric and adult patients. J Neurosurg 67 : 648–656
2. Arnold K (1985) Das Schädelhirntrauma im Rahmen der Mehrfachverletzung. Beitr Orthop Traumatol 32 : 282–286
3. Bakay L (1983) Brain injuries in polytrauma. World J Surg 7 : 42–48
4. Berger MS, Pitts LH, Lovely M, Edwards MSB, Bartkowski HM (1985) Outcome from severe head injury in children and adolescents. J Neurosurg 62 : 194–199
5. Brihaye J, Frowein RA, Lindgren S, Loew F, Stroobandt G (1978) Report on the Meeting of the W.F.N.S. Neuro-Traumatology Committee, Brussels, 19–23 September 1976. Acta Neurochir 40 : 181–186

6. Dittmer H, Faist E, Lauterjung KL, Heberer G (1983) Die Behandlung des Polytraumatisierten in einem Klinkum. Chirurg 54 : 260–266
7. Frowein RA, Reichmann W, Terhaag D, Rosenberger J (1978) Die Schädel-Hirnverletzung beim Polytraumatisierten. Chirurg 49 : 663–667
8. Frowein RA, Schiltz F, Firsching R, Stammler U (1982) Verlaufskontrolle und Prognose beim prolongierten Koma. In: Bushe KH (Hrsg) Schädel-Hirn-Trauma. Melsunger Med Mitteilung 103–109
9. Frowein RA, Reichmann W, Firsching R (1985) Das Polytrauma aus neurochirurgischer Sicht. In: Schürmann: Der cerebrale Notfall. Urban und Schwarzenberg, S 58–63
10. Heiden JS, Small R, Caton W, Weiss MH, Kurze TH (1979) Severe head injury and outcome: A prospective study. In: Popp AJ et al. (ed) Neural trauma. Raven Press, New York, pp 181–193
11. Kalff R, Kocks W, Pospiech J, Grote (1989) Clinical outcome after head injury in children. Child's Nerv Syst 5 : 156–159
12. Karimi-Nejad A, Tritz W (1984) Sequelae and prognosis of craniocerebral trauma in elderly people. Advances Neurosurg 12 : 212–215
13. Kaukinen L, Pasanen M, Kaukinen S (1984) Outcome and risk factors in severely traumatised patients. Annales Chirurgiae et Gynaecologiae 73 : 261–267
14. Kocks W, Kalff R, Pospiech J, Grote W (1989) Klinischer Verlauf bei Schädelhirntraumen in höherem Lebensalter. Verhandlungen der Deutschen Gesellschaft für Neurologie 5
15. Peters R, Richard KE, Frowein RA (1989) Prognostic value of factors affecting outcome after severe head injury. Advances Neurosurg 17 : 73–77
16. Silva JF (1984) Review of patients with multiple injuries treated at university hospital, Kuala Lumpur. Trauma 24 : 526–531
17. Sinclair D, Schartz M, Gruss J, McLellan B (1988) A retrospective review of the relationship between facial fractures, head injuries, and cervical spine injuries. J Emergency Med 6 : 109-112
18. Sollmann WP, Hussein S, Stolke D (1985) Behandlungsergebnisse von schweren Schädel-Hirn-Traumen mit und ohne Dexamethasontherapie. Neurochirurgia 28 : 46–50
15. Schmit-Neuerburg KP, Joka TH (1985) Principles of tratment and indications for surgery in severe multiple trauma. Acta Chir Belg 85 : 239–249
20. Schwartz ML (1983) Head Injury in multiple Trauma. Canadian J Surg 26(1) : 23–36
21. Schwarz R, Usbeck W (1980) Luxationsfrakturen der Halswirbelsäule in Verbindung mit einem Schädelhirntrauma. 3. Wissenschaftliche Tagung der Sektion Neurotraumatologie der Gesellschaft für Neurochirurgie der DDR, Berlin
22. Tscherne H, Oestern HJ, Sturm J (1982) Operative Versorgung bei Schädel-Hirn-Trauma und Mehrfachverletzungen: Chirurgische Aspekte bei Verletzungen des Bewegungsapparates. In: Bushe KH (Hrsg) Schädel-Hirn-Trauma. Melsunger Med Mitteilungen 54 : 61–69
23. Tscherne H (1985) Das Polytrauma aus chirurgischer Sicht. In: Schürmann: Der cerebrale Notfall. Urban und Schwarzenberg, S 53–57

Spezielle Aspekte des Schocks

Vorsitz: R.J.A. Goris, Nijmegen; H.J. Oestern, Celle

Die Bedeutung des Schocks für die Verfahrenswahl bei Oberschenkelfrakturen

K. Wenda, G. Ritter, J. Ahlers und J. Degreif

Klinik und Poliklinik für Unfallchirurgie, Klinikum der Johannes-Gutenberg-Universität, Langenbeckstraße 1, D-6500 Mainz 1

In früheren Untersuchungen konnte gezeigt werden, daß bei Marknagelungen mit der intraoperativen Echokardiographie bei allen Aufbohrvorgängen sonographische Echos und vielfach auch größere Emboli im rechten Herzen beobachtet werden können [6]. Diese konnten tierexperimentell als gemischte Emboli aus einem Knochenmarkskern mit umgebender thrombotischer Apposition identifiziert werden. In-vivo-Applikation von Knochenmark führt zur Thrombocytenaggregation [1] und zur intravasalen Gerinnung in der Lunge [4]. Weitere Untersuchungen sprechen für die Wechselwirkung mit Endotoxin [2] und die Beteiligung von vasoaktiven Substanzen [3]. Beim Schock sind ähnliche Pathomechanismen gesichert, so daß eine Wechselwirkung zwischen Schock und Knochenmark angenommen werden muß. Klinisch bleiben die Einschwemmungen meist folgenlos, bei Vorliegen bestimmter Cofaktoren muß jedoch mit schwerwiegenden Komplikationen gerechnet werden. Cofaktoren sind Volumenmangel und ein manifester oder auch ein latenter Schockzustand mit noch normalen Kreislaufparametern, gleichzeitiges Polytrauma insbesondere mit Thoraxtrauma und restriktive Lungenerkrankungen. Ein latenter Schockzustand kann bereits infolge einer isolierten Femurfraktur auftreten, so daß nicht primär genagelt werden sollte. Die Knochenmarkeinschwemmungen liefern die pathophysiologische Erklärung für die klinische Erfahrung, daß bei Nagelungen nach 5–10 Tagen keine Komplikationen mehr auftreten, weil dann die Traumafolgen soweit kompensiert sind, daß keine Wechselwirkungen mit dem eingeschwemmten Knochenmark mehr auftreten. Deshalb führen wir die Marknagelung in allen von der Fraktur her geeigneten Fällen bei geschlossenen und I.gradig offenen Frakturen nach 5–10 Tagen durch. Bei Frakturen, die eine sofortige Operation erfordern, empfehlen wir die Plattenosteosynthese. Sofortige Operation bedeutet im Schock die verzögert primäre Versorgung nach Trentz [5], d.h. Op nach kompensierter Hämodynamik – primäre Operation also bei II. und III.gradig offenen Frakturen, Gelenkfrakturen und Femurfrakturen beim Polytraumatisierten.

Literatur

1. Modig J et al. (1974) Pulmonary microembolism during intramedullary orthopaedic trauma. Acta Anaesth Scand 18:133–143
2. Nerlich ML, Wisner DH, Albes J, Sturm JA (1985) Der pulmonale Effekt von Knochenmarkfettintravasation und Endotoxinämie beim Schaf. Chir Forum f exp u klin Forschung. Springer, Berlin Heidelberg New York Tokyo, S 55–58

Hefte zur Unfallheilkunde, Heft 212
Redigiert von J. Probst

3. Nerlich ML, Wisner DH, Meier M, Sturm JA (1986) Prophylaxe des Fettemboliesyndroms durch Cyclooxygenasebl. Springer, Berlin Heidelberg New York Tokyo (Hefte zur Unfallheilkunde, 181), S 211–215
4. Saldeen T (1969) Intravascular coagulation in the lungs in experimental fat embolism. Acta Chir Scand 135 : 653–662
5. Trentz O et al. (1978) Kriterien für die Operabilität von Polytraumatisierten. Unfallheilkunde 81 : 451–458
6. Wenda K, Ritter G, Degreif J, Rudigier J (1988) Zur Genese pulmonaler Komplikationen nach Marknagelungen. Unfallchirurg 91 : 432ff.

Welchen Stellenwert hat die Analyse von Blutgasen in der Therapie Schwerverletzter

A. Seekamp, G. Regel, J.A. Sturm und H. Tscherne

Unfallchirurgische Klinik, Medizinische Hochschule Hannover, Konstanty-Gutschow-Straße 8, D-3000 Hannover 61

Einleitung

Zur Therapiesteuerung schwerverletzter beatmeter Patienten wird die Analyse arterieller Blutgase herangezogen. Auf gemischt venöse Blutgaswerte wird nur selten zurückgegriffen. Anhand zweier Patientenkollektive gleicher Verletzungsschwere, eines jedoch mit posttraumatischem Lungenversagen (ARDS), wurde der Nutzen der doppelten Blutgasanalyse untersucht.

Methode

Prospektive Untersuchung an 38 polytraumatisierten Patienten (PTS 30, Alter >16, <75), mittlere Beobachtungszeit 14 Tage, Analyse arterieller und pulmonal gemischt venöser Blutgase bis zum 2. Tag alle 12 h, darauf alle 24 h, zusätzliche Errechnung sekundärer Blutgasparameter. Kriterium für die Gruppeneinteilung war ein Anstieg des extravasculären Lungenwassers von über 9,5 ml/kg 24 h anhaltend (ARDS-Gruppe).

Ergebnis

Eine schon bei Aufnahme bestehende Hypoxie in beiden Gruppen wird am ehesten durch den arteriellen Baseexcess (BE) reflektiert. Zur Steuerung der Beatmung genügt bei komplikationslosem Verlauf die Bestimmung des arteriellen Sauerstoff-(PaO2) und Kohlendioxidpartialdruckes (PaCO2). Zu beeinflussen sind diese Blutgasparameter durch die inspiratorische Sauerstoffkonzentration (FiO2) und das Atemminutenvolumen (AVM). Beide Parameter sind ab dem 6. Tag in der ARDS Gruppe über die Norm anzuheben um ein adäquates

Hefte zur Unfallheilkunde, Heft 212
Redigiert von J. Probst

PaO2 und PaCDO2 zu erzielen. Die Ursache der Oxygenierungsstörung zeigt sich in einem auf über 20% erhöhten pulmonalen Shuntvolumen als Ausdruck der Perfusion nicht ventilierter Areale. Eine Diffusionsstörung zeigt sich in einer über 100 mmHg erhöhten alveo-arteriellen Differenz des Sauerstoffpartialdruckes. Zur Beurteilung der peripheren Sauerstoffversorgung werden die O2-Extraktionsrate sowie das O2-Angebot herangezogen. Bei initial im Normbereich liegendem HZV und O2-Verbrauch ist in beiden Gruppen die O2-Extraktionsrate über 25% erhöht und das O2-Angebot auf unter 550 ml/min/m2 vermindert. Diese Werte normalisieren sich, sobald das HZV therapeutisch auf 9–12 l/min erhöht wird. Der O2-Verbrauch bleibt konstant. Die arterio-venöse O2-Differenz (avDO2) liegt nach der HZV-Erhöhung mit Werten um 2–4 ml/100 ml deutlich besser als die Norm.

Diskussion

Aus der Analyse von arteriellen und gemischt venösen Blutgasen lassen sich respiratorische und zirkulatorische Hypoxieursachen differenzieren und ihre Therapie kontrollieren. Insbesondere das HZV sollte posttraumatisch auf hoch normale Werte eingestellt werden. Als Kontrollparameter dient die avDO2. Als Normwert der avDO2 muß jedoch statt 4–6 der Bereich von 2–4 ml/100 ml gewählt werden. Es wird deutlich, daß bei schwerverletzten Patienten auch die Analyse von gemischt venösen Gasen, aus einem Pulmonaliskatheter gewonnen, durchgeführt werden sollte.

Gängige Infusionsschemata und tatsächlicher Substitutionsbedarf in der Akutphase bei Schwerverbrannten

F. Weyer, A. Grabosch, R. Büttemeyer und J.C. Bruck

Abteilung für Plastische Chirurgie, Zentrum für Brandverletzte, Krankenhaus „Am Urban“, Dieffenbachstraße 1, D-1000 Berlin 61

Nach ausgedehnten thermischen Taumen stellt die Gefahr des hypovolämischen Schocks aufgrund der Permeabilitätserhöhung der Capillarwand die wesentliche Gefährdung eines derartig verletzten Patienten dar. Durch eine frühzeitige und suffiziente Infusionstherapie kann die Frühmortalität Schwerverbrannter deutlich gesenkt werden. Der zu erwartende Flüssigkeitsverlust kann in Abhängigkeit von der verbrannten Körperoberfläche und dem Körpergewicht annähernd bestimmt werden. Anhand von 25 Erwachsenen, die während eines Jahres ab dem Unfallzeitpunkt behandelt wurden, haben wir unsere Infusionstherapie der von Baxter modifizierten Parklandformel gegenübergestellt. Wir vermeinten in der Akutphase immer mehr infundieren zu müssen, als dies von Baxter vorgeschrieben wurde. Die Untersuchungen bezüglich Einfuhr und den Kontrollparametern – stündliche Ausfuhr und Hämatokrit – ergaben tatsächlich ein Plus an Infusion gegenüber dem Schema. Ein besonderes Problem stellen die ersten vier Stunden nach dem Unfall dar. Bedingt durch

Hefte zur Unfallheilkunde, Heft 212
Redigiert von J. Probst

die gute Erstversorgung der Patienten am Unfallort in Berlin durch den Notarzt, durch den Transport in das nächstgelegene Krankenhaus und dann weiter an unser Zentrum, sowie der weiteren Therapie in unserem Schockraum bis zur endgültigen Diagnosestellung und Berechnung des Infusionsbedarfs, ist der Patient in diesem Zeitraum meist überinfundiert. Möglicherweise ist die ideale Substitution durch das Baxterschema gegeben. Exakte Diagnose, Ausschluß von Begleitverletzungen und strenge Berücksichtigung der Kontrollparameter dürften zu einer idealen Primärtherapie des Schwerverbrannten führen.

Die Bedeutung des hämorrhagisch-traumatischen Schocks und der Thoraxverletzung für die Prognose nach Polytrauma

Ch. Waydhas, D. Nast-Kolb, A. Trupka, M. Jochum und L. Schweiberer

Chirurgische Klinik und Poliklinik, Klinikum Innenstadt der Ludwig-Maximilian-Universität, Nußbaumstraße 20, D-8000 München 2

In einer prospektiven Studie wurden Einflußgrößen auf die Prognose nach schwerem Mehrfachtrauma untersucht. 69 Patienten (durchschnittlicher ISS 36, Letalität 16% (n = 11)) erfüllten die Studienkriterien. 43 Patienten hatten ein Thoraxtrauma (AIS ≫ 3), 26 Patienten wiesen keine Verletzung des Thorax auf. Die Patienten mit Thoraxtrauma hatten eine signifikant höhere Letalität (23% vs 4%) und häufigeres respiratorisches Versagen (60% vs 12%) bei gleichem ISS und gleichen Begleitverletzungen.

Von den 11 versterbenden Patienten hatten nur 9% (n = 1), von den 29 Patienten mit respiratorischen Versagen hatten nur 10% (n = 3) kein Thoraxtrauma. Die Überlebenden (n = 33) und Versterbenden (n = 10) mit Thoraxtrauma unterschieden sich im ISS (35 vs 45) und in der Häufigkeit begleitender Verletzungen des Bewegungsapparates (55% vs 90% und des Abdomens (18% vs 50%).

Die lokale Organschädigung der Lunge scheint ein wesentlicher Schrittmacher für das Lungenversaagen und den letalen Ausgang zu sein.

Andererseits zeigen Indikatoren des posttraumatischen Schockgeschehens (Elastase, Kathepsin B, CRP u.a.) signifikante Unterschiede zwischen Versterbenden und Überlebenden, sowie zwischen Patienten mit und ohne Organinsuffizienzen. Diese Parameter sind jedoch unabhängig vom Fehlen oder Vorhandensein eines Thoraxtraumas.

Die Ergebnisse legen nahe, daß die Prognose Schwerverletzter häufig (Ausnahme SHT) durch die Kombination der lokalen Lungenschädigung durch das Thoraxtrauma mit der zusätzlichen systemischen Organschädigung nach traumatischem Schock bestimmt wird.

Hefte zur Unfallheilkunde, Heft 212
Redigiert von J. Probst

Ist das akute Nierenversagen nach Polytrauma therapeutisch zu beeinflussen?

H.-C. Pape, G. Regel, J.A. Sturm und H. Tscherne

Unfallchirirgische Klinik, Medizinische Hochschule Hannover, Konstanty-Gutschow-Straße 8, D-3000 Hannover 61

Einleitung

Im posttraumatischen Krankheitsverlauf polytraumatisierter Patienten stellt das Versagen innerer Organe nach wie vor ein großes Problem dar. Sequentielles oder gleichzeitiges Versagen *mehrerer* Organe ist mit erhöhter Letalität verbunden; dies gilt insbesondere für diejenigen Organe, deren Aufgabe die Exkretion toxischer Substanzen ist (Leber, Niere). Vor diesem Hintergrund wurden 2 prospektive Studien ausgewertet, um Aussagen über Therapieeinflüsse auf das posttraumatische Nierenversagen zu machen.

Material und Methodik

2 prospektive Studien (Studie A: n = 81; Studie B: n = 38) wurden ausgewertet. Einschlußkriterien waren in beiden Studien: Alter 15–65 Jahre; Verletzungsschweregrad III und IV (PTS), kein schweres SHT, keine Sekundärverlegung. Unterschiede bestanden in der Art und Menge der Volumentherapie, (A: Kolloide + Kristalloide; B: Kristalloide) und der Gabe positiv inotroper Substanzen (Dopamin 2 μg/kgKg/min). Die Studien wurden zeitversetzt durchgeführt. Folgende Parameter wurden über den gesamten Zeitverlauf der Intensivbehandlung bestimmt: ZVD, Herzindex, PVR, SVR, AvDO2, pulmonalcapillärer Verschlußdruck. Die Kreatinincleareance wurde dokumentiert und die Nierenfunktion anhand des MOV-Scores (Goris) eingeteilt.

Ergebnisse

1. Die Gesamtvolumenmenge betrug in Studie A 11,96 l, d.h. nach Korrektur der Volumenwirksamkeit (Kolloide) 14,26 l; in Studie B insgeamt 16,25 l.
2. In der Studie A zeigte sich in 13,6% ein dialysepflichtiges Nierenversagen Grad II, in Studie B in 2,6%. Grad I Nierenversagen fand sich in Studie A in 0%, in Studie B in 7,9%.
3. Ein höherer ZVD fand sich in Studie A über den gesamten Zeitverlauf bei regelmäßig niedrigeren PEEP-Werten.
4. Niedrigere Werte des Herzindex in Studie A zeigten sich im gesamten Zeitverlauf; der pulmonalcapilläre Verschlußdruck war in Studie A insbesondere in der Spätphase erhöht und in Studie B normal.
5. Mit Ausnahme der Initialwerte war der AvDO2 und der SVR zu jedem Zeitpunkt höher in der Studie B.

Hefte zur Unfallheilkunde, Heft 212
Redigiert von J. Probst

Schlußfolgerung

1. Bei gleichen Einschlußkriterien und gleichem Verletzungsschweregrad zeigte sich eine niedrigere Nierenversagensrate in Studie B.
2. Ursache hierfür ist nach unseren Ergebnissen eine bessere hämodynamische Situation, periphere Zirkulation und O_2-Versorgung.
3. Folgende Therapieunterschiede sind hierfür verantwortlich:
   a) Höhere Volumenmenge in Studie B.
   b) Infusion von kristalloiden Lösungen in Studie B.
   c) Verbesserung der renalen Perfusion durch prophylaktische Gabe von Dopamin in der „Nierendosis“ (Studie B).

Diskussion: Spezielle Aspekte des Schocks

Concerning Wenda "Lecture: caution is necessary in interpreting the data from this study".

At first, the finding of fat embolism in lungs of traumavictims, who died within 24 hours of trauma, is extremely frequent and does not correlate with the clinical picture of fat embolism (reference Palmovic, 1965). On the other hand, determination of the amount of fat in the lungs in clinical patients is impossible. Furthermore, in this experimental study, no quantative evaluation was performed of the amount of fat, present in the lungs, and there is no control group with the same operation or with another form of osteosynthesis.

Evidently, there is an impressive increase in intermedullary pressure during intermedullary nailing. However, from the available clinical and experimental data no final conclusions can yet be reached about the dangers of intermedullary nailing in multiple traumatized patients.

Concerning the lecture of Seekamp: no significant difference was found between the groups with or without subsequent ARDS as concerns arterial oxygen transport and oxygen extraction ratio. It should, however, we pointed out that arterial oxygen transport was maximized in both groups due to optimal circulatory and respiratory treatment, while oxygen extraction ratio was very low in both groups. The question is if with this optimal oxygen transport tissue hypoxia could be prevented. In the lecture, presented by Sturm yesterday, there was a significantly higher serum lactate in the patientgroup with subsequent ARDS in contrast to the patients without subsequent ARDS. This points out that in the ARDS-group significant tissue hypoxia was present despite high arterial oxygen transport, while these patients could not increase their oxygen extraction ratio in the presence of tissue hypoxia.

Concerning the lecture of Weyer: the study underlines the necessity of individualizing flow treatment in burn-shock patients. The use of "high volume"burn-shock formulas (Parkland, Baxter) is amenable to discussion as a substantial number of burn-centers has changed to "low volume hypertonic"burn-shock re-animation, especially in elderly patients.

Hefte zur Unfallheilkunde, Heft 212
Redigiert von J. Probst

Therapie in der Spätphase

Vorsitz: E.M. Kuner, Freiburg; Th. Joka, Essen

Operative unfallchirurgische Versorgung nach Schock in der Spätphase: Thorax und Abdomen

N. Rohm

Abteilung für Allgemeine Chirurgie OZ II, Universitätsklinikum Essen, Hufelandstraße 55, D-4300 Essen 1

Unter dem genannten Thema sollen simulante Verletzungen des Thorax und Abdomens abgehandelt werden, die in der Spätphase des Schocks, d.h. Stunden bis wenige Tage nach dem Unfall, einer Operation zugeführt werden müssen. Nach der Klassifikation von Spilker und Ahnefeld [10] sind dies Eingriffe, die in die 2. und 3. operative Phase fallen.

An 1. Stelle sind hier die stumpfen oder penetrierenden Verletzungen des *Tracheobronchialbaumes* zu nennen, die im Gesamtkontingent des Verletzungsmusters polytraumatisierter Patienten mit ca. 0,3% eher selten sind. Etwa 75% aller Trachealverletzungen sind im cervico-thorakalen Übergangsbereich lokalisiert. Führende Ursachen der penetrierenden Verletzungen sind Schuß- und Stichwunden, bei den stumpfen Verletzungen Läsionen durch Dorsalverlagerung frakturierter Sternumanteile, die dann häufiger auch zur Läsion des Truncus brachiocephalicus führen. Der Patient wird symptomatisch durch Husten, Stridor, Hämoptysen sowie Austritt eines Blut-Luft-Gemisches aus dem Oropharynx bzw. bei penetrierenden Verletzungen direkt aus der Wunde. Bleibt die Haut über der Verletzung geschlossen, entwickelt sich ein Emphysem und ein Pneumothorax. Nach Sicherung der Beatmung über einen Tubus im Rahmen der Primärversorgung sind diese Defekte in der Regel operativ zu versorgen. Lediglich kleinere ventrale Defekte der Trachea können als Tracheostoma genutzt werden. Bei größeren ventralen Defekten, Verletzungen der Pars membranacea und bei der kompletten Trachealdissektion muß über dem liegenden Tubus die primäre operative Versorgung durchgeführt werden. Dabei handelt es sich um einen Eingriff, der nur von einem speziell in der Thoraxchirurgie erfahrenen Operateur durchgeführt werden sollte [11].

Das gleiche gilt für *Bronchusläsionen*, die üblicherweise in einem Bereich 2 cm distal der Carina lokalisiert sind und die Hauptbronchien bzw. den Bronchus intermedius erfassen. Hinweise auf eine solche Läsion sind der massive Luftverlust über die Buelau-Drainage, der persistierende Pneumothorax sowie die persistierenden Lungenatelektase (Abb. 1). Die Diagnosesicherung erfolgt über die Bronchoskopie. Über eine rechtslaterale Thoracotomie erfolgt der Defektverschluß entweder durch eine direkte Naht oder häufiger durch eine Manschettenresektion.

Bei ausgedehnteren Parenchymverletzungen, wie z.B. Schußverletzungen, kann eine Lobektomie notwendig werden (Abb. 2). Anzustreben ist immer die Frühextubation des Patienten, falls das nicht möglich erscheint, die elektive frühe Tracheotomie.

Hefte zur Unfallheilkunde, Heft 212
Redigiert von J. Probst

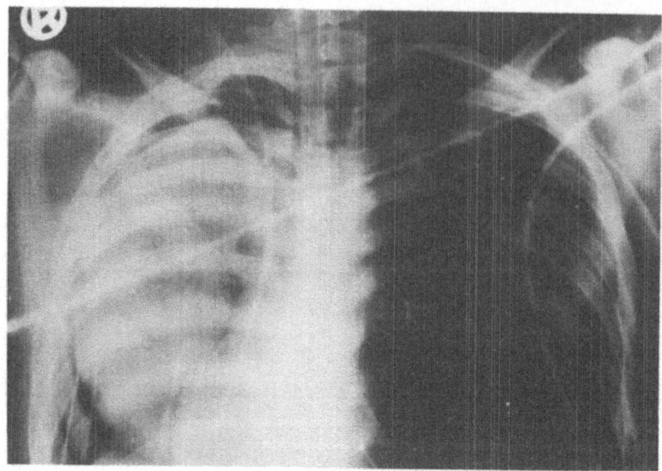

Abb. 1. Persistierende Lungenatelektase rechts und kompensatorisches Emphysem links bei Abriß des rechten Hauptbronchus

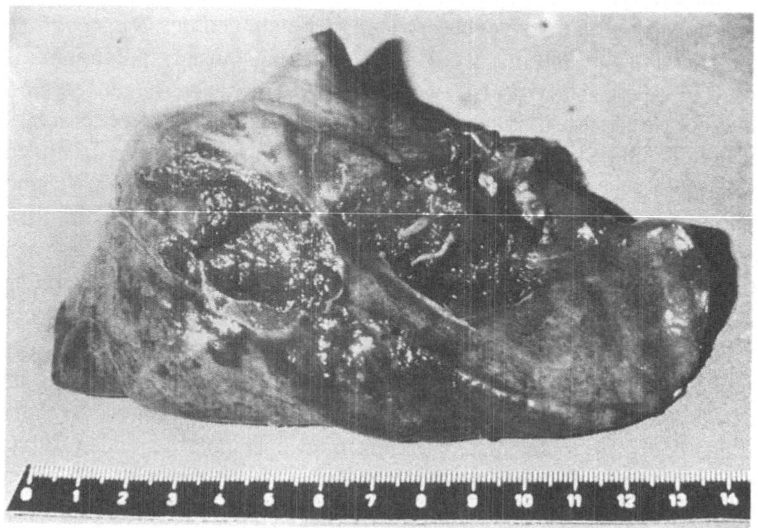

Abb. 2. Lobektomie nach ausgedehnter Läsion des rechten Lungenunterlappens

In der gleichen Achse wie die Trachea verläuft der *Ösophagus*. Rein traumatische Läsionen dieses Organs sind extrem selten, dann aber häufig mit Trachea- oder Gefäßverletzungen kombiniert. Die Letalität dieser Verletzungen liegt mit 20–25% immer noch sehr hoch. Durch den negativen intrathorakalen Druck wird sowohl der hochbakteriell kontaminierte Speichel als auch der saure Mageninhalt durch die Ösophagusläsion in das Mediastinum gesaugt. Führende Symptome sind das collare Emphysem, das Pneumomediastinum, Fieber, unerklärte Tachykardie und ein Pleuraerguß. Die diagnostische Sicherung erfolgt durch Gabe von Methylenblau über die hochliegende Magensonde, das bei Vorliegen eines Defektes dann über eine eingeführte Buelau-Drainage wieder austritt. Weitere Schritte in der Diagnostik sind röntgenologische Darstellungsmethoden des Ösophagus mit Dianosyl und schließlich die Ösophaguskopie.

Das therapeutische Ziel ist 1. die Verhinderung weiterer Kontamination des Mediastinums und 2. die Defektdeckung bzw. Exclusion der Leckageregion. Neben ausreichender Flüssigkeits- und Elektrolytsubstitution müssen also hochdosiert Breitspektrumantibiotica systemisch, sowie Desinfizienzien lokal appliziert werden. Der Speichelfluß wird durch einen proximalen Magenschlauch und der Mageninhalt selbst durch eine zweite im Magen plazierte Sonde abgeleitet. Innerhalb der 24 h-Grenze führen wir die primäre Defektdeckung über eine laterale Thoracotomie durch. Der Defekt wird dabei mit einer fortlaufenden resorbierbaren Naht verschlossen, wobei darauf zu achten ist, daß die Schleimhaut aufeinanderliegt. Die Abdichtung des Defektes erfolgt am besten mit einem Pleura-/Muskel-Flap aus dem Intercostalraum. Eine ausgiebige Drainage über eine Buelau-Drainage sowie gelegentlich über eine Lasche nach collarer Mediastinostomie ist angebracht. Bei mehr als 24 h altem Defekt oder ausgedehnter Ösophaguszerreißung führen wir in der Regel eine collare Ausleitung des Ösophagus durch und legen eine Kader-Fistel an. Der Verschluß des Ösophagus mit einem Stapler distal ist nicht erforderlich. Ösophagusresektionen und Rekonstruktionen sollten, falls möglich, auf einen späteren Zeitpunkt verschoben werden (Abb. 3).

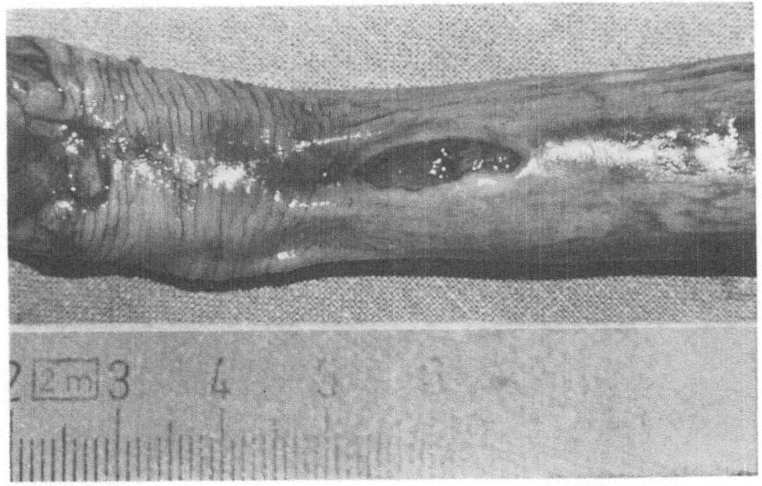

Abb. 3. Ösophaguslängsriß nach Sturz von einem Gerüst. Zuweisung 10 Tage nach dem Trauma. Die Ösophagektomie erfolgte, weil durch den Defekt eine Mediastinitis unterhalten wurde

Größere Probleme finden sich bei polytraumatisierten Patienten gerade in der Spätphase des Schocks, gelegentlich durch *Verletzungen des Lungenparenchyms*. Derartige Verletzungen dokumentieren sich u.a. in einer anhaltenden *Blutung* aus den Thoraxdrainagen, in einer anhaltenden *Fistelung* oder in einer *Lungenkontusion*. Die Kriterien für chirurgisches Vorgehen bei anhaltender Blutung aus den Thoraxdrainagen sind relativ klar. Stündliche Blutmengen von 100–200 ml nach initialer Entleerung der Thoraxdrainage oder initialer

Blutverlust über 1500 ml hinaus ohne Möglichkeit einer Kreislaufstabilisierung stellen eine Indikation zur Thoracotomie und operativen Versorgung der Blutungsquelle dar. Mit der thoracoskopischen Blutstillung haben wir keine Erfahrung. Das wandständige thorakale Hämatom ist im Gegensatz zum ausgeprägten Coagulothorax keine Operationsindikation. Diese Hämatome werden von der Pleura sukzessive resorbiert.

Problematisch sind anhaltende *Fistelungen* aus dem Lungenparenchym oder den großen Bronchien, da sie einerseits die akute Beatmungsmöglichkeit des Patienten infrage stellen und andererseits das Entstehen eines Pleuraempyems fördern. Die anhaltende Fistelung über die Buelau-Drainage sollte immer zu einer Bronchoskopie und zu einer Thoracoskopie Anlaß sein. Beide Untersuchungen können auf der Intensivstation durchgeführt werden. Die Bronchoskopie soll möglichst eine Bronchusruptur ausschließen, die Thoracoskopie dient dazu, sich einen Überblick über Ursache und Ausmaß der Parenchymläsion zu verschaffen. Hier wird sichtbar, ob eine Bulla rupturiert ist, ob Chancen für einen Fistelverschluß mit Fibrinklebung und weiterer Drainage bestehen oder ob ausgedehnte Lungenlacerationen zur Lobektomie führen müssen. Die Plazierung zahlreicher Thoraxdrainagen wird damit überflüssig, da man sich frühzeitig für oder gegen ein operatives Verfahren entscheiden kann.

Das gelegentlich bereits in der ersten Woche nach Trauma auf der Intensivstation zu beobachtende *Pleuraempyem* stellt per se heute keine Operationsindikation dar (Abb. 4). Es wird unter sonographischer Kontrolle gezielt punktiert und unter Druck gespült. Noch besser ist die thoracoskopische Inspektion und Ausräumung des infizierten Materials nach Instillation von Streptase. Diesen Vorgang bezeichnen wir als Entgiftung des Thorax. Lediglich wenn eine innere Fistel als Ursache des Empyems verifiziert wurde, ist eine Thoracotomie indiziert. Dann wird die Grundkrankheit und nicht primär das Empyem behandelt.

Die *Lungenkontusion* ist nach derzeitigem Verständnis unter dem Oberbegriff Lungenparenchymverletzung mit alveolärer Einblutung und Atelektasenbildung sowie sekundärer Freisetzung von Mediatoren einzuordnen. Nicht selten führt eine Lungenkontusion zu dem gefürchteten ARDS-Syndrom. Obwohl nach Untersuchungen von Regel [8] aus der Arbeits-

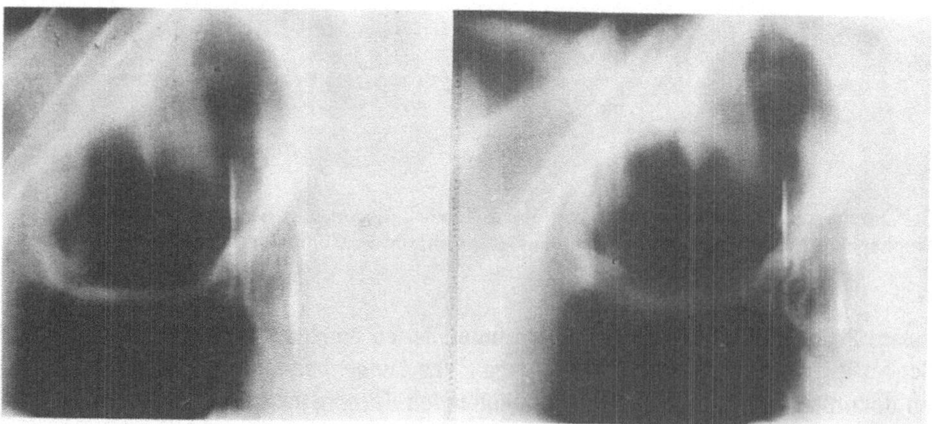

Abb. 4. Schichtaufnahmen eines postoperativen Pleuraempyems mit angedeutetem basalen Sekretspiegel

gruppe um Tscherne keine höhere Pneumonie- und Infektionsrate bei lungenkontusionierten Patienten besteht, kommt es gelegentlich gerade in der Spätphase nach dem Trauma zur Gewebseinschmelzung und intrapulmonalen Absceßbildung. Das therapeutische Vorgehen unter den geschilderten Bedingungen muß m.E. von der Therapie z.B. eines postpneumonischen Lungenabscesses verschieden sein. Während ein postpneumonischer Absceß durch transbronchiale Punktion entlastet wird, befürworten wir unter traumatischen Bedingungen die parenchymsparende Lungenresektion samt absceßtragendem Anteil bzw. die frühzeitige Lobektomie.

Ein postpneumonischer Absceß ist durch eine Wand aus Granulationsgewebe abgekapselt, seine Entlastung setzt in der Regel eine Bronchographie, zumindest aber eine exakte Lokalisation mit Segmentzuordnung auf einem rotierbaren Röntgentisch voraus. Nur unter diesen Bedingungen und nur von einem in der diagnostischen Bronchoskopie erfahrenen Therapeuten ist eine solche transbronchiale Absceßentlastung durchzuführen. Schon die äußeren Voraussetzungen sind in der Regel weder von der Transportierbarkeit des Patienten noch von den röntgenologischen Untersuchungsmöglichkeiten, noch vom Untersucher her selbst gegeben.

Bei abscedierender Einschmelzung einer kontusionierten Lunge findet sich kein durch eine feste Kapsel abgeschirmter Absceß. Der Eiter hat sich vielmehr in laceriertem Lungengewebe angesammelt, die Herde sind häufig konfluierend und das umgebende Lungengewebe ist oft auch in der Umgebung des Abscesses noch zerstört. M.E. ist hier die sparsame Lungengewebsresektion und gelegentlich die Lobektomie indiziert. Bei 3 Kasuistiken aus der eigenen Klinik konnten wir mit diesem Vorgehen eine entscheidende Besserung in dem septischen pulmonalen Krankheitsgeschehen herbeiführen. Alle 3 Patienten haben überlebt.

Aktiv blutende Verletzungen des *Herzens* bzw. akute traumatische Klappeninsuffizienzen gehören sicherlich zur operativen Versorgung in die Reanimations- bzw. erste Operationsphase. Gelegentlich ergeben sich aber bei inkompletten Versorgungsmöglichkeiten in der erstbehandelnden Klinik Indikationen zur definitiven Versorgung solcher Läsionen in einer kardiochirurgischen Spezialabteilung. So konnten wir eine definitive Defektversorgung am linken Ventrikel des Herzens durchführen, nachdem in der erstbehandelnden Klinik eine temporär abdichtende Naht des Wanddefektes gelungen war (Abb. 5a, b).

Das Therapiekonzept bei der traumatischen *Aortenruptur* (Abb. 6) hat sich in den letzten Jahren gewandelt. Während noch vor wenigen Jahren die operative Versorgung einer solchen Ruptur mit höchster Dringlichkeit vorgenommen wurde, haben Untersuchungen aus dem Hamburger Gerichtsmedizinischen Institut und der Hamburger Kardiochirurgischen Klinik gezeigt, daß die Rupturgefahr bei den Patienten, die lebend eine Klinik erreichen, eher gering anzusetzen ist. Diese Statistiken sagen natürlich über das individuelle Rupturrisiko nichts aus. Es scheint aber derzeit vertretbar zu sein, eine traumatische geschlossene Aortenruptur erst in der zweiten operativen Phase nach Kreislaufstabilisierung zu versorgen [7]. Da das Paraplegie-Risiko auch von der Dauer der Aortenausklemmung abhängt und hier Spezialerfahrungen notwendig sind, müssen derartige Patienten immer in eine kardiochirurgische Spezialabteilung verlegt werden.

Abdominelle Verletzungen sind im Rahmen eines polytraumatisierten Patienten häufig. Alle offenen Abdominalläsionen bedürfen der primären Abklärung und operativen Versorgung bereits in der Frühphase des begleitenden Schocks. Die Diagnostik der stumpfen Abdominaltraumen erfolgt ganz überwiegend durch klinische Befunderhebung und Ultraschall-Sonographie, die mit 95–98% eine hohe Sensitivität und Spezifität aufweist.

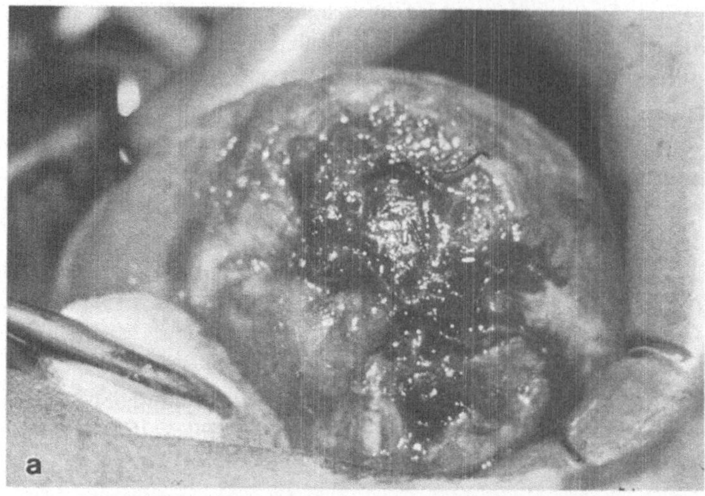

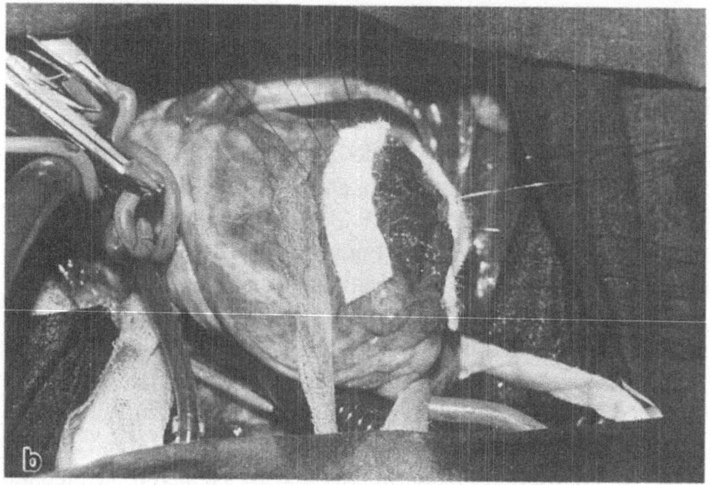

Abb. 5a, b. Auswärtige Primärversorgung und definitive kardiochirurgische Versorgung einer tangentialen Messerstichverletzung des linken Herzventrikels

Abdominallavage und Probelaparotomie treten demgegenüber weit in den Hintergrund. Betroffen sind im wesentlichen drei anatomische Bereiche:

1. die *parenchymatösen Organe* des Oberbauches, wie Leber, Milz, Pankreas und Nieren,
2. das *Intestinum* und
3. die abdominellen Gefäße.

Leberverletzungen fanden sich im Essener Krankengut der letzten 10 Jahre bei 627 polytraumatisierten Patienten bei 6,1% (51 Patienten). Die Versorgung dieser Traumen erfolgte ganz überwiegend in der ersten operativen Phase, d.h. in der Frühphase des Schocks. Methodisch kommt hier die lokale Blutstillung und je nach Tiefe und Ausmaß des Defektes das sorgfältige Debridement mit gezielter Umstechung der blutenden Gefäße bzw.

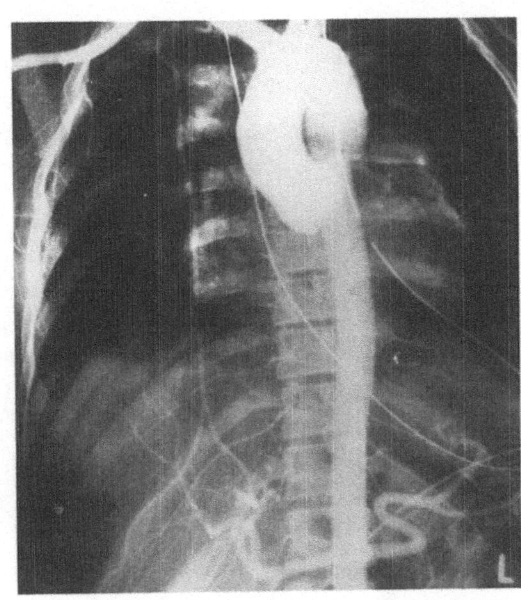

Abb. 6. Traumatische Aortenruptur im Isthmusbereich unter Erhalt der Adventitia

der Gallengänge in Frage mit anschließender hepatischer und ausgiebiger perihepatischer Drainage. Dazu ist eine temporäre vasculäre Exclusion der Leber nach ausgiebiger Mobilisation sehr hilfreich. Das primäre Packing mit Sekundärversorgung trat demgegnüber in den Hintergrund. Die hier zu besprechenden operativen Verfahren in der Schockspätphase beschränken sich auf anhaltende Blutungen aus dem Leberparenchym, auf Second look-Eingriffe nach primär durchgeführtem Packing und auf die Versorgung von hepatischen Abscessen in der frühen Intensivphase. Der Art der Versorgung bei der Primärversorgung scheint uns hier die größte Aufmerksamkeit zuzukommen. Leberblutungen lassen sich sicherer stillen, wenn gezielte Gefäßumstechungen nach ausgiebiger Mobilisierung des rechten Leberlappens mit supra- und infrahepatischer Darstellung der V. cava unter temporärem Pringlemanöver durchgeführt werden. Blutstillungen durch Gewebsumstechungen sind allenfalls noch in der Klasse II der Leberverletzungen nach Moore angebracht, d.h. bei Läsionen bis zu einer Tiefe von 3 cm [1, 4, 9]. Durch das sorgfältige Debridement und ggf. sparsamer Parenchymresektion und Offenlassen des Defektes lassen sich bei ausgiebiger Drainage Abscesse in der Regel vermeiden. Das mit einer hohen Absceßrate behaftete primäre Packing mußten wir nur bei 2 sekundär zugewiesenen Patienten mit ausgeprägter Coagulopathie durchführen.

Sekundärversorgungen mit *Milzläsionen* können dann notwendig werden, wenn einerseits eine kleine Kapselläsion keinen Anlaß für eine frühzeitige Laparotomie darstellte, andererseits unter sonographischer häufiger Kontrolle eine Zunahme der perilienalen Flüssigkeitsansammlung diagnostiziert werden konnte. In Abhängigkeit von dem vorgefundenen Befund bei der Laparotomie wird man sich dann eher zur Splenektomie, seltener zur Anlage eines komprimierenden Kunststoffnetzes an der Milz entschließen (Abb. 7). Während in der Frühphase angesichts weiterer bedrohlicher Blutungen an anderen Organen die Anlage eines Milznetzes zu zeitaufwendig ist, hat dieses Verfahren insbesondere bei Kindern und Jugendlichen bei kleinen Milzläsionen durchaus seine Berechtigung. Eine Gefahr ist

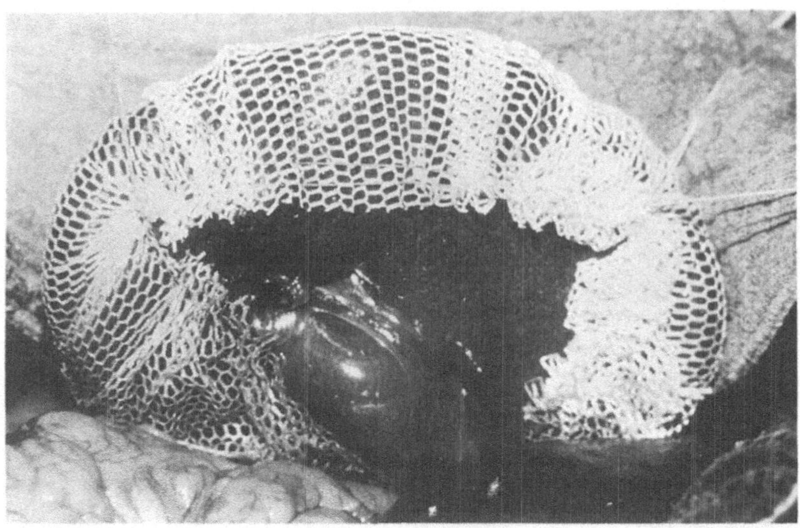

Abb. 7. Versorgung einer Milzruptur mit einem Kunststoffnetz

hier in der Entwicklung von Milznekrosen und Spätabscessen zu sehen, wenn das Netz am Milzhilus zu stark stranguliert.

Die Mortalität der übersehenen stumpfen und der penetrierenden *Pankreasverletzungen* ist nach einer Sammelstatistik von Graham mit 18 bzw. 23% sehr hoch [2]. Am sichersten wird diese Verletzung erfaßt, wenn bei der primären Revision des Abdomens obligatorisch die Bursa omentalis eröffnet wird. Hinweis auf eine übersehene Pankreasruptur nach stattgehabtem Oberbauchtrauma kann die abdominelle Abwehrspannung sein, welche unverzüglich zu einer Laparotomie führen sollte. Weitere diagnostische Hinweise ergeben das CT, die Sonographie, der Nachweis einer erhöhten Amylase in der Lavageflüssigkeit und die endoskopisch-retrograde Darstellung des Ductus wirsungianus bei blandem Verlauf. Zur operativen Versorgung empfiehlt sich die Pankreaslinksresektion, wobei die Resektionsfläche durch eine ausgeschaltete Dünndarmschlinge nach Roux gesichert werden kann.

Penetrierende *Nierenverletzungen*, häufig durch Schußverletzungen, machen nur etwa 15% dieser Organläsionen aus. Sie haben aber eine ernste Prognose und führen fast immer zur Nephrektomie. Für die Abhandlung der Thematik „Spätphase des Schocks“ sind die in etwa 85% vorliegenden stumpfen Verletzungen der Niere bedeutsam. Nach Gueriero [6] führen sie letztlich nur in 5% zur Nephrektomie. Nur bei 60% aller stumpfen Nierenläsionen liegt eine Hämaturie vor. Da diese Verletzungen häufig in Kombination mit anderen abdominellen Organläsionen auftreten, sollte bei derartig traumatisierten Patienten immer ein CT, möglichst eine Angio-CT durchgeführt werden, welches Aufschluß über die begleitende Nierenverletzung geben kann. Es empfiehlt sich auch hier, die weitere Entscheidung über operatives oder abwartendes Vorgehen gemeinsam mit einem erfahrenen Urologen zu treffen. Nach einem Vorschlag von Gueriero sind Nierenkontusionen, Einrisse der Rinde, einzelne Kelchläsionen, aber auch einzelne bis zum Nierenbecken durchgehende Parenchymrupturen sowie multiple Rupturen bei nicht weit klaffenden Segmenten und geringem subcapsulärem Hämatom nicht operativ zu versorgen. Parenchymeinrisse mit breitem Klaffen der einzelnen rupturierten Nierenanteile sowie Nierenstielverletzungen und Nierenbeckenverletzungen stellen eine Operationsindikation dar. Gelegentlich kann zur Abklärung dieses Schverhaltes neben dem CT eine Angiographie, ein Ausscheidungsurogramm oder eine retrograde Darstellung des Nierenbeckens erforderlich werden.

Die Verletzungen des *Magen-Darm-Traktes*, die erst in der Spätphase des Schocks versorgt werden müssen, finden sich 1. bei Patienten, die erst verzögert eingeliefert bzw. verspätet mit nicht erkannten Darmläsionen zugewiesen werden, 2. bei Verletzungen, bei denen ein Second-look-Eingriff notwendig wird und 3. bei Patienten mit intestinalen Komplikationen im Intensivverlauf.

Während *Magenperforationen* aufgrund der Klinik und der freien Luft im Abdomen in der Regel leicht nachweisbar sind, werden *Duodenalverletzungen* leicht übersehen. Klinisch werden diese Patienten durch abdominelle Schmerzen und galliges Erbrechen auffällig. Fieber, Amylaseanstieg und Leukocytose sind inkonstant. Freie Luft im Abdomen ist ebenfalls nicht regelmäßig bei diesen Verletzungen nachweisbar, die Lavage bei retroperitonealer Lage des Duodenums nicht aussagefähig. Die Diagnose wird am sichersten durch ein CT mit oraler wasserlöslicher Kontrastmittelgabe gesichert. Während die nicht seltenen Hämatome in der Duodenalwand unter konservativer Therapie von 10 Tagen sich zurückbilden, erfordern die Duodenalrupturen ein operatives Vorgehen nach den Regeln der Darmchirurgie [2]. Verletzungen des *Jejunums und Ileums* sind am häufigsten in der Nähe des Treitzschen Bandes und der Ileocöcalklappe sowie üblicherweise antimesenterial lokalisiert. Aus diesem Grunde findet sich oft wenig Blut im Abdomen. Ein Pneumoperitoneum ist bei diesen Verletzungen nur in 15–35% nachweisbar, eine Lavage nicht aussagefähig. Dünndarmläsionen lassen sich auch in der Spätphase des Schocks in der Regel durch direkte Naht bzw. bei größeren Lacerationen durch Resektion und End-zu-End-Anastomosierung gut versorgen. Einrisse der Mesenterialwurzel führen gelegentlich zu ausgedehnten Hämatomen. Bei diesen Befunden sollte im Zweifelsfall eine frühzeitige Second-look-Operation durchgeführt werden, um erkennen zu können, ob der entsprechende Darmanteil sich erholt hat oder noch zu resezieren ist. Bei allen verzögert diagnostizierten oder verspätet operierten *Colon- und Sigmaverletzungen* ist von einer ausgedehnten bakteriellen Kontamination der Bauchhöhle auszugehen. Nach Resektion des verletzten Darmsegmentes leiten wir den zu- und abführenden Anteil als Anastomosen-Anus praeter aus. Bei Verletzungen des Rectums empfiehlt sich die Operation nach Hartmann mit ausgiebiger Spülung des Rectumstumpfes. Die Regeln der septischen Dickdarmchirurgie wie Antibiose und Drainage des Operationsgebietes sind zu beachten [3, 5].

Komplikationen im *intensivstationären Verlauf* bei abdominal traumatisierten Patienten dokumentieren sich als septische Komplikationen und/oder als Ileussymptomatik. In jedem Fall ist die Ursache durch Klinik, Gastrografin-Kontrasteinlauf oder MDDP mit wasserlöslichen Kontrastmitteln abzuklären. Läßt sich die Sepsis auf einen Nahtbruch zurückführen, empfiehlt sich auch hier die Nachresektion des rupturierten und infizierten Darmbezirkes und Ausleitung als Anus praeter. Liegt eine Pseudoobstruktion des Colons vor, kann man versuchen coloskopisch die enge Stelle zu überwinden, ansonsten kann durch eine Cöcalpolfistel der Colonrahmen entlastet werden.

Abdominelle *Gefäßverletzungen* führen durch Blutung oder Ischämie frühzeitig zu Symptomen und gehören zur Behandlungsstrategie in der ersten operativen Phase. Leicht zu übersehen sind dagegen Durchblutungsstörungen nach stumpfer Verletzung der Mesenterialgefäße sowie Verletzungen der Nierenarterien. Mit Diagnosestellung wird hier eine Laparotomie erforderlich, wobei sich alle direkten Gefäßrekonstruktionen in infizierten Bereichen verbieten. Hier sind dann extraanatomische Bypassverfahren zu überlegen. Es kann aber gar kein Zweifel daran bestehen, daß die meisten der hier geschilderten Eingriffe durch einen hinzugezogenen Chirurgen mit spezieller Erfahrung auf dem entsprechenden Sektor durchgeführt werden sollten.

Literatur

1. Cogbill TH, Moore EE, Jurkovich GI et al. (1988) Severe hepatic trauma: A multi-center experience with 1,335 liver injuries. J Trauma Vol 28, 10: 1433–1438
2. Eigler FW, Coone HJ (1986) Duodenal-Pankreasverletzungen. Springer, Berlin Heidelberg New York Tokyo (Hefte Unfallheilkd 181)
3. Falcone RE, Carey LC (1988) Colorectal trauma. Surg Clin North Am, Vol 68, No 6 (Dec)
4. Feliciano DV (1989) Surgery for liver trauma. Surg Clin North Am, Vol 69, No 2 (April)
5. Grosfeld JL, Rescoria J, West KW, Vane DW (1989) Gastrointestinal injuries in childhood: Analysis of 53 patients. J Ped Surg, Vol 24, 6: 580–583
6. Guerriero WG (1988) Etiology, classification, and management of renal trauma. Surg Clin North Am, Vol 68, No 5 (Oct)
7. Mattox KL (1988) Thoracic vascular trauma. J Vasc Surg, Vol 7, 5: 725–729, 743–748
8. Regel G, Sturm JA, Friedl HP, Nerlich M, Bosch U, Tscherne H (1988) Die Bedeutung der Lungenkontusion für die Letalität nach Polytrauma. Möglichkeiten der therapeutischen Beeinflussung. Chirurg 59: 771–776
9. Schweizer W, Tanner S, Baer HU, Huber A, Berchtold R, Blumgart LH (1988) Diagnostik und Therapie von Leberverletzungen beim polytraumatisierten Patienten. Helv Chir Acta 55: 597–612
10. Spilker ED, Ahnefeld FW (1981) Klinische Versorgung polytraumatisierter Patienten – ein Konzept. Klinikarzt 10: 845–848
11. Webb RW, Jones LW (1983) Thoracic trauma. In: Glenn WWL et al. Thoracic and cardiovascular surgery. Fourth ed, pp 110–121

Operative unfallchirurgische Versorgung nach Schock: Becken und Extremitäten

W. Fleischmann und L. Kinzl

Unfallchirurgische Abteilung (Chefarzt: Prof. Dr. med. L. Kinzl), Städtische Kliniken, Mönchebergstraße 41–43, D-3500 Kassel

Die Versorgung von Becken- und Extremitätenverletzungen bei der Behandlung Polytraumatisierter richtet sich nach der Therapierbarkeit des traumatischen Schockgeschehens.

Ein Behandlungserfolg kann nur durch geschicktes taktisches Zusammenspiel von intensivmedizinischer Betreuung und dosierter unfallchirurgischer Intervention erreicht werden, wobei die definitive Stabilisation von Extremitäten und Beckenfrakturen zum frühestmöglichen Zeitpunkt anzustreben ist.

Hefte zur Unfallheilkunde, Heft 212
Redigiert von J. Probst

Eindeutig läßt sich dadurch

- die Häufigkeit konsekutiver respiratorischer Insuffizienzen senken,
- das lokale Infektrisiko vermindern sowie
- insgesamt die Überlebensrate dieser Patienten steigern.

Dem klinisch bewährten Wolffschen Stufenplan folgend, verbietet sich während der Phase der lebensrettenden Sofortmaßnahmen jedwede Frakturversorgung, da dadurch der am Rande der De- bzw. Rekompensation stehende Polytraumatisierte in nicht zu verantwortender Weise zusätzlich belastet würde.

Andererseits muß aber bereits während dieser Versorgungsstufe die klinische Untersuchung und Röntgendokumentaion der Verletzungen am Bewegungsapparat sorgfältig, standardisiert, umfassend und schnell ablaufen.

Begleitende Gefäßverletzungen müssen aufgedeckt, drohende Kompartmentsyndrome dürfen nicht übersehen werden.

Die Möglichkeit der schnellen Reposition einer dislocierten Gelenkfraktur ist aus Weichteilgründen ebenso zu nutzen, wie die sofortige Einrichtung eines luxierten Hüftgelenkes, wodurch ein evtl. irreversibler neurogener Dauerschaden vermieden werden kann.

Zeichnet sich eine länger andauernde Schockstabilisierungsphase ab oder steht vordringlich die Versorgung anderer Verletzungen an, so sollte die konservative Frakturstabilisation, sei es durch Extension oder Gipsbehandlung, erfolgen. Dabei sind die einzuleitenden Maßnahmen so durchzuführen, daß mit ihnen evtl. eine Definitivbehandlung möglich wäre, andererseits aber weiterreichende invasive Interventionen nicht verhindert werden.

Läßt sich hingegen die allgemeine Stabilisierung der Mehrfachverletzten zügig innerhalb von 1–2 h realisieren, so sind alle diejenigen Verletzungen zu versorgen, die unoperiert zu lebensbedrohlichen Komplikationen oder zum Funktionsverlust an Organen oder Gliedmaßen führen.

Unter diesem Gesichtspunkt rangieren im Versorgungsablauf Verletzungen des ossären Bewegungsapparates mit Gefäßbeteiligung an vorderster Stelle.

Unter der Voraussetzung einer noch akzeptablen Ischämietoleranzzeit ist der Frakturversorgung – z.B. durch geschickte Montage eines relativ schnell angebrachten externen Fixateurs – der Vorrang vor der Gefäßrekonstruktion zu geben, ohne daß es dabei zur Behinderung eines adäquaten Zuganges zu den vasculären Strukturen kommt.

Dringliche operative Versorgung erfordern weiterhin offene Frakturen, die ausgiebig mechanisch gereinigt, sorgfältig debridiert und zur Vermeidung von Weichteilspannungen nicht primär verschlossen werden, sondern großzügig mit Hautersatzstoffen zu bedecken sind.

Die Frakturstabilisation erfolgt an der oberen Extremität vornehmlich mittels Schrauben und Platten.

Bei offenen artikulären Trümmerbrüchen bewähren sich die wenig zeitaufwendigen Montagen von gelenküberbrückenden Fixateuren. Nach Besserung des AZ und Weichteilerholung bleibt dann immer noch die Möglichkeit der sekundären subtilen Gelenkflächenrekonstruktion.

Die Fixation von Oberschenkeltrümmerbrüchen erfolgt bei günstigen Voraussetzungen durch Verriegelungsnagelung.

Aus lagerungstechnischen Gründen und wegen der Möglichkeit von Simultanversorgungen bevorzugen wir häufig überbrückende Plattenosteosynthesen. Eine möglichst muskuläre, spannungsfreie Weichteildeckung des Implantates, auch bei zwangsweise atypischer Position, ist imperativ.

Eine denkbare Alternative besteht in der Anwendung des äußeren Spanners zur Primärversorgung von Oberschenkelfrakturen.

Wegen der Möglichkeit von später auftretenden Pintractinfections infolge des voluminösen Weichteilmantels am Oberschenkel bleibt dieses Vorgehen unseres Erachtens Ausnahmeindikationen vorbehalten, auch wenn andernorts diese Form der dynamisch-axialen Fixation wegen der schnellen Montierbarkeit und auch postoperativ noch möglichen Stellungskorrektur favorisiert wird.

Letztgenante Vorzüge des Fixateurs nutzen wir uneingeschränkt am Unterschenkel, wobei zur Schonung der Weichteile ausschließlich ventro-medialseitig montierte Klammer- bzw. Monofixateure Verwendung finden.

Massive Blutungen bei instabilen Beckenringfrakturen sistieren erfahrungsgemäß nach Reposition und nachfolgender Kompression der Frakturflächen, so daß eine zwingende Indikation zur notfallmäßigen Beckenstabilisierung besteht.

Plattenosteosynthesen bzw. isolierte Verschraubungen erzielen zwar bei den kombiniert ligamentär-knöchernen Instabilitäten des Beckens die biomechanisch günstigsten Resultate, erweisen sich jedoch im Rahmen der Polytraumatisiertenbehandlung wegen unübersehbarer zusätzlicher Weichteiltraumatisation als nur bedingt einsetzbar.

Jederzeit realisierbar und daher zweckmäßiger erscheint uns die äußere Beckenfixation mit externen Rohrrahmen, insbesondere in eilbedürftigen und kritischen Situationen.

In Risikoabwägung nehmen wir dabei bewußt in Kauf, daß die Beckenkompression sowie die Verankerung der Schanzschen Schrauben in den Beckenschaufeln selten von Dauer sind und sekundäre Dislokationen mit korrekturbedürftigen Fehlstellungen vorkommen.

Offene Gelenkverletzungen mit oder ohne Gelenkkörperzertrümmerungen und Bandzerreißungen sind primär nur zu debridieren und je nach Verschmutzungsgrad über Spül-Saugdrainagen zu verschließen.

Zeitraubende Rekonstruktionen erfolgen erst im Rahmen der tertiären Versorgungsphase.

Bis zu diesem Zeitpunkt ist die Ruhigstellung des betroffenen Gliedmaßenabschnittes durch äußere Fixation am besten gewährleistet und ermöglicht fast immer eine problemlose Lagerung der Patienten während der intensivmedizinischen Betreuung.

In abgestufter Dringlichkeit folgt nun die Versorgung derjenigen Frakturen, bei denen wegen unterbrochener Blutversorgung eine Osteonekrose droht.

An erster Stelle trifft dies für Schenkelhalsfrakturen, bei denen kopferhaltende Maßnahmen anstehen, zu. Weitere Beispiele sind geschlossen irreponible Talusfrakturen sowie OSG-Luxationsfrakturen, die infolge der Druckwirkung bei Fehlstellung zwangsläufig ausgedehnte Weichteilnekrosen verursachen.

Sind die unmittelbar komplikationsträchtigen Verletzungen an Becken und Extremitäten durch primär definitive operative Versorgung abgeschlossen und hat sich der Patient nach intensivmedizinischer Betreuung weitestgehend erholt, so folgen die Regelversorgungen.

Operationstaktisch gilt dabei zu berücksichtigen, daß die simultane oder versetzte Versorgung sämtlicher operationsbedürftiger Verletzungen ca. 24 h vor der geplanten Extubation abgeschlossen ist, um den Patienten während der Extubationsphase, in der seine Kooperation gefordert ist, nicht durch erneute Narkosen zu stören.

Während dieser elektiven Versorgungsperiode muß als Frakturstabilisationsverfahren immer die für die Einzelverletzung optimale Methode angewandt werden, um während des weiteren Verlaufes die bestmögliche Mobilisation und Rehabilitation zu gewährleisten.

Unsere Erfahrung bei der Behandlung Polytraumatisierter stützt sich auf 364 Fälle während der zurückliegenden 6 Jahre.

Die Gesamtzahl der notwendigen operativen Eingriffe belief sich dabei auf 762, wobei auf die operative Versorgung von Becken- und Extremitätenverletzungen 402 entfielen. Mehr als 1/3 dieser Operationen am Bewegungsapparat wurden in der definierten Versorgungsstufe III vorgenommen und waren als definitive Versorgungsmaßnahmen angelegt. 246 Eingriffe erfolgten sekundär während der späteren Operationsphase der Versorgungsstufe V.

Zusammenfassung

1. Nach Sicherung der Vitalfunktionen, unter Umständen mit sofortigem operativen Einsatz zur Blutstillung, wird nach Stabilisierung der Kreislaufverhältnisse eine möglichst frühzeitige und umfassende Definitivversorgung der Verletzungen des Beckens und Bewegungsapparates angestrebt.
2. Die unübersehbaren Vorteile einer derartigen operativen Frühversorgung gewährleisten
   a) eine sichere Blutstillung,
   b) eine funktionserhaltende Organversorgung,
   c) wirksame Schmerzausschaltung und
   d) Reduktion des Pneumonie- und Thromboserisikos durch uneingeschränkte Lagerungsmöglichkeit und Frühmobilisation auf der Intensivstation.

Literatur

Bruck B et al. (1988) Polytrauma und Femurfraktur. Akt Traumatol 18 : 125–128

Nast-Kolb D et al. (1986) Extremitätenverletzung polytraumatisierter Patienten. Unfallchirurg 89 : 149–154

Schmit-Neuerburg KP et al. (1983) Therapeutische Prioritäten beim Polytrauma mit Beckenverletzungen. Langenbecks Archiv Chir 361 : 180–195

Schweiberer L et al. (1987) Das Polytrauma. Chirurg 90 : 529–538

Wolff G (1978) Klinische Versorgung des Polytraumatisierten. Chirurg 49 : 737–744

Surfactant-Substitution bei ARDS

Th. Joka, U. Obertacke, M. Reuter und K.-P. Schmit-Neuerburg

Abteilung für Unfallchirurgie, Universitätsklinikum Essen, Hufelandstraße 55, D-4300 Essen 1

Die Erwartung einer positiven Wirkung einer exogenen Surfactant-Applikation im ARDS fußt auf folgenden, z.Z. als gesichert geltenden Erkenntnissen [1, 2, 5]:

- Das nichtkardiogene Lungenödem mit alveolärer Protein-Leckage ist – unabhängig von der zugrundeliegenden Ursache – eindeutiges Kennzeichen bei Patienten im ARDS.

Hefte zur Unfallheilkunde, Heft 212
Redigiert von J. Probst

- Die Ergebnisse von BAL-Abnahmen im ARDS zeigen neben der alveolären Proteinose die Veränderungen der Surfactant-Zusammensetzung und den Verlust seiner Funktion [Literatur bei 2,5,6].
- Surfactant wird in seinem Aufbau und seiner Funktion durch hohe Konzentrationen von plasmatischen Proteinen entscheidend gestört (Literatur bei [1,4,6]).
- Alle – verschieden methodisch aufgebauten – Tiermodelle des ARDS zeigen Besserung des Gasaustausches nach exogener Surfactant-Applikation [1].
- Der pathophysiologische Endzustand des ARDS ist mit dem IRDS der unreifen Frühgeborenen nahezu identisch. Für das IRDS ist das Surfactant-Replacement bereits etablierte Methode [3].

Aufgrund dieser Erkenntnisse wurden in wenigen Zentren weltweit Einzelversuche zur Therapie des ARDS mit Surfactant-Replacement durchgeführt. Mit bovinem Material arbeiteten Spragg und Lachmann [4,5,6], sowie die eigene Klinik, aus der von einer sehr erfolgreichen Surfactant-Substitutionstherapie bei einem 18jährigen polytraumatisierten Patienten mit posttraumatischem ARDS berichtet werden kann [2].

Kasuistik

18jähriger Motorradverunfallter – posttraumatisches ARDS nach protrahiertem Schock (FiO2 – 0,8 – PaPm 50 mm Hg – PaO2 60 mm Hg – Compliance 24). Behandlung am 9. und 13. posttraumatischen Tag mit bovinem Surfactant 50 mg/kg KG. Verbesserung des Gasaustausches innerhalb von 24 h auf FiO2 0,6 bei PaO2 130 mm Hg, PaPm 30 mm Hg. Bronchoalveoläre Lavage: Rückgang der Proteinleakage.

Wenige weitere Versuche in den USA wurden mit Hilfe von künstlich zusammengestellten Phospholipidgemischen unternommen [4,5].

Als *derzeitiger Kenntnisstand* kann zur Surfactant-Substitution im ARDS zusammengefaßt werden:

1. Es besteht bezüglich des bovinen Materials und der künstlichen Phospholipidgemische eine gute Verträglichkeit, immunologische Reaktionen sind bisher weltweit nicht beobachtet worden.
2. Die Hoffnung auf eine Wirkung des Surfactant-Replacement auf den alveolären Gasaustausch im ARDS ist begründet.
3. BAL-Daten nach Surfactant-Replacement zeigen eine Abnahme von Surfactant-Inhibitoren, insbesondere von Plasmaproteinen.

Der *weitere Forschungsbedarf* ist wie folgt darzustellen:

1. genauer Indikationszeitpunkt
2. Material (bovin-human rekombinant)
3. Dosis und Dosierungsintervalle
4. Applikationsart und -weg (Bolusvernebler)
5. Interaktionen in der Alveole (PII-Zelle und Alveolarmakrophagen)

Literatur

1. Enhorning G (1989) Surfactant-replacement in adult respiratory distress syndrome. Am Rev Respir Dis 140:281–283

2. Joka Th, Obertacke U (1989) Effekt einer intrabronchialen xenogenen Surfactant-Applikation. Z Herz-Thorax-Gefäßchir [Suppl] in 3 [Suppl 1] 21–24
3. Jobe A, Ikegami M (1987) State of art: Surfactant for the treatment of RDS. Am Rev Respir Dis 136 : 1256–1275
4. Lachmann B (ed) (1988) Surfactant-replacement therapy in neonatal and ARDS. Springer, Berlin Heidelberg New York Tokyo
5. Spragg RG (1989) Surfactant replacement in patients with ARDS. Anaesthesist [Suppl] 38 : 91
6. Spragg RG et al. (1989) The use of exogenous surfactant to treat patients with acute high-permeability lung edema. Progr Clin Biol Res 308 : 791–796

Posttraumatischer Anstieg der Leber- und Pankreasenzyme. Trauma- oder Schockfolge?

M. Kahle, J. Lippert und R.D. Filler

Chirurgische Klinik, Klinikum Landshut, Robert-Koch-Straße 1, D-8300 Landshut

Bei 55 beatmeten, teilweise multitraumatisierten Patienten der operativen Intensivstation wurde retrospektiv das Verhalten der Pankreas- und Leberenzyme untersucht. Durch eine Regressions-Korrelationsanalyse konnte ein signifikanter Zusammenhang zwischen dem Anstieg der Lipase im Serum und der Beatmungsdauer gesichert werden. Eine dreifaktorielle Varianzanalyse, die den gleichzeitigen Einfluß von Beatmungsdauer und der Höhe des eingestellten PEEP auf den Lipaseanstieg berechnete, brachte ebenfalls einen signifikanten Zusammenhang ($P < 0,4 \times 10^{-9}$). Ähnliche signifikante Zusammenhänge zeigten sich bei den Leberenzymen (γGT und alkalische Phosphatase ($P < 0,001$). Ultraschalluntersuchungen brachten in 4 Tällen Hinweise auf eine ödematöse Pankreatitis, computertomographisch zeigte sich in drei Fällen eine akute Pankreatitis mit peripankreatischer Exsudation.

In einer tierexperimentellen Studie wurde anschließend der Effekt der kontrollierten Beatmung auf die Morphologie der Bauchspeicheldrüse und der Leber untersucht. Unter 21stündiger Beatmung mit IPPV konnte licht- und elektronenoptisch kein pathologischer Befund erhoben werden. Nach 21 h mit PEEP (15 cm H_2O) zeigten sich Leberzellnekrosen sowie erhebliche Schäden an den Pankreaszellen. Nach Stimulation mit Ceruletid konnte der Übergang in eine haemorrhagisch-nekrotisierende Verlaufsform beobachtet werden.

Schlußfolgerung

Die bei beatmeten traumatisierten Patienten beobachtete Pankreasenzymentgleisung sowie die Anstiege der Leberenzyme (γGT und alkalische Phsophatase) sind Ausdruck einer wahrscheinlich hypoxischen Schädigung, hervorgerufen durch die Minderdurchblutung der Bauchspeicheldrüse und der Leber unter PEEP-Beatmung, und demnach nicht als Traumafolge anzusehen.

Hefte zur Unfallheilkunde, Heft 212
Redigiert von J. Probst

Aggressive Volumentherapie zur Prävention des akuten posttraumatischen Nierenversagens

U. Finke, D. Neveling, Ch. Josten und G. Muhr

Chirurgische Klinik und Poliklinik – Universitätsklinik, Berufsgenossenschaftliche Krankenanstalten „Bergmannsheil", Gilsingstraße 14, D-4630 Bochum 1

Das akute posttraumatische Nierenversagen stellt auch heute noch eine ernste Komplikation des Schwerverletzten dar, die in einem hohen Prozentsatz eine Dialyse-/Hämofiltrationsbehandlung nach sich zieht. Der Prävention dieses Krankheitsbildes gebührt daher allererste Priorität.

Die Durchblutung der Niere beträgt 23,3% des HZV, wobei die Niere jedoch nur 7,2% des gesamten O_2-Verbrauches in Anspruch nimmt. In ml/g×min jedoch ist die Niere das am besten durchblutete Organ. Die Autoregulation der Niere hält die Durchblutung bei Drucken von 90–100 mm Hg konstant. Bei deutlichem Abfall der Drucke kommt es zum akuten Nierenversagen, das in 2 Phasen abläuft, einer Initial- und einer Dauerphase. In dieser Initialphase setzt die Therapie ein mit der aggressiven Volumenzufuhr. Diese besteht in der Gabe von 3000 ml Ringerlactatlösung und Na-Bicarbonat in den ersten 15 min und dann weiterer Volumenzufuhr bis Kreislaufstabilität erreicht ist. Dann wird die Volumengabe so eingestellt, daß eine Diurese von 60–100 ml/h resultiert. Überwacht werden dabei neben Puls und RR der ZVD, die Oxygenierung, der Blut-pH und, vor allem, die Diurese, die sich als empfindlichster Parameter der erfolgreichen Volumensubstitution erwiesen hat. Hb und Elektrolyte wurden substituiert bzw. ausgeglichen.

Mit dieser Strategie wurden im Bergmannsheil von 1982–1988 472 Polytraumatisierte behandelt, von denen 262 frisch verletzt, d.h. innerhalb der ersten 2 Tage in unsere Behandlung kamen. Von diesen waren 112 im Schock bei der Aufnahme, 32 entwickelten Komplikationen an den Nieren, wie Bacteriurie (13), Hämaturie (7), Nierenfunktionseinschränkung (3) und Nierenversagen (9). Das Nierenversagen trat in allen Fällen erst im Verlauf der Intensivtherapie auf und in keinem Fall innerhalb der ersten Tage. 35 Patienten der 262 Polytraumatisierten verstarben, das sind 13,4%.

Die rasche Gabe großer Mengen kristalliner Flüssigkeiten hat sich in der Initialphase der Behandlung Polytraumatisierter zur Prävention des akuten posttraumatischen Nierenversagens bewährt.

Hefte zur Unfallheilkunde, Heft 212
Redigiert von J. Probst

Leberverletzungen beim polytraumatisierten Patienten

J. Erhard, H. J. Coone und U. Obertacke

Abteilung für Allgemeine Chirurgie, Universitätsklinikum Essen, Hufelandstraße 55, D-4300 Essen 1

Methodik

Die Daten von 38 polytraumatisierten Patienten mit Lebertrauma wurden retrospektiv und neuerlich prospektiv ausgewertet (1980–1989) im Hinblick auf: Geschlecht, Alter, Art und Schweregrad des Traumas, Begleitverletzungen, Diagnostik, Schweregrad der Leberverletzung, operative Strategie, Komplikationen, primäre und sekundäre Letalität, Verlauf der Laborparameter und Leberfunktion.

Krankengut

Es handelt sich um 12 weibliche und 26 männliche Patienten im Altersmittel von 31,2 Jahren (range: 8–69 Jahre). Der Anteil dieser Patientengruppe mit Leberverletzungen an der Gesamtzahl der Polytraumatisierten (n = 627) betrug 6,1%. In 4 Fällen handelte es sich um penetrierende Verletzungen, 34 Patienten hatten ein stumpfes Trauma erlitten. Der Schweregrad der Verletzungen lag nach dem injury severity score (ISS) im Mittel bei 36,45. Durchschnittlich wiesen die Patienten 2,50 Begleitverletzungen auf. 24 der 38 Patienten wurden im Schockzustand eingeliefert. Die Laparotomie wurde jeweils primär nach Beurteilung des klinischen Zustandes und sonographischer Diagnostik durchgeführt. Entsprechend der Priesching-Klassifikation wurden die Leberverletzungen 11mal dem Grad I, 14mal dem Grad II, 8mal dem Grad III und 5mal dem Grad IV/V zugeordnet.

Ergebnisse

Operativ-technisch kamen drei Verfahren zur Anwendung: lokale Blutstillung und Drainage. Resektion und Lebernaht und primäres „packing". Die rasche vasculäre Isolation der Leber (Pringle-Manöver, Cavaabklemmung, evtl. Aortenabklemmung) strebten wir bei allen Verletzungen ab Grad III an. Das „packing" wurde lediglich bei nicht zu beherrschender Coagulopathie angewendet. In der primären Versorgungsphase sind 9 schwerstverletzte Patienten verstorben (der Blutbedarf lag in dieser Gruppe im Mittel bei 15 Einheiten). 7 weitere Patienten sind in der Phase der postoperativen Intensivtherapie im Multiorganversagen (MOF) verstorben. Die Gesamtletalität lag mit 16/38 entsprechend hoch. Die Gruppe der überlebenden Patienten zeigte im Verlauf der Leber-Laborparameter fast regelhaft eine Hyperbilirubinämie, begleitet von einer Transaminasenerhöhung und einem Abfall der Gerinnungsparameter. Eine Normalisierung trat nach längstens 14 Tagen ein. Die Verläufe der Laborparameter der Patienten mit MOF (n = 8) wiesen zwar einen Transaminasenabfall aus, das Bilirubin blieb jedoch hoch begleitet von einem AP- und GLDH-Anstieg. Bei 2 Patienten, die einen Leberabsceß entwickelt hatten, fielen Bilirubin und Transaminasen zunächst ab, steigen dann frühzeitig und drastisch (AP, GLDH) wieder an, parallel mit der klinischen Verschlechterung.

Zusammenfassung

Das relevante Lebertrauma ist auch bei Polytrauma selten (in unserer Serie ca. jeder 20. Polytraumatisierte). Die hohe Letalität (Literatur: 30–88%) ist primär durch Blutung und Schock bedingt (deshalb: frühe vasculäre Isolation der Leber, evtl. „packing"). Die sekundäre Letalität ist durch das MOF bestimmt: hepatische Ursachen (Absceß, Hämobilie) sind eher selten. Laborparameter (AP, GLDH, Fibrinogen) scheinen sich als frühe Parameter für drohende Komplikationen zu eignen. Weder die Schwere des Lebertraumas noch die Ausprägung des Schocks scheinen sich langfristig negativ auf die Leberfunktion auszuwirken.

Trauma, Schock, Darmparalyse, Sepsis – eine Kausalität?

J. Brand, D. Neveling, A. Ekkernkamp und G. Muhr

Chirurgische Klinik und Poliklinik – Universitätsklinik, Berufsgenossenschaftliche Krankenanstalten „Bergmannsheil", Gilsingstraße 14, D-4630 Bochum 1

Bekanntermaßen beträgt die Letalität polytraumatisierter Patienten z.Zt. ca. 20%. Ca. die Hälfte der Todesfälle wird durch das gefürchtete septische Multiorganversagen verursacht. Während in der Vergangenheit dem primär nicht verletzten Intestinaltrakt Polytraumatisierter wenig Beachtung geschenkt wurde, weisen zahlreiche neue Untersuchungen darauf hin, daß der Darm als beträchtliches Keimreservoir eine häufige endogene Sepsisquelle darstellt. Die Ursache liegt vermutlich in einer schockinduzierten Mikrozirkulationsstörung mit Dysfunktion der Mucosabarriere.

In unserem Intensivpatientengut der Jahre 1985 bis 1988 fanden sich 156 polytraumatisierte Patienten. Ein septisches Krankheitsbild trat bei 19 dieser Patienten auf (12%). Bei 79% dieser Patienten gelang kein Focusnachweis. Die Letalität in dieser Gruppe betrug N : 10 (53%). Es bestand eine hohe Korrelation zwischen dem Auftreten septischer Komplikationen ohne Focus einerseits und prolongierten Abdominalatonien bzw. Subileuszuständen andererseits.

Im Jahre 1989 haben wir 28 polytraumatisierte Patienten im Sinne einer nicht selektiven Darmdekontamination (NSDD) einer orthograden Darmspülung, wie in der elektiven Colonchirurgie üblich, zum frühestmöglichen Zeitpunkt unterzogen. In diesem Patientengut fand sich eine Letalität von 17,8%. Eine Sepsis ohne Focus trat 2mal (7,1%) auf. In einem Fall mußten wir ein septisches Multiorganversagen beobachten. Komplikationen wurden durch die Spülung nicht verursacht. Wir halten daher eine Reduktion septischer Komplikationen bei Polytraumatisierten durch frühzeitige orthograde Darmspülung für möglich.

Hefte zur Unfallheilkunde, Heft 212
Redigiert von J. Probst

Diskussion: Therapie in der Spätphase

Außer der Standardtherapie der späten Schockfolgen (Beatmung, Volumentherapie usw.) sind alle neueren Therapiekonzepte (medikamentöse Inhibitorbehandlung usw.) in der Versuchsphase. Gesicherte Ergebnisse liegen bisher noch nicht vor, mit Ausnahme einiger verheißungsvoller Surfactant-Substitutionsergebnisse.

Diagnostische Fortschritte in der Behandlung therapieresistenter Lungenfisteln und Spätfolgen der Lungenkontusion sind die Thorakoskopie und die Bronchoskopie. Beide Verfahren ergeben einen guten Überblick über das Ausmaß des Schadens sowie für das therapeutische Vorgehen.

Second-Look-Operationen nach schwierigen abdominellen Operationen in der Primärphase sollten häufiger durchgeführt werden. Das Warten bis zum Auftreten von offensichtlichen Komplikationen gefährdet den Patienten.

Im Mittelpunkt stand die Frage der Stabilisierung von stammnahen Extremitätenverletzungen bei Vorliegen eines Schädel-Hirn-Traumas. Einheitlich wurde die Meinung vertreten, diese Frakturen primär zu versorgen, zum einen zur Hirnödemprophylaxe durch Ausschaltung von Schmerzsensationen, zum anderen zur besseren Intensivpflege.

Die eindrucksvolle Beeinflussung der Bauchspeicheldrüsenfunktion des Schweines durch PEEP-Beatmung darf nicht zu dem Fehlschluß führen, die Beatmungstherapie im posttraumatischen Schockgeschehen zu reduzieren. Hier muß der Nutzen, der durch PEEP-Beatmung erzielt wird, höher eingeschätzt werden.

Die endgültige Rolle des Endotoxins in der Spätphase des Schocks konnte bisher nur in experimentellen Versuchen bestätigt werden. Voraussetzung für den schädlichen Einfluß des Endotoxins ist die Insuffizienz des RES in der Leber (experimentelle Untersuchung). Die therapeutische Rolle der Darmdekontamination wird z.Z. in klinischen Studien überprüft.

Hefte zur Unfallheilkunde, Heft 212
Redigiert von J. Probst

Diskussion: Therapie in der Spätphase

[illegible]

II. Kniegelenksnahe Frakturen

Komplexverletzungen

Vorsitz: C. Burri, Ulm; N. Maas, Hannover

Diagnose und Erstbehandlung

U. Pfister und U. Harmel

Unfallchirurgische Abteilung, Städtisches Klinikum, Moltkestraße 14, D-7500 Karlsruhe 1

Unter dem Oberbegriff der Komplexverletzung lassen sich am Kniegelenk alle Frakturen einordnen, die entweder mehrere gelenkbildende Knochen betreffen oder die mit einer gravierenden Weichteilverletzung einhergehen, damit also Menisci, Kapselbandapparat, Gefäß-Nervenbündel und Weichteilmantel in das Verletzungsmuster mit einbeziehen.

Diagnose und Therapie dieser komplexen Verletzungen sind aus mancherlei Gründen erschwert:

1. Bei den häufig polytraumatisierten Patienten wird die Kniegelenksverletzung nicht selten unterschätzt und damit zumindest anfänglich auch nicht adäquat behandelt.
2. Die auffälligen Frakturzeichen überdecken die diskreteren Symptome eines intraarticulären Weichteilschadens.
3. Die Untersuchung auf begleitende Läsionen der intraarticulären Weichteile ist bei bestehender Frakturinstabilität nur unvollständig möglich.
4. Schock, Schädelhirnverletzung oder Intubation erschweren die Beurteilung der nervalen und vasculären Situation.
5. Aufwendige und zeitraubende Rekonstruktionen der komplexen Verletzung sind unter den Bedingungen der Primärversorgung häufig nicht möglich oder nicht angezeigt.

Die aufgezeigte Problematik zwingt zu besonderer Aufmerksamkeit, denn die Prognose hängt entscheidend davon ab, ob die Gesamtheit der Kombinationsverletzung rechtzeitig erkannt und primär richtig behandelt wird.

Kombination von mehreren Frakturen

Die gleichzeitige intraarticuläre Fraktur von Femurcondylen und Schienbeinkopf ist relativ selten und meist die Folge schwerer Traumen mit häufig offener Verletzung der Weichteile.

Auch die Kombination eines Schienbeinkopfbruches mit der Fraktur der Patella ist ungewöhnlich.

Deutlich häufiger ist die Kombination von diaphysären sowie supra- und intraarticulären Femurfrakturen mit einer Patellafraktur. Die im Vordergrund stehende Instabilität des Oberschenkels kann klinisch und bei oberflächlicher Betrachtung auch röntgenologisch die

Hefte zur Unfallheilkunde, Heft 212
Redigiert von J. Probst

Fraktur der Patella zunächst verdecken. Seiler u.a. haben in 8,7% der Femurfrakturen diese Kombination gefunden, wobei zu vermuten ist, daß primär nicht immer feststellbare Knorpelfrakturen an der Patellarückfläche diesen Prozentsatz noch erhöhen dürften.

Funktionell einer Komplexverletzung gleich kommen ipsilaterale Ober- und Unterschenkelfrakturen, die das sog. „Floating knee" hinterlassen und die zusätzlich auch noch mit intraarticulären Verletzungen einhergehen können.

Weichteilbeteiligung

Bänder und Menisci

Während die Frakturen bei sorgfältiger Röntgentechnik und genauer Betrachtung kaum zu übersehen sind und höchstens bei Plateau-Frakturen des Schienbeinkopfes einmal Schräg- oder Schichtaufnahmen notwendig werden, sind die Weichteilverletzungen der Diagnostik schwerer zugänglich.

Die Prüfung der Bandstabilität ist meist erst nach Stabilisierung der Frakturen möglich, ein Hämarthros kann durch die Schwellung bei gelenknaher Faktur überlagert sein. Bei geringstem Verdacht ist die Arthroskopie zur weiteren Abklärung anzuraten. Hopfner u.a. stellten immerhin bei 74 Komplexfrakturen 24mal eine Außen- und 7mal eine Innenmeniscusverletzung, Tscherne u.a. bei 163 Schienbeinkopffrakturen 21mal eine Außen- und 4mal eine Innenmeniscusverletzung fest.

Seiler und andere fanden in der bereits erwähnten Untersuchung in 13% eine Bandbeteiligung des Kniegelenkes bei Oberschenkelschaftfrakturen.

Wie die Oberschenkelfrakturen so gehen auch die Tibiakopffrakturen nicht selten mit einem Bandschaden einher. Nach Moore läßt sich eine Bandbeteiligung bereits aus dem Typ der Fraktur vermuten. Er unterscheidet zwischen Plateau- und Luxationsfrakturen. Während die Plateaufrakturen normalerweise keine Bandbeteiligung zeigen, sind die Luxationsfrakturen sehr häufig mit Verletzungen des Kapselbandapparates oder des Gefäßnervenbündels vergesellschaftet. Moore unterscheidet 5 Typen:

1. Die *Split-Fraktur*. Bei ihr sackt der dorso-mediale Condylus ab, die posteromediale Kapsel reißt vom Fragment ab und vertikal ein. Häufig besteht eine Ausrißfraktur des Proc. styloideus fibulae und ein Ausriß des medialen Kreuzbandhöckers.
2. Die sog. *Gesamter-Condylus-Fraktur*. Die Fraktur trennt den ganzen medialen oder lateralen Condylus vom Schaft ab, wobei die Eminenz mit einbezogen ist oder isoliert ausbricht. Kreuzbandläsionen und Rupturen des gegenseitigen Collateralbandapparates sind häufig.
3. Die *Randausrißfraktur*. Das Ansatzfragment des Ligaments wird aus seiner normalen Position herausgerissen, vor allem sind Tuberculum Gerdi, der Proc. styloideus oder die Eminentia intercondylica betroffen. Vordere und hintere Kreuzbandläsionen sind ebenso wie Gefäß-Nerven-Verletzungen häufig.
4. Die *Randimpressionsfraktur*. Das Randfragment ist imprimiert, der Kapselbandapparat der Gegenseite ist häufig gerissen und das Gelenk luxiert oder subluxiert. Gefäß- und Nervenbeteiligung sind selten.
5. Die *4-Fragmente-Fraktur*. Hier ist die Eminentia intercondylica von beiden frakturierten Condylen und vom Schaft getrennt. Häufig bestehen begleitende Traktionsfrakturen an der Lateralseite des Gelenkes und eine Arterien- bzw. Nervenverletzung.

Luxationsfrakturen des Kniegelenkes

Tabelle 1. Mitbeteiligung von Kapsel-Band-Apparat und Gefäßnervenbündel (n. Moore 1981)

		Typ 1	2	3	4	5
Bandapparat	%	0 (Kapsel immer)	22	63	66	0
Gefäß-Nerven	%	2	12	30	13	50

Gefäß-Nerven-Beteiligung

Wie die vorausgegangene Tabelle 1 zeigt, ist bei Luxationsfrakturen am Kniegelenk immer die Forderung nach einer Überprüfung der Gefäß- und Nervenfunktion aufzustellen. Aber auch supracondyläre und Schaftfrakturen des Femurs sind häufiger als Frakturen anderer Knochenabschnitte mit einem Trauma des Gefäßnervenbündels verbunden.

Bei der Arterienverletzung handelt es sich meist um Intimaschäden durch stumpfe Gewalteinwirkung oder um geschlossene oder offene Zerreißung, extrem selten findet man einen reinen Gefäßspasmus. Die Diagnose wird durch Angiographie oder direkt bei der Revision gestellt. Die Dopplersonographie gibt Hinweise, läßt aber keine Höhenlokalisation zu.

Erstbehandlung

Wichtigster Schritt in der Erstbehandlung ist die sofortige Reposition bei disclocierten Frakturen. Damit werden weitere Weichteilschäden durch Druck der Fragmente vermieden.

Die Gelenkfraktur gilt als eine Indikation zur möglichst frühen Stabilisierung. Ist das Gelenk offen, so sollte unbedingt der Weichteilverschluß, evtl. mit Hilfe von Rotationslappen oder freien Haut-Fettlappen erfolgen. Wenn möglich, muß neben den Frakturen auch eine sofortige Rekonstruktion des Bandapparates beim Primäreingriff erzielt werden. Bei schweren Verletzungen und beim polytraumatisierten Patienten ist aber häufig nur eine adaptierende Osteosynthese der knorpeltragenden Fragmente möglich, während die restlichen Frakturen zunächst einmal mit Fixateur externe ruhiggestellt werden und damit auch das Gelenk ohne Rekonstruktion der Bänder in der richtigen Position gehalten wird.

Nach Stabilisierung des übrigen Zustandes und Klärung der Weichteilsituation kann dann geplant die endgültige Versorgung durchgeführt werden.

Bei Gefäßverletzungen gilt, daß in der Regel die Stabilisierung des Knochens, wenn sie schnell durchgeführt werden kann, der Gefäßrekonstruktion vorausgehen soll. Nacheinander erfolgt die Rekonstruktion der Arterie und der Vene. Methode der Wahl ist dabei das Vena saphena-Interponat, das einer nicht selten möglichen direkten Rekonstruktion vorzuziehen ist. Man vermeidet damit das Belassen eines evtl. traumatisierten Gefäßabschnittes mit evtl. später eintretenden Folgen.

Mit der Ausnahme bei glatten Durchtrennungen ist die Nervenverletzung keine Indikation zur Sofortversorgung. Hier wird postprimär 6–8 Wochen nach dem Unfall die Rekonstruktion mit meist notwendig werdender Transplantation durchgeführt und dieses Vorgehen hat den Vorteil, daß man zunächst eine gute Gelenkbeweglichkeit erzielen kann.

Wie die abschließende Tabelle 2 zeigt, hängt die Prognose hinsichtlich der bei einer Gefäßverletzung bestehenden Ischämie wesentlich vom Zeitpunkt der Versorgung ab.

Tabelle 2. Prognose der Gefäßverletzungen (n. Schönleben 1987)

Alter, Allgemeinzustand, Verletzungsgrad (Polytrauma)		
Lokalisation der Verletzung		
Ischämiezeit		
Amputationsrate	unter 6 h	0– 5%
	6–10 h	12–15%
	10–24 h	–50%
Erfahrung des Operateurs		

Literatur

Moore TM (1981) Fracture-dislocation of the knee. Clin Orthop 156:129

Schönleben (1987) Gefäßverletzungen an den Extremitäten. Indikation, Technik, Begleit- u. Nachbehandlung. Schriftenreihe Unfallmed Tag der LV der gewerbl BG Heft 66

Seiler H, Olinger A, Eitel F (1982) Begleitende Knieverletzungen bei Oberschenkelschaftfrakturen. Springer, Berlin Heidelberg New York (Hefte Unfallheilk 158), S 173

Tscherne H, Lobenhoffer P, Russe O (1984) Proximale intraartikuläre Tibiafrakturen. Unfallheilkunde 87:277

Hopfner R, Prokscha GW, Konzert-Wenzel J, Krüger P (1983) Kombinierte Knochen- und Bänderverletzungen am Kniegelenk. In: Lechner F, Ascherl R (Hrsg) Ski-Traumatologie u. Wintersportmedizin. Demeter, Gräfelfing

Definitive Versorgung von Komplexverletzungen des Kniegelenkes

W. Mutschler und C. Burri

Klinik für Unfall-, Plastische- und Wiederherstellungschirurgie, Universitätsklinikum Ulm (Ärztl. Direktor: Prof. Dr. C. Burri), Steinhövelstraße 9, D-7900 Ulm

Das anspruchsvolle Ziel jeder Behandlung von Gelenkverletzungen ist die Wiederherstellung eines belastungsfähigen, stabil geführten und frei beweglichen Gelenkes ohne sekundäre posttraumatische Arthrose. Wenn wir unter einer Komplexverletzung des Kniegelenkes Verletzungen verstehen, die entweder viele gleichartige Gewebe betreffen (z.B. die komplexe Kniebandverletzung) oder viele verschiedene Gewebe umfassen (z.B. die offene Gelenkfraktur), so ist es unmittelbar einleuchtend, daß das genannte Ziel der Restitutio ad integrum nur auf operativem Wege zu erreichen ist. 3 taktische Prinzipien sind dabei zu berücksichtigen: 1. Die möglichst rasche und definitive Versorgung. Je später rekonstruktive Eingriffe vorgenommen werden, desto schlechter ist das funktionelle Ergeb-

Hefte zur Unfallheilkunde, Heft 212
Redigiert von J. Probst

nis [1, 3, 4]. 2. Die exakte, anatomiegerechte Wiederherstellung aller verletzten Strukturen ohne zusätzliche Traumatisierung durch die Operation und 3. die konsequente Begleit- und Weiterbehandlung. Die Anwendung dieser Prinzipien auf den individuellen Fall bedeutet, jeweils einen zeitlichen Stufenplan (primäre, verzögert primäre, sekundäre Versorgung und Behandlung von Spätfolgen) und einen räumlichen Stufenplan (welche verletzte Struktur wird in welcher Reihenfolge versorgt) zu entwickeln. Die folgende systematische Darstellung der aktuellen Behandlungsprinzipien für die einzelnen Gelenkstrukturen, die zusammen die Kniegelenkseinheit bilden, soll nicht zu einem schematischen Vorgehen Anlaß geben, sondern darf nur vor dem Hintergrund einer situationsangepaßten *Kombination* aller notwendigen Maßnahmen gesehen werden.

Knorpelverletzungen

Der hyaline Gelenkknorpel des Erwachsenen ist nicht mehr regenerationsfähig; das Reparaturgewebe von Knorpeldefekten besteht aus einem mechanisch wenig belastbaren Faserknorpel. Stufenbildungen in der Gelenkoberfläche führen über einen vermehrten Knorpelabrieb zur sekundären Arthrose. Um die Arthrose durch mechanische Inkongruenz zu vermeiden und funktionsfähiges Knorpelgewebe zu bewahren, ist es notwendig, die Gelenkfläche millimetergenau zu rekonstruieren (s.u.) und osteochondrale oder chondrale Abschlagfragmente zu refixieren. Hierzu verwenden wir entweder Fibrinkleber in der Kombination mit Spickdrähten mit Gewinden, die von außerhalb der Gelenkfläche in die subchondrale Schicht des Fragmentes eingebracht werden, oder resorbierbare Stifte aus Polydioxanon (PDS) oder Polyglycolid (Dexon) [6] (Abb. 1). Nach Einpassen der Flakes und

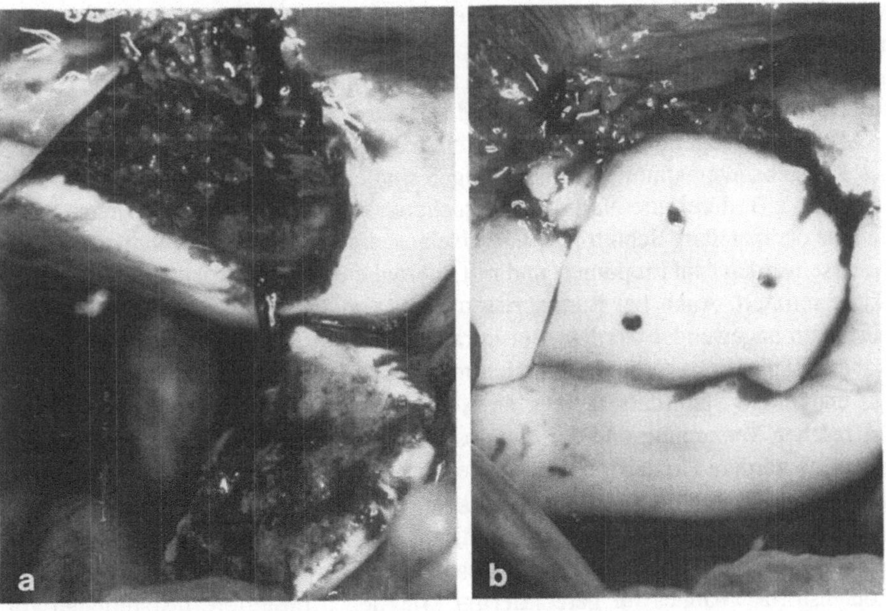

Abb. 1. **a** Großes osteochondrales Abschlagfragment an der Patella, **b** Refixation mit Polydioxanon-Stiften

Vorbohren der Stiftlöcher werden 2 bis 4 Stifte mit einem Durchmesser von 1 bis 2 mm in das Defektlager eingetrieben. Bei beiden Verfahren ist eine funktionelle Nachbehandlung möglich.

Meniscusverletzungen

Meniscusverletzungen treten bei schweren Kapsel-Band-Läsionen und/oder Frakturen mit einer Häufigkeit von bis zu 30% auf [17]. Die Menisceen erfüllen am Kniegelenk wichtige Aufgaben: Sie übertragen und verteilen zwischen 40 und 70% der während der Bewegung und Belastung des Kniegelenkes auftretenden Kräfte, sie puffern plötzliche Belastungen ab, tragen zur Kniegelenksstabilität bei und gleichen schließlich die Inkongruenz zwischen Femurcondylen und Tibiaplateau aus. Ihre Bedeutung wird deutlich, wenn man z.B. bedenkt, daß 20 Jahre nach Meniscektomie in praktisch 100% der Fälle Arthrosen nachzuweisen sind [17].

Wenn immer möglich, soll also der Mensicus erhalten oder so sparsam als möglich reseziert werden. Eine erhaltende Meniscusnaht, die bei Komplexverletzungen offen durchgeführt wird, ist bei Meniscusausrissen an der Kapsel oder bei basisnahen Meniscuslängsrissen möglich. Als Nahtmaterial verwenden wir atraumatische resorbierbare Fäden; die Einzelknopfnähte werden von hinten nach vorne durch die Randleiste im Abstand von etwa 5 mm vorgelegt und dann geknotet [18].

Basisferne Längsrisse, Quer- und Horizontalrisse eignen sich nicht zur Naht. Sie werden in der Rißzone reseziert und ein möglichst breiter Meniscusrand belassen.

Komplexe Kapsel-Band-Verletzungen

Komplexe Kapsel-Band-Verletzungen, die heute gängig als anteromediale, posterolaterale, anterolaterale, posteromediale, hintere, vordere und anteroposteriore Instabilitäten sowie als Kniegelenksluxationen klassifiziert werden [8, 11], verlangen eine sorgfältige Rekonstruktion aller betroffenen passiven und aktiven Gelenkstabilisatoren.

Allgemeiner Operationsgrundsatz ist die frühestmögliche anatomische Wiederherstellung des Kapselbandapparates. Voraussetzungen sind eine exakte Diagnose der vorliegenden Instabilität, z.B. durch die Narkoseuntersuchung, ein übersichtlicher Zugang, z.B. der lange laterale parapatellare Schnitt [11] und eine ausgefeilte Operationstechnik. Knöcherne Bandausrisse werden exakt reponiert und mit Schraube und Einlochplatte oder durch transossäre Nähte refixiert. Auch bei Bandabrissen im Ursprungs- oder Ansatzbereich können diese Verfahren angewendet werden. Bei intraligamentären Bandrupturen ist eine atraumatische Naht mit langsam resorbierbarem Nahtmaterial durchzuführen [3, 8, 9]. Nach Müller [1] ist das endgültige Stabilitätsergebnis nicht so sehr vom Verletzungsmuster als vielmehr von der raschen Versorgung und der diagnostischen und operativen Sorgfalt abhängig. Für das gerissene vordere Kreuzband wird heute generell die primäre Augmentation mit einem Patellarsehnenstreifen oder mit resorbierbarem Polydioxanon (PDS) empfohlen [1, 9, 14). Bei Patienten mit komplexen Kniegelenksinstabilitäten oder einem Alter über 50 Jahren halten wir auch die primäre Implantation eines dauerhaften alloplastischen Bandersatzes wie des Kohlenstoffaserbandes für gerechtfertigt [5]. Liegen posteriore Instabilitäten vor, sichern wir die rekonstruierten Strukturen durch einen transpatellar-tibialen Steinmann-Nagel mit obenliegendem Gewinde für 6 Wochen.

Das Problem einer Kniegelenksluxation ist neben der globalen ligamentären Instabilität die häufige nervale und vasculäre Begleitverletzung. Nach der notfallmäßigen Reposition muß zunächst die Wiederherstellung der arteriellen und venösen Strombahn erfolgen und das Kompartment gespalten werden. Die Kapselbandrekonstruktion kann aufgeschoben werden; zur temporären Stabilisierung wird am besten ein ventraler gelenküberbrückender Fixateur externe angelegt. Die definitive Versorgung richtet sich dann nach der Gesamtsituation [14].

Die komplexen Kapselbandverletzungen erfordern eine sorgfältige Nachbehandlung, die unmittelbar postoperativ mit isometrischen Übungen beginnt, über 6 Wochen eine limitierte Bewegung zwischen 20° und 60° Beugung mit Hilfe eines Kniegelenksbewegungsgipses oder einer -Schiene unter Vermeidung von Varus-, Valgus- und Rotationsstreß zuläßt und eine etwa 6monatige Rehabilitationsphase einschließt. Immer mehr setzt sich die Ansicht durch, daß dabei für 6 Wochen nur abgerollt wrden soll, danach auf Teilbelastung übergegangen wird und erst nach 10 bis 12 Wochen die volle Belastung der betroffenen Extremität erlaubt ist [14].

Das *„floating knee"*, die ipsilaterale Fraktur von Femur und Tibia, schlägt die Brücke zwischen Kapsel-Band-Läsionen und knöchernen Verletzungen, werden doch bei diesem Verletzungstyp in 39% Kniegelenksinstabilitäten beschrieben [7]. Nach der Stabilisierung dieser meist durch Hochrasanztraumen entstandenen Schaftfrakturen sind daher Kniebinnenverletzungen durch die Stabilitätsuntersuchung und Arthroskopie auszuschließen oder nach den geschilderten Grundsätzen zu versorgen.

Gelenkfrakturen

Patellafrakturen und Gelenkfrakturen von distalem Femur und proximaler Tibia, sog. B- und C-Frakturen in der Einteilung von Müller [12], stellen die größte Gruppe der komplexen Kniegelenksverletzungen dar. Sie sind eine Domäne der operativen Behandlung mit 4 allgemeinen Therapiegrundsätzen: Minutiöse Rekonstruktion der Gelenkflächen, Unterfütterung mit autogener Spongiosa, übungsstabile Osteosynthese und frühfunktionelle Nachbehandlung. Häufig handelt es sich um technisch schwierige Eingriffe, die eine Vielzahl von Überlegungen zum Zugang, zur Reihenfolge der Fragmentreposition, zu Art und Plazierung des Implantates und zur Qualität des Knochens erfordern.

Für die distalen *intraarticulären Femurfrakturen* hat sich der laterale Zugang bewährt, von dem aus zunächst die intercondyläre Fraktur schrittweise rekonstruiert und mit temporären Kirschner-Drähten oder durch Spongiosazugschrauben retiniert wird. Die lateral angelegte Condylenabstützplatte nach Burri bietet dabei vielfältige Möglichkeiten der Schraubenlage (Abb. 2). Nach Fixation am Femurschaft unter Beachtung der Femurachsen können eventuelle Defekte mit Spongiosa unterfüttert werden. Beim stark osteoporotischen Knochen des Alten ist eine übungsstabile Osteosynthese oft nur durch eine Verbundosteosynthese mit Knochenzement und durch eine zusätzliche Stabilisierung auf der Medialseite des Gelenkes zu erreichen. Nach der Stabilisierung werden die Verletzungen des Kapsel-Band-Apparates behoben.

Tibiakopffrakturen werden analog versorgt. Auch hier empfiehlt sich die laterale oder die Kombination einer lateralen und einer dorsomedialen kurzen Incision. Die ventrale „Mercedessternincision" [3] zieht eine hohe Rate von Weichteilkomplikationen nach sich. Imprimierte Fragmente müssen möglichst en bloc wieder auf Gelenkflächenniveau gestößelt

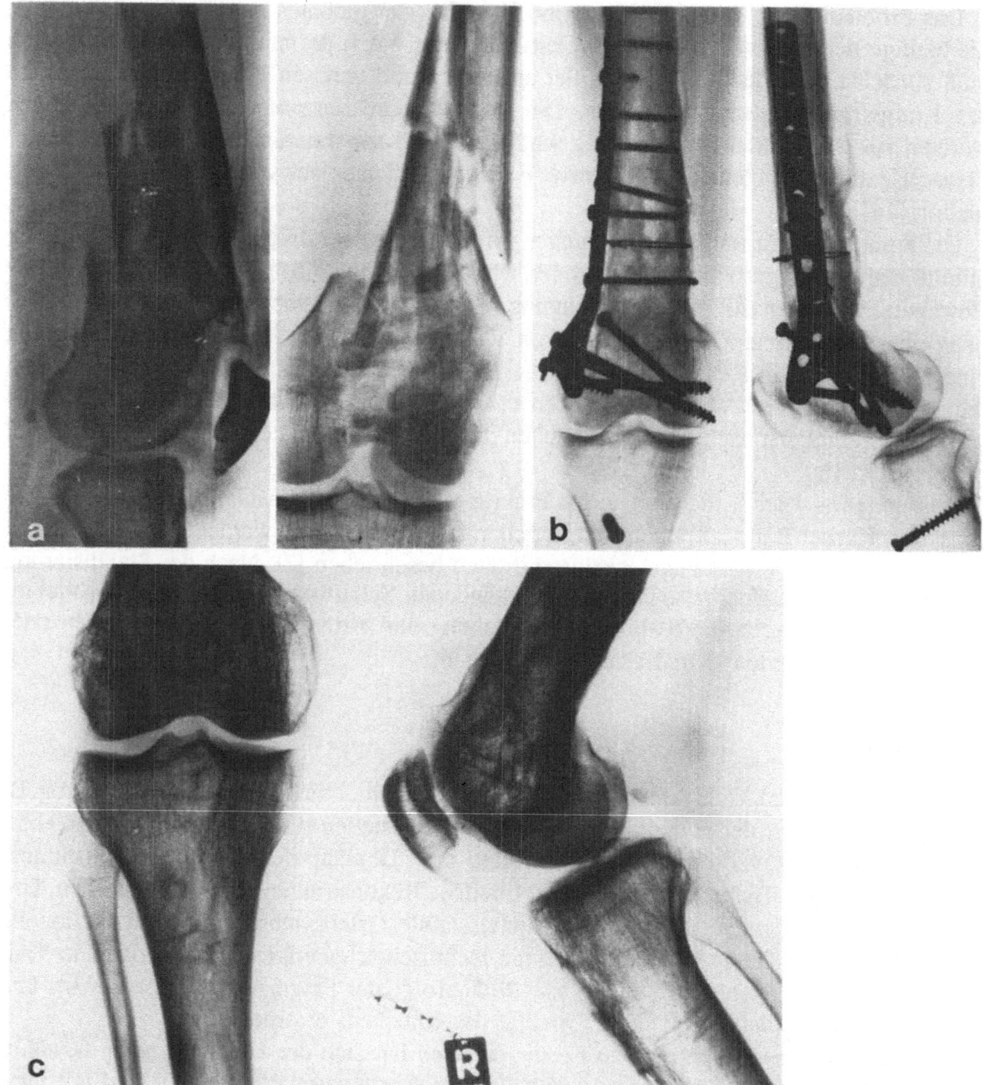

Abb. 2a–c. W.H., 23 Jahre. **a** Distale intraarticuläre Femurfraktur Typ C3, **b** Osteosynthese mit Condylenabstützplatte, Cerclage, freier Zugschraube, intra-operative Abmeißelung der Tuberositas tibiae, **c** Spätergebnis 8 Jahre postoperativ

werden, der verbleibende Defekt im spongiösen Tibiakopf wird mit ausreichend Spongiosa aufgefüllt. Als Osteosynthesematerial haben sich laterale T- und L-Abstützplatten bewährt; bei bicondylären Frakturen vermag eine kurze Unterschenkelplatte an der dorsomedialen Tibiakante wesentlich zur Stabilität beitragen.

Die ausgerissene Eminentia intercondylaris kann vor dem endgültigen Anziehen der Schrauben zwischen lateralem und medialem Tibiaplateau eingeklemmt und mitfixiert werden. Der Ansatz des Ligamentum patellae muß zuweilen mit separaten ventro-dorsalen

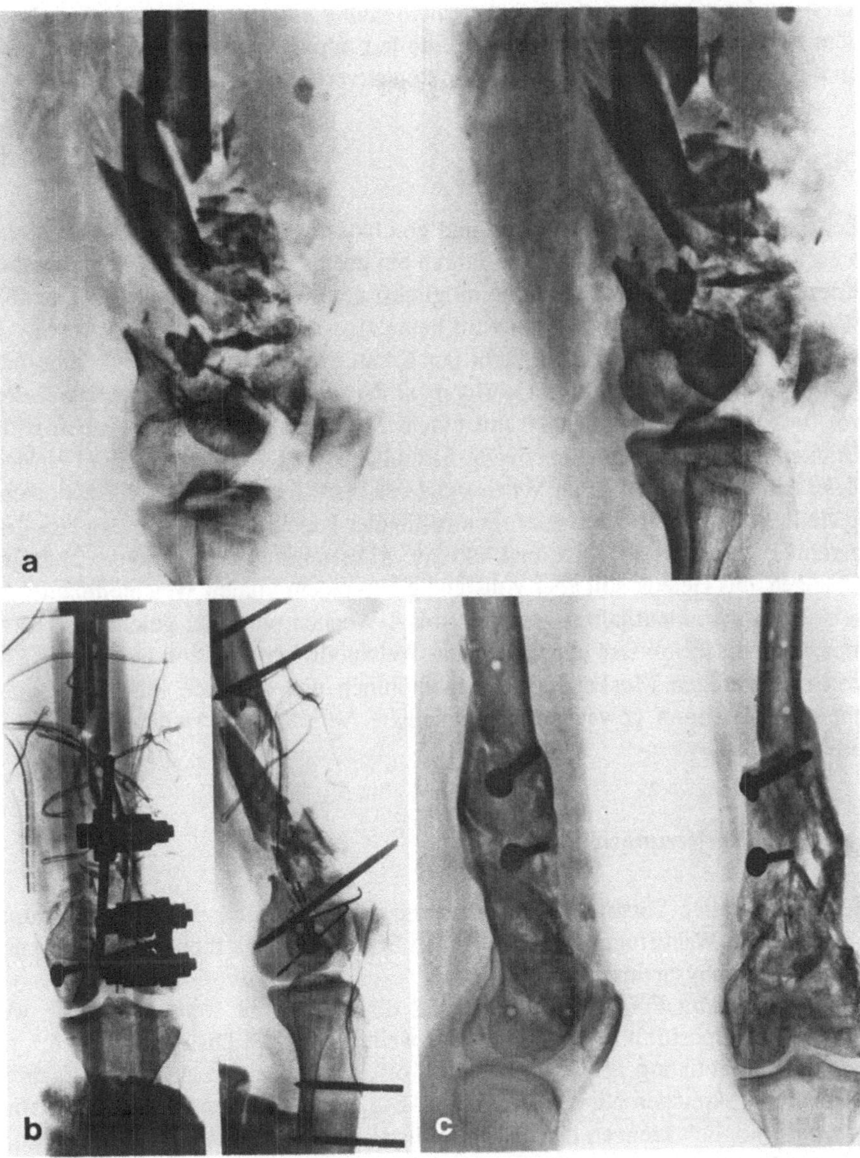

Abb. 3a–c. U.J., 24 Jahre, **a** Drittgradig offene distale Femurtrümmerfraktur, **b** Stellen der Gelenkflächen mit Schraube und K-Drähten, gelenküberbrückender Fixateur, **c** nach gesicherter Wundheilung stufenweiser Abbau des gelenküberbrückenden Fixateur, sekundäre Transplantation von cortico-spongiösen Spänen und Spongiosa aus dem hinteren Beckenkamm. Ausheilungsbild nach 9 Monaten

Schrauben refixiert werden. Abgesprengte Knochen-Knorpel-Fragmente, Meniscus- und Bandverletzungen werden in der o.a. Weise behandelt. Zur Behandlung von Trümmerfrakturen ist bei vorbestehender fortgeschrittener Arthrose auch der primäre alloplastische Gelenkersatz gerechtfertigt. Spätergebnisse nach operativer Versorgung von Gelenkfrakturen am Knie belegen, daß für die Entwicklung einer posttraumatischen Arthrose neben dem Lebensalter und dem Frakturtyp die nur approximative Reposition der Gelenkfläche und die ungenügende Behandlung der Begleitverletzungen maßgeblich sind [13].

Offene Verletzungen

Bei offenen Komplexverletzungen und geschlossenen Verletzungen mit schwerem Weichteilschaden hat sich in den letzten Jahren ein geändertes taktisches Vorgehen herauskristallisiert. Wurde vor Jahren noch die möglichst definitive Sofortversorgung unabhängig vom Weichteilschaden empfohlen, so wird heute zweizeitig vorgegangen (Abb. 3). Je schwerer die Verletzung ist, desto mehr steht der Erhalt der Extremität im Vordergrund. Als erster Schritt erfolgt das sorgfältige Debridement der Verletzung. Liegen offene Gelenkfrakturen vor, werden die Gelenkflächen mit einem Minimum an Einzelschrauben und Kirschner-Drähten gestellt. Eine evtl. verletzte Strombahn wird sofort durch End-zu-End-Naht von Arterie und Vene oder durch Venenersatz des betroffenen arteriellen Segmentes wiederhergestellt. Ein ventral eingesetzter femoro-tibialer Klammerfixateur in leichter Beugestellung garantiert mechanische Ruhe und korrekte Achsstellung. Der Hautverschluß wird nicht erzwungen, das Gelenk soll aber vollständig von einem vitalen Weichteilmantel umschlossen sein. Sekundär, innerhalb der ersten 2 bis 4 Wochen, wird der gelenküberbrückende Fixateur externe schrittweise abgebaut, eine Weichteilrekonstruktion auch unter Zuhilfenahme von ortsständigen Muskellappen vorgenommen und auf eine innere Fixation und Knochentransplantation gewechselt. Ligamentäre Verletzungen erfordern meist eine primäre Bandplastik.

Kindliche Verletzungen

Für die operative Versorgung von *Bandausrissen* bei Kindern sei daran erinnert, daß bei noch offenen Wachstumsfugen die langen Seitenbandzüge metaphysär, die kurzen Seitenbandzüge epiphysär inserieren [10].

Extraarticuläre Epiphysenlösungen des distalen Femur werden operiert, wenn die geschlossene Reposition nicht gelingt und wenn durch die Dislokation nach hinten die periphere Durchblutung gefährdet ist. Nach offener Reposition erfolgt die Stabilisierung am besten mit gekreuzten Kirschner-Drähten. Die Drähte müssen die Wachstumsfuge so senkrecht als möglich kreuzen und daher so distal als möglich eingebracht werden. Ihre Kreuzungsstelle liegt proximal des Frakturspaltes. Bei typischen dislocierten *Epiphysenfrakturen* von Femur und Tibia wird nach der offenen Einrichtung sinnvollerweise mit einer Kompressionsosteosynthese parallel zur Wachstumsfuge retiniert. Der knöcherne Ausriß des vorderen Kreuzbandes ist die häufigste Epiphysenfraktur der proximalen Tibia. Bei vollständiger Dislokation ist mit Begleitverletzungen zu rechnen. Werden diese übersehen, sind in der Literatur Frühartbrosen beschrieben (zit. bei [10]). Für die Therapie des dislocierten Eminentia-Ausrisses stellt die von distal nach proximal verlaufende Zugschraube die Methode der Wahl dar. Schrauben werden auch zur Versorgung der Apophysenausrisse verwendet.

Spätfolgen

Mit der Sofort- oder Frühversorgung der komplexen Knieverletzung ist die Behandlung nicht abgeschlossen. Die individuell angepaßte Begleit- und Weiterbehandlung ist eine ebenbürtige Aufgabe des Chirurgen. Sie schließt die konsequente Therapie von Komplikationen und rechtzeitige Sekundärmaßnahmen mit ein [16].

Eine häufige Folge komplexer Kniegelenksverletzungen sind die *Kniegelenkssteifen*. Hier gilt es, durch eine baldige Arthrolyse die Kniegelenksbeweglichkeit wiederherzustellen. Die Kombination der intraarticulären Lösung von Verwachsungen mit einer Desinsertionsoperation z.B. nach Judet kann einen beträchtlichen Bewegungszuwachs von 70 bis 90% erbringen [2, 3, 15]. Dabei wird die schmerzbedingte Schonhaltung des Gelenkes mit erneuter Gefahr der Einsteifung durch die kontinuierliche postoperative passive Bewegung auf der Motorschiene in Katheterperiduralanaesthesie vermieden [15]. Bei der Arthrolyse können auch Osteophyten abgetragen und Gelenkflächen geglättet und die Kniebinnenstrukturen revidiert werden.

Chronische Bandinstabilitäten führen über eine vermehrte Druck- und Scherbelastung des Knorpels zur beschleunigten Entwicklung einer posttraumatischen Arthrose. Bei ausgeprägten Instabilitäten nehmen wir daher innerhalb des ersten Jahres eine Bandplastik oder einen Bandersatz vor, wenn die Rehabilitation abgeschlossen, die Muskulatur auftrainiert und Vollbelastung erreicht ist. In der Literatur werden viele Kombinationsverfahren zur Beseitigung chronischer rotatorischer Instabilitäten angegeben. Sie umfassen knöcherne Ansatzverlagerungen, Versetzungen der dynamischen Kniegelenksstabilisatoren wie der Pes- anserinus-Gruppe, Ersatz einzelner Bänder mit autologem Material, bevorzugt dem Ligamentum patellae und den alloplastischen Bandersatz [3, 5, 8, 11]. Welches Verfahren gewählt wird, hängt von dem Ausgangsbefund, dem Alter des Patienten und nicht zuletzt von der Erfahrung des Chirurgen mit den verschiedenen Verfahren ab.

Liegt bereits eine monokompartimentelle *Arthrose* vor, kombinieren wir die Bandoperation mit einer korrigierenden Tibiakopfosteotomie zur zusätzlichen Straffung der Seitenbänder und zur Verschiebung der Beinachse. Osteotomien sind generell die Methode der Wahl, wenn die posttraumatische Arthrose auf ein Kompartment beschränkt ist oder/und wenn eine posttraumatische Fehlstellung vorliegt. Auch hier entscheiden das Ausmaß und die Lokalisation der Arthrose sowie die Art der Fehlstellung, ob und wie im Bereich des distalen Femur oder des Tibiakopfes osteotomiert wird. Wir verbinden Korrekturosteotomien immer mit einer Gelenkrevision. Bei ausgeprägten Pangonarthrosen stehen alternativ der alloplastische Gelenkersatz oder – seltener – die Arthrodese zur Verfügung.

Literatur

1. Biedert R, Müller W, Hackenbruch W, Baumgartner R (1988) Comparative results of 163 anterior cruciate ligament injuries managed by repair/reinsertion, primary augmentation or reconstruction. In: Müller/Hackenbruch (eds) Surgery and arthroscopy of the knee. Springer, Berlin Heidelberg New York Tokyo
2. Blauth W, Hassenpflug J (1982) Ergebnisse operativer Kniegelenksarthrolysen. Z Orthop 120:250
3. Blauth W, Schuchardt E (1986) Ortopädisch-chirurgische Operationen am Knie. Thieme, Stuttgart New York
4. Burri C, Rüter A, Spier W (1975) Knochenverletzungen im Kniebereich. Springer, Berlin Heidelberg New York (Hefte Unfallheilkd 120)

5. Burri C, Claes L, Helbing G (1985) Bandersatz mit Kohlenstoffasern. Springer, Berlin Heidelberg New York Tokyo
6. Claes L, Burri C, Kiefer H, Mutschler W (1986) Die Refixierung von osteochondralen Fragmenten durch resorbierbare Stifte. Springer, Berlin Heidelberg New York (Hefte Unfallheilkd 181), S 300
7. Fraser RD, Hunter GA, Waddell JP (1978) Ipsilateral fractures of the femur and tibia. J Bone Joint Surg [Br] 40:510
8. Jäger M, Wirth C-J (1978) Kapselbandläsionen. Thieme, Stuttgart
9. Kiefer H (1989) Experimentlle Untersuchungen zur Biomechanik des Kniebandapparates. Habilitationsschrift Ulm
10. Laer von L (1986) Frakturen und Luxationen im Wachstumsalter. Thieme, Stuttgart New York
11. Müller W (1982) Das Knie. Springer, Berlin Heidelberg New York
12. Müller ME, Nazarian S, Koch P (1987) Classification AO des fractures. Springer, Berlin Heidelberg New York Tokyo
13. Mutschler W, Burri C, Birkner W, Knötzele J (1989) Spätergebnisse nach Osteosynthesen von distalen intraartikulären Femurfrakturen. Vortrag 53. Tagung DGU, Berlin
14. Tscherne H, Lobenhoffer P, Blauth M, Hoffmann R (1987) Primäre Rekonstruktion von Kapselbandverletzungen des Kniegelenkes. Orthopäde 16:113
15. Ulrich Ch, Burri C, Wörsdörfer O (1985) Postoperative Kniegelenksmobilisation in Katheterperiduralanästhesie nach Arthrolyse des Kniegelenks. Akt Traumatol 15:47
16. Weller S (1987) Die integrale Therapie komplexer Gelenkverletzungen. Akt Traumatol 17:229
17. Wirth CJ, Rodriguez M, Milachowski KA (1988) Meniskusnaht, Meniskusersatz. Thieme, Stuttgart New York
18. Wirth CJ, Milachowski KA (1989) Technik der offenen Meniskusnaht. Operat Orthop Traumatol 1:179

Das komplexe Trauma des Kniegelenkes

H. Reilmann[1], M. Blauth[2] und P. Lobenhoffer[2]

[1] Unfallchirurgische Klinik, Städtisches Klinikum, Holwedestraße 136, D-3300 Braunschweig
[2] Unfallchirurgische Klinik, Medizinische Hochschule Hannover, Konstanty-Gutschow-Straße 8, D-3000 Hannover 61

Die komplexe Knieverletzung ist Folge eines Rasanztraumas und führt in der Regel zu einer schwerwiegenden Instabilität des Gelenkes. Zusatzverletzungen mit instabilem Gesamtzustand sind häufig, so daß eine differenzierte Behandlungstaktik erforderlich ist.

Methode

Es werden drei verschiedene Verletzungstypen definiert:

Typ I: Kniegelenksnahe Frakturen mit Beteiligung des distalen Femur und der proximalen Tibia. *Typ II:* Fraktur eines gelenkbildenden Knochens mit schweren begleitendem Weichteilschaden (ab G II oder O II nach Tscherne). *Typ III:* Die Kniegelenksluxation.

In einer retrospektiven Studie wurden 90 Patienten in der Zeit von 1981 bis 1985 erfaßt. 30 hatten eine Typ I-, 43 eine Typ II- und 17 eine Typ III-Verletzung. 5 Patienten verstarben

Hefte zur Unfallheilkunde, Heft 212
Redigiert von J. Probst

an den Folgen der Gesamtverletzungen. Bei 45% der Patienten konnte eine primär definitive Versorgung durchgeführt werden. Bei 55% wurden primär notfallmäßige Maßnahmen durchgeführt, die weitere Behandlung erfolgte bei 38% operativ, bei 17% konservativ.

Begleitverletzungen

Kompartmentsyndrom: Typ I 36%, Typ II 31%, Typ III 24%.
Gefäßverletzung: Typ I 14%, Typ II 38%, Typ III 82%.
Nervenverletzung: Typ I 18%, Typ II 23%, Typ III 35%.

Ergebnisse

Amputationsrate: Typ I 7%, Typ II 18%, Typ III 23%.
(Bei allen Patienten mit Kniegelenksluxationen und Gefäßläsionen betrug die Ischämiezeit mehr als 8 Stunden).
Infektionsrate: Typ I 4%, Typ II 18%, Typ III 6%.
Arthrodesen: 3%, alle in Typ I.
Pseudarthrosen: 6%, alle in Typ II.

Die Nachuntersuchung der funktionellen Ergebnisse erfolgte nach dem Lysholm-Score, wobei in Typ I 53, in Typ II 59 und in Typ III 63 Punkte erzielt wurden.

Schlußfolgerung

Das komplexe Knietrauma hat eine ernste Prognose und bedarf wegen der Begleitschäden einer differenzierten Behandlungstaktik. Eine primär definitive operative Versorgung ist nur bei stabilem Gesamtzustand des Patienten angezeigt. Bei instabiler Situation ist ein zeitlich abgestuftes Vorgehen unter Beschränkung auf notfallmäßige Maßnahmen mit temporärer externer Gelenktransfixation sowie sekundärer Osteosynthese und Versorgung der Kapselbandläsionen angezeigt.

Therapeutisches Konzept bei ipsilateralen kniegelenksnahen Frakturen von Femur und Tibia

J. Freistühler, P.-M. Hax und G. Hierholzer

Berufsgenossenschaftliche Unfallklinik Duisburg-Buchholz, Großenbaumer Allee 250, D-4100 Duisburg 28

Diese Verletzung, auch als „Floating Knee“ bezeichnet, tritt fast ausschließlich bei Verkehrsunfällen, gehäuft bei Zweiradunfällen auf. Durchschnittsalter 27,2 Jahre, 24 männliche, 4 weibliche Patienten. Neun Verletzungen traten im Rahmen eines Polytraumas auf,

Hefte zur Unfallheilkunde, Heft 212
Redigiert von J. Probst

fünfmal wurde präoperativ, in vier zusätzlichen Fällen erst bei der Nachuntersuchung eine Knieinstabilität festgestellt. Bei 14 offenen Oberschenkel- und 20 offenen Unterschenkelfrakturen wurde am Oberschenkel bevorzugt die Plattenosteosynthese, am Unterschenkel der Fixateur externe verwendet. In 1/3 aller Fälle wurde ein Verfahrenswechsel vorgenommen, wobei die frühzeitige interne Fixierung am Oberschenkel nach Fixateur externe-Osteosynthese uns wichtig erscheint. Die primär festgestellten Kniebandverletzungen wurden durch Bandrekonstruktionen behandelt.

Als Behandlungskonzept gilt:
1. Stabilisierung der Vitalfunktion, 2. Ausschluß bzw. Behandlung einer Höhlenverletzung, 3. Behandlung der Floating Knee-Verletzung. Bei stabiler Kreislaufsituation wird der Unterschenkel bevorzugt mit dem Fixateur externe stabilisiert, dann der Oberschenkel möglichst mit interner Osteosynthese. Anschließend Untersuchung und definitive Rekonstruktion des Kapselbandapparates. Bei instabiler Kreislaufsituation Fixateur externe-Osteosynthese von Ober- und Unterschenkel, ggf. kniegelenksüberbrückend, wobei die frühzeitige Teildemontage und der Verfahrenswechsel am Oberschenkel zur internen Stabilisierung beachtet werden soll.

Die kniegelenksüberbrückende Fixateur-externe-Osteosynthese als therapeutisches Konzept bei Problemfrakturen

M Roesgen[1], M. Zander[2], M. Körber[1] und G. Hierholzer[1]

[1] Berufsgenossenschaftliche Unfallklinik Duisburg-Buchholz, Großenbaumer Allee 250, D-4100 Duisburg 28

[2] Chirurgische und Unfallchirurgische Klinik, Elisabeth-Krankenhaus, Moltkestraße 61, D-4300 Essen

Mit Hilfe der Kniegelenkstransfixation soll die Heilung rekonstruierter Gelenkanteile gesichert werden, damit anschließend die Funktion wieder aufgenommen werden kann. Das Ziel der temporären Transfixation ist damit konträr dem der Arthrodese, bei der die Gelenkfunktion aufgegeben wird. Die Indikationen zur Transfixation lassen sich in 3 Gruppen abgrenzen:

1. Gelenkflächenfrakturen des Schienbeinkopfes und/oder der Oberschenkelrolle ohne Möglichkeit einer übungsstabilen Osteosynthese, Gelenkfrakturen mit ausgedehntem Weichteil- oder kombiniertem Bandschaden.
2. Ausgedehnter Bandschaden mit Gelenkeröffnung, gelenküberbrückender Weichteilschaden, Decollement, Zerstörung der Gefäß- oder Nervenleitbahnen.
3. Polytrauma zur Abkürzung der Operationszeit, zur Pflegeerleichterung, bei unsicherem Gelenkerhalt, als Vorbereitung zur Arthrodesenoperation.

Je zwei Schanzsche Schrauben oder Steinmann-Nägel müssen im Femur und in der Tibia verankert werden.

Hefte zur Unfallheilkunde, Heft 212
Redigiert von J. Probst

Typ I = unilaterale Klammer: Protektion isolierter Kapsel-Bandrekonstruktion
Typ II = Rahmenkonstruktion: große Weichteildefekte, Decollement
Typ III = dreidimensionaler Aufbau: bei knöchernen Defektsituationen, gelenknaher Fraktur, kombiniertem Knochen-Weichteil-Bandschaden.

Die interne Minimalstabilisierung gelenkflächentragender Knochen-Knorpelanteile erfolgt durch Kirschner-Bohrdrähte oder Einzelschrauben. Die Kraftträger werden intrafragmentär vorgespannt, das Gelenkcavum diskret distrahiert.

Eigene Patienten

In den Jahren 1977–1988 wurden 188 Patienten mit einer kniegelenksüberbrückenden Fixateur-externe-Montage operiert. Bei 42 Patienten wurde diese als vorübergehende Transfixation angelegt, bei 146 Patienten anläßlich der Einstellung zur Arthrodese. 18mal war die Frakturversorgung vorrangig, 14mal der Weichteilschaden, 10mal eine Reosteosynthese nach interner Stabilisierung. 20mal erfolgte die Montage bei aseptischen Verhältnissen, 22mal im Infekt. Immer konnte ein Funktionserhalt des Kniegelenkes erreicht werden. Als ergänzende Maßnahme zur Fixateur-externe-Montage wurde 12mal eine interne Minimal-Osteosynthese durchgeführt, 6mal eine sekundäre Spongiosaplastik, 6mal eine myofasciocutane Lappenplastik und bei 15 Patienten eine Spalthautdeckung. Die Demontage erfolgte 4 Wochen bis zu 10 Wochen nach der Fixateur externe-Anlage. Nach krankengymnastischer Übungsbehandlung konnte bei allen Patienten eine ausreichende Kniegelenksfunktion mit einer Beugefähigkeit von 80° bis zu 120° erreicht werden. In Anbetracht der weit verbreiteten Fixateur externe-Anwendung ist die vorübergehende Kniegelenksüberbrückung selten diskutiert. Gerade zur Sanierung des kniegelenksnahen Weichteilschadens ermöglicht die schnelle Abheilung unter dem Schutz des Fixateur externe die frühzeitige Wiederaufnahme der Gelenkfunktion. Die *Vorteile* der Gelenktransfixation mit dem Fixateur externe sind: Sichere Ruhigstellung, Neutralisationsosteosynthese nach Gelenkflächenadaptation, Pflegeerleichterung, Entflechtung der primären Operationsphase, Schonung des Verletzungsgebietes, Umstieg auf interne Fixation möglich. Diese Vorteile lassen sich durch den geringen operativen Aufwand der Implantation von nur 4 Kraftträgern schnell und leicht nutzen.

Primär endoprothetisches Vorgehen bei kniegelenksbeteiligenden Frakturen – ein neues Konzept zur frühen Rehabilitation vorwiegend älterer Patienten

A. Benthien, C. Lütten und W. Thomas

I. Orthopädische Klinik, Allgemeines Krankenhaus Barmbek, Rübenkamp 148, D-2000 Hamburg 60

Die häufig zur Invalidisierung führenden schlechten Spätergebnisse der kniegelenksbeteiligenden Frakturen des älteren Menschen konfrontieren uns regelmäßig mit einem erfor-

Hefte zur Unfallheilkunde, Heft 212
Redigiert von J. Probst

derlichen Zweiteingriff. Meist mußte noch innerhalb eines Jahres nach der primären Rekonstruktion eine zementlose Knietotalendoprothese das durch sekundäre posttraumatische Arthrose zerstörte Kniegelenk ersetzen.

Unter bestimmten Voraussetzungen erscheint daher ein primär endoprothetisches Verfahren bei kniegelenksbeteiligenden Frakturen angezeigt. Insbesondere die verkürzte Rehabilitationszeit und die Endgültigkeit der Versorgung in Verbindung mit den guten Langzeitergebnissen bei dem gewählten zementlosen Endoprothesenverfahren sprechen für ein solches Vorgehen bei älteren Patienten.

So wie seit über zehn Jahren die primäre Hüftendoprothese bei der medialen Schenkelhalsfraktur des älteren Menschen sich aufgrund bekannter Vorteile überall als Therapie der Wahl durchgesetzt hat, sehen wir in gleicher Weise eine gute Indikation für solches Vorgehen am Kniegelenk, welches unter Abwägung der vorgestellten Indikationen und Kontraindikationen in Betracht gezogen werden sollte.

Patella

Vorsitz: M. Ecke, Gießen; R. Labitzke, Schwerte

Biomechanik, Operationstechnik und Ergebnisse der Patellafrakturen

U. Holz, F.W. Thielemann und B. Zahedi

Abteilung für Unfallchirurgie, Chirurgische Klinik, Katharinenhospital (Leiter: Prof. Dr. U. Holz), Kriegsbergstraße 60, D-7000 Stuttgart 1

Anatomie und Biomechanik

Die Patella bildet zusammen mit den Femurcondylen und dem Streckapparat das Femoropatellargelenk.

Die sattelförmige Patella wird zur Verbesserung der Ökonomie der Quadricepsmuskulatur zwischen den Femurcondylen, der Facies patellaris, geführt. Der Flächenkontakt zwischen Patella- und Femurcondylen variiert stark und ist bei einer Beugung von 45–60° am größten. In weiterer Beugung berührt auch der sehnige Anteil des M. quadriceps die Facies patellaris. Die Anpreßkraft im retropatellaren Gelenk ergibt sich aus dem Produkt von mittlerem Druck und Kontaktflächengröße. Sie ist bei 0° am geringsten und steigt mit zunehmender Beugung. Die Kontaktfläche und der Flächenpreßdruck wird durch anatomische Besonderheiten beeinflußt (Bandi 1972).

Die Formvarianten nach Wiberg mit Hypoplasien des Gelenkes, die Patella alta und das Genu valgum führen zu einer Dysbalance und damit zu einer Überlastung des late-

Hefte zur Unfallheilkunde, Heft 212
Redigiert von J. Probst

ralen Gelenkanteils. Haglund-Dellen oder Ossifikationsstörungen begünstigen die lokale Überlastung durch eine verminderte Belastungstoleranz.

Einem direkten Einfluß auf die Größe der Belastung hat auch die musculäre Führung der Patella. Hier kommt dem M. vastus med. eine bedeutende Rolle bei der Zentrierung der Patella im retropatellaren Gelenk zu. Eine gute Trophik des Muskels entlastet die laterale Gelenkfläche durch eine korrekte Einstellung der Patella im femoralen Gleitlager.

Für die Prognose der Patellafraktur ist auch die Vascularisation der Patella von Bedeutung. Die Patella ist umgeben von einem extraossären Gefäßring, gespeist aus 5 Gefäßen. Diese Gefäße dringen jedoch nicht in die Patella ein, sie geben vielmehr Äste ab, die im Zentrum der patella von der Streckseite aus in den Knochen eintreten und sich dort sternförmig verteilen. Anastomosen der intraossären Randgefäße mit dem extraossären Ringsystem bestehen nur am unteren Patellapol und erklären bei Frakturen das hohe Risiko einer partiellen Nekrose der Patella mit ca. 25% (Scapinelli 1967, Björkström 1980).

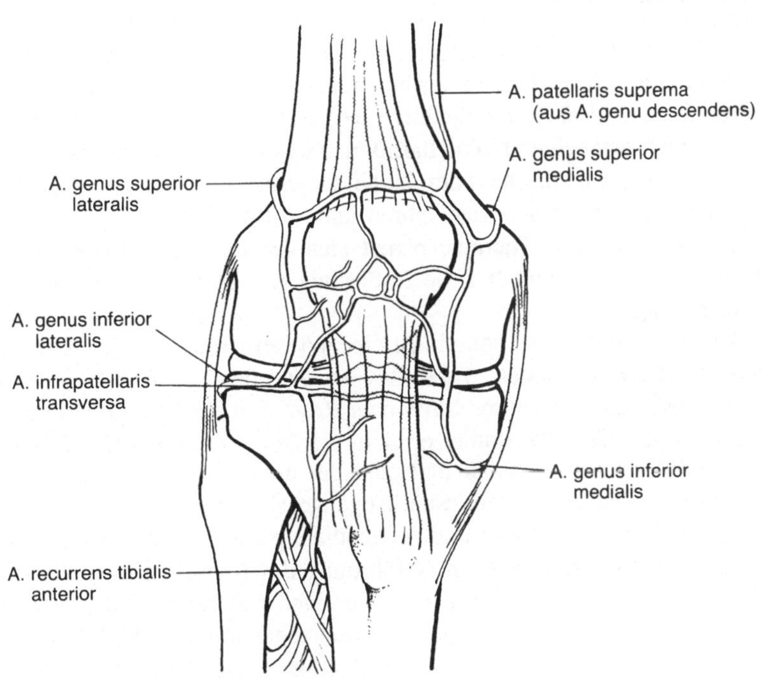

Abb. 1. Gefäßversorgung der Patella

Direkte Gewalteinwirkungen auf die Patella, verbunden mit Zug, führen zur Patellafraktur; reine Zugkräfte führen selten zu Frakturen. Typische Unfallmechanismen sind Armaturenbrettverletzungen und direkte Stürze auf das gebeugte Knie. Entsprechend der Richtung und der Art der einwirkenden Gewalt kommt es zur Quer- oder Trümmerfraktur oder entsprechenden Mischformen (Boström 1972, Rogge et al. 1985) (Tabelle 1). Je mehr Knorpel und Spongiosa der Patella durch die Fraktur zerstört werden, umso ungünstiger sind die Möglichkeiten der Rekonstruktion.

Die Querbrüche überwiegen die Trümmerbrüche und die Sternfrakturen erfreulicherweise deutlich.

Tabelle 1. Frakturverteilung an der Patella (%) (eigene: n = 49, 1984–1988)

Typen	Baumgartl 1964	Rogge 1985	eigene 1989
Querbrüche	51,5	26,4	52,0
Längsbrüche	7,2	12,8	–
Mehrfragmentbrüche	9,4	20,0	18,8
Trümmerbrüche	21,6	12,8	22,1
atyp. Bruchformen	11,3	28,0	7,1

Operationstechnik

Die biomechanischen Besonderheiten der Patellafraktur haben bereits im letzten Jahrhundert zu einer klaren Operationsindikation geführt (Kocher 1880, Thiem 1905). Zahlreiche Mißerfolge und eher mittelmäßige Resultate der operativen Behandlung zeigen auf, daß die einfach erscheinende Patellafraktur nicht so unproblematisch ist.

Die Indikation zur Operation ist bei Dehiscenz der Fragmente, bei Gelenkstufen und bei offenen Frakturen seit vielen Jahren unbestritten.

Die konservative Therapie eignet sich für die sog. „subaponeurotische" Fraktur ohne Dislokation und beinhaltet die Entlastung und Ruhigstellung bei isometrischem Quadricepstraining.

Ziel der operativen Therapie ist eine Wiederherstellung der retropatellaren Gelenkfläche *und* des Streckapparates, wobei das Ausmaß der Zerstörung wegen des besseren Spätergebnisses auch eine Teilresektion oder Resektion der Patella erfordern kann. Eine sofortige Übungsstabilität sollte immer erreicht werden (Boström 1972, Ritter 1975).

In der Operationstechnik unterscheidet man die rekonstruktiven und die resezierenden Techniken. Die gebräuchlichsten Zugänge sind der über der Kniescheibenmitte liegende bogenförmige Querschnitt und der mediale parapatellare Schnitt nach Payr (Blauth 1986). Wegen der hier vorhandenen Gefährdung des Ramus infrapatellaris des N. saphenus und der medialen Lymphbahnen wird von einigen Autoren auch der laterale Zugang befürwortet und in neuerer Zeit von einigen Autoren sogar favorisiert (Rogge et al. 1985).

Bevor auf die Techniken im einzelnen eingegangen wird, noch eine kurze Bemerkung zur Biomechanik der frakturierten Patella.

Auf die frakturierte Patella wirken drei wesentliche Kräfte ein: Zug oder Distraktionskräfte, Biegekräfte und Anpreßkräfte (Fürmeier 1953, Pauwels 1966, Ritter 1975).

Die Zugkräfte werden durch den M. quadriceps aufgebaut und betragen bei Ruhe ca. 20 kp. Sie steigern sich bis zu einer Beugung auf 135° auf das 10–12fache des Körpergewichtes. Der intakte Reservestreckapparat kann nur einen kleinen Teil der Kraft auffangen. Die einwirkenden Kräfte sind durch die Osteosynthese zu neutralisieren und zur Erzeugung einer interfragmentären Kompression zu übertreffen.

Die Biegekräfte auf die Patella sind durch den exzentrischen Ansatz der Quadriceps- und Patellasehne verursacht. Sie führen bei Streckung zu einem Klaffen der gelenkfernen

Bruchspaltanteile und werden durch eine ventrale Zuggurtung umgelenkt und sind dann als Kompressionskräfte auf den gelenknahen Frakturspalt wirksam. Ist diese Umsetzung, wie z.B. bei Trümmerbrüchen nicht möglich, so werden sie als Scherkräfte zwischen den einzelnen Fragmenten wirksam.

Die Anpreßkräfte, die mit zunehmender Beugung des Kniegelenkes ansteigen, können bei Trümmerfrakturen auch nach der Rekonstruktion zur Deformierung geschädigter Spongiosabereiche führen.

Die Beachtung dieser einwirkenden Kräfte ist für die Osteosynthese von großer Wichtigkeit. Eine biomechanische Analyse unterschiedlicher Osteosynthesen zeigt auf, daß lediglich die Zugschraubenosteosynthesen sowohl eine Neutralisation der Zug- und Biegekräfte, als auch eine interfragmentäre Kompression erreichen lassen und damit ein günstiges Heilungsmuster und eine Übungsstabilität gewährleisten (Brill et al. 1987).

Die Zuggurtosteosynthese der Patella wird mit einer 8förmigen Drahtschleife und einer zirkulären Gurtung durchgeführt. Kann bei Querfrakturen oder Sternfrakturen keine ausreichende Verzahnung erreicht werden, so müssen zusätzliche Kirschner-Drähte eingebracht werden. Wesentlich ist, daß die 8förmige Schleife ventral und ganz dicht am Knochen liegt. Eine Drahtführung durch die Sehnenansätze, entfernt vom Knochen, ist zu vermeiden. Auch der äquatoriale Adaptatierdraht muß eng am Knochen geführt werden. Die enge Führung des Drahtes am Knochen wird durch Verwendung einer gebogenen Kanüle erleichtert.

Die laterale Zuggurtung nach Labitzke (Labitzke 1977) eignet sich am ehesten zur Versorgung einer Patella-Querfraktur. Bei allen anderen Frakturen ist jedoch die Zugschraubenosteosynthese überlegen.

Die Zugschraubenosteosynthese (3,5 mm Schrauben) hat ihre gute Indikation bei Quer-, Längs- und Mehrfragmentfrakturen, sowie bei knöchernen Polabrissen. Der Gebrauch von Unterlagsscheiben ist dabei selbstverständlich. Zusätzlich soll zur Neutralisierung der distrahierenden Zugkräfte unter der funktionellen Therapie eine 8förmige, eng am Knochen geführte ventral liegende Zuggurtung dienen. Bei dislocierten Patellalängsfrakturen genügt die Verschraubung. Für Trümmerfrakturen der distalen Patellaregion eignet sich auch die Verschraubung des körbchenartigen Metallplättchens nach Smiljanic (1989). Diese Osteosythese gewährleistet sogar Belastungsstabilität.

Ist eine biomechanisch stabile Osteosynthese mit den bisher dargestellten Verfahren wegen einer ausgedehnten Trümmerzone oder eines Polabrisses mit kleinem Knochenfragment nicht möglich, so muß ein resezierendes Verfahren zur Versorgung der Patellafraktur überlegt werden. Bei distal gelegenen Trümmerzonen der Patella ist die partielle Patellektomie die Methode der Wahl.

Die Refixation der Patellarsehne sollte über transossäre Nähte erfolgen, wobei das Belassen einer Knochenschluppe an der Patellarsehne die Heilung begünstigt. Wesentlich erscheint eine korrekte Reinsertion der Sehne nicht zu weit ventral, um ein Kippen der Patella mit einem schlechteren Gleitverhalten zu verhindern (Pachucki et al. 1982).

Eine Sicherung der Naht mit einer Zuggurtung nach Mc Laughlin begünstigt eine funktionelle Nachbehandlung. Erreicht die Zertrümmerung der Patella mehr als 1/3 der distalen Patella, so ist hier die Grenze des Verfahrens zu ziehen (Terbrüggen et al. 1975).

Ausgedehntere Zertrümmerungen verlangen eine totale Patellektomie. Die Patellafragmente werden subperiostal aus dem Sehnenmantel ausgeschält und der Sehnenmantel der Patella wird rekonstruiert. Obwohl dieses Verfahren wegen einer Minderung der Kraft der

Streckmuskulatur um ca. 30% kontrovers diskutiert wird, zeigen neuere Arbeiten (Pachucki 1982), daß sich bei richtiger Indikationsstellung und operativer Technik sehr gute funktionelle Resultate, besonders bei jüngeren Patienten, erreichen lassen. Tendenziell ist aus der Literatur zu entnehmen, daß hierbei die frühzeitige Patellektomie (primäre Patellektomie) günstiger abschneidet (Hamacher 1975, Pachucki et al. 1982). Technisch muß der Streckapparat unter geringer Verkürzung durch Überlappung der Sehne und der zerrissenen Retinacula vernäht werden. Eine Distalisierung des M. vastus medialis obliquus verbessert die Heilung und die Streckfähigkeit nach Patellektomie.

Komplikationen

Die operative Versorgung von Patellafrakturen ist mit einer relativ hohen Rate an Komplikationen im postoperativen Verlauf behaftet. Zu unterscheiden sind Wundkomplikationen mit oberflächlichen und tiefen Weichteilinfekten, sowie Gelenkinfekte, von technischen Fehlern bei der Implantateinbringung mit Instabilität der Zuggurtungsosteosynthese und sekundären Repositionsverlustes infolge Versagens der Zuggurtungsosteosnythese. Hierbei ist die Komplikationsrate bei Mehrfragment- und Trümmerbrüchen am höchsten. Die avasculäre Nekrose der Patella findet in der Literatur wenig Beachtung, lediglich Scapinelli (Scapinelli 1967), erwähnt eine Rate von Nekrosen nach Versorgung von Querfrakturen in Höhe von 25%, meist den oberen Pol betreffend. Sie stellen ein sehr schwieriges Problem im Rahmen der Behandlung der sehr seltenen Patellapseudarthrose dar. Hier können nur ausreichend groß dimensionierte Knochentransplantate zu einer Revitalisierung der Patella führen (Tabelle 2).

Tabelle 2. Komplikationen der operativen Therapie der Patellafrakturen

	Freuler 1975	Rogge 1985	eigene 1989[a]
Hämatome	13%		4,8%
oberflächliche Infektion	5,2%	1,6%	2,4%
tiefe Infekte	2,6%	8,3%	14,4%
Arthrodesen, Kniegelenk		1,9%	2,4%
Pseudarthrosen			2,4%
Refrakturen			2,4%
technisches Versagen	1,3%	1,9%	2,4%

[a] auswärts versorgte Fälle eingeschlossen

Ergebnisse

Bei der Betrachtung der Ergebnisse der operativen Versorgung von Patellafrakturen muß naturgemäß die Frakturform und der begleitende Weichteilschaden mit einbezogen werden. Hier ist auszuführen, daß viele Patienten über subjektive Beschwerden nach Ausheilen der Fraktur klagen. Oft kommt es zu einer Konturverbreiterung der Patella durch fibröse und knöcherne Randappositionen (Tabelle 3).

Tabelle 3. Subjektive Ergebnisse der operierten Patellafrakturen

	Rogge 1985	eigene 1989
sehr gut	45,0%	28,2%
gut	22,5%	20,0%
befriedigend	13,5%	27,8%
schlecht	19,0%	24,0%

An objektiven Befunden kann eine Bewegungseinschränkung meist als Beugedefizit festgestellt werden (Tabelle 4). Eine posttraumatische Arthrose tritt in unterschiedlichem Schweregrad häufig auf (Tabelle 5). Die posttraumatische Arthrose hat ihre Ursache nicht nur in einer Stufenbildung der retropatellaren Gelenkfläche, die nicht adäquat ausgeglichen worden ist, sondern auch im initialen Knorpelschaden. Die prognostische Bedeutung der Stufenbildung läßt sich an der geringeren Arthroserate nach partiellen Patellektomien und nach totalen Patellektomien verdeutlichen.

Tabelle 4. Bewegungseinschränkungen nach operativer Therapie von Patellafrakturen

		Rogge 1985	eigene 1989
Streckdefizit		0 %	8%
Beugedefizit	< 0°	12,0%	20%
	< 30°	3,8%	28%
	> 30°	5,0%	8%

Tabelle 5. Posttraumatische Arthrose nach Patellafraktur nach 1 bis 5 Jahren

	Freuler 1975	Rogge 1985	eigene 1989
beginnende	9%	7,5%	20%
mittel	?	2,5%	15%
schwer	9%	5,0%	5%

Zusammenfassung

Die Patellafraktur stellt eine Frakturform dar, die technisch hohe Anforderungen an den Operateur stellt und mit einer relativ hohen postoperativen Komplikationsrate behaftet ist.

Ziel des operativen Vorgehens muß eine Wiederherstellung der retropatellaren Gelenkfläche mit einer biomechanisch korrekten und übungsstabilen Osteosynthese sein. Bei Querfrakturen und Sternfrakturen bietet sich dabei die Zuggurtungsosteosynthese neben der Schraubenosteosynthese an. Bei ausgedehnten Trümmerzonen soll die Indikation zur partiellen und totalen Patellektomie dann gestellt werden, wenn eine Wiederherstellung der retropatellaren Gelenkfläche nicht mehr möglich ist.

Die Ergebnisse der operativen Behandlung sind bei einer Wiederherstellung der retropatellaren Gelenkfläche als günstig anzusehen, bei Trümmerbrüchen sind die Ergebnisse der partiellen oder totalen Patellektomie meist den Ergebnissen von Rekonstruktionsversuchen überlegen.

Literatur

Bandi W (1982) Die retropatellaren Kniegelenksschäden. Aktuelle Probleme in Chirurgie und Orthopädie, Bd 4, 2. Aufl. Huber, Bern Stuttgart Wien

Baumgartl F (1964) Das Kniegelenk. Springer, Berlin Göttingen Heidelberg

Björkström S, Goldie F (1980) A study of the arterial supply of the patella in the normal state, in chondromalacia patellae and in osteoarthritis. Acta Orthop Scand 1 : 63–70

Blauth W, Schuchardt E (1986) Orthopädisch-chirurgische Operationen am Knie. Thieme, Stuttgart New York

Boström A (1972) Fractures of the patella. Acta Orthop Scand [Suppl] 143; 1 ff

Brill W, Hopf Th (1987) Biomechanische Untersuchung verschiedener Osteosyntheseverfahren bei Patella-Querfrakturen. Unfallchirurg 90 : 162–172

Freuler F, Brunner Ch, Rüter A (1975) Spätresultate bei operierten Patellafrakturen. Springer, Berlin Heidelberg New York (Hefte Unfallheilkd 120), S 68–75

Fürmaier A (1953) Beiträge zur Mechanik der Patella und des gesamten Kniegelenkes. Arch Orthop Unfallchir 46 : 78–85

Goodfellow J, Hungerford DS, Zündel M (1976) Patello-femoral joint mechanics and pathology. I. Functional anatomy of the patello-femoral joint. J Bone Joint Surg [Br] 58 : 287–290

Hamacher P (1975) Totale Patellektomie (Indikationen, Technik und Ergebnisse). Springer, Berlin Heidelberg New York (Hefte Unfallheilkd 120), S 85–89

Kocher Th (1880) Zur Behandlung der Patellafraktur. Zentralbl Chir 7 : 321–326

Labitzke R (1977) Laterale Zuggurtung – sofort belastungsstabile Osteosynthese der Patellafraktur. Arch Orthop Unfallchir 90 : 77–87

Magerl F (1975) Das patello-femorale Gelenk. Springer, Berlin Heidelberg New York (Hefte Unfallheilkd 120), S 45–60

Pachucki A, Dremsek J, Zifko B (1982) Die Patellektomie – Indikation und Nachuntersuchungsergebnisse. Unfallheilkunde 85 : 468–472

Pauwels F (1966) Überraschende Erfolge durch die Anwendung einer Zuggurtung bei der Patellafraktur. Arch Klin Chir 316 : 221–234

Ritter G (1975) Therapie der Patellafraktur. Springer, Berlin Heidelberg New York (Hefte Unfallheilkd 120), S 61–67

Rogge D, Oestern H-J, Gossé F (1985) Die Patellafraktur – Therapie und Ergebnisse. Orthopäde 14 : 266–280

Scapinelli R (1967) Blood supply of the human patella. Its relation to ischaemic necrosis after fracture. J Bone Joint Surg [Br] 49 : 563–570

Terbrüggen D, Müller J, Dietrich H (1975) Patellapolresektion (Indikation, Technik und Ergebnisse). Springer, Berlin Heidelberg New York (Hefte Unfallheilkd 120), S 80–84

Thiem C (1905) Über die Größe der Unfallfolgen bei der blutigen und unblutigen Behandlung der einfachen (subcutanen) Querbrüche der Kniescheibe. Verh Dtsch Ges Chir 34 : 374–393

Indikation, Technik und Ergebnisse der konservativen und operativen Behandlung bei 126 Patellafrakturen

M. Schax, R. Letsch, H. Gruthölter und K.P. Schmit-Neuerburg

Abteilung für Unfallchirurgie, Universitätsklinikum Essen, Hufelandstraße 55, D-4300 Essen 1

Frakturen der Patella machen etwa 1,5% aller Knochenbrüche aus. Die meisten Patellafrakturen sind Folge eines direkten Anpralltraumas. Es handelt sich meist um junge Menschen zwischen dem 20. und 40. Lebensjahr.

Indikationen zur operativen Versorgung bestehen bei offenen Frakturen, bei Kettenfrakturen derselben Extremität, dislocierten Fragmenten, Stufenbildung der Gelenkfläche und Verletzung des Streckapparates.

Das Osteosyntheseverfahren der Wahl für Querfrakturen, Polabrisse, Stern- und Trümmerfrakturen ist die Drahtzuggurtung. Längsfrakturen werden in der Regel durch Schraubenosteosynthese versorgt. Trümmerfrakturen erfordern ggfs. ein Kombinationsverfahren, bei ausgedehnter Zertrümmerung ist die primäre Patellektomie angezeigt.

In der Zeit von 1975 bis 1987 wurden 123 Patienten mit 126 Patellafrakturen behandelt. 106 Patienten konnten mit einer durchschnittlichen Nachbeobachtungszeit von 6 Jahren nachuntersucht werden. Das Durchschnittsalter der Patienten betrug 32,4 Jahre, der jüngste war 17, der älteste 84 Jahre alt. Es handelte sich um 61 Männer und 45 Frauen. Verkehrsunfälle stellten mit 55% die häufigste Ursache dar. Knapp 33% erlitten die Patellafraktur im Rahmen eines Polytraumas.

Von 107 Frakturen bei 106 nachuntersuchten Patienten wurden 21 konservativ und 86 operativ behandelt. In 43 Fällen kam eine Zuggurtungs-Osteosnythese – 31mal als ventrale und 12mal als laterale Zuggurtung – zur Anwendung. 15 Patienten wurden durch Schrauben-Osteosynthese, und 18 Patienten durch eine Kombination beider Verfahren versorgt. Eine primäre Patellektomie führten wir in 6, eine sekundäre in 4 Fällen durch.

Die Beurteilung der Behandlungsergebnisse erfolgte nach den subjektiven Beschwerden, den klinisch-funktionellen Untersuchungsergebnissen und dem Röntgenbefund.

Die Auswertung der Nachuntersuchungsergebnisse zeigte in 19,8% ein sehr gutes, in 38,6% ein gutes, in 28,3% ein befriedigendes und in 13,2% ein schlechtes Resultat.

An Komplikationen beobachteten wir zweimal eine Wundheilungsstörung, zweimal ein Gelenkempyem und viermal eine vorzeitige Metall-Lockerung. Bei den klinischen Langzeitergebnissen scheint die laterale Zuggurtungsosteosynthese der ventralen geringgradig überlegen zu sein, der Unterschied ist jedoch nicht signifikant. Mit der Einschränkung kleiner Fallzahlen bei der primären Patellektomie zeigen sich hier bei ausgedehnten Trümmerfrakturen bessere Ergebnisse als für aufwendige Rekonstruktionsverfahren.

Hefte zur Unfallheilkunde, Heft 212
Redigiert von J. Probst

Die Patellektomie – unsere Erfahrungen und Ergebnisse

G. Herold, M. Hess und V. Kohler

Unfallchirurgische Klinik, Justus-Liebig-Universität, Klinikstraße 29, D-6300 Gießen

In den Jahren 1978 bis 1988 haben wir 98 Patienten mit Patellafrakturen operativ behandelt (23 Frauen und 75 Männer).

23 Patienten mußten patellektomiert werden. Wir konnten 15 davon nachuntersuchen. Das Durchschnittsalter betrug 43,4 Jahre. Es waren 17 Männer und 6 Frauen. 9 Patienten erlitten einen PKW-Unfall, 4 waren einfach so gestolpert. Bei einem Patienten bestand eine Metastase eines Hypernephroms. Offene Trümmerfrakturen zwangen uns bei 3 Patienten zur primären Patellektomie. Erhaltungsversuche wurden zunächst bei 7 Patienten durchgeführt. Geplante Operationen fanden im zeitlichen Abstand von 1–4 Tagen bei 8 Patienten statt. Bei 2 Patienten war die Fraktur älter als 1 Jahr. Infektionen bei anderen Osteosynthesen zwangen uns bei 2 Patienten zur Patellektomie. Indikation zur Patellektomie: Offene Trümmerfrakturen, gefolgt von geschlossenen Trümmerfrakturen mit entsprechendem Erhaltungsversuch, veraltete Frakturen. Komplikationen anderer Verfahren zwangen ebenfalls zur Patellektomie. Die Tumormetastase ist wohl eher ein seltenes Beispiel. Die Nachuntersuchung erfolgte im Durchschnitt 5,8 Jahre nach dem Unfall. Das rechte Bein war 8mal, das linke Bein 7mal betroffen. Berufsunfähigkeit trat für keinen Patienten ein.

Subjektive Beschwerden: Schmerzen im Ruhezustand 2 Patienten, beim Gehen 7, im täglichen Alltag klagten 9 über keine Beschwerden, 3 über geringe, 2 über mittlere und ein Patient über stärkere Beschwerden. *Treppensteigen:* Aufwärts 7 Patienten ohne Problem, 5 gering, 2 mittlere. Abwärtsgehen ähnlich. *Hinknien:* 3 Patienten ohne Probleme, 3 weitere gering und weitere 3 mäßig. Trittunsicherheit auf ebenem Gelände 7, auf unebenem Gelände 5. Kraftverlust war insgesamt kein wesentlicher eingetreten. Wetterfühlig waren 9 Patienten. *Zufriedenheit mit der Operation und der gesamten Behandlung:* Sehr zufrieden 3, gut 10. Lediglich ein Patient vergab die Note 4. *Objektives Untersuchungsergebnis:* 6 Patienten mit unauffälligem Gangbild, 9 leichtes Schonhinken, Einbeinstand bei 11 Patienten sicher, 3 unsicher, einer erheblich unsicher. Eine wesentliche Einschränkung der Bewegungsausmaße fand sich nicht. Alle operierten Gelenke waren bandstabil. Muskelatrophien waren insgesamt gering ausgeprägt, wenn, dann im Oberschenkelbereich. Die Auswertung der Röntgenbilder erbrachte bei keinem Patienten eine wesentlich vermehrte Arthrose im Vergleich zur gesunden Seite. Einlagerungen im Bereich der Patellarsehnen fanden sich häufig, ohne daß dadurch etwaige Beschwerden erklärbar wären. Die Indikation zur Patellektomie sollte angesichts der durchweg guten Ergebnisse großzügig gestellt werden. Sie erspart dem Patienten langwierige Krankenhausaufenthalte bei unsicheren Erhaltungsversuchen, zumal sich die Trümmerfrakturen meist doch nicht stufenlos reponieren lassen.

Hefte zur Unfallheilkunde, Heft 212
Redigiert von J. Probst

Die Versorgung der Patellafraktur – eine Operation für den Anfänger?

Ch. Jürgens[1], H.-R. Kortmann[2], J. Schultz[2] und Ch. Eggers

[1] Abteilung für Unfall- und Wiederherstellungschirurgie, Berufsgenossenschaftliches Unfallkrankenhaus, Bergedorfer Straße 10, D-2050 Hamburg 80
[2] AK St. Georg, Lohmühlenstraße 5, D-2000 Hamburg 1

Die operative Versorgung von Patellafrakturen wird oft auch chirurgisch weniger Erfahrenen übertragen. Die Vielfältigkeit der Bruchformen stellt aber besondere Anforderungen an Indikationsstellung, Wahl des operativen Verfahrens und die exakte technische Durchführung. Fehlermöglichkeiten sind vielfältig: Bei der Zuggurtung sind zu ventrale oder zu gelenknahe Plazierung der Kirschner-Drähte, zu großer Abstand der Drahtcerclage vom oberen oder unteren Patellapol und nicht genügend tiefes Unterfahren des Sehnenansatzes zu vermeiden; ebenso ungenügende Reposition oder, im Falle der Schraubenosteosynthese, eine intraarticuläre Plazierung des Implantates.

Von 1979 bis 1989 wurden im AK St. Georg in Hamburg 146 Patienten mit Patellafraktur operativ versorgt. Unter den Bruchformen dominierten Querfrakturen (57%) und Mehrfragmentfrakturen (31,5%). Zuggurtungsosteosynthesen wurden bei 96 Patienten vorgenommen (59%), Verschraubungen bei 13%, kombinierte Verfahren bei ca. 19% und Teilpatellektomien bei 9%. Bemerkenswert war die Häufigkeit op-technischer Fehler (3), sekundärer Frakturdislokationen (3) und der Materialdislokationen (3). Es wurden 15 Revisionseingriffe vorgenommen. Wegen Infekt erfolgten 4, 2 wegen ungenügender Reposition, 3 wegen sekundärer Frakturdislokation, 4 wegen Drahtdurchspießung oder Wanderung und 2 wegen Pseudarthrose.

Mehr als ein Drittel der Operationen wurde von Ärzten vor Facharztanerkennung durchgeführt, 22% von Mitarbeitern vor und 42% von Ärzten nach Teilgebietsanerkennung. Ein signifikantes Qualitätsgefälle hinsichtlich der Früh-Komplikationen in Korrelation zum Weiterbildungsstand der Operateure besteht nicht. Die Komplikationshäufigkeit betrug um 13,5% beim leitenden Arzt und Oberärzten, um 15,5% bei Operateuren vor Facharzt- oder Teilgebietsanerkennung und 16% bei Operateuren nach Teilgebietsanerkennung. Diese nur geringen Unterschiede erklären sich dadurch, daß zum einen die Versorgung von „einfacheren" Frakturen oft den jüngeren Kollegen übertragen wurde, zum anderen bei allen anspruchsvollen und aufwendigeren Versorgungen erfahrene Mitarbeiter den jüngeren Kollegen assistierten.

Im Sinne einer Negativ-Selektion wurden 32 Patienten nach offenen Frakturen, veralteten Frakturen, Pseudarthrosen oder postoperativen Komplikationen nachuntersucht. 50% der Patienten beurteilten das Ergebnis mit zufriedenstellend, 31,3% mit befriedigend und 18,7% mit unbefriedigend. Eine Muskelminderung über 2 cm fand sich bei 18 Patienten, ein Streckdefizit über 10 Grad bei 4 Patienten und ein Beugedefizit über 20 Grad bei 10 Patienten. Eine mäßige bis schwere femoropatellare Arthrose zeigten 24 Patienten, eine Femorotibialarthrose 26 Patienten. Der dafür recht geringe Anteil subjektiv unbefriedigender Ergebnisse erklärt sich dadurch, daß viele Patienten das Behandlungsergebnis in Korrelation zur Schwere der Verletzung setzten und bei Mehrfachverletzungen das Ausheilungs-

Hefte zur Unfallheilkunde, Heft 212
Redigiert von J. Probst

ergebnis der Patellafraktur hinter die Folgen der übrigen Verletzungen in den Hintergrund tritt.

Die Operationsindikation, die Wahl des operativen Verfahrens und die technische Durchführung bei schwierigen Frakturen ist in jedem Fall Aufgabe des chirurgisch Erfahrenen. Die Versorgung der übrigen Frakturen sollte auch durch jüngere Mitarbeiter unter qualifizierter Assistenz erfolgen können.

Zur konservativen Therapie der Patellafraktur

R. Jaskulka, A. Chrysopoulos und G. Ittner

II. Universitätsklinik für Unfallchirurgie, Spitalgasse 23, A-1090 Wien

Die Standardbehandlung der dislocierten Patellafraktur mit Verletzung des Streckapparates ist eine chirurgische. Ein konservatives Vorgehen bleibt somit lediglich Ausnahmeindikationen vorbehalten

Als solches sehen wir vor allem die nahezu undislocierten Brüche mit erhaltener Streckfunktion an. Des weiteren wird ein konservatives Vorgehen natürlich erforderlich, wenn eine allgemeine oder lokale Kontraindikation gegen eine Operation spricht.

Krankengut

Im Zeitraum von 1984 bis 1987 wurden an unserer Klinik 46 Patienten mit einer knöchernen Patellaverletzung konservativ behandelt. Dabei handelte es sich in 12 Fällen um minimale Fissuren – großteils außerhalb der Gelenksfläche – die nahezu keiner Therapie bedurften und daher im weiteren nicht berücksichtigt sind.

Unter den verbleibenden 34 Patienten fanden wir 29 nahezu unverschobene und 5 dislocierte Frakturen. Ursache für das konservative Vorgehen bei den verschobenen Brüchen war in allen Fällen eine allgemeine Kontraindikation gegen ein operatives Vorgehen. Bei zwei Patienten bestanden zusätzlich ausgedehnte, inflammierte Ulcera cruris.

Therapie

Die Therapie erfolgte bei allen Patienten in Form einer sechswöchigen Gipsruhigstellung. Im Durchschnitt eine Woche nach der Verletzung wurde ein Gipswechsel durchgeführt mit anschließender Vollbelastung der verletzten Extremität. Nach Gipsabnahme wurden die Patienten einer physikalischen Therapie bis zur Vollmobilisierung zugeführt.

Ergebnisse

Aus diesem Krankengut konnten 26 Patienten 2 bis 5 Jahre nach dem Unfall nachuntersucht werden. Es handelt sich dabei um 8 Männer und 18 Frauen mit einem Durchschnittsalter

Hefte zur Unfallheilkunde, Heft 212
Redigiert von J. Probst

von 58 Jahren. Vom Frakturtyp fanden wir 18mal (69,2%) eine Quer-, 4mal (15,4%) eine Längs- und 4mal eine Mehrfragmentfraktur.

Frühergebnisse wurden zum Zeitpunkt der Entlassung aus der ambulanten Betreuung erhoben. Dabei fanden wir 16 Patienten (61,5%) mit sehr gutem, 8 Patienten (30,8%) mit mäßigem und 2 Patienten (7,7%) mit schlechtem Ergebnis.

Spätergebnisse wurden nach subjektiven und objektiven Kriterien erhoben.

Schmerz. Keine Schmerzen gaben 12 Patienten (46,2%) an. Lediglich über wechselnde Wetterfühligkeit klagten 8 Patienten (30,8%). Schmerzen beim Treppensteigen, beim Sport oder bei normalem Gang wurden je 2mal angegeben.

Aktivität. Volle berufliche und volle außerberufliche Aktivität geben 18 Patienten (69,2%) an. Eine reduzierte bis aufgehobene außerberufliche Aktivität bei vollem Berufsleben fanden wir bei 8 Patienten (30,8%).

Gehleistung. Eine unbeschränkte Gehleistung zeigten 22 Befragte (84,6%). Eine ununterbrochene Gehstrecke von unter 1000 Meter gaben 3 Patienten (11,5%) an. 1 Patient zeigte spurenweises Hinken.

Kniegelenksfunktion. Eine normale, seitengleiche Streckfunktion fanden wir bei 22 Patienten (84,6%), eine Seitendifferenz von ca. 5 Grad lag bei 2 Patienten und eine Differenz von 10 Grad bei weiteren zwei Untersuchten vor.

Röntgen. Röntgenologisch waren 14 Gelenke (53,7%) unauffällig, 10 (38,5%) zeigten eine geringgradige retropatellare und 2 (7,7%) eine ausgeprägte Arthrose.

Diskussion und Zusammenfassung

Das Gesamtergebnis aus Patientensicht ergab 16mal (61,5%) ein sehr gutes, 6mal (23,1%) ein mäßiges und 4mal (15,4%) ein schlechtes Resultat.

Das objektive Ergebnis als Zusammenfassung aller Nachuntersuchungspunkte ergab 12mal (46,2%) die Bewertung sehr gut, 8mal mäßig und 6mal (23,1%) schlecht. Selbst unter Abzug der 3 nachuntersuchten primär stark dislocierten Frakturen, die alle erwartungsgemäß ein schlechtes Resultat zeigten, war das Ergebnis nur in 52% wirklich zufriedenstellend.

Dieses bei diesen einfachen Frakturen wohl nicht befriedigende Ergebnis läßt uns schließen, daß die Indikation zum konservativen Vorgehen in Zukunft noch enger zu stellen sein wird. Sie muß auf Frakturen ohne jegliche Diastase beschränkt bleiben.

Literatur

Ritter G (1975) Therapie der Patellafraktur. Springer, Berlin Heidelberg New York (Hefte Unfallheilkd 120), 61–67

Rogge D, Oestern HJ, Gosse (1985) Die Patellafraktur, Therapie und Ergebnisse. Orthopäde 14:266–280

Rüter A, Burri C (1975) Patellafrakturen – Diskussion und Empfehlungen. Springer, Berlin Heidelberg New York (Hefte Unfallheilkd 120), 91–98

Diskussion: Patella

Die Sitzung befaßte sich mit den Unfallschäden im Bereich der Kniescheibe. Die möglichen Operationsmethoden und sonstige Behandlungsmaßnahmen spielten in diesem Zusammenhang keine so wesentliche Rolle. Entscheidend waren die Ergebnisse und es konzentrierte sich im Verlaufe der Sitzung die Fragestellung zunächst auf die konservative Behandlung und unter welchen Bedingungen eine konservative Behandlung auch heute noch zu vertreten sei. In der Diskussion bestand Einigkeit darin, daß ein konservatives Vorgehen nur bei intaktem Streckapparat zu verantworten sei. Der Sitzungsleiter machte, weil das aus den Vorträgen nicht hervorging, darauf aufmerksam, daß hierfür seitliche Aufnahmen des Kniegelenkes in 90° Beugestellung zunächst erforderlich sind.

Eine wesentlich wichtigere Frage ergab sich aus den Ergebnissen der Patellektomien mehrerer Kliniken. Diese Patellektomien waren teils primär, teils früh- und teils spätsekundär vorgenommen worden. Es zeigte sich und war aus den Ergebnissen direkt ableitbar, daß diejenigen Patienten, bei denen sich der Operateur posttraumatisch zur Patellektomie entschlossen hatte, die besten Ergebnisse erbrachten. Die Ergebnisse nach Früh- und auch nach Spätpatellektomie waren immer noch besser als die nach unvollkommenen Wiederherstellungen der Patella.

Das Fazit aus diesen Vorträgen, der Diskussion und den Ergebnissen konnte nur lauten, daß man bei Trümmerfrakturen stets an eine Patellektomie denken sollte und daß man diese lieber primär als sekundär zur Durchführung bringt.

Restbeschwerden, die sich auch nach Patellektomien einstellen, waren dagegen von wesentlich geringerer Bedeutung.

Tibia

Vorsitz: P. Matter, Davos; B. Friedrich, Bremen

Tibiakopffrakturen: Diagnostik, Klassifikation und Therapie

H. Tscherne und P. Lobenhoffer

Unfallchirurgische Klinik, Medizinische Hochschule Hannover, Konstanty-Gutschow-Straße 8, D-3000 Hannover 61

Schienbeinkopfbrüche stellen hohe therapeutische Anforderungen: das Kniegelenk weist die längsten Hebelarme aller Gelenke auf, jede Achsenfehlstellung führt über die entstehende Fehlstatik zu einer Arthrose. Gelenkinkongruenzen können ebenso wie Achsenfehler die Funktion beeinträchtigen. Jede Ruhigstellung des Kniegelenks birgt die Gefahr einer

Hefte zur Unfallheilkunde, Heft 212
Redigiert von J. Probst

fixierten Bewegungseinschränkung. Therapeutische Maximen müssen daher bei Tibiakopffrakturen die Wiederherstellung der Gelenkskongruenz, der korrekten Achsenstellung, der Gelenksstabilität sowie der frühzeitigen Beweglichkeit sein.

Klassifikation

Eine Klassifikation nach der Ursache ist bei den meisten Frakturen nur begrenzt möglich. Grundsätzlich liegt meist eine Kombination von axialer Scherkraft und horizontal einwirkender Biegekraft vor [1]. Durch die physiologische Valgusstellung der Beinachse, die konvexe Form des lateralen Tibiaplateaus und die dünnere laterale Trabekelstruktur entstehen weitaus häufiger lateral als medial Frakturen. Eine Beteiligung des medialen Tibiaplateaus weist meist auf eine hohe einwirkende Gewalt hin, hier kommt es häufig zur blockförmigen Fragmentaussprengung.

Zur morphologischen Klassifikation ist eine Vielzahl von Systemen vorgeschlagen worden [2,3,5]. Praktisch wichtig ist, die häufigen Begleitverletzungen des Bandapparates sowie der neurovasculären Strukturen miteinzubeziehen. Daher empfiehlt sich eine Unterscheidung in *Plateaufrakturen*, die im Allgemeinen keine Bandläsionen aufweisen und *Luxationsfrakturen*, die in einem hohen Prozentsatz ligamentäre und neurovasculäre Begleitverletzungen beinhalten. Bei den Luxationsfrakturen muß in jedem Fall von einer stattgehabten Luxation oder Subluxation ausgegangen werden mit der Möglichkeit schwerer Begleitverletzungen, auch wenn sich dies im Primärröntgenbild nicht mehr manifestiert.

Plateaufrakturen werden in Anlehnung an die AO [3] in folgende Bruchformen unterteilt (Abb. 1):

P0 – alle nicht dislocierten Plateaufrakturen sowie alle Fissuren des Tibiakopfes.

P1 – der Spaltbruch (Depressionsfraktur, wedge fracture)

Er findet sich vorwiegend auf der Lateralseite bei jüngeren Menschen mit kräftiger Spongiosa.

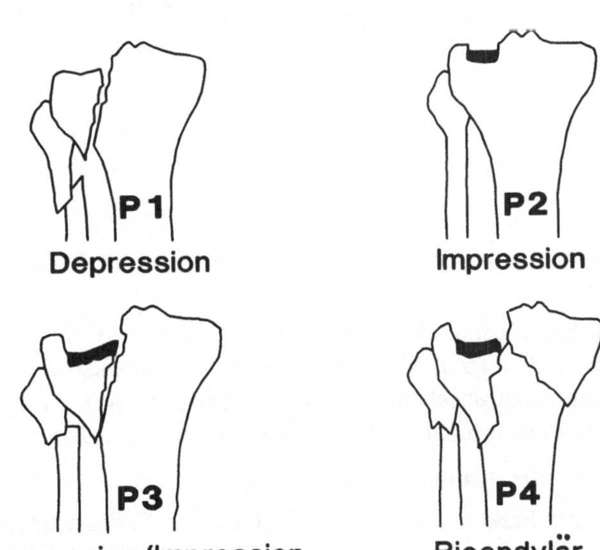

Abb. 1. Klassifikation der Plateaufrakturen in Anlehnung an das AO-Manual [3]

P2 – der Impressionsbruch

Eine reine Impression ohne begleitendes Randfragment findet sich überwiegend auf der Lateralseite. Das Ausmaß der Impression wird auf den Nativröntgenbildern meist unterschätzt.

P3 – der Spalt/Impressionsbruch (Impressions/Depressionsfraktur)

Dies ist eine häufige Bruchform, wobei es zu einer Inkongruenz der Gelenksfläche und durch das Randfragment zu einer Verbreiterung des Tibiakopfes kommt.

P4 – die bicondyläre Tibiakopffraktur

Hierbei findet sich eine Fraktur beider Tibiacondylen, wobei das mediale Fragment meist in sich intakt bleibt, wogegen lateral erhebliche Impressionen entstehen können. Wichtig ist, daß bei dieser Frakturform die Eminentia mit den Kreuzbandansätzen an einem Fragment fixiert ist, so daß keine grobe ligamentäre Instabilität entsteht.

Eine weitere Klasse typischer Frakturen, die *Luxationsfrakturen*, wurde von Moore [2] erstmals beschrieben. Ihr gemeinsames Merkmal ist der verursachende Luxationsmechanismus, so daß diese Frakturen hochgradig instabil sind und in einem hohen Prozentsatz ligamentäre und neurovasculäre Begleitverletzungen aufweisen (Abb. 2).

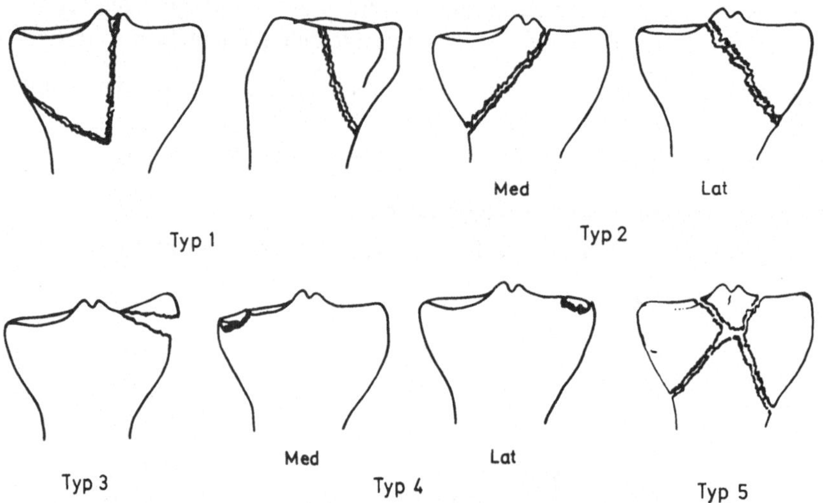

Abb. 2. Klassifikation der Luxationsfrakturen nach T.M. Moore [2]

Vor allem die Typen I, II und V seiner Klassifikation müssen bei der Diagnostik berücksichtigt werden. Die Typen III und IV (Randausrisse und Randimpressionen) rechnen vom Verletzungsmechanismus und der Therapie mehr zu den Kniebandverletzungen, wobei die oft kleinen Fragmente Indikator für eine signifikante Bandverletzung sind.

L1 – der Spaltbruch (split fracture)

Diese Fraktur entsteht nur am medialen Femurcondylus. Das Fragment ist meist in sich intakt und nach distal dislociert. Charakteristisch ist die Röntgenmorphologie: im seitlichen

Bild verläuft die Frakturlinie in einem Winkel von ca. 45 Grad zur Längsachse von der Plateaumitte nach dorso-caudal, da das Fragment der dorsalen Hälfte der medialen Tibiacondyle entspricht. Im ap-Strahlengang beginnt eine vertikale Frakturlinie im Bereich der Eminentia oder sogar im lateralen Kompartment. Sie trifft auf eine ca. 45 Grad ansteigende metaphysäre Frakturlinie. Sofern es zu einer Frakturdislokation gekommen ist, sieht man hier eine Doppelkontur, die aus der caudalen Verschiebung des Fragments resultiert. Der mediale Femurcondylus subluxiert dann mit dem Fragment nach caudal. Begleitverletzungen der Bänder sind sehr häufig.

L2 – Fraktur des gesamten Condylus (entire condyle)

Dieser Frakturtyp kann medial und lateral auftreten. Er ist dadurch gekennzeichnet, daß die Frakturlinie bis ins kontralaterale Kompartment zieht und damit die Eminentia teilweise oder vollständig mit einschließt. Dabei kann die Eminentia am Hauptfragment verbleiben oder separat ausbrechen. Ist die Eminentia nicht separiert, muß eine ligamentäre Ruptur eines oder beider Kreuzbänder vorliegen, daneben bestehen stets Läsionen des Collateralbandapparates der kontralateralen Seite. Betrifft die Fraktur die Medialseite, luxiert der mediale Femurcondylus mit dem Fragment nach medial und vorn. Durch die Distraktion auf der Lateralseite kommt es häufig zu Verletzungen des N. peronäus und der Gefäße.

L3 – Randausriß (rim avulsion)

Randausrisse der Plateaus werden lateral und – selten – medial beobachtet. Lateral kommt es zum knöchernen Ausriß des Kapselbandes (Segond-Fragment, Kapselzeichen n. Hughston [6]) oder zum knöchernen Ausriß der Tractusinsertion. Mediale Randausrisse können sehr groß sein und sind häufig rotiert.

L4 – Randimpression

Diese Verletzung findet sich medial und lateral, meist in Zusammenhang mit einer Knieluxation. Bei medialer Randimpression besteht häufig eine Abrißfraktur des Fibulaköpfchens.

L5 – Vierteilbruch (four-part fracture)

Im Gegensatz zur bicondylären Plateaufraktur ist bei dieser Bruchform die Eminentia separat ausgebrochen, was eine hochgradige Instabilität bedingt. Es handelt sich um schwere Bruchformen, die häufig durch Rasanztraumen verursacht werden. Daher sind neurovaskuläre Begleitschäden häufig, Verletzungen im Seitenband/Kapselsystem obligat (insbesondere Abrisse des Fibulaköpfchens).

Eine kleine Gruppe aller Frakturen weist eine derartige Zerstörung der Gelenksfläche auf, daß eine Klassifikation nicht möglich ist. Diese Brüche sollten als *Trümmerfrakturen* geführt werden.

Diagnostik

Klinische Untersuchung

Zunächst müssen klinisch die Durchblutung der Extremität sowie die Nervenfunktion (N. peronäus!) beurteilt werden. Bei unsicherem Pulsbefund kann die Doppler-Sonographie hilfreich sein. Eine genaue Inspektion und Einordnung hinsichtlich des Weichteilschadens ist gleichfalls vorzunehmen [7]. Bei komplexen geschlossenen und offenen Tibiakopffrakturen ist das Risiko eines Kompartmentsyndroms [4] nicht unerheblich. Es muß daher sorgfältig darauf geachtet werden, einen primären Nervenschaden nicht mit einem Kompartmentsyndrom zu verwechseln, im Zweifel sind Druckmessungen obligat! Eine orientierende Untersuchung der Bandstabilität ist bei einfachen und stabilen Bruchformen durchaus ohne Narkose möglich und sollte zunächst durchgeführt werden. Wird eine operative Versorgung angeschlossen, erfolgt zusätzlich eine Narkose-Untersuchung. Hierbei muß das Gelenk vorsichtig in die vermutete Luxationsrichtung gebracht werden, um das Ausmaß der Instabilität exakt prüfen zu können.

Röntgen

Für jede Tibiakopffraktur sind neben den 2 Standardprojektionen Schrägaufnahmen in 2 Ebenen zu fordern, da sonst das Profil der Plateaus nicht ausreichend zu beurteilen ist. Die Darstellung der Plateaus im ap-Strahlengang wird verbessert, wenn der Zentralstahl 10 Grad nach caudal gekippt wird, was der physiologischen Reklination des Tibiakopfes entspricht. In den meisten Fällen wird man zusätzlich eine Tomographie veranlassen, die unbedingt in beiden Ebenen erfolgen muß. Sie ist hilfreich zur Beurteilung von Imprimaten und obligat vor einer operativen Versorgung. Als weitere bildgebende Verfahren bieten sich Computertomographie und Kernspintomographie an. Beide Untersuchungen sind jedoch nur im Ausnahmefall erforderlich.

Vermutet man klinisch eine Gefäßläsion, sollte umgehend die Doppler-Sonographie und ggf. eine Gefäßdarstellung erfolgen (Digitale Subtraktionsangiographie, konventionelle Angiographie).

Primärversorgung

Als Erstversorgung jeder dislocierten Tibiakopffraktur, die nicht sofort operiert werden soll, muß nach Kontrolle der Weichteilsituation sowie der Sensomotorik und Röntgen in 4 Ebenen unverzüglich eine Reposition erfolgen. Es handelt sich um eine Grobreposition, die Druck von den Weichteilen nehmen soll und Gefäß- und Nervenkompression vermeidet. Es wird hierzu unter Bildwandlerkontrolle und manueller Reposition ein gespaltener Oberschenkelgips mit einer Calcaneusextension angelegt (Extensionsgips), die Extension wird mit 10% des Körpergewichts belastet.

Konservative Therapie

Bei allen Tibiakopffrakturen, die zur konservativen Behandlung vorgesehen sind, sollte eine frühfunktionelle Behandlung durchgeführt werden. Das Bein wird nach Anlage der Calcaneusextension und ggf. Durchführung der geschlossenene Reposition auf eine Frankfurter Schiene, besser eine Motorschiene gelagert, Achsenfehler werden durch die Extensionsrichtung beeinflußt. Unter Dauerzug und kontinuierlicher Bewegung kommt es im allgemeinen zu einer weiteren Adaptation der Fragmente (Abb. 3).

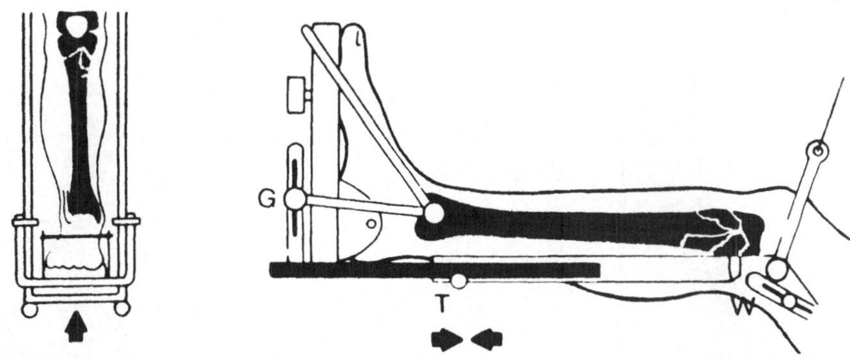

Abb. 3. Prinzip der konservativ-funktionellen Behandlung einer Tibiakopffraktur: unter Zug und Bewegung kommt es zur Einrichtung der Fragmente

Transfixation

Bei schwerem Weichteilschaden dient die Transfixation der Ruhigstellung der Weichteile bei optimaler Pflegemöglichkeit. Sie kann ebenfalls nach Gefäßrekonstruktion oder Knieluxation verwendet werden, um die Gelenksstellung zu fixieren.

Thromboseprophylaxe

In allen Fällen geplanter konservativer Behandlung verabreichen wir 300 IE Heparin/kg Körperewicht intravenös über 24 h zur Thromboseprophylaxe.

Offene Reposition und Osteosynthese

Zugänge

Grundsätzlich sollten nur ausgedehnte Längsincisionen zur Anwendung kommen, wobei im allgemeinen ein medianer Hautschnitt erfolgt (Abb. 4). Man kann problemlos auch ausgedehnte Lappen am Kniegelenk bilden, wenn man die Anatomie des für die Hautdurchblutung entscheidenden Rete articulare genus berücksichtigt. Dieses verläuft in der Subcutanfascie, so daß jede seitliche Unterminierung insbesondere in der Problemzone präpatellar unterhalb der Subcutanfascie in der Verschiebeschicht unmittelbar vor der Galea aponeurotica der Patella erfolgen muß. Die Incision erstreckt sich in jedem Fall von 3 cm oberhalb bis handbreit unterhalb der Patella. Sofern durch die präoperative Diagnostik sichergestellt ist, daß nur ein Plateau versorgt werden muß, kann die Hautincision nach anteromedial oder anterolateral verlagert werden.

Der Standardzugang zum medialen Kniekompartment erfolgt durch eine parapatellare Arthrotomie, die in die Quadricepssehne fortgesetzt werden kann (Abb. 5). Muß die dorsomediale Fläche des Tibiakopfes freigelegt werden, ist ein erweiterter Zugang notwendig. Hierzu gibt es zwei Möglichkeiten:

1. Zunächst wird eine Längsincision im posteromedialen Schrägband durchgeführt. In spitzwinkliger Kniebeugung kann nun die mediale Kapsel mit dem Ansatz des medialen Ga-

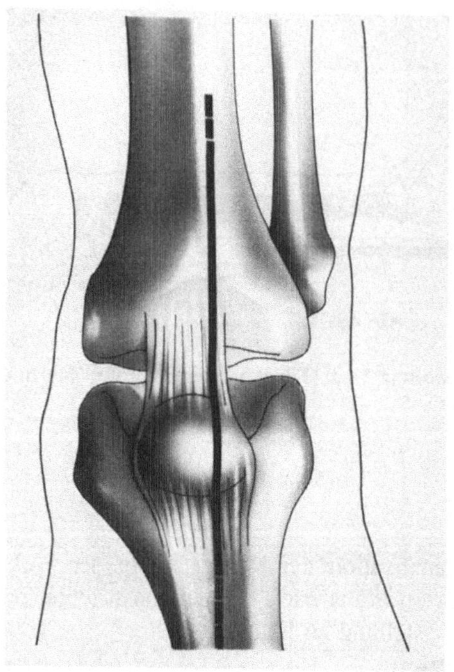

Abb. 4. Typischer Hautschnitt für eine bicondyläre Tibiakopffraktur. Bei Beteiligung nur eines Plateaus kann der Schnitt nach medial bzw. lateral verlagert werden

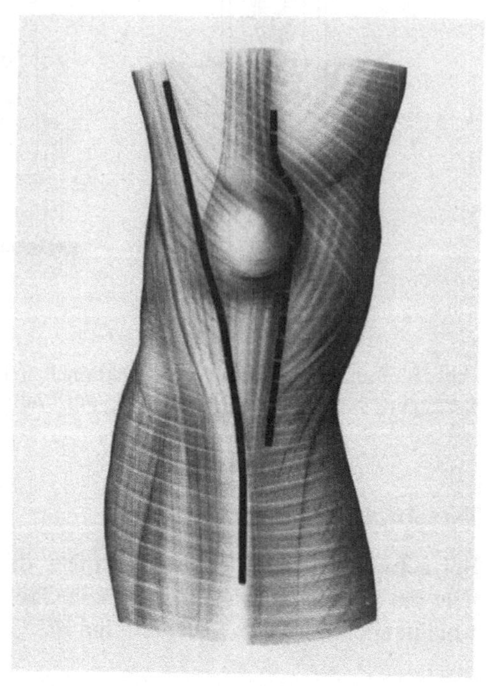

Abb. 5. Mediale und laterale Fascienincision

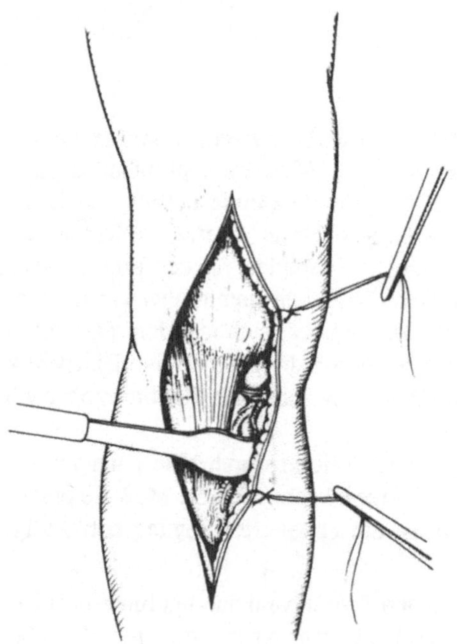

Abb. 6. Erweiterter medialer Zugang durch subperiostale Freilegung des medialen Tibiaplateaus

strocnemiuskopfes vom Ursprung am medialen Femurcondylus abgelöst werden, bis die dorsale Fläche des Tibiaplateaus bis zur Eminentia dargestellt werden kann. Muß zur Reposition des Frsagments auch die mediale Fläche der proximalen Tibia freigelegt werden, so durchtrennen wir das oberflächliche Innenband quer unterhalb des Gelenksspalts. Der Zugang kann noch erweitert werden, indem die Pes anserinus-Sehnen ca. 1 cm proximal ihrer Insertion durchtrennt werden. Damit ist auch bei großen medialen Fragmenten eine exakte Reposition unter Sicht möglich. Beide Strukturen können zu Operationsende problemlos vernäht werden und heilen innerhalb der ohnehin notwendigen Schutzphase gefahrlos.

2. Eine Alternative ist das in der Knieendoprothetik gebräuchliche Verfahren, bei dem von der medialen parapatellaren Incision aus die gesamten Weichteile en bloc mit dem Raspatorium von der medialen Tibia gelöst werden (Abb. 1). Der Innenmeniscus wird in Verbindung mit dem Bandapparat aus dem Gelenkspalt luxiert.

Lateraler Zugang

Lateral wird eine Längsincision zwischen Tractus und iliotibialen Band durchgeführt, die vom cranialen Patellapol parapatellar zur vorderen Tibiakante führt, wo die Unterschenkelfascie in Schnittrichtung incidiert wird (Abb. 7). Der knöcherne Ansatz des Tractus an der Tibia wird subperiostal abgelöst. Bei rechtwinkliger Kniebeugung kann nun der gesamte Fascienlappen nach dorsal mobilisiert werden, wobei die Extensoren soweit wie nötig von der lateralen Tibiafläche abgelöst werden. Der Zugang zum Tibiaplateau erfolgt durch eine Horizontalinzision unterhalb des Aussenmeniscus bis zum Außenband. Muß

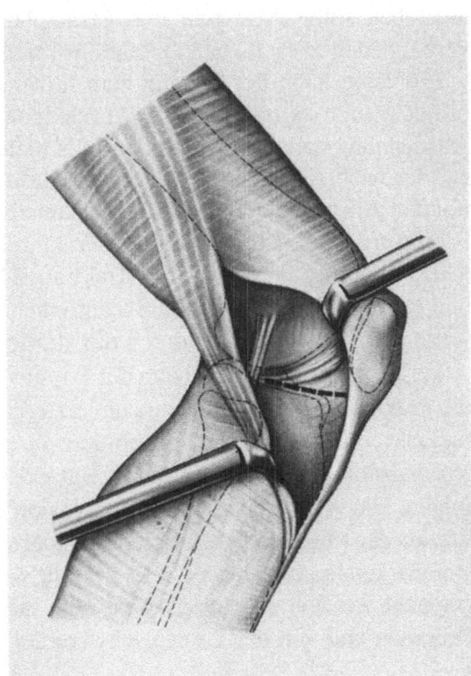

Abb. 7. Lateraler Zugang: der Tractus wird nach dorsal gehalten, die Incision verläuft unterhalb des Außenmeniscus

ausnahmsweise die dorsale Fläche des lateralen Tibiaplateaus eingestellt werden, kann der Zugang erweitert werden. Hierzu erfolgt eine Längsincision zwischen Tractus und Biceps und man geht *hinter* dem Septum intermusculare und *vor* dem M. biceps in die Tiefe. Man stößt auf die Insertion des lateralen Gastrocnemiuskopfes am Oberrand der Condylenrolle. Die Insertion wird eingekerbt und der Muskel nach dorsal gehalten. Man kann nun nach Durchtrennen des Lig. meniscotibiale den Außenmeniskus im hinteren Anteil nach cranial ziehen und die dorsolaterale Circumferenz der Tibia darstellen.

Muß die dorsolaterale Tibia freigelegt werden, empfiehlt sich eine subcapitale Osteotomie der Fibula. Das Schaftsegment kann dann beiseitegehalten werden und nach Ablösen der Extensoren gelingt es, den dorsolateralen Tibiakopf darzustellen.

Technik der operativen Versorgung

Wegen der ohnehin erheblichen Schwellneigung sollte eine Blutsperre nur für die Phase des Zugangs und der Reposition angelegt werden. Der Druck sollte 250 mm Hg nicht überschreiten.

Im Allgmeinen beginnt man mit dem Aufsuchen und Anschlingen der Band- und Meniscusverletzungen, da nach Knochenstabilisierung der Zugang erschwert sein kann. Handelt es sich um eine bicondyläre Fraktur, sollte zunächst die Seite mit der geringeren Deformation des Fragments angegangen werden.

Ein Erhalt der Menisce ist gerade bei Schädigung der Knorpelflächen der Tibiaplateaus von großer Bedeutung, so daß in jedem Fall eine Refixation ggf. auch eine Teilresektion der Exstirpation vorzuziehen ist.

Die Versorgung der Bandverletzungen erfolgt nach den Regeln der Kniebandchirurgie [9], wobei man eine vollständige anatomische Rekonstruktion aller geschädigten Strukturen anstreben sollte. Von primären Ersatzplastiken der Kreuzbänder ist aufgrund des damit verbundenen zusätzlichen Operationstraumas abzusehen.

Probleme kann der Zugang zum hinteren Kreuzband bereiten. Bei ausgedehnter Instabilität gelingt es meist, durch Aufklappen des Knies das hintere Kreuzband in gesamter Ausdehnung darzustellen. Andernfalls bietet sich der beschriebene posteromediale Zugang an, der nach Ablösung der medialen Gastrocnemiusinsertion einen Einblick auch auf den tibialen Ansatzbereich des hinteren kreuzbandes erlaubt.

Nervenschädigungen durch den Frakturmechanismus betreffen überwiegend den N. peronäus, wobei es sich meist um Traktionsschäden handelt. Im Rahmen der Erstversorgung und Frakturstabilisierung sollte lediglich eine Dekompression des Nerven erfolgen, um eine weitere Druckschädigung durch die straffe ihn bedeckende Fascienhülle auszuschließen.

Verletzungen der Strombahn der Popliteälgefäße haben absolute Versorgungspriorität. Ist die Fraktur disloclert, muß eine unverzügliche Reposition erfolgen, danach werden die Perfusionsverhältnisse erneut kontrolliert. In vielen Fällen kommt es durch die Reposition zur Normalisierung der Durchblutung. Bei jedem Zweifel muß jedoch eine Gefäßdarstellung erfolgen. Die Auswirkung einer Gefäßläsion im Kniebereich ist wegen des unterschiedlichen Effekts der Muskelcollateralisierung nicht vorhersehbar. Prinzipiell sollte die Indikation zur Gefäßrekonstruktion daher weit gestellt werden und nicht von einer Zeitgrenze abhängig gemacht werden. Allerdings wird man die Entscheidung immer vom Gesamtzustand des Patienten und von der Gesamtschwere der lokalen Verletzung abhängig machen.

Ist eine Gefäßrekonstruktion möglich, wird diese unverzüglich durchgeführt. Nach Wiederanschluß der Extremität kann die Gelenksstellung mittels einer Transfixation gehalten werden. Bei gutem Zustand des Verletzten kann man ggf. die im Rahmen des Gefäßzugangs erreichbaren Bandläsionen (hinteres Kreuzband!) versorgen. Alle weiteren rekonstruktiven Maßnahmen erfolgen erst nach Erholung der Weichteile in einem zweiten Eingriff.

Implantate

Die laterale Fläche der Tibia ist frei von Bandansätzen. Sie ist besser zur Anlage von Platten geeignet als die mediale Tibia, wo nur eine schlechte Weichteildeckung der Implantate möglich ist. Der Tibiakopf weist eine ausgeprägte Spongiosierung mit relativ dünner Corticalis auf. Daher finden überwiegend 6,5 mm Spongiosaschrauben mit Unterlegscheiben Verwendung. Werden sie quer subchondral eingebracht, muß die unterschiedliche Höhe der beiden Tibiaplateaus bedacht werden. Zur Fixierung kleinerer Fragmente insbesondere medial sollten vorzugsweise Kleinfragmentschrauben verwendet werden, um eine Massierung von Implantaten zu vermeiden. Einfache Frakturen werden mit Zugschrauben versorgt. Bei komplexen Frakturen, insbesondere mit Spongiosadefekten, sollte lateral eine Abstützplatte angebracht werden, um die Stabilität zu erhöhen. Hierzu bieten sich die vorgebogenen AO-Formplatten an, die dem Relief des lateralen Tibiakopfes bereits grob angepaßt sind und damit Operationszeit zum Anmodellieren sparen. Die L-Platte erfordert nur wenig Weichteilablösung bei guter Abstützfunktion, die Plattenlage ist dabei anterolateral entlang der vorderen Tibiakante. Sollte ausnahmsweise medial eine Abstützplatte erforderlich sein, muß diese anteromedial unter die Pes anserinus-Sehnen und die ventralen Fasern des Innenbandes plaziert werden. Generell muß vor dem bilateralen Einbringen voluminöser Implantate wegen der erheblichen Risiken von Weichteilschäden gewarnt werden [10]. Bewährt hat sich bei großem dorsomedialem Fragment eine Schraubenfixierung sowie eine 2-Loch-Drittelrohrplatte als Antigleitplatte an der caudalen Fragmentspitze. Generell ist die Cortikalis des dorsomedialen und dorsolateralen Tibiakopfes wesentlich dicker als ventral, so daß Schrauben hier auch bei osteoporotischem Knochen guten Halt erlangen.

Plateaufrakturen

Depressionsfrakturen können im allgemeinen stabil mit 6,5 mm Spongiosa-Zugschrauben versorgt werden. Hierbei sollte die distale Schraube mit Unterlegscheibe als Abstützschraube angebracht werden. Alternativ kommt bei schlechter Knochenqualität eine laterale T- oder L-Abstützplatte in Betracht.

Bei *Impressionsfrakturen* wird an günstiger Stelle ein Corticalisfenster angelegt, über das mittels Raspatorium oder Stößel die geamte Impressionszone gehoben wird. Über dieses Fenster wird später auch die unumgängige Spongiosaplastik durchgeführt.

Bei *Impressions/Depressionsfrakturen* wird zunächst die Fraktur geöffnet, um Einblick in die Impressionszone zu erlangen. Nach Hebung des Imprimats und Unterfütterung mit Spongiosa wird das Randfragment wie bei einem Bucheinband zugeklappt und damit das Imprimat zwischen den Buchdeckeln eingeklemmt. Die Stabilisierung erfolgt mittels T- oder L-Abstützplatte.

Bicondyläre Frakturen gehen wir über den medianen Zugang an. Zunächst wird das Plateau aufgebaut, dessen Fragmente die geringere Destruktion aufweisen. Dies wird im allgemeinen auf der Medialseite der Fall sein. Wenn möglich, führt man hier nur eine Schraubenfixierung durch, wobei bei normaler Knochenqualität auch Kleinfragmentschrauben ausreichen. später kann man ggf. das Fragment von lateral an die hier angebrachte Platte fixieren. Lateral besteht meist eine Impressions/Depressionsfraktur, die in o.g. Weise versorgt wird. In jedem Fall sollte hier eine laterale Abstützplatte angebracht werden.

Luxationsfrakturen

Mediale *Spaltbrüche* erfordern den angegebenen erweiterten medialen Zugang. Das Fragment ist hochgradig instabil und dislociert stets bei Flexion nach caudal. Es kann daher oft durch Hyperextension reponiert werden. Ist die Reposition schwierig, kann die Anwendung des AO-Femurdistraktors zwecks dosierten Längszuges vorteilhaft sein. Im Allgemeinen kann das Fragment stabil verschraubt werden, wenn es nicht zu klein ist. Das Anbringen einer klein dimensionierten distalen Antigleitplatte erhöht die Stabilität der Montage erheblich (Abb. 8).

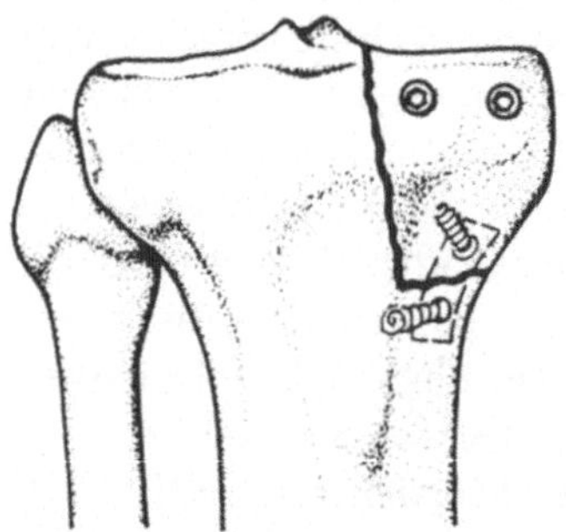

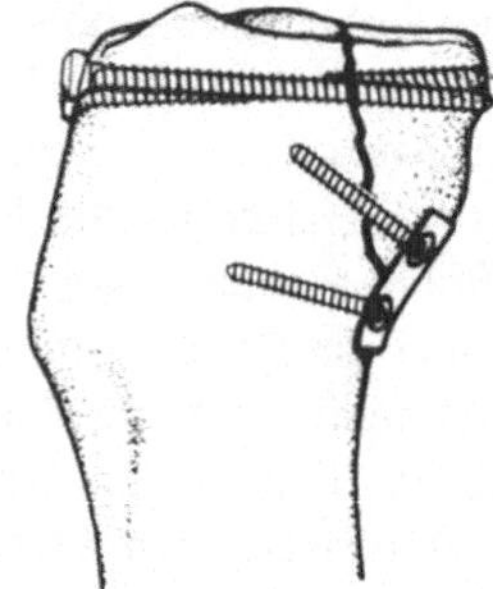

Abb. 8. Osteosynthese einer Luxationsfraktur (split fracture) durch Verschraubung und dorsomediale Abstützplatte

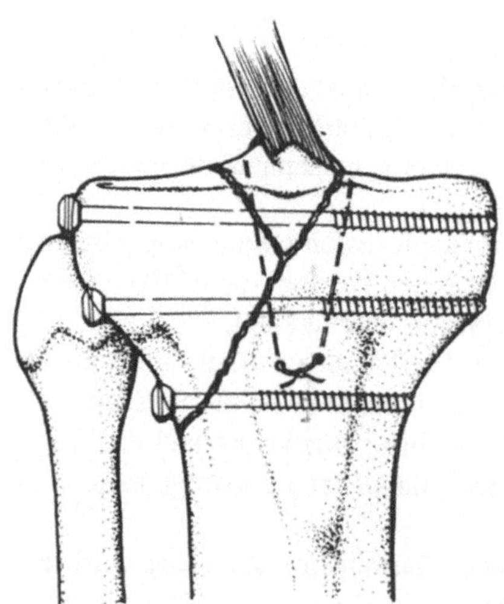

Abb. 9. Typische Osteosynthese einer entire condyle Luxationsfraktur

Brüche des *gesamten Condylus* können gleichfalls meist durch Verschraubung stabil versorgt werden. Ist die Eminentia separat ausgesprengt, kann sie oft stabil zwischen die Fragmente eingeklemmt werden. Genügt dies nicht, kann man eine Fixierung mittels transossärer Nähte, einer transossären Drahtschlinge oder auch eine retrograde Verschraubung mittels Kleinfragment-Spongiosaschrauben von distal durchführen (Abb. 9).

Randausrisse der Plateaus entsprechen knöchernen Bandausrissen. Sie müssen in anatomisch korrekter Lage und Rotation refixiert werden, um die Bandspannung zu gewährleisten. Ihre Versorgung kann je nach Größe mittels Kleinfragmentschrauben oder transossären Nähten erfolgen und wird im Rahmen der notwendigen Kapselbandrekonstruktion erfolgen.

Randimpressionen müssen hinsichtlich ihrer Therapiebedürftigkeit kritisch beurteilt werden. Häufig ist die Plateauabsenkung minimal, so daß sich Achsen- und Belastungsverhältnisse nicht ändern und auf eine Korrektur verzichtet werden sollte. Findet sich ausnahmsweise eine ausgedehnte Randimpression, muß sie über ein Corticalisfenster reponiert und mit Spongiosa unterfüttert werden. In jedem Fall bedürfen jedoch die obligaten Bandverletzungen einer sorgfältigen operativen Revision.

Vierteilbrüche werden nach den gleichen Prinzipien versorgt, wie sie für bicondyläre Plateaufrakturen gelten. Allerdings ist stets mit ausgedehnten Bandverletzungen zu rechnen, die zusätzlich rekonstruiert werden müssen. Bei diesen Frakturen ist die hohe Incidenz von neurovasculären Begleitverletzungen zu berücksichtigen (Abb. 10).

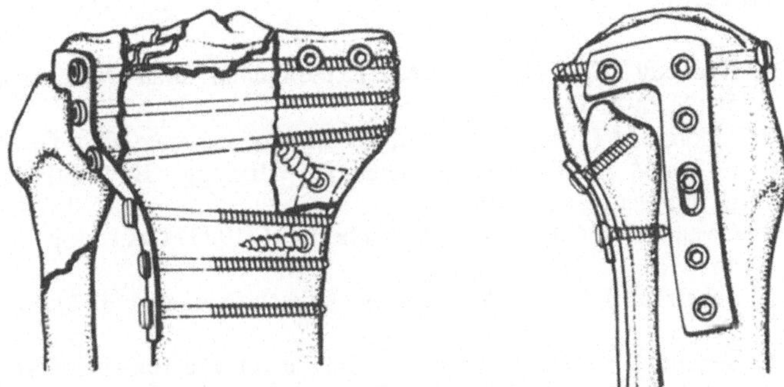

Abb. 10. Osteosynthese einer four-part-fracture. Das instabile Eminentiafragment wird zwischen die Condylen eingepaßt und durch Preßdruck gehalten

Trümmerfrakturen

Bei diesen Frakturen sollten keine Versuche offener Reposition gemacht werden. Als Alternative zur rein konservativ-funktionellen Behandlung kommt eine Transfixationsosteosynthese mit Fixateur externe in Frage.

Nachbehandlung

Die Nachteile auch kurzfristiger Ruhigstellung des operierten Kniegelenks sind hinlänglich bekannt. Daher muß in allen Fällen eine frühfunktionelle Nachbehandlung angestrebt werden.

Bei stabil versorgten Brüchen ist keine externe Fixierung erforderlich. Der Patienten soll umgehend, möglichst bereits am OP-Tag auf die Motorschiene gelagert werden. Die Belastung beträgt zunächst 10–15 kg und kann bis zur Entlassung auf ca. 30 kg gesteigert werden. Vollbelastung wird bei einfachen Brüchen 10-12 Wochen postoperativ erlaubt.

Bei Impressions- und/oder Depressionsfrakturen mit Spongiosaplastik wird die Teilbelastung bei 10–15 kg belassen und Vollbelastung erfolgt je nach Durchstrukturierung der Knochentransplantate nicht vor der 14. bis 16. Woche. Auch hier erfolgt keine äußere Fixierung.

Bei begleitenden Bandverletzungen muß das Bewegungsausmaß nach den Regeln der Kniebandchirurgie so bemessen werden, daß keine übermäßige Belastung der Bandrekonstruktionen auftritt [9]. Diese Patienten erhalten eine Knieschiene mit begrenzbarem variablen Bewegungsausmaß, welches im Lauf der Rehabilitation erweitert wird.

Thromboseprophylaxe

Perioperativ führen wir eine low-dose-Heparinisierung mit 150 IE Heparin/kg Körpergewicht i.v. durch. Während der Mobilisierungsphase erhält der Patient DHE/niedermolekulares Heparin 1mal täglich. Bei Gegenindikationen gegen DHE verabreichen wir 3mal 5000 IE Heparin tgl. s.c. Eine Marcumarisierung erfolgt nicht routinemäßig.

Literatur

1. Kennedy JC, Baily H (1968) Experimental tibial-plateau fractures. J Bone Joint Surg [Am] 50 : 1522–1534
3. Moore TM (1981) Fracture-dislocation of the knee. Clin Orthop 156 : 128–140
3. Müller M, Allgöwer M, Schneider R, Willenegger H (1979) Manual of internal fixation. Springer, Berlin Heidelberg New York
4. Oestern H-J, Echtermeyer V, Tscherne H (1983) Das Kompartment-Syndrom. Orthopäde 12 : 34–46
5. Schatzker J (1987) A rationale of fracture treatment. Springer, Berlin Heidelberg New York Tokyo
6. Segond P (1879) Recherches cliniques et experimentales sur les epanchements sangouins du genou par entorse. Prog Med 7 : 297–299
7. Tscherne H, Oestern H-J (1982) Die Klassifizierung des Weichteilschadens bei offenen und geschlossenen Frakturen. Unfallheilkunde 85 : 111–115
8. Tscherne H, Lobenhoffer P, Russe O (1984) Proximale intraartikuläre Tibiafrakturen. Unfallheilkunde 87 : 277–289
9. Tscherne H, Lobenhoffer P, Blauth M, Hoffmann R (1987) Primäre Rekonstruktion von Kapselbandverletzungen des Kniegelenks. Orthopäde 16 : 113–129
10. Wagner H, Jakob RP (1986) Zur Problematik der Plattenosteosynthese bei den bicondylären Tibiakopffrakturen. Unfallchirurg 89 : 304–311

Indikation, Technik und Ergebnisse bei konservativer Therapie der Tibiakopffrakturen

R. Szyszkowitz und P. Hofer

Dept. für Unfallchirurgie, Universitätsklinik für Chirurgie, Auenbrugger Platz 5, A-8036 Graz

Indikation

Die Indikation zur konservativen bzw. operativen Therapie richtet sich nach der Bruchform, nach dem Allgemeinzustand (OP-Risiko), nach dem Alter bzw. den Erwartungen des Patienten, sowie nach den lokalen Verhältnissen (Hautschädigung? Grad der Osteoporose? Begleitverletzungen? Begleiterkrankungen? usw.).

Als Behandlungsziel bei den Tibiakopffrakturen im Hinblick auf die Statik gilt es, eine gute Standfestigkeit und achsengerechte Verhältnisse des Beines wiederherzustellen. In funktioneller Hinsicht ist eine weitgehend freie Streckfähigkeit wichtiger als das Ausmaß der Beugefähigkeit über 110 Grade [2,3,5,8,10]. Bezüglich der drohenden posttraumatischen Gonarthrose soll auch eine möglichst stufenlose Gelenkrekonstruktion erreicht werden: Dies ist aber bei der konservativen Behandlung trotz percutaner Hilfs-Repositions-Maßnahmen oft nicht möglich. Wenn die Oberschenkelcondylen jedoch eine ausreichende Abstützung am Schienbeinkopf haben, werden kleine intraarticuläre Stufen – besonders bei erhaltenem Meniscus – erstaunlich gut kompensiert, wie aus den sehr guten und guten Nachuntersuchungsergebnissen von 588 Patienten aus der Böhler-Schule ersichtlich ist [5,7,9,10].

Behandlungstechnik

Zur konservativen Behandlung von Schienbeinkopfbrüchen wird nicht nur die gedeckte Reposition mit Ruhigstellung im Gipsverband – und anschließender Rehabilitation – gerechnet, sondern auch die Reposition mit Hilfe percutan eingeführter Steinmann-Nägel und Spickdrähten [3,6]. Die eingebrachten Nägel und Drähte werden unter Bildwandlerkontrolle gelegentlich bis in den 2. Condyl vorgetrieben und manchmal während der Gipsbehandlung in situ belassen. Auch wenn percutan Schrauben nach der gedeckten Reposition implantiert und im Gipsverband bis zur knöchernen Heilung verbleiben, wird dies zumindest in der Böhler-Schule seit 40 Jahren zu den konservativen Behandlungsmethoden gerechnet [2,3,4].

Trotz einer Ruhigstellung im Oberschenkel-Gipsverband von 10–14 Wochen zeigten L. Böhler, Ender, Jahna u.a. gute funktionelle Spätergebnisse [6]. Apley dagegen bevorzugt besonders bei älteren Patienten eine frühe funktionelle Extensionsbehandlung, die allerdings auch 4–6 Wochen Spitalsaufenthalt nach sich zieht [1].

Fissuren oder Frakturen mit minimaler Stufenbildung im Gelenksbereich werden zuerst mit gespaltenem Oberschenkelgips und nach Abschwellen mit Oberschenkel-Gehgips bzw. später mit Brace und zunehmender Belastung konservativ behandelt. Ein Spitalsaufenthalt – wenn überhaupt – ist nur für wenige Tage notwendig.

Unicondyläre Stauchungsbrüche werden je nach der röntgenologisch nachweisbaren Fehlstellung reponiert. Die Reposition, durchgeführt in Lokalanaesthesie, Allgemeinan-

Hefte zur Unfallheilkunde, Heft 212
Redigiert von J. Probst

aesthesie oder Regionalanaesthesie, muß frühzeitig – möglichst primär – erfolgen, ein Haemarthros wird vorher entleert.

Bei unicondylären Stauchungsbrüchen mit Verkippung des äußeren Condylus nach caudal kommt es durch den vom Operateur zu erzeugenden Varusstreß über die Ligamentotaxis zur Reposition des bzw. der Fragmente. Führt dies, vor allem bei vermehrter Einstauchung, nicht zum gewünschten Erfolg, werden 2 Steinmann-Nägel von lateral her parallel zur Gelenkfläche des verkippten Condylus in denselben eingeschlagen, während der Unterschenkel weiterhin in Varusstellung gehalten wird. Die Reposition geschieht nun durch craniale Elevation, die Fixation durch vorsichtiges Weiterschlagen der Steinmann-Nägel in den medialen Tibiacondyl. Anschließend werden ein gespaltener Oberschenkelgips angelegt und die Steinmann-Nägel in der Regel entfernt. Später erfolgt das Umgipsen auf einen geschlossenen Oberschenkelgips [7].

Bei unicondylären Stauchungsbrüchen mit Verkippung des äußeren Condylus nach cranial erfolgt die eventuell notwendige Reposition percutan durch Verkippen der eingebrachten Steinmann-Nägel nach caudal, die meistens nach Gipsanlegung wieder entfernt werden.

Bei unicondylären Abscherungsbrüchen mit Parallelverschiebung nach caudal wird mit parallel eingebrachten Steinmann-Nägeln versucht, durch Verschieben des Condylus nach proximal möglichst eine anatomische Reposition zu erzielen.

Bei unicondylären lateralen Spaltbrüchen mit breitem Rand gelingt es ebenfalls oft unter starker Adduktion den Condyl wieder an die richtige Stelle zu drücken und durch Kompression den Tibiakopf auf eine normale Breite einzurichten. Die zusätzliche Verwendung von Spickdrähten und Schrauben erleichtert wesentlich die Retention.

Bei unicondylären Spaltbrüchen mit schmalem Rand und breiter Impression dagegen ist die konservative Behandlung nicht zielführend, da sich auch nach durchgeführter Reposition der Oberschenkelcondyl am schmalen Randfragment des Tibiacondyls nicht abstützen kann und in die Impression wieder einzusinken droht [7].

Durchschnittlich wird nach einer Woche ein geschlossener Oberschenkelgips in weitgehender Streckstellung und Adduktion des Unterschenkels (bei Bruch des lateralen Condyls) angelegt. Durch die Abstützung des nicht gebrochenen medialen Tibiacondyls ist eine Extension nicht notwendig, die zunehmende Belastung hängt jedoch von der Frakturform und von den in 2-wöchigem Abstand durchgeführten Röntgenkontrollen ab. Die Gipsbefristung beträgt in der Regel 8 bis 10 Wochen, bei Gipslockerung wird umgegipst. Zusätzlich zur aktiven Übungsbehandlung empfiehlt sich als Thromboseprophylaxe die Anticoagulation.

Bei bicondylären Frakturen mit stärkerer Verschiebung wird ein Steinmann-Nagel in das Fersenbein eingeschlagen. Bei hinterer Abscherung und Subluxation des Tibiaschaftes nach vorne erfolgt die Unterstützung (bzw. die Aufhängung) mit einer Caligo-Spreizbinde unter den Oberschenkel-Condylen und die Reposition unter Längszug von 10–30 kg. Zusätzlich wird eine Verbreiterung des Condylenmassivs durch manuelle Kompression beseitigt bzw. eine eventuelle Achsenknickung ausgeglichen.

Bei der bicondylären Überstreckungsfraktur des Schienbeinkopfes erfolgt die Reposition unter Längszug bei gebeugtem Kniegelenk und Unterstützung der Tibia knapp peripher der Bruchstelle. Auch hier wird durch Kompression eine eventuelle Verbreiterung und durch Anheben mit Steinmann-Nägeln und Kirschner-Drähten bzw. durch Fixation mit verschiedenen Schrauben sowie durch Achsenkorrektur am Extensionstisch eine möglichst optimale Stellung der Fragmente angestrebt.

Die anschließende Dauerextension mit einem Zuggewicht zwischen 5 bis 7 kg im vollständig durchgespaltenen Oberschenkel-Gipsverband erfolgt für durchschnittlich 5 Wochen. Auf die zuerst mehrmals täglich und später täglich immer wieder zu kontrollierende Funktion des Nervus peronaeus (Zehen-Dorsalflexion) muß ebenso wie auf die Tendenz zu einer Varusfehlstellung hingewiesen werden. Nach Abschwellen und Umgipsen auf einen geschlossenen Oberschenkel-Gipsverband und Entfernung des Fersenbeinnagels wird die ambulante Weiterbehandlung durchgeführt. Nach Mobilisierung mit Unterarm-Stützkrücken ist eine Entlastung für weitere 2 Wochen in der Regel angezeigt, anschließend wird ein Gehstöckel angelegt und 14tägige Röntgenkontrollen durchgeführt. Wie bei den unicondylären Frakturen ist neben der aktiven Übungsbehandlung die Thromboseprophylaxe durch eine Anticoagulation angezeigt.

Nach der Gipsabnahme – ungefähr 12–14 Wochen nach dem Unfall – erhalten die Patienten einen Stützstrumpf sowie eine ambulante physicotherapeutische Behandlung wobei auch Unterwassertherapie empfehlenswert ist, um das Knie- und die Sprunggelenke rascher zu mobilisieren.

Die Exensionsbehandlung von 4–6 Wochen und der lange stationäre Aufenthalt können heute durch das Anlegen eines unilateralen gelenküberbrückenden Fixateur externe vermieden werden. Weiters erleichtert die percutane Minimalosteosynthese wesentlich die Reposition und Retention der Gelenkfragmente. Bei den Schienbeinkopfbrüchen mit schmalem Rand und breiter Impression ist jedoch die offene operative Behandlung angezeigt.

Ergebnisse

Von 1099 in dieser Weise behandelten Patienten (Ender, Thiele, Zifko u. Vlasich) konnten 588 klinisch und röntgenologisch genau nachuntersucht werden und zeigten überraschend gute, aber – wie erwartet – nicht immer optimale Ergebnisse [4, 5, 9, 10].

Jahna u.a. kontrollierten 1975 aus diesem Krankengut nochmals 86 Patienten mit stark verschobenen Schienbeinkopfbrüchen nach, um Spätergebnisse zwischen 5 und 19 Jahren (durchschnittlich 9 Jahre), besonders bezüglich der posttraumatischen Arthrose, präsentieren zu können. Als stark verschoben wurden Brüche bezeichnet, die mindestens eine Verbreiterung von 10 mm, eine Stufenbildung von 10 mm bzw. eine Achsenknickung von über 10 Graden – sehr häufig eine Kombination von 2 bis 3 dieser Merkmale – aufwiesen. 73 geschlossene standen 13 offenen Frakturen (15%) und 30 unicondyläre standen 45 bicondylären (65%) Schienbeinkopfbrüchen gegenüber. 9 uni- und 29 bicondyläre wurden rein konservativ, 21 uni- und 27 bicondyläre mit Oberschenkelgips und zusätzlicher Minimalosteosynthese behandelt [6].

Bei diesen 86 primär stark verschobenen Tibiakopfbrüchen trat nur eine Infektion (1,16%) bei einer drittgradig offenen Fraktur auf. Dieser infizierte Bruch – sowie ein zweiter nicht infizierter Trümmerbruch – heilten mit einer Knieversteifung aus und sind in den Ergebnissen entsprechend aufgelistet.

Die Aufschlüsselung der Spätergebnisse wurde nach subjektiven Beschwerden (Schmerzen), nach dem Bewegungsausmaß, der röntgenologisch feststellbaren Achsenfehlstellung und der Gonarthrose vorgenommen.

Dabei zeigten sich 61% sehr gute (keine Schmerzen, keine Streckhemmung, Beugung über 120 Grad, kein Achsenknick und keine Arthrose) und 26% gute (geringe Schmerzen,

Streckhemmung bis 5 Grad, Beugung zwischen 110 und 120 Grad, Achsenknick bis 5 Grad, geringe Arthrosezeichen), zusammen also 87% sehr gute und gute Ergebnisse [6].

Die Ergebnisse von Schienbeinkopfbrüchen mit einem schmalen äußeren Rand und einer breiten Impressionszone waren nicht zufriedenstellend. Bei diesen B3- und C3-Brüchen soll die Gelenkfläche offen reponiert, mit Spongiosa unterfüttert und je nach Begleitverletzungen mit einer inneren oder/und äußeren Fixation kombiniert werden.

Für einen exakten Vergleich, welche Methode die besseren Ergebnisse ermöglicht, ist eine gemeinsam akzeptierte Klassifikation notwendig. Es werden sich zwar auch gute Klassifikationen immer wieder ändern, mit der derzeitigen AO-Klassifikation steht jedoch ein relativ sehr weit ausgearbeiteter, weit verbreiteter und die meisten Frakturen adäquat abdeckender Vorschlag zur Verfügung. Dieser Vorschlag sollte im Sinne der besseren wissenschaftlichen Vergleichbarkeit häufiger und besonders bei prospektiven, randomisierten Studien verwendet werden.

Zusammenfassung

1. Die dargestellte konservative Behandlung ist die Therapie der Wahl bei fehlender OP-Tauglichkeit bzw. zu großem allgemeinem OP-Risiko.
2. Auch bei lokal ungünstigen Hautverhältnissen, bestehenden Infektionen und hochgradiger Osteoporose – oder bei anderen Begleiterkrankungen – stellt sie das geringste Risiko, besonders bezüglich der Osteitis, dar.
3. Trotz der Ruhigstellung des Kniegelenkes bis zur knöchernen Heilung lassen sich – unter Einbeziehung der percutanen Minimalosteosynthesen – auch bei stark verschobenen und zum Teil offenen Schienbeinkopfbrüchen – 87% sehr gute und gute Spätergebnisse erreichen.
4. Ungeeignet für diese Behandlung erwiesen sich diejenigen B3- und C3-Frakturen, die einen schmalen Rand kombiniert mit einer breiten Impressionszone aufweisen.
5. Der Oberschenkelgipsverband – und besonders bei bicondylären Schienbeinkopfbrüchen: die vierwöchige Extensionsbehandlung – können vermieden werden, wenn ein Fixateur externe angewendet wird. Dieser kann sowohl bei rein konservativer Behandlung, bei der Kombination mit Minimalosteosynthesen als auch bei der (oft sekundären) offenen Reposition – in Kombination mit verschiedensten Implantationen und Spongiosaplastik – Anwendung finden.
6. Die Zeit der absoluten Ruhigstellung des Kniegelenkes kann verkürzt werden, wenn ausschleichend ein exakt passendes Brace, abhängig von der Persönlichkeit der Fraktur, angelegt wird.
7. Routinemäßig sollte die AO-Klassifikation angewendet werden, um die Vergleichbarkeit in Zukunft zu erleichtern.

Literatur

1. Apley, GA (1956) Fractures of the lateral tibial condyle treated by skeletal traction and early mobilisation. J Bone Joint Surg [Br] Vol 38, 3 : 699–708
2. Böhler J (1965) Frakturen im Kniegelenk. Langenbecks Arch Klin Chir 313 : 502
3. Böhler L (1941) Die Technik der Knochenbruchbehandlung, Bd 2. Maudrich, Wien Bonn, S 1–200

4. Ender J (1953) Brüche des Schienbeinkopfes. Langenbecks Arch Klin Chir 276:253
5. Ender J (1965) Zur Behandlung schwerer Schienbeinkopfbrüche. Archiv Orthop Unfallchir 57:16
6. Jahna H, Vlasich E, Zifko B (1975) Spätergebnisse von primär stark verschobenen Schienbeinkopfbrüchen (konservative Behandlung und Minimalosteosynthese). Springer, Berlin Heidelberg New York (Hefte Unfallheilkd 126), S 299–310
7. Jahne H, Wittich H (1985) Konservative Methoden in der Frakturbehandlung. Urban & Schwarzenberg, Wien München Baltimore
8. Kuss B, Felder K (1965) Spätergebnisse der Behandlung von Schienbeinkopfbrüchen. Monatsschr Unfallheilkunde 68 (8):348-361
9. Thiele K (1968) Schienbeinkopfbrüche, Bruchformen, Behandlung, Spätergebnisse bei 486 Fällen. Springer, Berlin Heidelberg New York (Hefte Unfallheilkd 95)
10. Zifko B, Vlasich E (1969) Behandlung der Schienbeinkopfbrüche und ihre Ergebnisse. Archiv Orthop Unfallchir 66:297–309

Vergleichende Darstellung von 236 operativ und konservativ behandelten Tibiakopffrakturen – Indikation, Technik und Ergebnisse

P. Münst, W. Schlickewei, C. Krämer und E. H. Kuner

Abteilung für Unfallchirurgie, Chirurgische Universitätsklinik Freiburg, Hugstetter Straße 55, D-7800 Freiburg i.Br.

Von 1976 bis 1984 wurden an der Unfallchirurgischen Abteilung der Albert-Ludwig-Universität Freiburg 236 Patienten mit 242 Schienbeinkopfbrüchen behandelt. Durch zwei retrospektive Untersuchungen wurde das Kollektiv 1 (1976 bis 1980) mit 120 Patienten und Kollektiv 2 (1979 bis 1984) mit 148 Patienten, 3,8 bzw. 7,2 Jahre nach dem Unfall erfaßt und nachuntersucht. 33 Patienten aus dem überschneidenden Zeitraum wurden durch zweimalige Untersuchung 1,5 und 9,5 Jahre nach dem Unfall erfaßt. Unfallursache ist in der Hälfte der Fälle der Straßenverkehr bei jedem 4. Patienten ein Zweiradunfall. In beiden Kollektiven überwiegen die lateralen monocondylären Tibiakopffrakturen mit etwa 60%. Beim Frakturtyp sind im Kollektiv 2 eine deutliche Zunahme der Impressions- und Depressionsfrakturen festzustellen, Trümmerfrakturen haben eine Häufigkeit von 28%.

Die Behandlung hat in den genannten Zeiträumen einen deutlichen Wandel erfahren, die Tendenz zur konservativen Behandlung war von 39% im Kollektiv 1 auf 25% im Kollektiv 2 deutlich rückläufig, die Operationshäufigkeit hat mit der Verschiebung im Frakturspektrum von 61 auf 75% zugenommen. Der Operationszeitpunkt lag bei 50% der operierten Fälle zwischen dem 8. und 14. posttraumatischen Tag. Bei 86% aller Operationen erfolgte diese über einen lateralen parapatellaren oder lateralen Zugang. Bei 168 operierten Schienbeinkopfbrüchen fanden sich 7 Hämatome, 8 Wundrandnekrosen mit Sekundärheilung ohne Infektion sowie 4 Infektionen (2,8%). Der Spongiosaplastik (75% aller Frakturen) kommt besondere Bedeutung zu.

Hefte zur Unfallheilkunde, Heft 212
Redigiert von J. Probst

Ergebnisse

Die subjektive Beurteilung des Ergebnisses durch den Patienten weicht von dem objektiven Befund deutlich ab. Während 84% der Patienten ihr Ergebnis mit sehr gut und gut beurteilen, wird dieses Ergebnis nach den zugrunde gelegten objektiven Kriterien nur bei 50% gefunden. Die Beurteilung der radiologischen Befunde wirkt hierbei maßgeblich mit, die Diskrepanz zum klinischen Befund zeigt sich sehr deutlich. Korrekte Wiederherstellung der Achse und Anhebung des Tibiaplateaus nehmen wesentlichen Einfluß auf das Ergebnis. Achsabweichungen finden sich immerhin bei 25% der Trümmerfrakturen. Die operative Behandlung ist hier deutlich überlegen. Auch bei einfachen Spaltfrakturen werden durch Operation bessere Ergebnisse erzielt.

Der nach etwa 2 Jahren erreichte Zustand nach Tibiakopffraktur erfährt nach unseren Untersuchungen im ersten Jahrzehnt sowohl subjektiv als auch objektiv keine entscheidende Veränderung.

Bericht über 212 operierte Schienbeinkopffrakturen

R. Plaue, A. Hummel und O. Jandewerth

Unfallchirurgische Klinik, Klinikum Mannheim, Theodor-Kutzer-Ufer, D-6800 Mannheim

In den Jahren 1975–1984 wurden in der Unfallchirurgischen Klinik Mannheim 212 Schienbeinkopfbrüche operiert. 113 Fälle wurden nachuntersucht und im Rahmen einer retrospektiven Studie analysiert. Eine Aufgliederung der Frakturen hinsichtlich Form und Lokalisation zeigte, daß der laterale Plateaubruch mit Impression oder Depression am häufigsten vorkommt und als typischer Schienbeinkopfbruch schlechthin gelten kann. Der kompressionsbedingte Spongiosadefekt stellt ein zentrales Problem dieser Frakturen dar. Neben der exakten Reposition der Gelenkfläche ist daher die möglichst dichte Unterfütterung mit autologer Spongiosa für den Erfolg entscheidend. In 70 von 113 operierten Fällen wurde eine Spongiosaplastik durchgeführt. Für die eigentliche Osteosynthese wurde die Abstützplatte bevorzugt. Bei junger, fester Spongiosa genügten auch einige Spongiosaschrauben.

Unter den Nebenverletzungen im Kniebereich spielten Meniscusläsionen mit einer Beteiligung von 36% eine besondere Rolle. Es gilt, möglichst viel vom verletzten Meniscus zu erhalten. 9 von 41 Meniscusrissen konnten durch Naht versorgt werden.

Bei den Nachuntersuchungen wurden überwiegend gute funktionelle Ergebnisse festgestellt. In 66% der Fälle wurde völlig freie, seitengleiche Kniegelenksbeweglichkeit registriert. Ein Streckdefizit von mehr als 10° lag nur bei 3 Patienten vor, und nur 10 Patienten erreichten beim Beugen nicht den rechten Winkel. 72 der Nachuntersuchten zeigten ein unauffälliges Gangbild, 67 berichteten über Gehstrecken von mehr als 5 km.

Das subjektive Urteil fiel dennoch vergleichsweise schlecht aus. Nur 20% der Operierten gaben völlige Beschwerdefreiheit an, 35% klagten über leichte Beschwerden, wie Wet-

Hefte zur Unfallheilkunde, Heft 212
Redigiert von J. Probst

terfühligkeit und andere Schwierigkeiten. 38% hatten mittelgradige Beschwerden, nämlich Schmerzen nach längerer Belastung und 7% fühlten sich stark behindert; sie klagten über ständige Schmerzen.

Röntgenologische Zeichen einer posttraumatischen Arthrose fanden sich bei 74% der Patienten. Das Ausmaß der Arthrose korrelierte jedoch nicht immer mit dem Beschwerdebild. In 14 Fällen (12,4%) war es mit Beginn der Belastung wieder zu einer Sinterung der angehobenen Imprimate gekommen, obwohl 3–4 Monate entlastet worden war.

Vorgehensweise bei zusätzlicher Meniscusverletzung nach Tibiakopffraktur

L. Rudig, J. Ahlers und M. Lengsfeld

Klinik und Poliklinik für Unfallchirurgie, Klinikum der Johannes-Gutenberg-Universität, Langenbeckstraße 1, D-6500 Mainz 1

Zwischen 1969 und 1988 beobachteten wir bei 274 operativ versorgten Tibiakopffrakturen eine Mitverletzung des Meniscus in 98 Fällen, d.h. 35,8%. Das Verhältnis Außen- zu Innenmeniscus betrug 4,4 : 1. Begleitende Mensicusverletzungen traten vor allem bei lateralen Impressionsfrakturen auf (54,8%), weniger häufig wurden sie bei Frakturen mit einem Absinken des medialen (25,8%) sowie beider Plateaus (33,3%) beobachtet. Die Rate an Meniscusläsionen bei Tibiakopfspaltbrüchen betrug 9,8%. 55% aller Meniscusverletzungen waren weniger starke Läsionen in Form einer Rißbildung, partiellen Ablösung oder Kontusionierung. 45% entfielen auf schwere Schäden wie Impaktierung, ausgedehnte Zerreißung oder komplette Abrisse. Gerade im Hinblick auf spätere sekundärarthrotische Veränderungen des Kniegelenkes nach Tibiakopffraktur ist die Belassung bzw. Reparatur möglichst großer Meniscusanteile funktionell äußerst wichtig. Lediglich in Fällen mit schwerster Zerstörung und Einklemmung zwischen die Frakturfragmente wird die Meniscektomie zur Vermeidung funktioneller Dauerschäden erforderlich. Die Abnahme der Meniscektomierate von 30% zwischen 1969 und 1979 auf 20,4% zwischen 1980 und 1988 trägt der hohen biomechanischen Bedeutung des Meniscus für die Kniegelenksfunktion Rechnung. In Anbetracht der selbst bei unverschobenen Spaltbrüchen beobachteten Meniscusläsionen empfiehlt sich in der Regel eine Inspektion des Kniegelenkes auch bei diesem Frakturtyp. Dabei ergibt sich gleichzeitig die Gelegenheit, das Kniegelenk wegen des Hämarthros zu spülen. Die Nachbehandlung wird durch Art und Schwere der Tibiakopffraktur und der Meniscusverletzung bestimmt.

Hefte zur Unfallheilkunde, Heft 212
Redigiert von J. Probst

Die externe Stabilisierung kniegelenksnaher Unterschenkelfrakturen – Eine alternative Behandlungsmethode

R. Schlenzka, L. Gotzen und A. Boczek

Klinik für Unfallchirurgie, Klinikum der Philipps-Universität Marburg, Baldinger Straße, D-3550 Marburg/Lahn

Proximale Unterschenkelfrakturen sind häufig die Folge von Rasanztraumen und gehen oft mit einem schweren Weichteilschaden, einer wesentlichen Dislokation der knöchernen Fragmente, einer erheblichen Zertrümmerung durch direkt einwirkende Kräfte und gelegentlich mit einer Gelenkbeteiligung einher. Unabhängig ob eine Kniegelenksbeteiligung vorliegt, muß die Kniegelenksfunktion in die Therapie mit einbezogen werden. Mißerfolge enden, insbesondere wenn eine Kniegelenksbeteiligung vorlag, mit ständigen Schmerzen, Einsteifung des Kniegelenkes, Fehlstellung, ständigem Instabilitätsgefühl und rezidivierenden Ergüssen. Frakturen der Metaphyse oder der Übergangszone sind relativ selten und werden durch Kompressions-, Scher- und Biegekräfte verursacht. Bei jungen Patienten ist die Corticalis der Übergangszone hochstabil. Es bedarf einer massiven Kraft, damit eine gesunde Tibia hier bricht. Frakturen in diesem Gebiet weisen immer auf eine massive Gewalteinwirkung hin. Diese durch direktes Trauma verursachten Frakturen sind hochgradig instabil. Durch die Stauchung der Metaphyse werden die spongiösen Anteile komprimiert, so daß nach der Reposition große Defekte verbleiben können.

Eine gute zeitliche Planung der operativen Behandlung ist wichtig und hat einen erheblichen Einfluß auf das Endergebnis. Grundsätzlich streben wir die Sofortversorgung an. Frakturen mit einem zweit- und drittgradig offenen Weichteilschaden oder geschlossenem Weichteilschaden stabilisieren wir generell extern. Einem zusätzlichen iatrogenen Weichteilschaden wird so am besten vorgebeugt. Extern läßt sich die Reposition der Fraktur exakt mit einem Repositionsgerät unter Ausnutzung der Ligamentotaxis durchführen. Verschobene Fragmente lassen sich percutan mit K-Drähten readaptieren. Liegt eine intraarticuläre Beteiligung vor, so werden die Tibiakopffragmente nach exakter anatomischer Reposition verschraubt. Die Stabilisierung der proximalen Tibia erfolgt mit der typischen Brückenmontage für den Tibiakopf.

Sind die Glenkflächen stabil versorgt, so wird das Kniegelenk vom ersten postoperativen Tag an auf einer Motorschiene passiv voll umfänglich durchbewegt. Bei adäquater postoperativer Weichteilentlastung kann man jetzt mit einer problemlosen Heilung rechnen. Liegen begleitende Gefäß- und Nervenverletzungen vor, so wird das Kniegelenk über den Fixateur transfixiert, so daß sich die Versorgung der verletzten Strukturen problemlos durchführen läßt. Bei Mehrfragmentfrakturen empfiehlt sich die Kombination der minimalen internen Osteosynthese durch interfragmentäre Zugschrauben oder, falls multiple Fragmente vorliegen, mit 2- oder 3-Loch-Platten und anschließender Neutralisationsosteosynthese mit dem Fixateur externe. Diese Kombination wird angewandt, wenn größere Fragmente der offenen Fraktur mit einfachen interfragmentären Zugschrauben ohne Weichteilschädigung stabilisiert werden können. Die weitere Behandlung ist von zahlreichen anderen Faktoren wie dem Ausmaß des Weichteilschadens und der knöchernen Verletzung abhängig.

Hefte zur Unfallheilkunde, Heft 212
Redigiert von J. Probst

Die operative Behandlung von kniegelenksnahen Tibiatrümmerfrakturen mit Fixateur-externe und Minimal-Schraubenosteosynthesen

G. Oedekoven, B. Claudi und B. Stübinger

Chirurgische Klinik und Poliklinik, Klinikum rechts der Isar, Technische Universität München, Ismaninger Straße 22, D-8000 München 80

Probleme bei offenen, aber auch geschlossenen proximnalen, intra- und extraarticulären Tibiatrümmerfrakturen sind bekannt: kompromittierte Weichteile, Gelenkinstabilitäten und Inkongruenzen, nicht rekonstruierbare Trümmerfrakturen insbesondere bei polytraumatisierten Patienten.

Seit 5 Jahren wählen wir ein Operationsverfahren, das einfach und reproduzierbar ist, sofortige Stabilität gewährleistet, Zugang zum Gelenk und den Weichteilen erlaubt, die selbigen schont und eine frühe Patienten- und Gelenkmobilisation gestattet. Eine Erklärung und Veranschaulichung des operativen und postoperativen Vorgehens unter Benutzung des AO-Fixateur-externe mit percutaner, unter Bildwandlerkontrolle durchgeführter Osteosynthese mit zusätzlichen Spongiosa- bzw. Zugschrauben wird gegeben.

45 Patienten mit 48 Frakturen der proximalen Tibia wurden nachuntersucht. Frakturtypen, Repositionsergebnisse, Immobilisationszeit und röntgenologische Ergebnisse konnten analysiert werden. 38 Frakturen waren klinisch und röntgenologisch nachuntersuchbar, die Mehrzahl AO-Typen C1–C3. Fast 90% der Patienten hatten ein gutes bis sehr gutes klinisches Ergebnis. Die häufigsten Komplikationen waren Pin-tract-Infektionen, ohne klinische oder röntgenologische Zeichen einer Osteomyelitis zum Nachuntersuchungszeitpunkt. Ein hoher Prozentsatz von Varus-Valgus-Deformitäten im Vergleich zur nicht verletzten Gegenseite fiel zu Beginn der Untersuchungsreihe auf, die Ergebnisse der letzten beiden Jahre haben sich verbessert nachdem eine intraoperative Röntgenbild-Dokumentation eingeführt wurde.

Therapiekonzept beim proximalen Unterschenkelbruch: Transfixation und frühzeitiger Verfahrenswechsel*

W. Knopp, H.J. Menne, G. Muhr und K. Neumann

Klinik und Poliklinik – Universitätsklinik, Berufsgenossenschaftliche Krankenanstalten „Bergmannsheil" (Direktor: Prof. Dr. G. Muhr), Gilsingstraße 14, D-4630 Bochum 1

Problem

Probleme entstehen in der Regel beim proximalen Unterschenkelbruch, wenn es sich um ein direktes Trauma handelt, der Bruch einen hohen Instabilitätsgrad (Dislokation,

* Diese Arbeit enthält wesentliche Anteile der Dissertation von Herrn H.J. Menne.

Hefte zur Unfallheilkunde, Heft 212
Redigiert von J. Probst

Mehrfragment-Trümmerbrüche, Schien- und Wadenbeinbruch auf einem Niveau) aufweist und durch die Quetschung ein schwerer Weichteilschaden vorliegt. Eine typische Unfallursache ist das Direkttrauma bei der Stoßstangenverletzung des Fußgängers. Die Kontusion führt zu erheblichen Weichteilzerreißungen und begünstigt ein Kompartmentsyndrom. Die Versorgung dieses Bruchtypes stellt somit erhebliche Anforderungen an das therapeutische Konzept. Die Frakturstabilisation ist durch ein kurzes proximales Fragment erschwert. In vielen Fällen besteht bei den meist älteren Patienten eine Osteoporose. Bei ausschließlich konservativen Behandlungsverfahren ist bei diesen instabilen Bruchformen die Retention schwierig, externe Fixationsverfahren sind mit der Problematik kniegelenksnaher Steinmann-Nägel behaftet. Die interne Osteosynthese verbietet sich bei dem schweren Weichteilschaden.

Patientenkollektiv

In einem Zehn-Jahreszeitraum wurden 69 Patienten mit 74 proximalen Unterschenkelbrüchen ohne Beteiligung des Schienbeinkopfes behandelt. Die Bedeutung des Weichteilschadens ist erkennbar. Bei 47 gedeckten Weichteilschäden bestanden in 30 Fällen Kompartmentsyndrome, 3 von 27 offenen Weichteilschäden waren subtotale Amputationsverletzungen. Das Ausmaß der Gewalteinwirkung ist am hohen Anteil (34 Patienten) der Mehrfragment- und Trümmerbrüche erkennbar. Das Direkttrauma überwog (52 Patienten). Begleitverletzungen der ipsilateralen und kontralateralen Extremität waren häufig (28 Patienten) – oft mit Nerven- und Gefäßverletzungen (21 Patienten) kombiniert. 12 Patienten waren polytraumatisiert.

Behandlungsmethoden

Bei der Analyse unseres Behandlungskollektives zeigte sich, daß im Zeitraum von 1978 bis 1986 konservative (28 Patienten) Behandlungsmethoden und interne Osteosyntheseverfahren (15 Patienten) externen Stabilisationsmethoden (13 Patienten) überwogen.

Komplikationen

Neben Komplikationen, die von der Verfahrenswahl unabhängig waren, zeigten sich Infekte oder Pseudarthrosen bei 8 bzw. 7 Patienten.

Therapeutisches Konzept

Aufgrund dieser Komplikationen wurde ab 1987 das therapeutische Verfahren beim komplizierten proximalen Unterschenkelbruch geändert. Die primäre interne Osteosynthese wurde zur Ausnahme (1 Patient). In einigen Fällen wurde noch die konservative Primärbehandlung (4 Patienten) eingeleitet. Die externe Fixation (13 Patienten) wurde überwiegend als Transfixation angewandt.

Die Transfixation wurde durchschnittlich nahezu 6 Wochen belassen und der Bruch konservativ im Gipsverband ausbehandelt. Die Ausbehandlung im Gipsverband benötigte nach Abnahme der Transfixation durchschnittlich weitere 10 Wochen.

Ergebnisse

Von 69 Patienten konnten 57 Patienten 5 Jahre nach dem Unfall nachuntersucht werden. Die Behandlungsergebnisse wurden nach funktionellen, radialogischen und vor allem auch subjektiven Kriterien beurteilt. Das Behandlungsergebnis konnte zwar durch das therapeutische Konzept der Transfixation mit frühzeitiger konservativer Ausbehandlung nicht deutlich verbessert werden. Die Komplikationsrate der Infektion und Pseudarthrosenbildung wurde jedoch dramatisch gesenkt. Es kam zu keiner Infektion. Eine Pseudarthrose heilte nach sekundärer Marknagelung aus. Aus diesem Grunde stellt die Transfixation mit frühzeitigem Verfahrenswechsel ein empfehlenswertes therapeutisches Verfahren dieser Problemverletzung dar.

Die Versorgung von Tibiakopffrakturen mit der Gabelplatte nach Streli. Ergebnisse einer Nachuntersuchung von 94 Frakturen bei 92 Patienten

E. Foltin, M. Fischmeister und W. Wurdinger

Unfallkrankenhaus der AUVA, Blumauerplatz 1, A-4020 Linz

Die Gabelplatte nach Streli dient der Osteosynthese von Tibiakopffrakturen, bei denen eine Impression an der Gelenksfläche vorliegt. Sie weist an ihrem proximal einzubringenden Ende Zinken auf, die das Tibiaplateau unterstützen. Sie verhindert das Nachsinken der Gelenksfläche während der Knochenbruchheilung. Die Platte existiert in verschiedenen Längen, sowie mit kurzen und mit langen Zinken. Die Form der längeren Platten berücksichtigt die physiologische Reklination des proximalen Tibiaendes.

In den Jahren 1971 bis 1983 wurden im Unfallkrankenhaus Linz 152 Tibiakopffrakturen bei 150 Patienten mit der Gabelplatte versorgt, davon konnten 92 Patienten nachuntersucht werden. Bei den über 60jährigen überwogen die Frauen, darunter die Männer. Nach den Zeiten des stationären Aufenthaltes sowie den Zeiten der Arbeitsunfähigkeit zu urteilen stellten die nicht zur Nachuntersuchung erschienenen eher die leichter verletzten Patienten dar. Bei der Nachuntersuchung gaben etwa die Hälfte ein „gutes subjektives Ergebnis“ an. 35 Patienten klagten über Beschwerden, die gewisse Lebensumstellungen erforderlich machten, 13 hatten starke Beschwerden. Festzuhalten ist, daß etwa bei einem Drittel der Nachuntersuchten Erkrankungen oder Folgen anderer Verletzungen vorlagen, die die Kniebeschwerden zu verschlechtern in der Lage sind. Normale Form und Funktion des Knies hatten 57 Patienten, also ein objektiv gutes Ergebnis; die übrigen hatten eine Bewegungseinschränkung oder eine Instabilität. Unter vielen anderen wurden folgende das Ergebnis beeinflussende Faktoren untersucht: Eine Meniscusverletzung bewirkte häufiger ein schlechtes Ergebnis. Sowohl das subjektive als auch das objektive Ergebnis war schlechter, wenn eine Fraktur mit mehr als drei Fragmenten vorlag. Bei 11 Fällen mußte bei der Nachuntersuchung im Röntgenbild eine Stellungsverschlechterung beobachtet werden.

Hefte zur Unfallheilkunde, Heft 212
Redigiert von J. Probst

Bei 9 von diesen wurde bei der Operation nur eine Reposition erreicht, die rückblickend betrachtet als nicht ideal oder gut anzusehen ist.

Die Gabelplatte nach Streli hat sich in den letzten 18 Jahren bei der Versorgung von Tibiakopfbrüchen bewährt. Der entscheidende Schritt der Osteosynthese ist die exakte Reposition, d.h. es gibt keine „akzeptable" Restdislokation an einer Gelenksfläche. Frakturen am proximalen Tibiaende sind bekannt für ihren Formenreichtum, und so kann eine Bereicherung der Osteosynthesemöglichkeiten nur von Nutzen sein. Wenn die Frakturform derart ist, daß der Unterstützung der Gelenksfläche die Hauptsorge gilt, so kann das beschriebene Implantat gute Dienste leisten.

Diskussion: Tibia

Die erstaunlich befriedigenden Spätresultate auch konservativer, bzw. beschränkt invasiver Behandlung proximaler Tibiafrakturen, selbst mit Gelenkbeteiligung ergaben einen allzu starken Eindruck für eine Rückbuchstabierung der Behandlung dieser Frakturen. Gute Resultate dürfen vor allem dann erwartet werden, wenn

- die Gelenkfläche anatomisch wieder hergestellt wird
- der Weichteil- und Knochendurchblutung auch bei der Osteosynthese höchste Aufmerksamkeit geschenkt wird und
- die erreichte Stabilität eine frühfunktionelle Nachbehandlung ermöglicht.

Besonders wurde in der Diskussion festgehalten, daß

- eine allenfalls notwendige kniegelenksüberbrückende Fixation möglichst kurzdauern, höchstens jedoch 4–6 Wochen belassen werden darf;
- auch bei möglichst weitgehender Erhaltung der Menisken später selten Meniscektomien notwendig werden;
- ein sekundäres Sintern der rekonstruierten Gelenksfläche im Zusammenhang mit der Festlegung des Belastungszeitpunktes berücksichtigt werden muß;
- arthroskopisches kombiniertes Vorgehen bei umschriebenen, zentralen Depressionen eine gute Alternative darstellt und schließlich
- die Verwendung von Zement nur ausnahmsweise beim alten Patienten in Erwägung gezogen werden soll.

Hefte zur Unfallheilkunde, Heft 212
Redigiert von J. Probst

Femur

Vorsitz: M. Tscherne, Hannover; K.M. Stürmer, Essen

Therapeutisches Konzept bei der distalen Femurfraktur mit Gelenkbeteiligung

N. Haas, P. Schandelmaier und C. Krettek

Unfallchirurgische Klinik, Medizinische Hochschule Hannover (Direktor: Prof. Dr. med. H. Tscherne), Konstanty-Gutschow-Straße 8, D-3000 Hannover 61

Für die Beurteilung und therapeutische Planung von Frakturen am distalen Femur ist die AO-Fraktur-Klassifikation sehr gut geeignet.

Die Klassifikation unterteilt die Frakturen am distalen Femurende in drei Typen mit je drei Gruppen (Abb. 1):

A) Extraarticuläre Frakturen
- A1 extraarticulär einfach
- A2 extraarticulär, mit metaphysärem Keil
- A3 extraarticulär, metaphysär komplex

B) Partielle Gelenkfrakturen (d.h. unicondyläre Frakturen)
- B1 unicondylär lateral, sagittal
- B2 unicondylär medial, sagittal
- B3 unicondylär frontal (Hoffa-Fraktur)

C) Vollständige Gelenkfrakturen (d.h. Bicondyläre Frakturen)
- C1 articulär einfach, metaphysär einfach
- C2 articulär einfach, metaphysär komplex
- C3 articulär komplex, metaphysär komplex

Bei der Versorgung der distalen Femurfrakturen ist der Zeitpunkt der Operation abhängig vom Weichteilschaden, vom Allgemeinzustand des Patienten und seinen Zusatzverletzungen. Komplexe Verletzungen stellen besondere Anforderungen an das Operationsteam und die Gesamtinfrastruktur der Klinik. Frakturen mit schwerem offenem oder geschlossenem Weichteilschaden sollten möglichst einer primären Versorgung zugeführt werden, während Frakturen ohne wesentlichen Weichteilschaden auch sekundär versorgt werden können.

Versorgung der Frakturen mit Gelenksbeteiligung (Typ B, C)

Die Frakturen der Gruppe B werden in der Regel mit einer Zugschraubenosteosynthese versorgt. Früher wurden meist die 6,5 mm Spongiosazugschrauben dafür angewandt (Abb. 2). In letzter Zeit werden diese Frakturen überwiegend mit Kleinfragmentschrauben versorgt (Abb. 3). Bei den komplexeren Verletzungen kann die radiologische Primärdiagnostik etwas

Hefte zur Unfallheilkunde, Heft 212
Redigiert von J. Probst

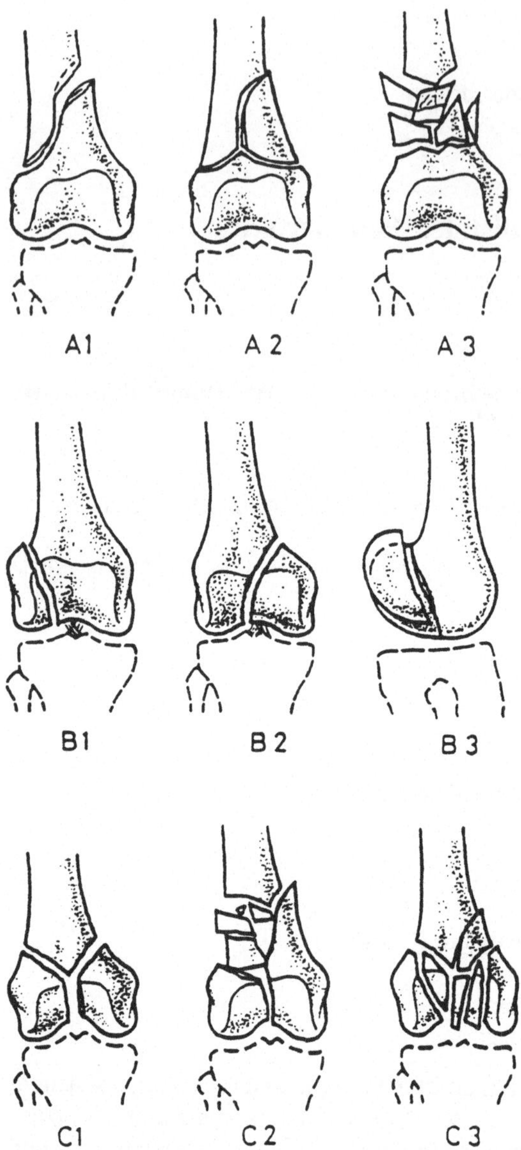

Abb. 1. AO-Klassifikation der distalen Femurfrakturen (Aus [3])

schwieriger sein, hier empfehlen sich neben den Röntgenstandardaufnahmen die Schrägaufnahmen um das genaue Verletzungsausmaß zu erkennen.

Die Frakturen der Gruppe C werden mit Condylenplatte, dynamischer Condylenschraube, Condylenabstützplatte und in besonderen Fällen auch mit dem Fixateur externe versorgt, meist in der Kombination mit freien Zugschrauben.

Relativ unproblematisch ist die Versorgung der einfachen C1-Fraktur entweder in der klassischen Technik mit der Condylenplatte und zwei zusätzlichen freien Zugschrauben oder mit der dynamischen Condylenschraube. In diesem Fall wird nur noch eine zusätzliche Zugschraube benötigt, da die Condylenschraube selbst Kompression erzeugen kann.

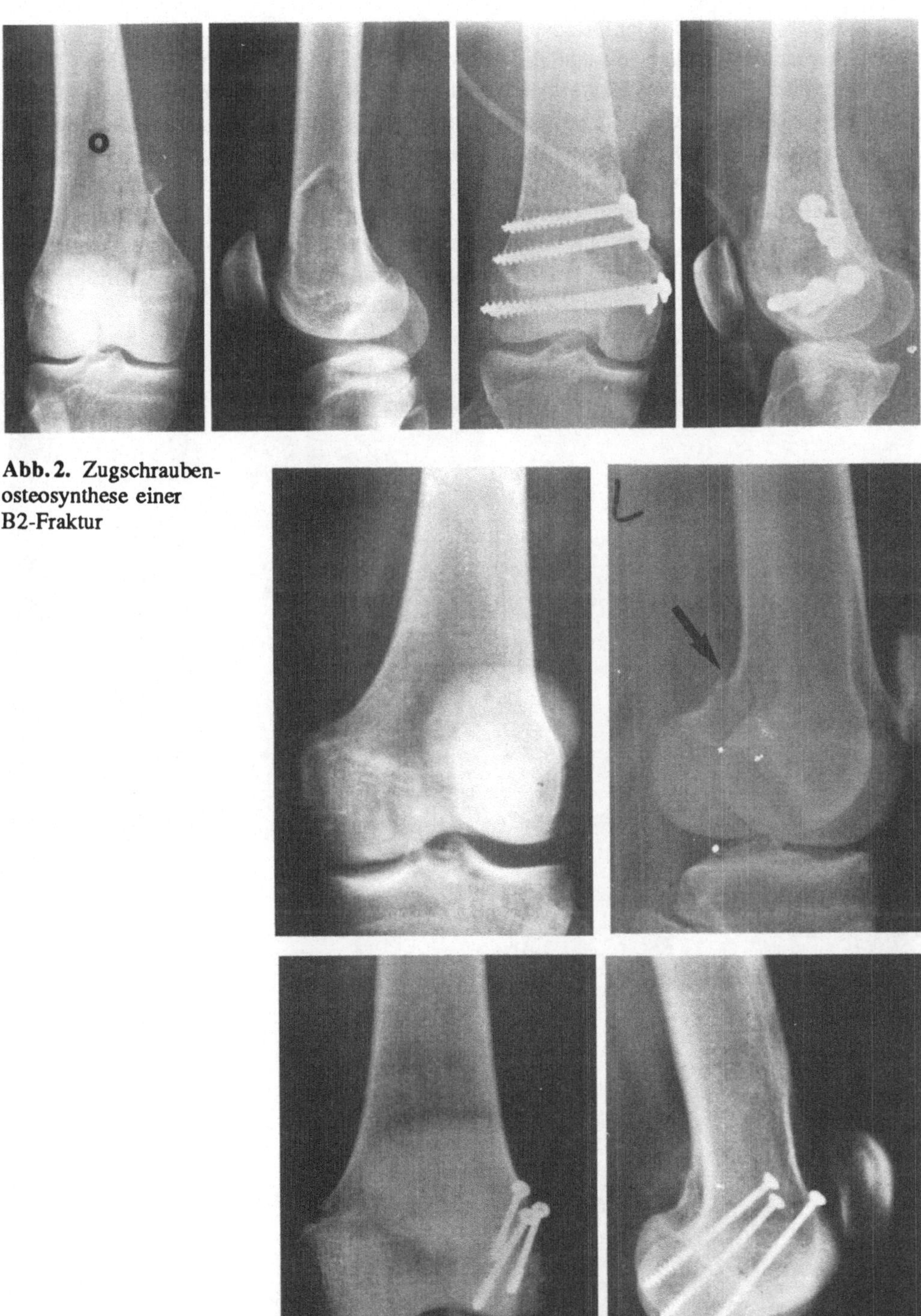

Abb. 2. Zugschrauben-osteosynthese einer B2-Fraktur

Abb. 3. Zugschrauben-osteosynthese einer B3-Fraktur

Grundsätzlich muß bei jeder Osteosynthese das Wechselspiel zwischen Biologie und Biomechanik beachtet werden, je mehr die Vascularität durch den Weichteilschaden zerstört ist, desto größere Bedeutung kommt der Stabilität zu. Denudierte avitale Fragmente müssen entweder verworfen werden oder sollten, wenn sie zur Gesamtrekonstruktion und Stabilität beitragen, anatomisch eingepaßt und durch Zugschrauben fixiert werden. Zur biologischen Sicherung benötigen diese Fragmente eine zusätzliche Spongiosanlagerung. Im Weichteilverbund befindliche vitale Fragmente sollten durch solche Maßnahmen nicht geschädigt werden, hier kommt meistens eine Überbrückungs- oder „biologische" Osteosynthese in Frage. Dabei spielen die indirekten Repositionstechniken mit dem Distraktor, Fixateur externe oder dem Plattenspanngerät eine entscheidende Rolle.

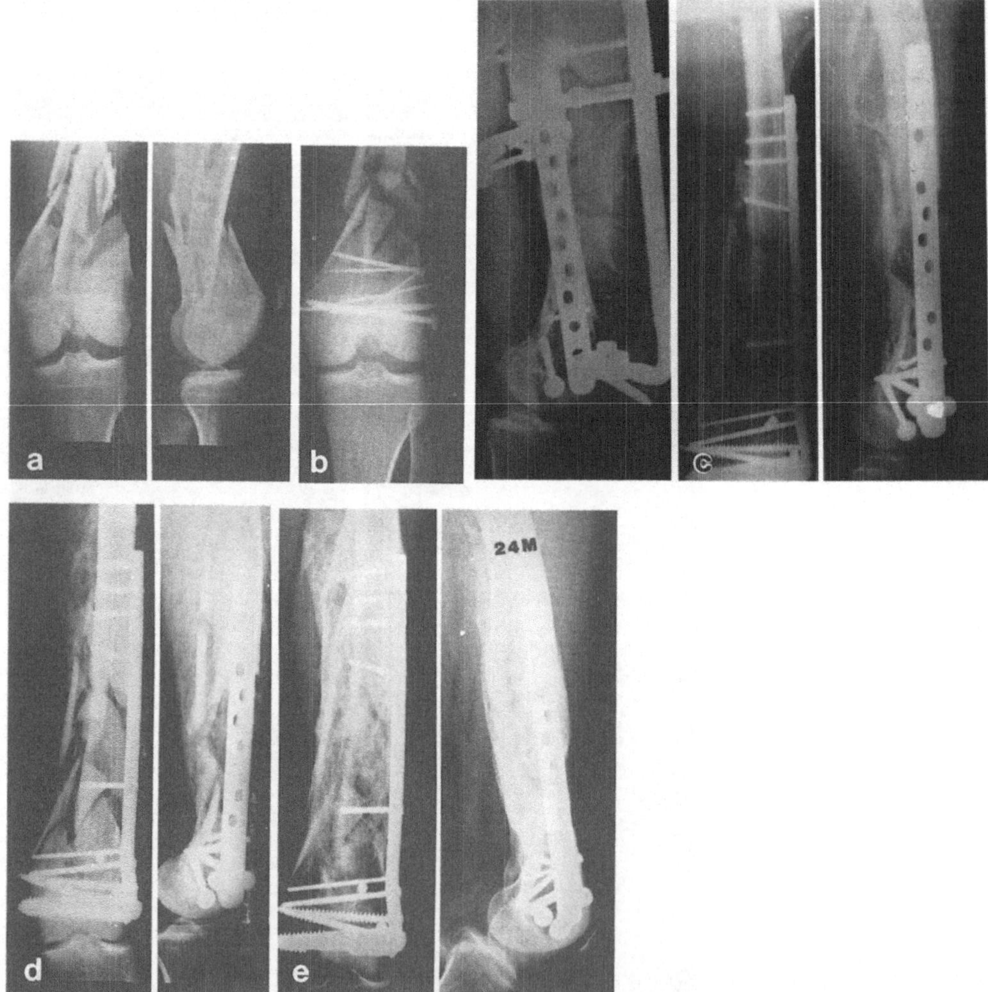

Abb. 4a–e. Biologische Osteosynthese einer C2-Fraktur mit Condylenschraube und Distraktor. **a** Unfallbild, **b** intraoperative Kontrolle, **c** postoperative Kontrolle, **d** Verlauf (6 Wochen), **e** Ausheilungsbilder

Bei den C2-Frakturen erfolgt die Osteosynthese in zwei Schritten: zuerst Wiederherstellung der Gelenkfläche, anschließend Einbringen der Condylenschraube oder Platte und Reposition der metaphysären Fraktur über den Distraktor (Abb. 4).

In Fällen, in denen die Fragmente sehr weit versprengt sind und in der Streckmuskulatur zu liegen kommen, kann es nötig sein, sich zusätzlich direkter Repositionstechniken zu bedienen. Es empfiehlt sich dann, die Fragmente mittels Zugschrauben zu fixieren.

Bei Defekt-Trümmerzonen muß meist eine ausgedehnte Spongiosaplastik durchgeführt werden (Abb. 5). Bei offenen Frakturen erfolgt dies überwiegend sekundär, wobei der Knochendefekt zunächst mit Gentamycin-PMMA-Ketten aufgefüllt werden kann, die dann später nach Verbesserung der Weichteilverhältnisse gegen Spongiosa ausgetauscht werden.

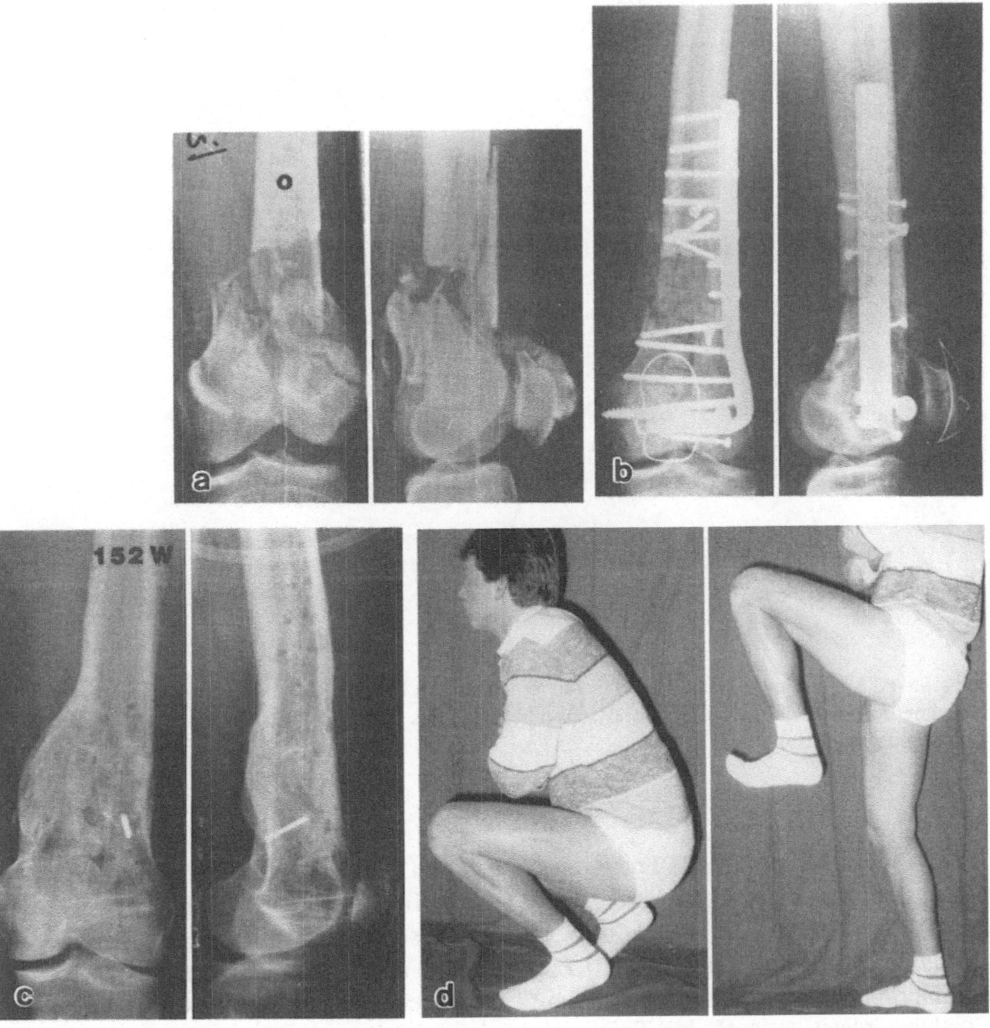

Abb. 5a–d. Weitgehende anatomische Wiederherstellung einer zweitgradig offenen C2-Fraktur mit sekundärer Spongiosaplastik. **a** Unfallbild, **b** Versorgungsbilder, **c** Ausheilung, **d** Funktion bei Ausheilung

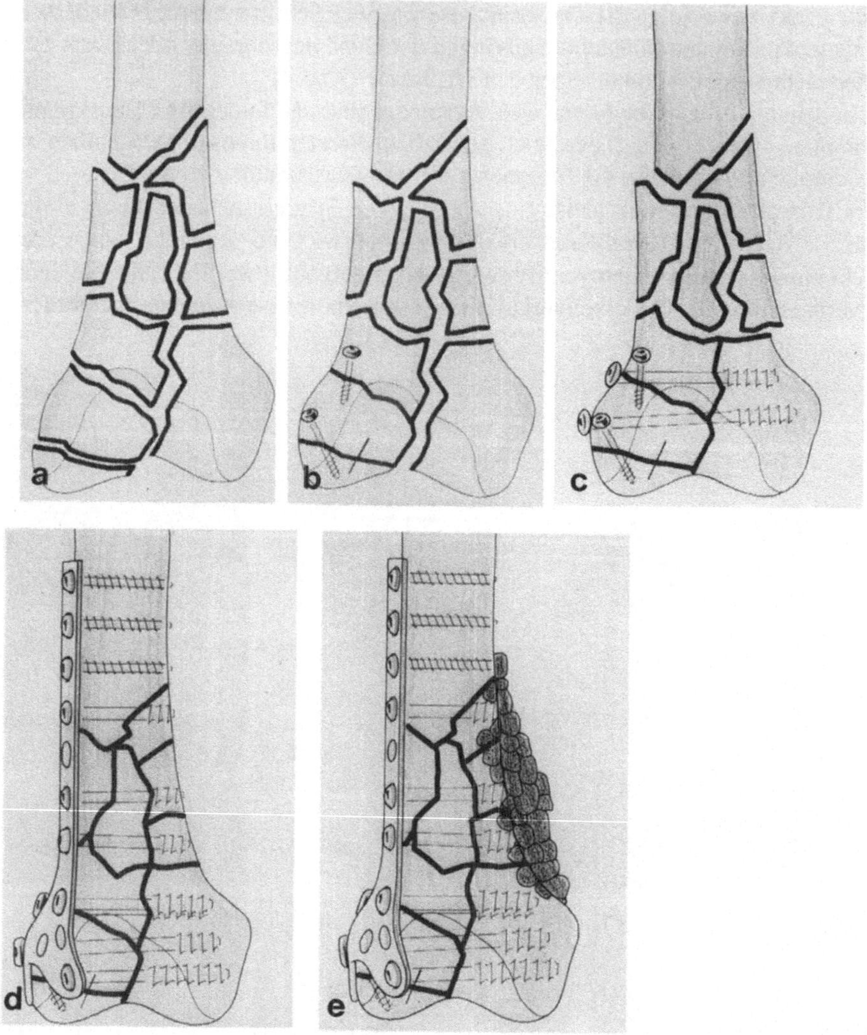

Abb. 6a–e. Versorgung einer C3-Fraktur (schematisiert). **a** Fraktur, **b** Condylenrekonstruktion, **c** Vereinigung der wiederhergestellten Condylen, **d** Fixation des Condylenmassivs an das Schaftfragment, **e** Spongiosaanlagerung

Die Osteosynthese der C3-Frakturen (Abb. 6 und 7) ist komplizierter. Es kommt hier fast ausschließlich die Condylenabstützplatte nach Burri zur Anwendung. Zunächst muß die komplex frakturierte Gelenkfläche wiederhergestellt werden. Es gilt zunächst jeden Condylus einzeln mit Spickdrähten, Zugschrauben und eventuell resorbierbaren Stiften und Fibrinkleber zu rekonstruieren (Abb. 6b). In einem zweiten Schritt werden die beiden Condylen zuerst temporär mit Spickdrähten dann mit Zugschrauben vereinigt (Abb. 6c). Im dritten Schritt wird das Condylenmassiv an das Schaftfragment mit Distraktor und Spickdrähten verbunden, nach der Röntgenkontrolle dann definitives Anbringen der Con-

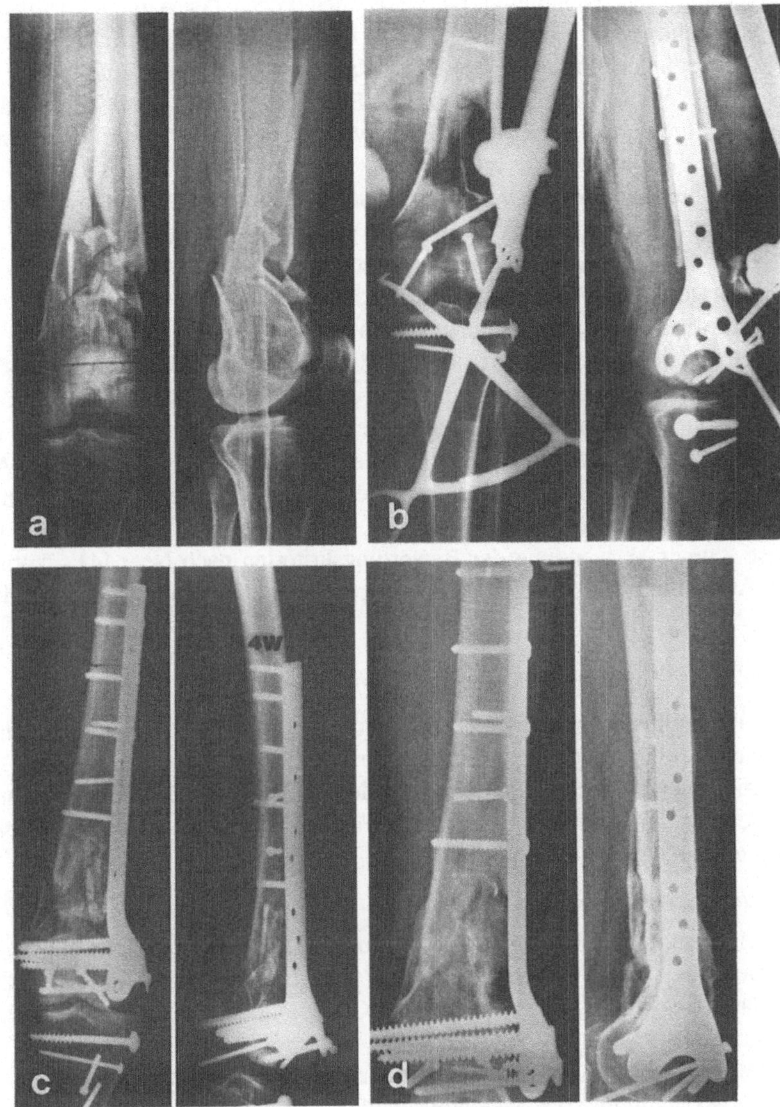

Abb. 7a–d. Fallbeispiel einer C3-Fraktur. **a** Unfallbilder, **b** intraoperative Kontrolle, **c** postoperative Kontrolle, **d** Ausheilung

dylenabstützplatte (Abb. 6d). Bei avitalen Fragmenten sollte noch eine Spongiosaplastik erfolgen (Abb. 6e). Der Verlauf wird auch anhand des Fallbeispiels in Abb. 7 verdeutlicht.

Bei Frakturen mit schwerstem Weichteilschaden empfiehlt sich ein zweizeitiges Vorgehen. Im ersten Schritt erfolgt zunächst ein radikales Debridement sowie die Gelenkrekonstruktion. Die Stabilisierung der Fraktur erfolgt zunächst mit dem Fixateur externe. Im zweiten Schritt erfolgt dann der Umstieg auf eine interne Stabilisierung, wobei auch hier die einzelnen Operationsschritte eingehalten werden müssen, gleichzeitig mit der Weichteilrekonstruktion und der in diesen Fällen erforderlichen Spongiosatransplantation. Sollte es aufgrund der Weichteilverhältnisse oder wegen der Allgemeinsituation des Patienten nicht möglich sein, diesen zweiten Schritt rechtzeitig durchzuführen, dann sollte der Fixateur so verändert und ergänzt werden, daß die Transfixation aufgehoben werden kann und eine funktionelle Behandlung auf der Bewegungsschiene möglich wird. Dies ist für die spätere Funktion der schweren Gelenkverletzungen sehr wichtig und kann bereits in der Intensivbehandlungsphase erfolgen.

Die Indikation für eine Verkürzung kann bei älteren Patienten, bei beidseitigen Frakturen sowie aus Zeitgründen gelegentlich bei polytraumatisierten Patienten gegeben sein.

Nach diesem therapeutischen Konzept wurden an unserer Klinik zwischen 1977 und 1988 insgesamt 197 Frakturen des distalen Femurendes versorgt. Wir haben unser Krankengut mit 199 distalen Femurfrakturen der AO-Sammelstudie 1970-1976 [5] verglichen. Dabei zeigte sich, daß trotz einer erheblichen Zunahme des Schweregrades der Verletzungen, der Anteil der offenen Frakturen in der AO-Sammelstudie 24% betrug, bei uns 44,8%, bei den verzögerten Heilungen und Pseudarthrosen eine Verbesserung von 13% auf 8% zu erreichen war. Die Infektionsrate stieg nur gering von 4,3% in der AO-Sammelstudie auf 5% in unserem Krankengut. Im Bereich der Nachuntersuchungsergebnisse konnte eine deutliche Verbesserung erreicht werden. Der Prozentsatz der sehr guten und guten Ergebnisse – unter Verwendung der Bewertungskriterien nach Neer [4] – konnte von 66,5% in der AO-Sammelstudie auf 89% in unserem Krankengut angehoben werden.

Zusammenfassung

Das Behandlungsziel bei den Frakturen am distalen Femur mit Gelenkbeteiligung besteht darin, eine anatomische Gelenkrekonstruktion durchzuführen, sowie korrekte Achsen-, Rotations- und Längenverhältnisse wiederherzustellen. Dies beinhaltet auch eine Wiederherstellung der Knorpel-, Band- und Weichteilverhältnisse mit dem Ziel einer Restitutio ad integrum, soweit dies möglich ist.

Um dies zu erreichen empfiehlt sich:

1. Die Versorgung der Gruppe B-Frakturen mit einer Zugschraubenosteosynthese.
2. Bei C1- und C2-Frakturen zuerst Zugschraubenosteosynthese des Condylenmassivs, dann Gesamtstabilisierung mit der Condylenplatte oder der dynamischen Condylenschraube.
3. Versorgung der C3-Frakturen mit der Condylenabstützplatte.
4. Berücksichtigung des Weichteilschadens bei der Frakturversorgung:
   a) Einzeitiges Vorgehen bei geringem Weichteilschaden.
   b) Zweizeitiges Vorgehen bei schwerem Weichteilschaden. Initial Debridement, Gelenkrekonstruktion und externe Frakturstabilisierung, sekundär Verfahrenswechsel auf interne Stabilisierung, Weichteilrekonstruktion und Spongiosaanlagerung.

Literatur

1. Krettek C, Haas N, Tscherne H (1986) Kniegelenksnahe Femurfrakturen: Operationstaktisches Vorgehen und Nachuntersuchungsergebnisse. Prakt Sporttraum Sportmed 1 : 12–16
2. Mast J, Jakob R, Ganz R (1989) Planning and reduction technique in fracture surgery. Springer, Berlin Heidelberg New York

3. Müller ME, Nazarian S, Koch P, Schatzker J (1990) The AO-classification of fractures. Springer, Berlin Heidelberg New York
4. Neer CS, Sisk TD, Wallace SL (1966) Fracture of the distal third of the femur. J Bone Joint Surg [Am] 48: 784–807
5. Trentz O, Tscherne H, Oestern HJ (1977) Operationstechnik und Ergebnisse bei distalen Femurfrakturen. Unfallheilkunde 80: 441–448

Spätergebnisse distaler Femurfrakturen – AO-Dokumentation

P. Matter, R. Berbig und M. Bühler

Chirurgische Abteilung, Spital Davos, Promenade 4, CH-7270 Davos Platz

Es wurden 644 traumatische, innert 21 Tagen operativ versorgte Frakturen der 80er Jahre analysiert, deren Nachkontrolle nach Abschluß der Frakturheilung dokumentiert waren. Bei der Altersverteilung fällt die hohe Spitze junger männlicher Patienten auf. Die weiblichen Patienten weisen altersmäßig eine etwas ausgeglichenere Kurve auf, die Unfallhäufigkeit konzentriert sich aufs Alter. Im Gegensatz zu einer generellen Häufigkeit offener Frakturen von rund 10% treffen wir hier 22% offene Frakturen an.

Ein erster Vergleich wurde zwischen offenen und geschlossenen Frakturen angestrebt. Die offenen Frakturen weisen deutlich mehr Begleitverletzungen auf, nämlich 6,9% Gefäß- und 4,2% Nervenverletzungen. Komplikationen werden in analog hohen Prozentzahlen dokumentiert, nämlich für Infekte 7,6% bei offenen, gegenüber 2,6% bei geschlossenen Frakturen und für Pseudarthrosen 2,1% bei offenen, gegenüber 0,4% bei geschlossenen Frakturen. Die Analyse der Spätresultate erfolgte in bezug auf die uneingeschränkte Gehfähigkeit. Sie zeigt eine unwesentliche Differenz zwischen geschlossenen und offenen Frakturen und die Zahl der Renten über 20% liegt erfreulich tief. Subjektiv werden die Resultate aus dem Gesichtswinkel des Arztes und des Patienten übereinstimmend als recht gut beurteilt (84%–91%). Zusammenfassend darf bei der Gegenüberstellung der geschlossenen zu den offenen Frakturen festgestellt werden, daß die Resultate praktisch identisch ausfallen und dies bei signifikant höherem Anteil von Begleitverletzungen und Komplikationen bei den offenen Frakturen.

In einem zweiten Vergleich haben wir die Resultate aufgrund des Frakturtypus aufgeschlüsselt. Die 644 distalen Femurfrakturen aus der Dokumentation des Systems der 80er Jahre wurden in die neue, aktuelle AO-Systematik umklassifiziert. Gefäß- und Nervenverletzungen sind vor allem mit den Typen A3, C2 und C3 assoziiert, ebenso die Infekte sowie auch alle weiteren Resultate. Speziell hervorzuheben ist, daß die A3-Frakturen – also die extraarticulären, komplexen Frakturen mit einem Anteil von fast 30% offenen Frakturen – keinen einzigen Infekt aufweisen. Pseudarthrosen wurden generell selten beobachtet. Auch in dieser Gegenüberstellung weist die subjektive Beurteilung durch Arzt und Patient wiederum recht übereinstimmend erfreulich gute Resultate aus.

Hefte zur Unfallheilkunde, Heft 212
Redigiert von J. Probst

In bezug auf die Implantat-Wahl stehen sich heute prinzipiell die Condylenplatte und die sogenannte Condylenschraube als Alternativen gegenüber. Dazu kommen einige Spezialplatten, die auch für spezielle Fälle reserviert bleiben, wie z.B. die Condylenabstützplatte.

Die Winkelplatte mit ihrem scharfen und dünnen U-Profil in der Klinge ist eine der bedeutendsten Entwicklungen aus der Frühzeit der AO. Ihre Anwendung ist allerdings anspruchsvoll und erfordert dreidimensionales Vorstellungsvermögen trotz möglicherweise nur zweidimensionalen Röntgenbildern. Die Condylenschraube mit aufmontierbarer Platte – also ein zweiteiliges Implantat – der neueren Zeit ist chirurgisch-technisch einfacher in der handhabung und hat deshalb rasch an Popularität gewonnen. Das große Bohrloch für die 12 mm im Durchmesser große Schraube ist allerdings beträchtlich und bei eventuellen Komplikationen nicht unproblematisch.

Abschließend möchte ich festhalten, daß die distalen Femurfrakturen durchwegs eine komplexe Problematik bedeuten und für die chirurgische Therapie nicht nur eine gründliche Planungsarbeit sondern auch viel Erfahrung in der Osteosynthesetechnik verlangen.

Distale Femurfraktur des Erwachsenen: Überprüfung des Therapiekonzeptes durch Nachuntersuchung 1989 bis 1987

A. Imdahl, G. Siebler, R. Ocker und E.H. Kuner

Abteilung für Unfallchirurgie, Chirurgische Universitätsklinik Freiburg, Hugstetter Straße 55, D-7800 Freiburg i. Br.

Von 1980 bis 1987 behandelten wir 143 Patienten mit Frakturen des distalen Femurs.

Bei etwa ausgeglichenem Geschlechtsverhältnis waren Männer durchschnittlich 20 Jahre jünger; sie erlitten häufig die schwerwiegenderen Verletzungen. Ein Drittel der Patienten erlitt ein Polytrauma, eine offene Fraktur oder typische Kettenfrakturen. Wir beobachteten 57 A-Frakturen, 19 B- und 67 C-Frakturen. Die prinzipielle Operation wurde bei 78% der offenen und 41% der geschlossenen Frakturen primär durchgeführt. In der Regel wurden die A-Frakturen durch Condylenplatte und die komplexen C-Frakturen durch Condylenabstützplatte versorgt. Condylenabscherfrakturen wurden in typischer Weise verschraubt. Unter den frühen Komplikationen überwogen infizierte Hämatome (7,7%). Achsenabweichungen (4,2%) gingen häufig mit Implantatkomplikationen einher und stellten isoliert oder kombiniert mit Gelenkeinsteifungen Indikationen zum Reeingriff dar. 21% der Patienten unterzogen sich einem Zweiteingriff, 7,7% mußten bis zu 7mal operiert werden.

87% der zum Zeitpunkt der Nachuntersuchung noch lebenden Patienten wurden nachuntersucht. Neben den Patientenangaben wurden funktionelle und anatomische Kriterien berücksichtigt, die Ergebnisse wurden entsprechend dem Schema von Neer bewertet. 45% der Patienten erzielten ein sehr gutes bis gutes Ergebnis, 40% ein befriedigendes und 15% ein mäßiges bis unzureichendes Ergebnis. Hierbei stellten C-Frakturen und offene Frakturen ungünstige Prognosefaktoren dar (Tabelle 1). Bei der weiteren Analyse des Krankenkol-

Hefte zur Unfallheilkunde, Heft 212
Redigiert von J. Probst

lektivs zeigt sich eine wesentlich ungünstigere Prognose der Fakturgruppe III unabhängig von dem Frakturtyp (Tabelle 2). In diesem Kollektiv muß der Frakturgruppeneinteilung ein höheres Gewicht bezüglich der Prognose eingeräumt werden als der Frakturtypeinteilung.

Tabelle 1. Bewertung nach Neer (%)

Fraktur (AO)	A	B	C	offen	geschlossen	gesamt
gut	42,4	70,6	37,5	41,3	50,2	45,5
befriedigend	42,4	23,6	45,0	39,4	39,2	40,0
mäßig	12,1	–	12,5	11,4	8,9	10,0
unzureichend	3,1	6,8	6,0	7,9	1,7	4,6

Tabelle 2. Bewertung nach Neer (%)

	Frakturtyp (AO) A–C			
	I	II	III	gesamt
gut	60,0	47,5	33,3	45,5
befriedigend	25,0	47,5	40,0	40,0
mäßig	10,0	2,5	20,0	10,0
unzureichend	5,0	2,5	6,7	4,5
100%				

Alignement und Arthrose nach Osteosynthese von supra-/intercondylären Femurfrakturen

M.K. Zehntner[1], D. Marchesi[1], H.B. Burch und R. Ganz[1]

[1] Orthopädische Universitätsklinik, Inselspital, CH-3010 Bern

59 von 104 distalen Femurfrakturen (AO-Typen A1–3, C1–3) bei Erwachsenen konnten nach einem durchschnittlichen Intervall von 5 Jahren und 7 Monaten (2–11 Jahre) persönlich nachkontrolliert werden. Mittels Orthoradiogramm im Stehen, Femur a.p. seitlich und Patella axial beidseits wurden Alignement und Arthrosegrad seitenvergleichend bestimmt, die Rotation wurde klinisch durch den Hüftrotationsumfang verglichen.

Abweichungen von maximal 5° bestanden für Varus-Valgus bei 40/54, Ante-/Rekurvation 42/49 und Rotation 43/50. 28mal bestanden gleichzeitig Abweichungen in 2 und 3mal in 3 Ebenen.

Hefte zur Unfallheilkunde, Heft 212
Redigiert von J. Probst

47 Frakturen ohne vorbestehende Pathologie wurden bezüglich radiologischer Arthroseveränderungen nach den Kriterien von Resnick und Niwoyama (1981) für die 3 Kniegelenkskompartmente gesondert in zwei Gruppen (Gruppe 1: Intervall 2–5 Jahre; Gruppe 2: 5–11 Jahre) ausgewertet.

Femoro-patellare Veränderungen Grad II und III zeigten eine Incidenz von 16% für A- und 66% für C-Frakturen mit gleicher Häufigkeit für beide Intervallgruppen, aber ohne Zusammenhang mit dem Alignement in der Frontalebene.

Die femoro-tibiale Incidenz war deutlich geringer mit gleich häufigem Befall für beide Kompartmente (je 13%), wovon zwei Drittel in der Gruppe mit längerem Intervall. A- und C-Frakturen zeigten gleiche Häufigkeit; als begünstigend erschienen über 10° Varusfehlstellung und abgelaufene lokale Komplikationen. Unklar ist der diesbezügliche Stellenwert des Alignementfehlers bis 10° Varus oder Valgus, indem bei der Hälfte der Fälle nicht nur das nach Fehlstellung zu erwartende Kompartment verändert war.

Hypothetisch ist die Rolle eines traumatischen Knorpelschadens und für das femoropatellare Kompartment ein verändertes Tracking.

Insgesamt handelt es sich subjektiv für das untersuchte Intervall aber um relativ gutartige Arthrosen, welche bei der überwiegenden Mehrheit asymptomatisch sind.

Spätergebnisse nach Osteosynthesen von distalen intraarticulären Femurfrakturen

W. Mutschler, C. Burri, W. Birkner und J. Knötzele

Klinik für Unfall-, Plastische und Wiederherstellungschirurgie, Universitätsklinikum Ulm, Steinhövelstraße 9, D-7900 Ulm

Von 116 Patienten, die in den Jahren 1972 bis 1983 wegen einer distalen intraarticulären Femurfraktur in unserer Klinik operiert wurden, konnten 40 Patienten mit 45 Verletzungen durchschnittlich 122 Monate postoperativ nachuntersucht werden (Minimum 64 Monate, Maximum 210 Monate). Dazu wurden eine sorgfältige Befragung und klinische Untersuchung vorgenommen, der AO-Dokumentationsbogen verwendet und Röntgenaufnahmen beider Kniegelenke in 2 Ebenen angefertigt.

5 B2/B3-Frakturen, 11 C1/C2-Frakturen und 29 C3-Frakturen (23 offene Frakturen) waren überwiegend mit Condylenabstützplatten versorgt worden. Von 39 primären Zusatzeingriffen waren 14 Spongiosaplastiken, die anderen Eingriffe betrafen die Kniebinnenstrukturen. Bei 9 Patienten wurden 22 Sekundäreingriffe notwendig, die u.a. 4 Reosteosynthesen, 4 Osteotomien, 8 Arthrolysen, 2 Arthrodesen wegen Infekt und 1 Amputation bei Gefäßverletzung umfaßten.

Nach der subjektiven Einschätzung der Verletzten waren 29 der 45 Verletzungen mit gutem Ergebnis ausgeheilt. 13 C3-Frakturen, die Amputation und die Arthrodesen wurden als mäßig oder schlecht bewertet. 37 Patienten benötigten keine Gehhilfe. Bewegungseinschränkungen über 30° traten bei 5 C2- und bei 8 C3-Frakturen auf, zusätzlich war eine

Hefte zur Unfallheilkunde, Heft 212
Redigiert von J. Probst

Spontanarthrodese zu verzeichnen. Leichte Bandinstabilitäten fanden sich bei 10 Fällen, Fehlstellungen bei 4 Fällen, Verkürzungen bei 6 Fällen. Ausgeprägte Arthrosen entwickelten sich nur bei C2-Frakturen (3/11) und bei C3-Frakturen (6/29). Das nach Neer (JBJS A, 1967) eingeschätzte Gesamtergebnis ergab in 31 Fällen ein sehr gutes und gutes, in 8 Tällen ein befriedigendes und in 6 Fällen ein schlechtes Ergebnis. Für ein befriedigendes oder schlechtes Ergebnis waren neben Verletzung und Infektion der Frakturtyp (C3), eine approximative Reposition, ein Alter über 40 Jahre und eine doppelseitige Verletzung verantwortlich.

Die monocondyläre Femurfraktur – eine Problemfraktur?

J.R. Rether und P.J. Meeder

Berufsgenossenschaftliche Unfallklinik Tübingen (Direktor: Prof. Dr. Dr. h.c. S. Weller), Schnarrenbergstraße 95, D-7400 Tübingen

Einleitung

Die monocondyläre Femurfraktur gilt als minderschwere Verletzung, deren funktionelle Ausheilung erwartet werden darf [1]. Langzeitergebnisse zeigen dagegen vermehrt Funktionseinschränkungen, vor allem auf dem Boden einer Sekundärarthrose [2].

Eigene Untersuchung

18 Patienten mit monocondylärer Femurfraktur (9 x B1, 6 x B2, 3 x B3) aus den Jahren 1978 bis 1987 wurden nachuntersucht. Frakturiert war zehnmal der laterale, achtmal der mediale Femurcondylus. Zwei Patienten hatten offene Frakturen erlitten, drei waren mehrfachverletzt. Verspätet zugewiesen wurden vier Patienten nach primär nicht erkannter Diagnose. Kniegelenksnahe Begleitverletzungen betrafen viermal den Femurschaft, einmal den Tibiakopf. Intraarticuläre Begleitverletzungen wurden siebenmal beobachtet (3 osteochondrale Frakturen, 2 Kreuzbandläsionen, 1 Meniscusruptur, 1 Patellafraktur).

Es wurde jeweils offen reponiert und siebenmal mit alleiniger Zugschrauben-Osteosynthese, elfmal mit Abstützplatte, dreimal mit Abstützplatte und Zugschraube stabilisiert. Alle Frakturen mit Ausnahme der zusätzlichen Bandverletzungen wurden frühfunktionell nachbehandelt, die Belastungsfreigabe erfolgte nach durchschnittlich acht Wochen. Postoperative Komplikationen wurden nicht beobachtet.

Die Nachuntersuchung umfaßte 16 Patienten mit einem Verlauf zwischen zwei und zehn Jahren.

Vollständig beschwerdefrei bei freier Funktion sind 12 Patienten.

Achsenfehler über 5 Grad entstanden bei vier Patienten, wobei zweimal die Korrektur-Osteotomie erforderlich wurde.

Hefte zur Unfallheilkunde, Heft 212
Redigiert von J. Probst

Sekundärarthrosen wurden zweimal beobachtet, einmal durch Umstellungs-Osteotomie behandelt.

Bandinstabilität lag bei einer Patientin vor.

Schlußfolgerung

Die primär erkannte monocondyläre Femurfraktur läßt ein günstiges Ergebnis erwarten bei offener Reposition und stabiler Versorgung mittels Schrauben- bzw. Abstützplatten-Osteosynthese. Defektheilungen sind zu erwarten durch Achsenfehler nach unvollständiger Reposition und durch sekundärarthrotische Veränderungen z.B. nach begleitender osteochondraler Fraktur.

Literatur

1. Trentz O et al. (1975) Die distale Oberschenkelfraktur. Springer, Berlin Heidelberg New York (Hefte Unfallheilkd 125), S 25–30
2. Poigenfürst J (1986) Spätfolgen nach Frakturen am distalen Oberschenkelende. Springer, Berlin Heidelberg New York Tokyo (Hefte Unfallheilkd 182), S 451

Diskussion: Femur

Beide Vorsitzenden weisen zunächst darauf hin, daß das Bewertungsschema nach Neer heute nicht mehr herangezogen werden sollte. Das Schema wurde zur Beurteilung konservativ behandelter distaler Femurfrakturen entwickelt und ist für die Beurteilung der Ergebnisse nach modernen Operationsverfahren nicht geeignet, weil es zu unkritisch ist und damit ungerechtfertigt viele gute und sehr gute Ergebnisse liefert. Tscherne sieht es als eine Aufgabe der Deutschen Gesellschaft für Unfallheilkunde an, nicht nur für distale Femurfrakturen, sondern generell für sämtliche Frakturen einheitliche Bewertungsschemata zu entwickeln. Nur so könnten Behandlungsergebnisse vergleichbar werden. Schatzker erklärt auf Anfrage, daß dies ein sehr schwieriges Unterfangen sei, weil man zunächst klare Definitionen erarbeiten und anschließend exakte Messungen durchführen müsse. Man sei hinsichtlich der Hüftendoprothetik hier schon recht weit vorangekommen, bei den Frakturen bestünden jedoch noch erhebliche Probleme. Schließlich seien nicht alle Gelenke gleich.

Tscherne fragt nach der Aktualität der Doppelplatten-Osteosynthesen, die zu einer eindeutig erhöhten Komplikationsrate geführt hätten und daß dieses Verfahren daher heute obsolet sei. Mutschler schließt sich dieser Meinung an und weist als Alternative beim alten Menschen auf die Verbund-Osteosynthese hin.

Bei großen Defekten empfehlen Tscherne und Haas den primären Einsatz großer corticospongiöser Transplantate, um eine stabile mediale Abstützung zu erhalten. Trümmerzonen sollten unbedingt im Weichteilverbund gehalten werden und nicht durch zusätzliche Spongiosatransplantate von der vorhandenen Restdurchblutung abgeschnitten werden.

Hefte zur Unfallheilkunde, Heft 212
Redigiert von J. Probst

Auf die Frage von Lob zum operativen Zugang und einem eventuellen Abmeißeln der Tuberositas tibiae empfiehlt Haas den lateralen Standardzugang. Lediglich bei diacondylären Mehrfragmentbrüchen, speziell der C3-Gruppe (AO-Klassifikation), sei gelegentlich das Abmeißeln der tuberositas tibiae notwendig, um einen besseren Einblick in den medialen Gelenkanteil zu erhalten. Das Fragment müsse jedoch möglichst großflächig abetragen werden, um eine sichere Refixation mit mehreren Schrauben zu ermöglichen. Die AO-Statistik habe gezeigt, daß die Wiedereinheilung des Patellarsehnenansatzes komplikationsträchtig sei.

Stürmer weist auf die unverändert hohe Infektionsrate in der AO-Statistik hin und fragt, ob die AO-Dokumentation Aussagen über die Wirksamkeit einer Antibiotica-Prophylase machen könne, da dies im Dokumentationsbogen der AO abgefragt werde. Matter bestätigt die signifikant erhöhte Infektionsrate der distalen Femurfrakturen im Vergleich zum Gesamtkollektiv. Bei den Gelenkfrakturen sei in Bezug auf Infektion noch wenig Fortschritt zu verzeichnen. Hier bestünden noch Aufgaben für die Zukunft. Zur Antibiotica-Prophylaxe habe weder ein intensives Literaturstudium noch die Auswertung der AO-Dokumentation eindeutige Aussagen erbracht. Es werde überlegt, eine prospektive Studie zur Frage der Antibiotica-Prophylaxe anzulegen, jedoch benötige man mindestens 2000 Fälle, um eine Statistik zu erhalten. Man habe bis heute noch keine sichere Position und es sei ihm nicht verständlich, warum die Amerikaner eine Antibiotica-Prophylaxe, besonders auch bei geschlossenen Frakturen für obligat ansehen. Hier seien bessere Studien erforderlich. Stürmer weist darauf hin, daß die meisten bisherigen Studien bei Hüftgelenks-Endoprothesen durchgeführt worden seien und daß die Übertragbarkeit auf Osteosynthesen bei Frakturen nicht ohne weiteres gegeben sei.

Berentey plädiert bei stark osteoporotischen Knochen sehr für eine bewußte Verkürzung unter Inkaufnahme des schlechteren anatomischen Resultates und wendet sich gegen Verbundosteosynthesen bei alten Patienten. Das gleiche gelte auch für unzuverlässige Patienten, wie Alkoholiker, bei denen man mit der Verkürzung seit Jahren in Budapest sehr gute Ergebnisse erzielen konnte. Dies betreffe auch offene Frakturen und ausgedehnte Trümmerzonen.

Tscherne geht noch einmal auf die Achsenfehler ein, die insbesondere bei den C3-Frakturen doch sehr häufig seien. Die Nachuntersuchungsergebnisse seien später nur dann gut, wenn rechtzeitg Umstellungs-Osteotomien durchgeführt würden. Speziell bei geringen Achsenfehlern zwischen 5° und 10° sei die Arthrose erst sehr spät zu erwarten, so daß Langzeitergebnisse über den Zeitraum von 10 Jahren hinaus voraussichtlich schlechter wären als die Ergebnisse, die jetzt hier vorgetragen worden seien.

Auf die Frage von Stürmer nach der Indikation für die Condylen-Platte oder alternativ die DCS anwortet Haas, daß es aus seiner Sicht gegenwärtig keine klar abgrenzbare Indikation für das eine oder andere Implantat gebe; entscheidend sei die Erfahrung des Operateurs mit der Condylen-Platte oder der DCS. Bei der DCS müsse man allerdings ein recht großes Loch bohren und es sei nicht möglich, dieses im Falle eines Achsenfehlers zu korrigieren. Der Vorteil der DCS bestehe darin, daß man Ante- und Rekurvation auch nach Einsetzten der Schraube noch exakt einstellen könne.

Gefäßverletzungen

Vorsitz: D. Havemann, Kiel; J. Hanke, Essen

Operative Technik der Gefäßrekonstruktion und Frakturstabilisierung bei kniegelenksnahen Gefäßverletzungen

H.-R. Zerkowski[1], J. Hanke[2], N. Doetsch[1] und R. Letsch[2]

[1] Abt. für Thorax- und Kardiovaskuläre Chirurgie,
[2] Abt. für Unfallchirurgie, Universitätsklinikum Essen, Hufelandstraße 55, D-4300 Essen 1

Trauma-induzierte oder -assoziierte Gefäßverletzungen sind in zivilisierten Ländern in Friedenszeiten ausgesprochen selten. Wurden im Verlauf des 2. Weltkrieges von den Militärchirurgen der US-Streitkräfte noch 2471 Gefäßverletzungen behandelt [4], umfassen größte publizierte Studien aus den USA unter Einschluß der kriminellen isolierten Extremitätenschußverletzungen heute trotz größeren Beobachtungszeiträumen deutlich geringere Fallzahlen. Dazu kommt eine deutliche Änderung des Verletzungsmusters; sind unter Kriegsumständen durch Auflaufen auf Sprengmittel schwerste Frakturen mit begleitenden Gefäßverletzungen relativ häufig (während des 2. Weltkrieges 20,3% aller Gefäßverletzungen), ist der Kniegelenksbereich (distale A. femoralis bis Trifurkation der A. poplitea) heute je nach Einschlußkriterium der jeweiligen Untersuchung nur in 4,4 bis 10% betroffen [5, 12].

Vor diesem Hintergrund ist verständlich, daß größere Serien aus dem europäischen Bereich (mit selten mehr als 30 Patienten) einen langen Zeitraum (meist 10–15 Jahre) umfassen, in dem diagnostische Regime ebenso wie gefäßchirurgische und osteosynthetische Therapiekonzepte wechselten.

Die Ergebnisse solcher historischer Untersuchungen („Kasuistik-Sammlungen"?) sind deshalb in ihrer Aussagefähigkeit nur eingeschränkt verwertbar. Die persönliche Erfahrung des einzelnen Chirurgen ist nur gering, Lernen vollzieht sich an der Analyse des Einzelfalles, praktikable Konzepte zur Therapie entwickeln sich in enger Kooperation zwischen Unfallchirurgen und Gefäßchirurgen und müssen stetig neuer Standortbestimmung unterworfen werden [28].

Klassifikation der Gefäßverletzungen

Das in unserer Klinik heute geübte Gesamtkonzept des diagnostischen Procederes und der unmittelbaren interdisziplinären Therapie fußt auf dem Verständnis der Pathomechanismen wie sie der Schweregradeinteilung der scharfen bzw. stumpfen Arterienverletzungen von Linder u. Vollmar [18] zugrundeliegen (Abb. 1a, b).

Eine Sonderform ist die Knochenfragmentdurchspießung. Sie ist aus diagnostischer Sicht als stumpfe (i.e. geschlossene) Verletzung zu werten, während sie ätiologisch streng genommen zu den scharfen Gefäßläsionen zu rechnen ist.

Hefte zur Unfallheilkunde, Heft 212
Redigiert von J. Probst

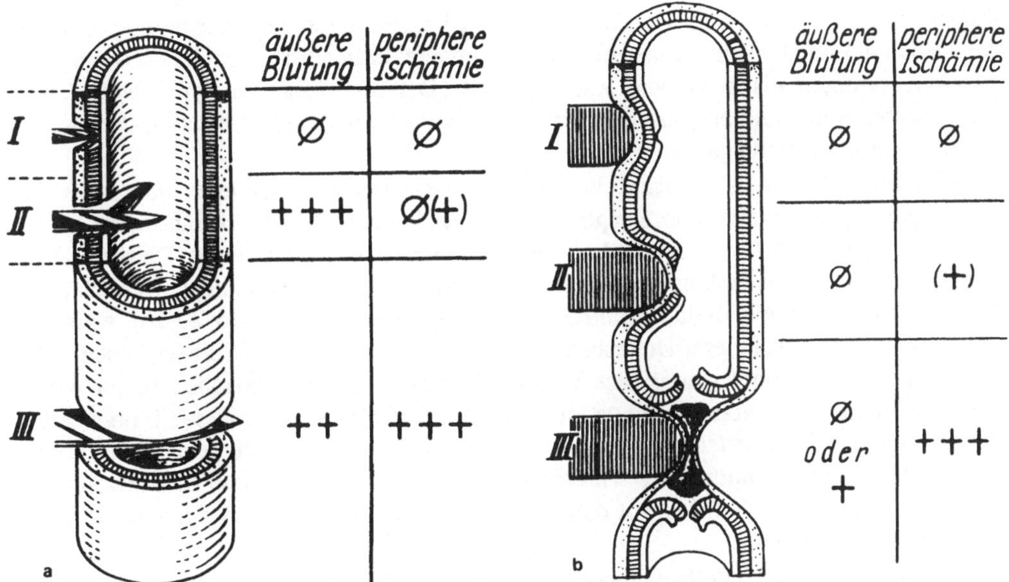

Abb. 1a,b. Mechanismus, Symptomatologie und Schweregrad-Klassifikation der Arterienverletzungen nach Linder u. Vollmar [18]

Symptomatik, Klinik und Diagnose scharfer Gefäßverletzungen

Die *scharfe Gefäßverletzung des Schweregrades I* ist morphologisch gekennzeichnet durch eine umschriebene Läsion von Adventitia und Media. Es treten weder Blutung noch Ischämie auf. Erst im weiteren Verlauf oder im Zuge der osteosynthetischen Versorgung kann es zur Sekundärruptur mit Blutung nach außen oder in die Weichteile oder zur definitiven endothelialen Läsion mit konsekutiver Thrombose kommen.

Die „primäre Diagnostik" muß demnach im „Daran denken", i.e. der engmaschigen klinischen Verlaufskontrolle nach jeder scharfen Verletzung in Gefäßnähe bestehen.

Die *scharfe Grad-II-Verletzung* ist charakterisiert durch eine umschriebene Gefäßwanderöffnung mit mehr oder minder starker Blutung nach außen oder in die umgebenden Weichteile; distal kann es zur Dissektion einer Intimamanschette kommen, die dann durch den Blutstrom nach peripher umgeschlagen oder eingestülpt zur gleichzeitig diagnostizierbaren Ischämie distal der Verletzungsstelle führt. Die Diagnose wird klinisch gestellt und intraoperativ bestätigt.

Die *scharfe* Gefäßverletzung des *Schweregrades III* umfaßt alle Verletzungen von der scharfen umschriebenen Durchschneidung bis zur längerstreckigen Zerreißung; Blutung und periphere Ischämie sind immer vorhanden. Komplizierend für die Versorgung wird oft eine zusätzliche sekundäre Thrombosierung des peripheren Gefäßgebietes beobachtet. Auch hier ist die Diagnose in aller Regel klinisch zu stellen.

Symptomatik, Klinik und Diagnose stumpfer Gefäßverletzungen

Auch bei der *stumpfen* – wie schon bei der scharfen – *Grad-I-Verletzung* gibt es klinisch zunächst keine Auffälligkeiten. Die morphologisch zugrundeliegende Intimaläsion kann folgenlos ausheilen, kann aber auch im weiteren Verlauf durch Thrombosierung, die von der initialen Endothelläsion ausgeht, oder sekundäre Intimadissektion i.S. einer akuten Ischämie symptomatisch werden. Auch hier ist „Daran denken" bei typischem Verletzungsmechanismus und engmaschige klinische Kontrolle und Dokumentation die einzige Möglichkeit der Frühdiagnose.

Der *stumpfen Grad-II-Verletzung* liegt morphologisch eine kombinierte Intima-/Media-Verletzung zugrunde, die nahezu regelhaft zu konsekutiver Thrombose führt. Die Klinik wird beherrscht vom Ischämie-Syndrom ohne Zeichen arterieller Blutung. Da die Läsion nicht zwangsläufig auf Frakturhöhe liegen muß, erfordert die Diagnostik eine Gefäßdarstellung durch intraarterielle digitale Subtraktionsangiographie (i.a.-DSA) [6,20,23]; weil aber die Aussagekraft selbst dieser Untersuchungstechnik bei anamnestisch vorbestehender oder zu vermutender peripherer arterieller Verschlußkrankheit eingeschränkt ist, halten wir in diesen Grenzfällen die konventionelle intraarterielle Blattfilm-Angiographie für notwendig.

Bei *stumpfen Gefäßverletzungen des Schweregrades III* kommt es zur zirkulären Intima-/Media-Ruptur mit unmittelbarer Thrombose und immer zur Ischämie. Die zweizeitige komplette Ruptur des Gefäßes mit dann in die Weichteile erfolgender Blutung kann die Situation komplizieren.

Diagnostisch gelten dieselben Überlegungen wie bei Grad-II-Verletzungen. Verallgemeinernd kann man feststellen, daß bei stumpfen Gefäßverletzungen der Kniegelenksregion grundsätzlich die präoperative Notfall-Angiographie erfolgen sollte [7,8,26,27]. Auf diese kann nur in Ausnahmefällen bei proximalen Gefäßverletzungen oder isolierten, eindeutig lokalisierten, scharfen Läsionen verzichtet werden [9].

Besondere diagnostische Probleme, die hier nicht gesondert behandelt werden können, stellen sich bei traumatischen Gefäßläsionen im Kindes- und Kleinkindesalter, weil hier derartige Verletzungen noch wesentlich seltener auftreten als bei Erwachsenen, und differentialdiagnostisch bei Ischämie- oder ischämieassoziierten Symptomen zusätzlich bereits vor Unfall bestehende kongenitale Anomalien berücksichtigt werden müssen [11,16,34].

Interdiszuiplinäres Diagnostik-Therapie-Konzept bei kniegelenksnahen fraktur-assoziierten Gefäßverletzungen

Bei Gefäßverletzungen in Nähe des Kniegelenkes handelt es sich in der Regel um schwierig zu handhabende Läsionen, da die begleitenden Verletzungen von Knochen und Weichteilen in dieser Region meist komplex und ausgedehnt sind, die schnelle, gewebeschonende Exploration dieser Gefäßregion schwierig ist [20] und der peripher nachgeschaltete Unterschenkel, der oft zusätzliche Verletzungen aufweist, als funktionelles Perfusionsendstromgebiet nach kompletter oder auch nur inkompletter Ischämie besonders zur Entwicklung eines Kompartment-Syndromes disponiert ist [3,22]. Die Behandlung hat zielgerichtet, schnell und konsequent zu erfolgen (zur Synopsis s. Tabelle 1).

Gefäßchirurgen und Traumatologen sollten grundsätzlich bei Primär- wie auch Sekundäreingriff gemeinsam vorgehen [1,19,28].

Bei *Gefäßverletzungen Schweregrad I* jedweder Ätiologie, die definitionsgemäß als solche erst nach sekundär auftretender Symptomatik diagnostiziert werden, stellt sich die Frage nach primärem gemeinsamem therapeutischen Vorgehen nicht; die Frakturen/Gelenkverletzungen sind in aller Regel versorgt, wenn es zum Auftreten gefäßbedingter Symptome kommt.

Tabelle 1. Synopsis des therapeutischen Procederes bei scharfen und stumpfen Gefäßverletzungen

Scharfe Verletzung	Stumpfe Verletzung
Scharfe Verletzung Grad I	**Stumpfe Verletzung Grad I**
Knochen normales primäres Procedere	*Knochen* normales primäres Procedere
Gefäße wenn nötig, dann Veneninterponat	*Gefäße* wenn nötig, dann direkte Naht oder Veneninterponat
Weichteile Fascienspaltung nach üblichen unfallchirurgischen Regeln, aus gefäßchirurgischer Sicht auch bei sekundärem Eingriff, wenn Ischämie (länger?) bestand	*Weichteile* Fascienspaltung nach üblichen unfallchirurgischen Regeln, aus gefäßchirurgischer Sicht auch bei sekundärem Eingriff, wenn Ischämie (länger?) bestand
Nachbehandlung keine spezifische	*Nachbehandlung* keine spezifische
Scharfe Verletzung Grad II	**Stumpfe Verletzung Grad II**
Knochen initial möglichst Fixateur externe, oder Wahl in Abhängigkeit vom Weichteilschaden	*Knochen* initial möglichst Fixateur externe
Gefäße Thrombektomie und direkte Naht, sonst Resektion und End-zu-End-Anastomose; falls doch Interponat nötig, Vene	*Gefäße* Resektion und End-zu-End-Anastomose, falls Interponat nötig, Vene
Weichteile Fascienspaltung	*Weichteile* Fascienspaltung
perioperative Behandlung Antikoagulation mit Heparin soweit möglich	*perioperative Behandlung* Anticoagulation mit Heparin soweit möglich
	Nachbehandlung in Abhängigkeit vom verwendeten Interponat
Scharfe Verletzung Grad III	**Stumpfe Verletzung Grad III**
Knochen initial möglichst Fixateur externe, oder Wahl in Abhängigkeit vom Weichteilschaden	*Knochen* initial Fixateur externe
Gefäße Thrombektomie und End-zu-End-Anastomose	*Gefäße* Interponat oder in Ausnahmen lediglich Thrombektomie und End-zu-End-Anastomose
Weichteile Fascienspaltung	*Weichteile* Fascienspaltung
	→ bei schwerem Weichteildefekt oder Zwang zu Fremdmaterial bei schwerstem Weichteilschaden individualisierte Versorgung bis hin zur (denkbaren) extraanatomischen Bypassführung

Die Methode der Wahl ist die Resektion und End-zu-End-Anastomose, nur in Ausnahmefällen wäre das Veneninterponat mit Donor-Gefäß vom kontralateralen Bein denkbar. Ist die Fascienspaltung während der unfallchirurgischen Primär-Versorgung noch nicht erfolgt, schließt sie sich an, da im Einzelfall selbst bei Grad-I-Verletzungen mit nur kurzer Ischämie die Reaktion der Muskellogen am Unterschenkel nicht vorhersehbar ist.

Grad-II-Verletzungen erfordern selbst bei nur geringem oder fehlendem Weichteilschaden unter Berücksichtigung der bereits eingegangenen Ischämiezeit der Extremität die schnellstmögliche Stabilisierung vor Gefäßrekonstruktion, die simultane oder bei langer Ischämiezeit gar die nachgeschaltete Osteosynthese [2,21]. Es empfiehlt sich unter Abwägung aller Aspekte die Anlage eines gelenk-übergreifenden Fixateur externe in Form des ventralen Monofixateurs [20].

Die Gefäßrekonstruktion umfaßt Thrombektomie, Resektion und End-zu-End-Anastomose (bei scharfen Grad-II-Verletzungen) bzw. Veneninterponat. Es folgt die Fascienspaltung aller Unterschenkelmuskel-Logen und, falls es Begleitverletzungen (Schädel-Hirn-Trauma, Mittelgesichtsverletzungen, u.ä.) zulassen, die Anticoagulation mit Heparin.

Eine langfristige pharmakologische Nachbehandlung sollte durchgeführt werden, falls in Ausnahmefällen körperfremdes Interponatmaterial (wie PTFE) benutzt werden mußte.

Bei *Grad-III-Verletzungen* wird der Fixateur externe üblicherweise simultan angelegt oder wegen der Schwere der Schäden und – insbesondere bei Sekundärverlegungen – kritischen Ischämiezeiten die Extremitätenrevascularisation vorgezogen werden müssen, wenn man sich nicht in Ausnahmefällen zur Anlage eines temporären intraluminären Shunts entschließt [14,15] oder – als Zukunftsaspekt – Extremitätenprotektion mittels Organprotektionslösungen möglich wird.

Die Methode der Wahl ist das Interponat mit körpereigener Vene [24], nur einzelne Arbeitsgruppen geben PTFE den Vorzug [33]; je nach Weichteilschaden oder gar bei großen Substanzdefekten im Bereich des orthotopen Gefäßlagers sind individualisierte Revascularisationen mit unterschiedlichem Gefäßersatzmaterial bis zur extraanatomischen Bypassführung möglich.

Fasciotomie und Anticoagulation (diese unter Berücksichtigung anderer Kontraindikationen) folgen regelhaft [2] (eine exemplarische Kasuistik entnehmen Sie Abb. 2).

Zur Prophylaxe einer neointimalen fibrösen Hyperplasie (NFH) an der Anastomosenzone zwischen alloplatischem Prothesenmaterial und nativem Gefäß sollte die mindestens zweijährige Gabe von Thrombocytenaggregationshemmer in Kombination mit Dipyridamol erfolgen.

Chirurgische Technik

Die chirurgische Technik ist standardisiert [10,13,20,25,29,31] und umfaßt die folgenden Schritte:

1. Gewebeschonende Freilegung und proximale wie periphere Blutungskontrolle mit weichen Gefäßklemmen.
2. Resektion der traumatisierten Gefäßstrecke und In-situ- Heparinisierung der peripheren Gefäßstrecke. Falls möglich, systemische Heparinisierung.
3. Vorsichtige Mobilisation und spannungsfreie End-zu-End-Anastomosierung oder Veneninterponat.

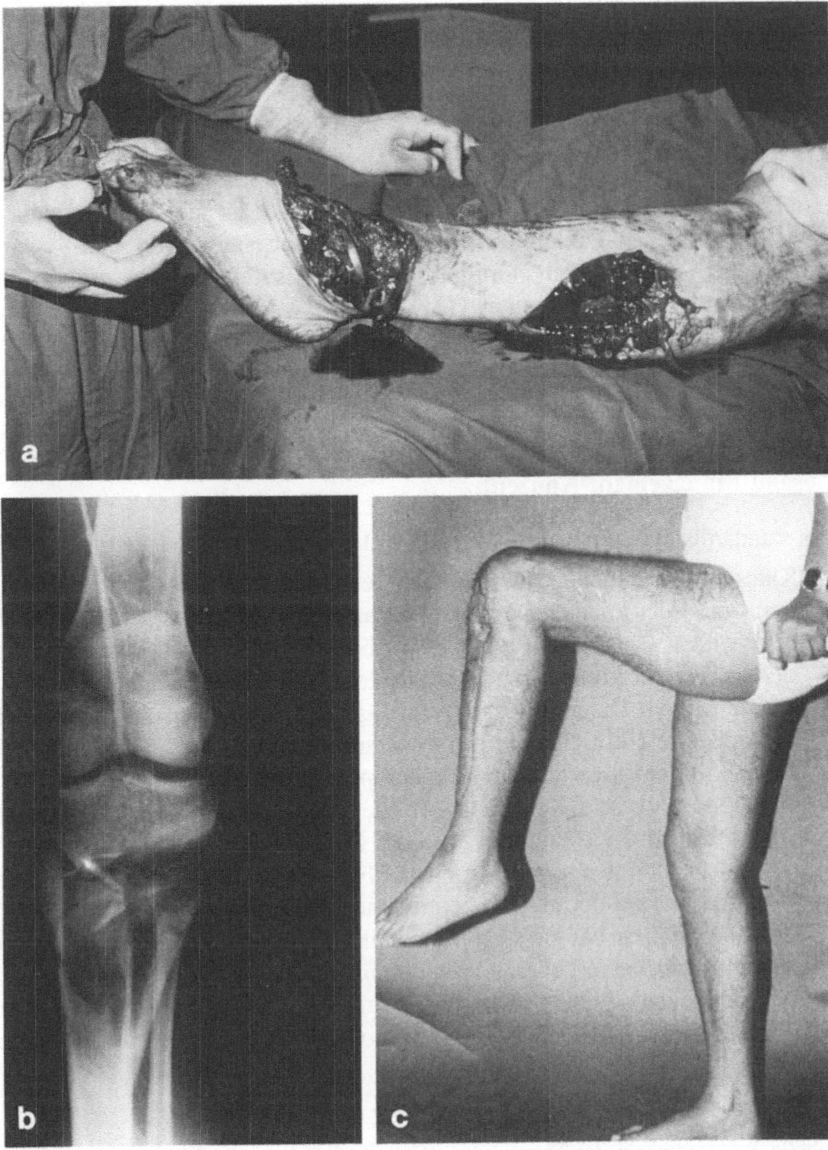

Abb. 2a–c. 28jähriger polytraumatisierter Motorradfahrer mit: Thoraxtrauma mit Lungenkontusion, stumpfem Abdominaltrauma mit Mesenterialwurzeleinriß, Beckenfraktur rechts, III.gradig offener Tibiakopffraktur, Kniebandzerreißung, A.-poplitea-Verletzung Grad III und Weichteilverletzungen des linken Fußes. Primärversorgung durch NAW; in Klinik sofortige Laparotomie, danach Angiographie in tabula, Stabilisierung mit gelenkübergreifendem Fixateur externe und Gefäßrekonstruktion mittels Vena-saphena-Interponat. Sekundärversorgung von Becken und Kniebandschaden. Nach 7 Monaten Beginn der Arbeitsfähigkeit; 8 Jahre nach Trauma ausreichende Funktion des Bewegungsapparates, normaler Pulsstatus, unauffällige Dopplerverschlußdrucke

4. Periphere Thrombektomie bis zum arteriellen Rückstrom und zentraler Flush vor endgültiger Freigabe des Blutstroms.
5. Angiographie in tabula.

Ergebnisse und Prognose

Das Ergebnis jedweden Revascularisationsversuches ist nicht vorhersehbar. Die wichtigsten prognostischen Faktoren aller bisherigen Untersuchungen sind – konzeptionell folgerichtiges Vorgehen und chirurgisch-technisch suffiziente Versorgung vorausgesetzt – die Ischämiezeit der Extremität [13, 17] und die Verhütung des Kompartmentsyndroms [2, 13, 30, 35]. Diesen beiden Gesichtspunkten muß also das Hauptaugenmerk gelten, auch wenn in Einzelfällen nach längeren Ischämiezeiten ein Erhaltungsversuch gelungen sein mag.

Gesamt-Management-Konzept

Als standardisiertes Procedere (Tabelle 2) kann zum heutigen Zeitpunkt gelten [30]:

1. Klinische Untersuchung des Gefäßsystems und sorgfältige Dokumentation des Gefäßstatus bei jeder kniegelenksnahen Fraktur sichern die prompte Diagnose bei der primär bestehenden Gefäßläsion und bilden die essentielle Grundlage der Frühdiagnose der sich im Verlauf klinisch manifestierenden Grad-I-Verleztungen.
2. Die apparative Diagnostik muß schnellstmöglich und auf das Wesentliche beschränkt erfolgen. Die Ultraschalldoppler-Untersuchung im Schockraum muß in Zweifelsfällen von sofortiger intraarterieller Angiographie gefolgt werden.
3. Die Osteosynthese sollte bei langer oder unklarer Ischämiezeit oder schlechtem klinischen Zustand der Extremität nach der Gefäßrekonstruktion erfolgen.
4. Die Osteosynthese der Wahl ist bis auf Fälle isolierter scharfer Gefäßverletzungen ohne Weichteilschaden der gelenkübergreifende Fixateur externe.
5. Der Zugangsweg hat sich am Weichteilschaden und der geplanten endgültigen osteosynthetischen Versorgung zu orientieren.
6. Die Revascularisation muß so schnell und schonend wie möglich durchgeführt werden. Gegebenenfalls sind temporäre Shunts oder Protektionsmaßnahmen zu erwägen.

Tabelle 2. Grundregeln der Therapie von Gefäßverletzungen im Kniegelenksbereich

- schnellstmögliche, dem Typ und Schweregrad entsprechende Diagnostik
- Reihenfolge der Versorgung von Gefäß- oder Knochenverletzung nach Gefährdung der Extremität (Ischämiedauer)
- Revascularisation mit kleinstmöglichem Eingriff unter mögl. Vermeidung von Fremdmaterial
- Zugangsweg in Abstimmung mit Unfallchirurg
- Angiokontrolle möglichst in tabula

→ Primär- wie Sekundäreingriff immer gemeinsam! (Unfallchirurg und Gefäßchirurg)

7. Die Fascienspaltung sollte regelhaft erfolgen, da individuelle Suszeptibilität für Ischämie und konsekutive Kompartment-Entwicklung insbesondere bei gleichzeitig bestehender Fraktur und Weichteilschaden (sei er noch so leicht) nicht vorhersehbar sind.
8. Die Erfolgskontrolle der Gefäßrekonstruktion mittels Angiographie sollte in tabula erfolgen, da Akut-Re-Thrombosierungen bekannt sind.
9. Die postoperative Anticoagulation sollte mit Heparin und Optimierung der Rheologie (mit Hydroxyaethylstärke), soweit nicht kontraindiziert, schon intraoperativ begonnen werden.
10. Bei allen (auch Venen-) Interponaten hat sich die langfristige NFH-Prophylaxe mit Thrombocytenaggregationshemmern bewährt.

Literatur

1. Ashworth EM, Dalsing MC, Glover JL, Reilly MK (1988) Lower extremity vascular trauma: A comprehensive, aggressive approach. J Trauma 28 : 329–336
2. Bongard FS, White GH, Klein SR (1989) Management strategy of complex extremity injuries. Am J Surg 158 : 151–155
3. Dart CH, Braitman HE (1977) Popliteal artery injury following fracture or dislocation at the knee. Arch Surg 112 : 969–973
4. DeBakey ME, Simeone FA (1946) Battle injuries of the arteries in World War II. An analysis of 2417 cases. Ann Surg 123 : 534–579
5. Feliciano DV, Bitondo CA, Mattox KL, Burch JM, Jordan GL, Beall AC, DeBakey ME (1984) Civilian trauma in the 1980s. Ann Surg 199 : 717–724
6. Feliciano DV, Herskowitz K, O'Gorman RB, Cruse PA, Brandt ML, Burch JM, Mattox KL (1988) Management of vascular injuries in the lower extremities. J Trauma 28 : 319–328
7. Frykberg ER, Crump JM, Vines FS, McLellan GL, Dennis JW, Brunner RG, Alexander RH (1989) A reassessment of the role of arteriography in penetrating proximity extremity trauma: A prospective study. J Trauma 29 : 1041–1052
8. Geuder JW, Hobson II RW, Padberg FT, Lynch TG, Lee BC, Jamil Z (1985) The role of contrast arteriography in suspected arterial injuries of the extremities. Am Surg 51 : 89–93
9. Gomez GA, Kreis DJ, Ratner L, Hernandez A, Russell E, Dove DB, Civetta JM (1986) Suspected vascular trauma of the extremities: the role of arteriography in proximity injuries. J Trauma 26 : 1005–1008
10. Hewitt RL, Drapanas T (1976) Vascular injuries. In: Haimovici H (ed) Vascular surgery. Principles & techniques. McGraw-Hill, New York, pp. 560–579
11. Holocomb GW, Meacham PW, Dean RH (1988) Penetrating popliteal artery injuries in children. J Pediat Surg 23 : 859–861
12. Heberer G, Becker HM, Dittmer H, Stelter WJ (1983) Vascular injuries in polytrauma. World J Surg 7 : 68–79
13. Jaggers RC, Feliciano DV, Mattox KL, Graham JM, DeBakey ME (1982) Injury to popliteal vessels. Arch Surg 117 : 657–661
14. Johansen K, Bandyk D, Thiele B, Hansen ST (1982) Temporary intraluminal shunts: Resolution of a management dilemma in complex vascular injuries. J Trauma 22 : 395–402
15. Johansen K, Hedges G (1989) Successful limb reperfusion by temporary arterial shunt during a 950-mile air transfer: Case report. J Trauma 29 : 1289–1291
16. Leblanc J, Wood AE, O'Shea MA, Williams WG, Trusler GA, Rowe RD (1985) Peripheral arterial trauma in children. A fifteen year review. J Cardiovasc Surg 26 : 325–331
17. Letsch R, Towfigh H, Erhard J, Schmit-Neuerburg KP (1987) Akute Gliedmaßenischämie durch begleitende Gefäßverletzung bei stammnahen Schaftfrakturen mit Weichteilschaden. Langenbecks Arch Chir 372 : 671–676
18. Linder F, Vollmar J (1965) Der augenblickliche Stand der Behandlung von Schlagaderverletzungen und ihrer Folgezustände. Chirurg 36 : 55–63

19. Meek AC, Robbs JV (1984) Vascular injury with associated bone and joint trauma. Br J Surg 71:341–344
20. Menzoian JO, Doyle JE, Cantelmo NL, LoGerfo FW, Hirsch E (1985) A comprehensive approach to extremity vascular trauma. Arch Surg 120:801–805
21. O'Donnell TF, Brewster DC, Darling RC, Veen H, Waltman AA (1977) Arterial injuries associated with fractures and/or dislocations of the knee. J Trauma 17:775–783
22. Perry MO (1988) Compartment syndromes and reperfusion injury. Surg Clin North Am 68:853–864
23. Reinbold WD, Urbanyi B, Kleber I (1986) Angiographie beim Extremitätentrauma. Münch med Wschr 128:571–574
24. Robbs JV, Baker LW (1978) Major arterial trauma: Review of experience with 267 injuries. Br J Surg 65:532–538
25. Roberts RM, String ST (1984) Arterial injuries in extremity shotgun wounds: Requisite factors for successful management. Surgery 96:902–907
26. Rose SC, Moore EE (1988) Trauma angiography of the extremity: The impact of injury mechanism on triage decisions. Cardiovasc Intervent Radiol 11:136–139
27. Rutherford RB (1988) Diagnostic evaluation of extremity vascular injuries. Surg Clin North Am 68:683–691
28. Schmit-Neuerburg KP, Stürmer KM (1987) Simultaneingriffe in der Unfallchirurgie. Chirurg 58:140–148
29. Snyder WH, Watkins WL, Whiddon LL, Bone GE (1979) Civilian popliteal artery trauma: An eleven year experience with 83 injuries. Surgery 85:101–108
30. Snyder WH (1988) Popliteal and shank arterial injury. Surg Clin North Am 68:787–807
31. Stegmann T (1989) Gefäßverletzungen. Management und Therapie. Dt Ärztebl 86:2468–2470
32. Sturm A, Reidemeister JC (1988) Checkliste Gefäßsystem – Hypertonie. Thieme, Stuttgart New York
33. Vaughan GD, Mattox KL, Feliciano DV, Beall AC, DeBakey ME (1979) Surgical experience with expanded polytetrafluoroethylene (PTFE) as a replacement graft for traumatized vessels. J Trauma 19:403–408
34. Villavicencio JL, Gonzalez-Cerna JL, Velasco P (1985) Acute vascular problems of children. Curr Probl Surg 22, No 8, Year Book Medical, Chicago
35. Wissing H, Schmit-Neuerburg KP (1982) Diagnose und Differentialdiagnose des Kompartment-Syndroms. Unfallheilkunde 85:133-143

Operative Taktik und Ergebnisse bei Gefäßverletzungen in Kombination mit kniegelenksnahen Frakturen

G. Geiger[1], D. Silbernik[1] und A. Hummel[2]

[1] Chirurgische Klinik
[2] Unfallchirurgische Klinik, Klinikum Mannheim, Theodor-Kutzer-Ufer, D-6800 Mannheim 1

An der Chirurgischen Universitätsklinik Mannheim wurden von 1973–1989 289 Gefäßtraumen versorgt, davon 85 kombinierte Gefäß-Knochen-Traumen, 24mal bei kniegelenksnahen Frakturen. Zweiradunfälle waren mit 61% Hauptverletzungsursache. In 18 Fällen lag eine isolierte Arterienverletzung, in 4 Fällen eine kombinierte arterio-venöse Verletzung vor.

Hefte zur Unfallheilkunde, Heft 212
Redigiert von J. Probst

Diagnostik

Bei offenen Verletzungen genügt meist die klinische und dopplersonographische Untersuchung zur Erkennung und Lokalisation des Gefäßtraumas. Die Angiographie führt zur Verlängerung der Ischämiezeit und ist bei nicht eindeutig lokalisierbaren Gefäßverletzungen, Verdacht auf Unterschenkelarterienläsion und bei Traumen arteriosklerotischer Gefäße indiziert.

Operatives Vorgehen

1. Bei III.gradig offenen Frakturen Gefäßrekonstruktion nach schneller Frakturstabilisierung durch Fixateur externe.
   Bei kombinierten arterio-venösen Verletzungen zuerst Venen-, dann Arterienrekonstruktion.
   Großzügige Indiaktionsstellung zur Fasciotomie, bei vorbestehendem Kompartmentsyndrom vor Knochen- und Gefäßrekonstruktion.
2. Bei primärer Osteosynthese, primärer oder zu erwartender Ischämiezeit über 6 h zunächst Implantation eines intraluminalen Shunts, dann Osteosynthese und evtl. simultane Venenentnahme. Danach definitive Gefäßrekonstruktion.
   Die Art der Gefäßrekonstruktion hängt von der Art der Verletzung ab: Selten – bei Durchspießung oder iatrogener Verletzung – ist die End-zu-End-Naht mit Venenpatchplastik möglich, bei Intimaläsion oder partieller Zerreißung die laterale Naht, ebenfalls mit Patchplastik. Bei den häufigen langstreckigen Überdehnungstraumen ist die Interposition erforderlich. Hierzu sollte die kontralaterale V. saphena magna und nur in Ausnahmefällen ePTFE-Prothesenmaterial Vewendung finden. Läsionen bei Arteriosklerose werden nach den dort geltenden Regeln der Gefäßchirurgie behoben.

Am eigenen Krankengut wurde nur in einem Fall (beginnende Sepsis bei 18 h bestehender Ischämie wegen Trifurkationsabriß) eine Oberschenkelamputation erforderlich, 23mal konnte die Extremität erhalten werden.

Komplexe Extremitätenverletzungen mit Gefäßläsionen im Kniebereich

K. Käch, U. von Wartburg, H. Eberle und V. Meyer

Dept. Chirurgie, Universitätsspital Zürich, Rämistraße 100, CH-8091 Zürich

Zwischen 1975 und 1989 wurden auf unseren Kliniken 34 Patienten mit komplexen Extremitätenverletzungen und gleichzeitiger Gefäßläsion im Kniegelenksbereich nach stumpfem Trauma behandelt. Die Altersverteilung zeigt ein Maximum von 14 Patienten in der Gruppe „Alter < 30“ (12 Motorradverletzte!). Die Unfallursachen gesamthaft: Motorradunfälle 15,

Hefte zur Unfallheilkunde, Heft 212
Redigiert von J. Probst

Fußgängerunfälle 5, PKW-Unfall 1, Arbeitsunfälle 8, Sportunfälle 2, Sturzverletzungen 3. Von den 34 Patienten waren 8 mehrfachverletzt mit einem ISS zwischen 22 und 35 (Durchschnitt 32), 9 weitere Patienten hatten zusätzliche (z.T. mehrfache) Extremitätenverletzungen. Bei 17 Patienten lag eine Einzelverletzung vor. An Skelettverletzungen fanden wir 9 distale Femurfrakturen, 7 Kniegelenksluxationen, 13 proximale Tibiafrakturen. 5 Patienten erlitten ausschließlich Weichteilverletzungen. 18 der 34 Extremitätenverletzungen waren offen; IIIC-Frakturen nach Gustilo: Femurfrakturen 7, Tibiafrakturen 8. Einen Weichteildefekt wiesen 11 Patienten auf. Die Arterien waren 17mal durchtrennt, 17mal lag eine Intimaläsion vor; bei 9 Patienten war die A. femoralis superficialis verletzt, bei 25 Patienten die A. poplitea. Weitere Verletzungen: Venendurchtrennung 12, Nervenschädigungen 13.

Die Einweisung erfolgte bei 12 Patienten direkt, bei 13 nach Erstbehandlung in einer anderen Klinik ohne Verzögerung und bei 9 Patienten nach Teilversorgung mit erheblicher Verzögerung. Bei 27 Patienten konnten wir die Extremität erhalten (80%), bei 5 Patienten haben wir primär amputiert (alle Patienten hatten Venen- und Nervendurchtrennungen, 3 Patienten waren älter als 80 Jahre, 2 verstarben im Verlaufe). Bei 2 Patienten mußten wir sekundär amputieren (bei Reverschluß der Arterie bei einem Patienten mit langstreckigem Crush und bei einem weiteren betagten Patienten mit zusätzlich schwerer Gonarthrose). Die Stabilisation der Extremität erfolgte 8mal durch Gips oder Orthesen, 8mal durch einen Fixateur externe, 11mal durch eine Plattenosteosynthese und 3mal durch einen Marknagel. Die Arterienrekonstruktion erfolgte nach Resektion des verletzten Bezirkes durch ein autologes Veneninterponat (16 von 29) und durch eine Direktnaht (13 von 29) mit Verwendung eines autologen Patch (7 von 13). Als Komplikationen blieb einmal ein tiefer liegendes Segment thrombotisch verschlossen, 4mal kam es zu einem Reverschluß der Arterie (eine falsche Indikation zur Erhaltung bei Crush, 2mal falsche Technik der Arterienrekonstruktion mit Intimaplastik statt Resektion). Bei 15 Patienten wurden Haut- und Weichteildefekte durch 6 Spalthauttransplantate, 2 lokale Muskellappen und 7 freie vascularisierte Muskellappen behandelt. Bei der Hälfte der Patienten konnte die Weichteilrekonstruktion innerhalb von 5 Tagen durchgeführt werden. Die primäre Spaltung aller 4 Unterschenkelkompartmente wurde bei 14 Patienten durchgeführt, bei 3 weiteren erfolgte sie erst im Verlauf. Eindrücklich ist die Gruppe jener Patienten, die nach einer Teilbehandlung der Verletzung verzögert in unsere Klinik eingewiesen wurden (n = 9). Bei 6 dieser Patienten wurde die Gefäßverletzung zum Zeitpunkt der Osteosynthese nicht erkannt. Die postoperativ festgestellte totale Ischämie bei 4 Patienten wurde bei 3 Patienten als Kompartmentsyndrom fehlgedeutet. Erst die Erfolglosigkeit der eingeschlagenen Therapie führte zur Überweisung. Bei weiteren 2 Patienten wurde die Intimaläsion primär nicht erkannt, weil die Ischämie nicht vollständig war. Drei Patienten wurden zur Weichteilrekonstruktion überwiesen bei Weichteildefekten und freiliegendem Osteosynthesematerial nach maximaler innerer Stabilisation bei prekären Durchblutungsverhältnissen.

Komplexe Extremitätenverletzungen sind sofort ohne Teilbehandlung an ein Zentrum zu überweisen, wo die Gesamtverletzung kompetent versorgt werden kann. Nach der Evaluierung ob die Extremität erhalten oder amputiert werden soll (definitiv meist erst intraoperativ möglich), sollte die Behandlung nach einer Strategie für die Gesamtverletzung unverzüglich einsetzen. Der Entscheid, die Extremität zu erhalten, muß getragen sein von der Erreichbarkeit einer zufriedenstellenden Funktion einer möglichst schmerzfreien Extremität und nicht nur von der technischen Realisierbarkeit. Die Lebensqualität sollte jener nach Amputation mindestens entsprechen. Nach einem genauen Debridement erfolgt die stabile Fixation weichteilbezogen und abhängig von der Durchblutung. Die Arterienverletzung ist nach Resektion der verletzten Bereiche mit einem autologen Venenbypass zu rekonstruieren, in gewissen Fällen ist die spannungsfreie Direktnaht möglich. Nach einer totalen Ischämie muß die sofortige Entlastung aller 4 Unterschenkelkompartmente unbedingt nach der Revascularisation vorgenommen werden. Die venösen Achsen sind mit Vorteil zu rekonstruieren, da ein guter Rückfluß die Weichteilheilung günstig beeinflußt. Die Weichteildeckung muß frühzeitig (innerhalb von 5 Tagen) und adäquat durchgeführt werden.

A. poplitea-Verletzungen bei distalen Femurfrakturen und Tibiakopffrakturen

E. Scola, H. Zwipp, M. Holch und B. Wippermann

Unfallchirurgische Klinik, Medizinische Hochschule Hannover, Konstanty-Gutschow-Straße 8, D-3000 Hannover 61

Material und Methodik

Von Januar 1973 bis Dezember 1988 wurden 47 Patienten mit traumatischem Verschluß der A. poplitea behandelt. Die Arterienverletzung trat bei 7 supracondylären Oberschenkelfrakturen (3 offen), 19 Kniegelenksluxationen (5 offen) und 21 Tibiakopffrakturen (12 offen) auf. Das Schicksal der Extremität hing von der Ischämiezeit (IZ) ab: Bis zu 15 h IZ war eine Rekonstruktion des Gefäßes erfolgreich (34 Patienten), nach 15 h war jeder Erhaltungsversuch erfolglos (13 Patienten). Bei einer IZ von mehr als 6 h war ein Postischämiesyndrom zu beobachten (12 Patienten), das mit Fasciotomie behandelt werden mußte. Eine Fasciotomie war ebenfalls notwendig bei einer IZ von weniger als 6 h, wenn es sich um ein Kompartmentsyndrom bei zusätzlichem schweren Weichteilschaden handelte (16 Patienten). Desgleichen war immer eine Fasciotomie erforderlich, wenn auch die Vena poplitea verletzt war, unabhängig von der IZ (6 Patienten).

Ergebnisse

Von 34 nicht amputierten Patienten konnten 25 nachuntersucht werden. Der angiologische Status war in 22 Fällen sehr gut und gut, lediglich in 3 Fällen befriedigend bzw. schlecht. Die Gliedmaßenfunktion war bei nur 14 Patienten sehr gut und gut, 11 Patienten zeigten ein mäßiges bzw. schlechtes Resultat. Folgen eines Kompartmentsyndroms waren bei den Patienten, die in den letzten 5 Jahren behandelt worden sind, nicht zu beobachten.

Hefte zur Unfallheilkunde, Heft 212
Redigiert von J. Probst

Schlußfolgerung

Kompartmentsyndrom und Postischämiesyndrom sind bei A. poplitea-Verletzungen häufig. Ihre Differenzierung und gezielte Behandlung ermöglicht den Gliedmaßenerhalt über die sog. „6-Stundengrenze" hinaus.

Interdisziplinäres Management bei kniegelenksnahen Frakturen mit Gefäßverletzungen

A. Bettermann und R. Moosdorf

Unfallchirurgische Klinik, Justus-Liebig-Universität Gießen, Klinikstraße 29, D-6300 Gießen

Die Frakturheilung ist ebenso von der optimalen Osteosynthese abhängig wie von einer bestmöglichen Durchblutung des umgebenden Weichteilgewebes. Daher ist bei frakturbedingten Gefäßverletzungen, die bei kniegelenksnahen Frakturen rund 4mal häufiger auftreten als bei anderen Frakturlokalisationen, nach möglichst rascher Durchführung einer stabilen Ostesynthese die Rekonstruktion der Versorgungsgefäße vorzunehmen, was eine optimale interdisziplinäre Zusammenarbeit erfordert, die mit der Erhebung des Gefäßstatus am Unfallort beginnt, bei der Angiographie fortgesetzt werden muß und im Operationsteam besonderer Ausprägung bedarf. So kann während der Osteosynthese bereits ein autologes Veneninterponat an anderer Stelle gewonnen werden, wenn dies bei der gemeinsamen Erstinspektion für notwendig erachtet wird. Blutsperre oder Blutleere sind zu vermeiden, ebenso die Blutstillung mit dem Elektrokauter. Bei 27 derartigen kombinierten Verletzungen im Kniegelenksbereich, bei insgesamt zwischen 1980 und 1989 beobachteten 147 knienahen Frakturen, wurden ausschließlich autologe Veneninterponate zur Gefäßrekonstruktion verwendet. Die relativ hohe Anzahl von 5 Wundheilungsstörungen muß zum Teil den ausgedehnten Verletzungen – zum anderen Teil einer verzögerten Einlieferung in die Klinik angelastet werden. Ein frühzeitig postoperativ eingetretener embolischer Anastomosenverschluß konnte erfolgreich behoben werden. Ein 4 Jahre nach dem Unfallereignis eingetretener Gefäßverschluß ist sicher zu einem Teil auch den allgemeinen arteriosklerotischen Veränderungen des Patienten anzulasten. Das funktionelle Ergebnis der kombinierten Fraktur- und Gefäßversorgung ist unter Berücksichtigung der Kniegelenksbeweglichkeit nicht schlechter als ohne einen Gefäßschaden, wobei allerdings die unterschiedlichen Frakturformen ein derartiges Ergebnis überlagern.

Hefte zur Unfallheilkunde, Heft 212
Redigiert von J. Probst

Sekundärprobleme

Vorsitz: R. Szyskowitz, Graz; G. Lob, München

Kniegelenknahe Frakturen, Korrekturoperationen nach fehlverheilten Frakturen

G. Hierholzer und Ch. Chylarecki

Berufsgenossenschaftliche Unfallklinik Duisburg-Buchholz (Direktor: Prof. Dr. G. Hierholzer), Großenbaumer Allee 250, D-4100 Duisburg 28

Einleitung

Achsenabweichungen nach Frakturen haben an der unteren Gliedmaße außer der funktionellen, schmerzauslösenden und kosmetischen Auswirkung eine besondere pathomechanische Bedeutung, da der Vektor aus der Muskelkraft und dem Körpergewicht zu einer unphysiologischen Belastung der Gelenkoberfläche führt. Die resultierende Druckkraft kann bis zur mehrfachen Größe des Körpergewichtes ansteigen. Außer der Gefahr einer posttraumatischen Arthrose sind bei posttraumatischen Achsenabweichungen am bandgeführten Kniegelenk die stabilisierenden Weichteilstrukturen einer unphysiologischen Zugbeanspruchung ausgesetzt. Die Folge besteht in einer sich gegenseitig beeinflussenden Störung der statischen und dynamischen Komponente, wobei die pathologischen Folgeerscheinungen auch vom Alter des Patienten und von teilweise vorhandenen Kompensationsmechanismen abhängen (Tabelle 1).

Tabelle 1

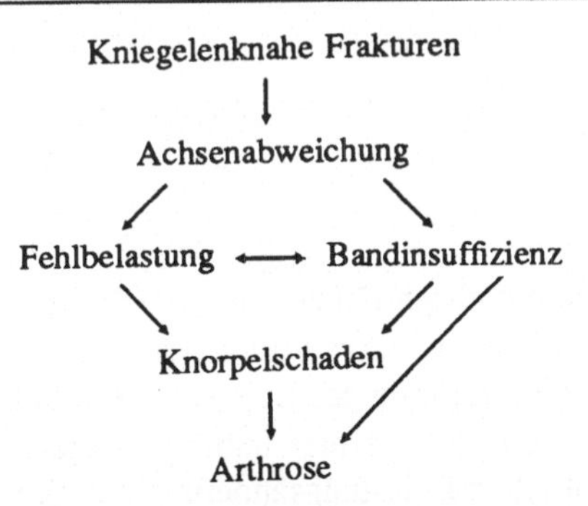

Aus den Feststellungen wird deutlich, daß an der mechanisch im Vergleich zur oberen Extremität stärker belasteten unteren Gliedmaße eine operative Korrektur jeweils vor dem Auftreten von subjektiven Beschwerden und Folgeschäden diskutiert werden muß [3, 10].

Hefte zur Unfallheilkunde, Heft 212
Redigiert von J. Probst

Das Ziel der Korrekturosteotomie besteht zunächst in der Wiederherstellung der anatomischen Stellung. Sind aber bereits sekundäre Veränderungen eingetreten, so kann sich das therapeutische Ziel zur Nutzung noch vorhandener Gelenkfläche auf eine Teilkorrektur beschränken oder in einer Überkorrektur bestehen (Tabelle 2).

Tabelle 2. Ziele der Korrekturosteotomie

Funktion
Belastungsfähigkeit
achsengerechte Belastung
Arthrosevorbeugung
kosmetischer Gesichtspunkt

Diagnose

Trotz der nachfolgend aufgezeigten diagnostischen Maßnahmen kommt der klinischen Untersuchung für die Feststellung und Beurteilung einer posttraumatischen Achsenabweichung eine besondere Bedeutung zu. Sie wird im Vergleich zur gesunden Seite vorgenommen und ist die eigentliche Grundlage der in der Tabelle aufgeführten diagnostischen Faktoren [10]. Das Ausmaß der Achsenabweichung, die aktive und passive Funktion des hier im Mittelpunkt der Betrachtung stehenden Kniegelenkes, der Zustand der stabilisierenden Strukturen und des Gelenkknorpels, die subjektiven Beschwerden und die kosmetischen Auswirkungen werden vorwiegend klinisch untersucht und danach durch medizintechnische Befunde ergänzt. Zur Diagnostik kann ergänzend die arthroskopische Betrachtung der Knorpeloberfläche angezeigt sein oder diese am Beginn einer Operation makroskopisch erfolgen (Tabelle 3).

Tabelle 3. Diagnose der Achsenabweichung

Klinische Untersuchung
Konventionelle Röntgenaufnahmen
Röntgenganzaufnahmen

Neben der konventionellen Röntgentechnik ist in den meisten Fällen die spezielle Röntgendiagnostik mit Beinganzaufnahmen durchzuführen, deren Auswertung nach den von Oest erarbeiteten Richtlinien erfolgt [2,9]. Dabei ist die Traglinie des Beines zu ermitteln, die im Normalfall die Verbindung der Mittelpunkte von Hüft-, Knie- und Sprunggelenk bildet (Abb. 1). Achsenabweichungen lassen eine qualitative Belastungsänderung des Kniegelenkes ableiten, sie sind aber nicht gleichzusetzen mit der quantitativen Auswirkung der Fehlbelastung in den verschiedenen Richtungen [4]. Die Fehlstellung der Rotationsabweichung erfolgt nach der ebenfalls sehr wichtigen klinischen Untersuchung und ergänzend durch die spezielle Röntgentechnik nach Dunn-Rippstein [10]. Für die Diagnose ist in den meisten Fällen eine computertomographische Untersuchung nicht erforderlich.

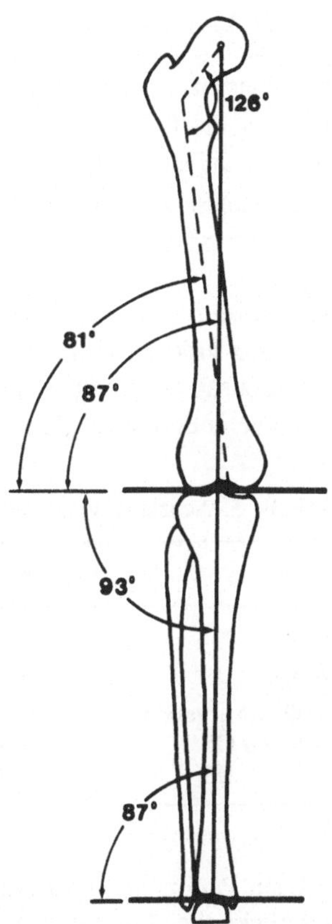

Abb. 1. Achse und Winkel, eine Röntgenganzaufnahme des Beines

Indikation zur Korrekturosteotomie

Da die untere Extremität gegenüber der oberen Gliedmaße statisch und dynamisch wesentlich stärker belastet ist, führen bereits verhältnismäßig kleine Abweichungen der Traglinie zur unphysiologischen Druckkonzentration in bestimmten Gelenkanteilen, mit der dann eine Arthrose eingeleitet wird. Da spontane Korrekturen auf das Wachstumsalter beschränkt sind, ergeben sich für Achsenabweichungen im Erwachsenenalter verhältnismäßig geringe Grenzwerte der Toleranz. Insofern gewinnen die bei der Untersuchung ableitbaren zukünftigen Auswirkungen auf die Funktion, auf den gelenktragenden Knorpel und auf die stabilisierenden Weichteilstrukturen besonderes Gewicht. Liegt eine Achsenabweichung über den obengenannten Grenzwerten, so ist die Indikation zur Korrekturosteotomie nach Frakturen nicht nur im Sinne der Therapie, sondern auch als prophylaktische Maßnahme zu stellen. Selbstverständlich sind bei der Indikation der Allgemeinzustand und die sich aus einem Eingriff ergebende Belastung mit einzubeziehen und auch der kosmetische Gesichtspunkt zu berücksichtigen (Tabelle 4a, b).

Die Indikation zur Korrekturoperation im Kniegelenkbereich wird in der Frontalebene zunächst durch das Ausmaß der Abweichung von der Traglinie bestimmt [7]. Auch eine Antekurvation muß unter Hinweis auf die kompensatorische Druckerhöhung im Femoropatellargelenk beseitigt werden. Die Rekurvation wiederum ist korrekturbedürftig, weil keine

Tabelle 4a. Korrekturosteotomie, Indikation

gelenkmechanische Fehlbelastung
Funktion des Gelenkes
Auswirkung auf Nachbargelenke
morphologischer Schaden

Tabelle 4b. Korrekturosteotomie, Indikation

subjektive Beschwerden
kosmetische Auswirkungen
biologisches Alter

kompensatorisch stabilisierenden Strukturen dorsal zur Verfügung stehen und damit ein Circulus vitiosus von Instabilität und Achsenabweichung eintritt. Für die Korrektur einer Rotationsabweichung ist der funktionelle Gesichtspunkt ebenso wichtig wie die Fage der Folgeveränderungen (Tabelle 5).

Tabelle 5. Achsenabweichung, Grenzwerte

	Angaben ∢°
Varus	> 6 – 8
Valgus	> 10 – 12
Ante-Rekurvation	> 12 – 15
Rotation OS	> 15 – 20
US	> 12 – 15

Dem Patienten ist zu erklären, daß für die Indikation zur Korrekturosteotomie das augenblickliche Ausmaß subjektiver Beschwerden verhältnismäßig wenig Gewicht hat. Es kommt in diesem Zusammenhang also der ärztlichen Aufklärung eine große Bedeutung zu. Die frühe Korrekturosteotomie ist grundsätzlich der Spätkorrektur vorzuziehen, da unter der letztgenannten Bedingung fast immer mehr oder weniger ausgeprägte Folgeschäden am Gelenkknorpel und an den Kapselbandstrukturen bestehen [7].

Operationsplanung

Die Korrekturosteotomie bedarf der sorgfältigen präoperativen Planung, in die die klinischen und röntgenologischen Befunde eingehen. Die Skelettkonturen müssen auf ein transparentes Zeichenpapier übertragen werden. Nach Errechnung des Korrekturwinkels mit der von Oest standardisierten Technik wird der Eingriff auf dem Papier simuliert [2,4,9]. Das Ergebnis läßt sich damit präoperativ überprüfen und bestmöglich vorherplanen (Tabelle 6a, b).

Zweifelsohne stehen uns durch die computergesteuerte Analysemöglichkeit und durch die Möglichkeit der dreidimensionalen Rekonstruktion für klinisch-experimentelle Aufgaben interessante Perspektiven zur Verfügung. Für die klinisch-praktische Aufgabe einer Korrekturosteotomie im kniegelenknahen Bereich sind diese Methoden nicht zwingend erforderlich, weil sie meist ein genaueres Ergebnis erbringen als dies operationstechnisch realisiert werden kann. Außerdem kann mit dieser Form der Rekonstruktion die rein klinisch zu bewertende Frage, ob eine Korrektur vollständig erfolgen soll oder eine Über-

Tabelle 6a. Operationsplanung

Traglinie
Schaftachsen
Gelenkachsen
Achsenabweichung

Tabelle 6b. Korrekturosteotomie, Planung

Lokalisation
Form und Technik
Ausmaß
Implantat
Simulation des Eingriffs

korrektur bzw. nur eine Teilkorrektur zu empfehlen ist, nicht beantwortet werden. Nach dem heutigen Stand der Dokumentationspflicht sollte das Planungsergebnis dokumentiert werden.

Operationstechnik

Die operative Behandlung posttraumatischer Achsenabweichungen im Bereich des Kniegelenkes und der angrenzenden Knochenanteile erfolgt nach dem Prinzip der Korrektur am Ort der Entstehung [7]. Von dieser Konzeption weicht man bei einer lokalen Kontraindikation ab. Die Osteotomie wird also meist in der Höhe der zurückliegenden Fraktur und an der Stelle durchgeführt, an der das Maximum der Achsenabweichung besteht. Die kniegelenknahe Osteotomie kann den Vorteil der metaphysären spongiösen knöchernen Struktur nutzen. Hinsichtlich der Technik unterscheiden wir die supracondyläre Femurosteotomie, die äußerst seltene Condylenosteotomie, die condyläre und infracondyläre Schienbeinkopfosteotomie (Tabelle 7). Bei einer relativen Kapselbandinstabilität am Kniegelenk kann die Schienbeinkopfosteotomie zusätzlich auch die Wiederherstellung der Bandführung bewirken, ohne daß gleichzeitig ein Eingriff an diesen Strukturen selbst vorgenommen werden muß [6] (Tabelle 8).

Tabelle 7. Kniegelenknahe Osteotomie

1. supracondylär
2. infracondylär
intraligamentär
extraligamentär

Tabelle 8. Korrekturosteotomie in Kniegelenknähe

subtraktiv	mit/ohne Keilentnahme
additiv	mit Interponat

Am Femur wird beim jüngeren Menschen in gutem Allgemeinzustand und in Verbindung mit dem Ziel, eine längengerechte Wiederherstellung anzustreben, die supracondyläre Osteotomie distrahierend, d.h. mit einem knöchernen Interponat vorgenommen (Abb. 2a). In allen anderen Fällen erfolgt sie theoretisch nach dem Prinzip der Keilentnahme entsprechend dem errechneten Korrekturwinkel (Abb. 2b). Im höheren Lebensalter führen wir sie praktisch überwiegend in Form einer einfachen Osteotomie und unter Nutzung der Einstauchung des proximalen Hauptfragmentes in die Spongiosa des distalen Hauptfragmentes durch. Für den Zugang empfiehlt sich bei der distrahierenden Technik die Konkavseite und bei der subtrahierenden Methode die konvexe Seite. Zur Verwendung kommen an

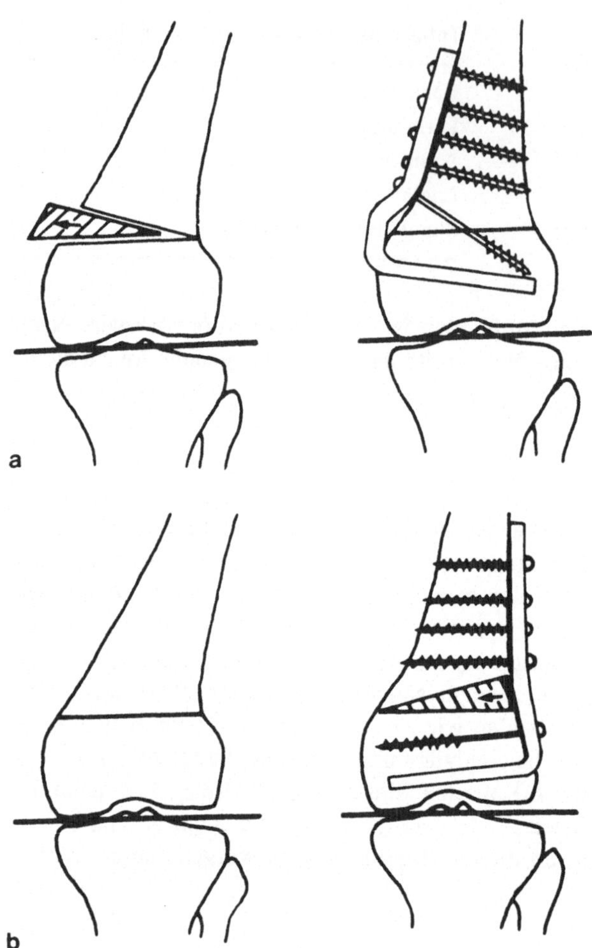

Abb. 2. **a** Subtraktive Korrekturosteotomie mit Keilentnahme, **b** additive Korrekturosteotomie mit corticospongiösem Knochenspan

der Außenseite zur Osteosynthese die Condylenplatte und an der Innenseite die doppelt gewinkelte Rechtwinkelplatte (Abb. 3a, b; 4a, b). Die Furcht vor dem medialen Zugang ist unbegründet, sie setzt lediglich ein schonenderes Präparieren voraus. Die supracondyläre Osteotomie kann ebenso zur Korrektur einer Re- und Antekurvation wie auch zur Änderung der Rotation benutzt werden [5, 8].

Die Osteosynthese in Verbindung mit einer Osteotomie wird grundsätzlich nach dem Prinzip der interfragmentären Kompression vorgenommen und diese Technik möglichst durch eine Zugschraube ergänzt, die den Osteotomiespalt kreuzt. Die Osteosynthese nach condylären Osteotomien wird mit Zugschrauben durchgeführt und ggfs. mit einer Abstützplatte gesichert (Tabelle 9).

Auch am Schienbeinkopf streben wir beim jüngeren Patienten die anatomische Wiederherstellung an und führen dann grundsätzlich die distrahierende Osteotomie durch (Abb. 5a, b). Im mittleren und höheren Alter bevorzugen wir dagegen bei posttraumatischen Valgus -oder Varusabweichungen eine subtrahierende Keilosteotomie und führen zur Stabilisierung eine L-Plattenosteosynthese ergänzt durch die obengenannte Zugschrau-

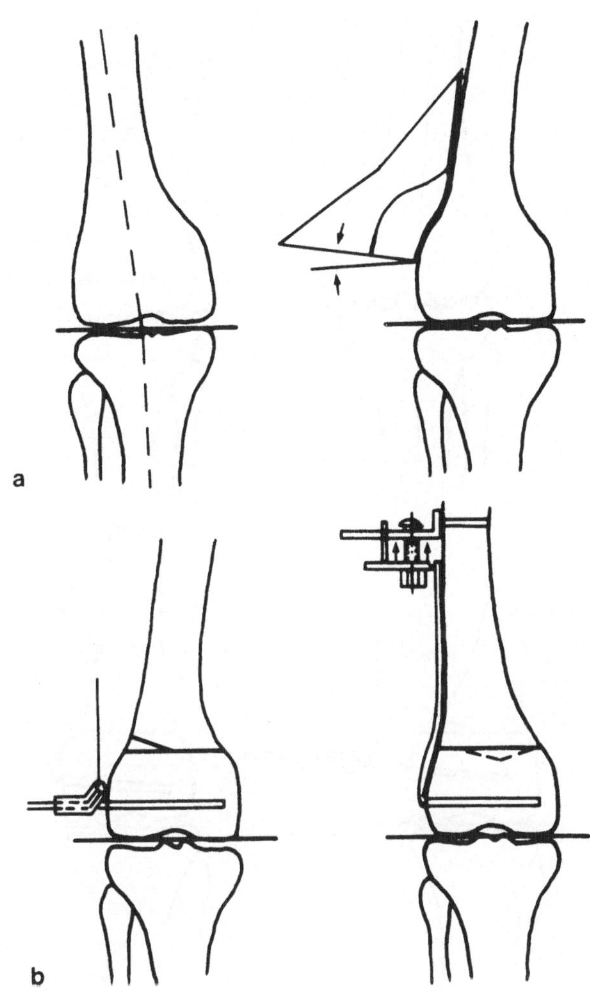

Abb. 3a, b. Supracondyläre Valgisationsosteotomie

Tabelle 9. Korrekturosteotomie, Osteosynthese

Implantat	Condylen-Platte
	Osteotomie-Platte
	L-Platte
	Fixateur externe
	Zugschraube

bentechnik durch (Abb. 6a, b). Eine valgisierende subtrahierende Osteotomie mit äußerem Zugang wird regelmäßig in Verbindung mit einer Wadenbeinosteotomie vorgenommen [1]. Entgegen der Auffassung anderer Autoren wählen wir dazu die proximale Viertelgrenze. Nicht selten ergibt sich die Indikation zur Anhebeosteotomie einer posttraumatisch eingesunkenen oder imprimierten Tibiacondyle (Abb. 7). Sie wird dann in Verbindung mit einem

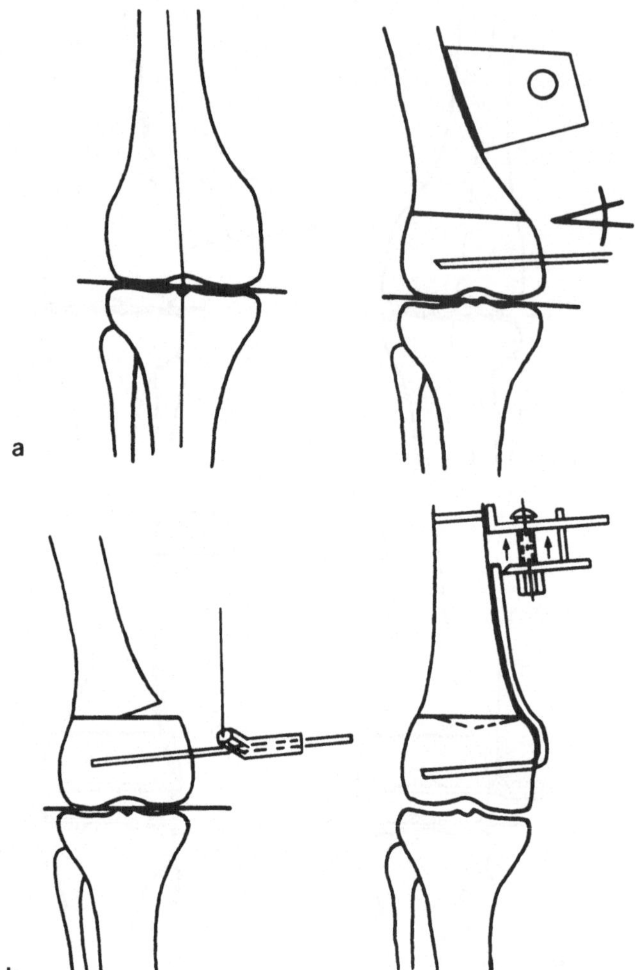

Abb. 4a, b. Supracondyläre Varisationsosteotomie

knöchernen Interponat und der ergänzenden abstützenden Osteosynthese vorgenommen [6]. Mit der subtrahierenden Keilentnahme können am Schienbeinkopf entsprechend eine Antekurvation und eine Rekurvation beseitigt werden. Durch eine Ventralisation ist schließlich auch einem bereits eingetretenen Knorpelschaden im Femoropatellargelenk Rechnung zu tragen. Bei der Anhebeosteotomie streben wir eher eine gewisse Überkorrektur an. Es gibt in Verbindung mit der Beseitigung einer relativen Bandinsuffizienz in seltenen Fällen durch

Tabelle 10. Korrekturen bei Bandinstabilität

Instabilität	
kompensiert	Anhebeosteotomie
dekompensiert	Anhebeosteotomie und Bandraffung

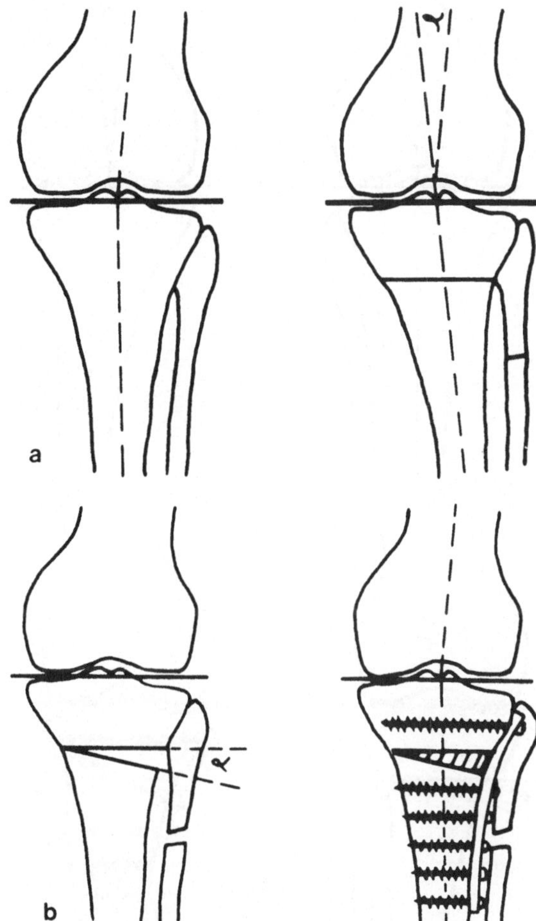

Abb. 5a, b. Varisierende additive Tibiakopfosteotomie

das corticospongiöse Interponat eine derartige Stabilität, daß eine ergänzende abstützende Osteosynthese nicht erforderlich ist. Dieses Vorgehen muß aber begrenzt sein auf jüngere Patienten mit einer verhältnismäßig festen knöchernen Struktur (Tabelle 10, 11).

Die Technik der Korrekturosteotomie wird präoperativ auf „ein" Winkelgrad genau geplant und angestrebt. Die Durchführung der Osteotomie erfolgt aber in der Kenntnis, daß kein Operateur in der Lage ist, die Osteotomie derart genau vorzunehmen. Zielsetzung und die Grenze der Realisierbarkeit müssen ausdrücklich betont werden. Bei der subtraktiven

Tabelle 11. Korrekturen bei Kompartmentschaden

stabil	überkorrigierende Osteotomie
instabil	
kompensiert	überkorrigierende Anhebeosteotomie
dekompensiert	überkorrigierende Osteotomie und Bandraffung

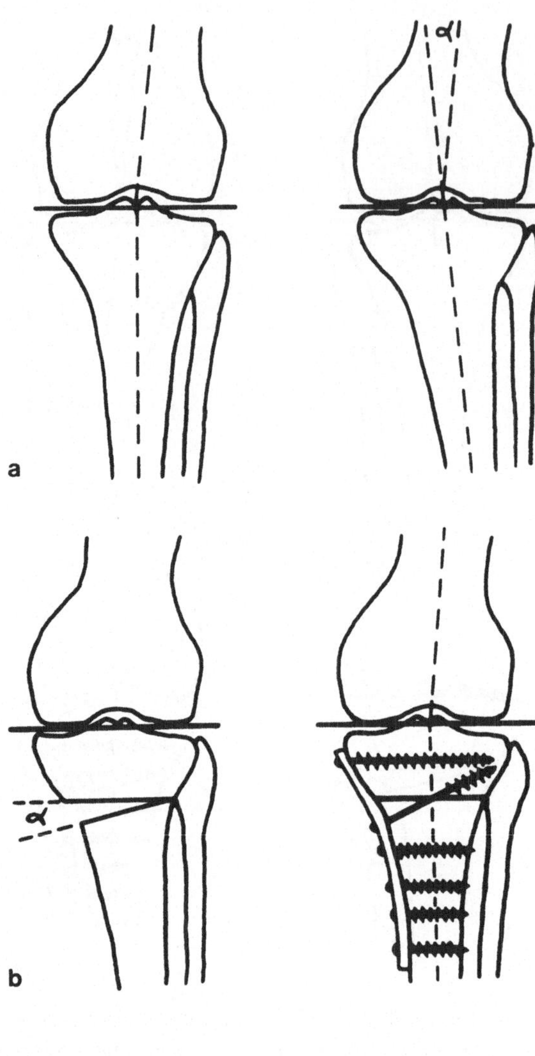

Abb. 6a, b. Varisierende subtraktive Tibiakopfosteotomie

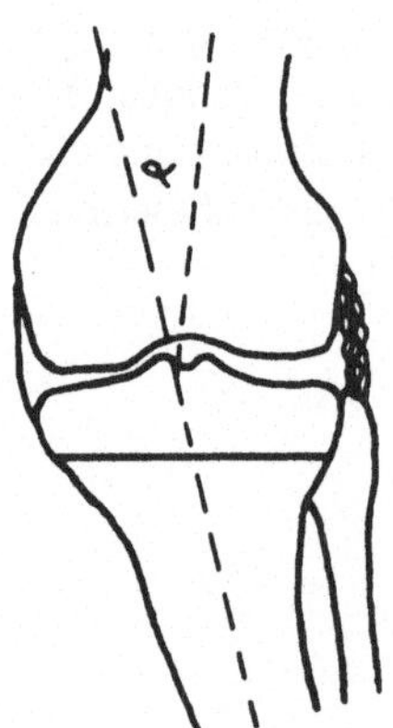

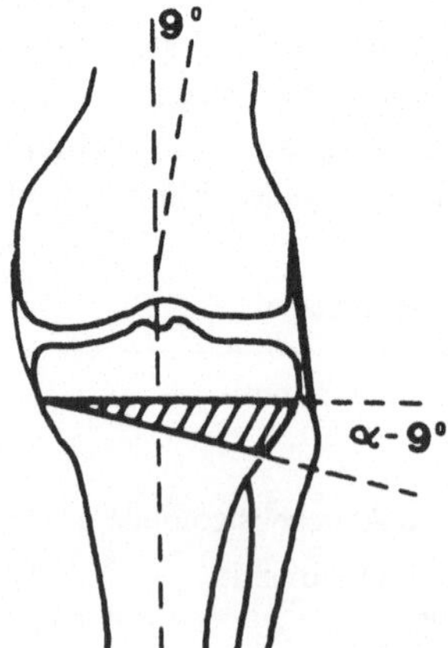

Abb. 7. Intraligamentäre Anhebeosteotomie des Tibiakopfes mit Beseitigung der Insuffizienz des lateralen Seitenbandes

Osteotomie streben wir grundsätzlich an, die gegenüberliegende Corticalis nicht mit in die Durchtrennung einzubeziehen, es wird dann in Verbindung mit der Osteosynthese meist ein wesentlich festerer Kontakt in diesem Bereich erzielt, in dem die Corticalis während der Korrektur nur „einbricht" und nicht disloeiert [1].

Die Korrekturosteotomie in Kniegelenknähe erlaubt in den meisten Fällen eine Übungsstabilität herbeizuführen. Unter Hinweis auf die Weichteildeckung am Schienbeinkopf besteht aber ein erhöhtes Risiko einer Wundheilungsstörung, dieses wird in der Literatur mit 5 bis 6% angegeben [3]. Deshalb empfehlen wir grundsätzlich auch bei erreichter Übungsstabilität in den ersten postoperativen Tagen die ergänzende äußere Ruhigstellung durch eine Gips-U-Schiene, aus der täglich vorsichtig und zunehmend geführte Übungen vorgenommen werden können. Nachfolgend werden die Übungen aktiv und in Verbindung mit der Bewegungsschiene durchgeführt.

Zusammenfassung

Die Indikation zur Korrekturosteotomie nach Frakturen wird bestimmt durch das Ausmaß einer Achsenabweichung, durch funktionelle Überlegungen, den morphologischen Zustand der betroffenen Strukturen, die subjektiven Beschwerden und die kosmetische Auswirkung. Die Korrekturosteotomie nach Traumen ist möglichst prophylaktisch und damit vor Eintritt von Folgeschäden durchzuführen, sie wird mit einer übungsstabilen Osteosynthese kombiniert. Entscheidend für den therapeutischen Erfolg sind eine möglichst exakte präoperative Planung mit Simulation der vorgesehenen Operation und eine sorgfältige Durchführung der Operationstechnik.

Literatur

1. Frank W, Oest O, Rettig H (1974) Die Röntgenganzaufnahme in der Operationsplanung von Korrekturosteotomien der Beine. Z Orthop 112:344
2. Friedebold G, Wolff R (1984) Formen und Technik der Tibiakopfosteotomien. In: Hierholzer G, Müller KH (Hrsg) Korrekturosteotomien nach Traumen an der unteren Extremität. Springer, Berlin Heidelberg New York Tokyo
3. Haas N, Behrens S, Jacobitz J (1978) Technik und Ergebnisse der kniegelenknahen Osteotomien. Unfallheilkunde 81:634
4. Hörster G (1984) Korrekturosteotomien am Tibiaschaft. In: Hierholzer G, Müller KH (Hrsg) Korrekturosteotomien nach Traumen an der unteren Extremität. Springer, Berlin Heidelberg New York Tokyo
5. Holz U (1984) Formen und Technik der suprakondylären Femurosteotomie. In: Hierholzer G, Müller KH (Hrsg) Korrekturosteotomien nach Traumen an der unteren Exremität. Springer, Berlin Heidelberg New York Tokyo
6. Kleining R, Hax PM (1984) Korrekturen der Gelenkkörper des Kniegelenks und intraligamentäre Anhebeosteotomien. In: Hierholzer G, Müller KH (Hrsg) Korrekturosteotomien nach Traumen an der unteren Extremität. Springer, Berlin Heidelberg New York
7. Müller KH, Müller-Färber J (1984) Indikation, Lokalisation und Planung kniegelenknaher Osteotomien nach Traumen. In: Hierholzer G, Müller KH (Hrsg) Korrekturosteotomien nach Traumen an der unteren Exremität. Springer, Berlin Heidelberg New York Tokyo
8. Müller ME, Allgöwer M, Schneider R, Willenegger H (1977) Manual der Osteosynthese. Springer, Berlin Heidelberg New York

9. Oest O (1978) Die Achsenfehlstellung als präarthrotische Deformität für das Kniegelenk und die röntgenologische Beinachsenbeurteilung. Unfallheilkunde 81 : 629
10. Rehn J, Müller-Färber J (1983) Korrektureingriffe nach fehlverheilten Frakturen. Zentralbl Chirurgie 108 : 1065

Therapeutisches Konzept bei posttraumatischen Gelenksteifen nach kniegelenksnahen Frakturen

P. J. Meeder, S. Weller, H. Hermichen und K. Weise

Berufsenossenschaftliche Unfallklinik Tübingen (Ärztlicher Direktor: Prof. Dr. med. Dr. h.c. S.Weller), Schnarrenbergstraße 95, D-7400 Tübingen

Einleitung

Eine moderne, integrale Therapie kniegelenksnaher Frakturen strebt die Wiederherstellung von Form und Funktion der verletzten Gliedmaße an (Weller 1987).

Trotz aller Bemühungen verbleibt in Einzelfällen infolge des ausgedehnten Verletzungsbildes eine mehr oder weniger eingeschränkte Gelenkbeweglichkeit. Diese kann sowohl durch knöcherne wie auch durch Kapsel-Band-Strukturen bedingt sein.

Definition

Die Klassifikation der sogenannten Gelenksteifen wurde im deutschsprachigen Raum von Witt 1966 formuliert. Er unterscheidet eine knöcherne Ankylose von einer fibrösen Gelenksteife und eine Sperrsteife von einer Kontraktur. Wesentliche Ursache der Ankylose und der fibrösen Gelenksteifen sind der Verlust des Gelenkspaltes als „Gleitspalt" und bei den Sperrsteifen und Kontrakturen die Aufhebung „des Gleitvermögens" der an der Bewegung des Kniegelenkes beteiligten Weichteilstrukturen (H. Bürkle De La Camp 1949). Weitere Ursachen für eine Bewegungseinschränkung des Kniegelenkes ossärer Art können übermäßige Callusbildung, in Fehlstellung verheilte Frakturen oder paraarticuläre Verknöcherungen im Rahmen von schwereren Schädel-Hirn-Traumen sein.

Indikation und Prinzipien der konservativen Therapie von „Gelenksteifen"

Für die Entscheidung, ob ein konservatives oder operatives Vorgehen notwendig wird, ist der klinische und röntgenologische Untersuchungsbefund richtungsweisend.

Ist der Bewegungsanschlag des Gelenkes weich, nachgebend oder federnd, kann der Versuch einer konservativen Behandlung unternommen werden. Am besten erfolgt dies durch ein stationäres Heilverfahren mit regelmäßiger physikalischer Therapie, Krankengymnastik und gezielter Ergotherapie. Besonderer Wert ist auf die tägliche aktive Krankengymnastik als Einzeltherapie durch jeweils denselben Krankengymnasten zu legen. Es werden

Hefte zur Unfallheilkunde, Heft 212
Redigiert von J. Probst

die Muskulatur gekräftigt und die Mobilisation des betroffenen Gelenkes verbessert. Unterstützt werden diese Maßnahmen durch Gehschule mit Verbesserung der Gang- und Belastungsqualität. Bewegungen im Wasser im schwerelosen Zustand der Extremität fördern die Remobilisation und lenken von einer einseitigen Fixierung auf die betroffene Extremität ab. Diese Behandlungen können passiv durch Quengel- oder Etappengipse oder durch redressierende Handgriffe bei der Arbeit am Schlingentisch unterstützt werden.

Läßt sich durch diese Maßnahmen keine ausreichende Verbesserung erzielen, dann kann eine Narkosebewegung in Form eines „Brisement modèrè“ in Erweiterung der konservativen Therapie durch „vorsichtiges und gefühlvoll dosiertes Bewegen des Gelenkes in Narkose“ angewandt werden (Wentzensen 1987). Aus den bekannten pathophysiologischen Gründen hat diese Maßnahme nur in der frühen postoperativen Phase Aussicht auf Erfolg, bevor nämlich die Verklebungen narbig organisiert sind und keine erweiterten periarticulären Verwachsungen bestehen. Ein forciertes Brisement mit mehr oder weniger starker Zerreißung von Weichteilstrukturen ist abzulehnen. Wenn trotz all dieser individuell zum Einsatz kommenden Maßnahmen ein Fortschritt nicht mehr erreicht wird, brechen wir die Behandlung ab.

Indikation und Prinzipien einer operativen Therapie von „Gelenksteifen“

Für ein operatives Vorgehen zur sogenannten blutigen Lösung der Gelenksteife ist die Kooperation des Patienten eine wesentliche Voraussetzung.

Bei fibröser Gelenksteife, bei Sperrsteifen und Kontrakturen mit erhaltenen und funktionstüchtigen Kniegelenksbinnenstrukturen gilt die intra- und/oder extraarticuläre Arthrolyse als Methode der Wahl. Bei irreversibler Zerstörung des Kniegelenkes haben die Arthrodese bei jungen und die Endoprothese bei älteren Patienten die früher durchgeführte Resektionsarthroplastik weitgehend ersetzt. Korrekturosteotomien können bei fehlverheilten Frakturen erforderlich werden. Bei Beugezwangsstellung im Kniegelenk und einer ausreichenden Beugefunktion ist eine streckende supracondyläre Osteotomie zu empfehlen. In gesonderten Fällen ist bei fortgeschrittener schmerzhafter Bewegungseinschränkung durch eine isolierte retropatellare Arthrose auch eine Patellektomie nützlich.

Ist der Entschluß zur Arthrolyse gefaßt, muß man sich präoperativ die Frge stellen: Wo liegen die Haupthindernisse für die Bewegungseinschränkung und von welchem Zugang aus sind sie am günstigsten zu erreichen?

Nach Jäger und Wirth (1982) spricht für eine intraarticuläre Ursache die Einschränkung der Beweglichkeit sowohl in Beugung und Streckung. Sind dagegen allein Beugung oder Streckung eingeschränkt, so ist es wahrscheinlicher, daß das Hindernis extraarticulär lokalisiert ist. Gezielte Aussagen über das Ausmaß intraarticulärer Verwachsungen vermögen eine präoperative Arthrographie oder noch besser eine Arthroskopie zu vermitteln.

Die Technik der intraarticulären Arthrolyse beginnt man nach einer Empfehlung von Judet von einer medialen, parapatellaren Incision aus. Nach Eröffnung der Synovialis lassen sich Verklebungen zwischen Kniescheibe und Oberschenkelrolle leicht lösen und die verwachsenen Wände des Rezessus suprapatellaris werden entweder stumpf oder scharf durchtrennt. Oftmals ist es notwendig die Resektion des narbig geschrumpften Recessus mit der Teilentfernung des in die Narbenplatte eingezogenen Musculus intermedius zu kombinieren. Nun läßt sich die Patella leicht nach lateral luxieren und die Gelenkflächen von dem sie bedeckenden Pannus befreien. Die Kreuz- und Seitenbänder müssen geschont werden; eine Meniscectomie sollte man nur bei erheblichen Veränderungen und Destruktionen vornehmen. Läßt sich nach diesen Maßnahmen das Gelenk immer noch nicht frei bewegen, sind Verwachsungen an den seitlichen Gelenktaschen zu lösen. Gegebenenfalls muß die Arthrolyse durch eine laterale Incision erweitert werden und ist damit dann auch extraarticulär fortzusetzen. Man incidiert auf einer Linie Trochanter major – Condylus femoris lateralis, spaltet die Fascia lata, trennt den Musculus vastus lateralis und medialis an ihrem Ansatz an der Rectussehne ab und verlängert die Schnitte parapatellar bis zur Tuberositas tibiae. Damit sind die Retinacula vollständig abgelöst. Die mit dem Oberschenkelschaft verwachsene Rectussehne und der Muskelbauch des Musculus quadriceps werden von der Unterlage bis weit nach proximal, in Einzelfällen bis zum Hüftgelenk hin abgelöst. Unebenheiten des Femur, überschüssiger Callus oder Exostosen oder Verknöcherungen werden mit dem Meißel abgeglättet oder abgetragen. Fibrotisch vernarbte Muskelzüge excidiert man. Insgesamt erfolgt die Arthrolyse etappenweise, bei jedem Schritt wird intraoperativ geprüft, ob die Einzelmaßnahme einen Bewegungszuwachs ergibt. Als ultima ratio kann eine Verlängerung der Quadricepssehne durchgeführt werden. Sie bedingt allerdings für die Begleit- und Nachbehandlung erhebliche zeitliche und funktionelle Nachteile. Die Naht der verlängerten Sehne empfiehlt sich in etwa 50 bis 60 Grad Beugestellung des Kniegelenkes.

Geht man präoperativ von einer extraarticulären Ursache der Bewegungseinschränkung aus, dann beginnt man mit der lateralen Incision und kann dann immer noch einen parapatellaren medialen Zugang anschließen.

Postoperatives Management

Die postoperative Begleit- und Nachbehandlung ist ebenso wichtig wie die operative Lösung. Sie erfordert eine enge Kooperation zwischen Patient, Krankengymnast und Beschäftigungstherapeut unter Leitung des Operateurs. Die Übungsbehandlung beginnt unmittelbar postoperativ unter Schmerzausschaltung durch Peridural-Dauerkatheter-Anaesthesie mit Hilfe einer kontinuierlichen passiven Bewegung auf einer elektro-motorisch angetriebenen Bewegungsschiene (CPM-Schiene). Diese Bewegungstherapie bewirkt über propriozeptive und sensorische Rückmeldung zum zentralen Nervensystem ein Wiederaufleben von zuvor unterbrochenen neuromusculären Reflexen. Sie erhöht im physiologischen Rahmen die Muskelanspannung und bringt einen positiven Effekt auf die Regeneration des Bindegewebes und des Knorpels. Als zusätzliches Adjuvans dieser Therapie auf der Bewegungsschiene kann bereits intraoperativ eine temporäre Spül-Saug-Drainage installiert werden, die ein besseres Gleiten der gelösten Schichten erlaubt und eine neuerliche Verklebung verhindert, gleichsam „ein positiver Aqua-planing-Effekt!“

Wichtig ist, das jeweilige Behandlungsergebnis zu dokumentieren. Erfahrungsgemäß kommt es in der zweiten bis dritten Woche infolge einer Vernarbungsreaktion zum vorübergehenden Bewegungsrückgang, der allen Beteiligten bekannt sein muß, um nicht zu demotivieren. Dieser Verlust wird in der Regel innerhalb kurzer Zeit wieder aufgeholt.

Ergebnisse

Aus dem eigenen Krankengut der BG-Unfallklinik Tübingen konnten insgesamt 104 Arthrolysen des Kniegelenkes ausgewertet werden. Aus diesem Kollektiv wurden 86 Patienten nachuntersucht. Von diesen hatten 53 Patienten kniegelenksnahe Frakturen erlitten. Nicht arthrolysiert wurden Patienten mit ausgedehnten Muskeldefekten oder Fibrosen der Oberschenkelmuskulatur sowie akute Dystrophien oder Infekte, die nicht wenigstens seit 6 Monaten abgeklungen waren. Der Zeitraum zwischen Unfallereignis und operativer Arthrolyse lag bei diesen Patienten zwichen 3 und 100 Monaten, im Mittel bei 13 Monaten. Es wurden 9mal eine intra-, 4mal eine extra- und 29mal eine kombinierte Arthrolyse durchgeführt. 11mal mußte die Arthrolyse mit einer korrigierenden Osteotomie kombiniert werden (Tabelle 1).

Tabelle 1. Zahl und Art der durchgeführten Arthrolysen (n = 53, 1971–1988)

9	intraarticuläre
4	extraarticuläre
29	kombinierte
11	erweiterte
53	durchschnittlich 13 Monate nach Trauma

Die Bewertung der Therapieergebnisse erfolgte nach dem von Cauchoix und Deburge angegebenen Schema, das sich auf den erzielten relativen Gewinn stützt. Hierbei errechnet sich der Bewegungszuwachs als relativer Gewinn in Prozenten aus dem Quotienten von absoluten und möglichen Bewegungszuwachs in Graden. Das Ergebnis bei einem Patienten mit einem relativen Bewegungsgewinn von mehr als 80% wurde nach Blauth mit „sehr gut", ein relativer Bewegungsgewinn zwischen 60 und 80% mit „gut" und ein Gewinn

Tabelle 2. Berechnung des relativen Gewinnes in Prozenten und Ergebnisse der Arthrolyse nach den von W. Blauth u. J. Hassenpflug (1982) angegebenen Kriterien

$$\text{Relativer Gewinn} = \frac{\text{absoluterGewinn}}{\text{möglichemGewinn}} \times 100$$

sehr gut	80%	9	37
gut	60–80%	10	
befriedigend	40–60%	18	
schlecht	20–40%	5	16
sehr schlecht	unter 20%	11	
			53

schwerste Stufe (Beweglichkeit > 30°) rel. Gewinn 63% = 16

schwere Stufe (Beweglichkeit 30–60°) rel. Gewinn 47% = 23

zwischen 40 und 60% mit „befriedigend" bewertet. Gewinne zwischen 20 und 40% wurden mit „schlecht" und solche darunter mit „sehr schlecht" bezeichnet.

Damit konnten wir bei einer Nachuntersuchung von 53 Patienten im Zeiraum zwischen 64 Monaten maximal und 3 Monaten minimal, im Mittel also von 24 Monaten bei mehr als 2/3 (37 von 53 Patienten) sehr gute bis befriedigende Ergebnisse feststellen. Am beeindruckensten waren die Gewinne bei den schweren Formen der Gelenksteifen. Die ungenügenden Resultate können unseres Erachtens nach nicht der Methode, sondern müssen einer nicht korrekten Indikationsstellung angelastet werden (Tabelle 2). Payr hat über seine hevorragenden Ergebnisse einmal resümierend gesagt: „Das Geheimnis des Erfolges liegt in der richtigen Auswahl der Fälle!"

Literatur

1. Blauth W, Hassenpflug J (1982) Ergebnisse operativer Kniegelenkarthrolysen. Z Orthop 120:250
2. Bürkle de la Camp H (1949) Wiederherstellung der Beweglichkeit versteifter Glieder. Arch Klin Chir 264:455
3. Cauchoix J, Deburge A (1965) Traitement des raideurs post-traumatiques du coude par la capsulectomie. Mem Acad Chir 91:926
4. Cauchoix J, Deburge A (1975) L'arthrolyse du coude dans les raideurs post-traumatiques. Acta Orthop Belg 41 f: 385
5. Deburge A, Valentin P (1971) Raideurs et Ankyloses post-traumatiques du coude-L'Arthrolyse. Rev chir Orthop [Suppl 1] 57:41
6. Enneking WK Horowitz M (1972) The intraarticular effects of immobilization on the human knee. J Bone Joint Surg [Am] 54:973 ref7. Frank C, Akeson WH, Woo SL-Y, Amiel D, Coutts RD (1984) Physiology and therapeutic value of passive joint motion. Clin Orthop 185:113
8. Gross U (1982) Posttraumatische Gelenksteife (Pathomorphologische Gesichtspunkte). Unfallchirurgie 5:251
9. Jäger M, Wirth CJ (1981) Die Arthrolyse und Arthroplalstik des Ellenbogen- und Kniegelenkes. Unter Mitarbeit von J.M. Schmidt (Aktuelle Probleme in Chirurgie und Orthopädie, Bd 17). Huber, Bern Stuttgart Wien
10. Judet R, Judet J, Lagrange J (1956) Une technique de libération de l'appareil extenseur dans les raideurs du genou. Mem Ac Chir 82:944
11. Payr E (1917) Zur operativen Behandlung der Kniegelenkssteife nach langdauernder Ruhigstellung. Zentralbl Chir 44:809
12. Weller S (1987) Die integrale Therapie komplexer Gelenkverletzungen. Akt Traumatol 17:229
13. Wentzensen A (1987) Die Arthrolyse in der Behandlung posttraumatischer Gelenksteifen an Knie- und Ellenbogengelenk. Akt Traumatol 17:237
14. Witt AN (1966) Die Gelenksteifen. Langenbecks Arch klin Chir 316:398
15. Woo SL-Y, Mathews JV, Akeson WH, Amiel D, Convery FR (1975) Connective tissue response to immobility. Correlative study of biomechanical and biochemical measurements of normal and immobilized rabbit knees. Arth Rheum 18:257

Therapeutisches Konzept bei der chronischen Bandinstabilität nach kniegelenksnahen Frakturen

M. Börner und R. Ziegelmüller

Berufsgenossenschaftliche Unfallklinik (Ärztl. Direktor: weil. Prof. Dr. med. H. Contzen), Friedberger Landstraße 430, D-6000 Frankfurt/Main 60

Die Kombination kniegelenknahe Fraktur mit begleitender ipsilateraler Bandverletzung stellt – wie aus der Literatur zu entnehmen – eine häufig primär nicht erkannte Verletzung dar.

Der klinische Aspekt sowie die subjektive Schmerzsymptomatik sind auf die Fraktur konzentriert, so daß eine exakte Untersuchung des Kniegelenkes und somit primäre Diagnostik wegen der Instabilität bei begleitender ipsilateraler Femur- und/oder Tibiafaktur meist nicht möglich ist. Da jedoch sekundäre Meniscusläsionen sowie arthrotische Veränderungen des Kniegelenkes pathologische Folgen unbehandelter Knieinstabilitäten sind, sollten die möglichen ligamentären Begleitverletzungen früh erfaßt und operativ rasch angegangen werden.

Nachdem bei der Durchsicht der Literatur immer wieder die „Bandläsion als häufigste Zusatzverletzung distaler Oberschenkelfrakturen“ genannt wird, muß der den Verletzten aufnehmende Unfallchirurg an eine derartige Verletzungskombination denken und nach entsprechenden Hinweisen wie Schwellung, Prellmarken, Hautabschürfung, Gelenkerguß suchen.

Der Autounfall stellt die häufigste Verletzungsursache dar. Der Fahrer bzw. Beifahrer rutscht zunächst beim Auffahren auf ein Hindernis mit rechtwinkelig gebeugtem Knie unter das Armaturenbrett, die Knieregion wird fixiert und der Verletzte aus dem Sitz herausgehebelt. Bei einem polytraumatisierten Patienten nach einem Hochgeschwindigkeitstrauma (PKW/Motorrad) ist somit beim Vorliegen einer Femur- und/oder Tibiafraktur stets an eine primäre Kniebandinstabilität zu denken. Liegt eine isolierte Femur- oder Tibiafraktur vor, so wird diese in den meisten Fällen primär versorgt. Im Anschluß an die Osteosynthese bietet sich in Narkose die Möglichkeit einer subtilen Untersuchung der Bandstabilität an.

Bei einer isolierten Kniebandverletzung, also ohne knöcherne Begleitverletzung, liegen für deren Nachweis bzw. Ausschluß verschiedene diagnostische Möglichkeiten wie klinische Untersuchung, gehaltene Röntgenaufnahmen, Sonographie, Arthrographie, Computertomographie, Kernspintomographie und Arthroskopie vor. Diese Verfahren können primär bei einer Femur- und/oder Tibiafraktur nur bedingt zur Anwendung kommen, auch dann, wenn diese ipsilaterale Knieinstabilität nach der Osteosynthese der Fraktur nachgewiesen werden soll. Der klinische Befund wird durch die Frakturfolgen wie Schwellung, Schmerz, Bewegungseinschränkung überlagert. Eine spezielle, für die Untersuchungstechnik (CT, Kernspin) erforderliche Lagerung kann während der postoperativen Phase oft nicht eingenommen werden.

Weichteilschäden bzw. postoperative Komplikationen im Sinne einer Infektion lassen eine weitere diagnostische und vor allem therapeutische Konsequenz bei Verdacht auf eine begleitende Bandinstabilität ebenfalls nur bedingt zu.

Hefte zur Unfallheilkunde, Heft 212
Redigiert von J. Probst

Oft wird dann bei der Verlegung eines polytraumatisierten Patienten aus der Intensivstation auf eine Rehabilitationsabteilung – bedingt durch die Wiederherstellung der Vitalfunktion und zahlreichen operativen Stabilisierungen der Frakturen – die Begleitverletzung „fragliche Knieinstabilität"nicht weiter abgeklärt und übersehen. Es entsteht somit der chronische Kniebandschaden mit all den dadurch verursachten pathologischen Folgen.

Welches therapeutische Konzept ist beim Vorliegen einer chronischen Bandinstabilität nach kniegelenksnahen Frakturen einzuschlagen?

Zunächst ist die Frage zu kären, ob die klinisch nachgewiesene chronische Bandinstabilität durch eine knöchern in Fehlstellung ausgeheilte Fraktur bzw.durch eine primär nicht erkannte Bandverletzung bedingt ist. Auch bei primär intakten Bandverhältnissen nach kniegelenksnahen Frakturen können in der postoperativen Phase Instabilitäten auftreten. Nach Frakturen, die ungenügend reponiert sind bzw. in der Belastungsphase zur Sinterung führen, resultieren Valgus, Varus- bzw. Ante- oder Rekurvationsfehlstellungen mit daraus resultierenden Instabilitäten. Von entscheidender Bedeutung ist nach Indikationsstellung die sorgfältige Planung, d.h. Festlegung des Ortes der Korrektur, des Korrekturwinkels, Wahl des Spanes zur Auffüllung des entstandenen Defektes und Art der Osteosynthese.

Neben den üblichen Übersichtsaufnahmen des Kniegelenkes in 2 Ebenen dürfen Beinganzaufnahmen nicht fehlen, um das Ausmaß der Fehlstellung beurteilen zu können. Gehaltene Röntgenaufnahmen müssen die präoperative Untersuchung neben der Klinik ergänzen.

Ist die Beweglichkeit in dem zu untersuchenden Kniegelenk durch die kniegelenksnahen, zwischenzeitlich knöchern konsolidierten Frakturen weitgehend frei, dann können zur Abklärung die nicht invasiven Methoden wie Computertomographie und Kernspin dienen. Die physiolgische Valgus-Komponente muß dabei berücksichtigt werden.

Zur Behebung einer relativen Bandinsuffizienz kann eine interligamentäre Tibiakopfosteotomie, entweder durch Keilentnahme oder im Sinne einer Aufklapposteotomie mit Keilunterfütterung mittels eines autologen cortico-spongiösen Spanes, vorgenommen werden. Eine metallische Fixation ist meist nicht erforderlich, kann jedoch zur Sicherung in Form einer Osteosynthese erfolgen. Durch die erhaltene Kontinuität der gegenüberliegenden Corticalis ist ein Zuggurtungseffekt gewährleistet.

1. Monocondyläre Korrekturosteotomie

Erforderlich dafür sind:

- Röntgenaufnahme im a.p. – seitlichen und schrägen Strahlengang sowie Schichtaufnahmen
- weitgehend normale (arthrosefreie) Gelenkflächen
- gute Beweglichkeit
- operative Erfahrung
- evt. präoperative Arthroskopie (Knorpelbeschaffenheit, Band- und Meniscus-Situation)

Nach Osteotomie Reposition der Fragmente, Retention mittels Spongiosaschrauben.

2. Interligamentäre valgisierende Tibiakopfosteotomie

- Korrektur eines Genu varum durch Knochenkeilentnahme aus Tibia und Fibula
- Aufklapposteotomie und Auffüllen mit Spingiosa sowie cortico-spongiösem Span

3. Korrekturosteotomie bei Genu valgum oder varum

Nach veralteter lateraler oder medialer Tibiakopffraktur.

Nach einer operativen Achsenkorrektur sind rekonstruktive Maßnahmen am Bandapparat nur selten erforderlich, weil die Beseitigung der Fehlstellung die Gelenkstabilität bereits wesentlich verbessert und somit dem Bandapparat Gelegenheit zur spontanen Stabilisierung gegeben wird.

Liegen nach knöcherner Konsolidierung der Fraktur normale anatomische Achsenverhältnisse vor und finden sich subjektive und objektive Hinweise für eine Kniebandinstabilität, dann stellt sich nach diagnostischer Abklärung die Frage: Liegt eine Instabilität in einer Ebene bzw. eine multidirektionale Instabilität vor?

Allgemeine Gesichtspunkte wie Alter des Patienten, Muskeldefizit, Beweglichkeit des Gelenkes, Röntgenbefund (Arkthrose, Knochenstruktur), sportliche und berufliche Leistungsfähigkeit und Kooperationsbereitschaft müssen bei der Entscheidung zur Operation Berücksichtigung finden. Da bei den Patienten durch die knöcherne Verletzung bereits ein erhebliches Muskeldefizit besteht, ist eine Kompensation der Instabilität des Gelenkes durch dauerndes Muskeltraining nicht bzw. nur bedingt zu erwarten. Sind z.B. Lachmann-Test und Pivot-shift-Zeichen positiv, dann ist meist mit einer musculären Kompensation nicht zu rechnen. Eine dekompensierte Instabilität führt zu Unsicherheitsgefühl, Subluxation, Meniscus-Hinterhorn-Schädigung, Akrthrose, Gelenkschwellung sowie verminderter Leistungsfähigkeit im Alltag und Sport.

Beim Vorliegen einer gelenknahen diaphysären Fehlstellung und gleichzeitiger ipsilateraler Bandinstabilität muß zuerst die Korrekturoperation durchgeführt und in zweiter Sitzung die Instabilität beseitigt werden.

1. Unidirektionale Instabilität

Beim Vorliegen einer *isolierten medialen bzw. lateralen Instabilität* kann zunächst versucht werden, das schlaffe Ligament in seinem anatomischen Verlauf zu reparieren und durch Versetzten seines Ansatzes – beim Lig. collaterale laterale proximal, beim Lig. collaterale mediale distal – zu straffen und fixieren. Wird keine ausreichende Stabilität damit erzielt, dann können weitere Verfahren wie z.B. die Brückner-Plastik zur Anwendung kommen.

Der Verlust des *vorderen Kreuzbandes* führt zu einer Lockerung sekundärer Kapsel-Band-Strukturen, einer schleichenden, fortschreitenden Schädigung der Meniscus-Hinterhörner und einer präarthrotischen Deformität durch erhöhte Knorpelbelastung. Die Indikation zur Kreuzband-Plastik wird durch die fehlende musculäre Kompensation gestellt, vor allem dann, wenn eine 6 Monate dauernde intensive konservative Behandlung zu keiner musculären Kompensation geführt hat. Auf die Verwendung autogener bzw. alloplastischer Ersatzmaterialien sowie deren Vor- und Nachteile soll an dieser Stelle nicht eingegangen werden.

Entscheidend für den Erfolg eines rekonstruktiven Bandersatzes des vorderen Kreuzbandes ist das Auffinden des isometrischen femoralen Insertionspunktes weit dorsal an der Innenfläche des lateralen Femurcondylus. Ein femoral zu weit ventral verankerter Bandersatz führt zu einer Längenzunahme in Beugung, ein zu weit dorsal „over the top" eingebrachtes Transplantat zu einer Zunahme in Streckung. Der tibiale Ansatzpunkt beeinflußt bei nicht korrekter Positionierung den Bewegungsablauf weitaus weniger.

Eine konservative Behandlung ist nur aufgrund des Alters (über 40), geringen sportlichen Ambitionen, spärlichen subjektiven Symptomen und objektiv geringer Laxität zu vertreten. Eine dosierte Physiotherapie und die Verordnung eines Kniestützverbandes können zur Stabilisierung beitragen. Zeigt sich jedoch in den nächsten Jahren eine Verschlechterung der Symptomatik sowie eine klinische nachweisbare Mitbeteiligung weiterer Strukturen, dann muß die Indikation zur Operation überdacht werden.

Beim Vorliegen einer *isolierten alten hinteren Kreuzbandruptur* sucht der Verletzte wegen patellofemoraler Beschwerden (72–80%) und weniger wegen der funktionellen Instabilität (ca. 50%) den Arzt auf (Wirth).Eine isolierte hintere Kreuzbandinstabilität ist stets die Folge einer direkten antero-posterioren Gewalteinwirkung bei gebeugtem Kniegelenk.

Isolierte hintere Kreuzbandrupturen können bei einem Patienten über 40 Jahre konservativ behandelt werden, da hier eine unidirektionale Instabilität ohne gekoppelte rotatorische Komponente besteht. Dadurch ist durch den Kniestreckapparat (Quadriceps-Training) eine musculäre Kompensation und damit eine dynamische Stabilisierung möglich.

Steht eine Ersatzoperation des hinteren Kreuzbandes zur Diskussion, dann muß auf die unbefriedigenden postoperativen Stabilitätsergebnisse (30–80%) hingewiesen werden. Die derzeit zur Verfügung stehenden Techniken erlauben eine Verringerung der hinteren Schublade, jedoch nur in Ausnahmefällen eine vollständige Stabilität. Oft führt der Eingriff zu einer funktionellen Beeinträchtigung, insbesondere zur Bewegungseinschränkung. Entschließt man sich zur Operation, dann stehen allogene, statische und dynamische Verfahren sowie alloplastischer Bandersatz zur Verfügung. Die Operationsindikation sollte jedoch vor Ausschöpfen der konservativen Maßnahmen nicht gestellt werden.

2. Multidirektionale Instabilität

Eine chronische multidirektionale Instabilität des Kniegelenkes stellt sowohl diagnostische als auch therapeutische Probleme dar. Die Rekonstruktion des zentralen Pfeilers (vorderes Kreuzband) ist Vorbedingung für größtmögliche Stabilität. Eine Rekonstruktion der medialen und hinteren Kapselschale und/oder extraarticuläre Maßnahmen medial oder lateral ohne gleichzeitigen plastischen Ersatz des vorderen Kreuzbandes führen zu unbefriedigenden Ergebnissen. Die Rekonstruktion des vorderen Kreuzbandes bessert nicht nur die antero-posteriore, sondern auch die Valgus-Instabilität.

Die sportliche Belastbarkeit stellt für viele Verletzte das Hauptkriterium zur Einwilligung zur Operation dar. Euphorische Erwartungen müssen jedoch auch bei postoperativ vorhandener optimaler Stabilität gebremst werden.

Die häufigste Form einer multidirektionalen Instabilität stellt die *antero-mediale Rotationsinstabilität* (Läsion des vorderen Kreuzbandes, medialen Seitenbandes und der postero-medialen Kapselecke) dar. Bei einer besonders ausgeprägten Form der antero-medialen Rotationsinstabilität findet sich eine ausgeprägte vordere Schublade, eine Valgus- und Varus-Instabilität sowie ein positiver Pivot-shift. Im Laufe der Zeit kann aus der nicht behandelten antero-medialen Rotationsinstabilität eine antero-laterale Rotationsinstabilität entstehen. Das vordere Kreuzband muß daher immer ersetzt werden. Bei Schweregrad II einer antero-medialen Rotationsinstabilität wird nach Blauth ein direkter vorderer Kreuzbandersatz nur bei sportlich aktiven jungen Patienten empfohlen, bei denen zudem keine wesentlichen Knorpelschäden im Kniegelenk vorliegen. Bei sportlichen, älteren Patienten mit intraarticulären Begleitschäden wird neben einer speziellen Umlenkung des Tractus iliotibialis ein zusätzlicher extraarticulärer Eingriff an der Innenseite als ausreichend angesehen (Blauth et al.).

Die Versorgung einer antero-medialen Rotationsinstabilität vom Schweregrad III besteht aus mehreren Schritten (Blauth et al.):

Refixation des Innenmeniscus (soweit möglich), Proximalversetzung des Innenbandes, Straffung der postero-medialen Kapselschale, Umlenkung des Innenbandes durch Überführung der Semimembranosus-Sehne, vorderer Kreuzbandersatz, Umlenkung des Tractus iliotibialis durch Überführung des Außenbandes.

Für die Behandlung einer *antero-lateralen Rotationsinstabilität* wird die Umlenkung des Tractus iliotibialis um das Außenband zur Verhinderung einer Subluxation des Tibiakopfes sowie eine Tractopexie des Tractus iliotibialis zur Verhinderung der Varus-Instabilität vorgeschlagen, natürlich muß das vordere Kreuzband ersetzt werden.

Die *postero-laterale und postero-mediale Rotationsinstabilität* ergeben oft postoperativ unbefriedigende Resultate. Das hintere Kreuzband ist stets zu ersetzten bei diesen komplexen Verletzungen. Hier kommen verschiedene Methoden zur Anwendung, um die Instabilität zu beseitigen. In einem ausführlichen Aufklärungsgespräch muß hier die geringe Erfolgsaussicht dem Patienten dargelegt werden; der Wunsch nach sportlicher Aktivität kann nicht die Indikation zur Operation stellen, da postoperativ die sportliche Aktivität nicht im gewünschten Maße gegeben sein wird.

Zusammenfassung

Eine Analyse des eigenen Krankengutes und der Literatur zeigt, daß ipsilaterale Kapsel-Band-Schäden bei gelenknahen Frakturen keine Seltenheit darstellen. Daraus ergibt sich die Notwendigkeit, bei diesen oft polytraumatisierten Patienten nach Durchführung der Osteosynthese der unteren Extremität die Stabilitäsprüfung im Kniegelenk in Narkose durchzuführen.

Primäre Hinweise wie z.B. Prellmarken, Erguß usw. am Kniegelenk sollten zur besonderen diagnostischen Aufmerksamkeit verleiten. Neben klinischer und radiologischer Untersuchung muß beim Vorliegen eines Hämarthros die Arthroskopie zur Abklärung des Befundes beitragen.

In Abhängigkeit von der Weichteilsituation sowie dem Allgemeinzustand des Verletzten soll eine verzögerte Primärversorgung so rasch wie möglich vorgenommen werden. Eine primär nicht erkannte Instabilität des Kniegelenkes führt nach deren sekundärer Rekonstruktion zu prognostisch schlechteren Ergebnissen.

Literatur

1. Benedett KP, Lang Th Oberschenkelschaftbruch und begleitender Kniebandschaden – Diagnose und Therapie. Springer, Berlin Heidelberg New York (Hefte Unfallheilkd, Heft 182)
2. Blauth W, Schuchardt E, (1986) Operationen am Knie. Thieme, Stuttgart
3. Bühren V, Seiler H, Flory PI, Kaysekr M (1987) Ergebnisse nach operativer Behandlung von distalen Femurfrakturen. Unfallchirurgie 13:152–159
4. Dejour H, Walch G (1987) Die chronischen hinteren Instabilitäten. Orthopädie 16:149–156
5. Dolanc B (1973) Die Behandlung des instabilen Kniegelenkes mit Achsenfehlstellung durch die intraligamentäre Anhebe-Tibiaosteotomie. Arch Orthop Unfallchir 76:280–289
6. Ecke H, Neubert Chr, Neeb W (1989) Analyse der Behandlungsergebnisse von 1127 Patienten mit Oberschenkelfrakturen aus der Bundesrepublik Deutschland und der Schweiz. Unfallchirurgie 6:38-43
7. Jakob RP (1987) Indikation, Behandlung und Evaluation bei chronischer vorderer Kreuzband-Instabilität. Orthopäde 16:130–139

8. Jäger M, Wirth CI (1979) Die Problematik veralteter kombinierter Komplexinstabilitäten des Kniegelenkes. Unfallheilkd 82 : 58-66
9. Kerschbaumer F, Bauer R, Eichenauer M, Agreiter ZH (1987) Unserer Erfahrungen mit der operativen Behandlung der chronischen vorderen Kniegelenksinstabilität. Orthopäde 16 : 140–148
10. Kutscha-Lissberg E et al. Problematik der Kapsel-Bandläsionen des Kniegelenkes bei Mehrfachverletzungen der unteren Extremität. Springer, Berlin Heidelberg New York (Hefte zur Unfallheilkunde, Heft 167)
11. Müller KH, Biebrach M (1977) Korrekturosteotomien und ihre Ergebnisse bei kniegelenknahen posttraumatischen Fehlstellungen. Unfallheilkd 80 : 167–359
12. Seiler H, Olinger A, Eitel F Begleitende Kniebinnenverletzungen bei Oberschenkelschaftfrakturen. Springer, Berlin Heidelberg New York (Hefte zur Unfallheilkunde, Heft 158)
13. Tscherne H, Oestern HI, Trentz O (1977) Spätergebnisse der distalen Femurfraktur und ihre besonderen Probleme. Zentralbl Chir, Heft 15
14. Wagner H, Zeiler G, Baur W (1985) Indikation, Technik und Ergebnisse der supra- und infracondylären Oslteotomie bei der Kniegelenkarthrose. Orthopäde 14 : 172–192
15. Wilppula E et al. (1972) Ligamentous tear concomitant with tibial condylar fracture. Acata Orthop Scandinav 43 : 297–300
16. Wirth CI (1989) Kreuzbandverletzungen des Kniegelenkes. Orthop 18 : 302–314

Die frühsekundäre, operative Versorgung knieglenknaher Femurfrakturen nach unzureichender Erstbehandlung

A. Ekkernkamp, J. Brand, A. Lies und G. Muhr

Chirurgische Universitätsklinik und Poliklinik – Universitätsklinik, Berufsgenossenschaftliche Krankenanstalten „Bergmannsheil" (Direktor: Prof. Dr. G. Muhr), Gilsingstraße 14, D-4630 Bochum 1

Die anzustrebende Sofortversorgung distaler intraarticulärer Femurverletzungen ist nicht immer durchführbar, Hauptursache ist der gefährdete Allgemeinzustand des Patienten im Rahmen einer Polytraumatisierung.

Die schwierigen Bruchformen mit Zertrümmerung und ernsten Begleitverletzungen durch Rasanztraumen nehmen zu (3. AO-Studie 1977); das operative Vorgehen wird anspruchsvoller.

Bei verzögerter Versorgung muß extendiert werden. Die Strecke zielt darauf ab, die Bruchstücke sukzessive zu reponieren, ungünstige Kräfte auszuschalten, Schmerzen zu beseitigen und die Fragmente in ordentlicher Stellung zu halten. Der blutige Gelenkerguß sollte unter sterilen Kautelen abpunktiert werden.

Im Zeitraum von 1980 bis 1987 wurden im „Bergmannsheil" Bochum 74 Patienten mit distalen Femurfrakturen behandelt. 22 der erstgesehenen Brüche waren offen. Die Nachuntersuchung dieser Frakturen ergab bei den I. und II.gradig offenen Verletzungen 7mal gute und 3mal befriedigende Resultate. Unter den III.gradig offenen Frakturen fanden sich 3 Versager (2 Arthrodesen, 1 Exitus letalis) und 4 schlechte Ergebnisse.

Hefte zur Unfallheilkunde, Heft 212
Redigiert von J. Probst

11mal erfolgte die Behandlungsaufnahme verzögert, d.h. die Patienten waren unversorgt bis zum 3. Tag nach Unfall oder wurden nach unzureichender operativer Erstversorgung in einem 3-Wochen-Zeitraum zugewiesen. Nach dem Untrsuchungsschema von Neer erzielten wir 8 gute und befriedigende Resultate.

Instabile und unzureichende Primärversorgungen mit verbliebenen Fehlstellungen oder Gelenkinkongruenzen dürfen nicht toleriert werden. Es bestehen gute Möglichkeiten der Frühsekundärversorgung.

Die Hoffa-Fraktur – Unfallmechanik und Verletzungsmorphologie

R. Fenkl, F. Baumgaertel und L. Gotzen

Klinik für Unfallchirurgie, Klinikum der Philipps-Universität Marburg, Baldinger Straße, D-3550 Marburg

Die seltene isolierte tangentiale Fraktur des dorsalen Rollenanteiles eines Femurcondylus ist benannt nach Albert Hoffa (1859–1907), der sie 1904 in seinem „Lehrbuch der Frakturen und Luxationen für Ärzte und Studierende" beschrieben hat. Erstbeschreiber ist jedoch F. Busch im Jahre 1869 in einer Fallbeschreibung seltener Frakturen, weshalb diese Fraktur korrekterweise Buschsche Fraktur heißen sollte. In der Literatur sind nur vereinzelte Abhandlungen über besagten Frakturtyp zu finden. In der AO-Klassifikation trägt er die Bezeichnung Typ B 3 der distalen Femurfrakturen.

Die Unfallchirurgische Klinik der Universität Marburg behandelte zwischen 1985 und 1988 9 Patienten mit Hoffa-Frakturen. Das Alter der Patienten reichte von 16 bis 57 Jahre. In allen Fällen war nur ein Condylus gebrochen. Es zeigte sich dabei ein variabler Verlauf der Frakturlinie. Sie kann in der Frontalebene mehr ventral oder dorsal liegen bzw. in sagittaler Richtung auslaufen.

Dislocierte Hoffa-Frakturen waren in 2 Fällen aufgetreten und immer mit Kreuzbandverletzungen kombiniert, wobei die Dislokation nach dorsal-cranial erfolgte, nicht nach medial oder lateral. Nicht dislocierte Frakturen waren nur in 4 Fällen auf den Standard-Röntgenaufnahmen sichtbar, 3 Frakturen konnten mit den standardmäßigen Röntgenverfahren nicht dargestellt werden.

Die Kreuzbänder waren bei den nicht dislocierten Frakturen intakt. Der proximale Ansatz des unverletzten Kreuzbandes verhindert nach unseren Untersuchungen zusammen mit der dorsalen Kapselschale die Dislokation des Condylenfragmentes. Die Collateralbänder sind bei Hoffa-Frakturen intakt und das Kniegelenk seitlich bandstabil, wie Lorenz Böhler schon in den 30er Jahren betonte. Der gleichseitige Meniscus unter dem abgebrochenen Rollenfragment war bei 1/3 unserer Patienten verletzt. Hämarthros mit Fettaugen fanden wir in jedem Fall.

Die Hoffa-Fraktur betrifft die hintere Femurrolle, also einen konsolenartig nach dorsal aus dem Femurmassiv herausragenden Teil des Condylus, der nach cranial und zur dorsal-

Hefte zur Unfallheilkunde, Heft 212
Redigiert von J. Probst

seitig sehr tiefen Fossa intercondylaris hin keine stabile Abstützung erhält. Es ergibt sich hier also ein Bereich geringerer Festigkeit. Anamnestisch und experimentell am Leichenknie konnte festgestellt werden, daß es sich wahrscheinlich nicht um eine Abscherverletzung von distal nach proximal handelt, sondern um ein varisierendes bzw. valgisierendes Trauma mit axialer Komponente. Der Femurcondylus wird in Beugestellung des Kniegelenkes mit seinem nicht abgestützten, dorsalen Anteil gegen die spitze Eminentia intercondylaris gepreßt. Diese bietet zunächst ein Widerlager. Erst bei weiterer Krafteinwirkung bohrt sie sich wie ein Keil in die Oberschenkelrolle und löst damit die Frakturentstehung aus. Die hierzu notwendigen Kräfte sind erheblich. In 2/3 unseres Patientengutes lag ein Polytrauma vor. Sicher ist nicht zuletzt dadurch die Seltenheit dieses Frakturtyps zu erklären.

Spätergebnisse zur Häufigkeit der posttraumatischen Arthrose nach Tibiakopffrakturen

W. Knarse, F. Arman und R. Rahmanzadeh

Abteilung für Unfall- und Wiederherstellungschirurgie, Chirurgische Universitätsklinik am Klinikum Steglitz, Hindenburgdamm 30, D-1000 Berlin 45

In der Zeit von 1.1.1978 bis 31.12.1986 wurden 138 Tibiakopffrakturen in unserer Klinik behandelt. Wir stellen die Ergebnisse einer Nachuntersuchung von 60 operierten Patienten vor. Die operative Versorgung der Tibiakopffrakturen lag durchschnittlich 6 Jahre zurück. Als Unfallursache überwogen die Verkehrsunfälle und häuslichen Unfälle. 71,6% der Tibiakopffrakturen traten isoliert auf, 28,4% bei Mehrfachverletzungen. Die Klassifikation der Frakturtypen erfolgte nach Empfehlung der AO mit 41% Impressionsfrakturen, 20% Depressionsfrakturen, 17% Depressions-Impressionsfrakturen und 22% Y-T- bzw. Trümmerfrakturen beider Condylen. Fast alle Frakturen wurden mit L- oder T-Platten, nur in wenigen Fällen mit alleiniger Schraubenosteosynthese versorgt. Bei 25% der Operierten wurde eine autologe und bei 38% eine homologe Spongiosatransplantation durchgeführt.

In einer Selbsteinschätzung über den Funktionszustand des verletzten Kniegelenkes gaben 9/10 der Patienten an, mit dem Operationsergebnis zufrieden zu sein, obwohl 3/10 über mittelstarke bis starke Schmerzen bei Belastung und 1/6 über eine deutliche Verschlechterung der Belastbarkeit des operierten Knies im Vergleich zur Gegenseite klagten. Die objektiven Untersuchungen zeigten keine wesentliche Korrelation des Beugedefizites mit maximal 20° zum Ausmaß der Gelenkschädigung für die Frakturtypen I bis III, schlechter waren die Ergebnisse für den Frakturtyp IV. Das Streckdefizit ist schon bei kleineren Einschränkungen von größerer Bedeutung für die Funktion. Hier sahen wir gute Ergebnisse mit ca. 75% ohne Streckdefizit und nur tendenziell eine Zunahme mit einer Streckbehinderung von 10° und mehr bei Frakturtypen III und IV. In Anlehnung an die radiologischen Beurteilungskriterien für die Osteoarthrose durch Ahlbäck wurde der posttraumatische Arthro-

Hefte zur Unfallheilkunde, Heft 212
Redigiert von J. Probst

segrad in 4 Schweregrade unterteilt. Stadium 0 = keine Arthrose, Stadium I = beginnende Arthrose (Gelenkverschmälerung um mehr als die Hälfte), Stadium II = mäßige Arthrose (I + Sklerose, kleine Osteophyten), Stadium III = schwere Arthrose (II + große Osteophyten mit Verschleiß und /oder Subluxation). Die radiologische Befundung erfolgte unabhängig. Diese differenzierte Arthrosegradeinteilung zeigte bei 80% der Patienten eine Arthrose, der mit dem Frakturtyp und damit der Schwere der Verletzung korrelierte. Schon Mitteilungen aus früheren Nachuntersuchungen über die operative und auch die konservative Therapie der Tibiakopffrakturen weisen auf eine Diskrepanz zwischen der subjektiven Einschätzung, dem objektiven funktionellen Ergebnis und dem radiologischen Befund hin.

Komplikationen nach operativer Versorgung von Tibiakopffrakturen

G. Ittner[1] und R. Jaskulka[2]

[1] UKH Meidling, Kundratstraße 37, A-1120 Wien
[2] II. Universitätsklinik für Unfallchirurgie, Spitalgasse 23, A-1090 Wien

Einleitung

Bei Tibiakopffrakturen schalten Einbrüche der tragenden Strukturen die Gebrauchsfähigkeit aus und geben somit die Indikation zur offenen Reposition, zur Unterfütterung mit Spongiosa und zu einer entsprechenden Osteosynthese [1, 5].

Eine Analyse des Krankengutes der o.g. Kliniken soll Ursachen für Fehlschläge nach operativer Behandlung von Tibiakopffrakturen hervorheben.

Patientengut und Therapie

In den Jahren 1976–1986 kamen 80 Patienten mit 81 Frakturen des Tibiaplateaus zur Operation. Es waren 53 Frauen und 27 Männer mit einem Durchschnittsalter von 52 Jahren (18–79 a). Der Unfallhergang war hauptsächlich ein Verkehrsunfall – vornehmlich Pkw gegen Passanten – oder ein Sturz im Niveau.

Die Frakturen wurden in Spalt-/Depressions- (11,5%), in Spalt-/Impressions- (70,8%) und in kombinierte und Trümmerfrakturen (17,7%) unterteilt. Bei ersteren beiden Gruppen war das laterale Tibiaplateau in 5/6 der Fälle betroffen.

Die Operation erfolgte 0–30 Tage nach dem Unfall – im Mittel 5,6 Tage; bei nichtprimärer Versorgung wurden lokal abschwellende Maßnahmen und/oder Ruhigstellung im Gipsverband durchgeführt; alle Patienten wurden hypocoaguliert.

Die Operationsmethoden waren – nach atologer Spongiosaplastik bei 70,4% der Fälle – in 40,7% die Schraubenosteosynthese, in 50,6% die Plattenosteosynthese und in 8,7% die Hebung der Impression und Unterfütterung mit autologer Spongiosa, wobei letzteres überwiegend am alten Patienten vorgenommen wurde.

Hefte zur Unfallheilkunde, Heft 212
Redigiert von J. Probst

Intraoperativ verifizierte Kniebinnenschäden waren in 27,2% Meniscusläsionen, in 3,7% Rupturen des vorderen Kreuzbandes und in 5,0% Rupturen des medialen Seitenbandes. Der laterale Meniscus war überwiegend (19:3) betroffen. Bei 19 Fällen wurde der Meniscus entfernt und bei 3 Fällen genäht. Die ligamentären Läsionen fanden entsprechende Behandlung.

Eine postoperative Gipsruhigstellung war bei 79,0% wegen begleitender Bandverletzungen oder fraglicher Übungsstabilität der Osteosynthese nötig.

Das postoperative Röntgen ergab in 53,2% ein ideales stufenloses, in 41,9% ein akzeptables und in 5,0% ein schlechtes Repositionsergebnis.

NU-Ergebnisse

Subjektiv als sehr gut oder befriedigend beurteilten 88,9% der Patienten das erreichte Ergebnis; 11,1% der Patienten waren mit dem Ergebnis nicht zufrieden. Das objektive Gesamturteil war sehr gut und befriedigend in 88,9% der Fälle und schlecht in 11,1% – wobei eine deutliche Diskrepanz zwischen Arthrose, Instabilität und entsprechenden Beschwerden vorlag [2, 3].

Keine Arthrose zeigten 38,8% der Fälle. Eine leicht/mittelgradige Arthrose wurde in 52,9% und eine starke in 8,3% der Fälle gefunden. Ligamentäre Instabilitäten von Seiten der Kreuzbänder boten 12,3% der Fälle, von denen 2 Patienten Beschwerden hatten.

Komplikationen

Diese werden in a) Früh- und b) Spätkomplikationen unterteilt:

a) Hierunter wurden die Patienten mit schlechten Repositionsergebnissen postop. (4 Fälle), mit Thrombosen (7 Fälle) und mit Infekten (6 Fälle) eingereiht.

b) Unter Spätkomplikationen fanden wir den Patienten störende lig. Instabilitäten (2 Fälle) und schlechte radiologische Ergebnisse (4 Fälle) infolge unzureichender Osteosyntheseform; diese kündigten sich bereits nach Aufnahme der Vollbelastung (10–12 Wochen postop.) im Rahmen der Nachbehandlung an.

Diskussion und Zusammenfassung

Die Tibiakopffraktur stellt eine Herausforderung an den Chirurgen dar und kann eine Verletzung mit relativ hoher Komplikationsrate sein [2, 4]. Postoperativ röntgenologisch schlechte Ergebnisse sind auf weniger geübte Chirurgen zurückzuführen – bemerkenswert ist auch die Diskrepanz von intraoperativ gesehenen Kreuzbandläsionen und in der Nachuntersuchung festgestellten Instabilitäten: 3,7% zu 12,3%. 8,6% bzw. 7,4% der Fälle hatten Thrombosen bzw. Infekte zur Folge; entgegen anderen Autoren [4] waren diese Komplikationen bei sekundär operierten Patienten statistisch signifikant erhöht ($p < 0,05$).

Unseren Erfahrungen zufolge sollten Tibiakopffrakturen zumindest im Beisein eines geübten Chirurgen primär operiert werden.

Literatur

1. Duparc J et al. (1960) Rev Chir Orthop 46 : 499
2. Tscherne H et al. (1984) Unfallheilkunde 87 : 277–289
3. Waddell JP et al. (1981) J Trauma 21 : 376–381
4. Wagner HE et al. (1986) Unfallchirurg 89 : 304–312
5. Weller S (1987) Akt Traumatol 17 : 229–236

Operative Therapie der Kniegelenkskontrakturen nach Femurfrakturen

F. Vrevc

Univerzitetna Ortopedska Klinika, Zaloška c. 9., YU-61000 Ljubljana

In der Zeit von 1974–1988 haben wir bei 24 Patienten als Begleitkomplikationen nach Kniegelenks- und kniegelenksnahen Frakturen wegen einer Kniekontraktur operativ interveniert. Es handelte sich um 20 Männer und 4 Frauen. Das Durchschnittsalter der Patienten betrug 32 Jahre. Die Frakturen waren nach der Lokalisation: Femur Diaphyse 13, Femur distal 3, Tibia proximal 3, Patella 1, Ligamente 2, mehrere Knochen 2. Die Hälfte der Frakturen (12) waren infiziert. Therapeutisch haben wir bei 13 Patienten (54,17%) die Quadricepsplastik mit oder ohne Arthrolyse nach Thompson durchgeführt. Bei 1 Patient (4,16%) haben wir den Op.-Eingriff nach Wilson mit Verlängerung der Beugesehnen und dorsaler Capsulotomie durchgeführt. Bei den restlichen 10 Patienten (41,67%) konnten wir die Beweglichkeit mit reiner Kniearthrolyse verbessern. Der Bewegungsumfangsgewinn beträgt im Durchschnitt 53 Grad. Maximaler Gewinn an Beweglichkeit war 100 Grad, minimaler 10 Grad. Von den Komplikationen haben wir eine Rectussehnenruptur, eine größere Hautnekrose und ein Hämatom, insgesamt 8%. Bei 3 Patienten blieb nach der Quadricepssehnenplastik ein aktiver Streckausfall. Mit den beschriebenen Methoden konnten wir in den meisten Fällen die Beweglichkeit wesentlich verbessern, jedoch könnte man mit einer sofortigen und richtig durchgeführten Physiotherapie diese Komplikationen vermeiden.

Hefte zur Unfallheilkunde, Heft 212
Redigiert von J. Probst

Neue Gesichtspunkte zur Begutachtung der Spätfolgen von kniegelenksnahen Frakturen

G. Hofmann und J. Probst

Berufsgenossenschaftliche Unfallklinik Murnau, Professor-Küntscher-Straße 8, D-8110 Murnau

Die Möglichkeit der Behandlung von Spätfolgen kniegelenksnaher Frakturen, u.a. Weichteilverklebungen, Knorpel-, Band,- Meniscusschäden, Panarthrose, sind in den letzten 10 Jahren umfangreicher und präziser geworden. Die Begutachtung dieser Folgen blieb dahinter aber zurück. Ebenso wie die Diagnostik nicht mehr allein mittels klinischer Untersuchungen erfolgt, können letztere allein ebenfalls dem gutachtlichen Anspruch nicht mehr genügen. Die klinischen Untersuchungen, meist ergänzt durch Röntgennativaufnahmen, bleiben aber die Basis. Weiterführend ergeben sich für anspruchsvollere Fragestellungen spezifische Möglichkeiten, die nicht wahllos und auch nicht gegenseitig sich vertretend einzusetzen sind. Inzwischen können den einzelnene Methoden u.a. folgende Schwerpunkte zugewiesen werden: Sonographie = Ergüsse und Weichteilschäden; Tomographie = Stufenbildungen; CT = Strukturdefekte, freie Gelenkkörper, Rotationsfehlstellungen (!); NMR = Knorpel-, Bänder-, Meniscus-, Kapselschäden; Arthroskopie = visuelle klinische Beurteilung, Entzündungsprozesse. Eine solchermaßen differenzierte Begutachtung gewinnt an Objektivität und ist auch für sekundäre Behandlungsentscheidungen wesentlich.

Diskussion: Sekundärprobleme

Von allen Rednern wurde die Vortragszeit exakt eingehalten. Die sehr breite Thematik der Sekundärprobleme konnte jedoch in der knappen Diskussionszeit nur für einige Vorträge andiskutiert werden:

Der Zeitpunkt einer Korrektur-Osteotomie nach fehlverheilter Fraktur sollte beim Erwachsenen früh gewählt werden. Zur genauen Ausmessung von Rotationsfehlstellungen, insbesondere an der unteren Extremität, hat sich das Computertomogramm gut bewährt, es sind jeweils nur zwei Schichten notwendig.

Eine arthroskopische Lösung von Verwachsungen im Kniegelenk ist unter bestimmten Voraussetzungen möglich. Dabei ist besonders auf eine sorgfältige intraarticuläre Blutstillung zu achten. Die von Herrn Meeder dargestellte postoperative Spül-Saug-Drainage zur Verhinderung von Verklebungen ist in ihrer klinischen Anwendung noch nicht ausreichend belegt.

Bei einer unzureichenden Erstbehandlung kniegelenksnaher Femurfrakturen wird allgemein bestätigt, daß die frühsekundäre operative Versorgung notwendig ist. Es wird bemängelt, daß diese Patienten zu spät in kompetente Kliniken verlegt werden.

Hoffa-Frakturen werden häufig übersehen. Die genaue Anamnese sowie eine sorgfältige Sichtung der Röntgenbilder sind zur Diagnose unerläßlich.

Hefte zur Unfallheilkunde, Heft 212
Redigiert von J. Probst

In der Diskussion um die Komplikationen nach operativer Versorgung von Tibiakopffrakturen wird herausgearbeitet, daß eine gedeckte Reposition und Verspickung wohl nur in der Hand weniger sehr gute Ergebnisse bringen kann. Die offene Reposition und Stabilisierung mit Osteosynthese ist für die frühfunktionelle Behandlung die Methode der Wahl.

Für die septischen Komplikationen nach kniegelenksnahen Frakturen wird eine spezialisierte Behandlung gefordert, nur so sind Dauerschäden einigermaßen eingrenzbar.

III. Indikationsstellung bei Sportverletzungen

Oberes Sprunggelenk

Vorsitz: G. Hierholzer, Duisburg; H. Zwipp, Hannover

Die Indikation zur operativen Versorgung sportbedingter Rupturen des lateralen Bandhalteapparates am oberen Sprunggelenk

B. Rosemeyer und W. Pförringer

Staatliche Orthopädische Klinik München, Harlachinger Straße 51, D-8000 München 90

Für die Entscheidung, ob eine fibulare Kapselbandverletzung konservativ oder operativ behandelt werden soll, ist neben der genauen Anamnese die klinische Untersuchung von großer Wichtigkeit. Häufig können die Patienten angeben, daß sie in irgendeiner Phase des Sturzes einen Riß am oberen Sprunggelenk gespürt haben.

Die klinische Untersuchung fängt mit der Feststellung der individuellen Bindegewebsstabilität an und geht von der Funktionsprüfung des unverletzten Gelenkes zur verletzten Seite über. Die hierbei gewonnenen Erkenntnisse sind für die Festlegung der Therapie von größter Wichtigkeit.

Grundsätzlich wird bei uns eine Distorsion im oberen Sprunggelenk, ebenso wie die isolierte Verletzung des Ligamentum talofibulare anterius konservativ behandelt. Besteht der Verdacht auf eine Verletzung von 2 oder gar 3 Bändern, besonders nach einer Subluxation oder Luxation, gehen wir eher operativ vor, ebenso bei knöchernen Bandausrissen oder instabilen epiphysären Begleitverletzungen bei Jugendlichen.

Neben dem Ausmaß der Verletzung (bei stabilem Gelenk der Gegenseite) sind einige Faktoren Anlaß, dem Verletzten eher eine operative Behandlung zu empfehlen. So jugend liches Alter, besondere Belastung (Sportstudenten, Leistungssportler), dann ein ligamentär vorgeschädigtes Gelenk nach erneutem massiven Trauma (hier kann die frisch verletzte Narbenplatte stabilisiert werden) und schließlich der Wunsch des Patienten nach eingehender Aufklärung durch den behandelnden Arzt.

Gehaltene Röntgenaufnahmen sind leider häufig falsch negativ, da der Patient bei der Untersuchung gegenspannt und ein intaktes Gelenk vorgetäuscht wird, auch wenn in Wirklichkeit eine schwere Verletzung vorliegt. Computertomogramm, Kernspintomogramm, Ultraschall und andere Untersuchungstechniken sollten nur unter genauer Berücksichtigung des klinischen Befundes bewertet werden.

Bei einer Verletzung des Ligamentum calcaneo-fibulare an seinem Ansatz kann dieses über die Peronealsehnenscheide umgeschlagen und in den Subcutanbereich verlagert werden. Ähnlich wie beim Riß des ulnaren Daumenseitenbandes mit seiner Verlagerung unter die Adductoraponeurose, kann es in solchen Fällen, wie gelegentlich auch bei

Hefte zur Unfallheilkunde, Heft 212
Redigiert von J. Probst

verlagerten chondralen oder osteochondralen Bandausrissen oder instabilen Epiphyseolysen bei Kindern und Jugendlichen nur zu einer Defektheilung kommen.

Auf chondrale oder osteochondnrale Verletzungen des Talus muß geachtet werden. Bei exremer Talusverkippung kommt es häufig an der lateralen, oder an der medialen Taluskante zu Abscherverletzungen. Sie sind lateral häufiger als medial traumatisch bedingt. Diese Verletzungen sollten eine Indikation zur primären Gelenksrevision sein. Werden sie übersehen, so können später leicht Funktionsstörungen auftreten und es ist dann nicht mehr abzuklären, ob sie als Unfallfolge anzusehen sind oder als Folge einer Osteochondrosis dissecans.

Eine Peronealsehnenluxation kann gelegentlich mit einer fibularen Bandverletzung kombiniert sein. Hier sollte mit der Rekonstruktion des Kapselbandapparates eine Naht des Retinaculums verbunden werden, um nicht die Basis für eine rezidivierende Peronealsehnenluxation zu legen.

Schwere Zerreißungen des lateralen Kapselbandapparates am oberen Sprunggelenk sind beim Sportler häufig. Nachdem diese Verletzungen früher beim Fehlen von Frakturen einfach als „Distorsion" abgetan und undifferenziert behandelt wurden, betreiben wir heute eine genaue Diagnostik, um Lokalisaltion und Ausmaß der Schädigung festzustellen. Es ist bei schweren Verletzungen nur logisch, eine operative Adaptation der gerissenen Bandstrukturen zu empfehlen. Wir kennen alle Leistungssprotler, die über Jahrzehnte kleinere und größere Verletzungen im oberen Sprunggelenk negiert haben und die früh durch eine hochgradige Sekundärarthrose behindert wurden. Diese hätte häufig durch eine sofortige operative Stabilisierung von gerissenen Bändern verhindert werden können.

Die von Wirth et al. auch an unserem Krankengut durchgeführten Nachuntersuchungen unterstützen unsere Meinung. Es hat sich dabei gezeigt, daß die operative Bandrekonstruktion der konservativen Behandlung funktionell überlegen war.

Wir sind der Meinung, daß die Indikationsstellung zur operativen Behandlung von fibularen Bandverletzungen auch bei Sportlern nicht zu großzügig gestellt werden sollte. Schwere Verletzungen stellten jedoch eine Indikation zur operativen Behandlung dar. Eine differenzierte Diagnostik muß eine differenzierte Therapie zur Folge haben. Diese kann in der Rehabilitationsphase innerhalb gewisser Grenzen variiert werden, um die Bandstrukturen möglichst schnell wieder funktionell zu belasten. Der Sportler hat damit die Möglichkeit, ohne große Unterbrechung sein Training wieder aufzunehmen. Nach schweren Verletzungen wird er im allgemeinen doch eher nach der operativen Behandlung ein stabiles und voll belastbares oberes Sprunggelenk wiedererlangen.

Sportbedingte osteochondrale Ausrisse des fibulotalaren Bandapparates bei Kindern

F. Gossé, C. Melzer und C.J. Wirth

Orthopädische Klinik, Medizinische Hochschule Hannover, Annastift (Direktor: Prof. Dr. C.J. Wirth), Heimchenstraße 1–7, D-3000 Hannover 61

Bis etwa zum 12. Lebensjahr ist die laterale distale Fibula von einer dünnen Knorpelschicht überzogen, die im Verlauf des Wachstums verknöchert (Skuginna et al. 1983). Im Alter bis zu 12 Jahren kommt es deshalb bei über 80% der Außenbandrupturen am oberen Sprunggelenk zu einem chondralen oder osteochondralen Ausriß der Bänder an der distalen Fibula oder am lateralen Talus. In der Zeit von Oktober 1980 bis März 1989 wurden in der Orthopädischen Klinik der Medizinischen Hochschule Hannover 25 Kinder zwischen 5 und 12 Jahren wegen einer Außenbandruptur nach Sportunfällen operiert. Darunter waren 13 frische Verletzungen, 6mal lagen veraltete Bandabrisse mit Instabilitätsbeschwerden und 6mal second-stage-Verletzungen vor.

Folgende Sportarten waren wettkampfmäßig ausgeübt worden:

Turnen	6	Fechten	3	Leichtathletik	4
Fußball	5	Judo	2	Tennis	2
Handball	1	Volleyball	1	Basketball	1

Der intraoperative Befund ergab bei 3 Patienten eine isolierte Läsion des FTA, 19mal lag eine Kombination aus FTA und FC vor, weitere 3 Patienten hatten eine Verletzung aller 3 Bänder.

Nur bei 4 Patienten lag eine intraligamentäre Verletzung vor, bei 20 (80%) war der Bandausriß an der Fibula lokalisiert, 1 Patient hatte einen distalen Ausriß am Talus.

Die Nachbehandlung erfolgte durch Ruhigstellung in einem Unterschenkelspaltgips für eine Woche und einem Unterschenkelgehgips für weitere 5 Wochen.

Ergebnisse

24 der 25 Patienten konnten im Mittel 2,7 Jahre nach der Operation nachuntersucht werden.

20 der 24 Kinder waren auch unter Sportbelastungen beschwerdefrei. 2 Patienten, beide nach veralteten knorpeligen Ausrissen des fibularen Bandapparates, gaben unter längeren Beanspruchungen noch leichte Unsicherheitsgefühle sowie gelegentliche Schwellneigung an. Weitere 2 Kinder waren sportlich nicht mehr aktiv.

Zusammenfassend läßt sich folgendes sagen:

1. Die Knorpelbeschichtung an der lateralen Fibulaspitze und am lateralen Talus bis zum 12. Lebensjahr ist Grund für die häufigen osteochondralen Ausrisse der fibulotalaren Bänder (80% bei unter 12jährigen).
2. Nicht anatomisch verheilte knöcherne Ausrisse können zu Instabilitätsbeschwerden am oberen Sprunggelenk führen.
3. Dislocierte osteochondrale Ausrisse des fibularen Kapselbandapparats am OSG bei Kindern sollten operativ versorgt werden.

Hefte zur Unfallheilkunde, Heft 212
Redigiert von J. Probst

4. Die Ergebnisse sind auch in Bezug auf Sportfähigkeit nach operativer Rekonstruktion sehr gut, 80% der Patienten waren unter Belastungen im Wettkampfsport beschwerdefrei.

Die Bandplastik nach Watson-Jones für die laterale Instabilität am OSG beim Sportler

K. Weise, E. Lang und N. Karnatz

Berufsgenossenschaftliche Unfallklinik Tübingen (Ärztl. Direktor: Prof. Dr. med. Dr. h.c. S. Weller), Schnarrenbergstraße 95, D-7400 Tübingen

Die chronische Instabilität des lateralen Bandapparates am OSG mit rezidivierender Umknickung beeinträchtigt nachhaltig die Ausübung von Lauf- und Sprungsportarten. Durch eine modifizierte Ersatzplastik nach Watson-Jones unter Verwendung der halbierten, distal gestielten Peronaeus-brevis-Sehne gelingt es, zuverlässig Stabilität zu verleihen und die Ausübung der angestammten Sportart wieder zu ermöglichen.

Von 1978 bis 1987 wurden in der BGU Tübingen 494 Operationen nach dieser Methode ausgeführt. Von 163 Patienten aus den Jahren 1982–1984 waren 73 aktive Sportler, die in 70% vorwiegend Ballsportarten ausübten. In 37 Fällen handelte es sich um eine chronische Außenbandinsuffizienz, 36mal hatte ein frisches Umknickrauma bei Vorschaden stattgefunden. Der präoperative Taluskippwinkel betrug im Mittel 15°.

47 Sportler konnten nach durchschnittlich 5 9/12 Jahren nachuntersucht werden; 31 Patienten klinisch-radiologisch, 16 Patienten wurden mittels Fragebogen erfaßt. Beide Kollektive wurden getrennt ausgewertet. Subjektiv ergaben sich in 90% gute und sehr gute Ergebnisse, das klinisch-radiologische Geamturteil ließ in 77% gute und sehr gute Langzeitresultate erkennen. Taluskippwinkel bzw. -vorschub zeigten bei der Nachkontrolle in fast allen Fällen stabile Verhältnisse, die Beweglichkeit des OSG und USG war nur bei wenigen Patienten geringgradig limitiert. 87% des untersuchten Kollektives hatte in vollem Umfang Sportfähigkeit wieder erreicht.

Hefte zur Unfallheilkunde, Heft 212
Redigiert von J. Probst

5-Jahresergebnis nach wiederherstellender Bandchirurgie des fibularen Bandapparates am oberen Sprunggelenk bei Sportlern

H. Thermann, H. Zwipp und H. Tscherne

Unfallchirurgische Klinik, Medizinische Hochschule Hannover, Konstanty-Gutschow-Straße 8, D-3000 Hannover 61

Das eigene operative Vorgehen der letzten 8 Jahre wurde so festgelegt, daß nach Möglichkeit fehlverheilte oder biomechanisch insuffiziente Bänder anatomisch direkt rekonstruiert werden. Mit zunehmender Erfahrung dieser subtilen Op-Technik ist dies mittlerweile in 95% der Fälle möglich, wodurch eine Tenodese nur noch in 5% der Fälle notwendig wird.

Patientengut

Von 1972 bis 1984 wurden insgesamt 234 wiederherstellende Eingriffe beim Sportler am OSG durchgeführt, wobei 179 Patienten nachuntersucht werden konnten: a) Modifizierte Evansplastik (n = 87), b) Periostlappenplastik (n = 19), c) direkte Bandrekonstruktion (n = 73).

Ergebnisse

Die klinische Untersuchung der Bewegungsumfänge gab für die Evansplastik bei 38% ein Supinationsdefizit von im Mittel 7,5°, bei der Periostlappenplastik (PLP) bei 10% (2/19), während bei der Rekonstruktion kein Bewegungsdefizit in Supination bestand. Bei den Röntgenstressaufnahmen konnte für die Mittelwerte der Taluskippung bei der Rekonstruktion eine Reduktion von 9,5° auf 4,6°, bei der PLP von 9,7° auf 4,5° und bei der modifizierten Evansplastik von 12,8° auf 3,3° ermittelt werden. Der Talusvorschub konnte durch die Rekonstruktion von präoperativ 7,3 mm auf 4,6 mm, bei der PLP von 7,7 mm auf 4,6 mm und bei der modifizierten Evansplastik von 8,5 mm auf auf 4,5 mm reduziert werden. In allen drei Gruppen bestand präoperativ keine oder nur eine bedingte (Bandage, Tape, etc.) Sportfähigkeit, während bei der Nachuntersuchung bei der Rekonstruktion (n = 73) nur zwei Patienten nicht sportfähig und 18 bedingt, bei der PLP (n = 19) einer nicht sportfähig und drei bedingt und bei der Evansplastik (n = 87) zwölf nicht sportfähig (bei vorbestehender Arthrose Bargon II) und acht bedingt sportfähig waren. Die Zusammenfassung aller Untersuchungsergebnisse anhand eines 100-Punkte-Schemas ergab für alle drei Behandlunsgruppen gute und sehr gute Ergebnisse in 90%.

Schlußfolgerung

Es kann folgende Wahl des operativen Vorgehens empfohlen werden:

1. Direkte Bandrekonstruktion, wenn immer möglich und/oder
2. Periostlappenplastik, bei notwendigem Ersatz nur eines Bandes,
3. modifizierte Evansplastik bei notwendigem Ersatz zweier Bänder.

Hefte zur Unfallheilkunde, Heft 212
Redigiert von J. Probst

Diskussion: Oberes Sprunggelenk

Zur Arthroskopie des oberen Sprunggelenkes wird diskutiert, daß bei frischer Taluskantenfraktur im Rahmen einer frischen fibularen Bandruptur nur dann arthroskopiert werden sollte, wenn die Abscherfraktur medialseitig besteht (Zwipp/Tiling). Der AO-Distraktor erweitert das Gelenk erheblich, so daß zusätzliche dorsale arthroskopische Zugänge, die ohnehin schwierig sind, entfallen (Zwipp). Während Hierholzer die Mini-Arthrotomie vorzieht, bekräftigen Tiling und Zwipp die Vorteile der Arthroskopie, wie sie vom Kniegelenk bereits bekannt sind. Nur bei schweren Knorpelbefunden und medio-talarer Lokalisation haben Arthrotomie und Innenknöchelosteotomie nach wie vor ihre Bedeutung (Zwipp).

Zur Indikation des operativen Vorgehens bei frischer fibularer Bandruptur wird zusammenfassend festgestellt (Zwipp), daß nach größeren Statistiken die 3-Band-Läsion nur 3% aller Fälle ausmacht und die additive osteochondrale Taluskantenfraktur nur in etwa 5% aller Fälle zu beobachten ist. Nach Rosemeier ist beim Sportler die 1-Band-Läsion konservativ, die 2-Band-Läsion eher operativ zu behandeln, während die 3-Band-Läsion und/oder Zusatzverletzungen eine absolute Operationsindikation darstellen. Dagegen besteht nach prospektiv-randomisierten Studien (Tiling, Sommer, Zwipp) die Indikation zur Operation bei der Luxatio pedis cum talo/supinatoria, der additiven Knochen-Knorpel-Läsion oder dislocierten ossären Ausrissen, so daß allenfalls nur in etwa 10% aller Fälle auch beim Sportler eine Indikation zum primär operativen Vorgehen besteht. Eine Zunahme chronischer OSG-Instabilität seit Einführung der primär-funktionellen Behandlung, wie sie Hierholzer in der BG-Klinik Duisburg 1989 um den Faktor 8 beobachten konnte, ist im Krankengut der Medizinischen Hochschule Hannover (Zwipp) nicht zu beobachten, weswegen von Hierholzer Langzeitergebnisse von 5 Jahren nach primär funktioneller Behandlung gefordert werden.

Patella

Vorsitz: R. Rahmanzadeh, Berlin; W. Glinz, Zürich

Die Bedeutung des Patellastandes für die retropatellare Druckbelastung

G.O. Hofmann

Chirurgische Klinik und Poliklinik, Klinikum Großhadern der Ludwig-Maximilians-Universität, Marchioninistraße 15, D-8000 München 70

Klinische Bedeutung

Patienten mit Beschwerden im femoropatellaren Kompartment des Kniegelenkes machen einen nicht unbedeutenden Anteil des orthopädischen und unfallchirurgischen Krankengutes aus. Für dieses retropatellare Schmerzsyndrom schlagen wir je nach seiner Ätiologie und Pathogenese eine Einteilung in drei verschiedene Formen vor:

Hefte zur Unfallheilkunde, Heft 212
Redigiert von J. Probst

- Primäres retropatellares Schmerzsyndrom:
  als Folge einer rein funktionellen Beeinträchtigung des femoropatellaren Gleitlagers durch Lage- oder Formvarianten der Patella.
- Sekundäres retropatellares Schmerzsyndrom
  als Folge einer posttraumatisch gestörten Biomechanik im femoro-tibialen Gelenkanteil des Kniegelenkes.
- Tertiäres retropatellares Schmerzsyndrom:
  als Folge eines veränderten Patellagleitweges, z.B. nach distalen, metaphysären Femurfrakturen, nach Patellafrakturen oder nach Kniegelenksendoprothetik.

Auf Ätiologie, Pathogenese, Klinik und Therapie der Chondromalacia patellae soll hier nicht weiter eingegangen werden, um nicht den folgenden Beiträgen vorzugreifen. Im multifaktoriellen Zusammenspiel einer gestörten Funktion (Biomechanik, Physiologie, Biochemie) und einer veränderten Morphologie (Chondropathie, Chondromalacie, Femoropatellararthrose) der gelenktragenden Seite der Kniescheibe soll hier die Bedeutung des patellastandes, also die relative Positionierung der Patella zum femoropatellaren Gleitlager (FPG) des Oberschenkelknochens, in ihrer Auswirkung auf die Höhe der wirksamen Kräfte bzw. auf den wirksamen Druck im FPG untersucht werden.

Chondromalacische Veränderungen an der Patellarückfläche werden von vielen Arbeitsgruppen als morphologisches Korrelat einer gestörten Biomechanik gedeutet, wobei die Ansicht überwiegt, daß es sich dabei um ein „Hyperpressions-Syndrom", also um einen pathologisch erhöhten Gelenkdruck im FPG handelt [2,8,9,19,21,23,24,27,28,29]. Von einigen Autoren wird auch ein „Hypopressions-Mechanismus" als verantwortlich vermutet, weil ein verminderter Gelenkdruck die für die Knorpelernährung notwendig erachtete „Durchwalkung" nicht sichert [26,27,41].

Andererseits läßt sich anhand großer klinischer Studien ein Zusammenhang herstellen zwischen dem Vorhandensein einer Patella-Dystopie i.S.e. „Patella alta" und chondromalacischen Veränderungen an der Patellarückfläche [3,9,21,22,26].

Aus klinischen und experimentellen Studien wiederum ist der Zusammenhang zwischen einem relativen Patellahochstand und einer Erhöhung von Gelenkkraft bzw. -druck im FPG bekannt [19,21,22).

Diese Interdependenz („Magisches Dreieck der Chondromalacie", Abb. 1) begründet , daß es einerseits sehr früh schon Bestrebungen gab, die als ursächlich verantwortlich vermutete Patellahyperpression operativ zu beseitigen (Maquet-Bandi, Roux, Hauser, Elmslie, Blauth, Morscher, Goldthwait, Lateral Release usw.), andererseits das Ausmaß dieser patellahyperpression theoretisch oder experimentell zu quantifizieren bzw. den Benefit einer operativen Maßnahme im Hinblick auf eine erhoffte Druckreduktion zu demonstrieren.

Theoretische Abschätzung der Femoropatellargelenkskraft

Fürmaier [9] quantifizierte bereits 1953 anhand von theoretischen Überlegungen die Kraft im FPG auf Werte zwischen dem 7–18fachen Körpergewicht mit einem Maximum bei einem Beugewinkel von 45 Grad im Kniegelenk.

1972 veröffentlichten Reilly und Martens [30] eine teils theoretische, teils experimentelle Abhandlung über die Höhe der Kraft im FPG. Die Meßwerte wurden durch Ganganalysen an gesunden Probanden in Kombination mit stroboskopischen Untersuchungen gewonnen

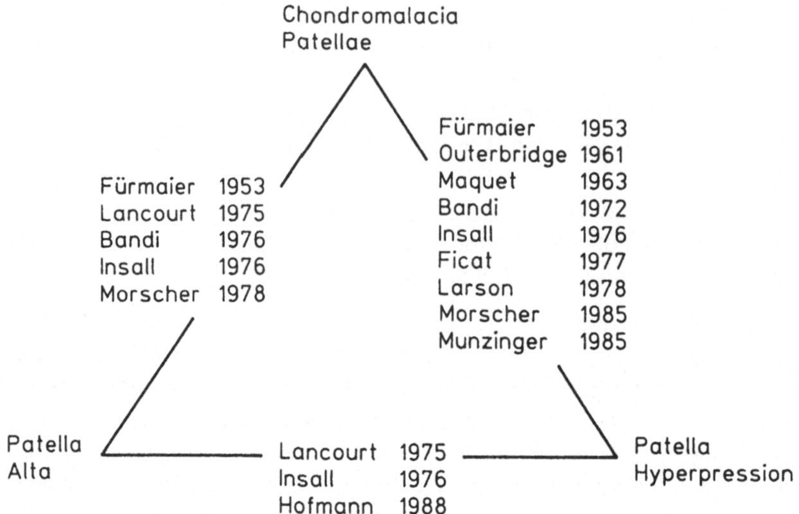

Abb. 1. Interdependenz zwischen Chondromalacia patellae, Patella alta und Patella-Hyperpression

und wurden für das FPG mit dem 0,5–7,6fachen Körpergewicht angegeben, je nach Phase im Gangcyclus.

Smidt [34] berechnete 1973 an gesunden Probanden indirekt die Kraft im FPG auf das 0,8–2,6fache des Körpergewichtes in einem statischen Berechnungsansatz ohne Berücksichtigung von dynamischen Komponenten. 1977 publizierten Matthews et al. [25] ebenfalls eine indirekte und statische Berechnung der FPG-Kraft mittels gemessener femoropatellarer Gelenkflächen und entsprechenden Literaturangaben für die Kräfte, welche in Zugrichtung des M. quadriceps und des Lig. patellae wirksam sind. Aus dem gleichen Jahr stammt eine Arbeit von Seedhom und Tsubuku [31], in welcher ebenfalls die Kraft im FPG über eine femoropatellare Flächenanalyse bei einer definierten Vorlast am M. quadriceps auf sehr einfache Weise berechnet wurde.

Die Vorteile dieser theoretischen Ansätze, welche sich der Ganganalyse, der Stroboskopie, der high-speed Video-Analyse oder auch der quantitativen Elektromyographie bedienen, liegen vor allem darin, daß diese Messungen an lebenden Probanden durchgeführt und damit aktive Muskelkomponenten und dynamische Bewegungsabläufe mitberücksichtigt werden können. Nachteilig wirkt sich hierbei aus, daß die Kraft bzw. der Druck im FPG nie direkt gemessen werden können und daß die zur Anwendung kommenden mathematischen Ansätze sich auf die Sagittalebene und damit auf zwei Dimensionen beschränken, wodurch die Einflüsse unterschiedlicher Q-Winkel unberücksichtigt bleiben müssen. Entsprechend groß ist auch die Schwankungsbreite der in der Literatur angegebenen Werte für Kraft bzw. Druck im FPG.

Direkte Druckmessung im Femoropatellargelenk

Goymann veröffentlichte 1974 erstmals [11, 12, 13] eine Farbabdruckmethode zur direkten, quantitativen Flächenbestimmung im FPG, über die indirekt eine Berechnung der

Gelenkkraft bzw. des -drucks möglich war. Von einem hydraulischen Verfahren zur direkten Druckmessung im FPG berichteten Schmidt-Ramsin und Plitz 1980 [32, 33]. Beide Methoden beschränkten sich auf statische Messungen bei jeweils definierten Kniegelenks-Beugewinkeln und unterlagen großen Schwankungen.

Ein Novum für die direkte Druckmessung in Gelenken in der experimentellen Biomechanik brachten die Druckmeßfolien (z.B. von FUJI). Dabei werden zwei dünne, beschichtete Folien zwischen die zu belastenden, artikulierenden Gelenkflächen gebracht. Je höher der spezifische Druck auf der belasteten Gelenkstelle ist, desto intensiver färbt sich die Folie. Die Geamtdicke der Folie beträgt nur 0,2 mm, 4 verschiedene Folientypen decken Druckbereiche von 0,5–70 MPa ab, eine qualitative Übersicht über die Druckverteilung ist direkt aufgrund der Farbintensitätsverteilung gegeben. Zusätzlich können die gefärbten Folien mittels der Densitometrie auch quantitativ ausgewertet werden. Nachteilig an diesem Verfahren ist wiederum, daß es auf statische Messungen bei definierten Beugewinkeln beschränkt bleiben muß, daß die Intensiät der Färbung eine starke Abhängigkeit von Einflüssen wie Temperatur, Luftfeuchtigkeit, Lagerzeit der Folie und Lastdauer aufweist. Hehne [14, 15] gelang es mit dieser Touchiermethode und digitaler Auswertung 1982 erstmals, eine exakte quantitative Druckerfassung über die geamte Artikulationsfläche im FPG vorzunehmen. Diese Methode eignet sich zusätzlich zur Erfassung von Kräften im 3D-Raum („Q-Winkel") und zeichnet sich aufgrund der extrem dünnen Folien durch ein artefaktfreies Messen aus. Ähnliche Experimente veröffentlichten Huberti und Hayes [20] 1984.

Henche et al. [16, 17, 18] beschrieben 1981 und später eine direkte intraoperative Methode zur Druckmessung im FPG am offenen Gelenk bei gleichzeitiger Bestimmung der Kontaktfläche. Dabei wurde ein Luftkissen mit 59 elektrischen Kontaktpunkten in den femoropatellaren Gelenkspalt eingebracht. Die Methode eignete sich in hervorragender Weise für eine „topographische Landkartenerstellung" verschiedener Druckzonen im FPG, nachteilig wirkte sich aus, daß aufgrund von Dichtigkeitsproblemen der Anordnung experimentell zu niedriger Druck gefahren wurde und damit keine klinisch relevanten Meßergebnisse gewonnen werden konnten. Auch hier erfolgt die Messung wieder statisch bei definierten Beugewinkeln im Kniegelenk. Außerdem schafft die Dicke des Luftkissens durch eine Vorverlagerung der Patella nach ventral ein nicht unerhebliches Artefakt.

Direkte Kraftmessung im Femoropatellargelenk

Ferguson et al. [7] stellten 1979 eine experimentelle Meßmethode für die Kraft im FPG am Leichenkniepräparat vor, bei welcher 6 Miniatur-Kraftaufnehmer in den retropatellaren Knochen versenkt wurden. Diese mechano-elektrischen Sensoren arbeiten auf der Basis von piezoresistiven Elastomeren, welche dem Knorpel in ihren visco-elastischen Eigenschaften entsprechen. Aufgrund ihrer geringen Abmessungen (Dicke 0,5 mm, Durchmesser 2 mm) führen sie nur zu einer unwesentlichen artifiziellen Veränderung des femoropatellaren Gleitlagers. Nachteilig wirkte sich aus, daß es sich auch hier nur um statische Messungen bei bestimmten Kniebeugewinkeln handelte.

Ahmed et al. [1] veröffentlichten 1983 einen experimentellen Ansatz für das Leichenknie, welcher eine Aufteilung des Quadricepszuges in 4 Komponenten ermöglichte. Die Messung der Kraft im FPG erfolgte ebenfalls direkt durch Sensoren.

Direkte, dynamische Kraftmessung im Femoropatellargelenk

Der hier vorgestellte experimentelle Ansatz wurde in Kooperation mit Hagena, Zimmermann und Stenzer am Labor für Biomechanik und Experimentelle Orthopädie der Staatlichen Orthopädischen Klinik in München erarbeitet. Dabei stellte der von uns verwendete Kniesimulator eine Modifikation des von Wirth und Plitz entwickelten Prototyps dar.

Nach Eröffnung eines Leichenkniegelenkes wird die Patella mit einer oscillierenden Säge in der Frontalebene in zwei ungleich große Anteile gespalten. Der im Bandapparat verbleibende, dickere Anteil der Patella wird auf eine definierte Weite und Tiefe aufgebohrt, damit ein Miniatur-Kraftaufnehmer in den Patellakörper versenkt werden kann. Das Gegenstück des Kraftaufnehmers wird auf die Rückseite des dünneren, Gelenk-tragenden Patellaanteiles aufgeklebt (Abb. 2). Durch diese Präparation wird die Patella in ihrer Dicke in sagittaler Richtung nicht verändert. Der Simulator ermöglicht eine Imitation der Zugkomponenten des Vastus medialis und lateralis und des Rectus femoris und durch einen Motorantrieb ein kontinuierliches Durchfahren des geamten Bewegungsumfanges eines normalen Kniegelenkes (Abb. 3). Die Ergebnisse unserer Messungen sollen im folgenden zusammengefaßt kurz wiedergegeben werden:

1. Zwischen der Kraft am M. quadriceps und der Kraft im FPG besteht zwischen 0 und 120 Grad Beugung im Knie eine strenge Linearität. Als Funktion des Kniebeugewinkels zeigt die femoro-patellare Kraft dagegen einen parabelförmigen Verlauf mit Öffnung der Parabel nach unten, wobei das Maximum dieser Kraft sich für jeden definierten Zug am M. quadricepts bei ca. 45–55 Grad Beugung findet.

2. Ein experimentell induzierter Patellahochstand verschiebt dieses Maximum der Parabel, je nach Ausmaß des Patellahochstandes in Beugebereiche von 75–80 Grad („Maximum-Shift"). Außerdem kommt es bei Patella-alta-Zuständen zu einer deutlichen Erhöhung des Absolutbetrages der Femoropatellarkraft bei gleichem Zug am Quadriceps vergli-

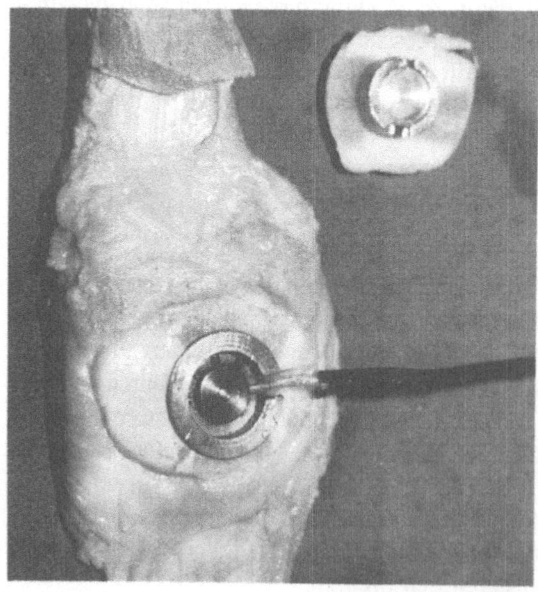

Abb. 2. In eine vorbereitete Patella implantierter Miniatur-Kraftmesser zur Bestimmung der Gelenkkraft im Femoropatellargelenk

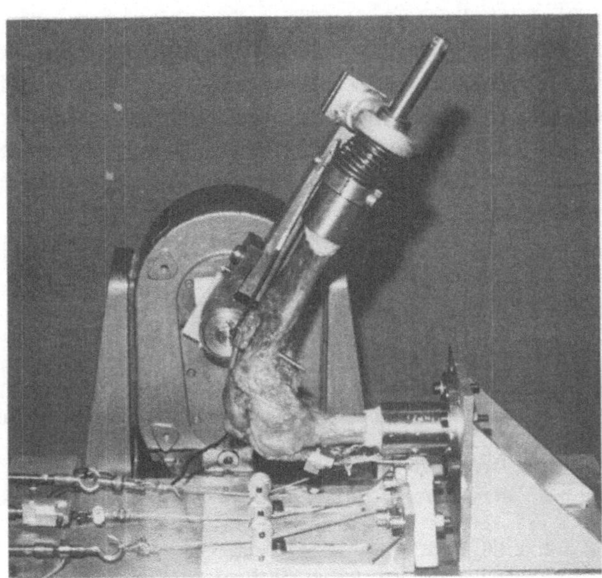

Abb. 3. Bewegungssimulator mit präpariertem Knie für dynamische Messungen mit 3 den Quadriceps simulierenden Kraftzügen

chen mit einem Patellanormalstand. Dies zeigt, daß eine Patella alta mit einer deutlichen Druckerhöhung im FPG verbunden ist.

3. Umgekehrt bewirkt eine Distalisierung der Tuberositas tibiae und damit ein relativer Patellatiefstand bzw. die Korrektur eines Patellahochstandes einen „Maximum-Shift" der Parabel zu niedrigeren Beugewinkeln. Wichtiger ist jedoch, daß es zu einer deutlichen Druckreduktion im FPG durch eine stufenweise Distalisierung der Tuberositas tibiae bei Patella-alta-Zuständen kommt.

4. Eine stufenweise Medialisierung der Tuberositas tibiae führt im Experiment ebenfalls zu einer meßbaren Reduktion von Kraft bzw. Druck im FPG bei ansonsten unveränderten Parametern.

5. Eine schrittweise Ventralisation der Tuberositas tibiae hingegen führt bei ansonsten unveränderten Parametern nicht zu einer reproduzierbaren Druckentlastung im FPG.

Schlußfolgerungen aus unsren Experimenten

Der beobachtete parabelförmige Verlauf der Kraft-Beugewinkel-Kennlinie eines Kniegelenkes wird auch von anderen Autoren bestätigt, ebenso wie das relative Maximum der Parabel bei etwa 45 Grad Beugung im Kniegelenk [9, 30].

Eine Distalisierung der Tuberositas tibiae führt bei Patella-alta-Zuständen zu einer deutlichen, quantitativ faßbaren Kraft- bzw. Druckreduktion im FPG. Diese Beobachtung konnte auch von Henche [18] experimentell bestätigt werden.

Eine Medialisierung der tuberositas tibiae weist eine mäßige Kraft- bzw. Druckreduktion im FPG auf. Morscher [26] empfiehlt eine kombinierte Distalisierung-Medialisierung der Tuberositas tibiae zur Therapie der Patellahyperpression, was durch unsere Experimente zumindest aus biomechanischer Sicht belegt wird.

Die Ventralisierung der Tuberositas tibiae bringt selbst für ausgeprägte Vorverlagerungen nur eine sehr geringe, nicht konstant reproduzierbare Reduktion von Kraft bzw. Druck im FPG. Ferguson et al. [7] fanden anders als wir eine kraft-/druckreduzierende Wirkung der Ventralisierung der Tuberositas tibiae bis zu 50% bei 45 Grad Beugung. Unsere Beobachtungen werden dagegen eher durch eine von Munzinger et al. [28] veröffentlichte Studie bestätigt, wonach sich diese operative Vorverlagerung der Tuberositas tibiae klinisch nicht bewährt hat.

Literatur

1. Ahmed AM, Burke DL, Yu A (1983) In-vitro measurement of static pressure distribution in synovial joints. Part II: Retropatellar surface. J Biomech Engin 105 : 226–236
2. Bandi W (1972) Chondromalacia patellae und femoropatellare Arthrose. Helvetica Chir Acta [Suppl] 11
3. Bandi W (1976) Vorverlagerung der Tuberositas tibiae bei Chondromalazia patellae und femoropatellarer Arthrose. Springer, Berlin Heidelberg New York (Hefte zur Unfallheilkunde, Heft 127 S 175–186)
4. Burke DL (1983) In-vitro measurement of static pressure distribution in synovial joints. Part 5: retropatellar surface. J Biomed Enging 105 : 226–236
5. Dahhan P, Delepine G, Larde D (1981) The femoropatellar joint. Anatomia Clinica 3 : 23–39
6. Dick W, Henche HR, Morscher E (1980) Die Rolle der medialen Hypopression für die Chondropathie. Entstehung und Langzeitergebnisse der Roux-Operation. Orthop Praxis 16 : 592–595
7. Ferguson AB, Brown TD, Fu FH, Rutkowski R (1979) Relief of patellofemoral contact stress byanterior displacement of the tibial tubercle. J Bone Oint Surg [Am] 61 : 159–166
8. Ficat P, Hungerford DS (1977) Disorders of the patello-femoral joint. William & Wilkins, Baltimore, pp 85–148
9. Fürmaier A (1953) Beitrag zur Ätiologie der Chondropathia patellae. Arch Orthop Unfallchir 46 : 178–196
10. Goodfellow J, Hungerford DS, Zindel M (1976) Patello-femoral joint mechanics and pathology. Part I. J bone Joint Surg [Br] 58 : 287–290
11. Goymann V, Haasters J, Heller W (1974) Neuere Untersuchungen zur Biomechanik der Patella. Z Orthop 112 ff: 623–625
12. Goymann V (1975) Umlenkung und Flächenpressung im femoro-patellaren Gelenk. Habilitationsschrift Orthop Klinik Essen
13. Goymann V (1980) Die Biomechanik des patellofemoralen Gleitwegs. Orthop Praxis 16 : 451–461
14. Hehne HJ (1982) Habilitationsschrift Universität Freiburg
15. Hehne HJ (1983) Das Patellofemoralgelenk: Funktionelle Anatomie – Biomechanik – Chondromalazie und operative Therapie. Enke, Stuttgart
16. Henche HR, Künzi HU, Morscher E (1981) The areas of contact pressure in the patello-femoral joint. International Orthopaedics (SICOT) 4 : 279–281
17. Henche HR (1983) Flächenpressung im femoropatellaren Gleitlager. Mathematische Berechnungen und intraoperative Messungen; eine biomechanische Studie. Habilitationsschrift Med Fakultät, Basel
18. Henche HR (1985) Flächenpressung im Femoropatellargelenk. Orthopäde 14 : 239–246
19. Hofmann GO, Zimmermann JS, Hagena FW (1988) Pathomechanics of the femoropatellar joint following trauma. I Mech E : 51–57
20. Huberti HH, Hayes WC (1984) Patellofemoral contact pressures. J Bone Joint Surg [Am] 66A : 715–724
21. Insnall J, Falva KA, Wise DW (1976) Chondromalacia patellae. J Bone Joint surg [Am] 58A : 1–8
22. Lancourt JE, Cristini JA (1975) Patella alta and patella infera. J Bone Joint Surg [Am] 57A : 1112–1115

23. Larson RL, Cabaud HE, Slocum DB, James SL, Keenan T, Hutchinson T (1978) The patellar compression syndrom. Clin Orthop 134 : 158–167
24. Maquet P (1963) Un traitement biomechanique de l'arthrose femoropatellaire. L' avancement du tendon rotulien. Rev Rhumat 30 : 779–783
25. Matthews LS, Soustegard DA, Henke JA (1977) Load bearing characteristics of the femoropatellar joint. Acta Orthop SCand 48 : 511–516
26. Morscher E (1978) Oseotomy of the patella in chondromalacia. Arch Orthop Traumat Surg 92 : 139–147
27. Morscher E (1985) Indikationen und Möglichkeiten der Patellakeilosteotomie. Orthopäde 14 : 261–265
28. Munzinger U, Dubs L, Buchmann R (1985) Das femoropatelläre Schmerzsyndrom. Orthopäde 14 : 247–260
29. Outerbridge RE (1961) The etiology of chondromalacia patellae. J Bone Joint Surg [B] 43 : 752–757
30. Reilly DT, Martens M (1972) Experimental analysis of the quadricpes muscle force and patellofemoral joint reaction force for various activities. Acta Orthop Scand 43 f: 126–137
31. Seedhom BB, Tsubuku M (1977) A technique for the study of contact between visco-elastic bodies with special reference to the patello-femoral joint. J Biomechanics 10 : 253–260
32. Schmidt-Ramsin E, Plitz W (1980) Die Beanspruchung des Femororpatellargelenkes. Stellungnahme zu neueren Meßergebnissen der lokalen femoropatellaren Flächenpressung. In: Jäger M. et al. (Hrsg) Osteosynthese, Endoprothetik und Biomechanik der Gelenke. Thieme, Stuttgart
33. Schmidt-Ramsin E, Plitz W, Gördes W, Jäger M (1980) Bestimmung des femoropatellaren Druckes und seine Veränderungen durch therapeutische Maßnahmen. Orthop Praxis 16 : 582–583
34. Smidt GL (1973) Biomechanical analysis of knee flexion and extension. J Biomechanics 6 : 79–92

Der retropatellare Knorpelschaden beim Sportler

H. Cotta, J. Graf und E. Neusel

Orthopädische Klinik und Poliklinik der Universität Heidelberg (Direktor: Prof. Dr. med. H. Cotta), Schlierbacher Landstraße 200, D-6900 Heidelberg

Als biomechanisch besonders stark beanspruchter Teil des Kniegelenkes erkrankt das Femoropatellargelenk vorwiegend aufgrund angeborener oder erworbener Gefügestörungen im Gleitweg der Kniescheibe. Funktionelle und morphologische Unregelmäßigkeiten können infolgedessen zur Auslösung einer Retropatellararthrose führen.

Beim Sportler ist das Kniegelenk das mit Abstand am häufigsten verletzte Gelenk, wobei Meniscusläsionen, Bandverletzungen und Schäden im Patellofemoralgelenk an der Tagesordnung sind.

Wie allgmein bekannt, ist das femoropatellare Gleitlager außergewöhnlich formenvielfältig. Die in der Klinik verwendete Einteilung der Kniescheibenkonfiguration nach Wiberg berücksichtigt sowohl die Größe als auch die Form der Patellarückfläche. Die pathogenetische Bedeutung der Patellaformen im Hinblick auf die Auslösung und/oder Förderung von Knorpelschäden – beispielsweise bei einem Anprelltrauma beim Sport – wird noch außeror-

Hefte zur Unfallheilkunde, Heft 212
Redigiert von J. Probst

dentlich kontrovers diskutiert. Ebenso ist die pathogenetische Bedeutung eines Patellahoch- oder Tiefstandes noch nicht sicher geklärt.

Dennoch ist es vorstellbar, daß eine „hochstehende Jägerhutpatella" beispielsweise bei einem Skiverdrehtrauma eher zur Luxation neigt.

Für die Abgrenzung einer normalen zu einer dysplastischen Trochlea gilt der Condylentiefenindex nach FICAT und BIZOU sowie der Condylengelenkflächenwinkel nach Brattström. Ferner kann das Malalignement des Kniestreckerzuges eine wesentliche Ursache eines retropatellaren Knorpelschadens sein. Es entsteht während des Wachstums sowie bei anlagebedingten und nach posttraumatischen Achsenabweichungen und ist für die Entstehung und Behandlung von Sportverletzungen von Bedeutung.

Sicherlich stellen diese bisher erwähnten sogenannten „endogenen" Faktoren nur die kleinere Gruppe möglicher Ursachen bei der Entstehung eines retropatellaren Knorpelschadens dar. Sie sollten jedoch bei sportlicher Höchstbelastung unter Berücksichtigung der Sportart beachtet werden.

Ätiopathogenetisch spielen exogene Faktoren, wie zum Beispiel Frakturen, Kontusionen oder Patellaluxationen auch beim Sportler die größere Rolle.

Die biomechanischen Analysen der Druckbelastungen des femoropatellaren Gleitlagers beruhen aus Mangel an geeigneten Meßmethoden in erster Linie auf theoretischen, vektoriellen und hebelmechanischen Betrachtungen. Die bisher vorliegenden Erkenntnisse über die Änderung des retropatellaren Druckes in Abhängigkeit von der Funktion sind außerordentlich kontrovers. Der Druckanstieg soll beispielsweise bis zu einer Tonne betragen. Vorstellbar wären solche Werte vor allem bei Gewichthebern und Skiabfahrtsläufern. Andere Autoren berichten über ein Gleichbleiben des retropatellaren Druckes bei Beugung bis 90 Grad. Auch Untersuchungen aus unserer Sportambulanz zeigen, daß Gewichtheber eher weniger Knorpelschäden zeigen, vielmehr über Sehnenansatzprobleme klagen. Sportartspezifische Messungen zu diesem Problem liegen jedoch noch nicht vor.

Bereits bei der Definition eines retropatellaren Knorpelschadens werden in der Literatur die Begriffe Chondropathie, Chondromalacie und Retropatellararthrose durcheinandergeworfen. Es ist bis heute nicht geklärt, ob der morphopathologische Schaden an der medialen oder an der lateralen Facette auftritt, ob für den Knorpelschaden ein zuviel oder ein zuwenig an Druck verantwortlich ist. Auch fehlen Morbiditätsstatistiken bei Sportlern. Erschwerend kommt hinzu, daß einige Autoren im randomisierten Sektionsmaterial etwa 90% Chondromalacien fanden.

Ohne jeden Beweis haben einige Autoren auf ein vermehrtes Vorkommen der Chondromalacie bei Fußballspielern, bei Skiabfahrtsläufern, Volley- und Basketballspielern, Bodenturnern, Ringern und Judokas hingewiesen. Es steht fest, daß sich der „retropatellare Knorpelschaden beim Sportler" von dem des Nichtsportlers nicht unterscheidet.

Grundlage der Diagnostik sind nach wie vor die Anamnese und die klinische Untersuchung. Für die Röntgendiagnostik sind die Aufnahmen in 2 Ebenen sowie Defilee-Aufnahmen in Kniebeugung erforderlich.

Bei speziellen Fragestellungen können bildgebende Verfahren wie zum Beispiel die Arthrographie, die Computertomographie sowie die Kombination beider Verfahren das diagnostische Spektrum erweitern. Risiken und Kosten dieser Untersuchung erfordern jedoch eine strenge Indikation.

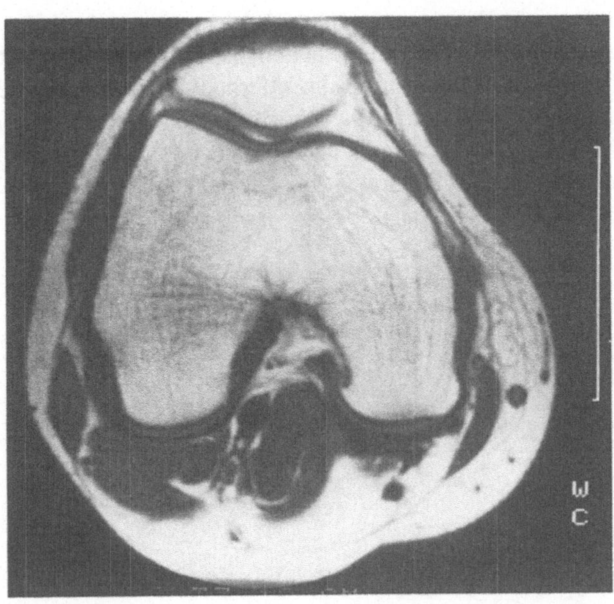

Abb. 1. Kernspintomographie eines Kniegelenkes, „Tangentialaufnahme“

Die Kernspintomographie kann als echte Bereicherung diagnostischer Möglichkeiten angesehen werden. Fehlende Strahlenbelastung und erweiterte Aussagekraft erübrigen möglicherweise diagnostische Arthroskopien (Abb. 1).

Sollten diese diagnostischen Verfahren keine Klarheit schaffen und sind operative Maßnahmen geplant, so ist die diagnostische Arthroskopie eine Voraussetzung. Dieser Eingriff ermöglicht die direkte visuelle Betrachtung der retropatellaren Gelenkfläche.

Dagegen bleibt die Szintigraphie Problemfällen vorbehalten, beispielsweise zur Klärung der Frage, ob nach Osteosynthese einer Patellafraktur partielle Osteonekrosen eingetreten sind.

Sonographische und thermographische Untersuchungsverfahren befinden sich noch im Experimentierstadium.

Die sich derzeit in unserer Klinik noch in der Überprüfung befindliche Methode der intraossären Druckmessung deutet auf die Erhöhung des intraossären Druckes bei degenerativen Veränderungen im retropatellaren Gleitlager hin.

Die Vielfalt der therapeutischen Möglichkeiten zur Versorgung von Verletzungen des femoropatellaren Gelenkes ist allgmein bekannt. Das im Einzelfall gewählte Procedere ist von einer Vielzahl von Faktoren abhängig wie zum Beispiel der Erfahrung des jeweiligen Operateurs, dem Alter des Patienten. Es gibt bisher keine verwertbaren Hinweise, daß der retropatellare Knorpelschaden des Sportlers einer speziellen Behandlung bedarf.

Das therapeutische Konzept beim Knorpeltrauma ist die exakte Rekonstruktion der Gelenkfläche, die Ernährungssituation des hyalinen Gelenkknorpels zu sichern und dem Immobilisationsschaden vorzubeugen. Sicher sind beim Sportler – infolge der besseren musculären Situation vor dem Unfall – günstigere Voraussetzungen vorhanden. Auch die bessere Compliance darf nicht außer Acht gelassen werden.

In unserem Patientenkollektiv fanden wir bei der Arthroskopie in 24% chondrale und in 59% osteochondrale Verletzungen. Der Rest war aufgrund eingetretener Umbauvorgänge infolge des lange zurückliegenden Traumas nicht mehr zuzuordnen. In unserem Kollektiv wurde in 45% das Fragment – meist transarthroskopisch – entfernt, in 55% refixiert.

Eine Indikation zur Flakeentfernung besteht bei isoliert abgescherten, rein chondralen und bei sehr kleinen osteochondralen oder bei bereits regressiv veränderten Fragmenten oder wenn das Fragment außerhalb der Belastungszone liegt. Aufgebohrt wurden Defekte, die bis zur subchondralen Schicht reichten.

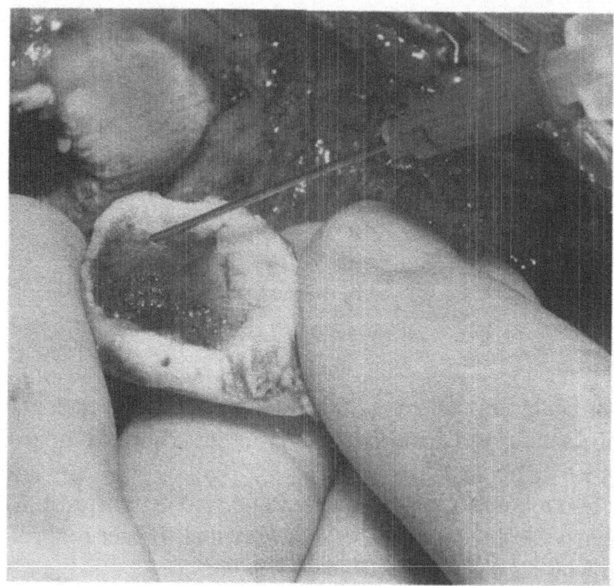

Abb. 2. Versorgung einer osteochondralen Fraktur mit Fibrinkleber

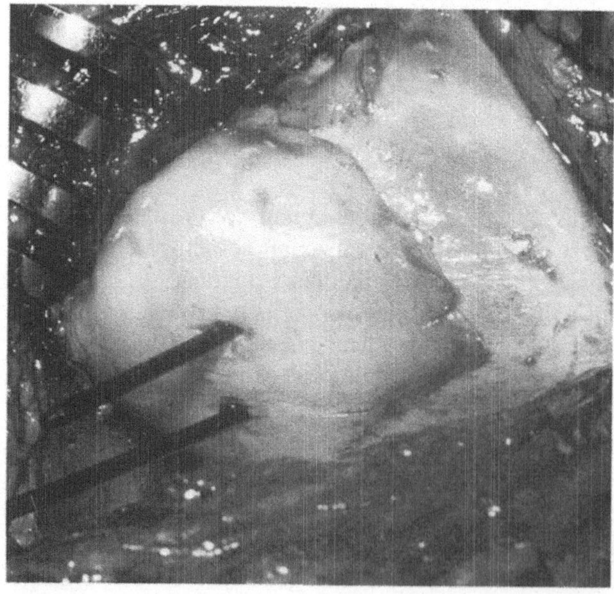

Abb. 3. Resorbierbare Polidioxanstifte (Ethipins)

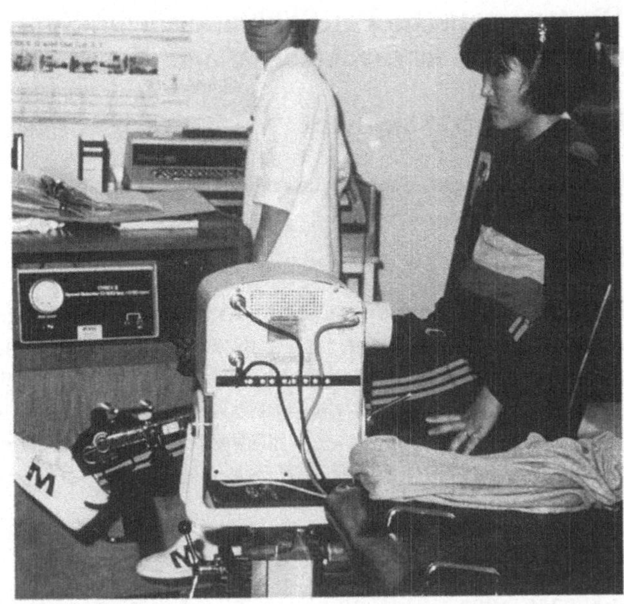

Abb. 4. Ärztlich kontrollierte Nachbehandlung an sogenannten „Kraftmaschinen"

Die Versorgung mit Minicorticalisschrauben ist unbefreidigend. Einmal muß das Metall wiederentfernt, andererseits kann das Osteosynthesematerial korrespondierende Gelenkflächen traumatisieren. Bei kleineren Fragmenten ist die Fixation mit Kirschner-Drähten möglich.

Mein früherer Mitarbeiter Braun konnte zeigen, daß sich die Fibrinklebung bei rein chondraler Verletzung nicht bewährt, jedoch bei osteochondralen Läsionen empfohlen werden kann (Abb. 2). Da durch den aus dem Markraum austretenden Blutstrom sich fibrinfixierte Fragmente lösen können, werden inzwischen resorbierbare Polidioxanstifte (Ethipins) verwendet mit dem Vorteil der postoperativen Übungsstabilität (Abb. 3).

Zusammenfassend kann festgestellt werden, daß die traumatisch bedingte Chondromalacie in Abhängigkeit von ihrer Ausprägung und ihrer Lokalisation ein vielschichtiges Vorgehen impliziert. Das Spektrum reicht von der konservativ funktionellen Behandlung über das Knorpelshaving, Refixation bis zur subchondralen Anbohrung. Vielfach ist es möglich, transarthroskopisch vorzugehen. Über die in letzter Zeit berichteten autologen Knorpeltransplantationen kann derzeit infolge fehlender Langzeitergebnisse noch keine Stellung genommen werden.

Wir alle kennen die nicht kleine Zahl von Sportlern mit leistungsgeminderten Kniegelenken, bei denen die operative Versorgung lege artis durchgeführt wurde, jedoch die ärztlich kontrollierte Nachbehandlung viel zu wünschen übrig läßt (Abb. 4).

Die Behandlung von Verletzungen des femoropatellaren Gleitlagers ist nicht mit der Hautnaht beendet.

Die traumatische Patellaluxation beim Sportler – eine Indikation zur Arthroskopie

M. Neubert und K. Steinbrück

Sportklinik Stuttgart, Taubenheimstraße 8, D-7000 Stuttgart

Einleitung

Das Kniegelenk ist das von Sportverletzungen am häufigsten betroffene Gelenk. Bei einer Analyse von 15212 Sportverletzungen in Heidelberg und Stuttgart (1972–1986) fanden sich 4939 Knieverletzungen (=33,4%). Während die Patellaluxation bis vor einigen Jahren noch zu den eher selten diagnostizierten Verletzungen des Kniegelenkes gehörte, wird sie in letzter Zeit zunehmend häufiger beschrieben. Dies liegt sicher zum Teil an dem routinemäßigen Einsatz der Arthroskopie bei der Abklärung von Knieverletzungen.

Ergebnisse

Von 2750 1987 und 1988 in der Sportklinik Bad Cannstatt durchgeführten Arthroskopien erfolgten 317 (11,5%) wegen eines unklaren blutigen Gelenkergusses bei frischem Trauma. 53mal (16,4%) fand sich eine akute Patellaluxation als Ursache. Nur die Erstluxationen wurden berücksichtigt. Es handelt sich überwiegend um Männer (62,2%) in jugendlichem Alter mit einem Altersgipfel bei 21,5 Jahren. Meist war das linke Kniegelenk betroffen (64,1%). In 69,8%) ereigneten sich die Luxationen bei Sportunfällen. Fußball (15mal) und Skilaufen (7mal) waren die häufigsten Disziplinen. Die Anamnese blieb in der Hälfte der Fälle unklar. Bei der klinischen Untersuchung fanden sich neben einem Gelenkerguß, ein Druckschmerz am medialen Retinaculum und ein positiver Apprehensiontest. Auch die konventionelle Röntgenuntersuchung einschließlich Patellatangentialaufnahmen zeigte in 62,2% der Fälle keinen pathologischen Befund. Erst bei der Arthroskopie fand sich das typische Verletzungsmuster der traumatischen Patellaluxation. In allen Fällen bestand ein Hämarthros. Einblutungen bzw. Einrisse am medialen Retinaculum sind fast pathognomonisch. Überraschend ist der hohe Anteil von begleitenden Knorpelschäden bei 3/4 der Luxationen. Arthroskopisch kann der Knorpelschaden in 3 Schweregrade klassifziert werden. Erstgradige Knorpelkontusionen mit arthroskopisch sichtbarem, subchondralem Hämatom bei erhaltener Knorpelfläche fanden sich nur 4mal (10,2%). Knorpelfrakturen mit deutlicher Rißbildung sahen wir 12mal (30,7%), während sich abgelöste chondrale und osteochondrale Flakes 23mal (58,9%) nachweisen ließen, von denen nur die Hälfte röntgenologisch sichtbar war. Die Knorpelläsionen waren überwiegend an der medialen Patellafacette und seltener am oberen und unteren Patellapol lokalisiert. 6mal fand sich ein Knorpelschaden an der lateralen Femurkondyle. Es konnten eine Reihe arthroskopischer Eingriffe vor allem am Knorpel vorgenommen werden. 6mal erfolgte ein sparsames Débridement von abgeschilferten und nekrotischen Knorpelbezirken. 16mal wurden abgelöste Flakes arthroskopisch entfernt, die nicht zur Refixation geeignet waren. 7 osteochondrale Flakes konnten refixiert werden und sind alle eingheilt. An Komplikationen ist lediglich ein punktionswürdiger postoperativer Erguß nach Arthroskopie und arthroskopischer Knorpelglättung zu verzeichnen.

Hefte zur Unfallheilkunde, Heft 212
Redigiert von J. Probst

Schlußfolgerung

Diese Ergebnisse lassen uns zu folgendem Resümee bezüglich der Arthroskopie bei der traumatischen Patellaluxation vor allem beim Sportler kommen:

1. Die Diagnose einer Patellaluxation kann oft erst aus dem typischen arthroskopischen Verletzungsmuster gestellt werden. Besonders das Ausmaß des Knorpelschadens ist in Bezug auf Lokalisation und Schweregrad exakt zu fassen.
2. Der therapeutische Wert der obligaten Gelenkspülung beim Hämarthros ist eindeutig nachgewiesen.
3. Oft ergibt sich die Möglichkeit einer arthroskopischen Therapie, z.B. Knorpelglättung, Flakeentfernung, eventuell laterale Release.
4. Eine eventuell notwendige Arthrotomie kann hinsichtlich des Zuganges und der Art des Eingriffes exakt geplant werden, bei Ausschluß von intraartikulären Schäden kann eine konservative Behandlung durch Immobilisation im Gipstutor angeschlossen werden.

Distalisierung und Medialisierung der Patella zur retropatellaren Druckentlastung

H.-J. Kock, K.M. Stürmer, J. Hanke, R. Letsch und S. Lorenz

Abt. für Unfallchirurgie, Universitätsklinikum Essen, Hufelandstraße 55, D-4300 Essen 1

In den Jahren 1976 bis 1988 wurden in der Abteilung für Unfallchirurgie des Universitätsklinkum Essen 42 operative Distalisierungen und Medialisierungen der Patella durchgeführt. Bci 38 Patienten (24 Frauen, 14 Männer) betrug das Durchschnittsalter zum Zeitpunkt der Operation 21,5 Jahre. Die häufigste Indikation zur Distalisierung und Medialisierung der Patella war mit 85% der Fälle die rezidivierende Patellaluxation. Zu je 7,5% lagen traumatische Patellaluxationen und retropatellare Schmerzsyndrome vor.

Durchschnittlich 6 Jahre nach Operation (1,5–13 Jahre) konnten 95% der Patienten klinisch und röntgenologisch nachuntersucht und befragt werden. Von 36 Nachuntersuchten waren 4 an beiden Kniescheiben operiert. Die Auswertung der prä- und postoperativen Röntgenaufnahmen erfolgte anhand des nach Hagena modifizieren Insall-Salvati-Index.

Als Hinweis auf eine retropatellare Knorpelschädigung bestand präoperativ an 85% der nachuntersuchten Kniescheiben ein Patellarsyndrom. Die makroskopische Beurteilung der Kniescheibenrückflächen ergab in 80% ausgeprägte Knorpelschäden (10 Fälle mit Stadium I, 14 Fälle mit Stadium II und 8 Fälle mit Stadium III nach Outerbridge).

In der nachuntersuchten Gruppe mit rezidivierenden Patellaluxationen (n = 32) betrug die durchschnittliche Luxationshäufigkeit vor Operation 7,1. Mit zunehmender Luxationshäufigkeit und zunehmendem Lebensalter zeigte sich eine Zunahme des Knorpelschädigungsgrades. Zusätzlich bestand in dieser Gruppe präoperativ bei 68% der Kniegelenke ein Kniescheibenhochstand mit einem Insall-Salvati-Index $> 1,2$. In den Gruppen mit

Hefte zur Unfallheilkunde, Heft 212
Redigiert von J. Probst

traumatischen Luxationen (n = 4) und retropatellarem Schmerzsyndrom (n = 4) bestanden ausschließlich II.- und III.-gradige Knorpelschäden ohne Patella alta.

Bei der Versetzung der Tuberositas tibiae erfolgte die Medialisierung um durchschnittlich 12,5 mm und die Distalisierung um durchschnittlich 10,3 mm. Zur Sanierung der retropatellaren Knorpelflächen wurden 28 Knorpelglättungen, 4 Pridie-Bohrungen und 2 Flake-Refixationen durchgeführt.

An postoperativen Komplikationen traten 2 Schraubenlockerungen und eine Infektion sowie 2 Unterschenkel-Venenthrombosen auf.

Während des gesamten Nachbeobachtungszeitraumes kam es zu 3 erneuten Patellaluxationen (7,8%). Von 22 Patellahochständen konnten 17 vollständig ausgeglichen werden. Eine Korrelation zwischen der Höhe des Insall-Salvati-Index und der Knorpelschädigung bestand nicht.

Anhand klinischer Beurteilungskriterien (Spontanschmerz, Bewegungsschmerz und Druckschmerz) waren im Durchschnitt 6 Jahre nach Operation von 34 Kniegelenken noch 14 Kniegelenke (41%) unverändert schmerzhaft. Dabei zeigten die Gelenke mit bereits zum Operationszeitpunkt bestehenden, höhergradigen Chondropathiegraden deutlich schlechtere Ergebnisse als die nur gering vorgeschädigten Kniescheiben (2 von 8 im Stadium III, 10 von 14 im Stadium II, 2 von 10 im Stadium I mit retropatellaren Schmerzen).

Anhand des Beurteilungsschemas von Crosby und Insall wurden 77,5% der Kniegelenke mit sehr gut (n = 17) beurteilt und 22,5% mit mäßig (n = 7) bis schlecht (n = 2).

Nach G. Hofman führt die Medialisierung und Distalisierung der Patella zu einer meßbaren retropatellaren Druckentlastung bei Patella alta. In den frühen Stadien der Chondropathie konnte im nachuntersuchten Krankengut durch diese Verlagerung der Kniescheibe ein Fortschreiten der Chondropathie verhindert werden. Aufgrund der im Mittel 6jährigen Erfahrungen schätzen wir die Distalisierung und Medialisierung der Patella als bewährte Methode zur Behebung rezidivierender Pattellaluxationen, die klinisch zu einer deutlichen Reduktion der retropatellaren Druckbeschwerden führt.

Luxation und Subluxation der Patella

W. Knopp, K. Neumann und G. Muhr

Chirurgische Klinik und Poliklinik – Universitätsklinik, Berufsgenossenschaftliche Krankenanstalten „Bergmannsheil" (Direktor: Prof. Dr. G. Muhr), Gilsingstraße 14, D-4630 Bochum 1

Die Diagnose rezidivierender Patellaluxationen oder Subluxationen ist schwierig, da durch die Spontanreposition die klinische Symptomatik als Meniscus- oder Bandverletzung fehlgedeutet werden kann.

Hefte zur Unfallheilkunde, Heft 212
Redigiert von J. Probst

Patientenkollektiv

Aus einem 11-Jahreszeitraum wurden von 225 Patienten 136 Patienten mit 142 Luxationen der Kniescheibe nachuntersucht. Die Geschlechtsverteilung der Patellaluxlation war nahezu ausgeglichen. In 49 Fällen war die erstmalige Patellaluxation konservativ behandelt worden, 93 rezidivierende Luxationen oder erstmalige Luxationen mit begleitenden Knorpelschäden wurden entsprechend den prädisponierenden Faktoren operativ behandelt. Aus einem weiteren 7-Jahreszeitraum wurden von 159 Patienten 124 Patienten mit 129 operativ behandelten Subluxationen kontrolliert.

Knorpelschaden bei Luxation

Die operativ behandelten Verrenkungen der Kniescheibe zeigten in 54 Fällen begleitende Knorpelschäden. In 21 dieser 54 Luxationen war die Kniescheibe erstmalig verrenkt.

Therapie der Luxation

Die erstmalige Luxation wird konservativ behandelt, wenn knorpelige Abscherungen oder osteochondrale Fragmente ausgeschlossen wurden. Zur Beseitigung des Hämarthros bietet sich die Arthroskopie mit gleichzeitiger Spülung und Inspektion des Kniegelenkes an. Die adäquate konservative Behandlung besteht in einer 4wöchigen Fixierung des Kniegelenkes in Streckstellung mit abnehmbarer Schiene und begleitender tonisierender Maßnahmen. Die Nachuntersuchungsergebnisse belegen die Bedeutung der adäquaten konservativen Behandlung. Bei ausreichender Immobilisierung und begleitender krankengymnastischer Behandlung trat nur in 5% eine Reluxation auf, wohingegen bei kürzerer Immobilisationsdauer die Reluxationsraste 60% betrug.

Die operative Behandlung ist bei der estmaligen Reluxation oder bei der primären Luxation mit begleitenden Knorpelverletzungen indiziert. Die Methode richtet sich nach den prädisponierenden Faktoren. Die Nachuntersuchungsergebnisse zeigten die verschlechterte Prognose bei Patienten mit mehrfachen Luxationen. In 9% der Fälle war ein schlechtes Ergebnis bei Patienten mit Späteingriffen nach der vierten Luxation zu verzeichnen. Ursache waren Knorpeldefekte bis zur femoro-patellaren Arthrose. 7 Reoperationen waren wegen erneuten Luxationen notwendig, in sechs dieser Fälle bestand der Ersteingriff im Verfahren nach Ali Krogius.

Therapie der Subluxation

Die meisten jungen Patienten mit Subluxaltionen sprechen auf ein konsequentes konservatives Übungsprogramm positiv an (Hughston und Mitarb. 1984). Die eigenen Nachuntersuchungsergebnisse zeigen bei guten frühen postoperativen Nachuntersuchungsergebnissen bei Spaltung des lateralen Retinaculums eine deutliche Verschlechterung nach weiteren 4 Jahren.

Therapiekonzept

1. Die erstmalige Luxation wird adäquat konservativ behandelt, sofern keine begleitenden Knorpelläsionen vorliegen – andernfalls erfolgt die operative Behandlung.
2. Die erste Reluxation ist die Indikation zur operativen Behandlung.
3. Die Subluxation wird konservativ funktionell behandelt. Erst der Mißerfolg mit Rezidiven ist die Indikation zum Verfahrenswechsel (Muhr und Mitarb. 1989).

Literatur

Muhr G, Knopp W, Neumann K (1989) Luxation und Subluxation der Patella. Orthopäde 18:294–301

Hughston JC, Walsh WM, Puddu G (1984) Patellar subluxation and luxation. Saunders, Philadelphia

Diskussion: Patella

Alle Vorträge haben die große klinische Bedeutung von *Knorpelschäden* beim Sportler aufgezeigt, sei es durch akute Verletzung, sei es durch anhaltende Mikrotraumatisierung. In der Diskussion wurde zunächst auf die Gefahr weiterer Knorpelschäden durch die Immobilisation hingewiesen. Eine funktionelle Nachbehandlung ist, wenn immer möglich, anzustreben.

Das Prinzip einer Distalisierung zur Druckentlastung an der Patellarückfläche bedarf sicher weiterer biomechanischer und klinischer Untersuchung. Wenn H.J. Kock und Mitarbeiter die Distalisierung und Medialisierung der Patella fast ausschließlich bei habituellen und akuten Patellaluxationen vorgenommen haben, so dürfte der klinische Erfolg vor allem durch die Korrektur des patellaren Gleitweges bedingt sein und weniger durch eine Druckentlastung.

Sehr eindrücklich ist die große Häufigkeit von begleitenden Knorpel- oder Knorpel-Knochen-Verletzungen bei der Patellaluxation, wie sie in den beiden Arbeiten von Neubert und Steinbrück sowie von Knopp und Mitarbeitern hervorgehoben wurden. Nur die Arthroskopie kann mit Sicherheit solche Knorpelläsionen aufdecken.

Es wurde gezeigt, daß bei der akuten Patellaluxation eine konservative Therapie mit langer Ruhigstellung (4 bis 6 Wochen) Rezidive verhüten kann. Berücksichtigt man allerdings die möglicherweise ungünstigen Effekte einer Immobilisation und die Notwendigkeit einer Arthroskopie zum Erkennen von Begleitverletzungen am Knorpel, dann wäre die primäre Rekonstruktion der zerrissenen medialen Strukturen zusammen mit der Arthroskopie ein Vorgehen, das eine funktionelle Nachbehandlung mit geringerer postoperativer Morbidität und dadurch auch eine frühere Sportaufnahme ermöglichte.

Vorträge und Diskussionen behandelten vornehmlich die Knorpelschäden an der Patellarückfläche; es wurde zu Recht darauf hingewiesen, daß Knorpelschäden am femoralen Gleitlager, also an der Trochlea, keineswegs selten sind; es findet sich dort eine häufig vernachlässigte Knorpelregion mit möglichen Schäden von erheblicher klinischer Bedeutung.

Hefte zur Unfallheilkunde, Heft 212
Redigiert von J. Probst

Kniebänder

Vorsitz: H. Cotta, Heidelberg; P. Hertel, Berlin

Der Stellenwert der Arthroskopie bei der frischen Kniegelenksinstabilität

P. Münst, F. Bonnaire, A. Stiebitz und E.H. Kuner

Abt. für Unfallchirurgie, Chirurgische Universitätsklinik Freiburg, Hugstetter Straße 55, D-7800 Freiburg i. Br.

Die Indikation zur Arthroskopie bei der frischen Kniegelenksinstabilität wird durch den Vergleich von 3 Patientenkollektiven dargestellt. Im Kollektiv 1 mit 280 Patienten wurde von 1980 bis 1983 bei traumatischer Instabilität der Befund durch Arthrotomie und klinische Untersuchung erhoben. Im Kollektiv 2 wurde von 1983 bis 1987 bei 245 Patienten nach klinischer Untersuchung eine Arthroskopie durchgeführt und die Daten retrospektiv erfaßt. Im Kollektiv 3 wurden 107 Patienten ab 1988 bei frischer Instabilität arthroskopiert und prospektiv erfaßt. Die Kollektive wurden auf die Häufigkeit von begleitenden Meniscusverletzungen, Knorpelschäden und Art der Kreuzbandverletzungen untersucht und miteinander verglichen.

Meniscusverletzungen

Bei isolierten Kniebandverletzungen werden durch Arthrotomie 35,7% durch vorherige Arthroskopie 39,3% Meniscusverletzungen gefunden, der Anteil von Innenmeniscusverletzungen ist in allen 3 Kollektiven gleich groß. Bei komplexen Verletzungen hingegen wird nach Kollektiv 1 durch Arthrotomie 28,5% im Kollektiv 3 prospektiv durch Arthroskopie 61% Meniscusverletzungen gefunden. Es sind insbesondere die Verletzungen des Außenmeniscushinterhornes, deren Häufigkeit in den Kollektiven von 6,7 über 19,9 zu 33,5% im Kollektiv 3 erfaßt werden.

Die Häufigkeit von Knorpelschäden unterscheidet sich in den Kollektiven nicht wesentlich, relativ ist der Anteil im lateralen Gelenkkompartment durch Arthroskopie in höherem Maße zu finden.

Die Spezifität der Arthroskopie in Bezug auf den Kreuzbandbefund bei Aufnahmediagnose Kreuzbandinstabilität ist in hohem Maße von der Erfahrung des Untersuchers abhängig. Der positive Vorhersagewert kann durch die Arthroskopie mit zunehmender Erfahrung von 81% (Kollektiv 2) auf 95% (Kollektiv 3) gesteigert wrden. Bei der klinischen Diagnose Seitenbandruptur wird in 1/4 der Fälle eine zusätzliche Kreuzbandruptur nachgewiesen.

Hefte zur Unfallheilkunde, Heft 212
Redigiert von J. Probst

Zusammenfassung

1. Die genaue Beurteilung von Begleitverletzungen wird in hohem Maße möglich, Meniscusverletzungen können meniscusgerecht arthroskopisch saniert werden.
2. Korrektur bzw. Bestätigung der präoperativen Diagnose.
3. Optimierte Operationsplanung mit klarem Zugangskonzept.
4. Verhinderung von propriorezeptionsstörenden Revisionsarthrotomien.

Indikationsstellung bei Sportverletzungen III: Knie-Bänder Diagnostisches Screening komplexer Knie-Band-Verletzungen

P. Hochstein, H. Winkler und D. Jentschura

Berufsgenoss. Unfallklinik Ludwigshafen (Ärztl. Direktor: Priv.-Doz. Dr. A. Wentzensen), Ludwig-Guttmann-Straße 13, D-6700 Ludwigshafen/Rh.

Die komplexe Knie-Band-Verletzung stellt eine der typischen Sportverletzungen dar. Bei insgesamt 219 stationär behandelten Knie-Band-Verletzungen im Jahre 1988 betrug der Gesamt-Anteil der Sportverletzungen in der Berufsgenossenschaftlichen Unfallklinik Ludwigshafen 70%. Führend waren in den Sportbereichen Fußball und Skifahren.

Im diagnostischen Screening hat sich eine abgestufte, zeitlich dringliche Diagnostik bewährt. Diese fußt im prähospitalen Bereich auf Anamnese, konventioneller klinischer Untersuchung mit Stabilitätstests sowie Röntgen-Nativ-Untersuchungen.

Einschlußkriterien für eine hospitale Diagnostik sind Instabilität, Erguß, Gelenkblockade sowie radiologische Kriterien. In der hospitalen Diagnostik werden eine Narkose-Untersuchung zur sicheren Stabilitätsprüfung sowie in Zweifelsfällen und bei Verletzungen des postero-lateralen Gelenkabschnittes, eine Arthroskopie vor der endgültigen Arthrotomie durchgeführt.

Im Jahre 1988 reichte dabei in 39% aller Fälle die alleinige Narkoseuntersuchung mit resultierender Instabilität zur Indikationsstellung aus. Bei 37% wurde eine Arthroskopie zur diagnostischen Sicherheit zwischengeschaltet. Von 219 stationär aufgenommenen Patienten wurden 8 ohne operative Maßnahmen frühfunktionell behandelt, in 161 Fällen erfolgte eine Arthrotomie, bei 50 Patienten wurde nach Narkoseuntersuchung und arthroskopischer diagnostik eine frühfunktionelle konservative Therapie angeschlossen.

Hefte zur Unfallheilkunde, Heft 212
Redigiert von J. Probst

Indikation und Technik der arthroskopischen Operation sportspezifischer Knieverletzungen unter besonderer Berücksichtigung der Laser-Chirurgie im Kniegelenk

H. Rudolph und H.J. Herberhold

II. Chirurgische Klinik für Unfall-, Wiederherstellungs-, Gefäß- und Plastische Chirurgie, Diakoniekrankenhaus (Chefarzt: Dr. med. H. Rudolph), Elise-Averdieck-Straße 17, D-2720 Rotenburg/Wümme

Einleitung

Mit der vermehrten sportlichen Aktivität der Bevölkerung geht eine Zunahme der Sportverletzungen einher. Schätzungen gehen von ca. 1 Mio. Sportunfälle/Jahr aus [13]. Dabei sind ungenügendes Training und mangelnde Kondition die wesentlichen Unfallursachen [11]. Das Kniegelenk ist wegen seiner hohen Belastung, seiner speziellen Konstruktionsmerkmale und wegen seiner exponierten Lage das am häufigsten (15,5 bis 36,7%) [1,4,5,7,13], betroffene Gelenk bei Sportunfällen. Neben klinischer Untersuchung und Röntgendiagnostik hat die Arthroskopie mit nahezu 98% die höchste diagnostische Genauigkeit bei Verletzungen im Kniebinnenraum [2,3,10]. Dank einer raschen Entwicklung geeigneter Instrumente hat sich in den letzten Jahren aus der diagnostischen Arthroskopie eine standardisierte arthroskopische Operationstechnik entwickelt. Aus diesem Grund hat sich in den Opertionsstatistiken im Laufe der letzten 10 Jahre das Verhältnis Arthrotomie zur arthroskopischen Operation drastisch verändert [4]. Es besteht kein Zweifel daran, daß bei jeder arthroskopischen Operation ein höheres Infektionsrisiko besteht als bei der diagnostischen Arthroskopie.

Aus diesem Grund kann nicht oft genug darauf hingewiesen werden, daß Arthroskopien, ganz besonders aber arthroskopische Operationen, gleich hohe Ansprüche an die Asepsis stellen wie jeder Eingriff an Knochen und großen Gelenken [9].

Eigene Ergebnisse

Von Oktober 1977 bis Juni 1989 wurden in unserer Klinik 13 936 Patienten mit Sportunfällen behandelt, davon betrafen 3911 das Kniegelenk. Das Durchschnittsalter betrug 28 (8–69) Jahre, 27% waren Frauen, 73% Männer. Es wurden 1571 Arthroskopien durchgeführt (40,2% aller Knieverletzungen). Bei 903 Patienten (57,8%) Patienten wurde periarthroskopisch operiert. In 249 Fällen (15,9% der Arthroskopien) mußte arthrotomiert werden, dabei wurden 99 Kreuzbandplastiken durchgeführt. Über die zugrunde liegenden Diagnosen gibt Tabelle 1 Auskunft.

Als Ursache der Sportverletzungen lag das Fußballspiel mit 38,7% wie auch bei anderen größeren Statistiken (s. Tabelle 2) an erster Stelle.

Gute Indikationen zur arthroskopischen Operation sind Meniscusläsionen, die Entfernung freier Gelenkkörper, Knorpelschäden, sowie die Fixation osteochondraler Fragmente. Wie aus Tabelle 1 hervorgeht, sind die Meniscusläsionen mit weitem Abstand am häufigsten.

Eine relative Indikation zur arthroskopischen Operation ist die Meniscusrefixation. Man sollte sehr kritisch an derartige Verfahren herangehen und seine Patienten auch über die un-

Hefte zur Unfallheilkunde, Heft 212
Redigiert von J. Probst

Tabelle 1. Verteilung der Diagnosen bei den von uns behandelten sportbedingten Knieverletzungen (Zeitraum 1977–1989, n = 3911, Angaben in Prozent)

Diagnosen		%
Prellungen, Distorsionen, Wunden	2395	60,3
Meniscusläsionen	794	20,3
Bandläsionen	216	5,5
davon Kreuzbandrupturen	125	3,2
Frakturen	158	4,0
Knorpelkontusionen	116	2,9
Flake-fractures	74	1,9
Patellaluxationen	51	1,3
Sehnenausrisse	13	0,3
Kniegelenksluxationen	5	0,1

Tabelle 2. Häufige Ursachen von Sportverletzungen im Literaturvergleich (Angaben in Prozent)

	Stamm 1982	Pfister et al. 1985	Steinbrück 1987	Herberhold et al. 1989
Fußball	34,7	33,2	36,9	38,7
Skilauf	25,7	29,2	9,5	2,1
Ballspiele	4,4	8,8	19,5	17,9
Turnen	8,2	2,6	5,4	10,3

vermeidliche Mißerfolgsquote aufklären. Nur über spätere arthroskopische Nachkontrollen kann der Erfolg dieser Methode beurteilt werden [6, 12]. Die Versorgung von Kreuzbandrupturen, sei es Reinsertion oder Kreuzbandersatz, kann ebenfalls durch arthroskopische Operation erfolgen. Auch hier darf der arthroskopische Eingriff nicht erzwungen werden. Artistische und zeitraubende Klimmzüge sind in diesen Fällen nicht angezeigt, die Versorgung durch Arthrotomie in vielen Fällen zumindest für den Patienten vorteilhafter [6, 3].

Für die Synovektomie gilt gleiches. Eine wirklich totale Synovektomie durch arthroskopische Operationen ist nicht möglich. Eine wirklich radikale Operation kann nur über die Arthrotomie durchgeführt werden.

Instrumentarium

Neben der üblichen Ausrüstung zur diagnostischen Arthroskopie mit Arthroskop, elektronischer Chip-Kamera und Videoübertragung sowie Lichtquelle und Gas- bzw. Flüssigkeitszufuhr über druckregulierte Pumpen ist ein erweitertes Instrumentarium zur arthroskopischen Operation notwendig. Zu den mechanischen Instrumenten gehören Faß- und Haltezangen sowie gebogene Scheren, die sich besonders bei Resektion größerer Meniscusteile bewährt haben. Desweiteren gibt es verschiedenartige Stanzinstrumente von der geraden PE-Zange über seitlich schneidende Korbzangen bis zu sogenannten Saugstanzen, bei denen die ausgestanzten Gewebsstücke über einen Dauersog entfernt werden.

Die verschiedenartigen erhältlichen Messer, zu denen auch die Meniscotome gehören, sind mit größter Vorsicht im Kniegelenk einzusetzen, um Verletzungen anderer Gewebe, speziell des Knorpels, zu vermeiden. Das Hakenmesser hat sich besonders zur Spaltung einer hypertrophen Plica mediopatellaris bewährt. Zusätzlich gibt es eine große Anzahl von druckluftgetriebenen Motorinstrumenten, sogenannte Shaver (Abb. 1), die unter Sog arbeiten und mit unterschiedlich rotierenden Köpfen für verschiedene Indikationen (unter anderem zur Knorpelglättung und Meniscusteilresektion) ausrüstbar sind (s. Abb. 1).

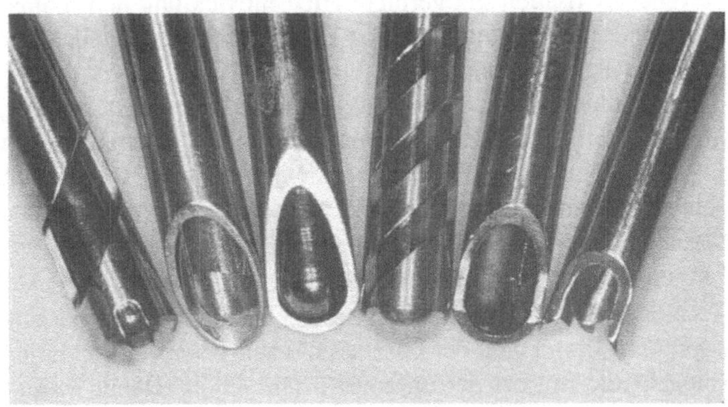

Abb. 1. Verschiedene rotierende Messerköpfe für den druckluftgetriebenen Shaver

Auch der einfache Bohrdraht bzw. Bohrer zur Durchführung sog. Pridie-Bohrungen in die subchondrale Spongiosa ist hier zu erwähnen.

Grundsätzlich ist bei jeder Anwendung von Instrumentarium im Knie darauf zu achten, daß andere als die zu resezierenden Gewebe nicht verletzt werden. Dazu ist eine umsichtige und vorsichtige Operationstechnik notwendig.

Die Tendenz zur Miniaturisierung der Instrumente hat natürlich auch zu einer erhöhten Gefahr des Instrumentenbruchs geführt. Auch aus diesem Grunde ist vorsichtiges Hantieren ohne Gewaltausübung dringend geraten.

Jedem erfahrenen Arthroskopiker sind die Schwierigkeiten bei Meniscusschäden im Hinterhornbereich oder immer wieder dem Instrument ausweichenden Meniscusresten gut bekannt [2, 3, 10]. Es wird dann schwierig, in diesem Bereich erfolgreich zu operieren ohne gleichzeitig die Seitenbänder zu traumatisieren oder den Knorpel zu quetschen. Aus diesem Grund sei an dieser Stelle näher auf eine neue Technik eingegangen, die hier neue Möglichkeiten eröffnet. Durch die Innovation der Laser-Technologie in den letzten Jahren wurde eine berührungsfreie Operationstechnik auch im Kniegelenk möglich.

Durch eigene experimentelle Erfahrungen mit CO_2-Laser an der Bandscheibe und positive Berichte über den Einsatz des CO_2-Lasers in der Kniegelenkschirurgie ermutigt [8, 14, 17), wird diese Technik in unserem Haus routinemäßig bei den arthroskopischen Operationen eingesetzt.

Technik

Der CO_2-Laser wurde in den Vereinigten Staaten seit Beginn der 80er Jahre zunächst experimentell, in den letzten Jahren auch routinemäßig in der Kniegelenkschirurgie eingesetzt [8, 14, 15].

Hierzu ist er durch seine speziellen Eigenschaften in idealer Weise geeignet.

Er hat bei einer Wellenlänge von 10600 nm eine starke Absorption in Wasser, eine geringe Eindringtiefe bis etwa 0,2 mm bei gleichzeitig sehr guter Schneideigenschaft, guter Gewebevaporisation mit geringer Hitzeentwicklung und schmaler Nekrosezone. Aufgrund seiner optischen Eigenschaften ist bisher eine ausschließlich starre Lichtführung über Spiegelgelenkarme notwendig.

Seit 2 Jahren wird ein Keramiklichtleiter hergestellt, mit dem ein arthroskopischer Einsatz auch an schwer zugänglichen Stellen bei einem geringem Leistungsverlust von 20 bis 30% möglich ist. Wir benutzen einen 60 Watt CO_2-Laser, der durch sein kompakte Bauweise leicht transportabel und in verschiedenen Operationsräumen einsetzbar ist. Der Keramiklichtleiter (ArthroGuide) hat einen Außendurchmesser von 3mm und wird in einer 4,8 mm starken Trokarhülse in das Kniegelenk eingeführt (Abb. 2).

Zusätzliches Instrumentarium besteht aus dem gerade gerichteten Lichtleiter, dem Backstop (Abb. 3), mit dem der Laserstrahl nach 1 cm freier Führung abgestoppt wird und einer Spiegeloptik, mit der der Laserstrahl um 90° abgelenkt wird (Abb. 4).

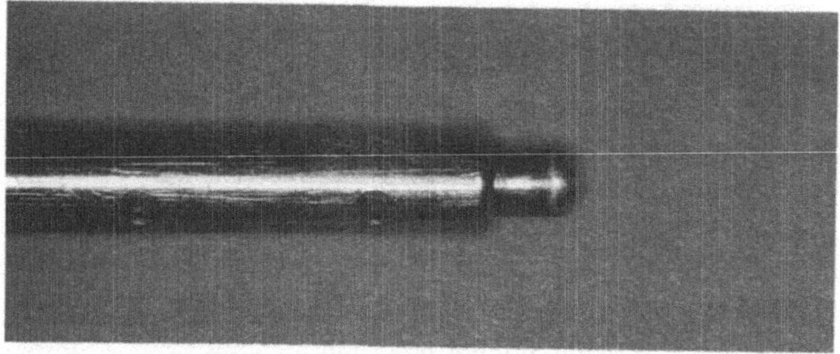

Abb. 2. Geradeaus gerichteter ArthroGuide (ø3mm) in Trokarhülse (ø4,8 mm)

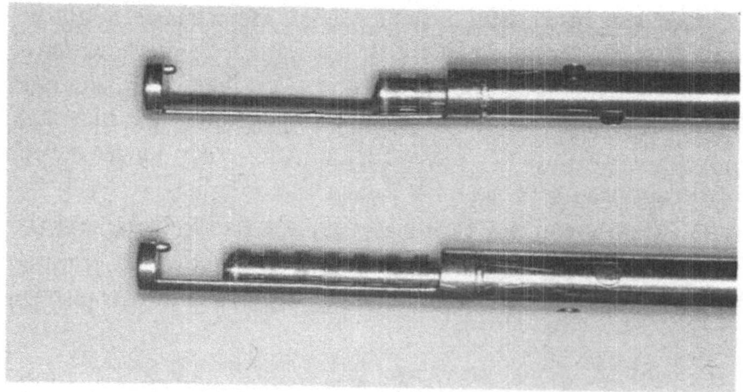

Abb. 3. ArthroGuide mit Backstop

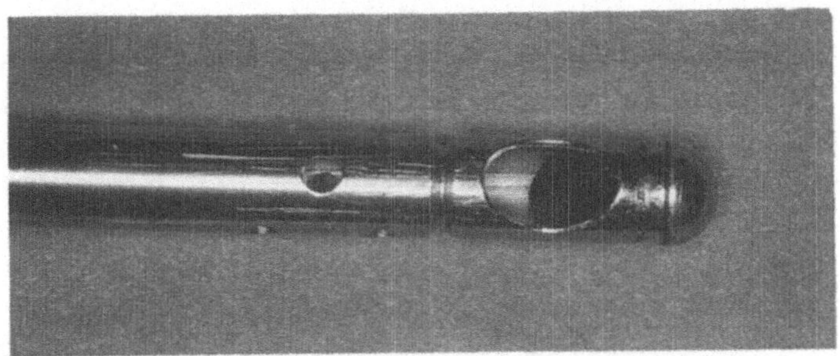

Abb. 4. 90°-Goldspiegel zur Ablenkung des Laser-Strahles

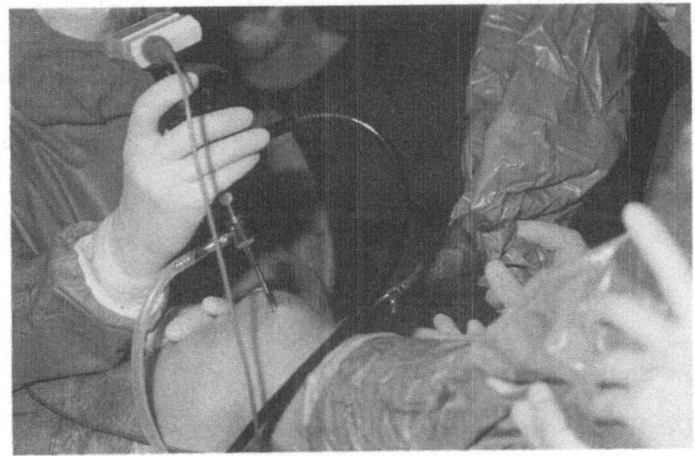

Abb. 5. CO_2-Laser und ArthroGuide im Einsatz bei der Arthroskopie

Da in unserem Lasergerät die Laserröhre in einem Portalarm untergebracht ist, konnten die notwendigen Spiegelgelenke auf 5 reduziert werden. Für die Praxis wichtig ist selbstverständlich ein entsprechend sicher steriles Anziehen des Schwenkarmes, denn arthroskopische Operationen am Kniegelenk stellen von seiten der Asepsis dieselben Ansprüche wie alle Eingriffe an Knochen und großen Gelenken. Nach der sterilen Abdeckung ist der Gelenkarm frei beweglich und ein beliebiges An- und Abkoppeln des ArthroGuides möglich. Zur Kühlung wird während der Operation CO_2-Gas durch den ArthroGuide (Abb. 5) geleitet. Hierdurch wird sowohl das Kniegelenk entfaltet als auch die entstehenden Dämpfe entfernt. Über einen Fußschalter wird der Laser-Strahl ausgelöst und kann mit Impulsdauern von 0,06 sec. bis Dauerstrich betrieben werden.

Die Operationsdauer hängt sowohl von der benutzten Leistung als auch von der Impulsdauer sowie natürlich vom Volumen des zu resezierenden Gewebes ab.

Je größer die Leistung bei kurzen Impulsen, desto geringer die Carbonisationsrückstände, die bei stärkerer Sichtbeeinträchtigung aus dem Kniegelenk gespült werden können [16]. Wertvolle Hilfe zur Erreichung der hinteren Kompartmente des Kniegelenkes ist eine Spiegeloptik zur Abwinkelung des Laserstrahles um 90°. Hier kommt es jedoch zu einem höheren Leistungsverlust. Zur Zeit wird an der Entwicklung eines 45° Umlenkspiegels gearbeitet, der der arthroskopischen Optik besser entspricht. Bei Benutzung des Spiegels läßt sich durch Drehung ein sektorförmiger Bezirk mit dem Laser-Strahl erreichen. Durch einen Heliumneon-Laser-Pilotstrahl ist der Zielbereich des Lasers genau zu bestimmen und damit exaktes Arbeiten möglich.

Indikation für die Laserchirurgie im Kniegelenk

Eine gute Indikation für den Laser-Einsatz sind Durchtrennungen, bzw. Resektionen einer hypertrophen Plica medio patellaris, Meniscusresektionen und Meniscusglättungen (insbesondere in Bereichen, die man mit mechanischen Geräten schlecht erreicht) sowie als Hilfe beim Debridement. Da jedoch die Laserresektion großer Gewebeanteile zeitraubend sein kann, empfehlen wir bei Meniscusschäden erst die Grobarbeit mit mechanischen Instrumenten oder dem Shaver, die Feinarbeit dann mit dem Laser durchzuführen.

Eine relative Indikation ist – jedenfalls noch zur Zeit – die Synovektomie. Auch hier ist der Zeitfaktor zu beachten. Die Knorpelresektion geht sehr rasch und ist leicht möglich, während es bei der Knochenresektion, respektive beim Anbringen von Corticalisfenstern noch an Erfahrung fehlt.

Bei den sehr seltenen traumatogenen Blutungen im Kniegelenk ist eine Blutstillung mit dem CO_2-Laser nicht so günstig, wenn es sich um Gefäße mit einem größeren Lumen als 1 mm handelt.

Zusammenfassung

Die Vorteile der transarthroskopischen Laseroperationen mit dem CO_2-Laser sind:

1) Kontaktfreies Operieren,
2) blutfreies Operieren,
3) eine geringe Eindringtiefe von 01, bis 0,2 mm, die ein schonendes und präzises Schneiden ermöglicht,
4) die Operation im gasförmigen Medium ohne Wasserplantscherei,
5) eine ausgezeichnete Narbenbildung bei geringer Wärmeentwicklung und damit auch geringem Wärmeschaden.

Unbestreitbare Nachteile sind:

1) Das relativ langsame Arbeiten insbesondere bei geringer Leistung und kurzer Impulsdauer,
2) Carbonisierungssäume bei geringer Leistung,
3) der große technische Aufwand,
4) der starre Lichtleiter, der uns im Gegensatz zum Neodym-Yag und Excimer-Laser vor Probleme stellen kann,
5) Operationen nur im gasförmigen Medium,
6) der Leistungsverlust des CO_2-Lasers bei Anwendung des Spiegels.

Insgesamt gesehen ist der CO_2-Laser bei der periarthroskopischen Opertionstechnik im Kniegelenk eine wertvolle Bereicherung für den Spezialisten.

Selbstverständlich ist die Arthrotomie auch heute noch gerechtfertigt, wenn man mit den Methoden und Instrumenten der operativen Arthroskopie nicht zum Ziel kommt. Als einzige Methode der Kniegelenkschirurgie hat sie ihre Berechtigung jedoch verloren. Nur Spezialisten, die beide Verfahren gut beherrschen, sowohl die arthroskopische Operation als auch die Arthrotomie, sollten im Kniegelenk operieren, da sie sonst in Gefahr geraten, zuweilen das rechte Augenmaß für die Möglichkeiten und Grenzen einer Technik zu verlieren.

Litertur

1. Frings H (1961) Sportärztliche Unfallambulanz der Universität Münster 1950–1960. Sportarzt Sportmed [Köln] 12: 81–122
2. Hempfling H (1987) Farbatlas der Arthroskopie großer Gelenke. Fischer, Stuttgart
3. Henche H, Holder H (1988) Arthroskopie des Kniegelenkes. Diagnostik und Operationstechnik. Springer, Berlin Heidelberg New York Paris Tokyo
4. Herberhold HJ, Krauss D, Westphal U, Gregl Th: Der frische Knieschaden nach Sportunfällen. 27. Jahrestagung der Deutschen Gesellschaft für Plastische und Wiederherstellungschirurgie e.V.; 21.–29.10.1089, Hannover. Sasse, Rotenburg (in Vorbereitung)
5. Kazmin AI, Mirnow SP (1985) Sportsinjuries in the CITO, Moskow 1984, zil. nach: Franke K: Traumatologie des Sports. Thieme, Stuttgart
6. Lais E, Hertel P (1989/90) Die arthroskopisch kontrollierte Rekonstruktion frischer Knieverletzungen. Chir Praxis 41: 439–456
7. Pfister A, Pförringer W, Rosemeyer B (1985) Epidemiologie von Sportverletzungen, 15-Jahresanalyse von 8819 Verletzungsarten. Tsch Z Sportmed Köln 36
8. Rogers FJ (1988) Lasers in orthopedics – A burgeoning field. Laser Medicine & Surgery 4: 12–14
9. Rudolph H (1989) (für den deutschsprachigen Arbeitskreis für Krankenhaushygiene) Infektionsprophylaxe bei Arthroskopie und arthroskopischen Operationen. Empfehlungen des deutschsprachigen Arbeitskreises für Krankenhaushygiene. Chirurg 60: 825–828
10. Rudolph H, Dölle H (1980) Durchführung und typische Befunde der Kniegelenksarthroskopie. Springer, Berlin Heidelberg New York, Hefte Unfallheilkunde, Heft 148
11. Schütze U (1989/90) Freizeitsportverletzungen. Unfallursachen, Häufigkeit und Prophylaxe. Chir Praxis 41: 489–495
12. Schmidt A, Schmid F, Tiling Th (1986) Elektronenmikroskopische Befunde am Meniskus nach Naht. In: Arthroskopische Meniskuschirurgie. Enke, Stuttgart S 125–133
13. Steinbrück K (1987) Epidemiologie von Sportverletzungen. Springer, Berlin Heidelberg New York Tokyo (Hefte Unfallheilkunde, Heft 189, redigiert von A. Pannike), S 681–686
14. Whipple TL, Meyers JF, Caspari BC (1980) Arthroskopic meniscectomy: An effective, efficient technique. Orthop Trans 4 (3): 410
15. Whipple TL, Caspari RB, Meyers JF (1984) Laser subtotal meniscectomy in rabbits. Lasers in Surgery & Medicine 3: 297–304
16. Whipple TL, Caspari BC, Meyers JF (1984) Synovial response to laser induces carbon ash residue. Lasers in Surgery & Medicine 3: 291–295
17. Whipple TL, Caspari BC, Meyers JF (1985) Arthroskopic laser meniscectomy in a gas medium. Arthroskopy 2 (1): 2–7

Die partielle vordere Kreuzbandruptur nach Sportverletzung Differentialdiagnose – Therapie – Prognose

E. Lais, C. Petersen und P. Hertel

Abt. für Unfallchirurgie, Rudolf-Virchow-Universitätsklinikum, Augustenburger Platz 1, D-1000 Berlin 65

Über Langzeitbeobachtungen nach partiellen Kreuzbandrissen ist noch wenig berichtet worden. Die Zahl der Fälle ist häufig gering und die Nachuntersuchungszeit kurz. Die Ergebnisse sind sehr unterschiedlich.

Die klinische Symptomatik der partiellen vorderen Kreuzbandruptur besteht beim frischverletzten Knie in einem Hämarthros, einer akuten Streckhemmung und Instabilitätszeichen (Narkoseuntersuchung).

Von 69 partiellen vorderen Kreuzbandrupturen, die von 1983 bis Anfang 1989 arthroskopisch verefiziert wurden, konnten 53 nachuntersucht und ausgewertet werden (16% aller beobachteten Kreuzbandverletzungen).

Die durchschnittliche Zeit der Nachuntersuchung betrug 31,5 Monate. Bei den Verletzungen, die innerhalb einer Woche zur Diagnostik kamen, fand sich 19mal ein Hämarthros, 18mal konnte eine Streckhemmung aufgedeckt werden. Unter den auslösenden Ursachen rangiert der Fußball als Einzelsportart an erster Stelle.

Als Begleitverletzungen fanden sich in der Hauptsache Meniscusrisse.

Die Auswertung der Ergebnisse erfolgte nach dem Lysholm und dem Marshall Score, die Stabilitätsuntersuchung mit dem Ligament-Tester von Stryker.

5o bzw. 51 gute bis sehr gute Beurteilungen stehen den deutlich schlechter ausgefallenen subjektiven Einschätzungen durch die Untersuchten gegenüber. Bei nur 30 Patienten bestanden sportliche Aktivitäten unverändert fort, während 20 deutliche Einschränkungen angaben und 3 ihre Aktivitäten entweder ändern oder ganz einstellen mußten. 2 der Patienten erhielten inzwischen eine Plastik des vorderen Kreuzbandes.

Aufgegliedert nach dem Rupturgrad fand sich 36mal eine erstgradige und 17mal eine zweitgradige Ruptur. Zur Zeit der Nachuntersuchung waren von den stabilen Gelenken von 23 noch 19 vorhanden. Die 27 Instabilitäten erstgradiger Art reduzierten sich auf 20, während sich die zweitgradigen von 3 auf 12 vermehrten und sich schließlich auch im Endergebnis 2 Instabilitäten Grad III zeigten. Im einzelnen heißt das, daß vom Grad I bei der Narkoseuntersuchung sich lediglich 6mal die Stabilität zum Zeitpunkt der Nachuntersuchung verbesserte, in 29 Fällen verblieb sie unverändert, 13mal verschlechterte sie sich um 1 Grad und 5mal um 2 Grad. Eine Verbesserung konnte nur bei den erstgradigen Instabilitäten beobachtet werden.

Für die Beurteilung der Prognose ist nicht so sehr das arthroskopische Bild als das Ergebnis der Narkoseuntersuchung wichtig, da auch mit irreversiblen Veränderungen der nicht verletzt erscheinenden Bandanteile gerechnet werden muß. Demzufolge sollte beim Vorliegen einer partiellen Ruputr 2. Grades mit darstellbaren freien Faserenden und einer in der Narkoseuntersuchung deutlichen Stabilitätsdifferenz zur gesunden Gegenseite die Frage der operativen Stabilisierung wie bei der kompletten Ruptur gestellt werden. Mit einer Besserung der Stabilität durch konservative Behandlung ist nicht zu rechnen.

Hefte zur Unfallheilkunde, Heft 212
Redigiert von J. Probst

Erweiterte Indikation zum vorderen Kreuzbandersatz durch verbesserte Op-Technik und Rehabilitation

P. Lobenhoffer, N. Haas und H. Tscherne

Unfallchirurgische Klinik, Medizinische Hochschule Hannover, Konstanty-Gutschow-Straße 8, D-3000 Hannover 61

Die vordere Kreuzbandinsuffizienz stellt weiterhin eine schwerwiegende Beeinträchtigung der Sportfähigkeit dar. Kreuzbandrekonstruktionen/-ersatzoperationen waren bisher mit den Nachteilen einer langen Entlastung und Bewegungseinschränkung des Gelenkes verbunden, was die Indikation beim aktiven Sportler einschränkte. Wir stellen eine Operationsmethode vor, die ohne die Nachteile langer Schonung und Immobilisierung auskommt.

Zunächst erfolgt eine Arthroskopie, bei der ggf. Meniscusschäden saniert werden. Dann wird eine mediale Mini-Arthrotomie von der Patellaspitze bis zum Tibiakopf durchgeführt. Kreuzbandreste werden entfernt und es erfolgt eine Notchplastik. Mit einem speziellen Zielgerät (over-the-top) wird ein K-Draht für den femoralen Kanal an korrekter Stelle plaziert. Mit einem anderen Zielgerät plaziert man einen Draht im geplanten tibialen Kanal. Die Drähte werden entfernt und die Isometrie der Kanäle bestimmt. Abweichungen über 2 mm erfordern die Korrektur. Die Kanäle werden aufgebohrt, dann wird ein Transplantat aus dem mittleren Drittel des Lig. patellae mit 2 Knochenblöcken entnommen und mit speziellen Imbusschrauben im Bohrkanal unter Vorspannung fixiert. Auf Grund der Isometrie und der stabilen Verankerung des Transplantats kann primär 0/20/80 Grad bewegt und mit halbem Körpergewicht belastet werden. Nach 3 Wochen wird zur Vollbelastung sowie zu 0/10/90 Grad übergegangen, nach 6 Wochen wird die Knieschiene entfernt. Eine Nachuntersuchung der ersten 35 mit dieser Technik behandelten Patienten (mittlere Zeit postoperativ 10 Monate) zeigt einen mittleren Lysholm-Score von 96, ein positives Lachman-Zeichen (> 1+) in 6% und einen positiven Pivot-shift in 0%. Eine Vergleichsgruppe von 25 mit einer Patellarsehnenplastik nach Jones behandelten Patienten (mittlere Zeit postoperativ 50 Monate) zeigte ungünstigere Ergebnisse: Lysholm-Score 89, Lachman-Zeichen (> 1+) 12%, Pivot-shift 4%. Die Streckung war in 71%, die Beugung in 68% der Patientengruppe mit optimierter Technik frei (Vergleichsgruppe: 20 bzw. 32%). Sportfähigkeit war jetzt nach durchschnittlich 22, früher nach 32 Wochen erreicht (Joggen > 15 min mehrfach wöchentlich). Die neue Technik führte dazu, daß nach 10 Monaten bereits ein ebenso hohes Aktivitätsniveau (Tegner-Score 5,0) vorlag wie früher nach 18 bis 22 Monaten.

Wir folgern, daß durch verbesserte Op-Technik und aggressive Nachbehandlung nach Patellarsehnenersatz die Rehabilitation des Patienten bei unverändert guten bzw. besseren Stabilitätsergebnissen drastisch abgekürzt werden kann. Dies bedeutet, daß der postoperative Muskelabbau und die trophischen Störungen des Sportlers deutlich vermindert werden und die Indikation durch diese minimal invasive Chirurgie zu erweitern ist.

Hefte zur Unfallheilkunde, Heft 212
Redigiert von J. Probst

Sportfähigkeit nach vorderer Kreuzbandrekonstruktion

K.P. Benedetto, W. Glötzer und Ch. Rangger

Universitätsklinik für Unfallchirurgie, Anichstraße 35, A-6020 Innsbruck

Von 451 Patienten, welche im Zeitraum 1984 bis 1985 wegen einer vorderen Kniebandinstabilität operativ behandelt wurden, konnten nach einem Zeitraum von durchschnittlich 5 Jahren 345 Patienten persönlich klinisch und radiologisch nachkontrolliert werden. Die instrumentelle Messung der vorderen Instabilität erfolgte mit dem Kt 1000.

Bei 154 Patienten wurde der vordere Kreuzbandersatz mittels freiem Ligamentum patellae in modifizierter Technik nach Brückner-Jones durchgeführt. Bei 72 Patienten wurde die vordere Instabilität durch die Implantation des vasculär gestielten Ligamentum patellae behoben und in 119 weiteren Fällen erfolgte der Eingriff mittels vasculär gestieltem Ligamentum patellae und lateraler Augmentation.

Bei allen 3 Rekonstruktionsarten hatten die meisten Patienten die vordere Kreuzbandruptur beim Fußballspielen, gefolgt vom Skifahren, erlitten. Eine statistische Signifikanz hinsichtlich der beiden Hauptursachen ergab sich in keiner der drei Operationskollektive.

Entsprechend der sportlichen Ambitionen unseres Patientengutes findet sich das Häufigkeitsmaximum zwischen dem 20. und 40. Lebensjahr mit einem deutlichen Gipfel zwischen dem 20. und 30. Lebensjahr, gleichmäßig verteilt auf alle drei Rekonsktruktionsarten.

Miteinbezogen in die Nachuntersuchungen wurde eine vor der Bandrekonstruktion bereits durchgeführte mediale oder laterale Menisceektomie sowie eine zum Zeitpunkt der Bandplastik begleitende mediale oder laterale Meniscusoperation. Hinsichtlich der Zusatzeingriffe fand sich ebenfalls keine statistische Signifikanz in einer der drei Gruppen.

Stabilität

Im Rahmen der klinischen Stabilitätsuntersuchung erfolgte diese klinisch mit Bewertung des Lachman-Tests unter Berücksichtigung des fixen vorderen Anschlages sowie des Schubladentests in Außenrotation, Innenrotation und Neutralrotation. Einen negativen bis + Lachman mit fixem Anschlag fand sich in der Gruppe der frei gestielten Transplantate in 83,1%, in der Gruppe der vasculär gestielten Transplantate in 97,3% und in der Gruppe der zusätzlichen Tenodese in 90,7%. Wurde das Pivot-Shift-Phänomen als Kriterium der Stabilität herangezogen, so fand sich in der Gruppe mit dem Ligamentum patellae ein deutlich schlechteres Ergebnis mit einer Signifikanz von p 0,006.

Wurde hinsichtlich der Beweglichkeit als sehr gutes Ergebnis nur jenes mit freier Extension und Flexion bewertet, so waren die Ergebnisse in der Gruppe des gestielten Ligamentum patellae deutlich schlechter als beim Ersatz mit dem freien Transplantat (p 0,003); und noch deutlich schlechter in der Gruppe des vasculär gestielten Ligamentum patellae kombiniert mi der Tractopexie (p 0,003).

Alle Patienten wurden hinsichtlich ihrer Sportfähigkeit in 4 Leistungsgruppen eingeteilt. Wurde die Fähigkeit, das sportliche Niveau prae- und postoperativ auf dem selben Stand zu halten, als Kriterium der subjektiven Beurteilung herangezogen, so zeigte sich dieser Parameter hoch signifikant. In der Gruppe der gestielten Transplantate mit oder

Hefte zur Unfallheilkunde, Heft 212
Redigiert von J. Probst

ohne Augmentation beurteilten 124 Patienten ihr Ergebnis als sehr gut und gut, welche ihre Sportfähigkeit auf dem selben Niveau hielten. Nur 6 Patienten beurteilten ihr Ergebnis subjektiv als mäßig oder schlecht, welche ihr sportliches Niveau gehalten hatten, während 15% Patienten ihr Ergebnis als mäßig oder schlecht beurteilten, welche sich in der sportlichen Leistungsfähigkeit ebenfalls um 1° verschlechtert hatten. Dies war bei den freien Transplantaten ebenfalls hinsichtlich der subjektiven Beurteilung statistisch signifikant (p 0,001).

In der Gruppe der Rekonstruktion mit dem freien Ligamentum patellae verblieben 49 Patienten auf dem selben Niveau oder verbesserten sich um 1 Stufe, während 23 Patienten sich um mindestens eine Leistungsklasse verschlechterten. In der Gruppe des vasculär gestielten Ligamentum patellae betrug die Relation 81 : 38 und in der Gruppe der zusätzlichen Augmentation 106 : 48 bezogen auf gleiches Niveau bzw. Verschlechterung.

Die isolierte vordere Kreuzbandruptur als Operationsindikation nach Sportverletzungen

K.-K. Dittel

Chirurgische Abteilung, Marienhospital Stuttgart, Böheimstraße 37, D-7000 Stuttgart 1

Isolierte vordere Kreuzbandrupturen beinhalten besondere diagnostische Probleme, da sie häufig ohne radiologischen Nachweis einer knöchernen Verletzung bei stabilen Bandverhältnissen auftreten. Im eigenen Krankengut opertionsbedürftiger ligamentärer Kniegelenksverletzungen (1981–1988) fanden sich unter 783 Fällen 55 Patienten mit sporttraumatologisch bedingten isolierten vorderen Kreuzbandrupturen. 70% waren männlich, 3/4 der Patienten jünger als 35 Jahre.

Während 2/3 der Patienten ein adäquates Unfalltrauma berichtete, entstand die Verletzung zu 1/3 im Rahmen eines sogenannten „Bagatelltraumas“. Häufigste Verletzungsursache war ein Hyperextensions- bzw. Hyperflexionstrauma bei gleichzeitiger Rotationskomponente. Die Patientengruppe mit Gelegenheitstrauma hatte gehäuft degenerative Vorschäden.

2/3 der Patienten wiesen eine stabile Bandführung auf. In 20 Fällen bestand bei der Narkoseuntersuchung eine gesicherte Instabilität. Es handelte sich um 90% frische und um 10% alte Rupturen. Frühere Traumata hatten 56% der Sportler erlitten. Die Rupturstellen lagen bei 53% proximal am Femur, 36% wiesen eine intermediäre Ruptur auf und bei 11% lag eine distale Rupturstelle vor. 80% der LCA waren komplett, 20% partiell rupturiert. Die aus den Bandstümpfen routinemäßig entnommenen Probeexcisionen ergaben zu 70% einen unauffälligen pathologischen Befund, zu 23% mikroskopisch nachweisbare ältere Vernarbungen und zu 7% gesicherte Degenerationen.

Die therapeutischen Maßnahmen bestanden in der einen Hälfte in direkten interligamentären Nähten oder Durchzugsnähten über transossäre Bohrkanäle, in der anderen

Hefte zur Unfallheilkunde, Heft 212
Redigiert von J. Probst

Hälfte in primären Nähten mit Augmentation (PDS) oder primären autologen Bandplastiken. 70% der nachuntersuchten Patienten wiesen stabile Gelenkverhältnisse auf. In 20% fand sich eine die Aktivität beeinflussende Instabilität. Arthroskopische Kontrollen zeigten 2/3 vollständige Rekonstruktionen der vorderen Kreuzbänder , im übrigen Kontingent unvollständige Regenerate, Rerupturen oder Resorptionen.

Als Konsequenz aus den Nachuntersuchungsergebnissen wurde bei 9 Patienten eine autologe Bandplastik in der Methode nach Blauth als sekundäre Stabilisierungsmaßnahme angeschlossen. Ausreichend gute Ergebnisse lassen sich nur durch zusätzliche Augmentation oder primäre Bandplastiken erreichen. Die Operationsindikation ist auch bei der isolierten vorderen Kreuzbandruptur gerechtfertigt, da sonst der Verlauf in die progrediente Rotationsinstabilität vorprogrammiert ist, die schließlich im arthrotischen Knie endet.

Fünf Jahre Erfahrungen vorderer Kreuzbandrekonstruktion mit alloplastisch verstärktem Sehnentransplantat (LAD)

K.-A. Riel, W. Hawe und P. Bernett

Klinik und Poliklinik für Sportverletzungen, Klinikum rechts der Isar der Technischen Universität München, Conollystraße 32, D-8000 München 40

Autologe Sehnentransplantate durchlaufen Phasen der partiellen Nekrose, der Revascularisierung und schließlich der Rekollagenisierung. In diesen Phasen sind sie Kräften ausgesetzt, die zu Deformierung, Elongation und möglicherweise vollständigem Absterben führen könne. Zur Augmentation des autologen Sehnengewebes eigent sich das Polypropylenband (Kennedy LAD = Ligament Augmentation Device), das wir von Oktober 1983 bis November 1989 bei 480 Patienten in 486 Fällen verwendeten. In zwei vergleichenden retrospektiven Studien, 2 Jahre und 5 Jahre postoperativ, konnten 72 Patienten nachuntersucht werden.

Freie *Beweglichkeit* fand sich bei 62%, endgradig eingeschränkte Streckung oder Beugung bei 38% in der 2-Jahresuntersuchung. In der 5-Jahresuntersuchung zeigten nur noch 24% eine endgradige Bewegungseinschränkung, die in fehlender Überstreckung oder einem Beugedefizit bestand.

Seitengleiche *Stabilität* fand sich bei n=56 (76%), leichte Laxität bei n=12 (17%) und fraglicher Pivot-Shift bei n=4 (7%) der Patienten. Standardisiert konnte mit dem KT 1000 Arthrometer eine Seitendifferenz bis zu 3 mm bei 84% der Patienten im 2- und 5-Jahresergebnis gemessen werden.

Bei computergestützter *Kraftanalyse* ergaben sich ideale Streckkraft- und Beugekraftquotienten um den Wert 1 (=seitengleiche Kraft) bei der fHälfte der Patienten in der 2-Jahres- und bei 78% in der 5-Jahresnachuntersuchung.

Im *Lysholm-Score* errechneten sich 100–90 Punkte bie 67% und 90–80 Punkte bei weiteren 27% der Patienten.

Hefte zur Unfallheilkunde, Heft 212
Redigiert von J. Probst

Während bei der 2-Jahresnachuntersuchung 46% der Patienten eine verminderte *Sportfähigkeit* und 11% Sportunfähigkeit angaben, konnten im 5-Jahresergebnis 29% ihre sportliche Aktivität wieder steigern, so daß 80% der Patienten zum 5-Jahreszeitpunkt wieder genauso sportfähig wie vor dem Unfall waren.

Der kombinierte Kreuzbandersatz aus autologer Sehne augmentiert mit alloplastischem Material bietet Schutz für das autologe Sehnengewebe, sichert Stabilität durch Kompensation der „vulnerablen Phase“, ermöglicht remodeling durch biologische Fixierung und erlaubt funktionelle Nachbehandlung mit frühem Kraft- und Bewegungsgewinn.

Diskussion: Kniebänder

Entsprechend dem Hauptthema entspann sich die Diskussion um die Fragestellung, wann beim Sportler akut ein vorderes Kreuzband operativ behandelt werden sollte. Ein hohes Leistungsniveau ist in der Regel ohne vorderes Kreuzband nicht möglich. Auch das fehlende Kreuzband eines der beiden Vorsitzenden (der weiter Sport betrieb) sei kein Argument gegen diese Auffassung.

Zur primären operativen Behandlungg eines frisch verletzten vorderen Kreuzbandes gehört der Wille des Sportlers, sein Leistungsniveau zu halten und seine Bereitschaft, ein Risiko einzugehen (Bewegungseinschränkung, verbleibende Instabilität, vermehrter Knorpelschaden, Thrombose, Infektion). Dieses Risiko wird durch neue schonende Operationsverfahren (vorausgehende Arthroskopie und evtl. arthroskopische Operation, Miniarthrotomie) und belastend-funktionelle Nachbehandlung gemindert. Kein entscheidender Vorteil kann in der arthroskopischen Kreuzbandrekonstruktion erkannt werden, da sie länger dauert und ungenauer ist.

Die Technik des Vorgehens im akuten Stadium ist schwierig und wurde kontrovers diskutiert. Zumindest Augmentationen sollten zusätzlich zur Nahtversorgung durchgeführt werden (autolog, allogen resorbierbar bzw. nicht resorbierbar). Auch ein primärer Ersatz ist bei Zerfaserung des Kreuzbandes gerechtfertigt. Hierbei sollte die Knochenblocktechnik mit Quadricepssehne oder Patellarsehne Verwendung finden. Alle Verfahren sollten eine kontinuierliche gipsfreie Nachbehandlung und zunehmende Frühbelastung ermöglichen.

Kein Fehler ist es, eine erkannte frische vordere Kreuzbandverletzung abwartend zu behandeln. Bei erwiesener funktioneller Instabilität sollte jedoch bei jungen aktiven Patienten eine frühzeitige Rekonstruktion angestrebt werden, um die konsekutiven Sekundärschäden (Meniscusläsionen, Knorpelläsionen) zu vermeiden.

Hefte zur Unfallheilkunde, Heft 212
Redigiert von J. Probst

Obere Extremität

Vorsitz: L. Gotzen, Marburg; J. Poigenfürst, Wien

Sportfähigkeit nach Behandlung der Tossy-Verletzungen mit resorbierbarem Fixationsmaterial

M. Sangmeister, K. Hette, H. Knaepler und L. Gotzen

Klinik für Unfallchirurgie, Klinikum der Philipps-Universität Marburg, Baldinger Straße, D-3550 Marburg

Die Sprengung des Schultereckgelenks (Tossy III) bedeutet für den körperlich berufstätigen Menschen und insbesondere den aktiven Sportler eine ernstzunehmende Verletzung. Die zunehmende sportliche Freizeitaktivität führt einerseits zu einem höheren Verletzungsrisiko, andererseits zum Anspruch einer optimalen funktionellen Wiederherstellung.

Patienten und Methode

Von Januar 1985 bis Dezember 1988 haben wir 52 Patienten mit einer Tossy III-Verletzung operativ behandelt. Dabei handelte es sich nur in 19 Fällen um Sportverletzungen, dagegen trieben 37 der Verletzten aktiven Freizeitsport. Die operative Behandlung wurde durch Gelenkstabilisierung mit resorbierbaren PDS-Bändern von 10 und 5 mm Breite vorgenommen. Das PDS-Band wird um den Processus coracoideus geführt und u-förmig über Bohrkanäle durch die Clavicula. Diese Cerclage sichert die vertikale Stabilität. Die horizontale Gelenkstabilität wird mit 2 transossär zwischen Clavicula und Acromion geführten 5 mm breiten PDS-Bändern erreicht. Der Kapselbandapparat wird sorgfältig rekonstruiert. Eine Ruhigstellung im Gilchrist-Verband erfolgte für nur eine Woche mit anschließenden frühfunktionellen Bewegungsübungen. Sportliche Betätigung wurde nach der12. Woche gestattet.

Ergebnisse

52 Patienten wurden zwischen 1/2 bis 3 Jahren postoperativ nachunterscuht. Die mittlere Nachbehandlungsdauer betrug 9 Wochen, wobei zum Teil auch schwere Begleitverletzungen zu berücksichtigen sind. Die Nachuntersuchung zeigte 4 Reluxationen, darunter 2 Subluxationen, die auf operationstechnische Fehler zurückzuführen sind. Spezifische Komplikationen wurden nur in 1 Fall beobachtet. Alle ausgesuchten 37 Patienten übten wieder ihre Sportart aus, wobei lediglich 2 Patienten über Beeinträchtigungen klagten.

Hefte zur Unfallheilkunde, Heft 212
Redigiert von J. Probst

Schlußfolgerung

Nach unseren Erfahrungen ermöglicht die Behandlung der Tossy III-Verletzung mit resorbierbarem Fixationsmaterial eine rasche Wiederherstellung der Sportfähigkeit durch übungsstabile Bandaugmentation, die eine frühfunktionelle Nachbehandlungg ermöglicht. Gegenüber anderen Methoden bleibt dem Patienten eine Metallentfernung erspart.

Spätergebnisse nach operativer und konservativer Behandlung von Sportverletzungen der Fingergelenke

H. Towfigh[1] und K.P. Schmit-Neuerburg[2]

[1] Abt. für Unfallchirurgie, Malteser-Krankenhaus St. Joseph (Chefarzt: Priv.-Doz. Dr. H. Towfigh), Albert-Struck-Straße 1, D-4700 Hamm
[2] Abt. für Unfallchirurgie, Universitätsklinikum Essen, Hufelandstraße 55, D-4300 Essen 1

Der Sport nimmt in unserer heutigen Gesellschaft mit zunehmender Freizeit im täglichen Leben eine außerordentlich wichtige Rolle ein. Dementsprechend ist auch eine steigende Tendenz der Sportverletzungen, aber auch der Sportschäden in allen Altersklassen und bei allen Sportarten festzustellen [6]. Nach Untersuchungen von Heß bei über 1000 Sportverletzungen sind etwa in 20% der Fälle die oberen Extremitäten betroffen [10]. Führend hiervon sind etwa 30% Verletzungen an den Fingern.

Distorsionen, Quetschungen und sogar manche geschlossene Frakturen werden von Sportlern meist bagatellisiert. Der Arzt wird häufig erst bei lang anhaltenden Beschwerden und Bewegungseinschränkungen aufgesucht. Für die Diagnostik und insbesondere für die Therapie ergeben sich dann oft erhebliche Probleme und so resultieren dann nicht selten schwerwiegende Verletzungsfolgen, evtl. mit längerer Sportunfähigkeit. Für den Erhalt oder die Wiederherstellung der Handfunktionen ist vor allem eine frühzeitige adäquate Behandlung erforderlich. Stürze auf die Hand bei ungewöhnlichen Bewegungsabläufen, Verletzungen durch Gegner oder Sportobjekte wie Ball, sind Ursachen von Gelenk- oder Bandläsionen der Finger beim Sport.

Bei Kindern wirken die eingeengte Aufmerksamkeit und die zeitlich begrenzte sowie leicht ablenkbare Konzentration oft unfallauslösend. Sie sind dann aufgrund ihres Expansionsdranges, ihrer Unbekümmertheit, unzureichende Technik und oft durch die Kritiklosigkeit ihres eigenen Könnens gegenüber gefährdet [5].

Die weitaus meisten Unfälle ereignen sich beim unbeaufsichtigten Freizeitsport (etwa 68%) und in der Schule (17%), wobei die Zahl der Unfälle in Vereinen (15%) erheblich niedriger sind.

Bei den körperlichen Voraussetzungen stellt die besondere Flexibilität des Bewegungsapparates zwar einen gewissen Schutzfaktor bei Kindern dar, die fehlende Ausdauer und Muskelkraft, aber auch die noch mangelhafte Bewegungskoordination sind dagegen häufig für die Entstehung von Sportunfällen auch für geübte Erwachsene verantwortlich [1,5].

Hefte zur Unfallheilkunde, Heft 212
Redigiert von J. Probst

Kapsel-Bandrisse bei Kindern sind wegen ihrer Reißfestigkeit und ihres Ansatzes innerhalb der Epiphysenfuge ebenso wie Sehnenrisse bei Kindern, selten [2,4,8].

Klinisch können jedoch Bänder in gespannter Stellung, ebenso wie maximal angespannte Sehnen, unter einem heftigen Direkttrauma reißen.

Bei den Verrenkungen muß man auch an die Zerreißung von Collateralbändern denken. Resuliert nach Reposition einer Luxation weiterhin eine erhebliche Gelenkinstabilität, so haben wir nach operativer Gelenkrevision die zerrissenen Bänder genäht und das Gelenk durch eine temporäre Arthrodese ruhiggestellt. Die Freilegung eines luxierten Gelenkes bietet außerdem den Vorzug, daß röntgenologisch nicht sichtbare osteochondrale Frakturen entdeckt werden können [9].

Verletzungsträchtig sind beim Sport besonders die Ballspiele wie Fußball, Hand-, Basketball und Volleyball, gefolgt von Turnen, Gymnastik, Skilaufen, Reiten und verschiedenen Kampfsportarten. In diesem Zusammenhang sollten vor allem die typischen Freizeitsportarten wie Kegeln, Bowling und Rugby nicht in Vergessenheit geraten. Beim Bowling kommt es vor allen Dingen zu einer schmerzhaften Verdickung bzw. zu Neurombildungen an der Ulnarseite des Daumens. Beim Rugby wird häufig eine Ruptur der Flexor digitorum profundus, in der Regel im Ansatzbereich am Endglied, festgestellt. Beim Boxer kommt es durch häufige Frakturen im Bereich der Basis des Metacarpale-I zu einer gebogenen und an der Basis stark aufgetriebenen Form des Metacarpale-I, wobei dies nach Iselin [7] darauf zurückgeführt wird, daß die Hand des Boxers nicht exakt in der Verlängerung der Achse des Unterarmes zuschlägt.

Die ausgedehnten Rupturen des Kapsel-Bandapparates, die später auch zu langwierigen und schwer korrigierbaren Spätschäden führen, bieten am Anfang auch nur das Bild einer Distorsion. Nur eine genaue Anamnese und sorgfältige manuelle Untersuchung sowie eine spezielle Röntgendiagnostik in Vergrößerungstechnik, können die Sachlage und die Frage der therapeutischen Konsequenz klären.

Zur Diagnostik sind Nativaufnahmen des Fingers in beiden Ebenen und nach Bedarf eine Vergrößerungsaufnahme des Gelenkes in Mammographietechnik in zwei Ebenen dringend angezeigt, damit auch die kleinste knöcherne Verletzung zur Darstellung kommt. Außerdem ist bei Verdacht auf Bandlockerung oder Ruptur die gehaltene Aufnahme des Gelenkes auch im Vergleich zur gesunden Seite unerläßlich. In unserem Kollektiv wurde die Verletzung als Distorsion oder unvollständige Bandrupturen eingestuft, wenn bei klinisch bestehender Schwellung, Schmerzen und fehlender Gelenkstabilität röntgenologisch keine Aufklappbarkeit feststellbar oder eine solche nur bis 2 Grad mehr gegenüber der gesunden Seite nachzuweisen war.

Distorsionen sind mit *46,2%* die häufigste Handverletzung. Abhängig von Ausmaß und Richtung der Gewalteinwirkung sehen wir in der Klinik Distorsionen, also Zerrungen, Verstauchungen oder Verrenkungen und Verletzungen des Kapsel-Bandapparates bis zur vollständigen Ruptur. Eine typische Verletzung der palmaren Faserknorpelplatte stellt das Überstrecktrauma, z.B. beim Volleyballspiel, dar. Charakteristisch für die Verletzungen ist der Schmerz bei voller Streckung und voller Beugung sowie Überstreckbarkeit des Gelenkes. Die Faserknorpelplatte reißt in der Regel im fibrösen Teil. Dabei können ein oder mehrere Gelenke eines Fingers verletzt sein. Die Schwere der Verletzung kann durch die Schwellung und Hämatombildung, schmerzhafte Bewegungseinschränkung festgestellt und knöcherne- oder Bandverletzungen durch gezielte und adäquate Röntgen-Aufnahmen objektiviert werden. Wir behandeln den einfachen Riß der fibrösen, volaren Kapsel, ohne

Beteiligung des Knochenkapselanteils, durch Ruhigstellung auf einer Schiene für 2 Wochen und anschließende geführte krankengymnastische Übungen.

Luxationen und Seitenbandrupturen stellen etwa *9,7%* der Fingerverletzungen beim Sport dar, in der Häufigkeit von PIP- über DIP- zum MP-Gelenk abnehmend.

Am Daumengrundgelenk führt eine forcierte Adduktions-Flexions-Bewegung um den festgehaltenen Skistock zu einer Schädigung des radialen Seitenbandes. Weit häufiger ist jedoch die typische radiale Abduktion und Überstreckung beim Sturz auf den in Abwehrstellung gehaltenen Daumen, der zur Läsion des ulnaren Seitenbandes zum „Skidaumen" führt. Dabei ist bei instabilem Gelenk die Grobgriff- und Spitzgriffbildung gestört. Die Verletzung wird häufig als Distorsion verkannt. Deshalb soll ein besseres Augenmerk auf die klinische und vor allem röntgenologische Diagnostik gelegt werden. Das Ausmaß einer möglichen seitlichen Aufklappbarkeit des Daumengrundgelenkes sollte im Röntgenbild dokumentiert und ausgemessen werden. Hierbei wird bei 20-Grad-Beugung im Daumengrundgelenk die Streckseite des 1. Mittelhandknochens und Grundglied des Daumens auf die Röntgenkassette aufgelegt und der Daumen radial- bzw. ulnarwärts geknickt. Ein Vergleich zur gesunden Seite ist obligatorisch, da der Gelenkschluß in weiten physiologischen Grenzen schwanken kann.

Klinisch werden etwa 70% reine Bandausrisse mit einem Anteil von 30% distalen knöchernen Bandausrissen gegenübergestellt, wobei das Verhältnis ulnar/radial für knöcherne Ausrisse 2:1 und für die interligamentären Rupturen 12:1 beträgt.

Bei forcierter Hyperextension des Daumengrundgelenkes, wie es z.B. beim Torhüter vorkommen kann, kommt es zum Abriß der Palmarplatte, Pars flaxida.

Der proximale Bandausriß ist seltener. Die inadäquate Behandlung einer Zerrung, Zerreißung oder eines knöchernen Ausrisses im Bereich des Daumengrundgelenkes gelegentlich kombiniert mit Verletzung der Fibro cartilago, verursacht besonders beim Spitzgriff eine dauernde Instabilität und eine frühzeitige Gelenkarthrose des Wackeldaumens.

Die Operation ist bei Zerreißung des Seitenbandes oder Abriß der Faserknorpelplatte indiziert. Bei interligamentären Verletzungen erfolgt Bandnaht und Ruhigstellung für 3 Wochen in einem Steigbügelgips. Bei Reinsertion des in der Regel distal rupturierten oder auch knöchern ausgerissenen Bandapparates wird eine transossäre Fixation des Fragmentes bzw. interossäre Fixation des Bandes vorgenommen. Bei Mehrfragmentfrakturen des Sesambeines muß dieses entfernt werden. Nach der operativen Versorgung wird ein 3-wöchige Gipsruhigstellung angeschlossen, nach weiteren zwei Wochen kann die Drahtnaht entfernt werden.

Bei veralteter Verletzung kommt es zu einem schmerzhaften Wackeldaumen mit einer Verdickung im Bandverlauf als *Bandcallus*. In der Regel ist hier eine Bandplastik oder auch Arthrodese erforderlich.

Nach dem Daumengrundgelenk sind die Läsionen des ulnaren Seitenbandes am Zeigefingergrundgelenk und am radialen Seitenband im Kleinfingergrundgelenk sehr selten. Zur genauen Diagnostik ist, abgesehen von Anamnese und klinischer Überprüfung, die gehaltene Röntgenuntersuchung in pathologischer Stellung unerläßlich. Wir stellen bei diesen Fällen die Op-Indikation, da das Gelenk betroffen ist und der Schaden häufig ausgedehnter vorgefunden wird, als klinisch und röntgenologisch festgestellt.

Die Verletzung entsteht vor allem beim Hängenbleiben am Zügel und Hyperabduktion des Fingers im Sturz bei Reitern. Häufig sind knöcherne Ausrisse auch röntgenologisch sichtbar. Es können die Sehnen des M. interosseus und Lumbricalis mitbetroffen sein. Als

Folge davon entsteht ein Bandcallus mit abstehendem Kleinfinger, der Druckschmerzen beim Händedruck zwischen dem IV. und V. Strahl verursacht.

Die dorsale Luxation im Grundgelenk des Langfingers ist sehr selten. Sie entstehen durch Sturz auf die Hand bei überstreckten Fingern, wobei die relativ starke Membrana flacclida zerreißt.

In unserem Kollektiv wurde dies nur einmal bei einem 12jährigen Jungen nach Sturz vom Reck festgestellt, wobei eine geschlossene Reposition erfolglos blieb.

Durch das Zerreißen der Fibrocartilago palmaris und auch der knöchernen Seitenbänder (Abb. 1) und der Interposition von Beugesehnen und der Cartilago lumbricalis, wird oft eine Reposition verhindert, da das Mittelhandköpfchen durch diese Sehnen wie durch ein Knopfloch hindurchragt. Die Reposition gelingt dann nur operativ, nachdem die interponierten Beugesehnen und Seitenbänder weggehalten wurden und der knöcherne Bandriß refixiert wurde.

Kapsel-Bandläsionen der Langfinger ereignen sich besonders in Mittelgelenken bei Ballspielern. Die palmare Verrenkung geht meist mit der Zerreißung des Tractus intermedius der Streckaponeurose einher. Am Mittelgelenk sind jedoch die häufigsten Verletzungen die Verrenkungen nach dorsal und die radialen Bandverletzungen. Luxationen der PIP-Gelenke entstehen dann, wenn mindestens ein Collateralband und die palmare Platte rupturiert sind (Abb. 2). Der Unfallmechanismus ist oft der Schlag oder Stoß auf den gestreckten Finger. Die Diagnose kann durch starke Schwellung und schmerzhafte Bewegungseinschränkung im PIP-Gelenk erschwert sein. Hier ist eine Röntgen-Vergrößerungsaufnahme der Finger

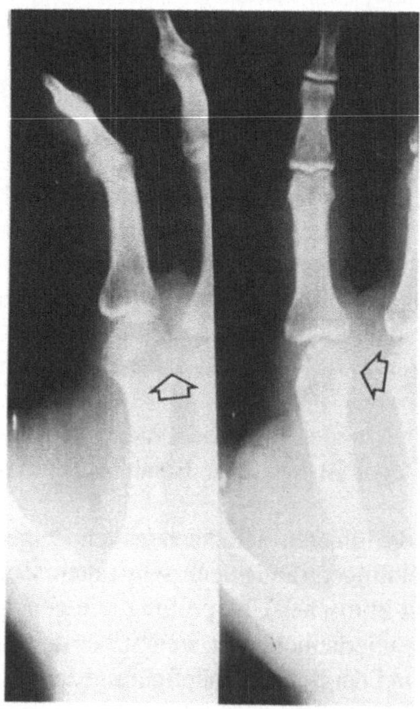

Abb. 1. Knöcherner Bandausriß am Köpfchen des II. Mittelhandknochens

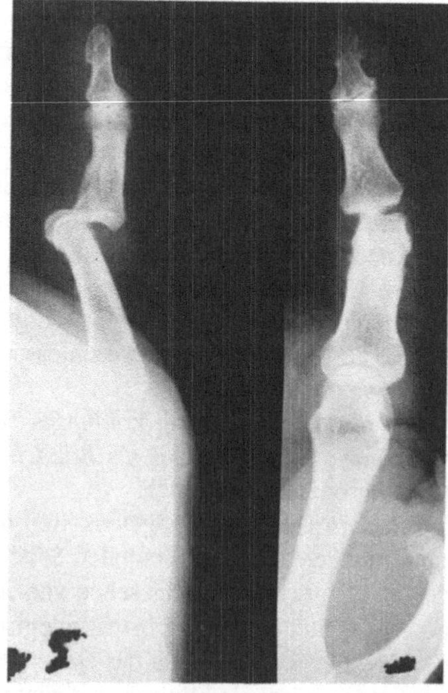

Abb. 2. Dorsoulnare Luxation mit Ruptur der Fibrocartilago palmaris und des radialen Seitenbandes am Mittelgelenk

in streng seitlicher Stellung sehr hilfreich. Liegt keine knöcherne Verletzung und keine Gelenkinstabilität vor und ist die Funktion der Sehne intakt, reicht eine Ruhigstellung von 2 Wochen (in 80-90-Grad Beugestellung des MP-Gelenkes und Streckstellung im PIP- und DIP-Gelenk) aus. Die kleinen, knöchernen Ausrisse der Fibro cartilago palmaris (55,5%) wurden entfernt, oder sie wurden mit einer Lengemann-Naht oder Schraube refixiert, falls diese gelenktragend waren. Nach 10tägiger Ruhigstellung des Fingers auf einer Schiene in Streckstellung des Gelenkes, wird dann mit aktiven krankengymnastischen Bewegungsübungen begonnen.

Die Luxationen und Seitenbandverletzungen am Endgelenk sind relativ selten, dagegen sind knöcherne Strecksehnenausrisse relativ häufigere Ereignisse. Isolierte Band- oder knöcherne Bandrupturen im DIP-Gelenk können konservativ durch Ruhigstellung für 2 Wochen behandelt werden. Bei bestehenden Gelenkstufen und nicht gut reponierbaren knöchernen Strecksehnenausrissen wird die Indikation zur Operation gestellt, wobei je nach Größe des Fragmentes mit K-Draht, Lengemann-Naht oder Schrauben eine Fixation des knöchernen Strecksehnenausrisses vorgenommen wird.

Frakturen machen 30,8% der Sportverletzungen an der Hand aus. Die Indikation zur konservativen Therapie besteht bei geschlossenen, unverschobenen Frakturen sowie bei Epiphysenlösungen ohne Periostinterpositionen und Frakturen, die nach Reposition stabil bleiben.

Die Indikation zur operativen Behandlung stellen wir bei allen offenen Verletzungen, gelenknahen Frakturen mit Instabilität und dislocierten, intraarticulären Frakturen. Die Voraussetzung für die erfolgreiche konservative Behandlung ist die exakte Retension ohne Achsenknickung oder Rotationsfehlstellung. Bei Kindern kommt es häufig zu einer knöchernen oder Bandverletzung in Epiphysennähe oder gelenknahen Epiphysenbrüchen. Nur in Fällen unzureichender Reposition ist eine operative Versorgung mit exakter Adaptation der Epiphyse unbedingt erforderlich.

Dabei verwenden wir nur K-Drähte, die auch die Epiphysen senkrecht durchqueren oder bei Epiphysenfrakturen auch Schrauben, die parallel zur Epiphysenfuge in der Metaphyse liegen.

Die Weichteilverletzungen der Hand beim Sport betragen 2,5%, wie zum Beispiel bei einem 8jährigen Mädchen mit Fingerringverletzung, wobei es zu einer Hautablederung und Strecksehnendurchtrennung gekommen war. Nach primärer Sehnennaht wurde der distal gestielte Hautlappen unter Schonung des subdermalen Plexus entfettet und adaptierend wieder angenäht. Glatter Heilverlauf und gutes funktionelles Resultat 9 Wochen später.

Krankengut

In der Zeit von 1976 bis 1981 und von 1982 bis 1986 wurden in zwei Etappen 825 Patienten mit Kapsel-Bandverletzungen und Gelenkläsionen am Finger in der Abteilung für Unfallchirurgie an der Universität Essen behandelt.

Bei 274 Verletzungen (33,2%) handelte es sich um Sportverletzungen (Abb. 3). 166 Männer standen 108 Frauen gegenüber (im Verhältnis 6 : 4). Die rechte Hand war häufiger betroffen als die linke. Im Gesamtkollektiv war der jüngste Sportler 5 Jahre und der älteste 72 Jahre alt. Über 75% aller Verletzungen entfielen auf die Altersklasse von 16–45 Jahren.

Etwa die Hälfte der Fingerverletzungen ereignete sich in unserem Kollektiv beim Ballspielen gefolgt vom Turnen, Ski und Kampfsportarten (Tabelle 1). In fast 80% der Fälle

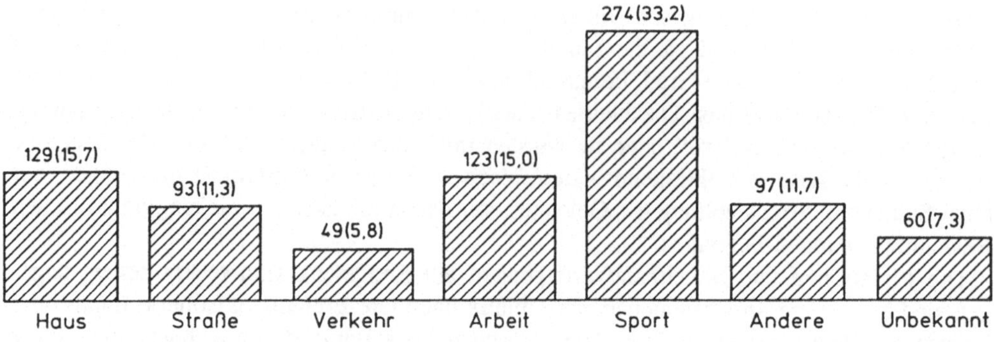

Abb. 3. Unfallursachen bei 825 Gelenkverletzungen

wurde das für die Gelenkverletzung typische stumpfe Trauma als eigentlicher Verletzungsmechansimus festgestellt. Nur in 3,5% der Fälle waren offene Verletzungen der Fingergelenke nach schwerem Stoß, Einklemmung und Rißwunden registriert.

Tabelle 1. Unfallhäufigkeit bei Sportarten (n = 274)

Basketball	37	13,5%
Fußball	30	11,0%
Handball	32	11,6%
Volleyball	38	13,8%
Skilauf/Turnen	31	11,3%
Gymnastik/Trampolin	42	15,4%
Tennis	11	4,0%
Reiten	12	4,4%
Kampfsportarten	22	8,0%
Kegeln/Bowling	14	5,2%
Andere	5	1,8%

Von den insgesamt 274 Fingergelenksverletzungen beim Sport wurden 70 Fälle wegen relativ stabiler Gelenkführung als Distorsion eingestuft.

Von den übrigen 204 Verletzungen (= 74,5%) lag bei 190 Fällen die Totalruptur der Bänder oder eine knöcherne Verletzung des Gelenkes bzw. Verletzung eines Kompartmentes und bei 14 Fällen die Verletzung zweier Anteile des Gelenkes vor.

Der Anteil von knöchernen Verletzungen des Gelenkes war mit 121 Einzelrupturen (= 55,5%) relativ hoch. Als häufigste knöcherne Verletzung wurde bei 70 Fällen (= 64,2%) der knöcherne Ausriß der Fibrocartilago palmaris registriert (Tabelle 2).

Mit fast 36% aller Verletzungen war der Daumen am meisten betroffen, während bei den Langfingern die Verletzung des Kleinfingers am meisten registriert wurde.

Am Daumen wurden intraligamentäre Rupturen mit *37* (etwa 70%) Fällen häufiger als knöcherne Verletzungen mit *21* (etwa 30%) Fällen registriert.

Das Verhältnis ulnar/radial für knöcherne Ausrisse am Daumenendgelenk betrug 2 : 1 und für die interligamentären 12 : 1.

Tabelle 2. Häufigkeit von knöchernen (+) und nicht knöchernen (–) Fingergelenkverletzungen

	dorsal		volar		ulnar		radial		Summe	
	+	–	+	–	+	–	+	–	+	–
MP I	–	1	2	10	13	24	6	2	21	37
IP I	–	1	4	7	3	1	1	1	8	10
MP II–V	–	2	–	1	4	–	6	2	10	5
PIP II–V	–	1	61	19	7	3	10	18	78	41
DIP II–V	–	1	3	2	1	–	–	1	4	4
Summe	–	6	70	39	28	28	23	24	121	97

Insgesamt wurden die Behandlungsergebnisse von 212 Gelenkverletzungen nach klinischer und röntgenologischer Untersuchung oder Fragebogenauswertung überprüft und bewertet.

Bei allen 165 Verletzungen war mindestens 1 Komponent: dorsal, volar, ulnar oder radial verletzt. In fast 80% der Fälle wurde das für die Kapsel-Band-Verletzungen typische, stumpfe Trauma als eigentlicher Verletzungsmechanismus festgestellt.

Die Ergebnisse wurden entsprechend nach Bewertungsschema der Fingerbeweglichkeit von Buck-Gramcko [3] ausgewertet.

In unserem Kollektiv wurden die Verletzungen, die nicht älter als 20 Tage waren, als frische und darüberhinaus als veraltete Verletzungen angesehen. Der durchschnittliche Abstand zwischen Abschluß der Behandlung und Nachuntersuchung betrug 3,5 Jahre.

Bei den 212 Nachuntersuchten handelte es sich um 47 schwere Distorsionen und 165 echte Gelenkverletzungen.

Bei den 165 Kapsel-Band und knöchernen Gelenkverletzungen handelte es sich um 142 frische und 23 veraltete Verletzungen.

Insgesamt wurden 161 Gelenkverletzungen operiert, wobei sich in der Gruppe 139 frische, 18 veraltete und 4 schwere Distorsionen befanden. Bei den 47 konservativ behandelten Fällen handelte es sich um 3 frische-, 5 veraltete Gelenkverletzungen und 39 schwere Distorsionen bzw. Teilrupturen.

Der Vergleich beider Gruppen 142 frische und 23 veraltete Verletzungen hinsichtlich der Spätergebnisse, zeigt mit 85,2% gute und sehr gute Ergebnisse gegenüber 47,8% eindeutig die Überlegenheit der Behandlung frischer Verletzungen, wobei auch Vorteile der operativen (bei 87%) gegenüber konservativen Behandlung beider Gruppen klar zum Ausdruck kommt.

Die Spätergebnisse nach operativer Behandlung frischer Gelenkverletzungen waren in 87,0% sehr gut und gut, in 11,5% der Fälle zufriedenstellend und nur in 1,5% schlecht.

In der entsprechend konservativ behandelten kleinen Gruppe waren die Spätergebnisse in 66,6% befriedigend in 33,4% schlecht.

Die Spätergebnisse bei operativ behandelten veralteten Gelenkverletzungen waren mit 55% guten und sehr guten deutlich günstiger als mit 20% bei den konservativ behandelten. In Übereinstimmung mit der Literatur kann hier als prognostisch ungünstiger Faktor das Verletzungsalter angesehen werden, wobei bei zunehmendem Alter der Verletzung eine ungünstige Prognose hinsichtlich der Funktion und Beschwerdefreiheit gestellt werden muß. Dabei kommt jedoch die Überlegenheit der Operationsbehandlung besonders hervor.

Darüberhinaus hat auch das Alter des Patienten selbst einen erheblichen Einfluß auf das Spätergebnis im gesamten Kollektiv, wobei bei zunehmendem Alter der Anteil sehr guter Ergebnisse kontinuierlich abnimmt.

Die Verkürzung der Immobilisationszeit auf 3 Wochen bei operativer und auf 4 Wochen bei konservativ Behandelten, begünstigte die weitgehende Wiederherstellung der vollen Gelenkbeweglichkeit sowie eine Abkürzung der Behandlungsdauer ohne die Gelenkstabilität zu beeinträchtigen. Durch den Einsatz von Vergrößerungsaufnahmen des betreffenden Gelenkes konnte die Diagnostik von knöchernen Verletzungen verbessert werden. Der höhere Anteil von knöchernen Ausrissen wurde hierauf zurückgeführt.

Die frühfunktionelle Behandlung der Gelenkfrakturen und Kapsel-Bandrupturen an der Hand nach stabilisierenden Operationen bildet die beste Prophylaxe gegen Ödeme, Dystrophie und Entkalkung.

Eine in Fehlstellung verheilte Fraktur oder ein Fingergelenk, das seine Funktion z.T. eingebüßt hat, bewegungs- und druckempfindlich ist, bedeutet für den Sportler häufig eine erhebliche Minderung der Gebrauchsfähigkeit der Hand. Bei speziellen Disziplinen wie Boxen, Geräteturnen oder Werfen, ist dabei häufig das Ende der Sportfähigkeit gegeben. Es ist daher auf eine möglichst frühzeitige Diagnostik und adäquate Behandlung zu achten, damit frühzeitig die Funktion der Hand und die Sportfähigkeit, sei es bei Profis oder bei Halbprofis, wieder gegeben ist.

Literatur

1. Biener K (1977) Sportspezifische Unfälle. Epidemiologie und Prävention. Therapiewoche 27: 9118
2. Bradley GW, Shives TC, Samulson KM (1979) Ligament injuries. J Bone Joint Surg [Am] 61:588
3. Buck-Gramcko D, Dietrich FE, Gögge S (1976) Bewertungskriterien bei Nachuntersuchungen von Beugesehnenverletzungen. Handchirurgie 8:65
4. Clanton TO, Dellee JC, Sanders B, Neure A (1979) Injuries in children. J Bone Joint Surg [Am] 61:1195
5. Gädecke R (1974): In Rehn J (Hrsg) Unfallverletzungen bei Kindern. Springer, Berlin Heidelberg New York
6. Hess H (1987) Sportverletzungen und Sportschäden, Unfallmedizinische Tagung der Berufsgenossenschaften, Heft 66:63
7. Iselin M (1980) Kongreßbericht Paris. Handchirurgie 12:131
8. Jakobs Rp, Ganz R (1976) Sportverletzungen bei Kindern. Therapeutische Umschau 33:380
9. Tischer W (1977) Verletzungen im Kindesalter. Zentralbl Chirurgie 102:988
10. Ziegler P (1987) Typische Verletzungen im Freizeit- und Breitensport. Unfallmedizinische Tagung der Berufsgenossenschaften, Heft 66:83

Epidemiologie und Indikationsstellung bei Sportverletzungen der Hand und des Ellenbogens

Th. Kreusser, E. Euler, K. Kress, B. v. Terzi und K. Wilhelm

Abt. für Handchirurgie (Leiter: Prof. Dr. K. Wilhelm), Klinik und Poliklinik der Chirurgischen Universitätsklinik Innenstadt der Ludwig-Maximilian-Universität München (Direktor: Prof. Dr. L. Schweiberer), Nußbaumstraße 20, D-8000 München 2

Über einen Zeitraum von 4 Jahren (Januar 1985–Dezember 1988) wurden in unserer handchirurgischen Abteilung 916 Sportverletzungen operativ behandelt. Davon entfielen 844 Fälle auf Sportverletzungen der Hand im engeren Sinne, nach proximal bis zur distalen Radiusfraktur. 72 Patienten hatten sich typische Sportverletzungen im Ellenbogenbereich zugezogen und waren von uns operiert worden. Insgesamt machten jedoch Sportverletzungen nur etwa 5% unseres gesamten ambulanten und operativen Krankengutes aus.

Die Palette der Sportverletzungen mit Kontusionen, Distorsionen, Luxationen, Weichteilverletzungen, Kompressionssyndromen, Insertionstendopathien, Sehnenrupturen und -frakturen unterscheidet sich selbstverständlich in nichts von Verletzungen des alltäglichen Lebens, insbesondere nicht von Arbeitsunfällen. Lediglich aus den Analysen der Pathogenese der Verletzungen und Schäden mit ihren zu Nicht-Sportunfällen anders gelagerten Häufigkeitsverteilungen lassen sich Hinweise auf Möglichkeiten zur Unfall- und Verletzungsprophylaxe in den einzelnen Sportarten ableiten. Ein häufig anzutreffendes Mißverständnis wäre es, wollte man durch den Begriff Sportmedizin implizieren, hier würde eine andere oder auch bessere Medizin betrieben, weil etwa die Aushängeschilder des Sports, voran Fußballer und Tennisspieler, bei uns in Deutschland schneller wieder ihren Berufssport ausüben könnten als anders verletzt gewesene „normale Berufstätige".

Wir berichten u.a. über Indikationen und Ergebnisse zur operativen bzw. konservativen Therapie bei den bei uns häufigsten Sportverletzungen: Skidaumen (240 Fälle), Strecksehnenrupturen (Baseball, bzw. Mallet-Finger) 200 Fälle, sowie im Ellbogenbereich, dem sog. Tennisellenbogen (32 Patienten), nicht selten in seiner Kombination mit dem sog. Supinatorsyndrom u.a.

Operationsindikationen bei den Handverletzungen sehen wir im allgemeinen bei offenen Verletzungen, verbleibenden Instabilitäten, bzw. persistierenden Luxationen, dislocierten und irreponiblen Luxationsfrakturen, Frakturen mit Gelenkbeteiligung und Abrißfrakturen, sowie begleitenden Gefäßnervenverletzungen.

Spezielle Operationsindikationen bei Handverletzungen bestehen bei dem sog. Skidaumen mit einer Aufklappbarkeit größer als 20°, dem Mallet-Finger bei einer Streckunfähigkeit von größer als 30°, dem sog. Knopflochphänomen, der Bennettfraktur und anderen Abrißfrakturen, metacarpale-Köpfchenfraktur bei einer palmaren Abkippung von mehr als 30°, der Scaphoidfraktur, immer jedoch bei der Scaphoidpseudarthrose, sowie bei der ulnocarpalen Diskopathie wenn eine Dekompression dieses Gelenkraumes Aussicht auf Erfolg verspricht.

Operationsindikationen bei Ellbogenverletzungen sehen wir in offenen Verletzungen, erheblichen Instabilitäten bzw. persistierenden Luxationen, knöchernen Begleitverletzungen, begleitenden Gefäß- und Nervenverletzungen, Osteophyten, Osteochondrosis dissecans,

Hefte zur Unfallheilkunde, Heft 212
Redigiert von J. Probst

Myositis ossificans, therapieresistenten Epicondilitiden humeri lateralis et medialis, sowie Nervenkompressionssyndromen, die klinisch wie auch neurophysiologisch nachweisbar imponieren.

Überlastungsschäden im Bereich der Hand- und Fingergelenke beim Sportklettern; klinische und radiologische Diagnostik

St. König und R. Schabus

I. Universitätsklinik für Unfallchirurgie, Alserstraße 4, A-1090 Wien

58%–63% aller Überlastungsschäden beim Sportklettern manifestieren sich im Hand- und Fingergelenksbereich.

Aufgrund minimaler Oberflächenprofile, die nur dem Fingerendglied Platz gewähren, treten hohe Kräfte auf, die auf Beugesehnen und Gelenkknorpel wirken. Das mathematische Beispiel eines 72 kg schweren Kletterers, der an einer 15 mm breiten Leiste hängt, zeigt Kräfte von 735 N, die auf die Beugesehne wirken und 514 N/cm^2 Gelenksdruck in den IP-Gelenken.

Die klinische Symptomatik ist: Morgendliche Fingersteifigkeit, Flexionsschmerz in den IP-Gelenken, Stauchungsschmerz, Krepitationen im gelenksnahen Anteil der Beugesehnenscheide, Streck- und Beugesehnenrupturen, Gelenksinstabilitäten, Discus articularisveränderungen, Carpaltunnelsyndrom und Styloiditiden am Speichengriffel.

Der radiologische Befund ist: Osteosklerose der Endphalangen, subchondrale Sklerosierung der IP-Gelenke, Corticalisverdickung der Phalangen streckseitig, Frakturen, Microfrakturen und Insertionstendinosen am Speichengriffel.

Ziel der Sportmedizin beim Sportklettern sollte sein, die Erstellung von Trainingsrichtlinien mit der Standardisierung von Trainingseinheiten, d.h. es sollten Aufwärm- und Dehnungsübungen für Hand- und Fingergelenke durchgeführt werden. Es sollte eine kontinuierlich steigende Leistungskurve angestrebt werden.

Zusätzlich muß unbedingt eine vernünftige Relation zwischen der körperlichen und der physischen Belastbarkeit bestehen, um Überlastungsschäden hintanzuhalten.

Hefte zur Unfallheilkunde, Heft 212
Redigiert von J. Probst

Indikation zur operativen Therapie beim Skidaumen

Th. Reck, N. Pekel, B. Landsleitner und P. Schaller

Abt. für Hand- und Plastische Chirurgie (Leiter: Prof. Dr. J. Geldmacher), Chirurgische Universitätsklinik (Direktor: Prof. Dr. F.P. Gall), Universität Erlangen-Nürnberg, Maximiliansplatz 1, D-8520 Erlangen

Die Ruptur des ulnaren Seitenbandes am Daumengrundgelenk gehört als sogenannter Skidaumen zu den typischen Skisturzverletzungen. Bei einem Sturz auf den mäßig abduzierten Daumen resultiert eine über das physiologische Bewegungsausmaß hinausgehende Abduktion im Daumengrundgelenk, die zu einer Ruptur des ulnaren Seitenbandes führt.

Die passive Stabilisation des Daumengrundgelenkes erfolgt durch die capsuloligamentären Strukturen, wobei das Ligamentum collaterale proprium in Extensionsstellung locker und in Flexionsstellung des Daumens gespannt ist. Das Lig. collaterale occessorium ist bei Extension gespannt und gewährleistet auch noch bei einer Ruptur des Ligamentum collaterale proprium in Streckstellung eine Stabilität des Daumens. Bei einem distalen Abriß des ulnaren Seitenbandes kommt es leicht zu einem Herausschlüpfen des Bandes vor die Aponeurose des musculus adductor pollicis brevis, wodurch eine exakte anatomische Reposition verhindert wird. Dieser Umstand ist für das häufige Versagen der konservativen Therapie verantwortlich.

Die Diagnostik stützt sich auf den Unfallmechanismus und die klinische Untersuchung. Sofern nicht bereits eine dorso-volare Röntgenaufnahme eine Abrißfraktur zeigt, erfolgen gehaltene Röntgenaufnahmen, wobei eine Aufklappbarkeit von mehr als 25° im Seitenvergleich für eine Seitenbandruptur spricht.

In unserem Krankengut von 209 Patienten der letzten 8 Jahre ereigneten sich 3/4 aller Verletzungen beim Sport und über die Hälfte allein beim Skifahren. Wir fanden mit 67% überwiegend ligamentäre Verletzungen gegenüber 33% mit knöcherner Beteiligung. Der hohe Anteil alter Verletzungen mit verschleppter Diagnosestellung betrifft überwiegend die rein ligamentären Verletzungen, während knöcherne Verletzungen in der Regel frühzeitig diagnostiziert werden. Bei der operativen Versorgung streben wir auch bei älteren interligamentären Bandrupturen eine Bandnaht an. Nur wenn sich kein tragfähiges Bandregenerat findet, führen wir eine Bandplastik mittels der Palmaris longus Sehne durch. Bei Ligamentabrissen am Ansatz oder knöchernen Bandausrissen kommt wieder vermehrt eine sogenannte Lengemann-Ausziehdrahtnaht zur Answendung, wobei wir mittels einer von uns entwickelten Distanzhülse aus Implantatstahl Drucknekrosen am Widerstandsknopf vermeiden.

Eine Nachuntersuchung der operierten Patienten zeigte bei 80% keine nennenswerte ulnare Aufklappbarkeit im Daumengrundgelenk mehr und bei 58% eine seitengleiche Daumenbeweglichkeit.

Hefte zur Unfallheilkunde, Heft 212
Redigiert von J. Probst

Diskussion: Obere Extremität

Aus dem Auditorium werden Fragen zur Belastungs-Röntgenaufnahme gestellt. Es wird diskutiert, ob diese durch Halten der Gewichte oder durch Anhängen der Gewichte an das Handgelenk des Verletzten durchgeführt werden soll. Die Möglichkeit wird eingeräumt, daß die Muskelspannung beim aktiven Halten der Gewichte das Ergebnis der Belastungs-Röntgenaufnahme beeinträchtigen könnte. Es wird auch darauf hingewiesen, daß bei liegendem Verletzten die Luxation spontan beseitigt ist, so daß sie deswegen übersehen werden könnte. Wolter empfiehlt darum die Untersuchung unter Durchleuchtung.

Zur Operationsindikation werden die verschiedenen Tossy-Formen besprochen, wobei auch die Meinung geäußert wird, daß nicht nur die Formen Tossy-III, sondern auch die Formen Tossy-II der Operation bedürfen, wenn sie Schmerzen verursachen.

Aus dem Auditorium wird die Frage gestellt, ob die Naht der coracoclaviculären Bänder erforderlich sei. Der Einwand, daß zwar von fast allen Autoren die Naht angegeben würde, daß sie aber sicherlich nicht notwendig sei, weil sich die Bandreste bei operativer Stabilisierung gut aneinanderlegten und die Bandnaht die Reluxation nicht verhindern könne sondern nur die Fixationsmethode, sei es Zuggurtung, Haken, Platte oder coracoclaviculare Verschraubung, wird akzeptiert.

Im Rahmen der Diskussion über die Rekonstruktionsplatte nach Wolter wird auch die Möglichkeit der coracoclaviculären Verschraubung nach Bosworth erwähnt. Wolter wendet sich entschieden gegen dieses Verfahren. Poigenfürst führt aus, daß die theoretischen Einwendungen dagegen sowohl durch die klinische Erfahrung als auch durch experimentelle Untersuchungen entkräftet werden konnten. Gotzen bemängelt den großen Hautschnitt, der für die Implantation der Rekonstruktionsplatte angegeben wird.

Bei der Besprechung der verschiedenen resorbierbaren Implantate bemerkt Gotzen, daß es sich um ein breites, weiches Band handeln muß, um ein Durchschneiden des Transplantates zu vermeiden. Blatter, der über die Erfahrungen mit verschiedenen Implantaten berichtet hatte, stellt abschließend fest, daß in St. Gallen als Ergebnis seiner Untersuchungen alle Acromioclaviculargelenks-Zerreißungen frühfunktionell behandelt würden und daß kein Patient mehr operiert würde.

Hefte zur Unfallheilkunde, Heft 212
Redigiert von J. Probst

Überlastungsschäden

Vorsitz: V. Echtermeyer, Minden; H. Wissing, Waldbröl

Überlastungsbedingte Schmerzsyndrome des Sportlers

F.U. Niethard und A. Güßbacher

Orthopädische Universitätsklinik Heidelberg (Direktor: Prof. Dr. med. H. Cotta),
Schlierbacher Landstraße 200a, D-6900 Heidelberg 1

„Der Schmerz macht die Menschen nicht groß, sondern klein!" – Auf den Schmerz bezogen sind diese Worte von Christian Morgenstern treffend: Sport und Schmerz passen nicht zueinander. Der Sport schafft Größe, denn Sport bedeutet in unserer Gesellschaft: Fitness, Gesundheit und Schönheit. Der Schmerz aber macht klein.

Fitness bedeutet aber zugleich Leistungsfähigkeit; und Leistungsfähigkeit ist für den Sportler oft gleichbedeutend mit Ruhm und Ehre und für manchen auch Geld. Dies ist auch der Bereich, wo der Schmerz seinen Ruf als Warnsymptom verloren hat. „No pain, no gain" – mit diesem Motto wird dem Sportler vorgehalten, daß er eine Schmerzschwelle überschreiten muß, um seine individuelle Höchstleistung zu erreichen. Hier geraten der Hochleistungssport und mit ihm die Sportmedizin immer wieder in die Diskussion. Spritzenmedizin und Drogensumpf sind Schlagworte für die Auseinandersetzung um ein heiles Thema. Der aufsehenerregende Tod einer Spitzensportlerin rüttelt wach, läßt aber nur die Spitze eines Eisberges erkennen. die Schmerzschwelle wird sicher nicht nur beim Hochleistungssport überschritten. Die große und stetig zunehmende Zahl chronischer Schmerzzustände aufgrund falscher oder zu starker Belastung beim Breitensportler spricht eine deutliche Sprache.

Die *Schmerzanalyse* spielt daher beim Sportler im Zusammenhang mit der mechanischen Beanspruchung der Gewebe eine große Rolle. Kenntnisse der Sportphysiologie sind unerläßlich, um vor allem die zahlreichen funktionell bedingten Schmerzzustände besser zu verstehen. Die Wahrnehmung von Schmerz über Schmerzreceptoren kann durch Reflexkreise modifiziert werden. Durch eine Weiterleitung an sympathische Efferenzen kommt es zur positiven Rückkoppelung mit Auftreten eines Dauerschmerzes. Im Rahmen eines motorischen Reflexkreises können Schmerzimpulse zu einem erhöhten Muskeltonus und damit einem schmerzhaften Muskelhartspann und einer Blockierung von Gliedmaßenabschnitten führen. Der Schmerzwahrnehmung ist die Schmerzempfindung durch Modulation in den Hirnzentren übergeordnet. Diese durch zahlreiche psychische Faktoren beeinflussbare Modulation spielt beim Sportler eine besondere gewichtige Rolle.

Die für den untersuchenden Arzt wichtigste Frage bei der Schmerzanalyse ist, ob sich der Schmerzzustand allein durch eine Fehlfunktion erklären läßt und damit noch reversibel ist, oder ob er auf irreversible, morphologische Veränderungen zurückgeführt werden muß. Die Grenzen zwischen funktionell bedingten oder sich aus strukturellen Veränderungen er-

Hefte zur Unfallheilkunde, Heft 212
Redigiert von J. Probst

gebenden Schmerzzuständen sind nicht immer scharf zu ziehen. Sie setzen eine sorgfältige Analyse der Belastung und Belastbarkeit des einzelnen Sportlers voraus.

Letztendlich läßt sich die Entstehung von überlastungsbedingten Schmerzsyndromen sowohl beim Leistungs- als auch beim Breitensportler immer auf ein gestörtes Verhältnis zwischen Belastung und Belastbarkeit der Organe und Gewebe zurückführen. Der Leistungssportler wird den Sportschaden nur solange verhindern können, wie die Belastbarkeit seiner Gewebe der geforderten hohen Belastung standhalten kann. Diese Voraussetzung gilt für den Freizit- oder Breitensportler auf einem niedrigen und für den organisierten Sportler auf einem mittleren Niveau. Jede Steigerung der Belastung oder auch Herabsetzung der Belastbarkeit ist mit der Gefahr eines Sportschadens verbunden.

Die *Belastung* sämtlicher Gewebe der Stütz- und Bewegungsorgane wird durch Sportart und Sportintensität vorgegeben. Die sportartspezifische Belastung ist für den Leistungssportler vielfach gut untersucht.

Gewichtheber leisten ein tägliches Pensum von 10 bis 20 Tonnen. Langstreckenläufer legen in 1 Woche mehr als 100 km, Schwimmer an einem Tag bis zu 20 km zurück. Die notwendige Trainingszeit ist beim Leistungssportler kaum in einer 35-Stunden-Woche unterzubringen. Schmerzsyndrome der besonders belasteten Regionen sind daher beim Leistungssportler durchaus verständlich. Beim Freizeit- und Breitensportler zeigt die Liste typischer Überlastungssyndrome, welche Gewebe sportartspezifisch besonderen und überhöhten Belastungen ausgesetzt werden. Diese Liste reicht vom athlete's foot über den Fechterellenbogen, die Schmerzen im Sprung-, Fuß-, Knie- und Hüftgelenk beim Jogger und den Werferellenbogen bis zum Tennisellenbogen (Thürauf 1985).

Bei der *Belastungsanalyse* spielt jedoch nicht nur die Sportart, sondern auch die Art ihrer Ausführung eine wesentliche Rolle. Zahlreiche funtkionell bedingte Schmerzzustände erklären sich aus einer mangelnden Koordinationsfähigkeit und unsauberen Bewegungsausführungen. Hier ist die Zusammenarbeit zwischen Arzt, Trainer und Sportler im Team gefragt, um den Schmerz zu bekämpfen und die Leistungsfähigkeit zu erhalten oder sogar zu verbessern. In den entsprechenden Disziplinen ist auch die Art des benutzten Sportgerätes von Bedeutung. Falsches Schuhwerk, ein ungeeigneter Boden beim Tennisspiel oder auch ein falscher Tennisschläger müssen bei der Bewertung von Überlastungszuständen bedacht werden.

Die *Belastbarkeit* des Sportlers ist durch seinen Trainingszustand und damit durch die Beschaffenheit der Gewebe definiert. Die Belastbarkeit ist nicht unveränderlich. Entscheidendes Merkmal der Gewebe ist die Adaptatikonsfähigkeit. Dabei ist der Zuwachs an Belastungsfähigkeit gemeint, der durch einen Trainingsreiz in einem Gewebe erzielt werden kann: „Der Gebrauch erhält, die Anstrengung fördert, die Überanstrengung schadet" (Arndt-Schulze-Regel). Die Analyse der Belastbarkeit stößt bislang auf große Schwierigkeiten. Mit den zur Verfügung stehenden Methoden kann an den verschiedenen Geweben der Stütz- und Bewegungsorgan nur die Überlastung nachgewiesen und damit indirekt auf die eingeschränkte Belastbarkeit geschlossen werden. Die Analyse der Belastbarkeit von Knochen, Muskel und Knorpel ist mit verschiedenen Methoden indirekt möglich. An der Sehne sind verläßliche Untersuchungsmethoden bisher nicht bekannt.

Überlastungsbedingte Schmerzsyndrome der Muskulatur spielen im Alltag des Sportlers die größte Rolle. Obwohl das biologische Verhalten der Muskultur am besten untersucht ist, ist die Entstehung des einfachen Muskelkaters noch nicht endgültig geklärt. Die oft als Erklärung herangezogene Ansammlung von Milchsäure im Muskelgewebe spielt höchstwahrscheinlich keine Rolle. Die derzeit gültige Meinung besagt, daß es bei der Überbelastung eines Muskels zu kleinsten Muskelfaserrissen im Mikrobereich mit nachfolgender Nekrose kommt und die sich ausprägende Entzündung die Entstehung von lokalen Spasmen im geschädigten Muskel begünstigt (Wietoska u. Böning 1979).

Die eingeschränkte Belastbarkeit der Muskulatur ist für die Entstehung von Schmerzsyndromen von besonderer Bedeutung. Jede Volumenabnahme der Muskulatur geht mit einer Minderung der Belastbarkeit einher. Schmerz, Leistungsminderung, Atrophie, Instabilität von Gelenken, Arthrose und Schmerz fügen sich so in einen Circulus vitiosus, der für den Sportler dauerhafte Leistungsminderung, Verletzungsanfälligkeit und schließlich sogar Ende der Sportausübung bedeuten kann.

Andererseits ist ein kurzzeitiges Training bereits durch eine Umfangsvermehrung an der Muskulatur sichtbar und an einer Leistungsverbesserung (Kraftzuwachs) nachweisbar. Dies ist der Inhalt moderner Rehabilitationsverfahren, die durch eine genaue Analyse der Muskelkraft und Muskelgleichgewichte und eine entsprechende Therapie nicht nur dem Sportler entscheidende Fortschritte bringen können.

Überlastungsbedingte Schmerzsyndrome der Sehne treten in erster Linie als Insertionstendopathie oder Paratendopathie in Erscheinung. Während in einem allgemeinen Krankengut vorwiegend die oberen Extremitäten von Sehnenerkrankungen dieser Art betroffen sind, sind diese bei Sportlern überwiegend an den unteren Extremitäten lokalisiert (Becker und Krahl 1978).

Bei der Entstehung von Insertionstendopathien spielt vor allem die Übergangszone zwischen parallelfaserigem Sehnengewebe und Verankerung im Knochen eine wesentliche Rolle. Hier sind die in Sehnenfasern Knorpelzellen eingelagert, die aus mechanischen, aber auch biologischen Gründen die Dämpfungseigenschaften der Sehnen verbessern. Bei deren Degeneration wird der Sehnenzug dann ungehindert in den Knochen übertragen, so daß sogar Anpassungsreaktionen am Knochengewebe möglich sind (z.B. Gracilis-Syndrom).

Typische Insertionstendopathien sind der Tennis- und der Fechterellenbogen. Gerade bei den überlastungsbedingten Schmerzsyndromen der Sehne spielen als präventive Maßnahmen die Verbesserung der Schlägerhaltung, aber auch der Schlägerdämpfung, der Bodenbeschaffenheit und der Fertigung des Sportschuhs eine große Rolle.

Überlastungsbedingte Schmerzsyndrome der Knochens treten fast ausschließlich in Form von Ermüdungsbrüchen auf. Dabei sind diejenigen Skelettregionen bevorzugt betroffen, die auch bei metabolischen Osteopathien zu Ermüdungsfrakturen neigen. Ermüdungsbrüche treten bevorzugt bei Dauerläufern (Jogger, Langstreckenläufer) und dort an der unteren Extremität auf. Sie sind in der Regel Folge eines ungenügenden oder zu raschen Tainingsaufbaues. Bevorzugt betroffen sind die Metatarsalknochen, adäquat der bekannten Marschfraktur bei Soldaten. Im Frühzustand ist die reine schmerzhafte Überlastung des Knochengewebs häufig nur szintigraphisch, nicht aber radiologisch erkennbar. Selten sind Ermüdungsfrakturen am coxalen Femurende, die zu spontanen Schenkelhalsfrakturen führen können (Kaps u. Niethard 1986).

Die *Spondylolyse* ist eine Ermüdungsfraktur der Interarticularportion an den Wirbelbogenstrukturen. sie ist bei Leistungssprtlern eine der häufigsten Ursachen für überlastungsbedingte Schmerzen der Lumbosacralregion. Es handelt sich immer um eine erworbene Läsion, die üblicherweise am 5. Lendenwirbel, seltener auch in höheren Wirbeletagen auftritt. Die Spondylolyse wird in der Regel bereits während der ersten 6 Lebensjahre erworben und bei etwa 5% der weißen Bevölkerung normalerweise beoachtet. Ein späterer

Erwerb ist vor allem bei leistungsmäßiger Beanspruchung der Wirbelsäule in Reklination und gleichzeitiger Torsion möglich. Eine derartige Beanspruchung kommt bei speziellen Sportdisziplinen zur Entfaltung. Bei Speerwerfern, Delphinschwimmern, Turmspringern, Gewichthebern und Kunstturnern wird die Spondylolyse daher gehäuft beobachtet. Die bisher höchste in der Literatur beschriebene Incidenz betrifft Speerwerfer aus dem Leistungskader der Bundesrepublik Deutschland, bei denen ein Spondylolyserate von 47% beobachtet wurde (Steinbrück u. Rompe 1981).

Bei der Entstehung von *überlastungsbedingten Schmerzsyndromen der Gelenke* geht es in erster Linie um die Frage, ob bestimmte Sportarten zu einem bleibenden Knorpelschaden und damit einer das gesamte Gelenk erfassenden Arthrose führen können. Nach den Untersuchungen von Groh (1975) ist eine Überlastung des Knorpelgewebes durch eine sportliche Tätigkeit ausgeschlossen. Er berechnete die Hüftgelenksbelastung eines 10000-Meter-Läufers mit einem täglichen Trainingspensum von 10 km über 10 Jahre. Daraus ergibt sich, daß 10 Jahre Langstreckenlauf noch nicht einmal eine doppelte Alltagsbelastung ausmachen.

Die beobachteten Arthrosen lassen sich daher in der Regel als Folge nicht vollständig ausgeheilter Sportverletzungen erklären, die ja – durchaus nicht ungewöhnlich – vom Sportler selbst häufig bagatellisiert werden. Fußballerknie und Fußballersprunggelenk sind beispielhaft für die durch die immer wieder auftretenden Verletzungen (Mikrotaumen) entstehende Arthrose. Gleiches gilt für den sogenannten Judoellenbogen, bei dem offenbar durch rezidivierende Knorpelabscherungen eine Vielzahl von freien Gelenkkörpern unter dem Bild der traumatischen Chrondromatose des Ellenbogengelenkes entstehen (Gußbacher 1988).

Besonders hohe Beanspruchungen entstehen am Patellaknorpel des Gewichthebers. Aber auch hier gibt es keine Beweise für eine Daueschädigung des Gelenkknorpels. Die Schmerzsyndrome des Gewichthebers beziehen sich in der Regel auf die Sehneninsertion. Im Röntgenbild fallen die spitzzipfligen Kantenausziehungen in diesem Bereich vor allem am oberen und unteren Patellapol auf. Dieser Befund darf nicht mit den Randwülsten einer Arthrose verwechselt werden.

Dauerbeanspruchung des Knorpelgewebes an der Wirbelsäule mit den Folgen schmerzhafter Überlastungen treten in Form der *Scheuermannschen Erkrankung* auf. Röntgenologische Veränderungen eines Morbus Scheuermann werden allerdings auch bei der Durchschnittsbevölkerung in 30% angetroffen. Eine Mehrbelastung wird daher allenfalls bei Turnern und Rennruderern diskutiert. Inwieweit hier aber allein die mechanische Überbelastung eine Rolle spielt, muß offenbleiben, da von Audermauer (1976) auf Störungen des Kollagenstoffwechsels beim Morbus Scheuermann hingewiesen wurde.

Noch immer ist der Schmerz ein sinnvolles Alarmsymptom, welches hinweist auf das Zuviel, auf die Gefahr der Überlastung und des überlastungsbedingten Schadens. Gerade der Sportler, der sich oft an der Grenze seiner aktuellen Belastbarkeit bewegt, ist aufgefordert, diesen Warnhinweis zu respektieren. Die noch immer zunehmende Häufigkeit überlastungsbedingter Schmerzsyndrome beim Sportler zeigt, daß jener gerade von den Breitensportlern allzu oft überhört oder bewußt mißachtet wird (Wehmeyer und Mitar. 1989). In einer Gesellschaft, in der mehr als 80% der Bevölkerung Sport treiben, um die Gesundheit zu erhalten, muß daher auch an der ärztlichen Versorgung und Beratung des Sportlers gelegen sein. Hierbei ist weniger von Bedeutung, ob der Sportschaden auf dem Boden einer Sportverletzung oder als Folge eines durch Dauerbeanspruchung entstandenen Verschleißprozesses entstanden ist. Entscheidend für die Beurteilungsfähigkeit sollte die Kenntnis von Physiologie und Pathophysiologie des menschlichen Gewebes sein, welches im Zustand der Dekompensation ein Schmerzsyndrom verursacht.

Literatur

Aufdermaur M (1976) Pathologische Anatomie und Pathogenese der Scheuermann-Kyphose. Wirbelsäule Forsch Prax 60:55

Becker W, Krahl H (1978) Die Tendopathien. Grundlagen – Klinik – Therapie. Thieme, Stuttgart

Güßbacher A (1988) Der Judo-Ellenbogen – ein typischer Sportschaden. Judo-Magazin 3:51–52

Kaps HP, Niethard FU (1986) Ermüdungsfrakturen im Hüftgelenksbereich bei Joggern. Akt Traumatol 16. :203–206:

Steinbrück K, Rompe G (1980) Wirbelsäulenschäden durch Sport. In: Cotta H, Krahl H, Steinbrück K (Hrsg) Die Belastungstoleranz des Bewegungsapparates. Thieme, Stuttgart New York

Thürauf J (1985) Freizeitkrankheiten und freizeittypische Unfälle – Ausmaß und Bedeutung. Dtsch Ärztebl 82:1–5

Wehmeyer K, Gläser H, Schimmel B, DeMare's H (1989) Zur landessportverbandsbezogenen Erfassung von Sportunfällen. In: Sicherheit im Sport – eine Herausforderung für die Sportwissenschaft. Köln: Sport u. Buch Strauss, Ed Sport

Wietoska B, Böning D (1979) Was ist eigentlich Muskelkater? – Gesichertes und Ungesichertes in der medizinischen Literatur. Dtsch Z Sportmed 30:395–401

Das chronische Kompartmentsyndrom beim Sportler

Pathophysiologie – Diagnostik – Therapie

W. Puhl, G. Wölffle und H.-P. Scharf

Orthopädische Klinik und Querschnittgelähmtenzentrum im RKU
(Ärztl. Direktor: Prof. Dr. med. W. Puhl), Oberer Eselsberg 45, D-7900 Ulm

Das Kompartmentsyndrom ist definiert als ein Zustand, bei dem ein erhöhter Gewebsdruck innerhalb eines begrenzten Raumes die Zirkulation und damit die Funktion des Gewebes beeinträchtigt [1]. Man unterscheidet das traumatische, bzw. operationsbedingte Kompartmentsyndrom, das sich immer akut manifestiert, vom übungsbedingten funktionellen Kompartmentsyndrom welches unterschieden werden kann in eine aktue und in eine chronische Form. Das traumatische Kompartmentsyndrom wurde von Hamilton im Jahr 1840 beschrieben und von Volkmann im Jahr 1881 genau definiert. Es tritt nach Unterschenkelverletzungen und nach Operationen im proximalen Unterschenkelbereich auf, es stellt nach der Thrombose die zweithäufigste Komplikation in der Traumatologie dar [2]. Dabei kommt es durch Einblutungen zu einem Druckanstieg in dem betroffenen Kompartment, die arteriovenöse Druckdifferenz sinkt, es kommt zum Sistieren des Blutflusses und wenn keine operative Entlastung erfolgt zum Untergang des Muskelgewebes.

Hefte zur Unfallheilkunde, Heft 212
Redigiert von J. Probst

Das funktionelle Kompartmentsyndrom kann unterschieden werden in eine seltene akute, und in eine häufigere chronische Form. Die akute Form tritt nach außergewöhnlichen Laufbelastungen auf, es geht mit heftigen, plötzlich einsetztenden Schmerzen im Bereich der Tibiavorderkante einher und wurde gehäuft bei Soldaten im Anschluß an längere Märsche beobachtet. Deswegen wird diese Form als Marschgangrän bezeichnet. Auch hier ist die Theapie die Fascienspaltung.

Die chronische Form des funktionellen Kompartmentsyndroms wurde im Jahre 1912 durch Wilson, Sanitätsoffizier in Scotts Südpolexpedition erstmals beschrieben, ohne die Symptomatik einordnen zu können. Vogt definiert es 1943 als eingenständiges Krankheitsbild [3]. Für das chronische Kompartmentsyndrom werden folgende Synonyme verwendet:

- vorderes Tibialissyndrom
- vorderer Tibialisschmerz
- chronisches Anterior-tibialis Syndrom
- vorderes Kompartmentsyndrom
- rezidivierendes Kompartmentsyndrom
- übungsbedingtes Kompartmentsyndrom.

Es wird gehäuft bei Langläufern beobachtet. Die Sportler klagen typischerweise über Schmerzen seitlich der Schienbeinvorderkante. Die Schmerzen treten rezidivierend, immer nach der gleichen Laufstrecke auf und zwingen den Sportler zur Trainingspause. Nach einigen Stunden Ruhe sind die meisten Sportler wieder völlig beschwerdefrei, bis mit dem nächsten Training begonnen wird und sich nach dem gleichen Trainingsumfang dieselben Beschwerden wiedereinstellen. Beim traumatischen und chronischen Kompartmentsyndrom wird ein vergleichbares Beschwerdebild beobachtet. Dies legt eine gemeinsame Ätiologie nahe. Zahlreiche Messungen beim traumatischen Kompartmentsyndrom haben gezeigt, daß der erhöhte Gewebsdruck zum Stillstand der Durchblutung führt und so die Beschwerdesymptomatik ausgelöst wird. Da über das Verhalten des Kompartmentdruckes unter Belastung nur wenige Mitteilungen vorliegen, führten wir bei 20 beschwerdefreien Probanden Druckmessungen der Tibialis-anterior-Loge unter definierter Laufbelastung durch. Dabei wurde eine Druckmeßsonde in die Tibialis-anterior-Loge eingeführt und mit Hilfe einer Meßeinrichtung der Mitteldruck kontinuierlich gemessen. Jeder Proband absolvierte das gleiche Belastungsschema. Die Laufgeschwindigkeit auf dem Laufband wurde in Stufen von 2 km/h von 4 auf 16 km/h gesteigert. Auf jeder Stufe wurde 3 min gelaufen, zwischen den einzelnen Stufen war eine Pause von 30 s. Mit zunehmender Belastung kommt es zur Zunahme des Kompartmentdruckes. Nach 5 min Ruhe wurden annähernd die Ausgangswerte erreicht. Es fielen große individuelle Druckunterschiede auf, so betrug der niedrigste Druckwert bei 12 km/h 46 mmHg, der höchste 114 mmHg. Anhand von 3 Messungen bei symptomatischen Patienten wissen wir, daß diese ebenfalls Drucke um 100 mmHg aufwiesen. Sie lagen also nicht höher als die höchsten Werte der beschwerdefreien Probanden. Viele Autoren sehen in der anatomischen Besonderheit der tibialis-anterior-Loge die Voraussetzung für das Auftreten des Kompartmentsyndroms, denn sie ist begrenzt durch 4 straffe Strukturen. Daß dieser osteofibröse Köcher, der die Muskelgruppe umgibt, eine geringe Ausdehnungsfähigkeit hat, konnte Herr Echtermeyer in einem Tierexperiment nachweisen [4]. Er injizierte Kochsalzlösung in das vordere Kompartment von Hunden und führte dabei Kompartmentdruckmessungen durch. Die Druckverlaufskurve zeigt, bezogen auf die injizierte Menge einen fast exponentiellen Anstieg. Da nach Wright das

Muskelvolumen bei intensiver Belastung um über 20% zunehmen kann [5], wird dieser Volumenanstieg bei begrenzter Ausdehnungsfähigkeit des Kompartments für die Beschwerdesymptomatik verantwortlich gemacht. Andererseits konnte Sudmann bei einseitiger Beschwerdesymptomatik im beschwerdefreien Unterschenkel oft höhere Drücke messen als auf der symptomatischen Seite [6]. Trotzdem linderte die Fascienspaltung die Beschwerdesyptomatik. Auch Matsen berichtet von Patienten mit eindeutiger Beschwerdesymptomatik, die geringere Drücke aufwiesen als beschwerdefreie Probanden. Offensichtlich ist nicht die Höhe des Gewebsdruckes allein verantwortlich für das Auftreten der Beschwerdesymptomatik. Für andere Autoren spielen biomechanische Faktoren eine wesentliche Rolle bei der Pathogenese [7,8,9]. Es wird die Überpronation als auslösende Fehlstellung angegeben. Logen gelang die Zuordnung des Kompartmentdruckes zu den verschiedenen Phasen des Laufcyclus [10]. Die Druckspitze wird in der Abrollphase erreicht. Bei Überpronation ist der Tonus der Supinatoren erhöht, insbesondere der Tonus des Musculus tibialis anterior und die Abrollphase ist verlängert. Dies könnte also die Minderdurchblutung erklären.

Die Diagnostik stützt sich in erster Linie auf die Anamnese, die Schmerzen treten auf:

- belastungsabhängig rezidivierend,
- lateral der Schienbeinvorderkante,
- im proximalen Unterschenkeldrittel,
- meistens beidseits.

Der Schmerzcharakter ist stechend, evtl. besteht ein Pelzigkeitsgefühl im Interdigitalraum 1.

Untersuchung
Die peripheren Pulse sind vorhanden,

- Schwellung der Muskulatur,
- Druckschmerzhaftigkeit.

Zur Diagnosesicherung kann die Kompartmentdruckmessung herangezogen werden, obwohl diese keinen beweisenden Charakter hat.

Differentialdiagnostisch müssen folgende Krankheiten ausgeschlossen werden:

- Gefäßerkrankung,
- Spinalstenose,
- Tenosynovitis,
- Venenthrombose,
- infektioöse Periostitis,
- sowie Tumor.

Weiter die typischen Shin splints Beschwerden, darunter fallen die Ansatztendinose, die Periostitis sowie die Straßfraktur.

Zur Therapie
Zunächst sollte ein konservative Therapieversuch erfolgen:

1. Ruhe mit Ausgleichssport (Schwimmen, Radfahren).
2. Reduktion von Trainingsumfang- und -intensität.
3. Änderung des Schuhwerkes, z.B. mediale Fußranderhöhung, Supinationskeil.

4. Änderung des Laufstils (vom Fersen- zum Ballenläufer).
5. Änderung des Trainingsterrains (kein harter Boden)
6. Muskelpflege (Stretching)
7. Eis, sowie nicht steroidale Antiphlogistika.

Bei Versagen der konservativen Therapie und dem Wunsch nach weiterer sportlicher Aktivität bzw. wenn diese berufsbedingt vorgegeben ist, schlagen wir die operative Therapie vor. Hier führen wir bei eindeutiger Beschwerdesymptomatik die laterale Fasciotomie durch, wobei die Fascie der Tibialis-anterior-Loge sowie die Fascie der Peronealloge eröffnet werden. Bei fraglicher Beteiligung des tiefen hinteren Kompartments führen wir von medial zusätzlich die Spaltung der Fascie des tiefen hinteren Kompartments durch. Nach der Fascienspaltung wurden nach Preston 88% der Patienten beschwerdefrei [11]. Die Indiaktion wurde dabei nicht aufgrund der Kompartmentdruckmessung gestellt.

Literatur

1. Matsen III F (1980) Compartment syndromes. Grune and Stratton, New York London Toronto Sydney San Francisco
2. Tscherne H (1982) Kompartment-Syndrom. Editorial Unfallheilkunde 85 : 125
3. Vogt PR Ischemic muscular necrosis following marching. Oregon State Med Soc 143 (Zit. nach Horn CE 1945)
4. Echtermeyer V (1986) Das Kompartment-Syndrom. Langenbecks Arch Chir 369 (Kongreßbericht)
5. Wright S (1965) Applied physiology. Oxford University Press, London new York Toronto
6. Sudmann P (1979) The painfull chronic anterior lower leg syndrom. A prospective clinical and experimental study. Acta Orthop Scand 50 : 573–581
7. Delacerda FF (1980) A study of the anatomical factors involded in shin splints. J Orthop Sports Phys Thera 2(2) : 55–59
8. Subotnik SJ (1976) The shin splints syndrome of the lower extremity. J Am Podiatry Assoc 66(1) : 43–45
9. Taunton JE, Clement DB Webber D (1981) Lower extremity stess fractures in athelets. The Phys and Sports Med 9(1) : 77–86
10. Logen et al. (1983) The measurement of dynamic compartment pressure during exercise. Am J Sports Med 11 : 4
11. Preston W et al. (1987) A primary car perspective of chronic compartment syndrome of the leg. Physic Sportsmed Vol., 3 : 111–120

Die Indikation zur operativen Therapie bei Insertionstendopathien des Leistungssportlers

M. Kunz und H. Hess

Orthopädische Klinik Saarlouis, Orthopädische Abteilung, St. Elisabeth-Klinik, Kapuzinerstraße 4, D-6630 Saarlouis

Die Tendopathien der Sportler zeigen im letzten Jahrzehnt eine stark ansteigende Tendenz. Die Zunahme dieser Krankheitsbilder korreliert eindeutig mit den steigenden Anforderungen im Sport, sowohl im Freizeitsport, als auch insbesondere im Leistungssport.

In der orthopädischen Klinik in Saarlouis wurden in den letzten 13 Jahren mehrere tausend Patienten mit Tendopathien behandelt. Aufgrund der starken sporttraumatologischen Ausrichtung der Klinik handelt es sich dabei im wesentlichen um Freizeitsportler und Leistungssportler.

Insgesamt wurden von 1975 bis 1988 1159 Patienten aufgrund von Tendopathien und Insertionstendopathien operativ versorgt.

Der Anteil der Freizeit- und Hobbysportler betrug im Patientengut insgesamt nur 14%. Bei den anderen handelte es sich um Leistungssportler, von denen 55,9% ihren Sport zumindest teilweise gegen Entgelt ausübten.

Diese Zahlen zeigen bereits klar, daß das Krankheitsbild im wesentlichen Sportler mit hohem Leistungs- und Trainingsniveau betrifft.

So trainierten die Sportler durchschnittlich 6,7 h in der Woche. Der Maximalwert der Trainingseinheiten nach Stunden gemessen lag bei 42 pro Woche.

Als Ursache der Tendopathien muß mit Wahrscheinlichkeit die sportartspezifische Belastung angesehen werden. Die meisten Tendopathien fanden sich bei Fußballern, Volleyballern, Handballern und Leichtathleten. Hierbei zeigten die verschiedenen Tendopahtien unterschiedliche Verteilungsmuster. Fußballer sind hauptsächlich von der Adductorentendopathie und der Achillodynie betroffen. Bei den Volleyballern steht an erster Stelle das Patellaspitzensyndrom, genauso bei den Handballern gefolgt von der Achillodynie. Leichtathleten, hier insbesondere Mittelstreckenläufer sowie Langstreckenläufer leiden hauptsächlich unter der Achillodynie.

Das typische Symptom der Erkrankung ist der lokalisierte Schmerz in der Sehnenansatzzone. Als weiter Kriterien der klinischen Untersuchung finden sich Schwellungen am Sehnenansatz. Manchmal Hautrötungen. Die Bewegungsprüfung zeigt insbesondere bei Achillodynien häufiger Krepitationen des Sehnengleitgewebes. Besonders wichtig sind die Austestung der Muskeln und Sehnen. Hier finden sich häufiger Verkürzungen und Dysbalancen. Auch Kraftminderungen und Bewegungseinschränkungen kommen vor.

Außer der äußerst wichtigen, an erster Stelle stehenden klinischen Untersuchung, stehen uns als technische Untersuchungsmöglichkeiten noch die Sonographie und das Röntgen zur Verfügung.

Sonographisch lassen sich insbesondere die Achillessehne und die Patellarsehne, sowie die Supraspinatussehne gut untersuchen. Im Bereich der betroffenen Sehnen finden sich dabei sonographisch deutliche Unterschiede in der Echogenität der betroffenen Sehnenareale. Weiterhin Sehnenverdickungen und manchmal sogar flüssigkeitsgefüllte Cysten.

Hefte zur Unfallheilkunde, Heft 212
Redigiert von J. Probst

Wir sehen hier die Ultraschalldiagnostik als ein weiteres Kriterium an. Eine histologische Diagnostik aus dem Ultraschallbild alleine erfolgt jedoch nicht.

Das Röntgenbild gibt teilweise Hinweise auf intratendinöse Verkalkungen. Bei Achillodynien sollte grundsätzlich ein Röntgenbild mit angefertigt werden, da eine Haglundexostose häufig begleitend vorkommt.

Obwohl die Erkrankungen aus der Anamnese und der klinischen Untersuchung relativ gut zu diagnostizieren sind, müssen einige wenige Differentialdiagnosen beachtet werden. Bei der Adductorentendopathie sollte in jedem Falle eine begleitende Hüftgelenkserkrankung im Sinne einer Dysplasie oder einer beginnenden Arthrose ausgeschlossen werden. 21% der Sportler mit Adductorentendopathien wiesen röntgenologische auch eine Hüftdysplasie auf.

Die weiche Leiste bei Leistungssportlern mit Adductorentendopahtie ist ein häufig begleitendes Krankheitsbild. 36,4% der Fälle mit Adductorentendopathie wiesen zusätzlich eine weiche Leiste auf. Weiterhin muß die Insertionstendinose im Bereich des Rectus abdominalis ausgeschlossen werden.

Beim Patellaspitzensyndrom ist an eine laterale meniscopathie sowie eine Chondropathia patellae zu denken. Die Chondropathie fand sich in 22,2% der operierten Fälle. Eine laterale Meniscusläsion bei 17,3% der Fälle.

Bei der Achillodynie muß differentialdiagnostisch an die Haglundexostose gedacht werden. Weiterhin findet sich dann häufig eine Bursitis achillea.

Die grundsätzliche Behandlung der Tendopathien und Insertionstendopathien ist konservativ. 5 verschiedene Therapieformen kommen zur Anwendung: Verbände – physikalische Therapien – Krankengymnastik – medikamentöse lokale bzw. systemische Therapie und orthopädische Hilfsmittel.

Reihenfolge und eventuelle Kombination werden durch das klinische Erscheinungsbild der Tendopathien und deren Lokalisation bestimmt.

Eine typische Primärbehandlung der Tendopathie am Unterschenkel stellt der Tape-Verband dar. Der Verband sollte mit Schaumgummi unter Salbenapplikation gepolstert werden. Ein Verbandswechsel alle 2 bis 3 Tage ist erforderlich.

An physikalischen Therapien stehen uns im wesentlichen zur Verfügung: Ultraschall – Jontophorese – Sonophorese – Diadynamic und Kryotherapie. Auch die manuelle Massage der oft verspannten Muskulaltur kann eingesetzt werden.

Eine ganz zentrale Rolle spielt die Krankengymnastik. Hier sollte eine gezielte Muskelbehandlung mit Muskeldehnung und Muskelkräftigung durchgeführt werden. Weiterhin stehen uns die Therapiekonzepte nach Cyriax sowie die manuelle Therapie mit Quermassagen zur Verfügung. Auch Defizite von Muskelgruppen, die bei der Sportausübung vernachlässigt werden, sollten hierdurch ausgeglichen werden.

Durch die Krankengymnastik kann der Grundstein zur Verletzungsprophylaxe gelegt werden, indem der Sportler lernt, zukünftig die Hauptursachen der Sehnenerkrankung durch ein entsprechendes Trainingskonzept zu vermeiden.

Die lokal-medikamentöse Therapie besteht aus Einreibungen mit Salben und Gels. Weiterhin werden lokale Infiltrationen im Bereich des Sehnenansatzes am Gleitgewebe durchgeführt. Eine Corticoidinjektion im Bereich des Sehnengleitgewebes sollte nicht öfters als 2 bis 3mal eingesetzt werden.

Eine intratendinöse Injektion ist kontraindiziert.

Häufig vergessen werden bei der Behandlung der Ausgleich von Achsenfehlern und Beinverkürzungen. Hier helfen entsprechende orthopädische Schuhzurichtungen. Auch spezielle Bandagen können zur Behandlung beitragen.

In unserer Klinik wurden in den letzten 13 Jahren 1159 Patienten wegen Tendopahtien operativ behandelt. Die Operation kam nur in Frage, wenn alle therapeutischen konservativen Maßnahmen keine Besserung erbracht hatten.

Die Operation beginnt normalerweise mit der Revision des Gleitgewebes. Der degenerative Sehnenbezirk wird ovalär ausgeschnitten. Im Bereich der Adductoren muß häufig eine Discision der Sehne eventuell mit z-förmiger Verlängerung durchgeführt werden. In jedem Falle sollte auch der knöcherne Ansatz der Sehne bei Insertionstendopathien mitrevidiert werden. Hier finden sich häufig Sklerosierungen und Zackenbildungen, die abgetragen werden müssen.

Die postoperative Ruhigstellung sollte so kurz wie möglich gewählt werden. Wichtiger als eine langfristige Ruhigstellung ist eine aktive und gezielte krankengymnastische und trainingsgerechte Rehabilitation mit kontrolliert ansteigender Belastung. Der Sportler soll durch das Therapiekonzept wieder zu seiner sportartspezifischen Belastung hingeführt werden.

Die Erfolgsrate der Operation ist im allgemeinen als sehr gut anzusehen.

Die meisten Operationen mußten im Bereich der unteren Gliedmaßen an Adductoren mit 333, an Achillessehnen mit 287, sowie der Patellarsehen mit 247 Eingriffen durchgeführt werden. Auf die oberen Gliedmaßen entfallen 242 Operationen, hierbei handelt es sich insbesondere um Epicondylopathien, sowie das Supraspinatussyndrom. Die sonstigen Lokalisationen umfassen Insertionstendopathien im Bereich des Schienbeinkopfes, des Fußes sowie der Wirbelsäule und des Beckenkammes.

Die Erfolgsrate der Operation ist als sehr gut anzusehen. Von allen operierten Patienten konnten spätestens nach 4 bis 5 Monaten 85,3% der Patienten wieder ihren alten Sport ausüben. Eine besonders hohe Erfolgsquote hat die Operation der Achillodynie mit 97,9%. Die Operation der Adductorentendopathie zeigt eine Erfolgsrate von 92,1%. Schlechter war die Erfolgsquote beim Patellaspitzensyndrom mit 82,9%. Wir führen die Mißerfolgsquote hier insbesondere auf die Begleiterkrankungen wie Patelladysplasien und Chondropathia patellae zurück.

Wie die Ergebnisse zeigen, sind die Insertionstendopathien der operativen Therapie mit hoher Erfolgswahrscheinlichkeit zugänglich. Diese sollte jedoch nicht dazu verleiten, bereits im Frühstadium der Tendopathie zu operieren. Zunächst ist die Indikation zur konservativen Therapie gegeben. Bei akuten Tendopathien wird man hier in jedem Falle erfolgreich sein. Chronische Tendopathien mit degenerativen Sehnenbezirken werden hingegen öfters einer operativen Therapie zugeführt werden müssen. Trotzdem sollte auch in diesen Fällen zumindestens vorher eine krankengymnastische Therapie erfolgen, die die bestehenden Defizit im Bereich der Muskulatur aufarbeitet. Dies ist die beste Voraussetzung für ein gutes postoperatives Ergebnis. Erst beim Scheitern der konservativen Therapiemöglichkeiten sehen wir dann die klare Indikation zur Operation, wobei durch einen relativ kleinen Eingriff mit intensiver Nachbehandlung die Sportfähigkeit der Leistungssportler meist wieder hergestellt werden kann.

Diagnostik, Therapie, Ergebnisse der Epicondylitis humeri medialis (Golferellenbogen)

K. Wilhelm

Handchirurgische Abteilung, Chirurgische Klinik und Poliklinik, Klinikum Innenstadt der Ludwig-Maximilians-Universität, Pettenkoferstraße 8a, D-8000 München 2

Die Epicondylitis humeri medialis, volkstümnlich von der Freizeitgesellschaft auch als Werfer- oder Golferellenbogen bezeichnet, steht in unserem Krankengut im Verhältnis zur Epicondylitis humeri lateralis, auch Tennisellenbogen genannt, wie 1 : 4,5.

Während wir 176 Patienten mit Tennisellenbogen in einem Zeitraum von 1978 bis 1988 nachuntersuchen konnten, steht diesen eine Zahl von 41 Patienten mit einem sog. Werferellenbogen gegenüber. Bezüglich des Geschlechtsverhältnisses Männer : Frauen ist festzustellen, daß beim Werferellenbogen das Verhältnis 2 : 1 und beim Tennisellenbogen 1 : 1 besteht. Die durchschnittliche konservative Behandlung vor der Operation dauerte beim Werferellenbogen insgesamt 15 Monate, beim Tennisellenbogen 9 Monate. An dieser Stelle ist es wichtig festzustellen, daß wir nur Patienten zur Behandlung bekommen, die über lange Zeit einer konservativen Behandlung widerstanden. Somit handelt es sich um eine extreme Vorselektierung.

Der Tennisellenbogen hat in der Literatur breiten Niederschlag gefunden, ganz im Gegensatz zum Werferellenbogen. Erstmalig hat wohl Hohmann das Krankheitsbild beschrieben ohne auf das Wesen und die Therapie dieser Erkrankung einzugehen. Durch Untersuchungen an Olympiakämpfern 1926, speziell bei Speerwerfern, konnte Heiss die Symptomatik dieser Erkrankung deutlich machen.

Wir wissen heute, daß diesem Krankheitsbild eine multifaktorielle Genese zugrunde liegt. Neben der sogenannten Insertionstendopathie sind hier neuritische Beschwerden von seiten des N. ulnaris, wie auch die habituelle Luxation oder Subluxation dieses Nerven, degenerative Gelenkverändkerungen wie Synovitiden, Impingementsyndrome, degenerative Hals-Wirbel-Schäden und Stellungsanomalien des Ellenbogens zu nennen. Somit handelt es sich beim Golferellenbogen um einen umfassenden Symptomenkomplex. Dies wird noch deutlicher, wenn wir sportliche Aktivitäten der Patienten differenzieren. Es finden sich bei insgesamt 41 Patienten 11mal der Sportgolf, 7mal Tennis, 3mal Gymnastik, 9mal Skifahren, 4mal Handball, je 2mal Gartenarbeit und Leichtathletik, sowie 1mal die übrigen sportlichen Betätigungen.

Zu erwähnen ist, daß nur die sogenannte führende Sportart angegeben wird. Viele Sporttreibende spielen Golf und Tennis oder lieben andere Kombinationen. In 80% der Fälle finden sich zusätzliche Belastungen der oberen Extremität durch den Beruf.

Folgende Untersuchungstechniken wurden präoperativ angewandt wie neben der ausführlichen Inspektion der Chairtest, der Thomsonsche Handgriff, die Überprüfung der groben Kraft, die Bestimmung des Triggerpunktes, die Flexion/Extension, Supination/Pronation, sowie das Röntgenbild in 2 Ebenen und die axiale Aufnahme zur Darstellung des Sulcus.

Bei Druckschmerz im Sulcus, nächtlichen Parästhesien im Versorgungsbereich des N. ulnaris und Nachweis einer habituellen Ulnarisluxation im Sulcus bei Beugung im Ellenbogengelenk veranlassen wir immer eine neurologische Untersuchung. Dies ist wichtig, um

Hefte zur Unfallheilkunde, Heft 212
Redigiert von J. Probst

bei Verdacht auf HWS-Syndrom oder SNU-Syndrom diese neurologischen Schädigungen miteinzubeziehen. Bei Verdacht auf HWS-Syndrom wird auch die HWS geröntgt.

Präoperativ konnten wir aufgrund dieser Diagnostik folgende Diagnosen stellen:

Bei 13 Patienten bestand zusätzlich ein SNU-Syndrom, bei 10 Patienten ein HWS-Syndrom, bei 7 Patienten ein SNU-Syndrom und HWS-Syndrom, bei 11 Patienten ausschließlich eine Epicondylitis medialis.

Wir haben folgende operative Verfahren in Anwendung gebracht:

1. Die erweiterte Hohmannsche Umschneidung. Das ist eine Einkerbung der Muskulatur am Ansatz der Beugemuskulatur in Kombination mit einer Denervierungsoperation nach A. Wilhelm
2. Die Ventralverlagerung des N. ulnaris.
3. Eine eventuelle zusätzliche mediale Collateralbandnaht.

Welche operativen Ergebnisse konnten wir gewinnen?

Wie schon erwähnt, handelt es sich bei der Epicondylitis humeri radialis um einen Symptomenkomplex, der nicht nur durch sportliche Aktivitäten, sondern auch durch berufliche Belastung mit und ohne sportliche Nebentätigkeit verursacht werden kann.

Wichtig erscheint es mir, darauf hinzuweisen, daß die verschiedenen Ursachen in der Diagnostik mitberücksichtigt werden müssen, insbesondere das SNUS und HWS-Syndrom. Bei korrekter Diagnostik und angepaßtem operativem Vorgehen ist mit guten Ergebnissen auf Dauer zu rechnen.

Folgende Beurteilungskriterien lagen unserer Untersuchung zugrunde:

1. Hervorragendes Ergebnis, Funktionsfähigkeit nach 2–3 Monaten.
2. Gutes Funktionsergebnis nach 4–12 Monaten nach OP.
3. Zufriedenstellendes Ergebnis, bei stärkerer Belastung jedoch noch Beschwerden.
4. Keine Besserung.

Die Operationsergebnisse müssen nun nach OP-Verfahren aufgeschlüsselt werden. Da finden sich die Epicondylitis mit HWS-Syndrom, mit SNU-S und Nervenverlagerung, mit Nervenverlagerung ohne SNU-S und die alleinige erweiterte Hohmannsche Operation.

Wir sehen, daß bei einem Symptomenkomplex wie HWS-Syndrom, SNU-Syndrom und Nervenverlagerung ohne SNU-S auch weniger gute Ergebnisse erzielt wurden. Die erweiterte Hohmannsche Operation bringt gute bis sehr gute Ergebnisse dann, wenn die Diagnostik entsprechend subtil abläuft.

Insgesamt kann festgestellt werden, daß das operative Ergebnis bei der Epicondylitis medialis sehr erfreulich ist. Es handelt sich hierbei nicht nur um eine sportbedingte Schädigung, sondern um Kombinationsschäden von Berufsbelastung und sportlich belastenden Ambitionen. Es ist häufig nicht genau auszumachen, ob mehr der Beruf oder mehr der Sport zu der Sehnenansatztendinose geführt hat. Anhand unserer Ergebnisse können wir feststellen, daß bei Therapieresistenz über längere Zeit die operative Therapie empfehlenswert ist. Die subtile Diagnostik bestimmt die Wahl des operativen Vorgehens. An neurologische Zusatzschäden und deren Überprüfung sollte immer gedacht werden.

Achillessehnenruptur bei Sportlern – Behandlung und Nachbehandlung

A. Leitner, Ch. Voigt und A. Meißner

Abt. für Unfall- und Wiederherstellungschirurgie am Klinikum Steglitz der Freien Universität Berlin, Hindenburgdamm 30, D-1000 Berlin 45

Von 1975 bis 1987 behandelten wir insgesamt 149 Achillessehnenrupturen. Davon waren allein 138 Sportverletzungen. Unter diesen Sportverletzungen befanden sich lediglich 4 Leistungssportler. Die Aufschlüsselung nach Unfallursachen ergab, daß 74 beim Sprint oder schnellen Antritt sich Achillessehnenrupturen zuzogen, es folgten Absprung oder Landen nach dem Sprung. Dementsprechend lagen bei den zu den Verletzungen führenden Sportarten Fußball u.a. Ballsportarten mit 38 bzw. 31 Fällen deutlich vorne. Die Versorgung der Achillessehnenrupturen erfolgte bei uns stets operativ, mit Naht der Sehne mit Bunnell-Naht mit resorbierbarem Nahtmaterial oder mit einer Drahtnaht. Die weitere Therapie bestand früher zunächst in Ruhigstellung im Liegegips in Spitzfußstellung im oberen Sprunggelenk für 2–3 Wochen. Anschließend erfolgte schrittweise die Redression auf Neutralstellung im Unterschenkelgehgips. Die funktionelle Nachbehandlung schloß sich an. Im Zuge der zunehmenden Erfahrung mit dieser Verletzung und auf Drängen der sehr aktiven Patienten auf schnelle Rehabilitation änderten wir unsere Nachbehandlung von 1982 an. Es erfolgte dieRuhigstellung im oberen Sprunggelenk von Anfang an in Neutralstellung. Nach einer Woche durften die Patienten im Unterschenkelgehgips vollbelasten. Nach fünf Wochen erfolgte die Gipsabnahme und die funktionelle Nachbehandlung. Wir konnten unser Patientenkollektiv vor 1982 und nach 1982 nachuntersuchen. Beide Patientengruppen unterschieden sich nicht wesentlich voneinander. Durch unsere modifizierte Nachbehandlung konnten wir jedoch die Nachbehandlungsdauer von zunächst 14 Wochen auf durchschnittlich 10 Wochen verkürzen. Der Zehenspitzenstand war ebenfalls in der zweiten Gruppe nach 10, statt früher in 14 Wochen, erreichbar. Des weiteren war die Sportfähigkeit in der zweiten Gruppe im Durchschnitt nach 4 Monaten, gegenüber früher nach 6 Monaten, gegeben. Unmittelbare Komplikationen, wie oft beschrieben, sahen wir selten. Es waren in beiden Gruppen nur 2, bzw. 4 oberflächliche Infekte festzustellen. Rerupturen hatten wir nur in der zweiten Gruppe (2 von 71). Die subjektiven und objektiven Ergebnisse waren in beiden Gruppen vergleichbar. Subjektiv waren fast alle Patienten zufrieden, objektiv fanden sich geringe Bewegungseinschränkungen, Narbenbildungen und Verdickungen im Bereich der Sehne mit leichten Beschwerden bei 11 Patienten in der ersten und 14 Patienten in der zweiten Gruppe nahezu gleich. Aufgrund dieser Ergebnisse sehen wir bei der Behandlung der Achillessehnenruptur in der Nachbehandlung einen zumindest genauso wichtigen Faktor wie in der operativen Versorgung.

Hefte zur Unfallheilkunde, Heft 212
Redigiert von J. Probst

Der Achillessehnenriß als Sportverletzung – operative Behandlungstaktik

J. Obrist, F. Genelin, A. Kröpfl und J. Zirknitzer

Unfallkrankenhaus Salzburg, Dr. Franz-Rehrl-Platz 5, A-5010 Salzburg

In den Jahren von 1967–1987 haben wir am Unfallkrankenhaus Salzburg insgesamt 739 Patienten wegen einer Achillessehnenruptur stationär behandelt. Auslösende Ursache war in 76% (562) der Fälle ein Sporttrauma, sodaß hier zu recht von einer sportspezifischen Verletzung gesprochen werden kann. Bei unserem Patientenkollektiv handelt es sich durchwegs um Hobbysportler, dadurch ist auch der etwas hohe Altersdurchschnitt von 44,2a zu erklären.

Die Therapie der ASR wird in der Literatur kontrovers diskutiert. Die Differenz der Rerupturrate zweier Sammelstatistiken von 12% zwischen operativer und konservativer Behandlung spricht für die Operation.

Mit 3 Ausnahmen wurden ansonsten alle Patienten einer operativen Behandlung unterzogen.

Folgende Operationsverfahren kamen zur Anwendung: Adaptierende Naht (421), Plantarissehnendurchflechtung (40), Klebung mit Histoacryl (38), Fibrinklebung (30), Plastik (26).

Hinsichtlich der postoperativen Komplikationen schneidet die adaptive Naht am besten ab, speziell was die Rerupturrate betrifft (8/421) 1,9%. Bei verzögerter Operation wählen wir die Griffelschachtelplastik zur Defektüberbrückung. Bei einer Defektgröße von ca. 3–4 cm sind die Möglichkeiten der Griffelschachtelplastik erschöpft. Als Alternative kommt dann die Umkipplastik zur Anwendung, welche allerdings durch eine relativ hohe Komplikationsrate belastet ist (Fadenfistel, tiefer Infekt).

Das Risiko einer Reruptur ist im 3. Monat nach Operation am Größten, was uns dazu bewogen hat, die Sportaktivität erst ab Ende des 4. Monates nach dem operativen Eingriff zu erlauben.

Die Behandlung der Reruptur erfolgte in 7 Fällen durch eine adaptive Naht, 4mal wurde eine GSP durchgeführt, in 2 Fällen wurde eine Umkipplastik angewandt, 2 Patienten lehnten eine weitere Operation ab.

Nach einem durchschnittlichen Zeitraum von 12,2 Jahren konnten wir noch 325 Patienten nachuntersuchen. 80% bewerteten das OP-Ergebnis als sehr gurt, 14% als gut, 5% als zufriedenstellend und nur 1% war mit dem Ergebnis unzufrieden.

Hefte zur Unfallheilkunde, Heft 212
Redigiert von J. Probst

Indikation und operative Möglichkeiten zur Rekonstruktion veralteter Achillessehnen-Rupturen

J. Ahlers und G. Ritter

Klinik und Poliklinik für Unfallchirurgie, Universitätsklinikum Mainz, Langenbeckstraße 1, D-6500 Mainz

In der operativen Behandlung von Achillessehnenrupturen lassen sich verschiedene Nahttechniken von plastischen Verfahren, deren Aufgabe in einer Verstärkung der Naht bei frischen Rupturen bzw. Defektüberbrückung bei Rerupturen oder veralteten Rupturen bestehen, unterscheiden. Da Komplikationen wie Rerupturen oder fehlgeschlagene konservative Behandlungsversuche nicht selten sind, werden plastische Eingriffe immer wieder notwendig sein.

Das Operationsverfahren nach Viernstein und Galli ist nur bei einem leistungsfähigen Regenerat durchführbar. Bei der Griffelschachtelplastik nach Lange werden Sehnenanteile aus dem Sehnengewebe herauspräpariert und nach distal verlagert. Bei dem Operationsverfahren nach Vulpius ist wie bei dem Verfahren nach Lange die Ernährung der unter Spannung nach distal verlagerten Sehnenfasern gefährdet.

Die Umklapp-Plastik nach Silfverskjöld weist dagegen eine Reihe von Vorteilen auf. Die Indikation zu diesem plastischen Verfahren besteht bei veralteten Rupturen mit minderwertigem Regenerationsgewebe, bei frischen Rupturen mit stark geschädigten Sehnenenden oder bei größeren Defekten. Verwendet wird hierzu ein etwa 7 cm langer und 2 cm breiter, distal gestielter Sehnenstreifen aus dem M. gastrocnemius, der umgeklappt auf die Nahtstelle bzw. Defektstrecke aufgenäht wird. Durch das Belassen von wenigen Muskelfasern besteht die Möglichkeit einer Gefäßanbindung an die Umgebung. Die postoperative Ruhigstellung hinsichtlich Länge und Art deckt sich vollständig mit der Naht nach einer frischen Sehnenruptur.

Durch dieses Verfahren erreicht man eine belastungsfähige Wiederherstellung der Kontinuität der Achillessehne.

Schultergelenk

Vorsitz: E. Beck, Innsbruck; P. Bernett, München

Wertigkeit der klinischen und apparativen Untersuchungsmethode beim Schulterschmerz des Sportlers

H. Resch[1], G. Sperner[1], K. Golser[1], A. Oberhauser[2] und K. Wicke[3]

[1] Universitätsklinik für Unfallchirurgie (Vorstand: Univ.-Prof. Dr. E. Beck),
[2] Institut für Röntgendiagnostik und Computertomographie
(Leiter: Univ.-Doz. Dr. D. Zur Nedden)
[3] Institut für MRI (Vorstand: Univ.-Prof. Dr. F. Aichner), Anichstraße 35, A-6020 Innsbruck

Verletzungen und Erkrankungen im Subacromialraum sowie die verschiedenen Formen der Instabilitäten sind die häufigsten Schmerzursachen im Schultergelenk beim Sportler.

Davon zu unterscheiden sind die verschiedenen Verletzungen des AC-Gelenkes und des seltener betroffenen SC-Gelenkes. Obwohl das AC-Gelenk anatomisch zum Glenohumeralgelenk nicht unmittelbar in Beziehung steht, ist doch durch den dazwischen gelegenen Subacromialraum häufig eine Wechselwirkung gegeben. Schmerzen, die durch das AC-Gelenk verursacht sind, äußern sich meist am Ort des Geschehens, das heißt in unmittelbarer Umgebung des AC-Gelenkes und sind durch Palpation sowie einfache Tests leicht nachweisbar. Im Unterschied dazu äußern sich Schmerzen, die vom Schultergelenk selbst ausgehen, meist nicht am Ort der Läsion, sondern strahlen in benachbarte Regionen aus. Es ist daher im Rahmen einer klinischen Untersuchung wichtig, zuerst das AC-Gelenk als Schmerzursache auszuschließen und erst dann das Schultergelenk selbst zu untersuchen.

Im folgenden soll die Wertigkeit einzelner klinischer Untersuchungstests sowie verschiedener bildgebender Verfahren anhand der Verletzungen und Erkrankungen der Rotatorenmanschette sowie der Schulterinstabilität besprochen werden.

Rotatorenmanschette

Klinische Untersuchung

Schon die Inspektion gibt wichtige Hinweise auf eine Verletzung oder Erkrankung im Subacromialraum. So ist eine schwere Atrophie im Bereich des M. supraspinatus bzw. M. infraspinatus nahezu beweisend für eine veraltete Ruptur der dazugehörigen Sehnen. Fehlende oder nur mit Mühe durchgeführte schmerzhafte Abduktion des Armes ist ebenfalls ein Hinweis für pathologische Veränderungen im Subacromialraum.

Untersuchungstests

Unter der Vielzahl der angegebenen klinischen Tests haben sich aufgrund der eigenen Erfahrung folgende Tests zum Nachweis von Veränderungen im Subacromialraum als die aussagekräftigsten erwiesen [8]:

Hefte zur Unfallheilkunde, Heft 212
Redigiert von J. Probst

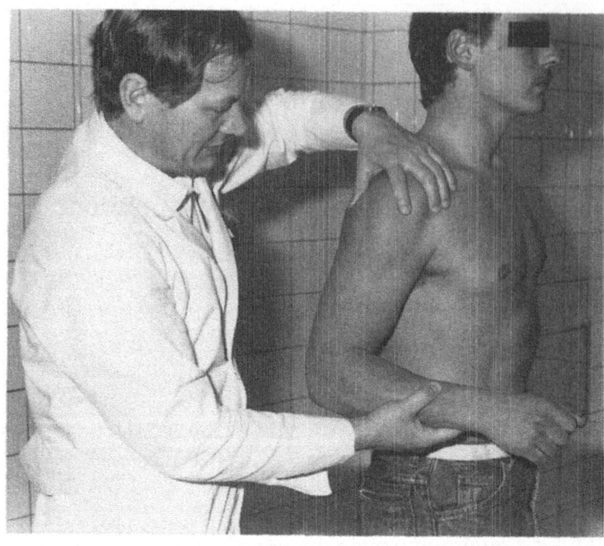

Abb. 1. Handgriff nach Codman

1. Handgriff nach Codman (Abb. 1): Die eine Hand des Untersuchers liegt mit der Hohlhand über dem Acromion wobei der Daumen dorsal am Humeruskopf, der Zeigefinger über dem Sulcus intertubercularis und der Mittelfinger im Bereich des Proc. coracoideus liegt, während die andere Hand den Arm des Patienten passiv in der Sagittalebene führt. Schnappphänomene und Krepitieren im Subacromialraum können so palpiert werden.

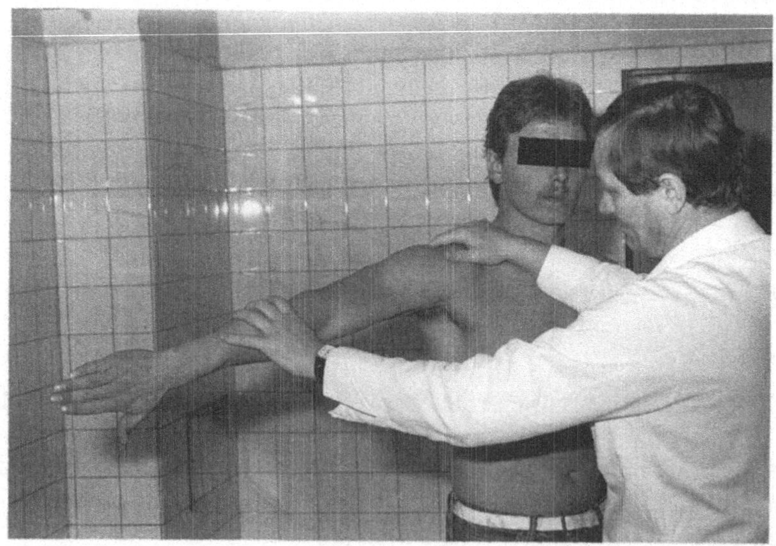

Abb. 2. Jobe-Test

2. *Jobe-Test* (Abb. 2): Der Patient versucht bei 90 Grad Abduktion gegen Widerstand zu abduzieren. Bei Rotatorenmanschettenrupturen besteht üblicherweise eine deutliche Schwäche verbunden mit Schmerzen, während beim Impingementsyndrom ohne Ruptur Schmerzen bei guter Kraftentwicklung vorhanden sind.

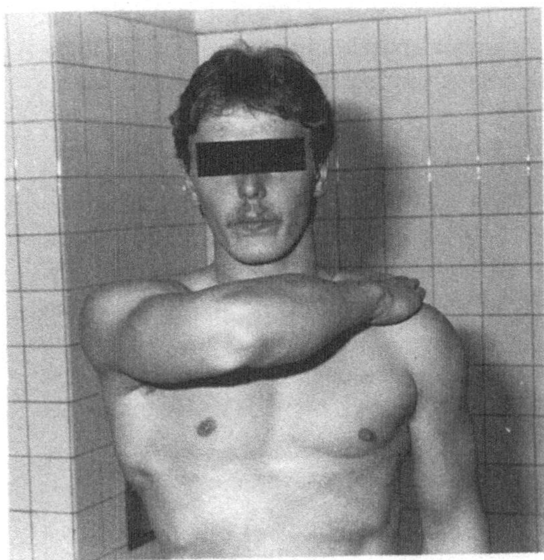
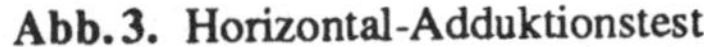

Abb. 3. Horizontal-Adduktionstest

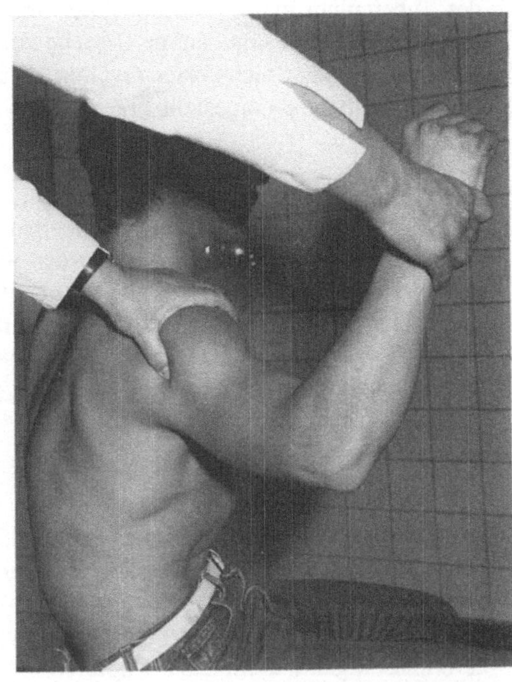

Abb. 4. Apprehension-Test

Horizontal-Adduktions-Test (Abb. 3): Der Arm des Patienten wird in der Horizontalebene passiv zur anderen Schulter geführt. Dabei auftretende Schmerzen sind typisch für Verletzungen und Erkrankungen des Subacromialraumes aber auch für pathologische Veränderungen im AC-Gelenk. Es sollte daher das AC-Gelenk schon am Beginn der Untersuchung als Schmerzquelle ausgeschlossen werden.

4. *Forcierte Innenrotation* (Fracktaschengriff): Es handelt sich um einen Kreuzgriff, wobei die Innenrotation durch den Arzt noch passiv verstärkt wird. Vor allem beim Impingement-Syndrom löst dieser Test einen starken Schmerz aus.

5. *Apprehension-Test* (Abb. 4): Der 90-Grad abduzierte Arm des Patienten wird durch den Arzt mit einer Hand außenrotiert. Die andere Hand drückt mit dem Daumen von dorsal gegen den Humeruskopf. Dieser Test ist vorwiegend ein Test für die vordere Instabilität, ist aber häufig auch beim vorderen Impingementsyndrom positiv (Humeruskopf wird gegen das Lig. coracroacromiale und den Processus coracoideus gedrückt).

6. *LA-Test*: Die Schmerzausschaltung durch Injektion von 3 ml Xylocain subacromial ist beweisend für ein pathologisches Geschehen im Subacromialraum.

Röntgen

Bei frischen Rupturen sind im Röntgen keine Veränderungen zu sehen. Liegt ein großer Riß vor, kommt es in den darauffolgenden Wochen zum Höhertreten des Humeruskopfes mit Anstoßen am Acromion. Im chronischen Rupturzustand kommt es zur Inaktivitätsatrophie des Knochens mit Ausbildung von Geröllcysten und Sklerosezonen im Bereich des Tuberculum majus. Osteophytäre Veränderungen an der Unterfläche des Acromions bzw. AC-Gelenkes sind häufige Ursache von Impingementsyndromen bzw. Rotatorenmanschettenrupturen. Solche osteophytären Veränderungen werden am besten in der transscapulären Aufnahme dargestellt [9].

Sonographie

Die eigene Erfahrung bezieht sich auf mehr als 1600 sonographische Untersuchungen von denen über 300 Patienten operiert worden waren. Der sonographische Nachweis von kompletten Rupturen der Rotatorenmanschette weist eine Sensitivitätsrate von 93% und eine Spezifitätsrate von 90% auf [3]. Die exakte Bestimmung von Rupturgröße und Lokalisation ist möglich. Weiters erlaubt die Sonographie die Messung der Dicke der Sehnen im Seitenvergleich sowie die Ansammlung von Flüssigkeit in der Bursa subdeltoidea als Hinweis für eine Bursitits subdeltoidea.

Arthrographie

Die Sensitivitäts- und Spezifitätsrate von 435 durchgeführten arthrographischen Untersuchungen, von denen 72 operiert worden waren, betrug 92 bzw. 91% [3]. Die Bestimmung von Rupturgröße und Lokalisation ist meist nicht möglich. Der Nachweis von inkompletten synovialseitigen Rupturen gelingt mit hoher Treffsicherheit (Abb. 5), während die acromialseitigen inkompletten Rupturen nicht nachgewiesen werden können.

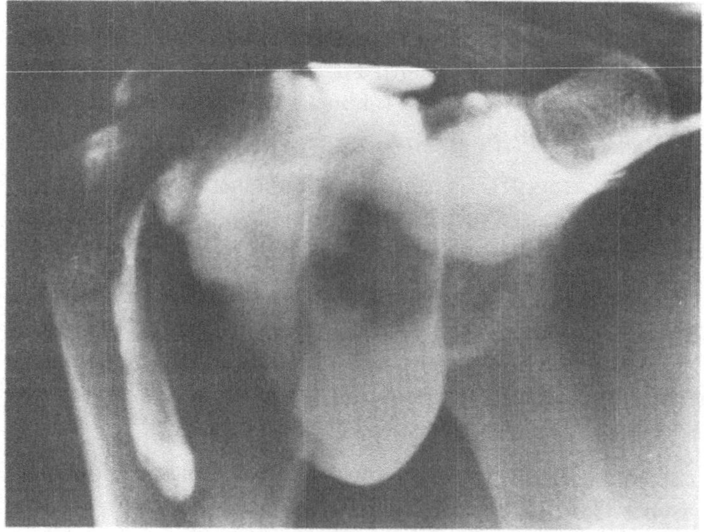

Abb. 5. Arthrographie, synovialseitig inkompletter Riß der Rotatorenmanschette

Computertomographie

Das Nativ-CT ohne Kontrastmittel ist hinsichtlich Veränderungen im Subacromialraum nicht aussagekräftig. Die Kontrast-Computertomographie, wie sie als Doppelkontrast-CT

[6] in 294 Fällen zur Abklärung einer vorderen Instabilität an unserer Klinik durchgeführt und von denen 272 Patienten operiert worden waren, erlaubt den Nachweis kompletter Rotatorenmanschettenrupturen durch Luftaustritt in den Subacromialraum. Eine Größen- und Lokalisationsbestimmung ist bei der üblichen transversalen Schnittführung nicht möglich. Da diese Untersuchungsmethode üblicherweise zur Abklärung von Instabilitäten verwendet wird, ist der Nachweis gleichzeitig vorliegender Rotatorenmanschettenrupturen von großer Wichtigkeit.

MRI

Diese an der Schulter noch junge Methode ermöglicht eine exzellente Darstellung der Sehnen und Muskeln des Schultergürtels und wurde an der eigenen Klinik in 38 Fällen durchgeführt.

Der Nachweis kompletter Rupturen der Rotatorenmanschette gelingt mit hoher Treffsicherheit, wobei diese etwa bei 95% liegen dürfte (Oberflächenspule). Durch die beliebige Schnittführung ist eine Größen- und Lokalisationsbestimmung exakt möglich. Weitere Untersuchungen wie z.B. über intratendinöse Veränderungen im Rahmen des Impingement-Syndroms stehen noch am Anfang.

Arthroskopie

Durch Austastung mit dem Häkchen sind komplette und synovialseitig inkomplette Rupturen in annähernd 100% der Fälle nachweisbar. Inkomplett acromialseitig gelegene Rupturen sind nicht feststellbar. Des weiteren sind entzündliche Veränderungen an der Rotatorenmanschette sowie Veränderungen an der langen Bizepssehne sicher beurteilbar.

Bursoskopie

Fast immer ist für eine genaue Beurteilung der Rotatorenmanschette ein verheriges Bursa-Shaving erforderlich. Bei gesunden Verhältnissen ist die Bursa subdeltoidea nicht verändert und läßt eine Beurteilung der Rotatorenmanschette ohne vorheriges Shaving zu. Somit erlaubt die Bursoskopie eine Einschätzung der Bursa selbst sowie der Oberfläche der Rotatorenmanschette, wobei die Qualität der Beurteilung von der Qualität des vorangegangenen Bursa-Shavings abhängt. Kalkdepots können, soweit sie die Oberfläche tangieren, gesichtet und ausgespült werden.

Aufgrund der eigenen Erfahrungen ist bei klinischem Verdacht auf pathologische Veränderungen im Subacromialraum als erstes bildgebendes Verfahren die Sonographie angezeigt. Ist diese negativ und bleiben die Beschwerden über drei Monate therapieresistent, sollte eine Arthrographie zusätzlich durchgeführt werden. Ist auch diese negativ, der LA-Test im Subacromialraum aber positiv, ist anzunehmen, daß ein Impingement-Syndrom Stadium I oder II vorliegt. Nach entsprechender erfolgloser konservativer Therapiedauer (mindestens 6 Monate) ist eine Arthroskopie bzw. Bursoskopie mit arthroskopischer Acromioplastik [2] angezeigt.

Instabilität

Die typische nach vorne unten gerichtete unidirektionale Schulterluxation, wie sie besonders beim Skisport häufig anzutreffen ist, ist sowohl klinisch als auch röntgenologisch eindeutig zu diagnostizieren. Die traumatische hintere Schulterluxation ist klinisch durch einen in Adduktion und Innenrotation fixierten Arm, dessen aktive und passive Beweglichkeit aufgehoben ist, gekennzeichnet . Röntgenologisch werden diese Luxationen häufig übersehen, wenn nur eine ap-Aufnahme durchgeführt worden war, da im ap-Bild häufig eine normale Gelenkstellung vorgetäuscht wird. Hinweise für eine hintere Luxation im ap-Bild sind:

1. Birnenform des Humeruskopfes (durch Innenrotation),
2. Überschneidung der Gelenkflächen von Humeruskopf und Pfanne (luxationsbedingt),
3. Trough-Line nach Cisternino [1] (Verdichtungslinie durch Impressionsfraktur am Humeruskopf die durch den hinteren Pfannenrand verursacht wurde = umgekehrte Hill-Sachs-Läsion).

Weitere in der Literatur angeführte Röntgenmerkmale sind unsicher und häufig nicht vorhanden.

Die pathogenetisch von der unidirektionalen Instabilität vollkommen zu differenzierende multidirektionale Instabilität ist nur klinisch durch Instabilitätstest zu diagnostizieren [4, 8]:

Vorderer Schubladentest: Eine Hand des Untersuchers umfaßt die Schulter, die andere Hand den Humeruskopf. Die Relativverschiebung beider Hände nach vorne gibt den Instabilitätsgrad an.

Hinterer Schubladentest: Dieser wird in ähnlicher Weise durchgeführt, wobei die Relativverschiebung nach hinten den Instabilitätsgrad wiedergibt.

Unterer Schubladentest: Der Arm wird durch den Untersucher nach unten gezogen. Das Ausmaß der Delle zwischen Acromion und Humeruskopf gibt den Grad der unteren Instabilität wieder (Sulcus-Sign).

Röntgen

Zur präoperativen Abklärung einer unidirektionalen Instabilität sind Zielaufnahmen geeignet, primäre, vor allem aber sekundäre Luxationsursachen zu diagnostizieren (Innsbrucker Luxationsstatus) [5].

Zur Abklärung der Hill-Sachs-Läsion

Ventrodorsale 60° Innenrotationsaufnahme: Bei 60° innenrotiertem Arm ist der Zentralstrahl im rechten Winkel auf die Schulter (Oberkörper nicht aufgedreht) gerichtet. die latero-dorsal am Humeruskopf gelegene Hill-Sachs-Läsion wird in ihrer Längsausdehnung abgebildet.

Dorsale Tangentialaufnahme nach Saxer und Johner: Der Patient liegt auf dem Rücken, der im Ellbogen rechtwinkelig gebeugte Oberarm liegt innenrotiert auf dem Bauch. Der Einstrahl-Winkel zum Oberarm ist nach dorsal 20° und nach lateral 30° offen. Diese Aufnahme stellt die Hill-Sachs-Läsion im Transversalschnitt dar.

Zur Darstellung des Pfannenrandes

Pfannenprofilaufnahme: Der Patient liegt auf dem Rücken, wobei durch ein Lendenpolster die Lendenwirbelsäule hyperlordosiert wird. Der Oberarm ist 70–80° abduziert und 30° außenrotiert. Der Zentralstrahl ist auf die Axilla gerichtet, d.h. der Strahlengang ist caudocranial. Zur exakten Bestimmung des Einstrahlwinkels sollte unmittelbar zuvor in gleicher

Position eine ap-Aufnahme (Hilfsaufnahme) durchgeführt werden. Die Pfannenprofilaufnahme erlaubt die Darstellung des knöchernen vorderen Pfannenrandes, läßt aber auch eine Einschätzung der knöchernen Pfannenkrümmung sowie die Bestimmung des transversalen Durchmessers von Kopf und Pfanne zu.

Röntgenologisch ist bei der multidirektionalen Instabilität außer einer Subluxationstendenz nach unten selten eine Veränderung nachweisbar.

Sonographie und Arthrographie: Diese Untersuchungsmethoden sind im Rahmen der Instabilität, außer zum Nachweis oder Ausschluß einer begleitenden Rotatorenmanschettenruptur, ohne diagnostische Bedeutung.

Computertomographie: Das Nativ-CT erlaubt eine sehr gute Beurteilung der knöchernen Strukturen, nicht aber der für die Stabilität wichtigen Weichteilstrukturen. Das Doppelkontrast-CT hingegen ermöglicht zusätzlich auch die Darstellung des Labrum glenoidale, des Gelenkknorpels und der Kapsel. Auf einem Doppelkontrast-CT-Bild können somit alle im knöchernen, knorpeligen und capsulären Bereich gelegenen primären und sekundären Luxationsursachen erkannt werden. Auf Grund eigener Untersuchungen an 294 Patienten, von denen 272 operiert worden waren, liegt die Sensitivitätsrate hinsichtlich des nachweises einer Bankart-Läsion bei 95% und die Spezifizitätsrate bei 90% [6] (Abb. 6).

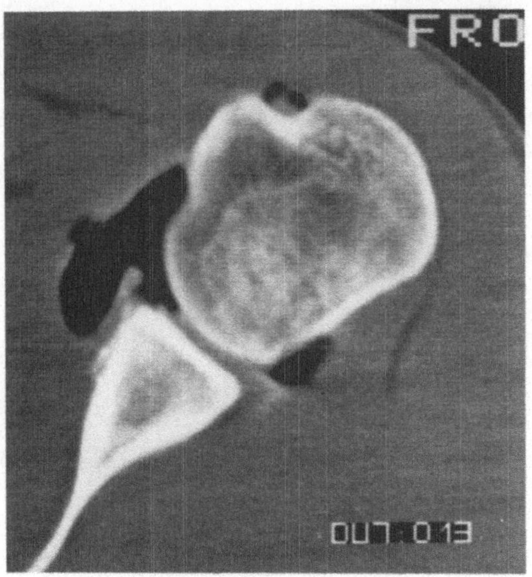

Abb. 6. Doppelkontrast-CT; Bankart-Läsion; Labrum glenoidale und randständiger Gelenkknorpel destruiert, kleine knöcherne Beteiligung

Die falsch-negativen Fälle wurden meist bei Patienten mit Subluxation angetroffen, weil bei diesen Patienten das Labrum glenoidale häufig nur von der Basis abgelöst, aber an typischer Stelle gelegen ist, sodaß ein normaler Befund vorgetäuscht werden kann. Als Nebenbefund kann durch Luftausstrom in den Subacromialraum eine begleitende Rotatorenmanschettenruptur nachgewiesen werden.

MRI: 16 Patienten mit Instabilität wurden untersucht, davon vier Patienten mit Kontrastmittel (Gadolinium kombiniert mit Luft). Das MRI ohne Kontrastmittel zeigt im Ver-

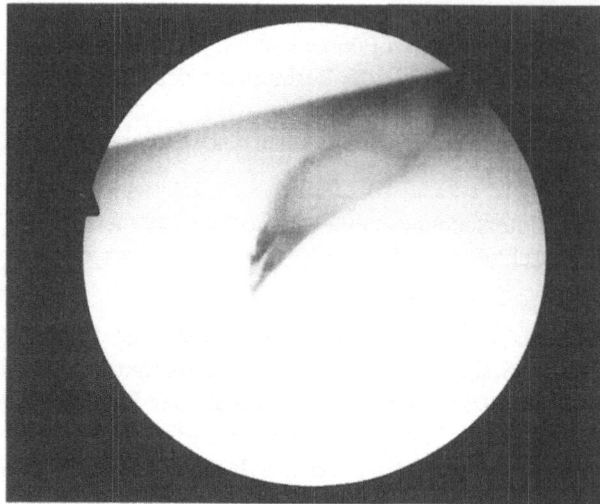

Abb. 7. Arthroskopie: Labrum glenoidale vorne unten abgelöst; aber nicht destruiert

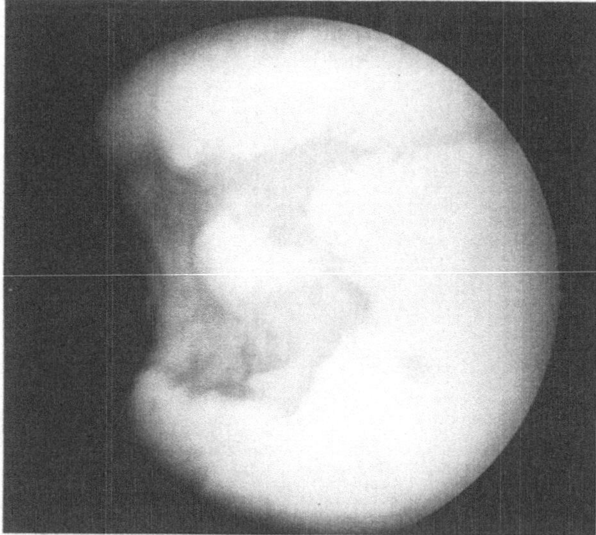

Abb. 8. Arthroskopie; flache Hill-Sachs-Läsion im Rahmen einer rezidivierenden Subluxation

gleich zur Doppelkontrast-Computertomographie eine eindeutig schlechtere Darstellung der Weichteilstrukturen innerhalb des Gelenkes. Das Kontrast-MRI erlaubt eine Darstellung des Labrum glenoidale, der Gelenkkapsel und des Gelenkknorpels die annähernd an die Qualität einer Doppel-Kontrast-CT-Untersuchung herankommt.

Arthroskopie: Insgesamt wurden 446 Patienten arthroskopiert, die meisten davon jedoch mit der Absicht, gleichzeitig einen arthroskopisch chirurgischen Eingriff durchzuführen. Die optische Darstellung der Binnenstrukturen erlaubt eine exakte Beurteilung von Labrum glenoidale, Gelenkknorpel und Gelenkskapsel sowie der Hill-Sachs-Läsion (Abb. 7 und 8). Die Sensitivitäts- und Spezifitätsrate liegt nahe bei 100%. Durch den Einsatz eines Tasthäkchens können auch Labrumablösungen ohne Dislokation sicher nachgewiesen werden. Pfannenkrümmung und Pfannenneigung können hingegen weniger oder nicht beurteilt werden [7]. Der entscheidende Vorteil der Arthroskopie liegt jedoch in der Möglichkeit des gleichzeitigen arthroskopisch-chirurgischen Eingriffes.

Zusammenfassung

Die präoperative Abklärung einer Instabilität durch eine erweiterte Röntgendiagnostik (Luxationsstatus mit Zielaufnahmen) zur Erfassung primärer und sekundärer Luxationsursachen beinhalten. Noch mehr Information über den Zustand des Gelenkes erhält man durch die Computertomographie, besonders durch die Doppelkontrast-CT-Untersuchung. Ein technisch korrekt durchgeführtes Doppelkontrast-CT bietet die Möglichkeit annähernd alle für eine Instabilität in Frage kommenden primären oder sekundären Ursachen im knöchernen und capsulären Bereich zu erkennen. Die Arthroskopie ist für die Diagnostik einer Instabilität aufgrund ihrer Invasivität eher von nachgeordneter Bedeutung. Eine Ausnahme davon stellt die klinische Verdachtsdiagnose einer Subluxation dar. Der besondere Vorteil der Arthroskopie liegt jedoch in der Möglichkeit des gleichzeitigen arthroskopisch-chirurgischen Eingriffes.

Literatur

1. Cisternino SJ, Rogers LF, Bradley CS et al. (1987) The though line: A radiographic sign of posterior shoulder dislocation. AJR 130 : 951
2. Ellman H (1987) Arthroscopie subacromial decompression: Analysis of one- to three-year results. Arthroscopy 3 : 173-181
3. Furtschegger A, Resch H (1988) Value of ultrasonography in preoperative diagnosis of rotator cuff tears and postoperative follow-up. Europ J Radiology 8 : 69–75
4. Gerber Ch, Ganz R (1984) Zur Diagnostik der multidirektionalen Schulterinstabilität. In: Chapchal (Hrsg) Verletzungen und Erkrankungen der Schulterregion. Thieme, Stuttgart New York
5. Resch H, Benedetto KP, Daniaux H (1986) Die präoperative röntgenologische Abklärung der rezidivierenden Schulterluxation. In: Czurda R, Klare G, Schwägerl W (Hrsg) Schmerzsyndrome der oberen Extremität. Medizinische-literarische Verlagsgesellschaft, Ülzen, Vol 13 : 175–179
6. Resch H, Helweg G, Zur Nedden D, Beck E (1988) Double contrast computed tomography examination techniques of habitual and recurrent shoulder dislocation. European J Radiology 8 : 1–66
7. Resch H (1989) Die vordere Instabilität des Schultergelenkes. Springer, Berlin Heidelberg New York Tokyo (Hefte Unfallheilkunde, Heft 202, S 115–166)
8. Sperner G, Resch H (1988) Klinische Untersuchung. In: Resch H, Beck E (Hrsg) Praktische Chirurgie des Schultergelenkes. Frohnweiler-Druck, Innsbruck
9. Wijnbladh H (1933) Zur Röntgendiagnose von Schulterluxationen. Chirurg 5 : 702

Möglichkeiten der arthroskopischen Operation am Schultergelenk

W. Glinz

Unfallchirurgische Klinik, Departement Chirurgie, Universitätsspital, Rämistraße 100, CH-8091 Zürich

Mit einer zeitlichen Verzögerung kommt es an der Schulter zur gleichen Entwicklung wie am Kniegelenk: Auch hier hilft die diagnostische Arthroskopie, von der reinen Beschreibung einer Störung zur anatomischen Diagnose zu kommen, die erst eine rationale Therapie ermöglicht. Wie beim Knie werden die Erfahrungen aus arthroskopischen Operationen helfen, die klinische Bedeutung einzelner pathologischer intraarticulärer Befunde zu erfassen.

Auch am Schultergelenk müssen einige arthroskopische Operationen erst noch beweisen, daß sie dem konventionellen Vorgehen überlegen sind. Offensichtliche Vorteile aber sind die geringe postoperative Morbidität, die Möglichkeit einer ambulanten Durchführung, die in der Regel sofortige funktionelle Nachbehandlung und das Vermeiden der oft kosmetisch störenden Narben. Dies alles sind Vorteile, die gerade beim Sportler besonderes Gewicht erhalten.

1. Grundsätzliches zur Technik

Wir führen die Schulter-Arthroskopie immer in Narkose durch. Der Patient liegt in Seitenlage, der Arm bleibt frei beweglich ohne festen Zug durch ein Haltegerät oder eine Aufhängung. Der Assistent hält den Arm je nach operativem Eingriff in der gewünschten Stellung und übt entsprechend Zug aus. Der Standardzugang für das optische System ist wie bei der diagnostischen Schulter-Arthroskopie auch bei arthroskopischen Operationen der dorsale Zugang am "soft spot", etwa zwei Querfinger unterhalb und ein Querfinger medial des dorso-lateralen Akromiosecks. Operationsinstrumente werden meist durch einen vorderen Zugang, gelegentlich durch einen cranialen Zugang oder atypischen dorsalen Zugang ins Schultergelenk eingebracht. Für die meisten Operationen ist die Verwendung eines motorisierten Instrumentariums unerläßlich.

2. Rotatorenmanschettenruptur

Rotatorenmanschettenrupturen können nicht nur funktionelle Ausfälle mit sich bringen, sondern führen noch im viel häufigeren Maß zu Störungen durch Irritation von ins Gelenk vorstehenden zerrissenen Strukturen oder zu Einklemmungen. Es ist naheliegend, solche Gewebeanteile im Sinne eines Débridements zu entfernen. Andrews und Mitarb. [3] erreichten bei Spitzensportlern mit alleinigem Débridement in 76% der Fälle ein sehr gutes und in weiteren 9% ein gutes Resultat; allerdings lagen in dieser Serie keine wirklich ausgedehnten Rupturen vor. 85% der Patienten wurden wieder voll sportfähig. Ogilvie-Harris und Wiley [30] sahen schlechte Resultate bei vollständigen Rupturen der Rotatorenmanschette oder bei schon vorangegangenen Operationen; sie führten allerdings nie eine subakromiale Dekompression durch (s. unten). Zweifellos muß man sich bei der Rotatorenmanschet-

Hefte zur Unfallheilkunde, Heft 212
Redigiert von J. Probst

tenverletzung fragen, worin das Hauptproblem liegt: Ist die Kraft wesentlich verringert oder gar die Funktion ausgefallen, kann ein alleiniges Débridement keine Lösung bringen, sondern nur die Rekonstruktion der Manschette.

3. Ruptur der langen Bicepssehne

Bei Rupturen der langen Bicepssehne ist die Resektion des störenden Anteils eine einfache Operation und führt in drei Viertel der Fälle zu guten Resultaten. Ogilvie-Harris und Wiley [30] erzielten zusätzlich bei vier Patienten durch Lösen von Verwachsungen nach früherer Rotatorenmanschettenoperation Beschwerdefreiheit.

4. Freie Gelenkkörper

Natürlich stellen Gelenkskörper wie in allen anderen Gelenken eine ausgezeichnete Indikation zur arthroskopischen Operation dar. Die Jagd nach dem Körper kann allerdings aufregend, überraschungsreich und zeitaufwendig sein, vor allem wenn ein Gelenkkörper in den großen unteren Recessus ausweicht.

5. Läsionen des Labrum glenoidale

Eine arthroskopische Resektion von losgelösten, mechanisch störenden Anteilen des Labrum glenoidale kann erfolgreich sein, aber nur so weit, daß nicht die Stabilität verloren geht. Eingriffe am Labrum sind darum immer auch unter diesem Gesichtspunkt zu betrachten und zu planen, und die präoperative Beurteilung der Stabilität des Schultergelenkes ist sehr wichtig [8].

Die klinische Bedeutung von Labrumveränderungen ist aber nicht so klar, wie es scheinen mag, fand doch Kohn [23] bei Verstorbenen aller Altersstufen nur bei 16% ein intaktes Labrum. Fissuren lagen bei drei Viertel und Abrisse in der Hälfte der untersuchten Schultergelenke vor.

Die *Akut-Arthroskopie* bei der erstmaligen Schulterluxation des jungen Patienten, bei dem es in über der Hälfte der Fälle zur bleibenden Instabilität und zur habituellen Schulterluxation kommt, zeigt einen überraschend hohen Anteil von signifikanten Labrumverletzungen. Hertz [17] fand bei 40 Patienten in 32 Fällen eine Limbusverletzung, und es ist logisch, daraus die Indikation zur Limbusrefixation abzuleiten, um erneute Luxationen zu vermeiden. Wheeler und Mitarb. [34] beobachteten bei Kadetten einer Militärakademie in 92% rezidivierende Subluxationen oder Reluxationen nach der erstmaligen Schulterluxation und führten daraufhin in einer folgenden, noch sehr kleinen Serie eine arthroskopische Fixierung mit Stapler durch, worauf die Reluxationsrate auf 22% sank.

Die *arthroskopische Limbusfixation* ist möglich. Transossäre Nahttechniken wurden durch Morgan und Bodenstab [28] sowie Benedetto und Glötzer [4] beschrieben. Die transossären Nähte werden unter arthroskopischer Sicht von vorne gelegt, nach hinten durch die Scapula geführt und dort über der Fascie geknotet. Bei beiden Serien von 25 resp. 22 Patienten kam es während einer Beobachtungszeit von mindestens 1 Jahr resp. mindestens 2 Jahren zu keinen Rezidiven.

6. Chronische Instabilität

Arthroskopische Techniken kommen auch bei der chronischen Instabilität zur Anwendung, wo Johnson als Hauptprotagonist die vorderen Kapselstrukturen mit Staples fixiert [19]. Vorgängig wird ein ausführliches Débridement durchgeführt und die Fixationsstelle am vorderen Pfannenrand arthroskopisch angefrischt. Die Rezidivrate dieser Technik ist aber hoch: Bei Johnson 15% [20], bei Hawkins [16] mit derselben Technik 16%. Matthews et al. [26] haben wegen ihrer Rezidivrate von 20% dieses Vorgehen wieder aufgegeben. Johnson führt diese ungünstigen Ergebnisse auf zu kurze Ruhigstellungszeit zurück und fixiert nun den Arm konsequent postoperativ für 3 Wochen mit deutlich geringerer Rezidivrate. Staples sind generell problematische Fixationsmittel; sie brechen aus oder ab, verbiegen sich, wandern in einem großen Prozentsatz. Ob die Verwendung von Schrauben (Ogilvie-Harris [30]) oder Nieten (Wiley [35]) zu besseren Erfahrungen führt, ist noch offen.

So gibt es doch einige Alternativen mehr zu den bereits unzähligen offenen Techniken, von denen Watson-Jones sarkastisch bemerkte, daß das einzige Gemeinsame eine „bloody dissection“ durch einen vorderen Zugang sei [35]. Zu berücksichtigen ist aber sicher der weise Ausspruch von Johnson in Anlehnung an die amerikanische Verfassung („All men are created equal“): „Not all dislocations are created equal“ [20].

7. Arthrose

Bei der Arthrose kann das ausgedehnte Gelenksdébridement wie beim Kniegelenk die mechanische Situation verbessern. Es scheint sinnvoll und logisch, mechanisch störende Gewebeanteile und ausbrechende Knorpelfragmente zu entfernen und gegebenenfalls den Gelenksknorpel zu glätten. Ein gutes Resultat erzielten Ogilvie-Harris und Wiley [30] bei mäßiger Arthrose in zwei Dritteln, bei schwerer Arthrose nur in einem Drittel der Fälle.

8. Subacromiale Dekompression

Matthews hat wahrscheinlich recht, wenn er sagt, daß einer der hauptsächlichsten Fortschritte der arthroskopischen Chirurgie in der Möglichkeit zur arthroskopischen Beurteilung und Operation im subakromialen Raum liegt [27]. Hier finden sich die Hauptursachen für das Impingement-Syndrom. In Fällen, bei denen die konservative Therapie versagt, hat schon die klassische Akromioplastik nach Neer mit offenem Vorgehen gute Ergebnisse gebracht [29]. Bei Verwendung arthroskopischer Technik ist der Eingriff mit viel geringerer Morbidität verbunden, da der M. deltoideus nicht abgelöst werden muß. Das Arthroskop wird in den subakromialen Raum eingeführt, wo meist in diesen chronischen Fällen schon eine Bursa besteht. Durch einen zweiten Zugang weiter ventral wird auch das motorgetriebene Operationsinstrumentarium eingebracht. Das Markieren der beiden Ränder des Ligamentum coraco-acromiale durch zwei unter das Akromion eingeführte Injektionsnadeln [10] erleichtert die Orientierung. Es ist entscheidend, daß die Operation mit nur geringer Abduktion des Armes (ca. 15°) vorgenommen wird, weil mit zunehmender Abduktion der verfügbare Raum unter dem Akromion immer kleiner wird [27]. Es werden zunächst mit dem motorisierten Instrumentarium die gesamte Bursa und alle anderen Weichteilstrukturen entfernt, um überhaupt eine Übersicht zu schaffen und um die Knochenresektion vorzubereiten. In der Regel wird auch das Ligamentum coraco-acromiale durchtrennt, wobei dies ganz am Knochenansatz geschehen muß, um keinen Ast der A. coraco-acromialis zu verletzen. Nach diesen Vorbereitungen erfolgt die Abtragung des vorderen Akromions von der Unterfläche her mit der Fräse, bis etwa 2 cm vom ventralen Akromiorand nach hinten und bis zum Akromio-Claviculargelenk.

Die Resultate sind gut: Ellman [9] erzielte bei 50 Patienten in 88% der Fälle ein sehr gutes oder gutes Ergebnis. Meist ist die Ursache für ein Impingement die Verletzung der Rotatorenmanschette. Esch und Mitarb. [12] haben ihre Resultate diesbezüglich aufgelistet. Sie lagen in der gleichen Größenordnung sowohl für das Stadium II als auch für das Stadium III mit totalem Riß der Manschette; die Resultate waren aber viel schlechter, wenn ein ausgedehnter Riss über 1 cm mit gleichzeitiger Verkürzung der Distanz zwischen Akromion und Humerus vorlag.

Schlußbetrachtungen

Es gibt arthroskopische Operationen an der Schulter, die bereits Routine geworden sind und deren *Indikation heute etabliert* ist (Tabelle 1): Débridement und Resektionen am Labrum glenoidale, bei der Rotatorenmanschette oder an der Bicepssehne sowie bei Arthrose des Gelenkes. Dazu kommt die Entfernung freier Gelenkkörper, die Synovektomie und – mit sehr guten Resultaten – der Einsatz der Arthroskopie bei der Pyarthrosbehandlung [13, 30]. Auch die subakromiale Dekompression bringt wesentliche Vorteile gegenüber dem offenen Vorgehen.

Tabelle 1. Arthroskopische Operationen an der Schulter

I. Bereits Routine geworden:

- Resektion Labrum-glenoidale-Anteile
- Débridement bei Rotatorenmanschettenruptur
- Resektion Bicepssehnenanteil
- Gelenkkörperentfernung
- Débridement / Knorpelglättung bei Arthrose
- Synovektomie
- Pyarthros-Behandlung
- Subakromiale Dekompression

II. Noch experimentell:

- Limbus-Refixation
- Instabilitätsoperationen
- Rotatorenmanschetten-Rekonstruktion

Während die Komplikationsrate bei der subakromialen Dekompression gering ist (0,7% in der Sammelstatistik von Small [33] von 14 000 Schulter-Arthroskopien), gibt es arthroskopische Schulter-Operationen mit Komplikationsraten, die weit über denen selbst komplexer Knie-Operationen liegen [32, 33]: Dazu gehört vor allem das Stapling bei der Gelenksinstabilität mit 5,3% Komplikationen.

Darum und auch wegen noch ungeklärtem technischen Vorgehen müssen andere mögliche arthroskopische Operationen als *experimentell* betrachtet werden: Die Limbusfixation, Instabilitätsoperationen und die Rekonstruktion der Rotatorenmanschette auf arthroskopischem Weg.

Auch am Schultergelenk liefert die Arthroskopie also nicht nur wesentliche diagnostische Information, sondern erlaubt bereits in sehr vielen Fällen die definitive Therapie im selben Schritt.

Literatur

1. Andrews JR, Carson WG (1983) Shoulder joint arthroscopy. Orthopedics 6 : 1157–1162
2. Andrews JR, Carson WG (1984) The arthroscopic treatment of glenoid labrum tears in the throwing athlete. Orthop Trans 8 : 44
3. Andrews JR, Broussard TS, Carson WG (1985) Arthroscopy of the shoulder in the management of partial tears of the rotator cuff: A preliminary report. Arthroscopy 1 : 117–122
4. Benedetto KP, Glötzer W (1988) Die arthroskopische Bankart-Operation mittels Nahttechnik – Indikation, Technik und Ergebnisse. Arthroskopie 1 : 185–189
5. Berner W, Südkamp N (1988) Arthroskopische Techniken am Schultergelenk. Arthroskopie 1 : 171–177
6. Caspari RB (1982) Shoulder arthroscopy: A review of the preent state of the art. Contemp Orthop 4 : 523–530
7. Caspari RB (1989) Complications of shoulder arthroscopy. In: Sprague NF (ed) Complications in arthroscopy. Raven Press, New York, pp 179–197
8. Dolk T, Gremark O (1986) Arthroscopy and stability testing of the shoulder joint. Arthroscopy 2 : 35–40
9. Ellman H (1987) Arthroscopic subacromial decompression: Analysis of one- to three-year results. Arthroscopy 3 : 173–181
10. Ellman H (1988) Arthroscopic subacromial decompression. In: Parisien JS (ed) Arthroscopic surgery. McGraw-Hill, New York, pp 243–248
11. Eriksson E, Denti M (1985) Diagnostic and operative arthroscopy of the shoulder and elbow joint. Ital J Sports Traumatol 7 : 164–168
12. Esch JC, Leonard RO, Helgager JA, Kane N, Lilliott N (1988) Arthroscopic subacromial decompression: Results according to the degree of rotator cuff tear. Arthroscopy 4 : 241–249
13. Gächter A, Seelig W (1988) Schulterarthroskopie. Arthroskopie1 : 162–170
14. Glinz W (1988) Arthroskopische Chirurgie – heutiger Stellenwert und Perspektiven. Helv Chir Acta 55 : 749–767
15. Hawkins RH, Kennedy JC (1980) Impingement syndrome in athletes. Am J Sports Med 8 : 151–158
16. Hawkins RH (1989) Arthroscopic stapling repair for shoulder instability: A retrospective study of 50 cases. Arthroscopy 5 : 122–128
17. Hertz H (1988) Indikation und Technik der diagnostischen Schulterarthroskopie. Arthroskopie 1 : 182–184
18. Johnson LL (1980) Arthroscopy of the shoulder. Orthop Clin North Am 11 : 197–204
19. Johnson LL (1986) Arthroscopic surgery. C.V. Mosby St. Louis, Toronto, Princeton
20. Johnson LL (1987) 100 cases of arthroscopic reconstruction of the shoulder. Workshop on arthroscopic surgery, Origlio
21. Klein AH, France JC, Mutschler TA, Fu FH (1987) Measurement of brachial plexus strain in arthroscopy of the shoulder. Arthroscopy 3 : 45–52
22. Klein W (1987) Arthroskopisch-chirurgische Technik bei habitueller vorderer Schulterluxation. In: Gächter A (Hrsg) Arthroskopie der Schulter. Enke, Stuttgart, S 67–70
23. Kohn D (1987) The clinical relevance of glenoid labrum lesions. Arthroscopy 3 : 223–230
24. Lilleby H (1986) Der Wert der Arthroskopie bei Ruptur der Rotatorenmanschette. Springer, Berlin Heidelberg New York Tokyo (Hefte Unfallheilkunde, Heft 180, S 27–31)
25. Matthews LS, Vetter WL, Helfet DL (1984) Arthroscopic surgery of the shoulder. Adv Orthop Surg 7 : 203–210
26. Matthews LS, Helfet DL, Spearman J, Oweida S (1986) Arthroscopic staple capsulorrhaphy for anterior instability of the shoulder. Arthroscopy 2 : 116
27. Matthews LS, Fadale PD (1989) Subacromial anatomy for the arthrocopist. Arthroscopy 5 : 36–40

28. Morgan CD, Bodenstab AB (1987) Arthroscopic Bankart suture repair: Technique and early results. Arthroscopy 3:111–122
29. Neer CS (1972) Anterior acromioplasty for the chronic impingement syndrome in the shoulder. J Bone Joint Surg [Am] 54:41–50
30. Ogilvie-Harris DJ, Wiley AM (1986) Arthroscopic surgery of the shoulder. J Bone Joint Surg [B] 68:201–207
31. Paulos AE, Chamberlain S, Murray S (1986) Arthroscopic subacromial decompression. Orthop Trans 10:222
32. Seiler H, Neumann K, Muhr G (1984) Die Arthroskopie des Schultergelenkes. Unfallheilkunde 87:73–77
33. Small NC (1986) Complications in arthroscopy: The knee and other joints. Arthroscopy 2:253–258
34. Wheeler JH, Ryan JB, Arciero RA, Molinari RN (1989) Arthroscopic versus nonoperative treatment of acute shoulder in young athletes. Arthroscopy 5:213–217
35. Wiley AM (1988) Arthroscopy for shoulder instability and a technique for arthroscopic repair. Arthroscopy 4:25–30

Die Rotatorenmanschettenläsion im Sport – Indikation und differenziertes therapeutisches Vorgehen

H.J. Refior

Orthopädische Klinik und Poliklinik, Klinikum Großhadern der Ludwig-Maximilian-Universität, Marchioninistraße 15, D-8000 München 70

In der Sportmedizin verwendete diagnostische Begriffe wie die „Schwimmerschulter“ oder die „Tennisschulter“ beinhalten für den betroffenen Athleten eine schmerzhafte Beeinträchtigung des sportspezifisch geprägten Bewegungsablaufes im Schultergelenk.

Derartige Beschwerden des Schultergelenkes werden in der einschlägigen sportmedizinischen Literatur insbesondere für die Sportarten beschrieben, die durch repetitive Überkopfbewegungen bzw. durch entsprechende Wurfbewegungen gekennzeichnet sind.

So müssen neben den Sportarten Schwimmen und Tennis auch Volleyball und Handball und nicht zuletzt die leichtathletischen Wurf-Disziplinen angeführt werden.

Unter dem Aspekt einer gehäuften Mikrotraumatisierung des Schultergelenkes sind auch die Sportarten Ringen und Turnen zu nennen.

Über die sportartspezifische Häufung von Schulterbeschwerden wird beispielhaft von Priest und Nagel berichtet, die 84 Weltklasse-Tennisspieler untersuchten und bei 50% der Probanden Schulterprobleme fanden.

In Kenntnis der anatomisch-pathologischen Verhältnisse der Binnenstrukturen des Schultergelenkes kann davon ausgegangen werden, daß derartigen bewegungsabhängigen Schulterschmerzen strukturelle Veränderungen des sehnigen Anteils der Rotatorenmanschette zugrunde liegen.

Wie anhand eigener autoptischer Untersuchungen nachgewiesen werden konnte, finden sich an der Rotatorenmanschette schon im dritten Lebensjahrzehnt degenerative Verände-

Hefte zur Unfallheilkunde, Heft 212
Redigiert von J. Probst

rungen, die durch die sportspezifische Überbeanspruchung zu entsprechenden Schulterproblemen führen können.

Klinisch imponiert primär ein Impingement-Syndrom, das von F. Jobe und B. Ling als Überbeanspruchungssyndrom gewertet wird. Dabei handelt es sich zunächst um die Stadien I und II nach Neer.

In der Regel wird das Impingement-Syndrom erfolgreich konservativ behandelt (Tibone et al.). In therapieresistenten Fällen ist eine operative Intervention angezeigt. Diese Fälle beinhalten überwiegend das Impingement-Stadium III, das mit einer Rotatorenmanschettenläsion verbunden ist. Hier ist ein operatives Vorgehen angezeigt.

Als operativer Zugang wird ein anterior-superiorer Schnitt, der über dem Acromioclaviculargelenk beginnt und nach distal lateral verläuft, gewählt. Der Zugang zur Rotatorenmanschette erfolgt über die musculären Septen des Musculus deltoideus weitgehend stumpf. Primär wird auf eine Ablösung des Deltoideus im proximalen Ansatzgebiet verzichtet. Die meist entzündlich veränderte Bursa subacromialis wird gespalten, wobei das oberflächliche Blatt, je nach Veränderungen, primär reseziert wird. Die so erhaltene Darstellung der sehnigen Rotatorenmanschette gestattet eine gute Übersicht. Durch Rotation des Humeruskopfes kommen auch die Anteile des Infraspinatus ausreichend zur Darstellung.

Während erfahrungsgemäß beim älteren Freizeitsportler komplette Rupturen imponieren, findet sich bei den meist jungen Athleten eher eine inkomplette Ruptur, deren Rupturränder die typische Fragmentation und Degratation der ursprünglich intakten Sehnenstruktur erkennen lassen.

Bei älteren Patienten, meist Freizeitsportler, sind die inkompletten Rupturen häufg defektartig ausgeprägt.

Für die inkomplette Ruptur, die bei jungen Sportlern meist längsgerichtet dem Faserverlauf angepaßt ist, empfiehlt sich ein sparsames Ausschneiden und der Verschluß mit resorbierbaren Einzelknopfnähten. Zur Verbesserung der Passage der Rotatorenmanschette erfolgt zusätzlich eine proximale, partielle Resektion des Ligamentum coracoacromiale. Wenn möglich, wird ein Verschluß der Bursa über der Rotatorenmanschette vorgenommen. Postoperativ wird schon am nächsten Tag mit der gezielten Rehabilitation begonnen.

Bei älteren Freizeitsportlern, wie in letzter Zeit gehäuft bei Tennisspielern, ist meist schon im Rahmen der präopertiven Diagnostik eine komplette Ruptur gesichert worden.

Hier wird der antero-superiore Zugang durch eine proximale, türflügelförmige, subperiostale Ablösung des Musculus deltoideus erweitert. Nach proximaler partieller Resektion des Ligamentum coracoacromiale ergibt sich eine erweiterte Übersicht, die durch Extension des Oberarmes zusätzlich verbessert werden kann.

Auf dem Boden vorhandener degenerativer Veränderungen der Sehnenplatte findet sich, meist nach einem Bagatelltrauma, eine komplette Ruptur der Rotatorenmanschette, in die nahezu ausnahmslos der Musculus supraspinatus einbezogen ist.

Rupturen im Faserverlauf des Sehnenspiegels sind selten. Vielmehr imponieren retraktionsbedingte ovale und trianguläre Formen, zum Teil mit größeren Defekten. Hier sollte gegebenenfalls durch einen Sehnentransfer eine Wiederherstellung mit einem längsorientierten Nahtverlauf erfolgen.

Diese Empfehlung beruht auf den Untersuchungen von M. Watson, der anhand einer Nachuntersuchung seines Patientengutes nachweisen konnte, daß Längsrupturen prognostisch besser als Querrupturen einzuschätzen sind und daß auch von der im Längsverlauf orientierten Naht günstigere Ergebnisse zu erwarten sind.

Bei derartigen Eingriffen kann auch die anteriore Acromioplastik nach Neer notwendig werden.

Die von Gschwend empfohlene Resektion des lateralen Claviculaendes ist auf die Fälle zu beschränken, die durch knöcherne Veränderungen am lateralen Claviculaende eine Passagebehinderung verursachen.

Rotatorenmanschettenrupturen beim älteren Freizeitsportler können kombiniert mit Rupturen der langen Bicepssehne einhergehen. Hier ist nicht nur die Rekonstruktion der Rotatorenmanschette anzustreben, sondern auch gleichzeitig eine Refixation der langen Bicepssehne und zwar im Sulcus intertubercularis vorzunehmen. Der intraarticulär gelegene Sehnenstumpf sollte gleichzeitig reseziert werden, wenn postoperativ weitere Funktionsbehinderungen vermieden werden sollen.

Nicht zuletzt ist es in solchen Fällen ratsam, die dem Humeruskopf zugewandte Fläche der Rotatorenmanschette zu inspizieren und hier meist vorhandene erhebliche Auffaserungen und Defektbildungen zu glätten. Eine postoperative Ruhigstellung für einen Mindestzeitraum von 14 Tagen ist unumgänglich.

Während der Freizeitsportler ein längerfristiges Rehabilitationsprogramm uneingeschränkt akzeptiert, erwartet der Leistungssportler und gar der Profisportler eine schnelle Wiederherstellung, um möglichst kurzfristig den Anschluß an das ursprüngliche Leistungsniveau wiederzuerlangen.

Es muß deshalb gefordert werden, daß im Rahmen der sportmedizinischen Betreuung eine exakte Indikationsstellung und eine rasche operative Wiederherstellung erfolgt, um die Wiedereingliederung des verletzten Athleten in seine Sportart nicht unnötig zu verzögern. Die vorangehende konservative Therapie sollte 4 bis 6 Wochen nicht überschreiten.

Die Ergebnisse der operativen Wiederherstellung, speziell bei Leistungs- und Profisportlern waren, wie Hawkins und Kennedy noch 1980 feststellten, zunächst unbekannt. Auch bis heute gibt es wenige Publikationen, die über den Wert der operativen Behandlung von Rotatorenmanschettenrupturen beim Leistungssportler verbindliche Aussagen machen.

Erst 1986 wurde von Tibone und Mitarb. eine Studie vorgelegt, in der über die gewonnenen Erfahrungen bei 45 jungen Athleten, die sich nach einer Rotatorenmanschettenruptur einer operativen Rekonstruktion mit gleichzeitiger Acromioplastik unterzogen hatten, berichtet wurde.

Die Autoren stellten fest, daß mit einem derartigen kombinierten Eingriff zwar eine zufriedenstellende Schmerzbefreiung erzielt wird, daß aber nicht garantiert werden kann, daß die Athleten zu ihrem ursprünglichen Wettkampfniveau in allen Sportarten zurückkehren können.

Diese Feststellung wird inzwischen auch von anderen Autoren vertreten.

Es ist deshalb das Fazit zu ziehen, daß Rotatorenmanschettenrupturen bei Leistungs- und Profisportlern nach fehlgeschlagener konsequenter konservativer Therapie zwar umgehend der operativen Behandlung zugeführt werden sollten, daß aber der operative Eingriff so gering wie möglich gehalten werden sollte und daß die frühfunktionelle sofortige postoperative Rehabilitation unumgänglich ist, wenn an das ursprüngliche Leistungsniveau folgenlos angeknüpft werden soll.

Eigene Erfahrungen bestätigen diese Forderung.

Literatur

Hawkins RJ, Kennedy JC (1980) Impingement syndrome in athletes. Am J Sports Med 8:151–158
Jobe FW, Ling B (1988) The shoulder in sports. In: M. Post – The shoulder, 2nd edition. Lea and Febiger, Philadelphia
Neer CS, Welsh RP (1977) The shoulder in sports. Orthop Clin North America 8:583–591
Priest JD, Nagel DA (1976) Tennis shoulder. Am J Sports Med 4:28–40
Tibone JE, Elrod B, Jobe FW, Kerlan RK, Carter VS, Shields CL, Lombardo SJ, Yocum L (1986) Surgical tretment of tears of the rotor cuff in athletes. J Bone Joint Surg [Am] 887–891
Watson M: Rotator cuff function: Its bearing on the results of cuff repair. Fourth International Conference on Surgery of the Shoulder, October 4th to October 7th 1989, New York

Die Rockwood-Kapselplastik zur Rekonstruktion der multidirektionalen Schulterinstabilität beim Leistungssportler

R. Kujat

Celler Straße 26a, D-3110 Uelzen 1

Zur Vermeidung therapeutischer Fehlschläge bei der Rekonstruktion der instabilen Schulter ist die Differenzierung zwischen unidirektionaler und multidirektionaler Instabilität erforderlich, die sich aus Anamnese und klinischer Untersuchung ergibt.

Die Rockwood-Kapselplastik wird der Pathophysiologie der multidirektionalen Instabilität gerecht und erfordert eine funktionelle Nachbehandlung, in die das Wiederaufbautraining des Sportlers integriert werden kann.

Die Kapselplastik beinhaltet zwei wesentliche Komponenten:

1. die Refixation der Gelenkkapsel am vorderen-unteren Glenoidrand
2. eine asymmetrische Gelenkkapseldoppelung unter Einbeziehung der dorsocaudalen Gelenkkapsel.

Das Operationsverfahren ist technisch anspruchsvoll. Schäden an N. axillaris, N. musculocutaneus und den vasa circumflexa lassen sich bei sorgfältiger Handhabung der Haken vermeiden.

Die postoperative Ruhigstellung erfolgt wenige Tage im Gilchrist-Verband. Die Physiotherapie beginnt bereits am Operationstag und wird 2 bis 3 Monate fortgeführt.

Die Ergebnisse zeigen keine Reluxation bei 21 Patienten innerhalb des Nachuntersuchungszeitraums bis zu 4 Jahren. Bei 17 von 21 Patienten zeigte sich seitengleicher Bewegungsumfang im Schultergelenk. Keiner der operierten Patienten mußte seine sportliche Betätigung aufgeben.

Hefte zur Unfallheilkunde, Heft 212
Redigiert von J. Probst

Ist die Operation nach Du Toit bei der Behandlung der posttraumatisch rezidivierenden vorderen Schulterluxation des Sportlers indiziert?

R. Theermann, H. J. Refior und A. Krödel

Orthopädische Klinik und Poliklinik, Klinikum Großhadern der Ludwig-Maximilians-Universität, Marchioninistraße 15, D-8000 München 70

Die posttraumatisch rezidivierende vordere Schulterluxation betrifft insbesondere junge Sportler.

Therapeutisch ist die Wiederherstellung der Stabilität und damit die Wiedergewinnung der vollen Sportfähigkeit nur auf operativem Wege möglich.

Die Indikation zur Operation ist bei traumatischer Erstluxation und minimal 2 Rezidiven gegeben.

Bei Verifizierung einer Kapselluxationstasche in der Doppelkontrast-CT-Untersuchung ist die Kapselrefixation nach Du Toit mit einem Metallstaple indiziert.

In einem 6 Jahreszeitraum führten wir bei 28 Patienten diese Operation durch.

Die Erstluxation war in 18 Fällen auf Sportunfälle zurückzuführen.

Wir haben nach durchschnittlich 1 Jahr und 4 Monaten 27 Patienten nachuntersucht.

Es handelt sich um 4 Leistungs-, 20 Breitensportler.

Nach einem modifizierten Neer und Rowe Score konnten 24 sehr gute und 3 gute Ergebnisse erzielt werden.

Bei differenzierter Betrachtung der schulterbelastenden Sportarten (mit Kontakt, mit Belastung in Endstellung, mit Gegnereinwirkung) konnten in 14 Fällen ein höheres, in 10 Fällen ein identisches Leistungsniveau erreicht werden.

Eine Reluxation fand sich nicht.

Aufgrund unserer Ergebnisse halten wir die Operation nach Du Toit bei der posttraumatisch rezidivierenden vorderen Schulterluxation des Sportlers wegen der guten Stabilität, des guten funktionellen Ergebnisses und der niedrigen Rezidivrate für indiziert. Zudem ermöglicht die Methode eine, insbesondere für den Sportler, wichtige frühfunktionelle Nachbehandlung im Rahmen der postoperativen Rehabilitation.

Indikation zur Rekonstruktion bei sportspezifischen, kompletten und inkompletten Läsionen der Schulterrotatorenmanschette

Ch. Melzer und N. Wülker

Orthopädische Klinik der Justus-Liebig-Universität Gießen, Paul Meimberg Straße 3, D-6300 Gießen

Bei einigen Sportarten ist mit besonderen Belastungen des Schultergelenkes und der periarticulären Strukturen zu rechnen. Hierzu zählen die Ballsportarten Handball, Fußball,

Hefte zur Unfallheilkunde, Heft 212
Redigiert von J. Probst

Volleyball und Rugby, aber auch Wurf- und Stoßdisziplinen sowie Tennis, Schwimmen, Golf und Kunstturnen.

Bei übermäßiger Beanspruchung treten Mikrorupturen, inkomplette und komplette Läsionen des sehnigen Anteiles der Rotatorenmanschette auf. Nur selten ist ein knöcherner Ausriß der Insertion zu beobachten.

In der Zeit von November 1980 bis Dezember 1987 wurden an der Orthopädischen Klinik der medizinischen Hochschule Hannover 116 Patienten mit inkompletten und kompletten Rotatorenmanschetten-Läsionen operativ versorgt. Hierunter befanden sich 38 Freizeit- und Leistungssportler.

In der überwiegenden Zahl der Fälle ergab sich die Indikation zur Operation aus einem therapieresistenten Ruhe- und Bewegungsschmerz. Eine Pseudoparalyse des Armes hat bei einem Sportler die Operationsindikation bestimmt.

Um eine prä- und postoperative Beurteilung nach einheitlichen Kriterien vornehmen zu können, wurde ein Schulter-Score angewandt, der die Bereiche Schmerz, Gebrauchsfähigkeit und Stabilität umfaßt.

Als Maximum können nach dem Schulter-Score 100 Punkte erreicht werden. Mehr als 2/3 der Schultern lagen präoperativ unterhalb eines 60-Punkte-Wertes.

Postoperativ erreichten 59% einen hohen Score-Wert mit 90–100 Punkten, entsprechend einem sehr guten Resultat. Als gutes Ergebnis ist der Bereich zwischen 80 und 89 Punkten und einem Anteil von 15% zu werten. 11% blieben unterhalb eines 50-Punkte-Wertes und entsprechen damit einem schlechten Ergebnis.

Eine Abhängigkeit der Behandlungsergebnisse vom Alter der Betroffenen konnte nicht nachgewiesen werden. Im Gegensatz dazu sind die Behandlungs-Resultate sowohl vom zeitlichen Intervall des Auftretens der Läsion und der Durchführung der Operation als auch vom Läsions-Typ abhängig. Während 94% der Freizeitsportler eine sportliche Betätigung wieder aufgenommen haben, sind es nur 27% bei den Leistungssportlern.

In Bezug auf jüngere und sportlich Aktive sollte das bisherige Behandlungskonzept überdacht und der Zeitraum einer konservativen Therapie bei ausbleibendem Erfolg auf 2–3 Wochen begrenzt werden.

Diskussion: Schultergelenk

Von den bildgebenden Verfahren wird für das Impingement-Syndrom und die Rotatorenmanschettenruptur der Sonographie der Vorzug gegeben. Die Doppelkontrast-Computertomographie hat bei Instabilität und Schulterluxation die höchste Aussagekraft. Die Arthroskopie soll bei unklaren Beschwerden und insbesondere beim Instabilitäts-Impingement zur Anwendung kommen.

In Zukunft wird die Arthroskopie für die Refixation des abgerissenen Labrum glenoidale und die Bursoskopie mit arthroskopischer Acromioplastik vermehrt Anwendung finden. Die Gefahren der Arthroskopie, Nerven- und Gefäßläsionen können bei geringer Abduktion des Armes und exakter Bestimmung des vorderen Zuganges der Schulter verringert werden.

Hefte zur Unfallheilkunde, Heft 212
Redigiert von J. Probst

Bei Spitzensportlern sollte bei Rotatorenmanschettenrupturen nach erfolgloser konservativer Behandlung nicht länger als 4–6 Wochen bis zur Operation zugewartet werden.

Bei Freizeitsportlern kann der Versuch der konservativen Behandlung bis auf 12 Wochen ausgedehnt werden.

IV. Komplexe Handverletzungen

Akutversorgung

Vorsitz: A. Berger, Hannover; K.M. Pfeiffer, Basel

Osteosyntheseverfahren zur Stabilisierung bei komplexen Handverletzungen

J. Rudigier

Chirurgische Klinik II (Unfall,- Hand- und Wiederherstellungschirurgie), Kreiskrankenhaus Offenburg, Ebertplatz 12, D-7600 Offenburg

Während bei Frakturen der Hand ohne Zusatzverletzungen die Osteosynthese meist das alleinige Ziel des operativen Eingriffes darstellt, muß bei komplexen Verletzungen die Osteosynthese häufig der Versorgung anderer wesentlicher Strukturen untergeordnet werden. D.h. die *Osteosynthese kann von der Hauptsache zur* – wenn auch wichtigen – *Nebensache* werden.

Das deutlichste Beispiel sind in dieser Hinsicht die Replantationen abgetrennter Handteile.

Hier ist für das primäre Gelingen und Einheilen eine optimale Nahttechnik bei den arteriellen und venösen Anatomosen weit wichtiger als eine von vornherein in jeder Hinsicht befriedigenden Osteosynthese. Eine Pseudarthrose kann nachoperiert werden, ein zu später arterieller Gefäßanschluß bedeutet den Verlust der Gliedmaßen.

Als Beispiel wie notfalls die Osteosynthese ohne bleibenden Nachteil auf ein Minimum reduziert werden kann, mag ein Fall einer Handreplantation in Mainz aus dem Jahre 1980 dienen. Dem 32 Jahre alten Patienten war seine linke Hand in einer Tranportwalze eines Müllwagens abgerissen worden. Wegen eines in der Kontinuität erhalten gebliebenen N. medianus war eine Kühlung des Amputates nicht erfolgt. Bis zur Einlieferung waren bereits 4 h vergangen.

Daher erfolgte nach Resektion der Quetschzonen am Unterarm und Anfrischen von Mond- und Kahnbein lediglich eine schnell durchführbare Minimalosteosynthese mit 2 mm dicken Kirschner-Drähten, von denen der eine die Ulna nur subperiostal faßte. Auf die Osteosynthese folgten sofort die Gefäßnähte der A. radialis und ulnaris. Fünf Stunden nach der Abtrennung konnte dann zunächst für 10 min das Amputat mit Blut reperfundiert werden. Nach Wiederanlegen der Blutsperre wurden nacheinander die ausgerissenen Sehnenstümpfe der Beuge- und Strecksehnen in korrespondierende Muskelgruppen eingenäht, sowie der N. ulnaris und zwei dorsale Venen wiedervereinigt. Immerhin reichte die einfache Kirschner-Drahtosteosynthese zu einem knöchernen Durchbau zwischen Radius und proximaler Handwurzelreihe. Da beim Weiterüben die verbleibende Beweglichkeit im Intercarpalgelenk einen guten Faustschluß verhinderte, folgte nun doch noch eine komplette Handwurzelarthrodese mit Hilfe einer schmalen DC-Platte.

Hefte zur Unfallheilkunde, Heft 212
Redigiert von J. Probst

Das funktionelle Endergebnis war nach Abschluß der Nervenregeneration sehr gut.

Allgemein gilt es, bei Kombinationsverletzungen verschiedene, z.T. einander *widersprechende Prinzipien* bezüglich der Osteosynthese möglichst gleichzeitig zu beachten bzw. unter einen Hut zu bringen.

1. Die Osteosynthese soll ausreichend *stabil* sein, um neben einer sicheren Knochenheilung auch eine komplikationslose Abheilung von Sehnen, Nerven, Gefäßen und Hautmantel zu ermöglichen.
2. Sie soll möglichst *schnell* durchgeführt werden können.
3. Sehnen und Gelenke sollen möglichst *nicht* oder gegebenenfalls nur eine *begrenzte Zeit blockiert* werden.
4. Weitere Schädigungen verletzter Strukturen z.B. durch *ausgedehnte Freilegungen sind zu vermeiden.*
5. Die Art der Osteosynthese darf *nicht die Versorgung der anderen Strukturen behindern* (z.B. Fixateur externe).

Wie man sich beim Betrachten dieser Forderungen leicht vorstellen kann, sind *Kompromisse* nicht zu vermeiden. Grundsätzlich kommen alle Arten gängiger Osteosynthesen zur Anwendung, wobei je nach Frakturform, Handabschnitt und Art der Begleitverletzung Kirschner-Drähte, Schraubenosteosynthesen, intraossäre Drahtnähte, Plattenosteosynthesen und gelegentlich der Fixateur externe ihre speziellen Vorzüge haben.

Man kann die für mein Thema in Frage kommenden Kombinationsverletzungen in *drei Gruppen* einteilen: *Quetschverletzungen* (ohne Gefäßbeteiligung), *Amputationsverletzungen* und *Explosionsverletzungen.* Für jede Verletzungsgruppe gelten die gleichen Grundüberlegungen. Hier möchte ich mich aus Gründen der Anschaulichkeit auf die Amputationsverletzungen konzentrieren.

Bei *Amputationsverletzungen* führten wir in der Anfangszeit in allen Fingerabschnitten nahezu ausnahmslos eine Osteosynthese mit einem zentralen Kirschner-Draht durch. Dies geschah aus Gründen der Zeitersparnis und um eine größere Freilegung (zusätzlich zu den für die Nervengefäßpräparation erforderlichen Hilfsschnitten) zu vermeiden. Diese einfache Osteosyntheseform reichte zwar zur Einheilung des Amputates aus, jedoch erlebten wir wohl als Folge der Rotationsinstabilität in etwa 10% der eingeheilten Fingeramputate Pseudarthrosen (immerhin 90% wurden knöchern fest). Die Pseudarthroserate änderte sich, als wir dazu übergingen, zwei möglichst parallele Kirschner-Drähte (mit Stärken von 1–1,4 mm) im Fingerbereich zu verwenden. Dieses Verfahren wenden wir auch heute noch an, wenn bei komplexen Handverletzungen primär Arthrodesen in den Fingermittel- und endgelenken angestrebt werden (sowie bei allen Amputationsverletzungen peripher des Daumengrundgelenkes und der Langfingermittelgelenke), da ein in guter Stellung eingesteiftes Endgelenk funktionell keine ernsthafte Einbuße darstellt.

Mit zunehmender Erfahrung in der Mikro- und Replantationschirurgie wuchsen auch die Ansprüche an das funktionelle Endergebnis. Die Kirschner-Drähte wurden nach Möglichkeit zunehmend durch Osteosynthesen ersetzt, die weniger leicht Strecksehnen und benachbarte Gelenke blockieren.

Bei glatten Schrägamputationen, wie z.B. durch eine Schlagschere, können im Fingergrundgliedbereich gut plazierte einzelne Minischrauben, deren flacher Kopf kaum aufträgt, ausreichen. In unserem Beispiel war dann auch ein hervorragendes funktionelles Ergebnis erzielt worden.

Plattenosteoynthesen mit der relativ neuen Mini-H-Platte sind für glatte, basisnahe Grund- und Mittelgliedreplantationen sowie im Mittelhandbereich ebenfalls hervorragend geeignet. Auch hierdurch bleiben die benachbarten Gelenke frei von Blockierungen.

Bei einer 21 Jahre alten Patientin wurde bei einer Ausrißamputation des 3. Fingers und erheblicher Weichteilzerstörung mit diesem wenig auftragenden Implantat eine optimale Voraussetzung für eine komplikationsfreie und funktionell zufriedenstellende Abheilung geschaffen.

Empfohlen werden für alle Fingerbereiche vor allem auch im angloamerikanischen Raum intraossäre Drahtnähte, die jedoch für die ersten 2 bis 3 Wochen häufig mit einem schrägen Kirschner-Draht kombiniert oder doppelt und rechtwinklig gegeneinander versetzt angelegt werden.

Allerdings sollte man von einer festen Reglementierung des Osteosyntheseverfahrens absehen und sich im Zweifelsfall oder bei solch schweren Splitterverletzungen, wie wir sie häufig bei Kreissägenamputationen beobachten, doch auf eine Osteosynthese mit 2 parallelen Kirschner-Drähten im Fingerbereich zurückziehen. Sekundäre Korrekturen nach erfolgter Einheilung werden hierdurch nicht behindert.

Anders stellt sich die Situation am Mittelhandschaft dar. Hier sind nach unseren Erfahrungen bei Amputationen stabile dorsale Plattenosteosynthesen angebracht.

Bei einer subtotalen Quetschamputation durch eine Formpresse waren bereits 4 1/2 h durch den langen Transport bis zum Beginn der Replantation vergangen. Nach Resektion der unmittelbaren Quetschzone wurden rasch 2 Plattenosteosynthesen am 2. und 4. Metacarpale und aus Zeitgründen am 3. nur eine adaptierende Kirschner-Drahtfixierung durchgeführt. Der Hohlhandbogen und damit die Durchblutung war nach 5 1/2 h wieder hergestellt. Das Köpfchen des 5. Mittelhandknochens wurde nachträglich ebenfalls mit einem Kirschner-Draht stabilisiert.

Im Bereich des Metacarpale III kam es dann zu einer Pseudarthrose, die nachträglich noch mit einer Platte stabilisiert werden mußte. Danach war das funktionelle Endresultat in Anbetracht der Ausgangssituation mehr als zufriedenstellend.

Wichtig ist es allerdings auch hierbei, ausgedehnte Freilegungen zu vermeiden und gegebenenfalls Miniplatten zu verwenden, wie sie uns in diesem Beispiel noch nicht zur Verfügung standen.

Bei Replantationen im Handgelenks- und Handwurzelbereich – hier eine Ausrißamputation durch eine Teroson-Mischmaschine – führen primäre Plattenosteosynthesen in funktionsgerechter Arthrodesestellung nach unserer Erfahrung am sichersten zur komplikationsfreien, knöchernen Abheilung.

Diese Platten sollten jedoch möglichst wenig auftragen, so daß trotz einer gewissen Problematik Drittelrohrplatten wie in unserem 4 Jahre alten Beispiel oder die inzwischen verfügbaren und stabileren kleinen Rekonstruktionsplatten in Frage kommen. Auch sollte die Platte ohne zusätzliche Hilfsschnitte angelegt werden können, d.h. sie darf nicht übermäßig lang sein.

Der *Fixateur externe*, der bei schweren Handgelenksfrakturen, besonders in Kombination mit weiteren Frakturen an Hand und Unterarm, hervorragende Dienste leistet, hat bei multistrukturellen Verletzungen jedoch den Nachteil, die operative Versorgung von Sehnen, Nerven und Gefäßen ebenso wie die frühe postoperative Übungsbehandlung zu behindern, so daß wir im allgemeinen andere Verfahren bevorzugen, soweit es die Weichteilverhältnisse zulassen.

Im Falle eines 10jährigen Jungen mit einer Rasenmäherverletzung im radialen Mittelhandbereich stellte die Versorgung mit dem Fixateur jedoch sicherlich die beste Lösung dar. Hier lagen besonders ungünstige Weichteilverhältnisse bei vollständiger Zerstörung des Metacarpale I vor. Dank der Regenerationsfähigkeit des jugendlichen Skelettes kam es nach Reposition der Fragmente und äußerer Stabilisierung mit einem älteren Modell zur nahezu folgenlosen Abheilung für den betroffenen Daumen.

Meine Damen und Herren,
Anhand meiner hier dargestellten Beispiele wurde deutlich, daß bei der knöchernen Stabilisierung von komplexen Handverletzungen Flexibilität, das Beherrschen zahlreicher Osteosyntheseverfahren, solide Kenntnisse in der Versorgung der mitverletzten Strukturen und genaue Überlegungen hinsichtlich möglicher sekundär-rekonstruktiver Maßnahmen gefragt sind. Nur so können von Anfang an die Bedürfnisse der jeweils verletzten Strukturen sinnvoll aufeinander abgestimmt und ein Optimum an Funktion für den Patienten gerettet werden.

Das Verletzungsmuster bei Explosionsverletzungen der Hand

M. Geishauser, M. Schwarz und K. Lowka

Handchirurgie der Chirurgischen Universitätsklinik Freiburg, Hugstetter Straße 55,
D-7800 Freiburg i.Br.

Explosionsverletzungen der Hand sind fast immer schwere Verletzungen mit einem typischen Verletzungsmuster.

Neben den verschiedenen Verletzungsmomenten (Temperatur, Gas, Fremdkörper) kann die Richtung der mechanischen Einwirkung bei der Explosion unterschieden werden:

- beim Grobgriff kommt es am ersten Strahl zu einer ulnar-radialen Krafteinwirkung und zu einer direkten Schädigung des Thenars;
- beim Spitzgriff verlagern sich die Vektoren der Krafteinwirkung nach peripher, am ersten Strahl ergibt sich eine palmar-dorsale Krafteinwirkung;
- beim beidhändigen Spitzgriff folgt eine periphere Verletzung abhängig von der Handhaltung.

Die Verletzung findet sich stets palmar und betrifft damit die für die Handfunktion so wichtige Griff- und Tastfläche der Hand. Über dem Metacarpale I bleibt meist eine dorsale Hautweichteilbrücke bestehen, wodurch hier rekonstruktive Maßnahmen erleichtert werden.

Typisch ist die Beteiligung des ersten Strahles in unterschiedlichem Ausmaß je nach Grifform bei der Explosion:

Hefte zur Unfallheilkunde, Heft 212
Redigiert von J. Probst

- beim Grobgriff treten vor allem Luxationen im Daumen-Sattelgelenk zusammen mit einer vollständigen Thenarruptur und einer Verletzung der A. radialis oder ihrer Äste auf;
- beim Spitzgriff kommt es neben dem Riß oder knöchernen Ausriß des ulnaren Seitenbandes am Daumengrundgelenk eher zu Daumengrund- oder endgliedfrakturen.

An den Langfingern treten – weitgehend unabhängig von der Griffform im Augenblick der Explosion – vor allem Defektverletzungen und Trümmerfrakturen auf.

Bei Zunahme der Schwere der Explosion werden die beschriebenen Verletzungsmuster in ihrer Deutlichkeit verwischt. Neben weiteren ausgedehnten Frakturen und Luxationen können dann Amputationsverletzungen von größeren Anteilen der Hand oder der gesamten Hand vorliegen.

Hochdruckinjektionsverletzung der Hand, eine leicht unterschätzte Gefahr

J. Ulmer und D. Buck-Gramcko

Abt. für Hand- und Plastische Chirurgie, Berufsgenossenschaftliches Unfallkrankenhaus, Bergedorfer Straße 10, D-2000 Hamburg 80

Die Hochdruckinjektionsverletzung ist eine typische Verletzung der Hand, wobei eine mehr oder weniger flüssige Substanz unter hohem Druck in feinem Strahl durch die Haut geschossen wird und sich dann entlang der verschiedenen Gewebsschichten in der Hand, z.T. bis in den Unterarm ausbreitet. Das Gefährliche an dieser Verletzung liegt in der Diskrepanz zwischen äußerlich unscheinbarer Verletzung und innerlich verheerender Wirkung, die in vielen Fällen zu Teilverlusten der Hand führt.

Bei den 85 Fällen, die in den Jahren 1964–1989 im Berufsgenossenschaftlichen Unfallkrankenhaus Hamburg behandelt wurden, spielten in 2/3 der Fälle Öle, Lösungsmittel und nicht wasserlösliche Farben die Hauptrolle. Der Rest verteilt sich auf Schmierfette, Bitumen, wasserlösliche Farben, Epoxyd, Wasser, Alkohol, Benzin, Kunststoffe und Luft.

Bei Benzin, Epoxyd und Bitumen führte der Verlauf in 50%, bei Öl, Lösungsmittel und nicht wasserlöslichen Farben in 30% und bei Fetten, anderen Kunststoffen, Wasser, wasserlöslichen Farben und Luft einschließlich beigemengter Feststoffe in 0% zu einer Amputation.

Das Zeitintervall zwischen Unfall und Operation hatte zumindest innerhalb der ersten 24 h keinen Einfluß auf die Amputationshäufigkeit oder bleibende Funktionsstörungen der Hand.

Die in der Literatur immer wieder betonte Wichtigkeit einer Operation innerhalb der ersten 10 oder sogar 4 h konnte nicht nachgewiesen werden.

Dagegen mußten diejenigen Patienten, die gleich zu Beginn einer großzügigen Dekompressionsoperation sämtlicher in Frage kommender Handkompartimente unterzogen wur-

Hefte zur Unfallheilkunde, Heft 212
Redigiert von J. Probst

den, seltener (in 19%) eine Amputation erleiden, als diejenigen, die zunächst mit lokal begrenzten Entlastungsincisionen und Drainagen behandelt wurden (in 36%). Das Entscheidende daran ist die Dekompression einschließlich des klinisch, bzw. röntgenologisch nicht mehr betroffenen benachbarten Handkompartimentes mit Spaltung sämtlicher Fasern, die die Gefäß-Nerven-Bündel kreuzen. D.h. wenn z.B. eine Farbinjektion in den Finger sich intraoperativ oder röntgenologisch erkennbar bis zur Grundgliedbeugefalte ausgebreitet hat, muß auch die Hohlhand eröffnet werden. Die Gruppe der primär ausgiebig dekomprimierten Patienten mußte nur in 1/5 der Fälle, die andere Gruppe in 4/5 der Fälle häufiger als 2mal operiert werden. 56% der ersten Gruppe waren länger als 60 Tage arbeitsunfähig, jedoch 96% der zweiten Gruppe.

Die Ergebnisse zeigen sowohl die Notwendigkeit einer sachkundigen Operation, als auch den zeitlich ausreichenden Rahmen, den Verletzten einem Handchirurgen zuzuführen.

Flußsäureverätzung der Hand

H. E. Mentzel, H. J. Backhaus und M. Trauner

Berufsgenossenschaftliche Unfallklinik Murnau, Professor-Küntscher-Straße 8, D-8110 Murnau

Flußsäure findet in fester und gelöster Form in der Holz-, Glas- und metallveredelnden Industrie Verwendung. Kommt es damit zu einer Ätzverletzung der Hand, so handelt es sich dabei um eine äußerst schwerwiegende Handverletzung, die sich von anderen Ätzverletzungen dadurch unterscheidet, daß sie die Haut durchdringt und die darunterliegenden Gewebsschichten durch Kolliquationsnekrosen zerstört. Die Tiefe der Gewebsschädigung kann von außen nicht erkannt werden.

Führendes Symptom ist der Schmerz. Nur die frühzeitige Behandlung kann das Fortschreiten der Nekrose verhindern. Dazu ist die arterielle Perfusion der verletzten Hand mit Ca-Gluconat alle 12 h bis zur Demarkierung der Nekrose erforderlich. Dann kann die tiefe Nekrektomie mit Entfernung aller verletzten Gewebsstrukturen und anschließender Deckung durch Voll- oder Spalthaut vorgenommen werden.

Da die Verletzung mit Flußsäure selten ist, besteht wenig Erfahrung mit ihrer Behandlung, wichtig ist es , daran zu denken und nach Sicherung der Diagnose die konsequente Behandlung unverzüglich einzuleiten.

Hefte zur Unfallheilkunde, Heft 212
Redigiert von J. Probst

Ergebnisse kombinierter Osteosyntheseverfahren zur Behandlung komplexer Verletzungen an der Hand

S. Senst und H. Siebert

Abt. für Unfall-, Hand- und Wiederherstellungschirurgie, Diakoniekrankenhaus, Diakoniestraße, D-7170 Schwäbisch Hall

Anhand des Krankengutes 1983 bis April 1989 der Uni-Klinik Frankfurt (Prof. Dr. A. Pannike) und der Abteilung für Unfall-, Hand- und Wiederherstellungschirurgie Diakonie-Krankenhaus Schwäbisch Hall soll das Leistungsvermögen eines kombinierten Osteosyntheseverfahrens bei komplexen Handverletzungen vorgestellt werden. Bei insgesamt 53 derartigen Fällen, wovon bei 12 Mehrfachverletzungen vorlagen, wurde entweder ein Mini-Fixateur externe allein oder in Kombination mit einer Mini-Osteosynthese (Schraube, Kirschner-Draht) zur Stabilisierung der Skelettverletzung durchgeführt. Zusätzliche Strecksehnen- und Beugesehnenverletzungen wurden primär versorgt. Insgesamt lagen 42 offene Frakturen oder Verletzungen mit erheblichem Weichteiltrauma vor, bei 36 Verletzungen waren Gelenke beteiligt. Die Nachuntersuchung erfolgte 6 Monate bis 1 Jahr nach der Vorsorgung. In 3 Fällen mußte bei subtotaler Amputation mit Erhaltungsversuch sekundär amputiert werden (2mal Endglied, 1mal Mittelglied), immerhin in weniger als 6% der Fälle. Bei 42 offenen Verletzungen waren 7 Infekte der Weichteile und 5mal eine Osteitis aufgetreten. Eine freie Gelenkfunktion aller Gelenke des verletzten Strahles war überwiegend bei Metacarpalverletzungen erzielt worden. Bei Phalangenverletzungen – überwiegend Gelenkverletzungen – wurde lediglich in 12 Fällen eine freie Gelenkfunktion des verletzten Fingers erreicht. Die Gebrauchsminderung der Hand und damit das funktionelle Endergebnis – modifizierter Score nach Pieper – ergab lediglich in 6 Fällen eine Minderung von 50% und in 2 Fällen eine Minderung um 1/3, während in allen übrigen nachuntersuchten Fällen (n = 45) eine Gebrauchsminderung der verletzten Hand von weniger als 1/3 gefunden werden konnte. Während das Verfahren der kombinierten Osteosynthesen eine deutliche Reduktion septischer Komplikationen ergab und eine frühfunktionelle Nachbehandlung, insbesondere bei Beugesehnenverletzungen, erlaubte, ist die technische Ausführung derzeit verfügbarer Mini-Fixateure für Finger und Mittelhand noch nicht voll ausgereift.

Hefte zur Unfallheilkunde, Heft 212
Redigiert von J. Probst

Die Anwendung des Fixateur externe bei schweren Handverletzungen

J. Grünert, W. Klein, D. Pennig und E. Brug

Klinik und Poliklinik für Unfall- und Handchirurgie, Westfälische Wilhelms-Universität, Jungeblodtplatz 1, D-4400 Münster

Während des Beobachtungszeitraumes von 1973–1986 wurden in der Klinik für Unfall- und Handchirurgie der Westfälischen Wilhelms-Universität Münster insgesamt 1330 schwere Handverletzungen der Schweregrade II und III nach Geldmacher/Brug behandelt.

Hierunter zeigten sich 525 (39,5%) Frakturen und 199 (14,9%) Gelenkläsionen. Zur Frakturbehandlung wurden die eingeführten Stabilisationsmethoden verwandt. Bei besonderen Indikationen bewährte sich jedoch die Anwendung eines Fixateur externe. Durch frakturferne Stabilisation und weichteilschonendem Vorgehen konnten auch schwerste Verletzungen bei geringer Komplikationsrate zur Ausheilung gebracht werden. Das Prinzip der Ligamentotaxis bei gelenkbeteiligenden Frakturen wird dargestellt und unser Indikationsschema zur Fixateur-externe-Versorgung vorgestellt. Das Indikationsspektrum umfaßt offene Frakturen, infizierte Frakturen, geschlossene diaphysäre Frakturen von Grund- und Mittelphalanx sowie gelenknahe und gelenkbeteiligende Frakturen der Finger. Vorteilhaft in der Praxis ist die leichte Anwendbarkeit, die biologisch günstige frakturferne Stabilisierung, die frühzeitige Mobilisierung benachbarter Gelenke und die Einfachheit einer eventuellen späteren Stellungskorrektur. Der nachteilige Raumbedarf des Fixateur externe sowie die erforderliche tägliche Pinpflege beschränken das Verfahren nur selten. Eine Kasuistik veranschaulicht das Anwendungs-Spektrum und stellt die erreichten Ergebnisse vor.

Diskussion: Akutversorgung

Partecke verwendet zur Drainage komplexer Handverletzungen keine Penrose-Laschen mehr, wie er in einem Falle zeigte, sondern Mikro- und Silikondrains. Er verneint auf Anfrage des Vorsitzenden, über eigene Erfahrungen mit dem Interossea-dorsalis-Insellappen, welcher von Büchler in Bern anstelle des Radialislappens favorisiert wird, zu verfügen. Ein „Breitband"-Antibioticum kommt routinemäßig zur Anwendung bei der Akutversorgung komplexer Verletzungen.

Die Diskussion zu „Osteosyntheseverfahren zur Stabilisierung bei komplexen Handverletzungen" dreht sich um die Frage der Indikationen für Schrauben und Platten, Fixateur externe, intraossale Drahtnähte und Kirschner-Drähte. Vor allem Lanz (Würzburg) warnt vor zusätzlichen Weichteilschäden durch aufwendige Osteosynthesen und befürwortet den Fixateur externe besonders in den Händen des an der Hand nicht spezialisierten Chirurgen. Mehrere Redner weisen auf bestehende technische Mängel hin.

Der Referent zu „Komplexe Handverletzungen nach Unfällen in landwirtschaftlichen Betrieben" hat keine Häufung von postoperativen Infektionen bei landwirtschaftlichen Ver-

Hefte zur Unfallheilkunde, Heft 212
Redigiert von J. Probst

letzungen registriert, trotz teilweise massiver Verunreinigung mit pflanzlichem Material. Bakteriologische Befunde wurden nicht statistisch erfaßt, so daß über die Art der Infektionen keine Angaben zur Verfügung stehen. Es wird die gleiche antibiotische Prophylaxe verwendet wie bei anderen komplexen Verletzungen.

Zur Entlastung ödematöser Kompartimente gehört auch jene des Carpaltunnels in entsprechenden Situationen.

Bei der sekundären Excision der primär übertragenen Lappenhaut und der oberflächlichen Lappenfettschicht werden zur sekundären Deckung Hauttransplantate aus anderen Spenderregionen verwendet. Die excidierte Lappenhaut wird verworfen.

Hauttransplantate an der Hand sollen nicht mittels mesh-graft versorgt werden, da diese Kosmetik und Funktion stört.

Bei Hochdruckinjektionsverletzungen der Hand müssen Débridement und Revision bis in die sicher gesunden Abschnitte der betroffenen Extremität ausgedehnt werden.

P. Reill, Tübingen, verteidigt die direkte Infiltration des verätzten Gewebes mit Ca-Gluconat in Regionen, welche der arteriellen Perfusion nicht zugänglich sind. Verätzungen im Gesicht werden von Berger, Hannover, mit oberflächlich appliziertem Ca-Gluconat behandelt. Problematisch sind vor allem nicht professionell verwendete flußsäurehaltige Putz- und Reinigungsmittel.

Wiederherstellung

Vorsitz: E. Biemer, München; P. Reill, Tübingen

Grundsätze der Rekonstruktion komplexer Handverletzungen

U. Lanz

Chirurgische Universitätsklinik, Universitätskliniken im Luitpoldkrankenhaus, Josef-Schneider-Straße 2, D-8700 Würzburg

In seinem Testament setzte der Earl of Bridgewater 1825 eine Summe von 8000 Pfund Sterling dafür aus, daß ein umfassendes Werk über die Macht, Weisheit und Güte Gottes, wie sie sich in der Schöpfung offenbare, verfaßt werde. Das führte zur Schaffung der 8 Bridgewaterbücher. Eines davon wurde von Sir Charles Bell über die menschliche Hand verfaßt. In der Tat ist die Hand ein Wunderwerk der Schöpfung, viel mehr als die Summe ihrer anatomischen Einzelheiten. Als Werkzeug kann sie präzise greifen, fest greifen, große Gegenstände und kleine erfassen. Sie kann sich ausspannen, etwa am Klavier, oder zusammenziehen, um durch einen engen Ärmel zu kommen.

Darüber hinaus ist sie jedoch mit ihrem Tastgefühl ein Sinnesorgan, besonders trainiert bei Blinden, denen sie teilweise das Augenlicht ersetzt. Die Hand ist aber auch ein Mittel

Hefte zur Unfallheilkunde, Heft 212
Redigiert von J. Probst

der zwischenmenschlichen Kommunikation. Sie überträgt Gefühle, etwa das Gefühl der Sicherheit, und schließlich wenden sich betende Hände Höherem zu.

Die Grundeigenschaften der Hand bestehen aus *Stabilität*, wo Stabilität nötig ist, *Mobilität* und *Sensibilität*. Stabilität und Mobilität sind besonders schön an einer Zeichnung von William Littler zu sehen: Die beiden stabilen Fingerstrahlen sind der II. und III. Finger mit fester Verbindung zur Handwurzel. Um sie herum rotieren die beweglichen Strahlen IV und V mit deutlicher Beweglichkeit in den Carpo-Metacarpalgelenken, und vor allem der sehr bewegliche Daumenstrahl.

Bei der Rekonstruktion schwer verletzter Hände gehen wir zwar in erster Linie auf eine Wiederherstellung der Funktion aus. Die Ästhetik sollte jedoch nicht zu gering geachtet werden. Auf der anderen Seite bedingt eine gute Funktion auch fast immer eine akzeptable Ästhetik.

Eine Grundvoraussetzung für die Handfunktion ist *Stabilität*. Es ist leicht einsehbar, daß eine vollständig instabile Pseudarthrose am Daumengrundglied den Daumen weitgehend wertlos macht. Auch ein instabiles Handgelenk bei einer ausgeprägten Geburtslähmung verhindert nützliche Funktion. Eine Arthrodese und Transposition der verbliebenen Motoren auf die Fingerbeuger und auf den Daumen stellt ein akzeptables Greifvermögen wieder her.

Die *Mobilität* ist an verschiedene Voraussetzungen geknüpft: Es muß genügend Haut vorhanden sein, die Bewegungen zu erlauben. Die Gelenke müssen beweglich sein. Sehnen müssen in entsprechenden Gleiträumen gleiten können. Die Sehnen müssen intakt sein und schließlich braucht man funktionierende Muskeln.

Am einfachsten sind wohl Hautkontrakturen zu korrigieren, etwa nach einer Verbrennung, wo der Wundgrund meist das Anheilen eines Vollhauttransplantates erlaubt. Schwieriger ist es schon, wenn nach Entfernung der Narben Knochen und Sehnen bloß daliegen, wie bei diesem Patienten mit einer ausgeprägten Verbrennungsnarbe am Handrücken. Der quere Handbogen ist paradox nach dorsal verbogen. Hier können nur Hautlappen, die ihre eigene Durchblutung mitbringen, eingesetzt werden.

Gelenke schließlich müssen beweglich sein. Ist es zu einer Einsteifung gekommen, so müssen vor einer Rekonstruktion unter Umständen erst Arthrolysen durchgeführt werden.

Bei geeignetem Empfängerlager können Sehnendefekte durch freie Transplantationen überbrückt werden, hier demonstriert bei einem Patienten mit einer ausgedehnten Schleifverletzung am Handrücken, die mit einem Leistenlappen versorgt worden war. Anders ist es, wenn kein geeignetes Sehnengleitlager zur Verfügung steht, wie hier bei einer Patientin nach Starkstromverletzung. Eine Lösung dieses Problems bestand darin, Sehnen mit ihrem Gleitlager vom Fußrücken mit mikrovasculärem Anschluß der Dorsalis-pedis-Gefäße zu verpflanzen. Gleichzeitig konnte hiermit der Hautdefekt gedeckt werden.

Verlust der Muskulatur der Fingermotoren wird am einfachsten durch Sehnentransposition kompensiert. Natürlich bleibt so eine Hand auf Dauer kraftgemindert. Das Ergebnis ist jedoch vorhersehbar und relativ rasch zu erreichen.

Anders ist die Situation, wenn nicht genügend Spendermuskeln vorhanden sind, wenn zum Beispiel nicht nur die Beugemuskulatur sondern auch die Streckmuskulatur erheblich geschädigt ist. Hier gibt die mikrovasculäre Chirurgie die Möglichkeit Muskulatur, etwa den Musculus gracilis vom Oberschenkel, mit Gefäß- und Nervenanschluß frei zu verpflanzen. Die hieraus resultierende Funktion ist durchaus akzeptabel.

Ohne entsprechende *Sensibilität* sind die Finger blind, wie Moberg es ausdrückte, die Hand ist fast nicht zu gebrauchen. Natürlich steht bei der Rekonstruktion schwer verletzter Hände die Wiederherstellung der Nerven an erster Stelle. Nicht immer ist die Nervenrekonstruktion jedoch möglich, z.B. wenn peripher keine Anschlußmöglichkeit mehr vorhanden ist. Hier kann die gestielte oder freie Verpflanzung von sensibel innervierter Haut wieder eine brauchbare Sensibilität herstellen. Die klassische von Littler beschriebene Insellappenplastik hat dabei einige Probleme, die sie heute weniger empfehlenswert erscheinen läßt. Günstiger wäre es, in solchen Fällen von der Dorso-Radialseite des Zeigefingers einen Insellappen zu entnehmen. Auch bei der Rekonstruktion sensibler Hautflächen hat die mikrovasculäre Chirurgie erhebliche Fortschritte gebracht: Bei einer Avulsionsverletzung der Weichteile an allen vier Fingern, erfolgte nach vorläufiger Deckung mit einem Bauchhautlappen die freie Transplantation der Zwischenzehenfalte I/II von beiden Füßen, um wenigstens jeweils eine Seite der Finger wieder mit sensibler Haut zu bedecken. Der Pulpalappen von der Großzehe hat sich bei solchen Rekonstruktionen als sehr vielseitig und nützlich erwiesen.

Eine andere Möglichkeit besteht darin, sensible Nerven zu transponieren. Als Beispiel wurde bei einer Geburtslähmung mit schweren trophischen Störungen an den Fingern III–V die Transposition des Ramus superficialis des N. radialis auf den Ramus superficialis des N. ulnaris vorgenommen.

Soviel zur Rekonstruktion der einzelnen Funktionseinheiten. Die Hand hat aber *übergeordnete Funktionsprinzipien*, nämlich den *Längsbogen* und den *queren Handbogen* oder *Metacarpalbogen.*

Der *quere Handbogen*, der beim Greifen die Hand den Gegenständen anpaßt, kann durch mehrere Ursachen gestört sein: Eine Adduktionskontraktur des Daumens verhindert das Abspreizen dieses einzigen Opponenten der Finger und behindert damit das Greifen erheblich. Als Beispiel wird ein junger Patient gezeigt mit einer Adduktionskontraktur des Daumens nach einem Schlangenbiß mit nachfolgendem lokalem Kompartmentsyndrom. Die Korrektur erfolgt durch eine Arthrodese des Daumengrundgelenkes, Desinsertion der adduzierenden Daumenmuskulatur und Erweiterung der I. Zwischenfingerfalte mit einem Transpositionslappen.

Auch die Lähmung der Thenarmuskeln beeinträchtigt den queren Handbogen erheblich: Der Daumen kann nicht in palmare Abduktion und Opposition gebracht werden. Bei einem Patienten mit gleichzeitiger Ulnarislähmung mag die Arthrodese des Daumengrundgelenkes und die Motorisierung der Extensor pollicis brevis mit einem Handgelenksmotor das günstigste Verfahren darstellen. Bei einem anderen Patienten mit schwerer Quetschverletzung und Verlust der Thenarmuskulatur und zusätzlicher Schädigung der langen Fingermotoren bleibt nur die Transposition des Abductor digiti minimi, der an seinem Gefäßnervenstiel hängend subkutan zum Daumen transponiert wird. Dies sind nur zwei Möglichkeiten aus einer großen Anzahl von Methoden zur Wiederherstellung der Daumenabduktion und Opposition. Man muß jeweils die für den Patienten günstigste heraussuchen.

Auch bei einem Daumenverlust ist der quere Handbogen empfindlich gestört. Bei dem einen Patienten ist die Pollizisation eines segmental geschädigten Zeigefingers der einfachste Weg zu einem funktionstüchtigen Daumen. Bei einem anderen Patienten mit Verlust des Daumenendgliedes kann dagegen die Transplantation einer verschmälerten Großzehe mehr Kraft und Geschicklichkeit beim Führen eines Schraubenziehers vermitteln. Auch der Hebeeffekt ist akzeptabel.

Bei einem anderen Patienten wiederum mit Verlust von Daumen und Zeigefinger in Grundgelenkhöhe braucht es derartige aufwendige Maßnahmen nicht, um ein grobes Griffvermögen wiederherzustellen. Hier genügt es, den II. Strahl zu resezieren und die Zwischenfingerfalte so zu vertiefen, daß eine relativ geringe Verlängerung des Daumenstrahls ein ausreichendes Greifvermögen schafft.

Die Störung des *Längsbogen* der Hand, wie sie bei Lähmung der Handbinnenmuskeln vorkommt, behindert das Greifvermögen empfindlich. Hier kann durch die Rekonstruktion von Fingergrundgelenkbeugern durch Transposition von Mittelgelenksbeugern, nämlich dem Flexor digitorum superficialis, die Krallenstellung verhindert und der Griff nahezu normalisiert werden.

Es geht auch sehr gut mit weniger als vier Fingern und einem Daumen: Ein grundphalanxlanger Stumpf des Zeigefingers ist eher hinderlich. Nach einer *Strahlresektion* ist die Ästhetik der Hand verbessert ohne wesentlichen Funktionsverlust. Das gleiche trifft auch zu für eine Strahlresektion des V. Fingerstrahls. Beim IV. Fingerstrahl sollte das Metacarpale IV exarticuliert werden, um eine Annäherung des V. Strahles an den III. zu erlauben und die Lücke zwischen den Fingern zu schließen. Am III. Strahl ist das Verfahren nicht so einfach, da die Carpo-Metacarpalgelenke I und II sehr stabil sind. Hier sollte eine regelrechte Transposition des II. Strahles auf das Metacarpale III durchgeführt werden.

Bei Verlust von mehr als einem Finger ist die Handfunktion schon deutlich behindert. Die Hand ist auf das Wesentliche reduziert und wird als *„Basic hand"* bezeichnet. Es sind nicht mehr alle Greifformen möglich: Bei Verlust des IV. und V. Fingers verbleibt der Spitz- und Präzisionsgriff, bei Verlust des II. und IV. Fingers ist noch ein Dreipunktegriff möglich.

Dieser Dreiergriff ist jedoch dem reinen Spitzgriff so sehr überlegen, daß man unter Umständen große Aufwendungen unternimmt, ihn zu rekonstruieren. Bei einem Patient mit Verlust von drei Fingern, bei dem auch der IV. erheblich geschädigt war, wurde der Ringfinger der unverletzten Hand auf die Position des Zeigefingers transplantiert, um einen solchen Dreipunktegriff zu rekonstruieren.

Bei einem Mädchen, das alle vier Finger verloren hatte, wurde zunächst ein Spitzgriff durch eine Transplantation der II. Zehe wiederhergestellt. Das sportlich sehr aktive Mädchen wünschte sich jedoch einen dritten Greifstrahl, weshalb ein paar Jahre später auch die II. Zehe des anderen Fußes transplantiert wurde.

Mit *zwei Fingerstrahlen* ist nur noch ein Spitzgriff möglich. Die Voraussetzung ist allerdings, daß die Strahlen stabil sind, weshalb im vorgestellten Fall eine Arthrodese des Zeigefingergrundgelenkes durchgeführt wurde. Zur Erweiterung der I. Kommissur wurde der Zeigefinger außerdem auf den III. Strahl transponiert.

Ein anderer Patient hatte vier Finger in Höhe der Basen der Carpo-Metacarpalia verloren. Es wurde ein Gegengriff für den Daumen durch die freie Transplantation des II. Zehenstrahles unter Mitnahme des Metatarsale II geschaffen. Das Ergebnis war enttäuschend, denn die drei Gelenke der Zehe konnten nicht ausreichend stabilisiert werden, sodaß weder ein guter Spitzgriff noch ein guter Zangengriff entstanden ist. Besser wäre es gewesen einen stabilen Gegengriff für den mobilen Daumen zu schaffen. Die einfache Vertiefung der Zwischenfingerfalte wäre in diesem Fall aber nicht ausreichend gewesen.

Im extremen Fall, bei Verlust aller Finger kann eine Greiffähigkeit rekonstruiert werden durch die Transplantation von zwei Zehen als Fingerersatz und einer weiteren Zehe als Daumenersatz. Auf diese Weise kann etwas geschaffen werden, das auch die beste myoelektrische Prothese nicht zu vermitteln vermag, nämlich eine Greiffähigkeit mit Sensibilität.

Die Rekonstruktion schwer verletzter Hände ist keine einfache Aufgabe. Sie kann deshalb auch nicht einfach dargestellt oder in Wochenkursen vermittelt werden. Die Weichen für den Erfolg werden häufig schon bei der Erstversorgung gestellt. Auf den Schultern des Chirurgen, der sich an die Rekonstruktion einer Hand macht, liegt eine hohe Verantwortung. Die gründliche Kenntnis der funktionellen Anatomie ist unabdingbare Voraussetzung. Des weiteren muß er viele Pfeile im Köcher haben, um für ein spezifisches Problem die für den einzelnen Patienten günstigste Lösung heraussuchen zu können. Wie sollte man denn heute Hände rekonstruieren, ohne die Möglichkeit der mikrovasculären Chirurgie zur Verfügung zu haben, wie ohne die traditionellen Methoden der Handchirurgie?

Nachbehandlung von multistrukturellen Verletzungen der Hand

B. Petračić

Abt. für Unfall-, Hand- und Wiederherstellungschirurgie, St.-Josef-Hospital Sterkrade, Wilhelmstraße 34, D-4200 Oberhausen 11

Die Hand mit ihrer komplexen Funktion ist nicht nur der komplizierteste Teil unseres Bewegungs-Stützapparates, sondern zugleich taktiles Sinnesorgan und Spiegel unserer Psyche.

Noch vor einiger Zeit war die Kraft des Handgriffes mit Fein- und Grobgriff, Fingerspitzengriff, Haken- und Schlüsselgriff bei 90% der tätigen Bevölkerung die Grundlage ihrer beruflichen Existenz. Mit Einbruch der High-tech-Ära wird zunehmend, statt Kraft, die Feinmotorik und beruflich erlernte Koordinationsbewegung verlangt. Dies stellt wesentlich höhere Ansprüche bei erstrebter Wiederherstellung einer verletzten Hand dar.

Art und Zeitpunkt einer einmalig oder mehrmalig wiederherstellenden Operation einer verletzten Hand sollte nicht nur unter anatomischen sondern auch unter funktionellen Gesichtspunkten gestellt werden. Dies sollte zum Ziel einer so rasch wie möglich eingeleiteten funktionellen Nachbehandlung führen.

Höhere Ansprüche einer funktionellen Wiederherstellung und beruflichen Rehabilitation stellt neben einer engen Koordination zwischen Arzt und Patient sowie Physiotherapeut auch neben der Krankengymnastik weiter ergotherapeutische Maßnahmen in den Vordergrund.

Wenn man von multistrukturellen Verletzungen der Hand spricht, denkt man an die Zerstörung einiger Strukturen, z.B. Knochen, Gelenke, Bänder, Sehnen, Gefäße, Nerven oder Hautabdeckung in allen beliebigen Kombinationen zueinander und Schweregrade.

Aus diesem Grunde wird eine Nachbehandlung von Fall zu Fall verschieden und nur individuell durchgeführt.

Die Nachbehandlung bei Verletzungen einiger Strukturen nach typischer operativer Versorgung unterliegt gewissen Grundsätzen. Ich möchte Ihnen anhand einiger Beispiele dies darstellen.

Hefte zur Unfallheilkunde, Heft 212
Redigiert von J. Probst

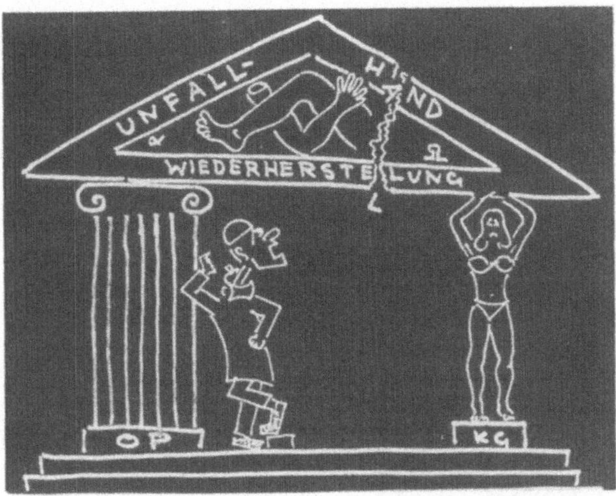

Abb. 1. Auch eine überdimensionierte operative Säule unseres Wiederherstellungstempels leidet an einer Fehlstatik, wenn man ohne ärztliches Engagement und Mitwirkung bei der Nachbehandlung bei ansonst gut operierten Patienten, an den Physiotherapeuten abschiebt

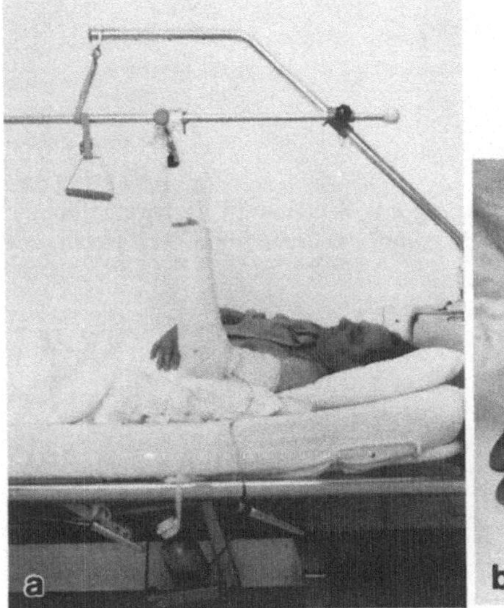

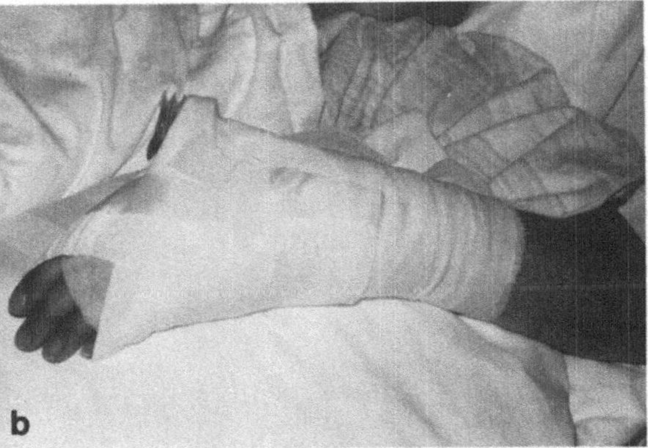

Abb. 2a, b. Zuerst wird die Hochlagerung der verletzten Hand, entweder auf einem Kissen oder bei schwereren Verletzungen mit einer aufgehängten Gipslonguette evtl. mit oder ohne Freigabe der Finger zur Vorbeugung der Schwellung mit venöser Nachblutung durchgeführt

Am Beispiel einer übungsstabilen Versorgung einer Mittelhandfraktur sollte das Prinzip der krankengymnastischen Nachbehandlung erörtert werden.

Bei den Behandlungsfällen, bei denen aufgrund der Verletzungen eine komplette operative Wiederherstellung der anatomischen Strukturen nicht möglich war und mit Funktionsdefiziten zu rechnen ist, werden so früh wie möglich, neben der Krankengymnastik, auch ergotherapeutische Maßnahmen eingesetzt.

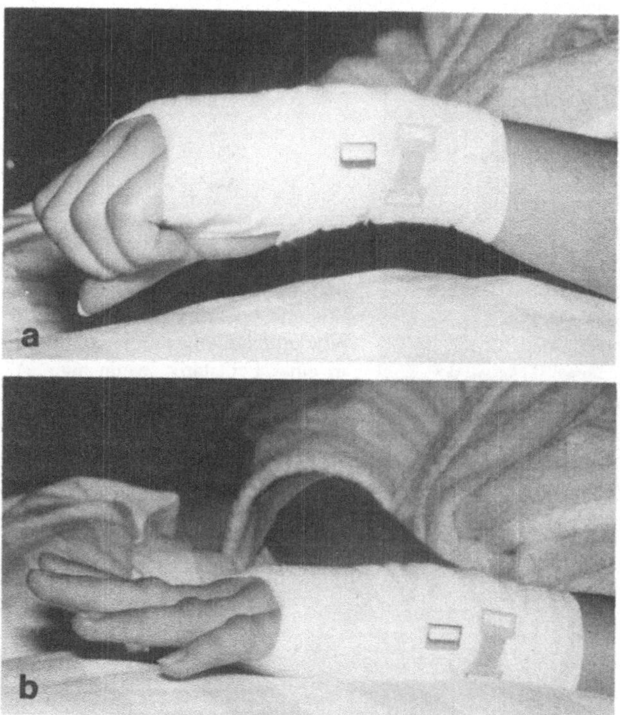

Abb. 3a, b. Die ersten Bewegungen sollten nach Aufforderung des Patienten in Eigenregie bis zur Schmerzgrenze durchgeführt werden. Dann erfolgten die Beugung und Streckung durch Betätigung der im Unterarm nicht verletzten Muskulatur

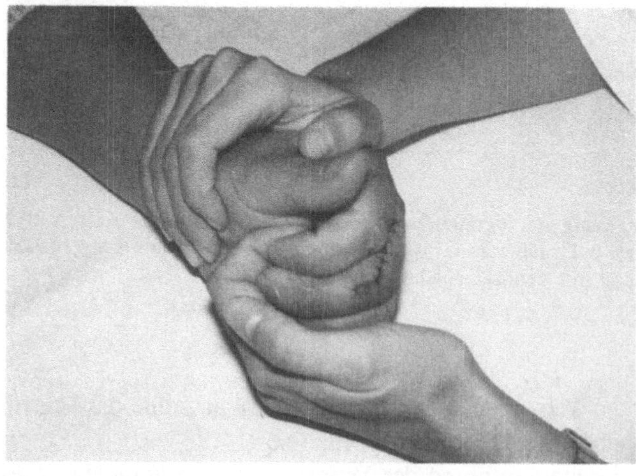

Abb. 4

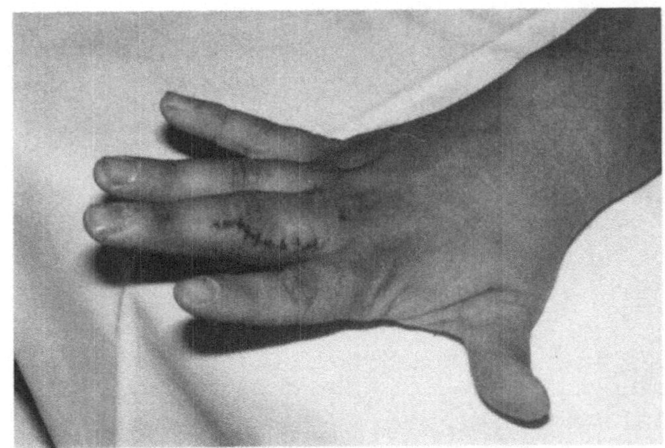

Abb. 5

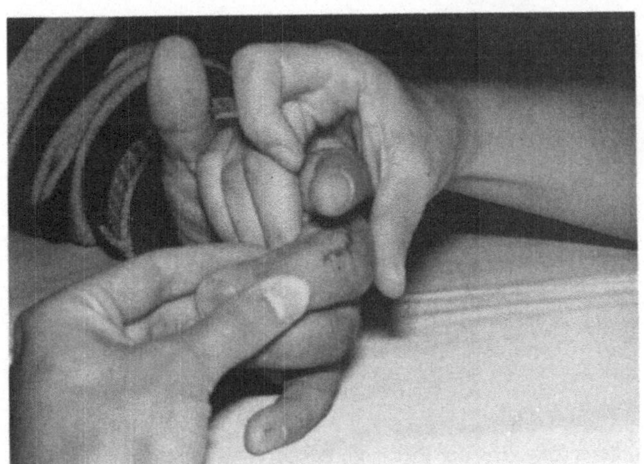

Abb. 6

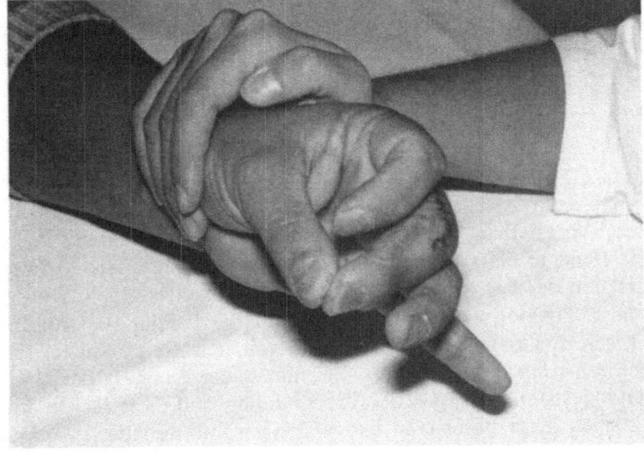

Abb. 7

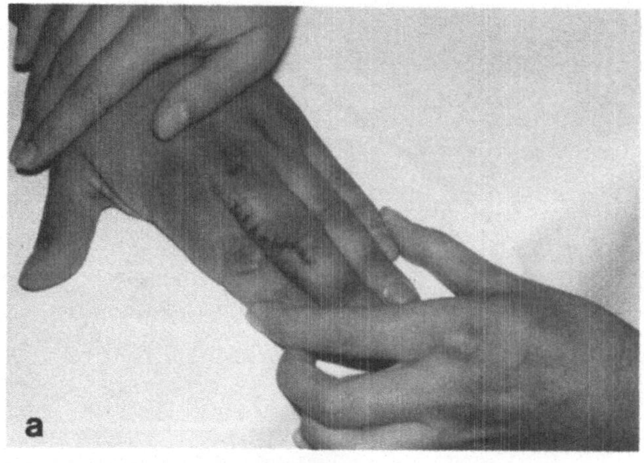

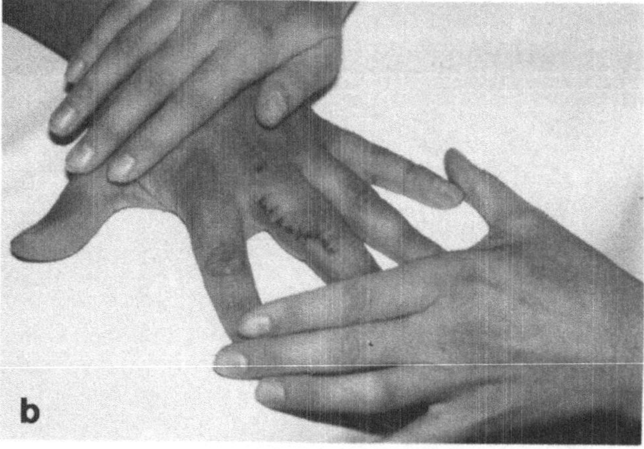

Abb. 8a, b. Weiterer Zuwachs der Beweglichkeit wird mit unterstützenden Übungen durch die Krankengymnastik oder aus eigener Kraft erreicht. Sind die Grundbewegungsmuster zum Teil erreicht, werden gezielte Übungen der verletzten Skelettabschnitte, z.B. des Fingermittelgelenkes geübt. Dies geschieht auch in Kombination mit Koordinationsbewegungen mehrerer Finger, z.B. bei Ausführung des Fingerspitzengriffes. Weiter sollten immer die Bewegungsabläufe, auch der mitverletzten Binnenhandmuskulatur, geübt werden, wie z.B. Interosseal- und Lumbricalmuskulatur

---

Abb. 10. Ist eine Ruhigstellung der Hand aufgrund der Komplexität der Verletzungen nicht zu umgehen, sollte die Hand in einer Intrinsic-Plus-Stellung mit angedeuteter Streckung im Handgelenk und betonter Flektion der Langfinger in den Grundgelenken erfolgen. Die Notwendigkeit der Ruhigstellung in dieser Position wird von der Anatomie der Langfinger-Grundgelenke abgeleitet. Das Köpfchen des Metacarpalknochens ist ovalär geformt und die proximale Insertiation der Collateralbänder exzentrisch nach dorsal postiert. Bei maximaler Beugung der Grundgelenke werden die Collateralbänder angespannt, dagegen bei Streckstellung sind diese locker. Im Laufe einer längeren Ruhigstellung können diese fibrosieren und verkürzen und könnten spätere therapieresistente und härtnäckige Kontrakturen verursachen

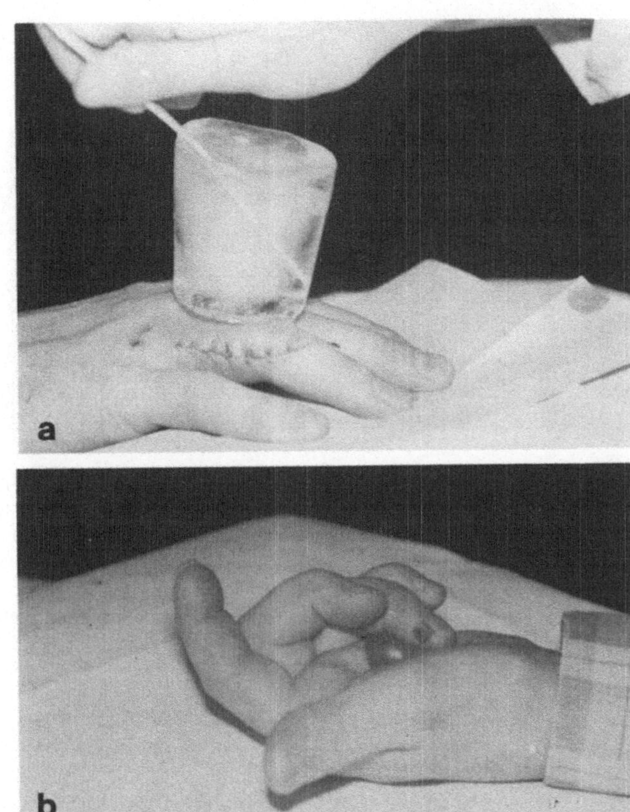

Abb. 9a, b. Bei Schwellungen und Bewegungsbeschwerden wird oft vor oder während der Übungen eine Kryotherapie mit Eis durchgeführt. Dies sollte die Schwellung und Hyperämie mindern und zugleich den Schmerzpegel senken. In der Spätphase kommen auch thermoplastische Massen, die mit Abstrahlung der Wärme bei Aufwärmung der frakturbenachbarten Gelenken, z.B. bei Kontrakturen und zugleich die Bewegungen gegen Widerstand zur Steigerung der Kraft bewirken sollten

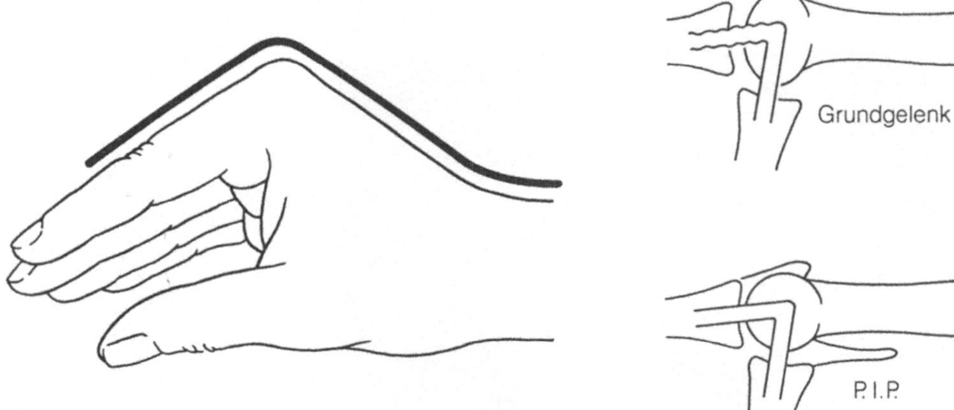

Abb. 10

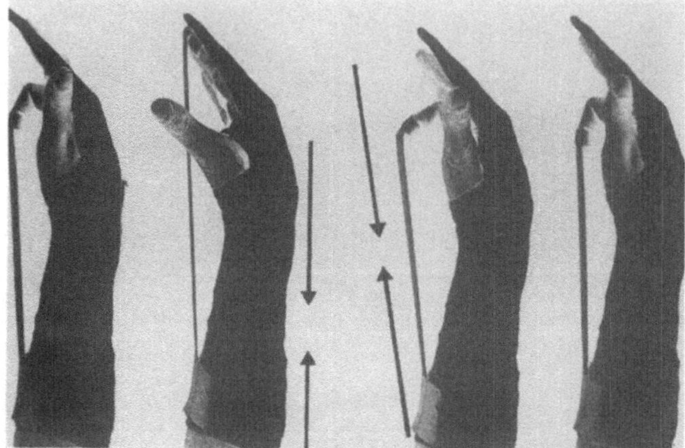

Abb. 11. Bei Verletzungen der Beugesehnen wird heute meist die Kleinert-Kirchmeier-Nahttechnik, die auch eine dynamische Nachbehandlung ermöglicht, angewandt. Dadurch können Verwachsungen der verletzten Sehnen vorgebeugt werden. Der betroffene Finger wird dynamisch in einer Flektionsstellung mit einem Gumizügel fixiert und die Beugesehnenanastomose durch Flektionsstellung des Handgelenkes entspannt. Durch aktive Streckung kann diese Beugesehne bewegt werden, ohne daß ein vermehrter Zug durch aktive Anspannung der vernähten Beugesehne entsteht

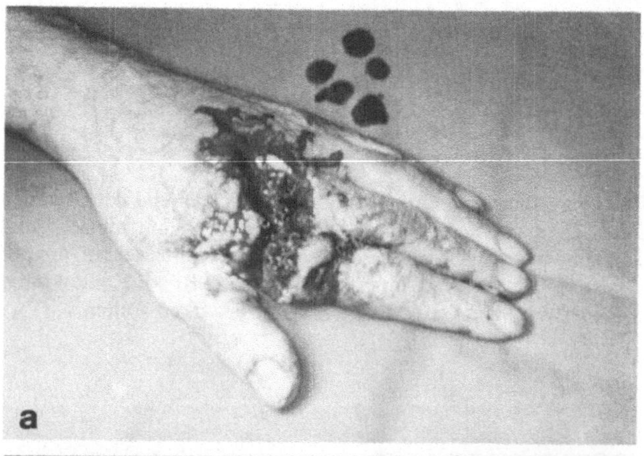

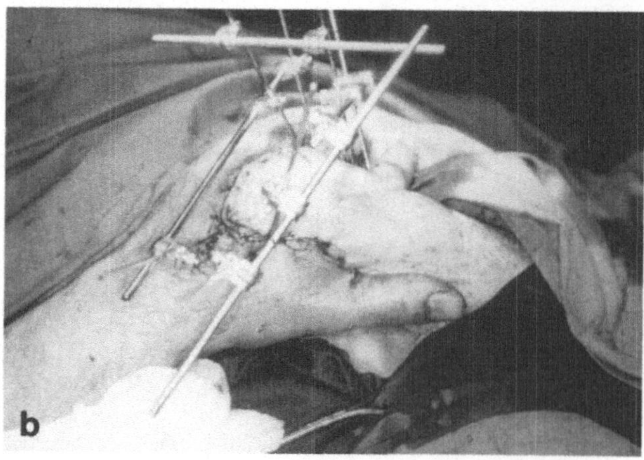

Abb. 12a, b

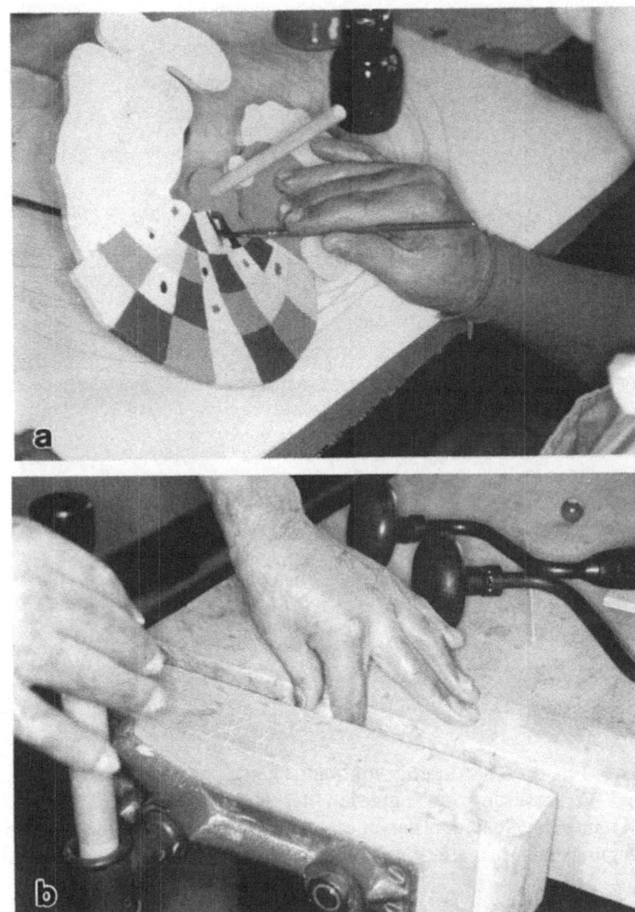

Abb. 13a, b. Ergotherapie oder funktionelle Beschäftigungstherapie sollte manuelle Geschicklichkeit der verletzten Hand steigern und zum normalen Gebrauch der Hand verhelfen. Die einfachen Greifübungen werden dadurch trainiert. Anschließend wird das Greifen der Gegenstände aus dem täglichen Leben geübt, ferner die Steigerung der Feinmotorik und Fingerfertigkeit durch Malen. Die Steigerung der Fingerfertigkeit wird auch durch handwerkliche Arbeiten erzielt, die den Patienten den Einstieg in die berufliche Rehabilitation ermöglichen

---

Abb. 12a, b. Ausgedehnte multistrukturelle Verletzungen der Hand erfordern in Etappen oft mehrere operative Eingriffe. Dadurch sind die Möglichkeiten einer funktionellen Nachbehandlung reduziert. Oft können physikalische Maßnahmen zwischen den Etappen oder erst nach Beendigung der operativen Behandlung, erst einige Wochen später, eingesetzt werden.
Gerade bei solchen Verletzungen sollte die Art der operativen Versorgung unter funktionellen Gesichtspunkten erfolgen. Falls die örtlichen Möglichkeiten dies erlauben, wird bei ausgedehnten Weichteildefekten ein vasculär versorgtes freies Hauttransplantat einem gestielten Lappen vorgezogen

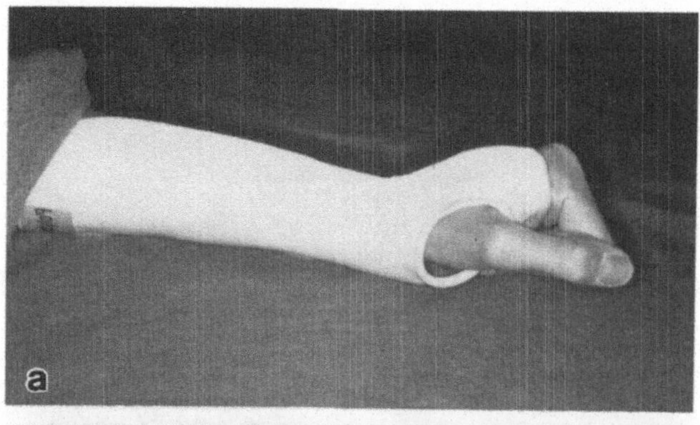

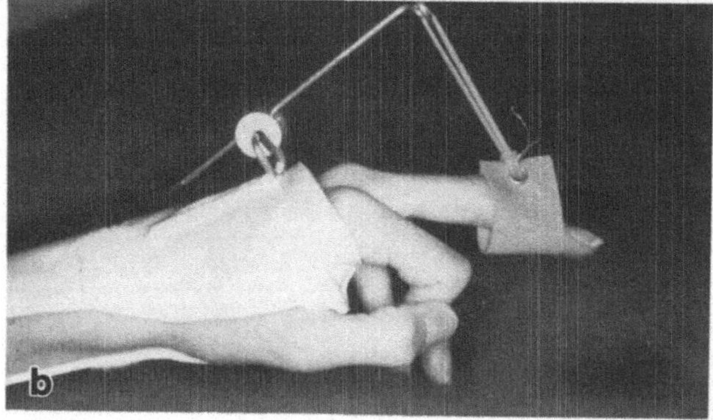

Abb. 14a, b. Anfertigung von statischen Schienen aus thermoplastischem Material zur Abstützung und Verbesserung der Funktion der Hand, gehören ebenfalls zu den Aufgben der Ergotherapie. Dynamische Schienen haben eine redressierende Wirkung und werden zur Unterstützung eines Bewegungsablaufes, z.B. Streckung bei Behandlung von Kontrakturen, verwendet

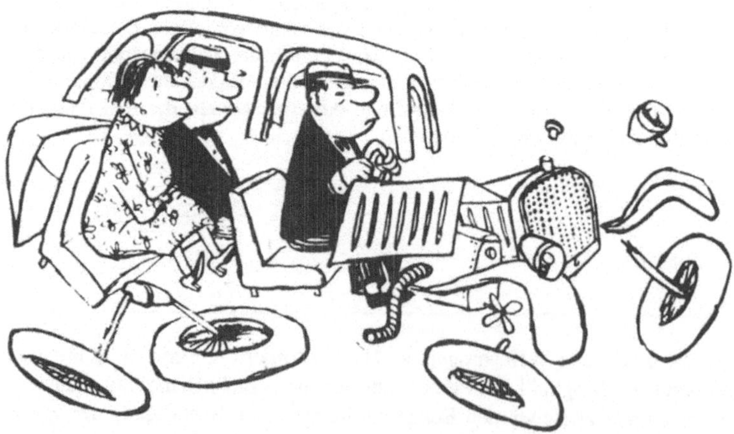

Abb. 16. Die Wiederherstellung einer verletzten Hand ohne adäquate Funktion, die nur durch eine gezielte Krankengymnastik und ergotherapeutische Nachbehandlung zu erreichen ist, wirkt wie ein Auto, dessen Teile alle vorhanden sind, jedoch das Auto nicht zu fahren vermag

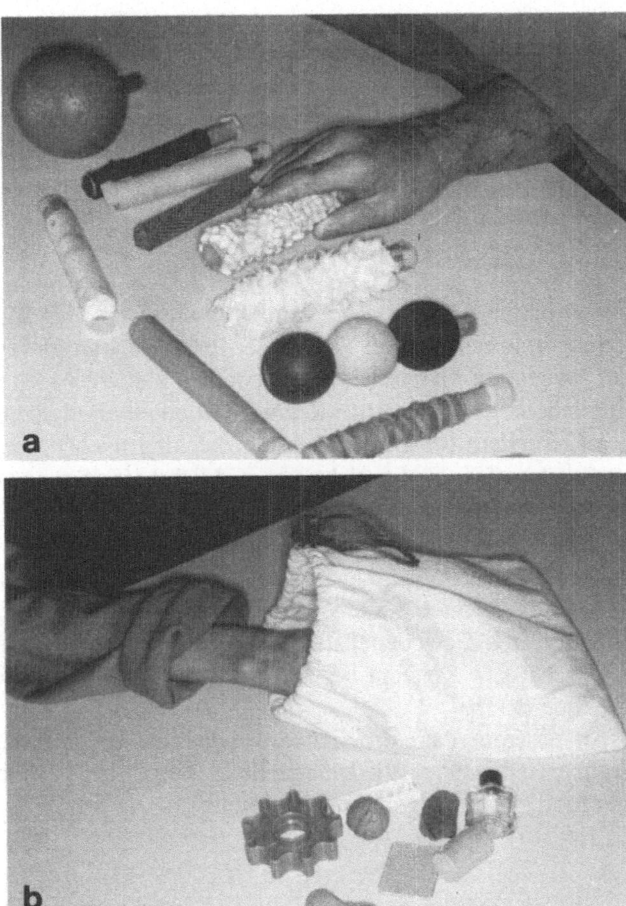

Abb. 15a, b. Nach erfolgter Wiederherstellung der Kontinuität eines verletzten Hauptnervs, wird im Rahmen der Ergotherapie das Training der Gefühlswahrnehmung nach Parry durchgeführt. Ziel dieses Trainings ist, die stereognostische Fähigkeit zu verbessern, d.h., die Erkennung der Gegenstände durch Untersuchung ohne optische Hilfe in Bezug auf die Form, Gewicht, Größe und Oberflächenbeschaffenheit. Dieses Training basiert auf den neurophysiologischen Erkenntnissen von Parry, der nachgewiesen hat, daß verschiedene Rezeptoren (Temperatur, Druck und Berührung) untereinander sich bei Ausfall ersetzen können. Das Training wird dort eingesetzt, wo die Werte der 2-Punkte-Diskriminierung keine Zunahme zeigen. Das Gefühlstraining beginnt, sobald der Patient in den Fingerspitzen einen Wechsel der Berührung unterscheiden kann. Der letzte Schritt dieses Trainings schließt die Erkennung der Gegenstände aus dem täglichen Leben ein

Klassische und moderne Methoden des Gewebstransfers bei schweren Handverletzungen

P. J. Flory, A. Berger und W. Schneider

Klinik für Plastische, Hand- und Wiederherstellungschirurgie des Krankenhauses Oststadt, Podbielskistraße 360, D-3000 Hannover 61

In den Jahren 1981 bis 1986 wurden in unserer Klinik 213 Patienten mit Amputationsverletzungen behandelt. Bei 12% dieser Patienten war ein erweitertes chirurgisches Vorgehen mit Integration klassischer und moderner Methoden des Gewebetransfers notwendig, um eine möglichst vollständige Rekonstruktion zu ermöglichen.

Insbesondere bei großen Substanzdefekten reichen aber die klassischen Methoden des Gewebetransfers häufig nicht, um wirklich befriedigende funktionelle und ästhetische Ergebnisse zu erhalten. So kam es infolge der primären Weichteilkontusion der Hand selbst bei klassischen Nah- und Fernlappen in einigen Fällen zu Wundheilungsstörungen, die infolge narbiger Kontrakturen sekundäre Korrekturen erforderten.

Bei ausgedehnten Weichteildefekten sehen wir daher heutzutage die Indikation zum mikrovasculären Gewebetransfer. Diesen führen wir in seltenen Fällen sofort, in der Regel aber nach dem Konzept der urgence avec operation differée oder als sekundäre Rekonstruktion durch.

An unserem Patientengut werden die Indikationen der einzelnen Verfahren, die gegenüber sekundärer Wiederherstellung wesentlich geänderten Nachbehandlungsschemata und die erzielten Ergebnisse dargestellt.

Funktionsgerechte Rekonstruktion komplexer Handverletzungen

G. Germann, A. Schmidt-Barbo und G. Spilker

Klinik für Plastische und Wiederherstellungschirurgie, Handchirurgie, Schwerstverbranntenzentrum, Ostmehrheimer Straße 200, D-5000 Köln

Die funktionsgerechte Wiederherstellung schwerer komplexer Handverletzungen vermindert den Invaliditätsgrad der Patienten, beschleunigt bzw. ermöglicht in vielen Fällen erst die soziale und berufliche Reintegration und senkt Behandlungs- und Folgekosten signifikant.

Unser Behandlungskonzept besteht neben dem primären Replantations/Erhaltungsversuch und der weitesmöglichen Rekonstruktion verletzter Strukturen, in einer stabilen Weichteildeckung bei der Erstversorgung, geplanten „second look"-Eingriffen zum Debridement und frühen funktionsgerechten Rekonstruktion.

Hefte zur Unfallheilkunde, Heft 212
Redigiert von J. Probst

Zu den verwendeten Techniken gehören die Anwendung innerer und äußerer knöcherner Stabilisierung nach subtotalen Amputationen bzw. offenen Luxationsfrakturen der Hand (n = 4), die Deckung ausgedehnter Weichteilverletzungen der Hohlhand mit Radialisumkehrlappen (n = 8), mikrochirurgischer Ersatz verlorengegangener Daumen durch freien Zehentransfer (n = 4) und die Rekonstruktion von Strecksehnendefekten mit freien tendinocutanen A. dorsalis-pedis-Lappen. Am Unterarm wurden nach schweren Kontusionstraumen oder Starkstromverletzungen in 5 Fällen freie Muskellappen zur Weichteildeckung oder zum Funktionsersatz verlorengegangener Muskulatur eingesetzt.

An diesem Kollektiv von 22 schwersten Verletzungen sollen die zunehmende Bedeutung moderner Techniken, u.a. der Mikrochirurgie, in der Behandlung komplexer Verletzungen und ihre funktionellen und ästhetischen Ergebnisse dargestellt und erläutert werden.

Management der Versorgung einer schweren Handverletzung von der Primärversorgung bis zur Rehabilitation in einer Klinik der AUVA

W. Hintringer und M. Leixnering

Unfallkrankenhaus Lorenz Böhler, Donaueschinger Straße 13, A-1200 Wien 20

Die Grundidee in den Krankenhäusern der Allgemeinen Unfallversicherungsanstalt (AUVA) war immer die Versorgung vom Unfallort weg bis zur Heilung und bis zur sozialen und beruflichen Reintegration. Die primäre Versorgung schwerer Handverletzungen liegt in Österreich in den Händen der Unfallchirurgen. Schwerverletzte Hände werden im Unfallkrankenhaus sofort in den Schockraum eingeliefert und unter sterilen Kautelen primärbefundet. Dazu gehören röntgenologische, neurologische oder auch angiologische Detailuntersuchungen sowie primäre Foto- oder Videodokumentation. Der Primärbefund wird über ein Patientenerfassungs- und Leitsystem im Computer gespeichert. Vom Arzt werden jetzt entsprechende Maßnahmen für die weitere Operationsplanung eingeleitet. Wichtige Punkte sind dabei Wahl der richtigen Narkoseform, Abstimmung des Eingriffes auf die speziellen Bedürfnisse des Patienten und jetzt schon Absprache mit der in weiterer Folge den Patienten betreuenden Physicotherapeutin. Im Rahmen der stationären Behandlung beginnt bereits am ersten postoperativen Tag die krankengymnastische Betreuung. Dauert die stationäre Behandlung länger oder ist abzusehen, daß der Patient mit der normalen ambulanten Physicotherapie für den weiteren Verlauf nicht ausreichend betreut werden kann, wird bereits jetzt ein Antrag auf Rehabilitation in einem der zentren der AUVA gestellt. Während der gesamten Nachbehandlung stätionär oder ambulant arbeiten ständig Arzt und Physicotherapeutin eng zusammen. Auch bei weiteren Aufenthalten im Rehabilitationszentrum nimmt der Operateur Kontakt mit dem außer Haus befindlichen Physico- und Ergotherapeuten auf und greift in den Behandlungsablauf ein. Wie bereits von Lorenz Böhler erwähnt, kann nur durch das exakte Zusammenspiel aller organisatorisch und fachlichen Parameter ein optimales und für den Patienten zufriedenstellendes Ergebnis erbracht werden.

Hefte zur Unfallheilkunde, Heft 212
Redigiert von J. Probst

Die sekundäre Daumenverlängerung als Alternative zur Replantation im Endgelenkbereich

K. Hette, Th. Lemke, H. Knaepler und L. Gotzen

Klinik für Unfallchirurgie, Klinikum der Philipps-Universität Marburg (Leiter: Prof. Dr. L. Gotzen), Baldinger Straße, D-3550 Marburg

Die Replantation stellt bei Amputationen im Daumengrund- oder Endgelenkbereich in der modernen rekonstruktiven Chirurgie die Methode der Wahl dar. Ist ein Erhaltungsversuch jedoch nicht möglich, dann sehen wir in der Verlängerungsosteotomie des 1. MHK eine geeignete Methode zur Bildung eines suffizienten sensiblen Daumenersatzes.

Patienten und Methode

Nach einem speziellen Indikationsschema haben wir seit 1987 4 Patienten mit einer Verlängerungsosteotomie des 1. MHK behandelt. Dazu wird am Unfalltag ein bilateraler Mini-Monofixateur externe dorsalseitig über dem 1. MHK angebracht und dieser in Schaftmitte quer osteotomiert. Nach 10 Tagen beginnt die tägliche Distraktion bis zu einem Millimeter. Am Ende der Verlängerungsphase wird in die knöchern nicht überbrückte Distraktionszone ein entsprechend großer, autogener cortico-spongiöser Block eingebracht und mit einer kleinen Platte fixiert. Diese wird nach knöcherner Durchbauung wieder entfernt.

Ergebnisse

In allen 4 Fällen war ein stabiler sensibler Gegenpart zu den Langfingern der Hand erzielt worden. Weichteilprobleme hatten sich während der Verlängerung nicht ergeben. Die Arbeitsunfähigkeit betrug im Mittel 12 Wochen. 2 Patienten hattten wegen der Verletzung einen Arbeitsplatzwechsel vorgenommen.

Schlußfolgerung

Mittels eines technisch einfachen Verfahrens, das außerordentlich weichteilschonend ist und zudem keine mikrochirurgischen Kenntnisse voraussetzt, kann bei ausgewählter Indikation nach traumatischer Daumenamputation die Greiffunktion der Hand wieder hergestellt werden. Ein besonderer Vorteil liegt in der Belassung originärer Haut mit ihrer ursprünglichen Nerven- und Gefäßversorgung. Ein Großteil der Behandlung kann ambulant erfolgen.

Hefte zur Unfallheilkunde, Heft 212
Redigiert von J. Probst

Die Adduktionskontraktur des Daumenstrahls nach komplexen Handverletzungen: Wiederherstellungsmöglichkeiten mit ortsnahen Schwenklappen

B. Helbig und R.T. Müller

Orthopädische Universitätsklinik der GHS Essen im Evangelischen Krankenhaus, Pattbergstraße 1–3, D-4300 Essen 16

Adduktionskontrakturen des Daumenstrahls infolge von Erfrierungen, Verbrennungen, ischämischer oder dystrophischer Veränderung der Muskulatur, stellen eine erhebliche Funktionsbehinderung dar. Auch nach Daumenverlägnerungen können derartige Kontrakturen auftreten. Das wesentliche Problem stellt der geschrumpfte Hautmantel der Daumenkommisur dar. Eine Z-Plastik allein würde lediglich die meist bereits trichterförmig veränderte Kommissur vertiefen, ohne diese genügend auszurunden.

Die von Blauth (1976) beschriebene „erweiterte Schwenklappenplastik" ist zur Behebung derartiger Probleme hervorragend geeignet. An Beispielen von Adduktionskontrakturen nach komplexen Handschädigungen durch Verbrennung, Erfrierung und Kreissägenverletzung wird die Leistungsfähigkeit dieses Operationsverfahrens demonstriert, über das bereits an anderer Stelle, auch bezüglich seiner Indikation bei Handfehlbildungen, berichtet wurde (Helbig 1980). Darüberhinaus soll auf Probleme nach Verlängerung des 1. Metacarpale und ihre Behandlung mit der Schwenklappenplastik hingewiesen werden.

Die *Operationstechnik* besteht im Prinzip darin, daß zur Erweiterung des kontrakten Hautmantels durch eine Z-Plastik zusätzlich ein proximal gestielter länglicher Lappen an der Radialseite des Zeigefingers oder ulnarseitig am Daumen gebildet wird, der zwischen die beiden Dreiecklappen der Z-Plastik eingeschwenkt wird.

Der Schwenklappen kann in einem Längen-Breiten-Verhältnis bis zu 3,5 : 1 angelegt werden. Das in Lappenlängsrichtung verlaufende Gefäßnervenbündel muß geschont werden. Um den ersten Strahl ohne Haut- und Weichteilspannung in die gewünschte Abduktions- und Oppositionsstellung zu bringen, müssen geschrumpfte Strukturen wie Fascien, Palmaraponeurose und Daumenballenmuskulatur desinseriert werden. Der nach Transposition des Schwenklappens verbleibende Hautdefekt wird mit dicken Spalthauttransplantaten, meist vom Handgelenk, gedeckt. Der erste Strahl wird mit zwei Kirschner-Drähten auf den zweiten MHK für drei Wochen in ausreichender Palmarabduktion stabilisiert. Postoperativ wird eine Unterarmgipsschiene mit Daumeneinschluß angelegt. Nach etwa zwei Wochen wird eine Nachtschiene anmodelliert. Ein Abduktionsschwamm sorgt postoperativ für eine schonende, dynamische Erweiterung der Daumenkommissur.

Literatur

Blauth W (1976) Zur Behandlung der verengten Daumenkommissur mit der „erweiterten Schwenklappenplastik". Handchirurgie 8 : 71–74

Helbig B (1980) Unsere Technik zur Behandlung der kontrakten Daumenkommissur. Orthop Praxis 16 : 412–415

Hefte zur Unfallheilkunde, Heft 212
Redigiert von J. Probst

Primäre und sekundäre Möglichkeiten der Daumenersatzoperation nach Amputationsverletzungen

S. Eren und O. Paar

Klinik für Verbrennungs- und Plastische Wiederherstellungschirurgie, Klinikum der RWTH Aachen, Pauwelsstraße 1, D-5100 Aachen

Der Daumen stellt in der Praxis aller Greifaktivitäten das Widerlager für die Langfinger dar. Der Verlust des Daumens führt zu einer schweren Funktionsbeeinträchtigung der Hand. Die Indikation zur Replantation eines amputierten Daumens ist unbestritten, denn zweifellos bedeutet eine erfolgreiche Daumenreplantation für die Funktion einer Hand einen weitaus größeren Gewinn als die Replantation eines anderen Fingers. In Fällen, in denen eine Replantation aufgrund der starken Zerstörung des Amputates nicht möglich ist, kommt eine primäre oder sekundäre Rekonsktruktion des Daumens im Sinne einer Daumenersatzoperation zu großer Bedeutung. Zahlreiche Methoden sind ersonnen worden, um Daumenstümpfe zu verlängern, den Daumen zu ersetzen oder den Daumen aus verschiedenen Gewebeanteilen neuaufzubauen. In diesem Vortrag wird über verschiedene primäre und sekundäre Rekonstruktionsmöglichkeiten gesprochen, um den nicht replantierbaren Daumen zu ersetzen. Eine davon ist die Pollizisation des Zeigefingers, welche sowohl primär als auch sekundär durchgeführt werden kann. Neben den weiteren Möglichkeiten durch Knochentransplantationen oder Kommissurvertiefungen einen groben Griff zu erzielen, bieten die modernen mikrochirurgischen Operationsverfahren durch einen freien Zehentransfer einen optimalen Ersatz als Daumen. Es wird in der Regel der zweite Zeh als Daumenersatz verpflanzt, um gleichzeitig im Bereich der Entnahmestelle Gangstörungen zu vermeiden. Die Möglichkeiten Sekundäroperationen zur Verbesserung der Funktion einer Hand nach dem Verlust des Daumens durchzuführen sind außerordentlich vielfältig. Die Indikation wird sehr stark vom individuellen Bedürfnis des Verletzten beeinflußt. Beruf, Intelligenz, soziales Umfeld spielen hier eine große Rolle.

Hefte zur Unfallheilkunde, Heft 212
Redigiert von J. Probst

V. Osteosynthese kindlicher Schaftfrakturen

Oberschenkel

Vorsitz: K.H. Jungbluth, Hamburg; G. Muhr, Bochum

Indikation, Zeitpunkt und Verfahrenswahl der Osteosynthese kindlicher Femurschaftfrakturen

D. Havemann, M. Schmidt und W. Zenker

Abt. für Unfallchirurgie, Chirurgische Universitätsklinik, Christian-Albrechts-Universität, Arnold-Heller-Straße 7, D-2300 Kiel 1

Die relativ häufigen Femurschaftfrakturen bei Kindern entstehen entweder direkt durch Gewalteinwirkung oder indirekt durch hebelnde oder drehende Traumatisierung an den distalen Abschnitten der unteren Extremität. Unfallursache ist in etwa der Hälfte der Fälle der Straßenverkehrsunfall, bei dem überwiegend ältere Kinder als Fußgänger und Radfahrer verletzt werden, gefolgt von Unfällen bei Sport und Spiel.

Diese Umstände bedingen das häufige Auftreten von Begleitverletzungen, bei denen das Schädelhirntrauma und Verletzungen am Kopf mit ca. 30% führend sind, in mehr als 10% treten Weichteilmantelläsionen als Folge direkter Gewalteinwirkung auf. Auf- und Überfahren sowie Stürze von Fahrrädern erklären das Vorkommen von ca. 13–15% Begleitverletzungen an Thorax und Abdomen, die die Behandlungsweise maßgeblich beeinflussen [13, 17, 21].

Die *Indikation* zur Osteosynthese wird vor allem von der Schwere der Verletzung und der Frakturart, aber auch vom altersabhängigen Spontankorrekturvermögen der Fehlstellungen am kindlichen Femur mitbestimmt. Konservative Behandlungsmethoden entweder mit Extension oder durch Fixation im Becken-Bein-Gipsverband führen nicht selten zu prognostisch unklaren Fehlstellungen.

Die angewendeten Verfahren bewirken insbesondere bei Nachrepositionen keine so weitgehende Ruhigstellung, so daß eine Stimulation der Epiphysenfugen mit vermehrtem Längenwachstum unvermeidlich ist [4, 10, 11, 20].

Traumawirkung und operative Maßnahmen mit Ablösung des Periostes oder Verschluß des Markraumes schließlich [9, 14] gelten weiterhin als wesentliches Stimulans der überschießenden Längenwachstumsreaktion.

Verbleibenden oder sich korrigierenden Fehlstellungen nach eingetretener Knochbruchstellung kommt eine wesentliche Rolle bei der Stellung der Indikation zu, da Osteosynthesen dann einen wesentlichen Vorteilsverlust im Entscheidungsprozeß der Indikation erleiden, wenn Fehlstellungen mit hinreichender Sicherheit der spontanen Korrekturpotenz des kindlichen Knochens überlassen werden können. Es ist daher lohnend, sich gerade mit dem Aspekt der Spontankorrektur unter dem Gesichtspunkt der Indikation zur Osteosynthese zu befassen.

Hefte zur Unfallheilkunde, Heft 212
Redigiert von J. Probst

Nach umfassender Bewertung der bisher veröffentlichten, ausschließlich retrospektiven klinischen Untersuchungen ist gesichert davon auszugehen, daß grundsätzlich vor dem 10. Lebensjahr die Korrekturpotenzen für alle Dislokationstypen in unterschiedlichen Umfängen wesentlich größer sind als nach dem Übergang in das frühe Jugendalter.

Während die posttraumatischen Varus- und Verkürzungsfehlstellungen vor Erreichen des 10. Lebensjahres gute Korrekturtendenz zeigen, ist für die Valgus- und Antekurvationsdeformität das Korrekturpotential begrenzt.

Seitverschiebungen ohne Kombination mit anderen Dislokationsqualitäten sind pathomechanisch und prognostisch im Gegensatz zu den Achsenfehlern ohne Bedeutung (Tabelle 1).

Tabelle 1

	Spontankorrektur vor dem 10. Lebensjahr	Femurschaftfrakturen nach dem 10 Lebensjahr
Valgus:	zögernd, Persistenz möglich	
Varus:	gut	zögernd
Seitverschiebung:	biomechanisch ohne Bedeutung	
Verkürzung:	gut	gering
Antekurvation:	zögernd	Persistenz wahrscheinlich
Rekurvation:	extrem selten	Verhalten unbekannt
Rotation:	Anteversionsausgleich	

Fallbeispiele einer in Antekurvations- und Varusfehlstellung heilenden diaphysären Femurschaftfraktur bei einem 8jährigen Knaben zeigen die Korrekturvorgänge, die bereits 2 1/2 Jahre nach der Fraktur zum nahezu vollen Ausgleich der Varus-, nicht aber der Antekurvationsdislokation geführt haben – an der zunehmenden Distanz des Bohrloches des Steinmann-Nagels ist die Längenwachstumsleistung der distalen Femurfuge abzulesen.

Die Rekurvationsfehlstellung von absolut 10°, die dem Verlust der physiologischen Antekurvation zuzurechnen ist, zeigte 11 Monate nach dem Unfall bei der 13jährigen Schülerin keine Korrekturzeichen.

Dem Rotationsfehler, dessen spontane Korrektur verneint wurde [1, 8, 17 u.a.], wird in der älteren und neuen Literatur größte Aufmerksamkeit gewidmet. Erst in neuerer Zeit ist das Korrekturvermögen auch für Torsionsfehler bestätigt worden [2, 11, 15 u.a.], wobei es noch unklar bleibt, ob die „posttraumatisch verminderte Antetorsion des Außenrotationsfehler im Prinzip nur die physiologische Detorsion" [11] vorwegnimmt und die sich gesetzmäßig einstellende Detorsion der unbeteiligten Seite die Antetorsionsdifferenz beseitigt, oder die selteneren Innenrotationsfehler mit vermehrter Antetorsion des Schenkelhalses durch stärkere Detorsion im Wachstumsverlauf vermindert bzw. beseitigt werden.

Die exakte gonio- bzw. ossometrische Beurteilung sowohl im Hinblick auf das Korrekturausmaß als auch die generelle Bedeutung des Torsionsfehlers als Praearthrose wird erschwert durch die natürliche Schwankungsbreite der Femurtorsion, die beim Neugeborenen zwischen 15–58°, zwischen dem 3.–6. Lebensjahr ca. 20° und zwischen dem 10.–14. Lebensjahr ca. 18° erreicht [12]. Erst bei Nachweis einer Antetorsionswinkeldifferenz von mindestens 10° kann von einem persistierenden Rotationsfehler gesprochen werden [15]. Von Bedeutung innerhalb des thematischen Rahmens ist auch die Feststellung, daß erstens mit Verlagerung des Frakturortes nach proximal und zweitens oberhalb des 10. Lebensjahres prinzipiell nur noch geringe Korrekturen zu erwarten sind. Die Indikation zur Osteosynthese für die proximale Femurschaftfraktur sollte aus diesem Grunde enger gestellt werden.

Wird sich den Längendifferenzen zugewendet, so zeigt sich, daß sowohl nach konservativer als auch nach operativer Behandlung Beinlängendifferenzen auftreten. Gänzlich ohne Zweifel ist, daß Trauma, Reposition, Nachreposition und belassene Fehlstellung oder Osteosynthese zu einer Stimulation der Epiphysenfugen führt, die möglichst gering gehalten werden muß, um die reaktive Wachstumsirritation zu reduzieren, die ihr Maximum jenseits des 5. Tages nach dem Trauma erreicht [11].

Prinzipiell ist die frühzeitige, vor dem 5. Tag nach dem Trauma vorgenommene Plattenosteosynthese unter Vermeidung jeder weiteren Deperiostierung geeignet, den pathologischen Regelkreis der Epiphysenstimulation zu dämpfen – hieraus leitet sich die Empfehlung zur weitergestellten Indikation zur Osteosynthese ab, weil die posttraumatische, irreversible Beinlängendifferenz negative Wirkungen auf die Wirbelsäulenstatik aufweist.

Jedoch sind im Kindes- und Erwachsenenalter idiopathische und temporäre Längendifferenzen mit einer Häufigkeit von 50–70 % vorhanden [11, 12], so daß die wissenschaftlich einwandfreie Zuordnung von Beinlängendifferenzen zum erlittenen Trauma mit einer erheblichen Unsicherheit belastet ist.

Das Indikationsspektrum zur Osteosynthese beim kindlichen Femurschaftbruch umfaßt trotz des kritisch anzuwendenden Begriffes „absolute Indikation" wie bisher die aufgeführten Verletzungen (Tabelle 2).

Tabelle 2

1)	Offene Fraktur 2. und 3. Grades
2)	Polytrauma mit Femurfraktur
3)	Mehrfachverletzung
4)	Etagenfraktur
5)	Irreponibilität
6)	Gefäßnervenläsion

Die proximalen und distalen Femurfrakturen, bei deren konservativer Behandlung in der Praxis die Retention der Repositionsstellung das Hauptproblem darstellt, stellen das Hauptkontingent der unter dem Begriff der relativen Indikation operativ zu behandelnden solitären Frakturen dar. Nicht zuletzt ergibt sich eine Indikation zur Osteosynthese besonders bei älteren Kindern auch aus sozialmedizinischen oder familären Gründen.

Der *Zeitpunkt* der Osteosynthese sollte möglichst frühzeitig, d.h. vor dem 5. Tag nach dem Unfall, erfolgen, um sowohl die minimierte Fugenstimulation als auch die für Kinder segensreichen Vorteile der Osteosynthese auszunutzen. Dennoch kann nicht einer unkritischen Anwendung der Osteosynthese das Wort gesprochen werden, da das Klein- und Schulkind unter 10 Jahren über weitreichende Korrekturmöglichkeiten und über eine kurze Konsolidationszeit verfügt.

Die *Wahl des Osteosyntheseverfahrens* wird bestimmt durch die beim Kind herrschenden Bedingungen des wachsenden Skelettes und der Reaktion auf die operative Technik der Osteosynthese.

Experimentelle und klinische Untersuchungen [6, 18–20] über die Bedeutung des Verschlusses der Markhöhle und die Wirkungen der Periostablösung von der Schaftcorticalis favorisieren die dem Entwicklungsstand des Femurschaftes angepaßte Plattenosteosynthese, bei der die Platte auf das noch intakte Periost placiert wird. Weniger günstig scheint aufgrund der wissenschaftlichen Erkenntnisse die Verwendung des Tibiamarknagels als Osteosynthesemittel.

Der unilaterale Fixateur externe stellt sowohl statisch als auch dynamisiert axial wirkend einen guten Stabilisator des Femurschaftes als Alternativmöglichkeit dar.

Eigene Erfahrungen mit nicht vermeidbaren Infektionen der Schraubenkanäle in den Weichteilen schränken jedoch die vorbehaltlose Empfehlung des Fixateur externe als zu bevorzugendes Verfahren ein.

Wird das Thema zusammenfassend abgeschlossen, ergibt sich unter Berücksichtigung bisheriger Erkenntnisse, daß die *Indikation zur frühzeitigen Osteosynthese* unter kritischer Würdigung des Alters, der Lokalisation und Art der Fraktur, des Allgemeinzustandes und der Vermeidung intraoperativer, zusätzlicher Traumatisierung großzügig gestellt werden kann. *Relative Indikationen* werden zunehmend beeinflußt von Faktoren aus dem Umfeld des verletzten Kindes. Der *Zeitpunkt* der Osteosynthese sollte, wo immer möglich, vor dem 5. Tag nach dem Unfall liegen. Als favorisiertes Verfahren ist die dem Entwicklungsstand des kindlichen Knochens angepaßte und auf das intakt gebliebene Periost zu placierende *Plattenosteosynthese* und als Alternativmethode der statisch oder dynamisch axial wirkende unilaterale *Fixateur externe* zu erwägen.

Literatur

1. Blount WP (1957) Knochenbrüche bei Kindern. Thieme, Stuttgart
2. Brouwer KJ (1981) Torsional deformities after fractures of femoral shaft in childhood. Acta Orthop Scand [Suppl] 195
3. Brug E, Beck H, Kraus G (1974) Operation der kindlichen Frakturen mit dem Bündelnagel nach Hackethal. Zentralbl Chir 100:466–472
4. Cotta H (1977) Reaktionsmöglichkeiten der Wachstumspflege unter pathologischen Bedingungen. Z Orthop 115:547–556
5. Edvardsen P, Syversen PM (1976) Overgrowth of the femur after fracture of the shaft in childhood. J Bone Joint Surg [Br] 58:339–342
6. Hansson LI, Sunding, Wiberg G (1968) Neue Aspekte über den Längenwuchs der Röhrenknochen. Z Orthop 104:457–471
7. Hertel P (1987) In: Breitner Chirurgische Operationslehre Bd VIII, Traumatologie 1 Konservative und operative Frakturbehandlung. Schweiberer L (Hrsg). Urban und Schwarzenberg, München Wien Baltimore, S 157
8. Jonasch E (1982) Knochenbruchbehandlung bei Kindern. de Gruyter, Berlin
9. Klapp F (1981) Diaphysäre und metaphysäre Verletzungen im Kindesalter. Springer, Berlin Heidelberg New York (Hefte Unfallheilkunde, Heft 152)
10. v. Laer L (1984) Skelett-Traumata im Wachstumsalter. Springer, Berlin Heidelberg New York Tokyo (Hefte Unfallheilkunde, Heft 166)
11. v. Laer L (1986) Frakturen und Luxationen im Wachstumsalter. Thieme, Stuttgart New York
12. v. Lanz T, Wachsmuth W (1972) Praktische Anatomie Bd I, Teil 4, 2. Aufl. Springer, Berlin Heidelberg New York, S 15, 158, 211

13. Nutz V, Giebel GD, Heuser R (1986) Schädelhirntrauma und Femurfraktur beim kindlichen Polytrauma. Unfallchirurg 89:539–546
14. Ollier L (1867) Traité expérimental et clinique de la regeneration des os et de la production artificielle du tissu osseux. Vol. I. Victor Masson & Fils, Paris, zit. n. Klapp (1981)
15. Resch H, Oberhammer J, Wanitschek P, Seykora D (1989) Der Rotationsfehler nach kindlicher Oberschenkelschaftfraktur. Akt Traumatol 19:77–81
16. Reynolds DA (1981) Growth changes in fractured long bones. J Bone Joint Surg [Br] 63:83–88
17. Saxer W (1978) In: Weber BG, Brunner CH, Freuler F (Hrsg) Die Frakturenbehandlung bei Kindern und Jugendlichen. Springer, Berlin Heidelberg New York
18. Stahl G (1957) Plugging of the marrow cavity of the tibia for stimulating growth in length. Acto Orthop Scand 26:322 zit. n. Klapp (1981)
19. Trueta J (1953) The influence of the blood supply in controlling bone growth. Bull Hosp Joint Dis 14:147
20. Trueta J (1972) Bone growth. Mod Trends Orthop 5:196–218
21. Vécsei V (1980) Die Frühosteosynthese als komplikationsverhütende Maßnahme in der Versorgung kindlicher Polytraumatisierter. Beitr Orthop Traumatol 27:433–438
22. Weber BG (1975) Das Besondere bei der Behandlung der Frakturen im Kindesalter. Monatsschr Unfallheilkd 78:193-198

Technik und Ergebnisse der Plattenosteosynthse am kindlichen Femur

E.H. Kuner, H.-P. Mayer und W. Schlickewei

Abt. für Unfallchirurgie (Ärztl. Direktor: Prof. Dr. E.H. Kuner), Chirurgische Universitätsklinik Freiburg, Hugstetter Straße 55, D-7800 Freiburg i.Br.

Betrachtet man die Entwicklung der Therapieempfehlungen für den Oberschenkelschaftbruch beim Kind, so erkennt man, daß über viele Jahrzehnte hinweg fast ausschließlich die konservative Behandlung akzeptiert wurde. Dic Gründc sind bekannt. Hinzugefügt werden sollte jedoch, daß bis zuletzt ein eigentliches echtes Konzept für eine erfolgreiche operative Behandlung fehlte und die besonderen Ansprüche an die Asepsis, an Biomechanik, die Qualität der Implantate, eine atraumatische Operationstechnik usw. erst allmählich entwickelt werden mußten. Auch das Vorurteil, daß der kindliche Knochen stärker infektionsgefährdet sei, muße erst einmal abgebaut werden [2]. Die Entwicklung von Indikationen für die stabile Osteosynthese kindlicher Frakturen erfolgte deshalb zu recht langsam und vorsichtig und zunächst für jene Fälle, bei denen die spezielle Verletzungskonstellation oder die Frakturlokalisation den großen Vorteil der stabilen Osteosynthese voll zur Geltung brachte. Dazu zählen mehr und mehr das Polytrauma und die subtrochantere Femurfraktur [9], welche mit den konservativen Verfahren oft nur unzulänglich und im Ergebnis nicht immer befriedigend behandelt werden konnten.

Diese Entwicklung läßt sich sehr genau an den Mitteilungen aus Kliniken ablesen, die sich intensiver mit Fragen in diesem Zusammenhang beschäftigten. So berichtet Saxer 1978 aus der St. Galler Klinik über eine Operationsfrequenz bei kindlichen Femurschaftfrakturen von 2,5 %; B.G. Weber et al. in St. Gallen kommen 1981 bereits auf 17 % und wir selbst konnten zum gleichen Zeitpunkt eine Häufigkeit von 21 % mitteilen [3]. Heute liegt die

Hefte zur Unfallheilkunde, Heft 212
Redigiert von J. Probst

Tabelle 1. Kindl. Oberschenkelfrakturen (Vorteile der prim. stabilen Plattenosteosynthese)

- definitive chir. Versorgung in einer Narkose
- Möglichkeit der Intensivpflege
- zuverlässige Ausschaltung von Schmerz und Angst
- Wiederherstellung der anatomischen Form
- Erhaltung der Gelenkfunktion
- relativ kurzer stationärer Aufenthalt
- weniger Röntgenaufnahmen

Tabelle 2. Kindl. Oberschenkelfrakturen (Nachteile der prim. stabilen Plattenosteosynthese)

- erneuter stationärer Aufenthalt
- erneute Anaesthesie
- Operationsnarbe
- evtl. stärkere Beinverlängerung

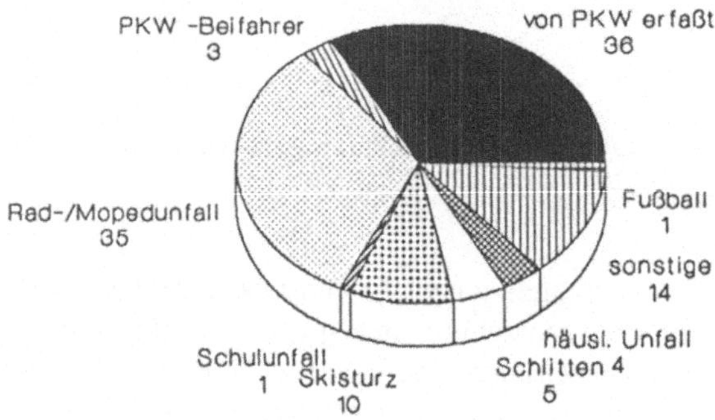

Abb. 1. Kindl. Oberschenkelfrakturen. Unfallart (n = 109)

Operationsfrequenz für die kindliche Femurschaftfraktur in unserem Hause bei 56 %. Dazu ist zu sagen, daß wir schon immer die schweren Verletzungskonstellationen der stabilen Osteosynthese zuführten, weil wir die großen Vorteile dieses Verfahrens eindeutig erkennen konnten. Gerade in den letzten 10 Jahren hat dazu die Verletzungsschwere weiter zugenommen. Im Krankengut der operierten Femurschaftfrakturen macht der Verkehrsunfall immerhin 65 % aus.

Die Bevorzugung der stabilen Osteosynthese ist unter diesem Gesichtspunkt nur konsequent und entspricht den Erfordernissen, die an ein Konzept gestellt werden müssen, das viele und für das Zusammenspiel wichtige und oftmals entscheidende Aspekte zu berücksichtigen hat.

Im Krankengut von 1973 bis 1988 fanden wir 109 Kinder mit 113 Femurschaftfrakturen. Aus dieser Zahl können zwingende und empfehlenswerte Indikationen für die stabile Plattenosteosynthese abgeleitet werden. Zu den zwingenden Indikationen zählen:

- Polytrauma
- Schädel-Hirn-Trauma
- zusätzl. Gefäß-Nerven-Laesion
- offene Fraktur Grad II oder III

Empfehlenswerte Indikationen sind [9]:

- subtrochantere Fraktur
- fracture en deux étages
- irreponible Fraktur
- Schaft- und Gelenkfraktur am Ende des Wachstums

In allen Fällen war die Plattenosteosynthese das Verfahren der Wahl.

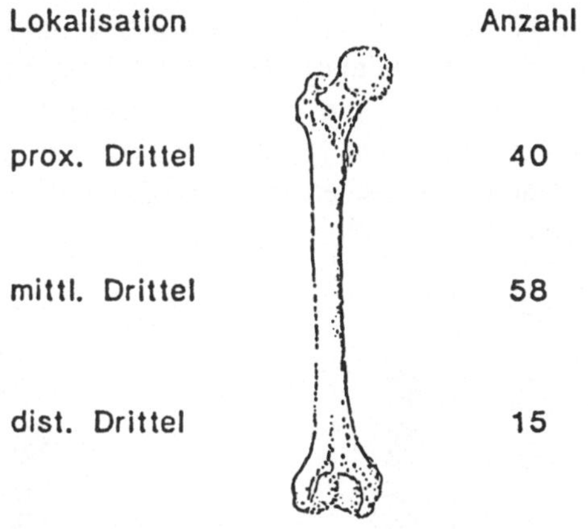

Lokalisation	Anzahl
prox. Drittel	40
mittl. Drittel	58
dist. Drittel	15

Abb. 2. Kindl. Oberschenkelfrakturen. Lokalisation/OP (n = 113)

In der Regel fand die schmale Spann-Gleichloch-Platte (DCP) Anwendung und bei kleinen Kindern die kleine DCP für 3,5-mm-Schrauben. Lag eine Solitärverletzung vor, betrug der stationäre Aufenthalt durchschnittlich 13 Tage. Die Implantatentfernung erfolgte nach durchchnittlich 8,4 Monaten.

Das Durchschnittsalter der Kinder zum Unfallzeitpunkt betrug 7 Jahre und 9 Monate. Es waren 28 Mädchen und 81 Knaben.

Gravierende Verletzungskonstellationen fanden wir in 43,1 % der Fälle (Polytrauma 11mal; SHT 16mal; Abdominaltrauma 5mal; weitere Frakturen 15mal; offene Femurschaftfrakturen 4mal; doppelseitige Frakturen 4mal).

Bei insgesamt 113 stabilen Plattenosteosynthesen kam es zu folgenden *Komplikationen*:

- oberflächl. Wundheilungsstörung (Hämatome) 4mal
- verzögerte Frakturheilung 2mal
- Refraktur (nach 8 Wochen) 1mal
- posttraumatische Osteitis (nach 2° offener Fraktur) 1mal

Für die Beantwortung der Frage, inwieweit sich Fraktur und Osteosynthese auf einen möglichen Längenzuwachs oder Längendefizit auswirken, kommen nur klinisch und röntgenologisch erhobene Befunde von Patienten in Betracht, die ausgewachsen sind. Dazu standen uns bisher 28 Jugendliche zur Verfügung. Die Beinlänge wurde sowohl mit unterlegten Brettchen und der Distanzmessung zwischen Spina iliaca anterior superior und der lateralen Malleolenspitze bestimmt, als auch röntgenologisch.

Bei 6 Kindern wurde die Osteosynthese sofort durchgeführt. 4 Kinder erhielten zunächst eine einfache supracondyläre Drahtextension mit Immobilisierung und 18 wurden in Narkose reponiert und im Becken-Bein-Gipsverband ruhiggestellt. Von diesen mußte bei 7 Kindern ein zweites oder drittes Mal nachreponiert werden bis schließlich der Entschluß zur Osteosynthse gefaßt wurde.

Wir haben festgestellt, daß bei Kindern, die notfallmäßig primär operiert worden waren, die Beinlänge auf der verletzten Seite den geringsten Längenzuwachs aufwies, nämlich weniger als 1,0 cm bzw. in einem Fall weniger als 1,5 cm. Dabei spielte es offensichtlich keine Rolle, ob die Kinder vor bzw. nach dem 5. Lebensjahr operativ behandelt worden waren. Eher kommt man zu der Feststellung, daß die Zeit bis zur definitiven Osteosynthese und/oder die Anzahl der Narkose-Repositionen den Ausschlag für das vermehrte Längenwachstum gegeben haben. Den größten Längenzuwachs von +3,0 cm fand man 2mal; einen solchen zwischen 2,0 und 2,5 cm 4mal. Verkürzungen wurden keine gemessen.

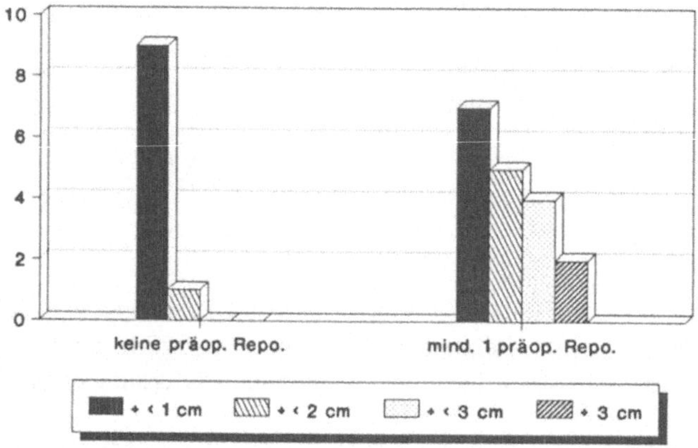

Abb. 3. Kindl. Oberschenkelfrakturen. Beinlängendiff./Primärtherapie (n = 28)

Geht man davon aus, daß Beinlängendifferenzen physiologischerweise bei mindestens 70% der Menschen vorkommen und zwischen 0,5 cm bis sogar 3,0 cm betragen [1, 5, 6], wird dieser Parameter ganz wesentlich relativiert. Das Vorhandensein einer Längendifferenz ist in den meisten Fällen den Eltern bzw. den kleinen Patienten vor dem Unfallereignis überhaupt nicht bekannt. Trotzdem haben wir diesen Faktor in unserem Ergebnis-Bewertungs-Score ab +2,0 cm hoch angesetzt [4]. Neben der Beinlängendifferenz gehen Funktion, Achse, Gangbild, Beschwerden, Muskelminderung und der Grad der Sportfähigkeit in die Bewertungsskala ein.

Unter Zugrundelegung dieser Kriterien konnten von den 28 Patienten mit abgeschlossenem Wachstum 24 Ergebnisse mit „sehr gut" (14 Fälle) bzw. mit „gut" (10 Fälle) bewertet werden. In einem Fall war das Ergebnis „befriedigend". Hier lag eine sichtbare Muskelminderung, eine Beinlängendifferenz von +2,0 cm und eine eingeschränkte Sportfähigkeit vor. Zwei Fälle erhielten die Note „schlecht". Beide hatten eine Längenzunahme von +3,0 cm aufzuweisen. Sie waren korrekturbedürftig. Bei beiden kamen keine weiteren Faktoren hinzu, die das Ergebnis negativ hätten beeinflussen können. Ein Fall mußte eliminiert werden, da einige Kriterien wegen eines frühkindlichen Hirnschadens nicht zuverlässig prüfbar waren.

Zusammenfassend wird durch unsere Untersuchung aufgezeigt, daß die stabile Plattenosteosynthese der kindlichen Femurfraktur zu ausgezeichneten Ergebnissen führt. Komplikationen sind selten, wenn die aufgezeigten Indikationsbereiche eingehalten, Implantatwahl und Dimensionierung richtig gewählt sind, biomechanische Gesetzmäßigkeiten gekannt und eine atraumatische Operationstechnik angewandt wurde. Auf einen zusätzlichen Gipsverband oder eine prophylaktische Antibiotikagabe muß bei perfekter chirurgischer Durchführung verzichtet werden können. Eine tiefe Infektion bzw. die posttraumatische Osteitis ist eine Rarität und wurde nur in einem Fall einer zweitgradig offenen Fraktur beobachtet.

Der große Vorteil der stabilen Plattenosteosynthese kommt am eindrücklichsten zur Geltung bei sofortiger und definitiver Versorgung, weil so nach Wiederherstellung der Anatomie ein vermehrtes Längenwachstum eindeutig minimiert wird und die Angst- und Schmerzphase am sichersten außergewöhnlich kurz gehalten werden kann. Diese Vorteile werden mit der Fixaterur-externe-Osteosynthese bei der geschlossenen Femurschaftfraktur nicht erreicht, weil sie die Nachteile der konservativen Behandlung, nämlich fehlende exakte Reposition, notwendigerweise verbleibende Mini-Instabilität und dadurch bedingt eine Verlängerung der Stimulation der Wachstumsfuge vollständig übernimmt. Hinzu kommt die nicht auszuschließende Gefahr der Pin-track-infection und gleichfalls das Entstehen mehrerer, kosmetisch inakzeptabler Narben.

Unter den Indikationen für die stabile Plattenosteosynthese muß ganz besonders auf die subtrochanteren Frakturen hingewiesen werden. Gerade hier wird die Leistungsfähigkeit dieses Verfahrens am besten demonstriert. Die geschlossene subtrochantere Femurfraktur des Kindes ist für uns seit Jahren eine absolute Operationsindikation für die sofortige stabile Plattenosteosynthese geworden. Dies hat sich außerordentlich bewährt.

Literatur

1. Debrunner AM (1988) Orthopädie. Huber, Bern Stuttgart Toronto
2. Kuner EH (1975) Die Indikation zur Osteosythese beim kindlichen Knochenbruch. Chirurg 46:164–169
3. Kuner EH, Hendrich V, Schiel E (1982) Der Oberschenkelschaftbruch im Wachstumsalter. Operative Therapie, Indikation und Ergebnisse. Springer, Berlin Heidelberg New York (Hefte Unfallheilkunde, Heft 158, S 102)
4. Kuner S (1989) Behandlung und Behandlungsergebnisse von epiphysennahen und Epiphysenfrakturen an der unteren Extremität. Inauguraldissertation, Med. Fakultät der Albert-Ludwigs-Universität Freiburg
5. v. Laer L (1986) Frakturen und Luxationen im Wachstumsalter. Thieme, Stuttgart New York

6. Reichelt A (1989) Therapie orthopädischer Erkrankungen. Enke, Stuttgart
7. Saxer U (1978) Femurschaftfrakturen. In: Weber/Brunner Freuler: Die Frakturenbehandlung bei Kindern und Jugendlichen. Springer, Berlin Heidelberg New York
8. Weber BG, Brunner Ch, Kägi F (1982) Oberschenkelschaftbruch im Wachstumsalter. Konservative Behandlung-Indikation und Ergebnisse. Springer, Berlin Heidelberg New York (Hefte Unfallheilkunde, Heft 158, S 97)
9. Willenegger H (1989) persönliche Mitteilung anläßlich des Symposiums „100 Jahre Plattenosteosynthese" Hamburg 09/89

Womit ist die Osteosynthese isolierter kindlicher Femurschaftfrakturen zu rechtfertigen?

K. Tittel und F. Schauwecker

Unfallchirurgische Klinik, Evangelisches Krankenhaus Oldenburg, Steinweg 13–17, D-2900 Oldenburg

Heutige Diskussionen über zeitgemäße Behandlungsverfahren kindlicher Femurschaftfrakturen sind begründet in den Empfehlungen von Blount, der Weiterentwicklung der operativen Technik und dem meßtechnischen Vergleich der Ergebnisse.

Rotationswinkeldifferenzen, Achsabweichungen und Längendifferenzen werden häufig noch in der Wachstumsphase festgestellt und diskutiert, bevor alle Korrekturen, welche in der Wachstumspotenz und der Regenerationsfähigkeit des wachsenden Knochens liegen, abgeschlossen sind. Auslöser bleibt das Trauma mit der Fraktur, und diese wird immer einen Einfluß auf das Längenwachstum nehmen.

So sahen wir bei konservativ Behandelten nach Abschluß des Skelettwachstums Verlängerungen von 1,0–3,5 cm in 58 % der Fälle, durchschnittlich 1,5 cm. Bei operativ stabilisierten Frakturen vor Wachstumsabschluß betrug die durchschnittliche Verlängerung 1,14 cm. Während Achsabweichungen und Rotationsfehler durch operative Maßnahmen vermieden werden können, bleibt der Einfluß der Sofortstabilisierung auf das Längenwachstum gering. Der Wachstumsschub wird zwar zeitlich verkürzt, führt jedoch initial über die collaterale Hyperämie zur Stimulation der Epiphysenfuge.

Die sofortige operative Stabilisierung der kindlichen Femurfraktur bedeutet für die kleinen Patienten auch eine rasche Schmerzfreiheit, frühzeitige Mobilität und damit weniger Angst bei verkürztem stationärem Aufenthalt. Somit kann das Unfallgeschehen rascher verarbeitet werden und verliert an Einfluß auf die psychische Entwicklung des Kindes.

Hefte zur Unfallheilkunde, Heft 212
Redigiert von J. Probst

Osteosynthese bei kindlichen Oberschenkelfrakturen – Konkurrenz zur konservativen Behandlung oder Verfahren der Wahl? Vergleichende Nachuntersuchungsergebnisse in 54 Fällen bei Kindern zwischen 2 und 16 Jahren

H.D. Rahn, M. Kilic, G. Tolksdorff und F. Schauwecker

Unfallchirurgische Klinik der Städtischen Kliniken (Chefarzt Prof. Dr. med. F. Schauwecker), Ludwig-Erhard-Straße 100, D-6200 Wiesbaden

Es besteht Einigkeit darüber, daß die Therapie kindlicher Knochenbrüche bis auf Ausnahmeindikationen konservativ erfolgen sollte. Als seltene Indikationen zur operativen Versorgung gelten:

1. Offene Frakturen II. und III. Grades.
2. Frakturen mit Gelenkbeteiligung.
3. Defekt- und Mehrfachfrakturen.
4. Frakturen beim polytraumatisierten Kind zwecks Pflegeerleichterung.
5. Pseudarthrosen und in Fehlstellung verheilte Frakturen.
6. Frakturen mit Repositionshindernis.

Aufgrund unserer Nachuntersuchungsergebnisse sehen wir kindliche Oberschenkelfrakturen als weitere Indikation zur Operation an. Wir sind der Meinung, daß die konservativen Behandlungsmethoden zuviele Nachteile mit sich bringen.

Die Behandlung im Beckengips stellt vor allem ein pflegerisches Problem dar und erfordert in der Regel eine lange Hospitalisierung.

Eine weitere Möglichkeit zur konservativen Behandlung besteht in der Extensionsbehandlung. Mehrere Röntgenkontrollen zur Beurteilung des Torsionswinkels sind erforderlich, und bei einer Dauer der Extension zwischen 4 und 6 Wochen besteht also ebenfalls eine lange Hospitalisierung. Wir verfügen über Nachuntersuchungsergebnisse von 24 konservativ behandelten Kindern, wobei das Zeitintervall zwischen Fraktur und Nachuntersuchung im Durchschnitt bei 12 Jahren lag. Die kürzeste Nachuntersuchungszeit betrug 5 Jahre. In 11 Fällen (45 %) lag eine reelle Torsionswinkeldifferenz zwischen gesunder und verletzter Seite von mehr als 10 Grad vor. Bei der Kontrolle der Beinlängen fiel auf, daß von den 24 Nachuntersuchten 13 (54 %) eine Beinverlängerung der betroffenen Seite von 1,0 bis 3,5 cm aufwiesen. Bei 3 Patienten war es zu einer Beinverkürzung der verletzten Extremität gekommen und lediglich in 8 Fällen verheilten die Frakturen ohne Beinlängendifferenz. 12 Patienten (50 %) wiesen auch nach dieser langen Zeit eine Umfangsdifferenz zwischen 1,0 und 3,5 cm zu ungunsten des betroffenen Beines auf, 4 dieser Patienten hatten sogar noch eine Umfangsdifferenz zu ungunsten des betroffenen Unterschenkels zwischen 1,0 und 2,5 cm.

Die Frakturbehandlung durch den Fixateur extern haben wir vorübergehend angewandt, dann jedoch wieder verlassen, weil er in der Praxis sehr viel schwieriger zu installieren ist, als das dem ersten Anschein nach sich darstellen mag. Hinzu kommen lokale pflegerische Probleme an den Nageleintrittsstellen, die nicht so gering sind, wie mancherorts beschrie-

Hefte zur Unfallheilkunde, Heft 212
Redigiert von J. Probst

ben. Wir konnten in unserem eigenen Krankengut Infekte beobachten. In den neuesten Veröffentlichungen wird neben Infekten auch über sekundäre Dislokationen und Lockerungen berichtet.

Wir haben in den vergangenen Jahren 30 Kinder mit Oberschenkelschaftfrakturen operativ versorgt. Es handelt sich um 19 Jungen und 11 Mädchen mit einem Durchschnittsalter von 9 Jahren (3–16 Jahre).

In 17 Fällen (57 %) wurden die Frakturen durch einen Verkehrsunfall verursacht, in 9 Fällen (30 %) durch Sportunfälle, in jeweils 2 Fällen (6,5 %) durch häusliche Stürze bzw. Schußverletzungen.

Die Frakturlokalisation betrug 14mal (46,6 %) das mittlere Schaftdrittel, 12mal (40 %) das proximale Schaftdrittel und 4mal (13,4 %) das distale Schaftdrittel.

In 20 Fällen (66,6 %) handelte es sich um eine Querfraktur, in 8 Fällen (26,6 %) um eine Schrägfraktur, jeweils 1mal (3,4 %) lagen eine Trümmer- und eine Torsionsfraktur vor.

14 Kinder hatten Begleitverletzungen, am häufigsten eine Commotio cerebri (6 Fälle).

Die operative Versorgung der Oberschenkelschaftfrakturen erfolgte in der Regel sofort am Unfalltag. 29mal wurde die Fraktur durch eine Platte versorgt, im Fall einer proximalen Torsionsfraktur erfolgte die Osteosynthese lediglich durch Schrauben.

Der postoperative Verlauf war in allen Fällen komplikationslos. Infekte traten nicht auf. Der stationäre Aufenthalt betrug bei den Kindern ohne Begleitverletzungen im Durchschnitt 13 Tage, bei Kindern mit Begleitverletzungen 20 Tage.

Die Patienten wurden im weiteren Verlauf dann ambulant von uns betreut. Eine Teilbelastung wurde nach 6 Wochen gestattet, bei Kindern unter 7 Jahren auch schon nach 4 bzw. 5 Wochen. Die Vollbelastung gestatteten wir in der Regel nach 12 Wochen, auch hier konnten Kinder unter 7 Jahren bereits nach 8, 9 und 10 Wochen das operierte Bein belasten. In keinem Fall kam es zu einem Zusammenbruch der Osteosynthese. Die Metallentfernung erfolgte in der Regel nach 5 Monaten. Hier betrug der stationäre Aufenthalt durchschnittlich 6 Tage.

Wir konnten die Patienten zwischen 1 und 9 Jahren postoperativ nachuntersuchen. 21 Kinder waren noch nicht ausgewachsen mit einem Durchschnittsalter von 11,5 Jahren, während 9 Patienten älter als 17 Jahre waren mit einem Durchschnittsalter von 18,3 Jahren.

27 Patienten (90 %) waren völlig beschwerdefrei. Sie gaben an, uneingeschränkt Sport zu treiben. In allen 30 Fällen konnte ein einwandfreies Gangbild ohne Hinken vorgeführt werden.

Eine Beinlängendifferenz wurde 15mal festgestellt, immer zugunsten des operierten Beines. In 13 (86,6 %) von diesen 15 Fällen betrug sie lediglich bis zu 1,5 cm. Diese geringen und möglicherweise physiologischen Differenzen haben jedoch, zieht man die Meßfehler ab, als Ergebnis nach einer Behandlungsmethode keine Bedeutung. Die beiden Patienten mit einer Beinlängendifferenz von mehr als 1,5 cm trugen einen Schuhausgleich und fühlten sich nicht behindert.

Eine Bewegungseinschränkung in Hüft- und Kniegelenk konnte bei keinem der 30 nachuntersuchten Patienten nachgewiesen werden.

In 12 Fällen (40 %) stellten wir eine Umfangsdifferenz der Ober- und Unterschenkelmuskulatur fest. Sie betrug in 9 Fällen (30 %) 1 cm, in 3 Fällen (10 %) 2 cm.

Neben den klinischen Untersuchungen führten wir Rippsteinaufnahmen durch. Immer lag eine Differenz des reellen Antetorsionswinkels von weniger als 10 Grad vor.

Die Behandlung der kindlichen Oberschenkelfraktur mit dem lateralen Klammerfixateur (Technik, Nachsorge, Ergebnisse)

R. Neugebauer[1], U. Becker[2] und A. Stinner[2]

[1] Unfallchirurgie am Krankenhaus der Barmherzigen Brüder, Prüfeninger Straße 86, D-8400 Regensburg
[2] Unfallchirurgie der Universität Ulm, Steinhövelstraße 9, D-7900 Ulm

Die Behandlung der kindlichen Frakturen ist nach wie vor konservativ. Durch die Einführung des Fixateur externe als Stabilisierungsmaßnahme für Frakturen hat sich auch in der Behandlung von kindlichen Oberschenkelfrakturen die Indikation zur Anwendung gegeben. Aufwendige Extensionsbehandlungen mit Immobilität des Kindes für 2 bis 3 Wochen können vermieden werden. Das Kind kann leicht und sicher gepflegt und voll funktionell nachbehandelt werden. Diese Vorteile werden an der Abteilung der Unfallchirurgie der Universität Ulm seit dem Jahre 1987 ausgenutzt.

In den Jahren 1987–1988 wurden 14 Kinder mit 15 Oberschenkelfrakturen und einem Durchschnittsalter von 5,5 Jahren (3–11 Jahre), mit dem Fixateur externe stabilisiert. Der Beobachtungszeitraum betrug im Durchschnitt 14 Monate (8–18 Monate).

Die Mobilisation der Kinder konnte zwischen dem 2. und 5. Tag begonnen werden. Die Entlassung aus stationärer Behandlung erfolgte zwischen dem 6. und 22. Tag. An Komplikationen wurden 3 Pininfekte beobachtet, die nach Materialentfernung problemlos abheilten. Bei der Nachkontrolle zeigten alle Patienten ein funktionell sehr gutes Ergebnis mit 100%iger Gelenkbeweglichkeit in den angrenzenden Gelenken. Einmal fand sich eine Beinlängendifferenz von 1 cm. Fehlstellungen Varus, Valgus bzw. Rotation wurden keine gefunden.

Gegenüber der Extensions- und nachfolgender Beckenbeingipsbehandlung liegen die Vorteile bei der Anwendung des Fixateur externe in der Vereinfachung der Pflege des Patienten, einer Verkürzung der stationären Behandlung, die Möglichkeit der Frühmobilisation unter Vollbelastung, einer nahezu immer möglichen annähernden anatomischen Reposition mit stabiler Fixation. Eine typische Spätkomplikation nach kindlicher Fraktur, das überschießende Längenwachstum, scheint klinisch nicht mehr auffällig. Die Frakturkrankheit bei den Kindern ist nach Abnahme des Fixateur externs praktisch unbekannt. Die Therapie der kindlichen Oberschenkelfraktur mit dem Fixateur externe stellt somit ein risikoarmes, sehr gutes Verfahren dar, das bei richtiger Anwendung empfohlen werden kann.

Hefte zur Unfallheilkunde, Heft 212
Redigiert von J. Probst

Die Behandlung kindlicher Femurfrakturen mit der dynamisch axialen externen Fixation

W. Klein, D. Pennig, D. Baranowski und E. Brug

Klinik und Poliklinik für Unfall- und Handchirurgie, Westfälische Wilhelms-Universität, Jungeblodtplatz 1, D-4400 Münster

Kindliche Frakturen sind eine Domäne der konservativen Bruchbehandlung. Bei Femurfrakturen im Rahmen eines Polytraumas geht die Tendenz zu operativer Stabilisierung.

Insbesondere Kinder mit Schädel-Hirn-Traumen und der damit verbundenen, oft erheblichen motorischen Unruhe stellen eine Problemgruppe dar. Daher haben wir 1985 zunächst bei diesen Patienten begonnen, prospektiv die Femurfrakturen mittels dynamisch axialer Fixation extern geschlossen zu stabilisieren. Aufgrund der guten Erfahrungen sehen wir dieses Verfahren mittlerweile auch bei der singulären Femurfraktur als eine Therapiemöglichkeit an.

Wir berichten über die erste Serie von 19 Patienten mit 20 Anwendungen, 14mal bei vital bedrohten Polytraumatisierten. Einmal lag eine bilaterale Verletzung vor. Das Durchschnittsalter betrug 8,5 Jahre, der jüngste Patient war 3,2, der älteste 15 Jahre. Die durchschnittliche Applikationszeit betrug 13 Wochen, im kürzesten Fall 6 Wochen, im längsten 29 Wochen. Beim letztgenannten handelte es sich um eine veraltete Fraktur mit desolaten Weichteilverhältnissen.

Interventionsbedürftige Pininfektionen wurden in zwei Fällen beobachtet, in drei Fällen bildete sich eine Myositis ossificans im Bereich der distalen Pinstellen. Wir sahen eine Refraktur bei einer Patientin mit Anorexia nervosa. Die Kniegelenksbeweglichkeit war bei angelegter Montage teilweise eingeschränkt, nach Abnahme wurde aber in allen Fällen freie Beweglichkeit erzielt.

Die Entfernung des Fixateur erfolgte ausnahmslos ambulant, Anaesthesie war nicht erforderlich.

Die dynamisch axiale Fixation bietet folgende Vorteile bei kindlichen Femurfrakturen:

- Frühmobilisation und primäre Vollbelastung durchführbar
- Reduzierung von Lagerungs- und Pflegeproblemen
- kontrollierbares Overriding zur Kompensation von überschießendem Längenwachstum

Unser Indikationsschema umfaßt derzeit neben Frakturen im Rahmen eines Polytraumas offene und proximale Frakturen sowie in ausgewählten Fällen die Femurfraktur als Einzelverletzung.

Hefte zur Unfallheilkunde, Heft 212
Redigiert von J. Probst

Die intrameduläre Stabilisierung kindlicher Oberschenkelschaftfrakturen mit der Bündelnagelung

W. Link, R. Schück und R. Wölfel

Unfallchirurgische Abteilung, Chirurgische Universitätsklinik Erlangen, Maximiliansplatz 1, D-8520 Erlangen

Die Bündelnagelung nach Hackethal erlaubt die intramedulläre Stabilisierung kindlicher Femurschaftfrakturen, ohne daß die Wachstumsfugen tangiert werden.

Von einem seitlichen corticalen Fenster gleiten die Bündelnägel in den Markraum und passen sich diesem zwanglos an. Das Prinzip der elastischen Verklemmung wird meist schon mit 3–4 Bündelnägeln im Markraum verwirklicht. Die Spreizung der Nägel in der festen kindlichen Spongiosa ergibt eine sichere Verankerung, so daß Rotationsstabilität erzielt wird.

In den letzten 13 Jahren wurden an der Chirurgischen Universitätsklinik Erlangen 173 kindliche Femurschaftfrakturen mit der Bündelnagelung stabilisiert. Über 95 % der Fälle waren postoperativ übungsstabil versorgt. Bei allen nachuntersuchten Patienten war die Femurschaftfraktur knöchern fest verheilt. Die Metallentfernung war nach 2–6 Monaten postoperativ erfolgt.

Als Komplikationen beobachteten wir bei 4,1 % der Kinder Serome an der Nageleinschlagstelle und bei 3,4 % Dislokationen der Bündelnägel. Achsenfehlstellungen beobachteten wir bei 3 Kindern, deren Wachstum jedoch noch nicht abgeschlossen war. Beinlängendifferenzen über 1 cm sahen wir bei 17 % der nachuntersuchten Patienten.

Spätergebnisse nach operativ versorgten kindlichen Oberschenkelschaftfrakturen

F. Holz, R. Ackermann und M. Heeger

Abt. Unfallchirurgie, Berufsgenoss. Unfallklinik Ludwigshafen (Ärztl. Direktor: Priv.-Doz. Dr. Wentzensen), Ludwig-Guttmann-Straße 13, D-6700 Ludwigshafen

In den Jahren 1976–1987 wurden an der BG-Unfallklinik Ludwigshafen 76 Oberschenkelschaftfrakturen bei Kindern und Jugendlichen osteosynthetisch versorgt. Als Ostesyntheseverfahren kamen vorwiegend intramedulläre Stabilisierungsverfahren in Form der gedeckten Küntscher-Marknagelung (38mal) und der Rush-pin-Osteosynthese (29mal) zum Einsatz. Bei 9 distalen Frakturen wurde eine percutane Kirschner-Drahtung durchgeführt.

34 Patienten konnten nachuntersucht werden. Dabei handelte es sich um 23 isolierte Oberschenkelschaftfrakturen, davon 10 mittels Rush-pin-Osteosynthese, 11 mittels Marknagelung, 2 mit percutaner Kirschner-Drahtung versorgt. Bei 8 Patienten lagen Begleit-

Hefte zur Unfallheilkunde, Heft 212
Redigiert von J. Probst

verletzungen, großteils der gleichen Extremität oder beidseitige Frakturen vor, 3 Patienten fielen aus der Auswertung.

Es wurden die Beinlängendifferenzen, Achsenfehlstellungen, AT-Winkel-Differenzen und CCD-Winkel-Differenzen röntgenologisch an Dunn-Rippstein-Aufnahmen gemessen.

Von den 21 isolierten, mit intramedullärer Osteosynthese versorgten Frakturen fanden sich Beinverlängerungen bis 15 mm 12mal, 4mal identische Beinlängen und 5 Beinverkürzungen bis 2 cm. Bei sämtlichen Beinverkürzungen lagen Mehrfragmentfrakturen zugrunde. Bei den Antetorsionswinkeln fanden sich Differenzen von mehr als 10 Grad, bei 4 Patienten, davon 3 Außendrehfehler, 1 Innendrehfehler. Der maximale Wert betrug 14 Grad. 8mal fand sich eine Zunahme des CCD-Winkels, im Schnitt von 4 Grad. Der maximale Wert betrug 7 Grad. 7mal fand sich eine Abnahme von im Schnitt 3 Grad.

Bei den Mehrfachverletzten fand sich bei isolierter Betrachtung des Oberschenkels im wesentlichen gleichartige Befunde.

17 der 21 Patienten mit isolierter Oberschenkelschaftfraktur und intramedullärer Osteosynthese waren mit dem Ergebnis sehr zufrieden, 4 mit dem Ergebnis zufrieden. Keiner war unzufrieden. Ein schlechtes Ergebnis sahen wir bei einem polytraumatisierten Patienten, bei dem primär große Fehlstellungen akzeptiert worden waren mit einer bestehenden beidseitigen, klinisch und radiologisch auffallenden Antekurvation. Einmal war es nach einer I.-gradig offenen Fraktur zu einem Spätinfekt gekommen.

Insgesamt fand sich, sowohl bei den mit Rush-pin versorgten Kindern, vorwiegend unter 10 Jahren, und den mit Küntscher-Marknagelung versorgten Adoleszenten gute Ergebnisse in unserem nachuntersuchten Kollektiv. Hüftkopfnekrosen, isolierte Coxa-valga-Bildungen, wie in der Literatur beschrieben, Dickenveränderungen des Schenkelhalses oder stärkere Verformung der Trochanterregion, von Nagelhütchen abgesehen, konnten wir nicht sehen.

Literatur

v. Laer L (1977) Beinlängendifferenzen und Rotationsfehler nach Oberschenkelfrakturen im Kindesalter. Arch Orthop Unfallchir 89:121

Über die Behandlung der kindlichen Oberschenkelschaftfrakturen

L. Wessel und G. Scheuba

Unfallchirurgische Klinik, Schwerpunktkrankenhaus Wetzlar (Chefarzt Prof. Dr. G. Scheuba), Forsthausstraße 1, D-6330 Wetzlar

Zwischen Januar 1974 und Dezember 1987 konnten 80 Oberschenkelschaftfrakturen bei Kindern zwischen 1 und 17 Jahren, im Durchschnitt 9,3 Jahre, ausgewertet werden. 78 % waren männlich, 18 % im proximalen Drittel, 60 % im mittleren Drittel und 18 % im di-

Hefte zur Unfallheilkunde, Heft 212
Redigiert von J. Probst

stalen Drittel lokalisiert. Die linke Seite war mit 60 % bevorzugt betroffen. Die häufigste Unfallursache war in 73 % der Verkehrsunfall. In 80 % bestanden Begleitverletzungen. 14 % waren polytraumatisiert. 24 % wurden mit der einseitigen vertikalen Extension nach Schede behandelt und 33 % einseitig auf der Braunschen Schiene nach Russel extendiert. Im Mittel wurde 4,3 Wochen extendiert. Einmal wurde der Weber-Tisch benutzt, zweimal kam eine Gipshose zum Einsatz. In 60 % wurde eine bout-à-bout Reposition angestrebt. 54 % heilten ohne Achsenfehler. In 38 % wurde kurz vor dem Wachstumsabschluß die geschlossene Marknagelung auf dem Wittmoser-Tisch durchgeführt. Einmal mußte primär amputiert werden. 73 % wurden nach durchschnittlich 7 Jahren nachuntersucht. Bei der Nachuntersuchung wurde die Beinlänge klinisch und radiologisch bestimmt, eine Rippstein-Aufnahme angefertigt und der Collum-Diaphysen-Winkel (CCD) im Seitenvergleich gemessen. Alle Patienten waren subjektiv beschwerdefrei. In 30 % bestand eine seitengleiche Beinlänge, in 49 % eine Beinverlängerung bis maximal 1,5 cm (im Durchschnitt nach konservativer Therapie 0,45 cm und nach operativer Therapie 0,35 cm) und in 21 % eine Beinverkürzung bis maximal 1,5 cm. In 14 % bestand eine Differenz des Antetorsionswinkels zwischen 10 und 20 Grad, die in 2 Fällen mehr als 15 Grad betrug. Es wurde keine über 5 Grad hinausgehende Zu- oder Abnahme des CCD-Winkels im Seitenvergleich gemessen, obwohl der Marknagel durch die Trochanterapophyse eingeschlagen wurde. Unsere Ergebnisse weichen nicht signifikant von den publizierten Fällen der doppelseitigen Extension ab. Wir befürworten deswegen die einseitige Extension und glauben, auf die Extension auch des gesunden Beines auf dem Weber-Tisch verzichten zu können. Kurz nach dem Wachstumsabschluß kann die geschlossene Marknagelung ohne Gefahr der Valgusfehlstellung eingesetzt werden.

Posttraumatisches Fehlwachstum

Vorsitz: W. Blauth, Kiel; W. Mutschler, Ulm

Grenzen der spontanen Korrekturfähigkeit nach kindlichen Schaftfrakturen der unteren Extremitäten – therapeutische Konsequenzen

L. von Laer

Traumatologische Abteilung (Leitung: PD Dr. L. von Laer) der kinderchirurgischen (Chefarzt Prof. Dr. B. Herzog) und der orthopädischen (Chefarzt Prof. Dr. E. Morscher) Klinik des Kinderspitales Basel, Römergasse 8, CH-4005 Basel

Dem Phänomen der Spontankorrektur verbliebener Fehlstellungen nach Schaftfrakturen im Bereich der unteren Extremitäten wird anhand der Literatur und der Nachuntersuchungser-

Hefte zur Unfallheilkunde, Heft 212
Redigiert von J. Probst

gebnisse aus dem eigenen Krankengut nachgegangen. Wir selbst hatten in den Jahren 1976 und 1982 insgesamt 275 Oberschenkelschaftfrakturen nachuntersucht. Des weiteren in den Jahren 1987 bis 1989 652 Unterschenkel- und Tibiafrakturen. Dazu hatten wir eine Kontrollgruppe von 822 Personen 1989 kontrolliert, die im Bereich der unteren Extremitäten keine Fraktur erlitten hatten und die in der Alters- und Geschlechtsverteilung die gleichen Merkmale aufwies wie die Gruppe der nachuntersuchten Patienten mit Unterschenkel- und Tibiaschaftfrakturen.

In der Literatur wurden für die Behandlung der Oberschenkelschaftfrakturen, weniger auch der Unterschenkelschaftfrakturen schon immer bestimmte Fehlstellungen mit in die Behandlung integriert, wie z.B. die Seit-zu-Seitverschiebung und die sogenannte prophylaktische Verkürzung. Gleichzeitig wurde stets gefordert, die Behandlung vornehmlich der Oberschenkelschaftfrakturen konservativ mit Hilfe der Extensionen durchzuführen. Im Rahmen derartiger Behandlungen waren bei den Oberschenkelschaftfrakturen bis zu einem Prozentsatz von 25–40, bei den Unterschenkelschaftfrakturen von 10–20 % Achsenfehler in der Frontal- und Sagittalebene (Varus, Valgus, Antekurvation, Rekurvation) toleriert worden. Vor allem für den Oberschenkel war die Präsenz des Rotationsfehlers stets negiert worden. Auf der einen Seite wurde wohl immer wieder vor einem persistierenden Rotationsfehler eindringlich gewarnt, auf der anderen Seite jedoch existieren keine zuverlässigen Methoden, einen Rotationsfehler im Rahmen der stets geforderten konservativen Behandlung zu messen und auch zuverlässig zu korrigieren.

Limitierende Faktoren für die Spontankorrektur derartig belassener oder negierter Fehlstellungen sind das Alter des Patienten bei Unfall und Richtung und Ausmaß der Fehlstellungen. Limitierender Faktor für das Belassen von Fehlstellungen sind die klinischen Folgen des Belassens von Fehlstellungen.

Wichtigster limitierender Faktor für die Spontankorrekturen selbst ist also das Alter bei Unfall. Als Grenzalter ist das 10. Lebensjahr anzusehen. Jenseits dieses Zeitpunktes sind Spontankorrekturen nur noch bedingt möglich, unterhalb des 10. Lebensjahres außerordentlich günstig. Dabei ist es wichtig, die Altersverteilung für die einzelnen Verletzungen zu kennen: 88,3 % aller Oberschenkelschaftfrakturen liegen im Alter bei Unfall unterhalb des 10. Lebensjahres und nur 11,7 % jenseits des 10. Lebensjahres. Bei den Unterschenkel- und Tibiaschaftfrakturen liegt das Alter bei Unfall mit 73,7 % unterhalb des 10. und mit 26,3 % jenseits des 10. Lebensjahres.

Die Spontankorrektur eines Rotationsfehlers am Oberschenkel im Rahmen der physiologischen Detorsionsvorgänge ist durchaus möglich. Genau genommen können wir jedoch nur von dem Verlust der klinischen und radiologischen Meßbarkeit sprechen, da wir nicht mit Sicherheit sagen können, ob der Rotationsfehler am Ort der ehemaligen Fraktur tatsächlich korrigiert wird. Denn wir können bislang den Rotationsfehler ja nur indirekt an der Antetorsionsdifferenz der Schenkelhälse (klinisch und radiologisch) messen und nicht direkt am Ort des Geschehens. Mit dieser indirekten Messung haben wir bei Konsolidation in etwa 40 % Rotationsfehler nach Oberschenkelschaftfrakturen von durchschnittlich 18,5° (10–45 mit und über 10°) feststellen können. Bis zum Wachstumsabschluß war in 66 % der Fehler um durchschnittlich 13,3° (10–27°) vollständig, in 17 % teilweise um 7° (5–10°) „spontan" korrigiert worden. Ohne Zeichen einer sogenannten Spontankorrektur verblieben 17 % der Fälle mit einem persistierenden durchschnittlichen Rotationsfehler von 23° (10–35°). Am Unterschenkel lagen keine Verlaufskontrollen vor, so daß wir lediglich das Krankengut mit und ohne geschlossene Fugen bei der Nachuntersuchung miteinander vergleichen konnten. Hier ergab sich kein Anhalt für eine spontane Rotationsfehlerkorrektur im Verlauf des weiteren Wachstums. Dies mag darauf zurückzuführen sein, daß angenommen wird, daß die physiologischen Torsionsänderungen am Unterschenkel bis zum 5. Lebensjahr abgeschlossen sind und in diesem Zeitraum, bis zum 5. Lebensjahr, kaum Frakturen vorkommen. Immerhin aber liegt die posttraumatische Rotationsfehlerhäufigkeit nach Tibia- und Unterschenkelfrakturen bei Wachstumsabschluß bei 23 % mit durchschnittlich 7,1° im Bereich physiologischer Torsionsdifferenzen, die wir in der Kontrollgruppe finden konnten: Am Oberschenkel lag die Häufigkeit idiopathischer Differenzen mit und über 12° von durchschnittlich 17° bei 9,5 % Häufigkeit und mit durchschnittlich 7° bei 15,7 % Häufigkeit im Unterschenkelbereich. Somit drängt sich die Aussage auf, daß es sich bei sogenannten persistierenden Rotationsfehlern nach Schaftfrakturen im Bereich der unteren Extremitäten über den Wachstumsabschluß hinaus eigentlich nur um idiopathische Torsionsdifferenzen handelt.

Tabelle 1. Fehlstellungen – Oberschenkel

Antekurvation	33%
Varus	25%
Valgus	21%
Rekurvation	21%

Tabelle 2. Fehlstellungen – Unterschenkel

Rekurvation	47 %
Varus	40 %
Antekurvation	7,5 %
Valgus	5,5 %

Die Fehlstellungshäufigkeit der einzelnen Achsenfehler in der Frontal- und Sagittalebene am Ober- und am Unterschenkel ist der Tabelle zu entnehmen. Bei der klinischen und teils radiologischen Untersuchung der Oberschenkelschaftfrakturen war bei Wachstumsabschluß kein einziger Achsenfehler mit und über 10° mehr nachweisbar. Dies entspricht auch den Feststellungen in der Literatur, daß im Prinzip sämtliche Achsenfehler in der Frontal- und in der Sagittalebene am Oberschenkel eine außerordentlich gute Spontankorrekturprognose aufweisen. Wobei der Valgus und die Antekurvation sich etwas zögernder korrigieren als Varus- und Rekurvation. Diese gute Prognose mag zum einen an dem niedrigen Unfallalter liegen, zum anderen daran, daß durch die den Oberschenkel umfassende Muskulatur in allen Ebenen ein ausgezeichneter Korrekturreiz auf das periost-endostale Korrektursystem ausgeübt wird.

Bei den Achsenfehlern am Unterschenkel in der Frontal- und Sagittalebene verblieben im eigenen Krankengut noch 10 %, die deutliche Fehlstellungen bei der Nachuntersuchung aufwiesen, wobei vor allem der Varus nicht auskorrigiert wurde. Andere Untersuchungen aus der Literatur, wie z.B. von Breitfuss und Muhr zeigen jedoch deutlich, daß der Achsenfehler in der Sagittalebene, die Ante- und Rekurvation, sich am Unterschenkel weitaus schlechter spontan korrigiert als der Varus und sogar der Valgus. Im eigenen Krankengut lagen die Patienten mit verbliebenen Fehlstellungen über den Wachstumsabschluß hinaus im Unfallalter jeweils jenseits des 10. Lebensjahres.

Am eigenen Krankengut konnten wir nochmals bestätigen, daß die sogenannte prophylaktische Verkürzungsfehlstellung mit Seit-zu-Seitverschiebung weder am Ober- noch am Unterschenkel die spätere posttraumatische Verlängerung zu verhindern vermag. Um dies zu überprüfen, hatten wir nur Patienten im Unfallalter bis zum 10. Lebensjahr berücksichtigt. Dabei heilten am Oberschenkel 98 Patienten mit einer prophylaktischen „Verkürzung" aus. Diese wiesen bei der Nachuntersuchung in 66,3 % posttraumatische Beinlängendifferenzen von durchschnittlich 13 mm auf. Ohne Verkürzung verheilten 132 Frakturen, die bei der Nachuntersuchung in 68,1 % eine durchschnittliche Beinlängendifferenz von 12 mm aufwiesen. Am Unterschenkel waren es 54 Patienten, die mit einer sogenannten prophylaktischen Verkürzung ausheilten. Diese wiesen bei der Nachuntersuchung in 35 % posttraumatische Beinlängendifferenzen von durchschnittlich 6,2 mm auf. In der Vergleichsgruppe ohne Verkürzungsfehlstellung bei der Konsolidation waren es 243 Patienten, die bei der Nachuntersuchung in 31 % eine durchschnittliche Beinlängendifferenz von 6,5 mm aufwiesen. Die prophylaktische „Verkürzung" vermag also die spätere Verlängerung bzw. Beinlängendifferenz keinesfalls zu verhindern.

Damit kommen wir zum limitierenden Faktor der Belassung von Fehlstellungen. Es zeigte sich deutlich, daß die Folge des Remodellings von Achsenfehlern in der Frontal- und Sagittalebene – nicht von Achsenfehlern in der Horizontalebene – zur gehäuften Beinlängendifferenz führt. Des weiteren besteht kein Hinweis dafür, daß eine einmal stattgefundene posttraumatische Beinlängendifferenz sich im Verlauf des weiteren Wachstums wieder spontan korrigieren würde. Der Effekt des belassenen Remodellings wird unterstützt durch mehrere Faktoren wie z.B. Repositionen, primäre und sekundäre Operationen sowie die Instabilität im Rahmen der Extensionen. Keinen Einfluß auf die posttraumatische Beinlängenalterationen haben Geschlecht, Händigkeit, Lokalisation der Fraktur, Ruhigstellungsdauer und Gipskeilungen. Der Instabilitätseffekt der Extensionen mag an folgenden Zahlen ermessen werden: Oberschenkelschaftfrakturen wurden im eigenen Krankengut zu 92 % extendiert, Unterschenkelschaftfrakturen nur in 19 % und bei den isolierten Tibiaschaftfrakturen wurde nur in 1 % extendiert. Die Nachuntersuchung der Oberschenkelschaftfrakturen ergab in 73 % posttraumatische Beinlängendifferenzen, der Unterschenkelfrakturen 46 % und der Tibiafrakturen nur in 37 %. Wenn auch der Anteil der Remodellings bei den Oberschenkelschaftfrakturen deutlich größer war als bei den Tibia- und Unterschenkelfrakturen, so bleibt das Gefälle von Oberschenkelfrakturen zu Tibiafrakturen in der Häufigkeit der posttraumatischen Beinlängendifferenz auch nach Ausschluß dieses Faktors noch deutlich bestehen. Insgesamt kommt es gegenüber den idiopathischen Beinlängendifferenzen, die wir in 25 % feststellen konnten, nach jeder Fraktur signifikant häufiger zu einer posttraumatischen Beinlängenalteration. Deren Häufigkeit und Ausmaß kann jedoch durch Unterlassung der die Beinlängen beeinflussenden Maßnahmen wie sekundäre Operationen, gehäufte Repositionen, vor allem Nachrepositionen und Belassen von Remodelling, gedrosselt werden. Die posttraumatische Beinlängendifferenz und deren Ausmaß ist demnach nicht nur Schicksal, sondern auch Therapiefolge.

Wenn auch die klinische Folge der Beinlängendifferenzen im gefundenen Ausmaß nicht gravierend ist, so konnten wir doch feststellen, daß immerhin 15,43 % aller Patienten, die eine Beinlängendifferenz mit einer konsekutiven Wirbelsäulenkoliosierung aufwiesen, über Rückenschmerzen klagten, wohingegen dies nur 5,03 % der untersuchten Personen waren, die keine Beinlängendifferenz und keine Skoliosierung der Wirbelsäule aufwiesen. Damit drängt sich schon aus medizinischen Gründen die Forderung auf, das bisherige Therapiekonzept der sogenannten konservativen Behandlung der Oberschenkel- und Unterschenkelfrakturen zu überdenken.

Dazu kommen zweifelsohne auch noch psychosoziale Aspekte. Während wir beim Erwachsenen das Ziel der erwachsenengerechten Frakturbehandlung darin sehen, den Patienten so schnell wie möglich wieder arbeitsfähig zu machen, vernachlässigen wir dieses Ziel bei den Kindern völlig. Kindergerechte Behandlung muß zum Ziel haben, das typische Lebenselement des Kindes sobald als möglich wieder herzustellen, nämlich die Funktion und damit die Möglichkeit der Bewegung. Die Extensionsbehandlung, die vor allem für alle instabilen Oberschenkelschaftfrakturen bisher propagiert wurde, kommt diesem Ziel nicht im geringsten nahe. Dazu zeigt sich, daß die Effizienz der Extensionsbehandlung angesichts der zahlreichen, in Publikationen und Vorträgen nur selten erwähnten Nachrepositionen und Repositionsmanöver sowie der zahlreichen in Publikationen nie erwähnten Röntgenkontrollen nicht gerade groß ist. Auch die Effektivität ist nicht überzeugend genug angesichts der im geschilderten Ausmaß bei Konsolidation noch verbliebenen Achsenfehler. Aus diesem Gründen schlagen wir vor, sämtliche stabilen, d.h. undislozierten Schaftfrakturen im Bereich der unteren Extremitäten konservativ mit dem Gips zu behandeln und sämtliche instabilen dislozierten Schaftfrakturen der unteren Extremitäten halb-konservativ mit dem Fixateur externe.

Mit Fug und Recht darf auch der kindliche Patient den Anspruch einfordern, im Falle einer ohnehin notwendigen Narkose einer definitiven Therapie zugeführt zu werden. Uns scheint dieser Forderung am nächsten der Fixateur externe zu kommen: die Steinmann-Nägel werden percutan angelegt, die Fraktur wird geschlossen reponiert, zur Entfernung ist keine weitere Narkose mehr notwendig. Im Aufwand entspricht dies am ehesten der Extensionsbehandlung, weist aber bei weitem nicht deren Instabilität auf. Das Remodelling und dessen Folgen kann mit dem Fixateur externe ebenso wie die übergroße Instabilität der Extension vermieden werden, ebenso auch wie Nachrepositionen und Sekundäreingriffe. Für den Patienten stellt der Fixateur externe eine definitive Therapie dar, die ihm ermöglicht, schon nach kurzem stationärem Aufenthalt beweglich und gehend das Krankenhaus wieder zu verlassen. Die anfänglich sich abzeichnenden Komplikationen im Rahmen der Fixateur-externe-Behandlung scheinen technischer Natur zu sein und durch technische Verbesserungen des Fixateur auch zu beseitigen. Wichtig für den Patienten sind nicht unsere eigenen ästhetischen und medizinischen Vorstellungen von einer Therapie, sondern die Vorstellungen des Patienten selber. Dies sollten wir bei Diagnostik und Therapie – auch der Schaftfrakturen der unteren Extremitäten – stets berücksichtigen.

Zur Operationsindikation bei der subtrochanteren Femurfraktur des Kindes

N. Schwarz

Unfallkrankenhaus Meidling, Kundratstraße 37, A-1120 Wien

Die subtrochantere Femurfraktur des Wachstumsalters kann auch bei Vorliegen einer massiven primären Fehlstellung durch konservative Therapie zu einem guten klinischen und radiologischen Resultat geführt werden. Von 13 eigenen nicht operierten Frakturen erzielten sieben ein einwandfreies radiologisches Ergebnis. Frakturen, welche sich in den ersten Behandlungstagen nicht gut reponieren ließen, behielten die Fehlstellung trotz mehrfacher Repositionsversuche bei und heilten in Fehlstellung aus. Radiologisch schlechte Resultate gingen jedoch auch mit klinisch schlechten Ergebnissen einher. Die Beinverkürzung war der radiologische Fehler mit dem eindruckvollsten Einfluß auf den klinischen Befund. Achsen- und Drehfehler spielten in den ersten Jahren nach dem Unfall klinisch keine Rolle. Die spontane Korrektur von Achsenfehlern scheint in diesem Bereich unbedeutend. Aus der Frakturform läßt sich offenbar nicht direkt ableiten, ob eine Reposition auf konservativem Wege erfolgversprechend ist oder nicht. Aus diesem Grund sollte bei allen Frakturen ein konservativer Behandlungsversuch gemacht werden. Ist durch diesen nicht innerhalb längstens einer Woche ein akzeptables Resultat zu erzielen, ist die Indikation zur frühsekundären Osteosynthese gegeben. Ein annehmbares Resultat setzt voraus, daß kein Drehfehler vorliegt, die Verkürzung weniger als 1 cm beträgt und die Achsenfehler 10 Grad nicht übersteigen. Eine Indikation zur primären Osteosynthese dürfte kaum jemals in der Frakturform allein begründet sein. Zusätzliche Verletzungen stellen jedoch gegebenenfalls eine absolute Operationsindikation einer an sich konservativ behandelbaren Fraktur dar. Dazu zählen, neben offenen Frakturen und solchen mit Läsion großer Gefäße, Frakturen im Rahmen von Polytraumen und Schädel-Hirn-Traumen sowie Frakturen mit gleichzeitiger Fraktur der selben Extremität, des Beckens oder anderer großer Röhrenknochen. Da unsere Erfahrungen mit dem Fixateur externe nicht gut genug und intramedulläre Osteosynthesen obsolet sind, ist die Plattenosteosynthese das Verfahren der Wahl bei subtrochanteren Femurfrakturen.

Hefte zur Unfallheilkunde, Heft 212
Redigiert von J. Probst

Spätergebnisse nach konservativer und operativer Therapie kindlicher Femurschaftfrakturen

W. Zenker, Th. Buchhammer und Th. Gottorf

Abt. für Unfallchirurgie, Chirurgische Universitätsklinik (Direktor: Prof. Dr. D. Havemann), Christian-Albrechts-Universität, Arnold-Heller-Straße 7, D-2300 Kiel 1

Es wird über 68 kindliche Femurschaftfrakturen berichtet, die im Zeitraum von 1980–1988 behandelt wurden. Von diesen Patienten konnten insgesamt 29 nach einem Zeitraum von 1–9 Jahren nachuntersucht werden.

43 Kinder wurden konservativ behandelt. Die Extensionsbehandlung war das Standardverfahren: in 32 Fällen am Weber-Tisch, in 6 Fällen bei Kleinkindern die Overhead-Extension. Nur 5mal behandelten wir mit Beckenbeingips.

Operativ versorgt wurden 25 Kinder: in 19 Fällen mit einer Plattenosteosynthese, 4mal durch Montage eines Fixateur externe und 2mal durch eine Zugschraubenosteosynthese. Von den 25 operativ behandelten Kindern konnten 16 nachuntersucht werden. Die Achsenstellung war in 15 Fällen ideal. In einem Fall bestand ein Rotationsfehler von 10 Grad. Beinverlängerungen bis zu 1,5 cm konnten wir 8mal feststellen. In keinem Fall war es zu einer Beinverkürzung gekommen.

Von den 32 durch Weber-Tischextension behandelten Femurschaftfrakturen konnten 13 nachuntersucht werden. 2mal persistierte eine Varusfehlstellung. Lediglich 1mal ließ sich ein Rotationsfehler von 10 Grad feststellen. Überraschend war die große Zahl der verbliebenen Antekurvationsfehlstellungen bei 85 % der nachuntersuchten Kinder. Im Nachuntersuchungszeitraum bis zu 4 Jahren bestanden noch Antekurvationsfehler von 15 bzw. 20 Grad bei 7 Kindern. Im Nachuntersuchungszeitraum von 5–9 Jahren fanden wir Antekurvationsfehlstellungen von 10–15 Grad bei immerhin 4 Kindern. Die Beinverlängerung nach konservativer Behandlung scheint obligat. Bei allen nachuntersuchten Kindern mit einem Zeitintervall bis zu 4 Jahren war ein vermehrtes Längenwachstum bis zu 2 cm nachweisbar. Einen vollständigen Beinlängenausgleich fanden wir nur in 2 Fällen nach 6 bzw. 9 Jahren.

Die Extensionsbehandlung am Weber-Tisch führt fast immer zu Antekurvationsfehlstellungen. Wegen der sehr langen Persistenz sollten Fehlstellungen ab 20 Grad nicht hingenommen werden. Hier sehen wir die Indikation zur Plattenosteosynthese. Der Fixateur externe ist wegen der an unserer Klinik beobachteten Komplikationen – verzögerte Knochenbruchheilung und Pin-Tract-Infektion – nicht zu empfehlen.

Hefte zur Unfallheilkunde, Heft 212
Redigiert von J. Probst

Vergleich des Längenwachstums bei operativ und konservativ behandelten Frakturen kindlicher Röhrenknochen

H. Resch, G. Sperner und K. Golser

Universitätsklinik für Unfallchirurgie Innsbruck (Vorstand: Univ.-Prof. Dr. E. Beck), Anichstraße 35, A-6020 Innsbruck

Insgesamt konnten 49 Kinder, die wegen Fraktur langer Röhrenknochen zwischen 1973 und 1985 mit Plattenosteosynthese versorgt worden waren, nach einem durchschnittlichen Nachuntersuchungszeitraum von 4,6 Jahren (1 bis 12 Jahre) klinisch und radiologisch nachkontrolliert werden. Es handelte sich dabei um 20 Unterarmfrakturen, 16 Oberschenkelfrakturen und 13 Unterschenkelfrakturen. Den operierten Oberschenkelfrakturen konnten insgesamt 66 konservativ behandelte Fälle und den operativ behandelnden Unterschenkelfrakturen 20 konservativ behandelte Fälle vergleichsweise gegenübergestellt werden.

Ergebnisse

Unterarmfrakturen. Die Ulna zeigte sich in ihrem Längenwachstumsverhalten gegenüber einer Plattenanlage vollkommen indifferent. Der Radius hingegen wies ein deutliches Mehrwachstum nach Plattenanlage auf und zwar stärker als es vergleichsweise nach konservativer Behandlung der Fall war. Dies zeigte sich um so mehr, je weiter distal die Fraktur gelegen war.

Oberschenkelfrakturen. Die operierten Oberschenkel zeigten ein durchschnittliches Mehrwachstum von +8 mm, die konservativ behandelten hingegen von nur +4 mm. Für das Mehrwachstum waren sowohl bei den operierten als auch bei den konservativ behandelten Kindern vor allem die unter 10jährigen Kinder verantwortlich (operativ +10 mm, konservativ +5 mm). Die über 10jährigen Kinder wiesen hingegen nur geringes Mehrwachstum auf (operativ +6 mm, konservativ +2 mm).

Unterschenkelfrakturen. Die operierten Kinder zeigten ein durchschnittliches Mehrwachstum von +10 mm und die konservativ behandelnden Kinder von +7 mm. Das Verhalten des Längenwachstums bei den jungen und älteren Kindern war gleich wie bei den Oberschenkelfrakturen.

Um eine mögliche Korrekturfähigkeit des Epiphysenfugenschlusses nachweisen zu können, wurden alle operativ und konservativ behandelten Ober- und Unterschenkelfrakturen zusammengefaßt und jene Kinder mit noch offener Fuge den Kindern mit bereits geschlossener Fuge gegenübergestellt. Es ergab sich, daß der Fugenschluß nur eine geringe Korrekturfähigkeit auf das definitive Längenwachstum hat.

Hinsichtlich der Liegedauer des Implantates wurde zwischen einer Implantatlage von mehr und weniger als 10 Monaten unterschieden. Überraschenderweise wies die Implantatliegedauer keinen zusätzlichen Wachstumsreiz auf. Auffallend starkes Längenwachstum wiesen Patienten mit fehlerhaften Osteosynthesen (Unruhecallus) auf.

Hefte zur Unfallheilkunde, Heft 212
Redigiert von J. Probst

Ergebnisse operativer Behandlung von Schaftverletzungen der unteren Extremität

K. Kunze, H.-J. Patzak, K. Schnecker und A. Bettermann

Klinik für Unfallchirurgie der Justus-Liebig-Universität Gießen, Klinikstraße 29, D-6300 Gießen

Im Zeitraum von 1976–1988 wurden an der unfallchirurgischen Universitätsklinik Gießen 19 Kinder im Wachstumsalter mit Oberschenkelfrakturen operativ behandelt. Dieses entspricht 25% aller im gleichen Zeitraum behandelter Oberschenkelschaftfrakturen. Im Zeitraum von 1978–1988 wurden 46 Kinder mit Unterschenkelschaftfrakturen operativ versorgt. Die wichtigsten Operationsindikationen waren sowohl bei den Oberschenkelschaftfrakturen als auch den Unterschenkelschaftfrakturen offene Verletzungen sowie nicht beherrschbare Fehlstellungen und Trümmerfrakturen. Operationsmethoden waren ganz überwiegend Plattenosteosynthesen, Marknagelosteosynthesen wurden nicht durchgeführt. Beim Oberschenkel kam einmal nach infizierter Plattenosteosynthese ein Fixateur externe zur Anwendung. Bei jüngeren Patienten wurden auch Schraubenosteosynthesen durchgeführt. Bei der Mehrzahl der Patienten wurden präoperativ keine oder höchstens ein Repositionsversuch vorgenommen, zwei Repositionsversuche stellten die Ausnahme dar. Bei den Nachuntersuchungen konnten wir feststellen, daß praktisch keine Winkelfehlstellungen oder Rotationsfehlstellungen vorkamen. Längendifferenzen von mehr als 1 cm waren die Ausnahme. Bewegungseinschränkungen in den benachbarten Gelenken waren bei den Kindern gering, lediglich im oberen Sprunggelenk kam es bei 5 von 26 nachuntersuchten Kindern von Bewegungseinschränkungen zwischen 10 und 15°. An Komplikationen mußten wir bei einem Patienten nach einer II° offenen Oberschenkelfraktur eine Infektion verzeichnen, bei zwei Kindern mit Oberschenkelfrakturen kam es zu Refrakturen nach Metallentfernung, mindestens bei einem Kind war die Metallentfernung sicher zu früh durchgeführt worden. Am Unterschenkel gab es vier verzögerte Knochbruchheilungen, die durch Spananlagerungen beherrscht werden konnten und 4 Fistelungen nach offenen Frakturen, die jeweils in einem weiteren Eingriff beherrscht werden konnten. In einem Fall kam es zur Refraktur nach Metallentfernung.

Korrektur bei Beinachsenfehlern im Kindesalter – Indikation und Technik

R. Fuhrmann, F. Chicote-Campos und R. Venbrocks

Orthopädische Universitätsklinik, Universitätsklinikum Essen, Hufelandstraße 55, D-4300 Essen 1

Achsenabweichungen der unteren Extremitäten mit Denzentrierung der Traglinie müssen als präarthrotische Deformität angesehen werden. Die operative Korrektur zielt sowohl auf

Hefte zur Unfallheilkunde, Heft 212
Redigiert von J. Probst

die Normalisierung der Gelenkstatik als auch auf einen Ausgleich des Spannungszustandes des Kapsel-Band-Apparates.

Von 1972 bis 1986 wurden an der Orthopädischen Universitätsklinik in Essen 77 Valgus- und 71 Varuskorrekturen am kindlichen Skelett durchgeführt. Hierbei kam es zu 60 Rezidiven, 39 bei Valgus- und 21 bei Varusdeformitäten. Als Gründe des Achsenfehlers fanden sich 25 posttraumatische Zustände, 23 stoffwechselbedingte, 22 anlagebedingte, 11 unbekannte und 7 erworbene Ursachen. Die gewählten Operationsverfahren waren überwiegend die Pendelosteotomie (n = 87), die Osteotomie mit medialer bzw. lateraler Keilentnahme (n = 54) sowie die Mehrsegmentosteotomie (n = 7). Neben den zur Stabilisierung eingebrachten gekreuzten Kirschner-Drähten (n = 82) kamen Blountsche Klammern (n = 29), Condylenplatten (n = 13), der Fixateur externe (n = 10), gerade Platten (n = 8) und Rush-pins (n = 6) zur Anwendung. Die Nachbehandlung bestand in der Regel in einer Gipsruhigstellung über 6 Wochen.

Folgendes Resümee läßt sich nach unserer Auswertung ziehen: Die Rezidivneigung bei der Korrektur von Valgusdeformitäten steigt vom 3. bis 10. Lebensjahr kontinuierlich an. Daraus resultiert, daß eine Achsenkorrektur möglichst nicht vor dem 13. Lebensjahr durchgeführt werden sollte. Eine Ausnahme stellt die drohende Gelenkdekompensation dar.

Die Rezidivneigung bei der Korrektur von Varusfehlstellungen ist vor dem 6. Lebensjahr am größten. Daraus resultiert, daß ein operatives Vorgehen erst nach dem 6. Lebensjahr anzustreben ist. Auch hier stellt die drohende Dekompensation der Gelenkstatik eine vorzeitige OP-Indikation dar.

Diskussion: Posttraumatisches Fehlwachstum

Die Vorträge dieser Sitzung behandelten ganz überwiegend die Behandlungsergebnisse von kindlichen Oberschenkelfrakturen. Übereinstimmend wurde in den Referaten betont und vom Auditorium zugestimmt, daß bei der konservativen Therapie von Oberschenkelfrakturen im Kindesalter die Prozentzahl der späteren Rotationsfehlstellungen höher als bei der operativen Therapie liegt. Für Längendifferenzen ließ sich keine eindeutige Abhängigkeit vom Behandlungsverfahren nachweisen; bei der bekannten intraindividuellen Variabilität der Beinlänge wurde diesem Aspekt bisher zuviel Aufmerksamkeit gewidmet.

Aus den mitgeteilten Langzeitergebnissen leitet sich ab, daß eine fachgerechte konservative Behandlung mehrere Repositionsmanöver ausschließt und daher bei sekundärer Dislokation eher operativ vorgegangen werden soll.

Dies gilt v.a. für die subtrochanteren Femurfrakturen, die ab dem 3./4. Lebensjahr am besten mit Plattenosteosynthesen versorgt werden. v. Laer wies darauf hin, daß bis zum 10. Lebensjahr am Oberschenkel Fehlstellungen im Verlauf des weiteren Wachstums korrigiert werden, während am Unterschenkel in etwa 10 % der Fälle Fehlstellungen verbleiben.

Die Auswirkungen von Fehlstellungen auf andere Skelettabschnitte (z.B. Wirbelsäulenskoliose) und die Prophylaxe (z.B. Ausgleich einer Längendifferenz mit Schuherhöhung) wurden kontrovers diskutiert.

Hefte zur Unfallheilkunde, Heft 212
Redigiert von J. Probst

Obere Extremität

Vorsitz: G. Hierholzer, Duisburg; L. von Laer, Basel

Die operative Behandlung von Schaftfrakturen der oberen Extremität im Kindesalter, Indikation, Zeitpunkt und Verfahrenswahl

J. Eitenmüller[1], A. David[2], A. Sott[2] und G. Muhr[2]

[1] Chirurgische Abteilung des St. Rochus-Hospitals, Gerichtsstraße 15, D-4620 Castrop-Rauxel
[2] Chirurgische Klinik und Poliklinik-Universitätsklinik, Berufsgenoss. Krankenanstalten „Bergmannsheil", Gilsingstraße 27, D-4630 Bochum

Einleitung

Die Schaftfrakturen an der oberen Extremität des Kindes werden in allererster Linie konservativ behandelt. Es ist das Ziel dieser Arbeit, die seltenen, begründeten Indikationen für eine operative Behandlung zu definieren und von der dominierenden konservativen Behandlung abzugrenzen. Die Arbeit stützt sich auf die im einzelnen angegebenen wesentlichen Autoren der Weltliteratur und auf das Krankengut der Chir. Universitätklinik Bergmannsheil Bochum der Jahre 1975–1989.

Oberarmfrakturen

Bei der Behandlung der Oberarmschaftfrakturen ist die Erzielung einer exakten Frakturstellung in allen 3 Achsen von untergeordneter Bedeutung, da ihr einerseits keine wesentliche funktionelle Bedeutung beizumessen ist und weiterhin, je nach Alter des Kindes eine spontane Korrektur der Fehlstellung erwartet werden kann.

Indikationen zur operativen Behandlung müssen daher andere Begründungen finden, diese können im einzelnen der Tabelle 1 entnommen werden [2, 3, 7, 10].

Tabelle 1. Oberarmschaftfrakturen

OP-Indikation	Zeitpunkt	Verfahrenswahl	Autoren
Ausgedehnte Weichteilverletzung	sofort	Plattenosteosynthese	Weber, Brunner, Freuler (1979)
Gefäß- u. Nervenverletzung		Gefäßnaht/Nervennaht	Mercer Rang (1974)
Radialisparese im Verlauf der Behandlung	sofort nach Auftreten der Parese	Platte, Versorgung des Nerven	Mercer Rang, Campbell (1987)
Polytrauma	bald	Plattenosteosynthese, Bündelnagelung?	P. Chrestian
Schlecht stehende, instabile distale Fraktur beim älteren Kind	verzögert	K.-Drähte intramedullär?	Mercer Rang (1974)

Hefte zur Unfallheilkunde, Heft 212
Redigiert von J. Probst

Tabelle 2. Oberarmschaftfrakturen. (n = 57 Pat./60 Frakturen). Operativ behandelt n = 5 (8 % aller Frakturen)

OP-Indikation	Anzahl der Fälle	Verfahrenswahl
Instabile Fraktur (aufgrund weiterer Frakturen derselben Extremität)	2	Plattenosteosynthese Kirschner-Draht
Nach komplik. kons. Therapie (Radialisparese)	2	Plattenosteosynthese
Korrekturosteotomie	1	Plattenosteosynthese

Unter 60 Oberarmschaftfrakturen in unserem Krankengut bei 57 Patienten war fünfmal eine operative Behandlung erforderlich, dies entspricht 8 % dieses Krankenguts. Die Indikationen können Tabelle 2 entnommen werden. Unter allen kindlichen Frakturen werden Oberarmschaftfrakturen etwa mit 5 % angegeben, innerhalb dieser Frakturen ergibt sich eine Operationsfrequenz von unter 5 %, hieraus ist zweifelsfrei zu ersehen, daß es sich um eine sehr seltene Indikation handelt.

Schaftfrakturen des Unterarmes

Am Unterarm kommt es wegen des komplizierten mechanischen Zusammenspiels von Elle und Speiche, die letztlich eine anatomische Wiederherstellung der Formgebung beider Knochen in allen 3 Ebenen erfordert, darauf an, diese besonderen Bedingungen in die Indikation zu konservativen oder operativen Behandlung in erster Linie mit einzubeziehen.

Es ist im Einzelfall die Fähigkeit des einzelnen Patienten je nach Alter, Frakturlokalisation oder Geschlecht einzuschätzen, wie weit mit einer spontanen Korrektur einer verbliebenen Fehlstellung gerechnet werden kann. Hierbei ist zu berücksichtigen, daß das Längenwachstum zu 80 % durch die distalen Epiphysenfugen von Radius und Ulna bewirkt wird; somit ist distal eine wesentlich höhere Fähigkeit zur spontanen Stellungskorrektur gegeben, als bei proximalen Frakturen. Darüber hinaus muß beachtet werden, daß sich bei Mädchen die Epiphysenfugen etwa 2 Jahre eher verschließen als bei Jungen, weiterhin

Tabelle 3. Distale Unterarmfrakturen

OP-Indikation	Zeitpunkt	Verfahrenswahl	Autoren
Weit offene Frakturen	sofort	offene Reposition K.-Drahtspickung	Weber, Brunner, Freuler (1979)
Vollständig abgewinkelte Frakturen beim älteren Jugendlichen	sofort	K.-Drahtspickung	Campbell (1987), v. Laer (1986), Rockwood
Irreponible Epiphysenlösung bei älteren Kindern	sofort	offene Reposition K.-Draht/Periostnaht	Weber, Brunner, Freuler (1979) Campbell (1987), v. Laer (1986)
Irrep. Aitken I Fraktur	sofort	offene Reposition K.-Draht/Periostnaht	Weber, Brunner, Freuler
Aitken II u. III	sofort	exakte Reposition K.-Drähte u. Schrauben	Weber, Brunner, Freuler

sind erheblich individuelle Unterschiede zu berücksichtigen. In sehr großen Nachuntersuchungsserien von bis zu 140 Kindern, bei denen eine Fehlstellung nach konservativer Behandlung verblieben war, konnten die o.g. beeinflussenden Faktoren der selbständigen Stellungskorrektur erarbeitet werden [1, 3, 5, 8]. Unter Berücksichtigung dieser speziellen Bedingungen ergibt sich die in Tabelle 3, 4 und 5 für das jeweilige Unterarmdrittel geltende Operationsindikation [2, 5–10].

In unserem Krankengut stellten wir unter 165 Frakturen des distalen Drittels bei 10 Kindern, entsprechend = 6 %, die Indikation zur operativen Behandlung (s. Tabelle 6).

Tabelle 4. Proximale Unterarmfrakturen

OP-Indikation	Zeitpunkt	Verfahrenswahl	Autoren
Breit offene Frakturen von Elle und Speiche	sofort	1/3 Rohrplatte Kleinfragment DC, 3,5	Weber, Brunner, Freuler
Schlecht stehende, veraltete Fraktur		" K.-Drahtschienung	Weber, Brunner, Freuler, Campbell
Monteggia-Fraktur bei vollständig instabiler Ulna (Schrägbruch)	sofort	"	Weber, Brunner, Freuler, Rockwood, v. Laer (1986)
Monteggia-Fraktur des Adoleszenten		Platte (K.-Drahtschienung)	Campbell (1987) Rockwood

Tabelle 5. Frakturen im mittleren Drittel des Unterarmes

OP-Indikation	Zeitpunkt	Verfahrenswahl	Autoren
Weit offene Frakturen	sofort	Plattenosteosynthesen	Weber, Brunner, Freuler (1979), Campbell (1987), Rockwood (1984)
Irreponible Frakturen	sofort	Plattenosteosynthesen Markraumdrähte offene Reposition u. Gips?	v. Laer, Mercer Rang (1974) Campbell, Rockwood Nielson u. Simonson
Frakturen beim Jugendlichen	möglichst bald	Plattenosteosynthesen	Weber, Brunner, Freuler (1979) Mercer Rang, Campbell (1987) Rockwood, v. Laer

Tabelle 6. Unterarmschaftfrakturen im mittleren Drittel. Im mittleren Drittel n = 162 Frakturen (46,9 % aller Frakturen). Operativ behandelt n = 22 (13,6 % aller Frakturen im mittleren Drittel)

OP-Indikation	Anzahl der Fälle	Verfahrenswahl
Weit offene Frakturen u. Trümmer mit schwerem Weichteilschaden	4	Plattenosteosynthese
Irreponible Frakturen bei älteren Jugendlichen (z.T. Muskelinterposition)	3	Plattenosteosynthese Markdraht
Sekundäre Dislokation nach konservativer Therapie (z.T. Nervenschädigung, Synostosengefahr)	8	Plattenosteosynthese, Rushpin, Markdraht
Korrekturosteotomie	7	Plattenosteosynthese (z.T. Spongiosaplastik)

Unter 162 Frakturen des mittleren Drittels stellten wir in 22 Fällen, entsprechend 1,36 %, aller Frakturen die Indikation zur operativen Behandlung (s. Tabelle 7).

Tabelle 7. Unterarmschaftfrakturen im distalen Drittel. Im distalen Drittel n = 165 Frakturen (47,8 % aller Frakturen). Operativ behandelt n = 10 (6 % aller Frakturen im distalen Drittel)

OP-Indikation	Anzahl der Fälle	Verfahrenswahl
Weit offene Trümmerfrakturen mit schwerem Weichteilschaden	2	Plattenosteosynthese
Irreponible Frakturen beim älteren Jugendlichen (Muskelinterpos., vollständig dislociert)	3	Kirschner-Draht, Markdraht
Sekundäre Dislokation bei konservativer Therapie (z.T. mit Nervenläsion o. Synostosengefahr)	4	Kirschner-Draht, Markdraht Rushpin
Korrekturosteotomie	1	Plattenosteosynthese

Unter 18 Frakturen des proximalen Drittels stellten wir bei 8 Kindern (dies entspricht 44 % aller Frakturen des proximalen Drittels) die Indikation zur operativen Behandlung (s. Tabelle 8).

Tabelle 8. Unterarmschaftfrakturen im proximalen Drittel. Im proximalen Drittel n = 18 Frakturen (5,2 % aller Frakturen). Operativ behandelt n = 8 (44 % aller Frakturen im proximalen Drittel)

OP-Indikation	Anzahl der Fälle	Verfahrenswahl
Weit offene Frakturen beim Jugendlichen mit schwerem Weichteilschaden	1	Plattenosteosynthese
Irreponible, instabile Frakturen (Monteggia, zusätzliche, instabile Frakturen, Muskelinterposition)	4	Plattenosteosynthese, Kirschner-Draht
Sekundäre Dislokation nach konservativer Therapie (z.T. mit Nervenläsion)	2	Plattenosteosynthese
Korrekturosteotomie	1	Plattenosteosynthese

Diskussion

Die kindlichen Schaftfrakturen des Oberarmes stellen in der Behandlung keine besondere Problematik dar, lediglich aufgrund der Weichteilverletzung oder begleitender, im Verlauf der Behandlung auftretenden Nervenverletzungen und in sehr seltenen Fällen einmal infolge einer Fehlstellung, kann eine operative Behandlung indiziert sein. Hieraus ergibt sich, daß von wenigen Ausnahmen abgesehen, die konservative Behandlung anzuwenden ist.

Am Unterarm sind jedoch die besonderen Bedingungen des Zusammenspiels von Elle und Speiche zu beachten, um die Umwendebeweglichkeit zu erhalten; in viel geringerem Maße ist die Beweglichkeit des Ellenbogengelenkes oder des Handgelenkes gefährdet [1, 4, 8]. Darüber hinaus ergeben sich innerhalb der einzelnen Lokalisationen der Unterarmfrakturen deutliche Unterschiede, da infolge der starken Wachstumspotenz der distalen Epiphysenfugen hier eine wesentlich stärkere Tendenz zur spontanen Stellungskorrektur besteht [5, 7]. Folglich können distale Fehlstellungen in wesentlich stärkerem Umfang toleriert werden, als dies bei den proximalen der Fall ist, ohne bei ausreichend jungen Kindern eine nennenswerte Funktionseinschränkung als Endergebnis zu riskieren [1, 2, 5, 8, 10].

Im mittleren Drittel hingegen ist die Neigung zur Spontankorrektur einer verbliebenen Fehlstellung deutlich geringer, da der günstige Einfluß der stark wachsenden Epiphysenfugen keine wesentliche Bedeutung mehr besitzt, außerdem ergeben sich hier durch die wesentlich stärkere Neigung zum Abgleiten von Frakturen weitere Operationsindikationen.

In klinischen Untersuchungsserien konnte die unterschiedliche Neigung zur spontanen Stellungskorrektur entsprechend den hier genannten klinischen Wachstumsgegebenheiten nachgewiesen werden [1, 4, 5, 8]. Im proximalen Drittel ist infolge der am Längenwachstum nur sehr gering beteiligten Epiphysenfugen erwartungsgemäß kaum eine Stellungskorrektur zu erwarten. Hieraus resultiert eine deutlich häufiger zu stellende Operationsindikation. Dies spiegelt sich an unserem Krankengut wider; wir stellten bei den distalen Unterarmfrakturen wesentlich seltener die Indikation zur Operation, als bei den Frakturen des mittleren Drittels, bei den Frakturen des proximalen Drittels jedoch haben wir in nahezu der Hälfte aller Fälle die Indikation zur operativen Behandlung stellen müssen.

Bei kritischer Durchsicht der Weltliteratur besteht im wesentlichen eine Übereinstimmung in der Operationsindikation von Schaftfrakturen des Ober- und Unterarmes, wie sie hier wiedergegeben wurden. Lediglich die empfohlenen Operationsverfahren differieren geringfügig, während im angloamerikanischen Sprachraum noch häufiger eine Markraumdrahtung oder -schienung empfohlen wird, herrscht im europäischen Sprachraum mehr die Neigung zur Verwendung von Plattenosteosynthesen in geeigneten Fällen vor.

Zusammenfassung

Anhand der Weltliteratur und dem eigenen Krankengut werden die sehr seltenen Indikationen von Oberarmschaftfrakturen, die im wesentlichen durch weichteilbedingte Probleme verursacht werden, zusammengefaßt. Die Angaben über das eigene Krankengut entsprechen im wesentlichen der Weltliteratur. Unter Berücksichtigung der besonderen Bedingungen der Unterarmschaftfraktur wird auf die verhältnismäßig seltene Indikation zur operativen Behandlung der Frakturen im distalen Drittel (die etwas häufigere Indikation zur operativen Behandlung der Frakturen im mittleren Drittel und die verhältnismäßig häufige Indikation zur operativen Behandlung der Frakturen im proximalen Drittel) hingewiesen. Im eigenen Krankengut war bei Unterarmschaftfrakturen im distalen Drittel in 6 % der Fälle eine operative Behandlung erforderlich, bei den Frakturen des mittleren Drittels war bei 13 % und bei den Frakturen des distalen Drittels in 44 % der Frakturen eine operative Behandlung erforderlich. Dies steht in guter Übereinstimmung mit den Angaben aus der Weltliteratur.

Literatur

1. Blackburn N, Rang M (1984) Korrektion of the malunited forearm fracture. Klin Orthop A No 188
2. Campbell (1987) Operative Orthopaedics bei A.H. Crenshaw. Vol III
3. Chrestian P (1987) Kinderfrakturen. Huber, Bern Stuttgart Toronto
4. Creasman CH, Zaleske DJ, Ehrlich MG (1984) Analyzing forearm fractures in children. Klin Orthop A No 188
5. v. Laer L (1984) Frakturbehandlung im Kindesalter. Thieme, Stuttgart
6. Nilson BE, Obrant K (1977) The range of motion following fracture of the shaft of the forearm in children. Acta Orthop Scand 48:600
7. Rang M (1974) Childrens' fractures. J B Lippincott, Philadelphia pp 124–140
8. Roberts JA (1986) Angulation of the radius in childrens fractures. J Bone Joint Surg [Br] V 68
9. Rockwood Ch jun, Wilkins AKE, King, RE (1984) Fractures in children. Vol III, JB Lippincott, Philadelphia London Mexiko-City New York
10. Weber BG, Brunner Ch, Freuler F (1979) Die Frakturenbehandlung bei Kindern und Jugendlichen. Springer, Berlin Heidelberg New York

Technik und Ergebnisse der Osteosynthesen kindlicher Schaftfrakturen an der oberen Extremität

V. Hendrich

Unfallchirurgische Abteilung des Stadt- und Kreiskrankenhauses Ansbach
(Chefarzt: PD Dr. V. Hendrich), D-8800 Ansbach

Schaftfrakturen am Ober- und Unterarm bei Kindern sollten nach Möglichkeit konservativ behandelt werden. Während zweit- und drittgradig offene Frakturen eine absolute Indikation zur Osteosynthese darstellen, gibt es darüber hinaus noch eine Reihe von empfehlenswerten Indikationen, wie sie in den folgenden Tabellen 1 und 2 wiedergegeben sind.

Tabelle 1. Kindliche Humerusschaftfraktur – Indikation zur Osteosynthese

– zweit- und drittgradig offene Fraktur
– Radialisparese
– Kettenfrakturen am Arm
– Humerusschaftfrakturen beidseits
– Polytrauma (mit Schädelhirntrauma)

Tabelle 2. Kindliche Unterarmschaftfraktur – Indikation zur Osteosynthese

– offene Frakturen
– irreponible Frakturen
– Refrakturen
– Kettenfrakturen am Arm
– Polytrauma (mit Schädelhirntrauma)

Bei gegebener Operationsindikation wird auch beim Kind mit Ausnahme der seltenen Bohrdrahtosteosynthese am distalen Radiusschaft die Plattenosteosynthese das Verfahren

Hefte zur Unfallheilkunde, Heft 212
Redigiert von J. Probst

der Wahl sein. Allerdings werden der Größe der kindlichen Knochenabschnitte entsprechend geringer dimensionierte Implantate als bei Erwachsenen verwandt. Im folgenden soll zur Technik der Osteosynthese von kindlichen Schaftfrakturen an der oberen Extremität auf Lagerung, Zugang und Nachbehandlung gesondert eingegangen werden.

Lagerung zur Osteosynthese

Zur Osteosynthese am proximalen Humerusschaftdrittel wird der Patient in Rückenlage gebracht. Sein gebeugter Ellenbogen stützt auf einem kurzen, am Operationstisch angeschraubten Armtisch ab, dabei wird der Oberarm in der Schulter leicht abduziert gehalten. Zur Plattenosteosynthese am mittleren und distalen Schaftdrittel wird wie beim Erwachsenen in Bauchlage mit 90° abduziertem Oberarm gelagert. In der Ellenbeuge stützt sich der Arm über einer Rolle oder einer besonders gut gepolsterten Armtischkante ab. Diese Lagerung kann auch bei proximalen Unterarmschaftfrakturen mit Gelenkbeteiligung von Nutzen sein. Sonst werden alle Unterarmschaftfrakturen zur Osteosynthese in Rückenlage mit auf dem Tisch ausgelagerten Arm gelagert. Für den Zugang zur Ulna wird mit proniertem Unterarm im Ellenbogengelenk über 90° gebeugt gelagert. Sind beide Unterarmknochen frakturiert, ist der Arm von einem Assistenten in der entsprechenden Position zu halten. Diese Lagerung gilt auch für den Zugang nach Boyd zum proximalen Radiusschaftdrittel. Völlig unproblematisch ist die Lagerung des leicht pronierten Unterarmes auf dem Armtisch zur Osteosynthese des mittleren und distalen Radiusschaftdrittels.

Zugang

Nur bei der offenen Fraktur am Humerusschaft wird der Zugang entsprechend Größe und Lage der Hautwunde modifiziert. Sonst kann ein standardisiertes Vorgehen empfohlen werden. Zum proximalen Humerusschaftdrittel hat sich ein lateraler Zugang am Vorderrand des Deltoideus nach distal über dem Septum intermusculare laterale verlaufend bewährt. Nur bei der Schnitterweiterung über die Schaftmitte hinaus ist es empfehlenswert, den Nervus radialis darzustellen. Beim Einsetzen von Hohmann-Hebeln ist seine Knochennähe zu respektieren. Bei diesem Zugang wird transmuskulär durch den Musculus brachialis auf den Knochen eingegangen. Vorteilhaft erscheint es dabei, trotz der bekannten unterschiedlichen Innervation von lateralem und medialem Anteil dieses Muskels ihn nicht vollständig zu durchtrennen, sondern zur Plattenosteosynthese teilweise zu unterminieren.

Beim Zugang zum mittleren und distalen Humerusschaftdrittel wird von einem geraden Schnitt auf der Dorsalseite des Oberarmes aus zugegangen. Zwischen medialem und lateralem Tricepskopf wird stumpf eingegangen, der Nervus radialis in seinem Gefäßnervenbündel aufgesucht, sorgfältig respektiert. Nach distal muß dem Frakturverlauf entsprechend oft der Tricepssehnenspiegel in Hautschnittrichtung incidiert werden.

Der Zugang zu der in ganzer Länge unter der Haut gut tastbaren Ulna ist einfach. Nach Incision der Fascie zwischen Extensoren und Flexoren werden erstere auf der Dorsalseite soweit angehoben, daß nach erfolgter Reposition die Platte dorsal anmodelliert werden kann. – Der Hautschnitt zur Osteosynthese im mittleren und distalen Radiusschaftdrittel liegt auf der Linie zwischen Epicondylus radialis und Tuberculum Listeri in der Mitte des körperfernen Speichenendes. – Nach Fascienspaltung wird zwischen Musculus extensor carpi radialis brevis und Musculus extensor digitorum communis auf den Radiusschaft eingegangen. Im distalen Teil kreuzen schräg der Musculus abductor pollicis longus und der Musculus extensor pollicis brevis. Die genannten Muskeln müssen geschont und bei Bedarf untertunnelt werden. Über dem proximalen Drittel ist der Musculus supinator mit dem tiefen Radialisast zu beachten. Am besten vermeidet man seine Läsion durch den Zugang zum proximalen Radiusschaft nach Boyd. Der Hautschnitt beginnt am radialen Epicondylus, zieht dann zur dorsalen Ulnakante. Nach Ablösung des Musculus anconaeus, Musculus extensor carpi ulnaris und Musculus supinator an der Ulna wird auf der Membrana interossea präparierend das proximale Radiusschaftdrittel erreicht. Der tiefe Radialisast verbleibt dabei geschützt in dem nach dorsal weggehaltenen Musculus supinator.

Nachbehandlung

Für die Nachbehandlung der kindlichen Humerusschaftfraktur sollte bei der Osteosynthese Übungsstabilität angestrebt werden. Die Implantate sind entsprechend ausreichend zu dimensionieren, dabei wird selten die breite, häufig die schmale DCP Anwendung finden. Mindestens 6 Corticales in jedem Hauptfragment sind von den Schrauben zu erfassen. Demgegenüber darf die Plattenosteosynthese am kindlichen Unterarmschaft so dimensioniert sein, daß sie eine zusätzliche Gipsfixation notwendig macht. Unbedingt sollte die Osteosynthese die physiologischen Krümmungen, insbesondere des Radius, berücksichtigen. Eine anschließende kurzzeitige Gipsimmobilisation ist beim Kind nicht von Nachteil.

Die eingangs erwähnte Spickdrahtosteosynthese am distalen Radiusschaft macht ohnehin die Nachbehandlung im Oberarmgips bis zur knöchernen Konsolidierung notwendig. Die Plattenentfernung am wachsenden Humerus- und Unterarmschaftknochen ist in Abhängigkeit vom Alter des Kindes nach 4–8 Monaten anzuraten.

Behandlungsergebnisse

Im Zeitraum vom Juli 1975 bis Dezember 1979 wurden an der Unfallchirurgischen Abteilung der Chirurgischen Universitätsklinik Freiburg 290 Kinder und Jungendliche bis zum 15. Lebensjahr wegen einer Unterarmschaftfraktur stationär behandelt, dabei wurde in 57 Fällen operativ vorgegangen. Das Durchschnittsalter der operierten Kinder betrug 10,6 Jahre. 27 (d.h. 47 %) waren bei der Operation 12 Jahre alt und älter. Von 48 Kindern waren für die Nachuntersuchung noch vollständige Unterlagen und Röntgenbilder vorhanden.

Tabelle 3. Lokalisation der Fraktur

Ulnaschaftfraktur	2
Radiusschaftfraktur	12
Fraktur beider Unterarmknochen	32
Monteggia-Fraktur	2

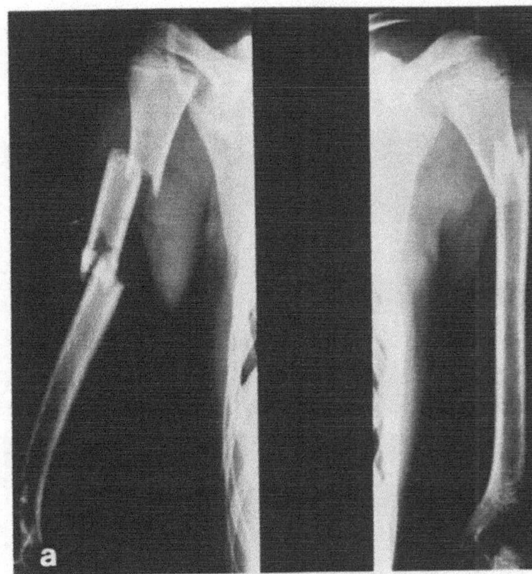

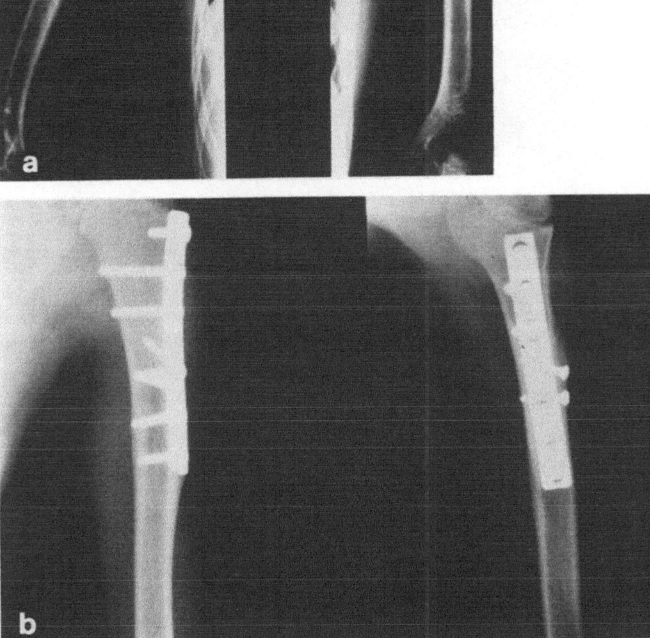

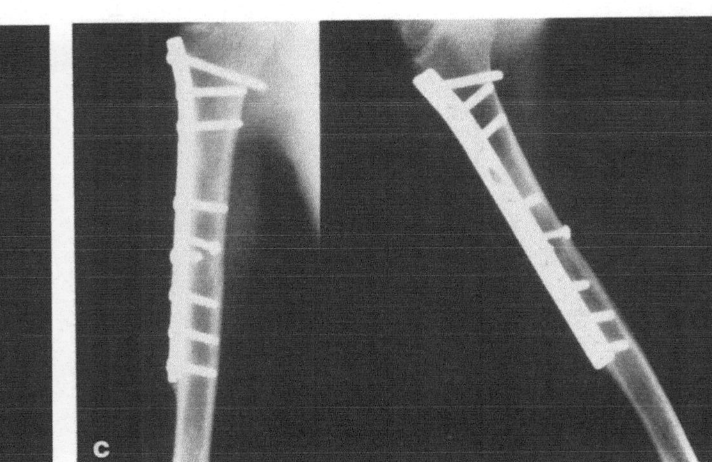

Abb. 1. a Humerusschaftfrakturen beidseits (rechts mit offener Galeazzi-Fraktur) eines 13jährigen, **b** Plattenosteosynthese rechter Humerus (schmale DCP), **c** Plattenosteosynthese linker Humerus (schmale DCP)

Das männliche Geschlecht überwog (37 Jungen). Mehr als die Hälfte der Kinder war beim Spielen in der Freizeit verunfallt, zusätzlich fanden sich im Kollektiv 1/4 Sportunfälle.

Insgesamt hatten die 48 operierten Kinder 80 Unterarmfrakturen.

26 Frakturen waren im distalen Unterarmschaftdrittel lokalisiert, 22 im mittleren und proximalen. Die Indikation zur Operation stellte sich in den meisten Fällen nach fehlgeschlagener konservativer Vorbehandlung.

Tabelle 4. Operationsindikation

auswärts vorbehandelt mit verbliebener Fehlstellung	27
zwei- oder mehrfach reponiert	20
Refrakturen	2
Polytrauma	4
erstgradig offene Fraktur	2
verzögerte Frakturheilung (nach mehr als 5 Monaten)	1
Kettenfraktur (begleitende supracondyläre Humerusfraktur)	1

Keine der Frakturen war sofort operativ angegangen worden, die Hälfte der Frakturen wurde jedoch innerhalb der ersten posttraumatischen Woche operiert, 6 allerdings erst nach vier Wochen.

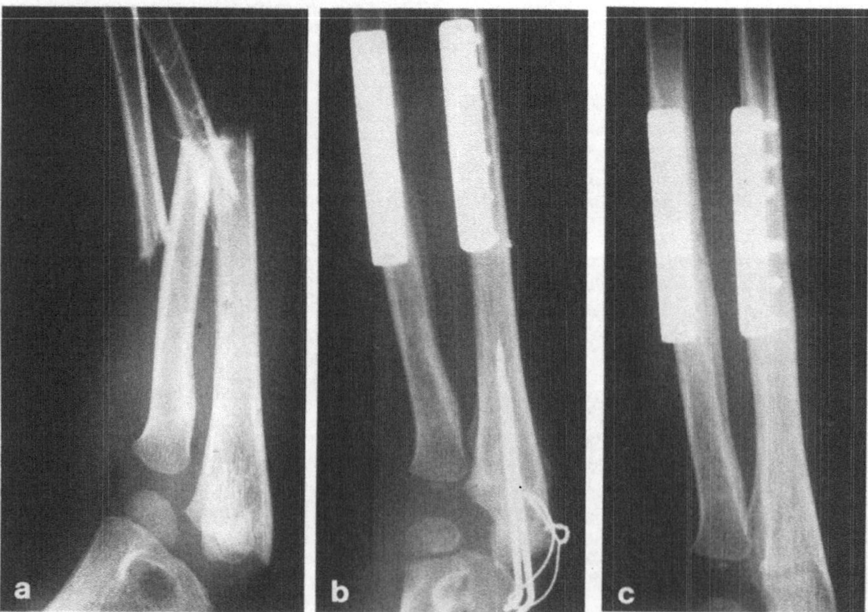

Abb. 2. a Komplette Unterarmschaftfraktur + Olecranonfraktur eines polytraumatisierten 6jährigen, **b** Übungsstabile Osteosynthese, **c** Knöcherne Konsolidierung der Frakturen

Insgesamt wurden 35 Plattenosteosynthesen durchgeführt, zusätzlich 13 Spickdrahtosteosynthesen am distalen Radiusschaft. Die Metallentfernung der Platten erfolgte in den meisten Fällen innerhalb der ersten 6 Monate, die der Spickdrähte innerhalb der ersten 3 Monate nach Operation. Wundheilungsstörungen oder verzögerte Frakturheilungen traten nicht auf.

Von den 48 nachkontrollierbaren Patienten konnten 35 untersucht werden, 5 beantworteten Fragebogen. Das durchschnittliche Zeitintervall nach der Operation betrug im Durchschnitt 7 Jahre, das Durchschnittsalter der Nachuntersuchten 17,8 Jahre.

11 von 40 operierten Kindern gaben gelegentliche Beschwerden unter Belastung des Armes an. Auffällig war, daß bei denjenigen, die 11 Jahre und älter zum Unfallzeitpunkt waren, jeder zweite hierüber klagte.

Die 35 nachuntersuchten Patienten wiesen 56 operativ versorgte Frakturen auf, die zum Zeitpunkt der Nachuntersuchung ausnahmslos fest knöchern konsolidiert waren. 27 waren im distalen Schaftdrittel, 28 im mittleren, und eine Fraktur im proximalen Drittel lokalisiert. Auf die 56 frakturierten Unterarmknochen bezogen wiesen 21 ein seitengleiches Längenwachstum, 19 ein verlängertes und 16 ein verkürztes auf. Bezogen auf den Unterarm als Ganzes, stellte sich das Längenwachstum folgendermaßen dar (Tabelle 5).

Tabelle 5. Längenwachstum

10	seitengleiche Unterarme
14	verlängerte Unterarme
10	verkürzte Unterarme
1	verkürzte Ulna (1 cm) bei gleichzeitig verlängertem Radius (0,5 cm)

In Verkürzung der Ulna bei gleichzeitiger Verlängerung des Radius war eine komplette Unterarmfraktur eines zum Zeitpunkt des Unfalles 15jährigen ausgeheilt. Ein anderer Sonderfall sei im folgenden wiedergegeben: Bei einem zum Zeitpunkt des Unfalles 11jährigen Verletzten, der eine isolierte Radiusfraktur erlitten hatte, war bei der Nachuntersuchung sowohl der Radius (um 2 cm) als auch die Ulna (um 1 cm) verkürzt.

In bezug auf 19 verlängerte Unterarmknochen und 16 in Verkürzung verheilte frakturierte Knochen zeigte sich ein auffälliger Altersunterschied: 13 Verlängerungen fanden sich bei Kindern, die zum Unfallzeitpunkt jünger als 11 Jahre alt waren, demgegenüber fanden sich 12 von 16 in Verkürzung ausgeheilte Frakturen bei Kindern, die 11 Jahre alt und älter zum Zeitpunkt der Operation waren. Bei flüchtiger Betrachtung der Auswertungsergebnisse zeigte sich darüber hinaus, daß es in knapp der Hälfte der Frakturen im distalen Unterarmschaftdrittel zu Verkürzungen kam, in der Hälfte der Fälle der Frakturen in Schaftmitte dagegen zu einer Verlängerung. Dies ist jedoch, wie gezeigt werden kann, in Zusammenhang mit der Altersstruktur des Kollektivs zu sehen: Von 5 Patienten mit distaler Unterarmfraktur, die in einer Verlängerung heilte, waren 4 jünger als 11 Jahre. In der gleichen Altersgruppe fanden sich 9 von 14 Patienten mit Armverlängerung nach Fraktur in Schaftmitte. Demgegenüber waren von 12 Kindern mit Verkürzungen nach distaler Unterarmschaftfraktur 11 mindestens 11 Jahre alt, 3 von 4 in Verkürzung verheilte Frakturen in Schaftmitte kamen aus der gleichen Altersgruppe. Diese Ergebnisse überraschen nicht. Für ein posttraumatisch gesteigertes Längenwachstum kann eine Hyperämie im Bereich der Epiphysenfuge verantwortlich gemacht werden [2, 5]. Die Unterarmverkürzung bei denjenigen Kindern, die kurz vor Abschluß des physiologischen Wachstums stehen, entspricht den Vorstellungen von v. Laer [1] und von Weber [4]. Nach Letzterem „brennt die Fuge im Feuer der Frakturheilung" bei den älteren Kindern aus, d.h. sie schließt sich früher als auf der Gegenseite.

Die klinische Untersuchung der 35 nachuntersuchten Kinder mit Unterarmschaftfrakturen zeigte keine nennenswerten Sensibilitätsstörungen, keine Kraftminderung. Die bei einigen Kindern gemessenen Bewegungseinschränkungen waren ihnen nicht bewußt. 30 wiesen keinerlei Störungen der Umwendbewegung auf, bei 4 wurden weniger als 20 Grad gemessen. Bei einem Kind betrug allerdings die Einschränkung der Pronation 40 Grad. Der Junge hatte als 12jähriger eine komplette Unterarmschaftfraktur in Schaftmitte erlitten, die Plattenosteosynthese des Radius berücksichtigte die physiologische Krümmung des Radius nicht genug, die doch bekanntermaßen erst die sogenannte „Türflügelbewegung" des Radius um die distale Ulna erlaubt. Zudem erfolgte in diesem Fall die Metallentfernung erst nach drei Jahren. Die radiologische Untersuchung hatte eine Valgisierung des Radiusschaftes um mehr als 10 Grad und eine Verkürzung der Ulna um 5 mm mit Rekurvation um 10 Grad ergeben. Darüber hinaus fand sich eine geringe Einschränkung der Beweglichkeit im Handgelenk.

Bei 32 Kindern fanden sich keine Einschränkungen der Beweglichkeit im Handgelenk. Bei jeweils einem war die Dorsal-/Palmarflexion im Handgelenk um 10 Grad, bis 20 Grad, über 20 Grad eingeschränkt. Während in 32 Fällen die Ulnar-/Radialabduktion nicht eingeschränkt war, fand sich eine Einschränkung bis 10 Grad in zwei Fällen, nur in einem Fall darüber.

In dem von uns nachuntersuchten Krankengut mit beschränkter Fallzahl zeigte sich, daß von den Funktionsstörungen häufiger ältere Kinder betroffen waren, daß die Lokalisation der Fraktur, der Zeitpunkt der Operation, aber auch der Zeitpunkt der Metallentfernung keinen nachweislichen Einfluß auf die Funktionsminderung hatte. Dennoch sollte hieraus nicht die Empfehlung abgeleitet werden, daß am bisherigen Konzept, Platten am wachsenden Unterarm je nach Alter des Kindes nach 4–8 Monaten zu entfernen, abgegangen werden sollte. Immerhin war im schlechtesten Fall (nach der Klassifizierung von Tscherne nur als befriedigend zu werten) die Platte erst nach drei Jahren entfernt worden.

Tabelle 6. Zusammenfassende Wertung nach Tscherne [3]

sehr gut	16
gut	18
befriedigend	1

Funktionsstörungen bei den operativ versorgten Kindern und Jugendlichen sahen wir auch bei Frakturen, die ohne Achsfehler verheilt waren, auch bei Frakturen mit seitengleichem Längenwachstum. Wir führen dies auf Vernarbungen in der traumatisierten Membrana interossea zurück. Diese sind radiologisch nicht oder höchstens im Falle von Verkalkungen zu erfassen.

Nach den vorgelegten Behandlungsergebnissen operativ versorgter kindlicher Unterarmschaftfrakturen kann das Verfahren in Ergänzung zur vorwiegend konservativ durchzuführenden Behandlung bestehen. Obwohl geringe Funktionseinschränkungen auch bei anatomisch korrektem Ausheilungsergebnis gefunden wurden, sollte zur Erreichung eines guten Ergebnisses die Osteosynthese strikt die anatomischen Verhältnisse respektieren. Eine Metallentfernung nach Plattenosteosynthese am wachsenden Skelett sollte je nach Größe des Kindes nach 4–8 Monaten erfolgen. Eine sichere Vorhersage über eine Störung des Längenwachstums nach operierter Unterarmschaftfraktur ist im Einzelfall nicht möglich. Die vorgelegten Untersuchungsergebnisse zeigen, daß erwartungsgemäß bei jüngeren Kindern eher mit einer Armverlängerung, bei älteren, die kurz vor dem Wachstumsabschluß stehen, mit einer gewissen Verkürzung des Armes gerechnet werden muß. Die Bedeutung dieser Beobachtung ist gegenüber der nach Frakturen der unteren Extremität natürlich geringer.

Literatur

1. v. Laer L (1984) Skelett-Traumata im Wachstumsalter. Springer, Berlin Heidelberg New York Tokyo
2. Trueta J (1953) The influence of the blood supply in controlling bone growth. Bull Hosp Joint Dis 147:157
3. Tscherne H, Oestern H-J, Sander U (1978) Technik und Ergebnisse der Plattenosteosynthese am Unterarmschaft. Unfallheilkunde 81:332
4. Weber BG (1978) Frakturheilung am ausgereiften und am wachsenden Skelett. In: Weber BG, Brunner C, Freuler F (Hrsg) Frakturbehandlung bei Kindern und Jugendlichen. Springer, Berlin Heidelberg New York
5. Wilde CD, Lange T, Hesse W, Goetz J (1973) Einfluß der Druckplattenosteosynthese auf das Längenwachstum im Tierversuch. Langenbecks Arch Klin Chir [Suppl] 95

Alternativen der Versorgung kindlicher Oberarmschaftfrakturen

R. Carbon, W. Link, P. Schaller und H. Beck

Abt. für Unfallchirurgie, Chirurgische Universitätsklinik Erlangen, Maximilianplatz 2, D-8520 Erlangen

Der Oberarmschaftbruch – nach Böhler der gutartigste unter den Schaftbrüchen der langen Röhrenknochen – ist eine Domäne konservativer Bruchbehandlung. Unsere Ergebnisse bei der Therapie bei den bis zu 18jährigen haben wir retrospektiv für die Jahre 1979–1988 untersucht. Von 246 *Humerusfrakturen* lagen 20 (8 %) subcapital, 94 (38 %) diaphysär und 132 (54 %) supracondylär. Insgesamt wurden von diesen Frakturen 194 (78 %) konservativ, 52 (21 %) operativ versorgt.

Von den 94 *diaphysären Humerusfrakturen* wurden primär 18 (19,2 %) operativ versorgt, sekundär schließlich 45 (48 %). *Primär* erfolgten 11 Bündelnagelungen, 4 Verplattungen

Hefte zur Unfallheilkunde, Heft 212
Redigiert von J. Probst

und 3 Fixateur-externe-Behandlungen. *Sekundär* erfolgten 27 weitere Bündelnagelungen aufgrund mehrfach fehlgeschlagener konservativer Therapie (25mal Oberarmgips, 1mal Desault, 1mal Extension) und einer Plattenlockerung mit Pseudarthrose.

Absolute Indikation zur Osteosynthese sahen wir bei II.- und III.-gradig offenen Frakturen, Gefäß- und/oder Nervenschaden und Pseudarthrosen. *Relative und empfehlenswerte* Indikationen bestanden bei stark dislocierten, schlecht oder mehrfach reponierten Frakturen. Im distalen Drittel gelegene und gelenknahe, bzw. Gelenkfrakturen sollten operiert werden. Ebenfalls weit hielten wir die Indikation bei polytraumatisierten Kindern und Jugendlichen, um Funktionalität und Pflegemaßnahmen zu verbessern. Pathologische Frakturen, z.B. bei Knochencysten, wurden offen saniert und verplattet.

An *konservativen* Behandlungsmaßnahmen kamen Desault- und Velpeau-Verband, z.T. auch in Gipsausführung, zum Einsatz. Die klassische Gipsbehandlung erfolgte in Oberarmlonguettenform, oder zirkulär. Ergänzt wurden diese Möglichkeiten durch die funktionelle Behandlung mit Kunststoffhülsenkonstruktion (Brace) nach Sarmiento. Hier wird der anatomische Aufbau des Oberarms zur Retention genutzt: Die Muskulatur schient den Knochen nach Reposition, wobei das Repositionsergebnis durch die Weichteilkompression der Schale gehalten wird.

Operativ kam zu 80% die Bündelnagelung zum Einsatz, ergänzt durch extrameduläre Verfahren (Verplattung, Fixateur externe).

Der konservativen Therapie kindlicher Frakturen sollte, wo immer möglich, der Vorzug gegeben werden, wobei wir auf lange Extensionsbehandlungen und unhandliche Schienen verzichten.

Zwingen jedoch spezielle Indikationen im Einzelfall zur Operation, haben wir mit der Bündelnagelung ein komplikationsarmes Verfahren bei minimalem Eingriff zur Verfügung. Extramedulläres Vorgehen betraf schwerere Verletzungen mit Schädigung von Weichteilen und wurde in der Prognose im wesentlichen durch diese bestimmt.

Die Indikation zur Osteosynthese kindlicher Unterarmschaftfrakturen

Th. Gottorf, W. Zenker, M. Schmidt und A. Peters

Abt. für Unfallchirurgie, Chirurgische Universitätsklinik (Direktor: Prof. Dr. D. Havemann), Christian-Albrechts-Universität, Arnold-Heller-Straße 7, D-2300 Kiel 1

Von 7/1977 bis 6/1989 wurden 277 Kinder mit repositionsbedürftigen Frakturen des Unterarmschaftes stationär behandelt. Die Operationshäufigkeit betrug: Proximale Radiusmetaphyse 8/13 (62%), Diaphyse 24/97 (25%), Distale Metaphyse 19/152 (12,5%), Monteggia-Schaden 12/14 (86%), Galeazzi-Verletzung 0/1.

Offene Frakturen II. und III. Grades, die als Indikation zur Osteosynthese gelten, wurden nicht beobachtet. Entscheidendes Kriterium für die Operation war, ob die Fraktur befriedigend reponiert und retiniert werden konnte. Eine exakte Wiederherstellung ist bei Verletzungen mit verminderter Spontankorrekturfähigkeit gefordert:

Hefte zur Unfallheilkunde, Heft 212
Redigiert von J. Probst

Bei Frakturen der proximalen und mittleren Diaphyse wird eine Achsabweichung über 15° oder eine Seitverschiebung über Schaftbreite als unbefriedigend angesehen. Bei 17 von 26 (65 %) vollständigen Frakturen der proximalen Hälfte des Radius mit und ohne begleitender vollständiger Ulnafraktur mußte von der konservativen Behandlung abgewichen werden. Als Hindernis ließ sich der Zug des Musculus supinator durch Supination des proximalen Radiusfragmentes und Angulation des Radius nach ulnar mehrfach nachweisen.

Die ausgezeichnete Korrekturfähigkeit bei Frakturen des distalen Unterarmschaftes noch bei über 12jährigen wurde durch eigene Untersuchungen bestätigt. Bei den Epiphysenlösungen werden die seltenen Volarabkippungen zögernder korrigiert als die Dorsalabkippungen, so daß hier die ideale Stellung angestrebt wird, die wir in 3 von 5 Fällen mit Kirschner-Drähten fixierten.

Bei der Behandlung des Monteggia-Schadens wird die primäre operative Ulnastabilisierung befürwortet, weil sie die sekundären Komplikationen mit hoher Wahrscheinlichkeit verhindert. 10 der 12 frischen Verletzungen wurden operiert, das Radiusköpfchen mußte in 2 Fällen offen reponiert werden.

Zusammenfassend gründet sich die Operationsindikation auf die Behandlung des schweren Weichteilschadens und auf die Forderung exakter Reposition bei vollständigen Frakturen der proximalen Diaphyse, dem Monteggia-Schaden und der Epiphysenlösung mit Volarabkippung.

Nachuntersuchungsergebnisse von 70 operativ stabilisierten kindlichen Unterarmschaftfrakturen

M. Leixnering, Ch. Pezzei und N. Schwarz

Unfallkrankenhaus Lorenz Böhler, Donaueschingenstraße 13, A-1200 Wien 20

In den Jahren 1976–1988 konnten in den Unfallkrankenhäusern Lorenz Böhler und Meidling insgesamt 2478 kindliche Unterarmschaftfrakturen beobachtet werden. Die überwiegende Zahl dieser Schaftfrakturen wurde konservativ behandelt. Nur 96 Patienten wurden operiert. Es handelte sich hauptsächlich um Frakturen im proximalen und mittleren Drittel, die während der Heilung nur eine geringe Tendenz zur spontanen Achsenkorrektur aufweisen. 72 Patienten konnten nachuntersucht werden. Die behandelten Kinder waren im Alter von 4–14 Jahren, wobei die Gruppe der 10- bis 14jährigen eindeutig überwog. Insgesamt wurden 54 geschlossene, 15 erstgradig offene und 3 zweitgradig offene Frakturen behandelt. Abgesehen von wenigen Ausnahmen kamen zwei Operationsmethoden zur Anwendung:

1. Die geschlossene Reposition und Markdrahtung
2. Offene Reposition und Verplattung

Zur Primärstabilisierung von dislocierten kindlichen Unterarmschaftfrakturen wurde in 39 Fällen die Markdrahtung und nur in 8 Fälle die Verplattung gewählt. Die Markdrahtung

Hefte zur Unfallheilkunde, Heft 212
Redigiert von J. Probst

wurde bei geschlossenen, erstgradig offenen, in 3 Fällen auch bei zweitgradig offenen Frakturen gewählt, bei denen keine zusätzliche Gefäß- und Nervenläsion vorlag. Zur sekundären Stabilisierung von 18 Unterarmbrüchen wurde in 13 Fällen die offene Reposition und nur fünfmal die Markdrahtung gewählt. In einem Fall kam es zu einer Infektion nach einer zweitgradig offenen Unterarmfraktur. Nach Sanierung des Infektherdes und Entfernung eines Sequesters wurde anschließend bei blanden Verhältnissen die Fraktur mit Spongiosaplastik und Verplattung zur Ausheilung gebracht.

Die Ergebnisse wurden nach dem Bewertungsschema der AO beurteilt. Es konnten 56 sehr gute, 15 gute, 1 befriedigendes und 1 schlechtes Ergebnis beobachtet werden.

Die kindliche Unterarmschaftfraktur – Entscheidungsrichtlinien zur konservativen und operativen Therapie

G. Riedel, D. Birnbaum, E. Ludolph und G. Hierholzer

Berufsgenoss. Unfallklinik Duisburg-Buchholz, Großenbaumer Allee 250, D-4100 Duisburg 28

Vorträge und Veröffentlichungen der letzten Jahre lassen eine zunehmende Tendenz erkennen, kindliche Frakturen primär operativ zu versorgen. Ohne Zweifel ist die Prognose bestimmter kindlicher Knochenbrüche durch die Osteosynthese verbessert. Die Unterarmschaftfrakturen sind jedoch nicht ohne weiteres dieser Gruppe zuzuordnen. Unter Anwendung korrekter konservativer Repositionstechnik und äußerer Fixierung, welche den funktionellen Gegebenheiten Rechnung tragen, lassen sich 80 % der kindlichen Unterarmschaftfrakturen ohne operative Intervention zur Ausheilung bringen. Wesentlichen Einfluß auf die Entscheidung zum konservativen Vorgehen hat das Wissen über die spontane Achsenkorrektur am wachsenden Skelett der unbelasteten oberen Extremität. Von insgesamt 164 kindlichen Unterarmschaftfrakturen, die in unserer Klinik von 1972–1988 behandelt wurden, konnten wir 123 Kinder nach durchschnittlich 3 Jahren klinisch und röntgenologisch nachuntersuchen. Nur 37 Frakturen waren operativ versorgt worden. Anhand der Ergebnisse dieser großen Nachuntersuchungsserie lassen sich klare Richtlinien ableiten. Die geschlossene Unterarmfraktur wird per primam intentionem in Narkose reponiert und unter dorsaler Oberarmgipsschiene ruhiggestellt mit nachfolgendem Anlegen eines geschlossenen Oberarmgipses nach Ablauf einer Woche. Bei irreponibler Fraktur beziehungsweise sekundärer Dislokation stellt die Plattenosteosynthese die Methode der Wahl bei geschlossenen Weichteilverhältnissen dar, während der Fixateur externe im Falle der Infektion oder im Falle des höhergradig offenen Bruches indiziert ist.

Hefte zur Unfallheilkunde, Heft 212
Redigiert von J. Probst

Korrektur von Fehlstellungen nach kindlichen Schaftfrakturen der oberen Extremität

H. Mittelmeier, E. Schmitt, J. Heisel und W. Mittelmeier

Orthopädische Universitätsklinik und Poliklinik Homburg (Direktor: Prof. Dr. H. Mittelmeier), D-6650 Homburg/Saar

Die Schaftfrakturen der oberen Extremität werden im Kindesalter in der Regel konservativ behandelt. Die große Tendenz zur Callusbildung führt im allgemeinen in relativ kurzer Zeit zur knöchernen Festigung der Frakturen. Obgleich es bei der konservativen Behandlung mit äußerer Ruhigstellung durch Gipsverband und Extension häufig nicht möglich ist, ideale Repositionsergebnisse zu erzielen, besteht doch auch hier meistens kein Anlaß zu einer korrigierenden Osteotomie. Wie schon vor Jahrzehnten festgestellt (Pauwels, Ehalt, Rettig, Blount u.a.) kommt es hier meistens nach dem Gesetz der funktionellen Anpassung (Roux; Pauwels) zu einem *korrigierenden Knochenwachstum* im Bereich der Epiphysen und auch an der Frakturstelle selbst, wo die Konkavität knöchern aufgebaut und die Konvexität abgebaut wird. Bei *Achsenfehlern* bis zu etwa 20° kann man deshalb zunächst durchaus abwarten, wenn den Kindern noch eine gewisse Wachstumszeit bevorsteht. Eine Ausnahme bilden dagegen die Fehlstellungen des Arms nach kindlichen Ellenbogenfrakturen, insbesondere mit Epiphysenschäden, welche jedoch nicht zum vorgegebenen Thema gehören. Diesbezüglich verweisen wir auf unsere früheren Publikationen (Mittelmeier; Katthagen et al. 1983).

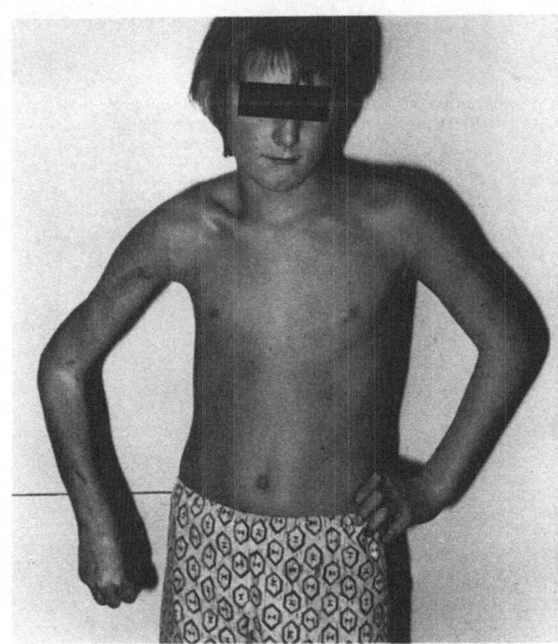

Abb. 1. AR-Kontraktur mit dargestellter Innendrehbeschränkung des rechten Arms nach komplexer offener Ober- und Unterarmverletzung mit Humerusfraktur und Fehlheilung sowie ischämischer Handkontraktur

Hefte zur Unfallheilkunde, Heft 212
Redigiert von J. Probst

Problematischer sind auch die *Rotationsfehler*, welche sich nicht so leicht spontan korrigieren lassen (Rettig). Bei leichten Drehfehlern erlaubt jedoch der relativ große Drehbereich des Schultergelenkes und auch die Unterarmdrehmöglichkeit einen funktionellen Ausgleich. Schwere Drehfehler können jedoch, insbesondere mit gleichzeitigen Einsteifungen des Schultergelenkes bzw. der Radioulnargelenke (vor allem infolge von Mehrfachverletzungen) eine Indikation zur Korrekturosteotomie abgeben.

Eine operative Indikation ist im allgemeinen immer dann gerechtfertigt, wenn *extreme Fehler mit starker funktioneller Störung und auffallender kosmetischer Beeinträchtigung* und vor allem *Pseudarthrosen* vorliegen. Hier ist frühzeitige Korrektur angezeigt.

Besonders möchten wir aber darauf hinweisen, daß am *Unterarm* Knochenverschiebungen ad latus mit Einengung des Spatium interossium und entsprechende Achsenknickungen immer auch mit einer *Einschränkung der Drehbewegung* einhergehen, insbesondere bei

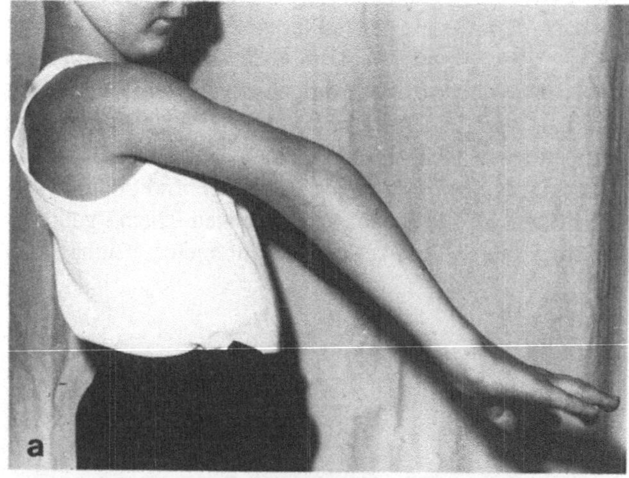

Abb. 2a. Cubitus varus und Drehfehler nach hoher supracondylärer Humerusfraktur. Relative Indikation zur Korrekturosteotomie

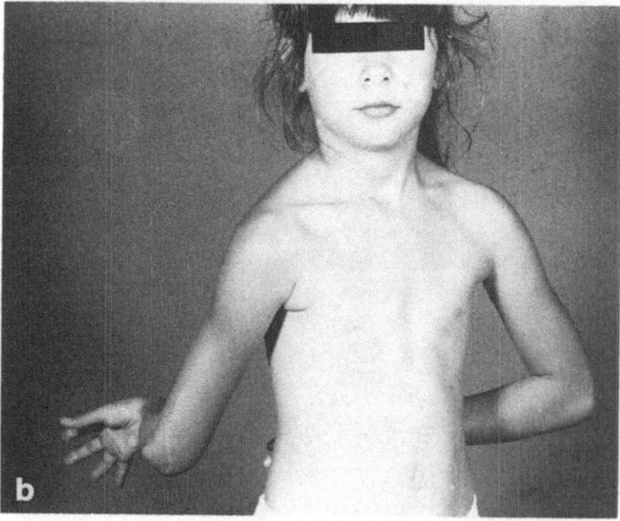

Abb. 2b. Groteske Fehlstellung des rechten Armes nach hoher supracondylärer Humerusschaftfraktur. Absolute Indikation zur Wiederherstellungsoperation

kompletten Unterarmbrüchen, welche sich spontan nicht immer ausreichend korrigieren. Hier sehen wir aus diesem Grunde eine Indikation zur primären Frakturosteosynthese mit einwandfreier Wiederherstellung der Knochenachse und breiter Entfaltung des Spatium interossium sowie Frühmobilisierung, unseres Erachtens am besten mit Plattenosteosynthese.

Weiter erscheint es wichtig bei isolierten, konservativ schlecht reponierbaren *Brüchen des Radius mit Verkürzung oder starker Knickung* desselben ebenfalls durch primäre operative Reposition und Plattenosteosynthese den sonst resultierenden Ellenvorschub und die Fehlstellung im distalen Radioulnargelenk zu vermeiden, da dieselben im Laufe der Zeit zu Handgelenksbeschwerden (Discopathie) bzw. zur Arthrose im distalen Radioulnargelenk oder dem lateralen Handwurzelbereich führen. *Veraltete Fälle* können aber einer *Stellungskorrektur* des Radius, eventuell verbunden mit einer Verkürzungsosteotomie der Ulna zugeführt werden.

Bei bereits bestehenden Arthrosen ist die Resektion der Rolle des Ellenköpfchens oder die komplette Ellenköpfchenresektion hilfreich.

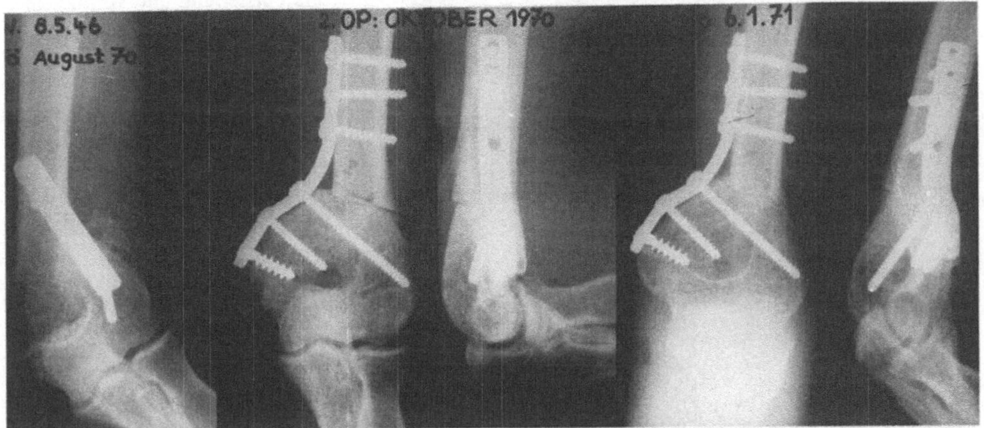

Abb. 3. Hochgradige Valgusfehlstellung nach distaler Schaftfraktur am Übergang zum Condylenmassiv mit fehlerhafter Reposition und Plattenosteosynthese im späten Kindesalter. Verspätete Korrektur durch supracondyläre Osteotomie und mediale Osteosynthese mit angebogener Autokompressionsplatte. Gutes Korrekturergebnis

Bezüglich der *Operations- und Osteosynthese-Technik* verweisen wir zunächst auf unsere frühere Publikation von 1986 (Heisel et al.). Im wesentlichen aber handelt es sich bei den Korrektureingriffen wegen Fehlstellungen nach kindlichen Schaftfrakturen im Bereich der oberen Extremität hauptsächlich um Osteotomien, welche im allgemeinen als Querosteotomien (bei Achsenfehlern mit Keilentnahme) hauptsächlich am Ort der Fehlstellung und somit der früheren Fraktur bzw. Pseudarthrose durchgeführt werden müssen.

Wesentlich erscheint uns neben der korrekten Reposition auch eine zumindest *übungsstabile Osteosynthese*, wobei sich bei der im allgemeinen offen durchgeführten Osteotomie vor allem die *Plattenosteosynthese* anbietet.

Wir verwenden hierzu seit etwa 20 Jahren mit Vorteil die von uns (in Zusammenarbeit mit der OSTEO AG) entwickelten sogenannten *Autokompressionsplatten*, welche sich von

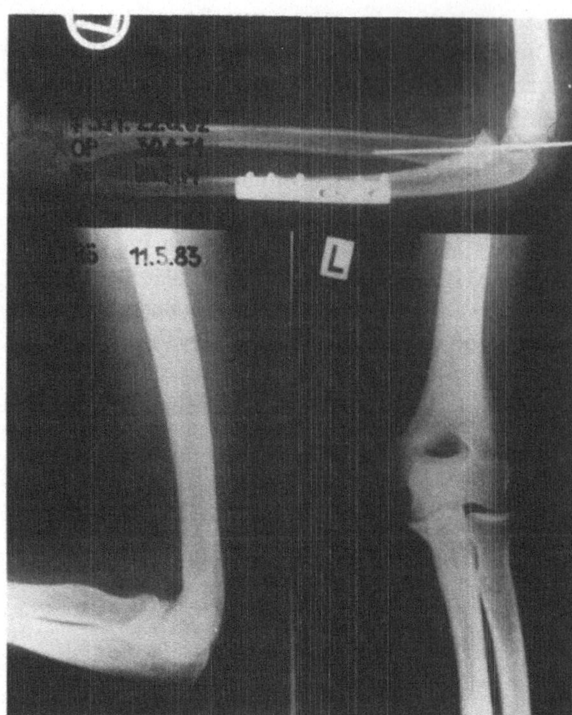

Abb. 4. Veraltete Monteggia-Fraktur mit Ulnafehlstellung und verbliebener Radiusköpfchenluxation. Korrektur der Ulnaachse, Osteosynthese mit Autokompressionsplatte, Reposition des Speichenköpfchens, Ringbandplastik, temporäre axiale Bohrdrahtfixation im Alter von 9 Jahren. – Unten: gutes Ergebnis bei Nachuntersuchung 12 Jahre postop.

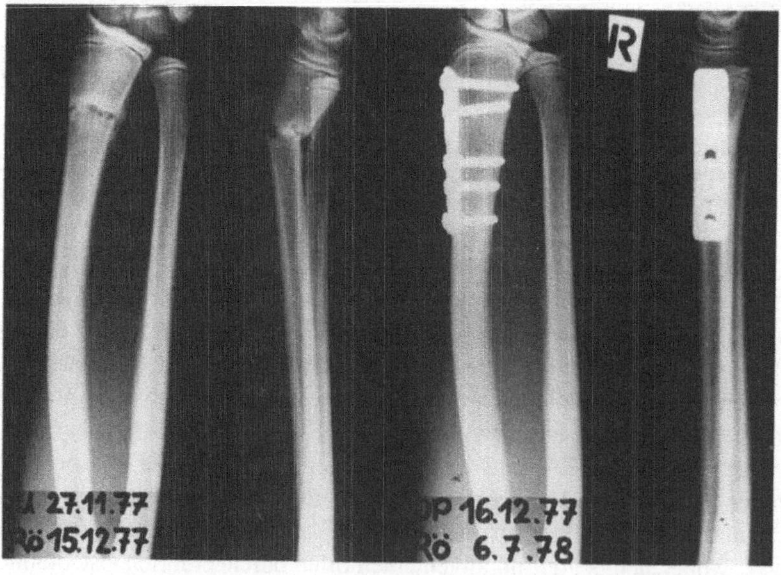

Abb. 5. Veraltete distale Radiusschaftfraktur mit starker Abknickung des distalen Fragmentes nach dorsal und beginnender Pseudarthrose. Einwandfreie Wiederherstellung durch Achsenkorrektur und Osteosynthese mit gerader AC-Platte

den bekannten „dynamischen Kompressionsplatten" der AO wesentlich unterscheiden. Die Autokompressionsplatten (ACP) beinhalten den Vorteil langer Verschiebewege und hoher Kompressionskraft. Insbesondere stehen für Kinder (im Querschnitt) *mondprofilartig gestaltete Kleinknochenplatten* zur Verfügung, welche ein relativ hohes Widerstandsmoment besitzen und durch ihre Rundung eine gute achsengerechte Orientierung sowie Stabilisierung der osteotomierten Schaftknochen ermöglichen. Während wir am Humerus bei größeren Kindern auch die schmale Erwachsenenplatte (mit großen Corticalisschrauben Ø 4,5 mm) zurückgreifen, hat sich im Unterarmbereich die volumensparende Mondprofilplatte besonders bewährt.

Die *Plattenlage* sollte am Humerus möglichst lateral sein, weil die Platte bei den wichtigsten Biegebelastungen in der ap-Richtung die höchste Festigkeit besitzt und bei der Seitabhebung des Armes im Sinne des Zuggurtungseffektes wirkt. Problematisch erscheint hier lediglich die Nähe des *Nervus radialis*, vor allem bei der späteren Plattenentfernung (hier könnten zukünftig auch die auf Plattformschrauben „hochgestellten Plattenosteosynthesen nach dem ZESPOL-Prinzip" Vorteile bieten; es ist aber auch an die Anwendung eines Fixateur externe zu denken, wozu wir insbesondere den maschinell einstellbaren Exfire von Helland empfehlen.

Am Unterarm ist die beste Plattenlage unseres Erachtens gleichfalls seitlich, d.h. am Radius radialseitig, an der Ulna ulnarseitig, wofür wir als Begründung sowohl den relativ einfachen Zugang als auch die gleichen biomechanischen Gründe wie am Humerus angeben.

Am Unterarm ist vor allem darauf zu achten, daß die Einknickung der Schäfte zur Mittelachse des Unterarms beseitigt wird, weil nur dadurch die Drehbewegung freigemacht werden kann. Dies ist oft nur mit Ablösung der Knochen von der Membrana interossea möglich.

Die Priorität der Wiederherstellung gebührt hier vor allem der Elle als dem nicht rotationsfähigen Knochen, während der Radius besser erst nachfolgend korrigiert wird, weil erst nach Wiederherstellung der Ellenachse eine gut funktionelle Einstellung der Radiusdrehachse vor allem mit ausreichender Pronation (Arbeitsstellung) möglich ist. Eine kontrakte Supination („Spuckhand", „Bettlerhand") muß vermieden bzw. beseitigt werden.

Da Verkürzungen der Knochen wesentlich leichter als Verlängerungen durchführbar sind, sollte bei der primären Ellenherstellung bereits auf die spätere mutmaßliche Radiuslänge geachtet werden, um möglichst einen Ellenvorschub im distalen Radioulnargelenk zu vermeiden, welcher früher oder später zu arthrotischen Beschwerden im Radioulnargelenk und lateralen Handgelenksbereich Anlaß gibt.

Frühzeitige Korrekturen erscheinen auch bei Verkürzungen und Achsenfehlern infolge isolierter distaler Radiusbrüche bzw. Pseudarthrosen erforderlich, um gleichartige Sekundärschäden im Bereich der Handwurzel zu vermeiden.

Bei den *Resektionsosteotomien von Pseudarthrosen* kann eine zusätzliche *Spongiosaplastik* den knöchernen Heilungsprozeß fördern. Am Unterarm ist jedoch darauf zu achten, daß die Knochenanlagerung möglichst dorsal und volar, aber nicht interstitiell erfolgt, um die Entwicklung eines Brückencallus oder einer interstitiellen Enge (mit nachfolgender Drehbehinderung) zu vermeiden.

Bei *Defektpseudarthrosen* erscheint ein baldiger Wiederaufbau der Defektstrecke am besten mit *autologem cortico-spongiösen Span* (Tibia; Beckenschaufel) mit zusätzlicher Plattenosteosynthese empfehlenswert.

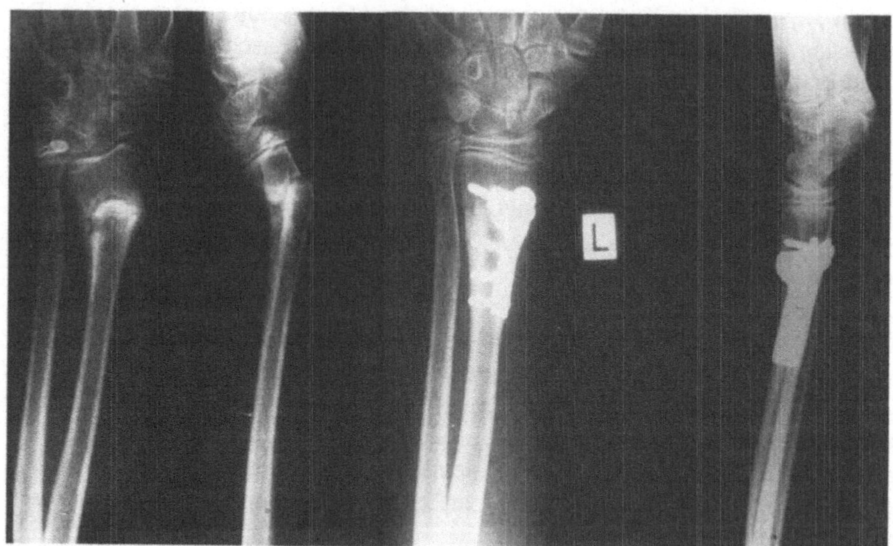

Abb. 6. Achsenfehler, Verkürzung und Pseudarthrose nach distaler Radiusschaftfraktur, relativer Ellenvorschub. Gutes Ergebnis nach Pseudarthrosen-Op und Osteosynthese mit T-förmiger AC-Platte. Epiphysiodese an der distalen Ulna zur allmählichen Korrektur des Ellenvorschubs

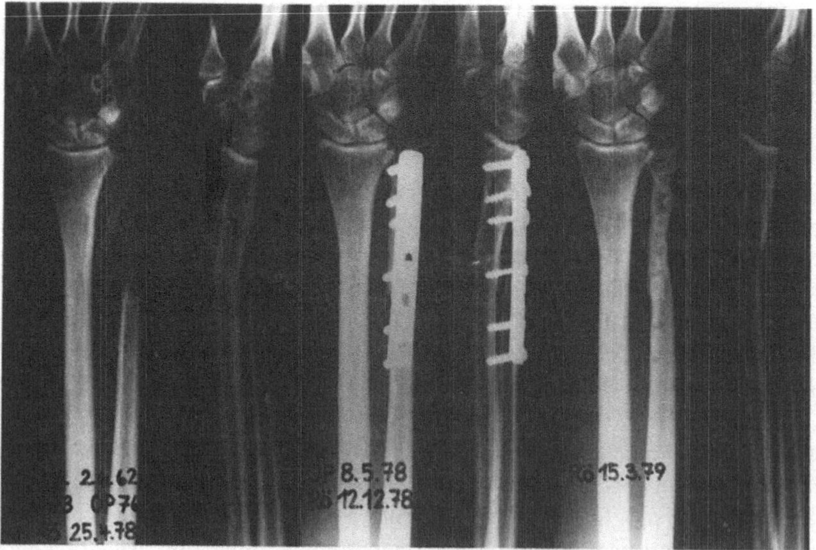

Abb. 7. Distale Defektpseudarthrose der Ulna nach kindlicher Fraktur und Osteosynthese (alio loco) mit nachfolgender Osteomyelitis. – Wiederherstellung durch autologe cortico-spongiöse Spantransplantation aus der proximalen Tibia und Stabilisierung mit Autokompressionsplatte. Gutes Ausheilungsergebnis

Besonders möchte ich noch auf die *veralteten Monteggia-Frakturen* mit Speichenköpfchenluxation eingehen, die entweder wegen Anschlags des Speichenköpfchens am Humerus zu Beugebehinderungen oder aber zu Valgusdeformitäten im Ellenbogen mit späterer Ellenbogenarthrose führen. Hier ist nach unserer Erfahrung der frühzeitigen Resektion des Speichenköpfchens zu widerraten, weil sie die Entwicklung des Cubitus valgus unterstützt. Vielmehr kann auch hier noch die *verspätete Reposition* des Speichenköpfchens angestrebt werden. Dabei ist aber in der Regel die vorherige *Korrekturosteotomie der Ulna* notwendige Voraussetzung, weil ohne dieselbe die Speiche von dem Ulnaknick lateral herausgedrängt wird. Bei den veralteten Fällen ist dazu oft auch eine *Verkürzungsosteotomie des Radiusschaftes* erforderlich und dann natürlich die *Ringbandplastik.* Zum anfänglichen Schutz hat sich uns die zusätzliche transarticuläre *Bohrdrahtfixation* durch das Capitulum humeri und Speichenköpfchen in den Speichenschaft bewährt. Zur Vermeidung von Drahtbrüchen sind mindestens 1 1/2 mm starke Drähte zu verwenden und natürlich ein zusätzlicher ruhigstellender Verband für die ersten drei Wochen. Da sich hierbei doch gewisse Dreheinschränkungen ergeben können, ist insbesondere auch auf eine ausreichende pronatorische Funktionsstellung zu achten.

Wie von uns früher dargelegt, haben wir aber in 20 Fällen von veralteten Radiusköpfchenluxationen, davon in 18 posttraumatischen Fällen, in der Regel noch ein gutes Ausheilungsergebnis erzielen können, welches über Jahre hinweg festgestellt worden ist.

Postoperativ ist im allgemeinen für die ersten Tage, in besonderen Fällen, z.B. mit Radiusköpfchenreposition oder bei Defektpseudarthrosen auch für einige Wochen eine Lagerung in einer *leichten anmodellierbaren Kunststoffschale* empfehlenswert, weil dadurch die anfänglichen Bewegungsschmerzen der Weichteile vermieden werden und die Kinder auch auf den operierten Arm mehr achten. Dessen ungeachtet sollen jedoch täglich aktive, anfangs passiv gestützte Bewegungsübungen erfolgen, welche nach der Entlassung teilweise auch unter Anleitung und Aufsicht der Eltern vorgenommen werden können.

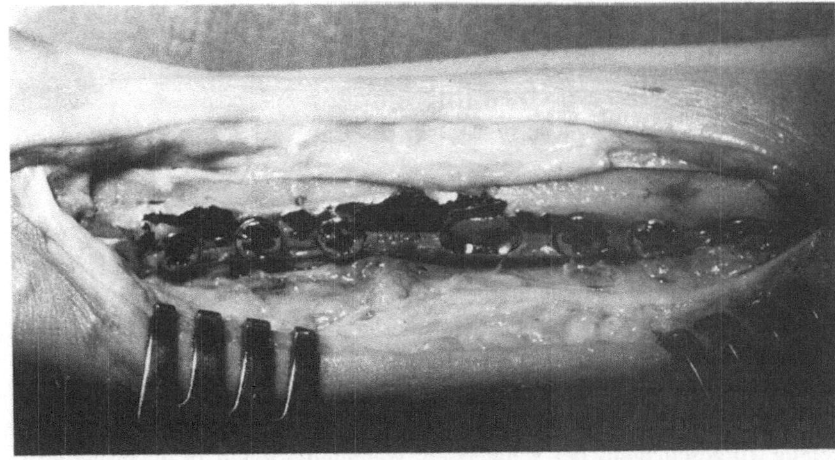

Abb. 8. Gute Integration der im Querschnitt mondprofilförmigen kleinen, volumensparenden Autokompressionsplatten am Unterarm mit knöcherner Überwachung der Ränder

Die *Plattenentfernung* soll erst erfolgen, wenn röntgenologisch der Durchbau der Osteotomie zuverlässig gesichert ist, was bei den Kindern manchmal schon nach einem halben Jahr möglich ist, manchmal aber auch erst nach einer längeren Zeit, beispielsweise 1 1/2 Jahren. Die Gefahr der Refraktur bei kindlichen Schaftfrakturen, vor allem am Unterarm, ist bekanntlich groß, wobei die besondere Aktivität und Fallneigung der Kinder bei Spiel und Sport zu bedenken ist. In der Regel besteht ja auch zur Plattenentfernung keine Eile.

Die *Ergebnisse* der Wiederherstellungsoperationen sind gemäß den in unseren erwähnten Publikationen dargestellten Statistiken in der Regel gut. Infektionen lassen sich auf etwa 1 % hochrechnen. Fehlheilungen und Pseudarthrosen sind seltene Ausnahmen. Gewisse Funktionseinschränkungen, vor allem in der Drehbewegung des Unterarmes, müssen jedoch teilweise hingenommen werden.

Insgesamt kann also von den korrekt indizierten und ausgeführten Korrekturoperationen heute mit großer Erfolgsaussicht Gebrauch gemacht werden.

Weiterführende Literatur

Katthagen BD, Mittelmeier H, Schmitt E (1983) Korrekturosteotomien des distalen Humerus nach kindlichen Ellenbogenverletzungen. Springer, Berlin Heidelberg New York Tokyo (Hefte Unfallheilkunde, Heft 86, S 349–358)

Heisel J, Schmitt E (1988) Knöcherne Korrektureingriffe im Unterarmbereich. Verhandlungsband der 26. Jahrestagung der Dt. Ges. f. Plast. u. Wiederherstellungschirurgie (im Druck)

Heisel J, Schmitt E, Mittelmeier H (1988) Korrekturosteotomien der oberen Extremität. In: Nonnemann HC, Vecsei V, Lindholm R (Hrsg) Osteosynthese International. Schnetztor

Schmitt E, Mittelmeier H, Katthagen BD (1984) Operative Langzeitergebnisse bei veralteter Radiusköpfchenluxation im Kindesalter. Akt Traumatol 14:36

Schmitt E, Heisel J Korrekturosteotomie der oberen Extremität im Kindesalter. Orthop Praxis (im Druck)

Diskussion: Obere Extremität

Es bestanden keine grundsätzlich unterschiedlichen Ansichten zur Behandlung der Oberarmschaftfrakturen: Prinzipiell wurde die konservativ funktionelle Behandlung mit dem Sarmiento-Brace nach vorgängiger kurzfristiger Desault-Ruhigstellung für alle unkomplizierten Schaftfrakturen des Oberarms durchgeführt. Die Indikation zur Osteosynthese wurde gesehen bei zweit- bis drittgradigen offenen Frakturen, zusätzlichen Gefäßläsionen, akzessorischen Plexusläsionen, im Verlauf der Behandlung auftretenden Radialisparesen, bei Kettenfrakturen und multiplen Frakturen. Als Osteosynthesenart wird die Bündelnagelung vorgeschlagen, bei schwersten Weichteilläsionen (z.B. zusätzlichen Verbrennungen etc.) der Fixateur externe. Die Platte wird dann angelegt, wenn ohnehin z.B. bei zusätzlichen Gefäßnervenläsionen offen reponiert und revidiert werden muß.

Hefte zur Unfallheilkunde, Heft 212
Redigiert von J. Probst

Es wurde deutlich, daß die distale Vorderarmschaftfraktur angesichts der ausgezeichneten Spontankorrekturpotenz an dieser Stelle bis zum Grenzalter von etwa 10 Jahren bei Unfall keine wesentlichen Probleme bereitet. Unterhalb des 10. Lebensjahres stellt sich kaum einmal die Indikation zur Osteosynthese, ausgenommen die nach volar abgekippte und dislocierte Epiphysenlösung des distalen Radiusendes. Jenseits des 10. Lebensjahres wird mit zunehmendem Alter eine perfekte Stellung der Fraktur gefordert und dementsprechend wird die Indikation zur Reposition und zur gleichzeitigen Stabilisierung mit 1 oder 2 Kirschner-Drähten gesehen.

Angesichts der nur gering ausgeprägten Spontankorrekturen im diaphysären Bereich, vor allem jenseits des 5. Lebensjahres, erweisen sich jedoch die diaphysären Vorderarmschaftfrakturen als die problematischsten Schaftfrakturen der oberen Extremitäten. Die Grünholzfrakturen bereiten wiederum kaum ein Problem, sondern nur die vollständig dislocierten Frakturen. Als Zeichen hierfür wird nach den üblichen Indikationen (offene Frakturen, Etagenfrakturen, Gefäß- und Nervenläsionen etc.) zusätzlich in etwa 50 % die Indikation zur Osteosynthese dann gestellt, wenn vorgängig erfolglos konservative Behandlungsversuche in Form geschlossener Repositionen und Nachrepositionen durchgeführt worden waren. Als Methode der Wahl wird im allgemeinen die Plattenosteosynthese angegeben. Es wird aber auch auf die Problematik der starren Platte hingewiesen, die u.U. Fehlstellungen fixiert und damit Funktionsstörungen provozieren kann. Als Alternative zur Platte wird die instabile und stabile Markraumdrahtung diskutiert. Es kann Übereinstimmung erzielt werden bezüglich der Indikation: Bei allen vollständig dislocierten diaphysären Schaftfrakturen im Unfallalter jenseits des 5. Lebensjahres ist a priori die Indikation zur Osteosynthese gegeben. Als Alternativmethode zur Platte wird die dynamische Markraumnagelung nach Prévot vorgeschlagen, die bewegungsstabil ist und keiner zusätzlichen Ruhigstellung bedarf.

Unterschenkel

Vorsitz: Th. Rüedi, Chur; S. Hofmann von Kap-herr, Mainz

Indikation, Zeitpunkt und Verfahrenswahl der Osteosynthese kindlicher Tibiaschaftfrakturen

A. Rüter

Klinik für Unfall- und Wiederherstellungschirurgie, Zentralklinikum, Stenglinstraße 2, D-8900 Augsburg

Die kindliche Tibiaschaftfraktur war und bleibt immer eine Domäne konservativer Behandlung. Die knöcherne Durchbauung erfolgt rasch und problemlos, verbliebene Achsenfehler

Hefte zur Unfallheilkunde, Heft 212
Redigiert von J. Probst

werden – in Abhängigkeit vom Alter des Kindes – spontan korrigiert, die sog. Frakturkrankheit, also Ruhigstellungsschäden sind in diesem Lebensalter nicht zu befürchten. Ein überschießendes Längenwachstum ist, auch nach mehrfachen Repositionsmanövern nicht über 1,0 bis 1,5 cm zu erwarten, größere Differenzen sind nur als Einzelfälle beschrieben.

Somit sind an eine Indikation zur Osteosynthese kindlicher Tibiaschaftfrakturen sehr strenge Maßstäbe zu legen. Entsprechend finden sich in der Literatur nur sehr wenige Arbeiten mit repräsentativen Fallzahlen zu diesem Thema [1].

Indikation

Die Tatsache, daß bei Frakturen mit Weichteilschäden die Stabilisierung des Skelettsystems der wichtigste Schritt in der Infektprophylaxe ist, gilt auch für solche Verletzungen im Kindesalter. Auch begleitende Nerven- und Gefäßverletzungen erfordern sichere mechanische Ruhe und stellen somit eine Indikation zur Osteosynthese dar.

Eine gute, wenn auch nicht zwingende Indikation ist bei Serienfrakturen gegeben.

Konservative Behandlungen bilateraler Unterschenkelfrakturen gehen doch – sei es im Zug-, sei es im Gipsverband – mit längerdauernden erheblichen Beeinträchtigungen des Wohlbefindens eines verletzten Kindes einher. Auch hier erscheint die operative Versorgung empfehlenswert.

Weiterhin ist die Indikation zu diesem Vorgehen gegeben, wenn durch eine konservative Behandlung Achsenfehler zurückbleiben, die die spontane Korrekturmöglichkeit in der betroffenen Ebene und in dem individuellen Lebensalter überschreiten.

Hierbei ist zu beachten, daß Achsenfehler in der Sagittalebene schlechter ausgeglichen werden als in der Frontalebene und ein Korrekturwachstum ab dem 10. Lebensjahr nur noch sehr eingeschränkt, ab dem 12. Lebensjahr gar nicht mehr zu erwarten ist.

Eine Indikation zur Operation stellt in den meisten Kliniken auch die proximale metaphysäre Fraktur dar, nach deren konservativer Behandlung aus noch nicht vollständig geklärten Gründen häufig ein Valguswachstum beobachtet wird. Hier scheint es – zumindest bei jüngeren Kindern – jedoch richtig nur das Periost, ggf. den Pes anserinus zu nähen und die Fraktur selbst konservativ zu behandeln.

Die Indikationen zur Osteosynthese kindlicher Tibiaschaftfrakturen sind in Tablle 1 zusammengestellt.

Tabelle 1. Indikationen zur Osteosynthese kindlicher Tabiaschaftfrakturen

- Offene Weichteilschäden Grad II und III
- Geschlossene Weichteilschäden Grad II bis IV
- Gefäß- und/oder Nervenverletzungen
- Serienfrakturen
- Bilaterale Frakturen
- Intolerable Achsenfehler
- Proximale metaphysere Frakturen

Operationszeitpunkt

Wird die Indikation zur Osteosynthese aus Gründen des begleitenden Weichteilschadens bzw. der Nerven- oder Gefäßverletzung gestellt, muß dieser Eingriff zum frühestmöglichen Zeitpunkt erfolgen. Hierbei steht allenfalls das Osteosyntheseverfahren, aber nicht der Operations-Termin zur Diskussion.

Wird bei geschlossenen Frakturen eine Plattenosteosynthese oder – in Ausnahemfällen – eine reine Verschraubung angestrebt, muß die Schwellung soweit abgeklungen und der lokale Stoffwechsel soweit normalisiert sein, daß ein problemloser Weichteilverschluß möglich wird. Dies ist auch beim Kind in aller Regel nicht vor dem 5. bis 6. Tag nach dem Unfall möglich. Ist bei mehrfachverletzten Kindern aus Gründen von Verletzungen anderer Regionen ein früherer Operationszeitpunkt zwingend notwendig oder zumindest wünschenswert, bedarf die Weichteilsituation am Unterschenkel einer sorgfältigen Beurteilung durch einen Erfahrenen. Ggf. ist auf einen Fixateur externe auszuweichen oder ein späterer 2. Eingriff zur Stabilisierung der Unterschenkelfraktur in Kauf zu nehmen.

Verfahrenswahl

Wie oben ausgeführt, wird die Verfahrenswahl durch den Weichteilmantel bestimmt. Zweit- und drittgradig offene Frakturen sind ohne Zweifel eine Indikation zum Fixateur externe. Erstgradig offene Frakturen können wie geschlossene konservativ behandelt werden. Entschließt man sich dennoch zur Osteosynthese ist meist eine laterale Anlage der Platte gefahrlos möglich.

Bei intakten Weichteilen und gegebener Indikation ist auch beim Kind die dorsale Hälfte der medialen Tibiafläche das Standardlager der Platte.

Reine Schraubenosteosynthesen können – wie beim Erwachsenen – bei langen Spiralbrüchen in Erwägung gezogen werden, wobei dann bei den Aktivitäten dieses Alters immer zusätzlich ein Unterschenkelliegegips, der nach 4 Wochen in einen Gehgips umgewandelt werden kann, angelegt werden sollte.

Eine Marknagelosteosynthese scheidet bei offenen Fugen aus, da der Nageleintritt zwangsweise die proximale Tibiaepiphyse kreuzt und nach Metallentfernung im Nagelbett knöcherne Brücken mit asymmetrischer Wachstumshemmung der Fuge und folglicher Tibiarekurvation entstehen können.

Nachbehandlung

Operativ versorgte Tibiafrakturen im Kindesalter sind in aller Regel nach 7 bis 8 Wochen knöchern fest verheilt. Falls die Kinder nicht solange an Krücken gehen können oder wollen, kann in der 4. Woche meist alternativ ein Unterschenkelbrace angelegt werden.

Die Metallentfernung, die bei Kindern immer erfolgen sollte, ist üblicherweise am Ende des 1. Halbjahres möglich.

Nachkontrollen der Beinlängen sollten am Ende des ersten Jahres und dann in 2jährigen Abständen bis zum Wachstumsabschluß erfolgen. Im Gegensatz zu den Folgen von Oberschenkelbrüchen sind, wie erwähnt, Wachstumsschübe von mehr als 1 bis 1,5 cm nicht zu erwarten.

Literatur

1. Rahmanzadeh R (1984) Kindliche Tibiaschaftfrakturen. Orthopäde 13:293–297

Technik und Ergebnisse der Osteosynthese kindlicher Schaftfrakturen an der Tibia

R. Rahmanzadeh

Abt. für Unfall- und Wiederherstellungschirurgie, Chirurgische Universitätsklinik am Klinikum Steglitz, Hindenburgdamm 30, D-1000 Berlin 45

Die Typeneinteilung der Tibiaschaftfrakturen entspricht derjenigen beim Erwachsenen, die einzige Ausnahme bildet die Grünholzfraktur, die nur beim Kind vorkommt. Die wesentlichen Unterschiede von Frakturen Erwachsener und Kinder liegen in den anatomischen und physiologischen Besonderheiten des wachsenden Knochens und seiner Reaktion auf Traumatisierungen.

Das Periost bei Kindern ist außerordentlich kräftig und die Elastizität des Knochens groß. Für die Gesamtlänge des Knochens ist die proximale Tibia-Epiphyse mit einer Beteiligung von 55 % am Längenwachstum entscheidender als die distale Tibia-Epiphyse mit einem Anteil von 45 %. Auch an der Fibula ist die proximale Epiphysenfuge mit 60 % bevorzugt verantwortlich für das Längenwachstum gegenüber der distalen mit 40 %. Dieses bedeutet, daß ein vorzeitiger Fugenschluß der proximalen Epiphysenfuge gravierendere Auswirkungen hat als eine der distalen Epiphysenfugen. Die Vergrößerung des Durchmessers der langen Röhrenknochen erfolgt appositionell durch das Periost.

Während Achsenfehlstellungen – abhängig vom Alter des Kindes zum Unfallzeitpunkt – im weiteren Verlauf, ebenso wie Verkürzungen, teilweise oder vollständig ausgeglichen werden können, ist darauf zu achten, daß die Reposition eine korrekte Rotationsstellung ergibt, da Drehfehler sich auf keinen Fall im Laufe des weiteren Wachstums spontan korrigieren.

Indikationen zur Osteosynthese

Unterschiedliche Auffassungen über die Toleranzbreite von Achsenfehlstellungen in den verschiedenen Altersstufen und das in der Literatur unterschiedlich dargestellte vermehrte Längenwachstum nach Osteosynthesen führen zu keinen eindeutigen Indikationsgrenzen, die als allgemeingültig angesehen werden könnten. Die Behandlung der Tibiaschaftfrak-

Hefte zur Unfallheilkunde, Heft 212
Redigiert von J. Probst

turen im Kindesalter ist in der Regel konservativ. So beschreibt Jonasch bei über 2 000 behandelten Fällen nur drei operativ versorgte Patienten. Auch wir folgen dem Grundsatz einer überwiegend konservativen Behandlung der kindlichen Tibiaschaftfrakturen, nehmen aber keine so extrem konservative Haltung wie Jonasch ein. Individuelle Faktoren beeinflussen die Entscheidung zwischen konservativer und operativer Therapie. Daraus resultieren folgende absolute und relative Indikationen für die Osteosynthese.

Absolute Indikationen sind drittgradig offene Frakturen, begleitende Gefäß-Nerven-Läsionen, das Kompartmentsyndrom sowie Polytraumen mit schwerem Schädel-Hirn- oder schwerem Thoraxtrauma. Relative Indikationen sind zweitgradig offene Frakturen, Polytraumen, Kettenverletzungen einer Extremität, nicht exakt reponierte Frakturen (Repositionshindernisse) sowie abgeschlossenes Fugenwachstum.

In vielen Fällen können beim Kind offene Frakturen 2. Grades konservativ behandelt werden. Ausgehend von der Weichteil-Situation, reicht oft ein Wunddebridement und eine Drainage mit anschließender Gipsbehandlung, wenn die Fraktur dies zuläßt. Bei den Kettenverletzungen liegen im allgemeinen Oberschenkelfrakturen in Kombination zu den Unterschenkelfrakturen vor. Auch hieraus ergibt sich keine Indiktion zur Osteosynthese sämtlicher Frakturen. In der Regel kann die Femurfraktur stabil verplattet und die Unterschenkelfraktur konservativ im Gips retiniert werden. Andererseits wird bei nicht exakt reponierten Frakturen – meist distale Tibiaspiralfrakturen – eine offene Reposition mit Entfernung des Periost-Interponates durchgeführt. Die Stabilisierung erfolgt dann durch eine Minimalosteosynthese und zusätzlicher Gipsnachbehandlung oder durch eine übungsstabile Plattenosteosynthese.

Darüber hinaus gibt es spezielle Indikationen, die in individuellen Faktoren der Patienten begründet sind. Hierzu gehören schwere neurologische und psychiatrische Erkrankungen, die mit starker motorischer Unruhe des Kindes einhergehen und somit eine ausreichende Ruhigstellung bei konservativer Therapie nicht ermöglichen. In diesen Fällen kann eine primär operative Therapie indiziert sein oder eine Osteosynthese sekundär nach erfolgloser konservativer Primärbehandlung.

Technik der Osteosynthese

Die Wahl des Osteosyntheseverfahrens und die Technik der Osteosynthese bei kindlichen Schaftfrakturen an der Tibia entsprechen im wesentlichen derjenigen bei Erwachsenen. Die Plattenosteosynthese wird überwiegend bei Frakturen mit intakten Haut- und Weichteil-Verhältnissen durchgeführt. Die Operation erfolgt in Rückenlage mit Oberschenkelblutsperre. Das Bein wird zirkulär am Oberschenkel abgedeckt, so daß der gesamte Unterschenkel inkl. des Kniegelenkes frei bleibt und hier Bewegungen intraoperativ möglich sind, bzw. deutlich die Achsenstellung in beiden Ebenen und insbesondere die Rotation beurteilt werden können. Die Haut wird mit Incisionsfolie bedeckt.

Die Hautincision erfolgt längs ca. 5–10 mm lateral der Tibiavorderkante. Im distalen Bereich ist die Kreuzung der Sehne des M. tibialis anterior von lateral nach medial zu beachten. Es wird bis auf die Muskelfacie des M. tibialis anterior und dann entlang dieser Fascie bis an die Tibiavorderkante präpariert. Hier erfolgt die Incision von Fascie und Periost bis auf den Knochen, so daß die Kompartments nicht eröffnet werden, wenn dies nicht ausdrücklich gewünscht wird. Prinzipiell soll der Knochen nur minimal deperiostiert werden. Die Fraktur wird gereinigt, exakt reponiert und mit Hilfe einer schmalen DC-Platte mit mindestens 6 Löchern – bei Schrägfrakturen oder Mehr-Fragmentfrakturen entsprechend länger – stabilisiert.

Die Plattenosteosynthese soll durch den DC-Mechanismus zu einer intrafragmenteren Kompression führen. Die Platte hat außerdem Vorspannung durch entsprechende Vorbiegung zu erhalten. Lediglich an der proximalen und distalen Metaphysenkrümmung wird die Platte derart gerade oder sogar konkav angelegt, daß die DC-Platte in Höhe der Fraktur ca. 3 mm von der Corticalis absteht. Das Eindrehen der Schrauben erfolgt von den Plattenenden zur Plattenmitte hin, so daß Kompression sowohl durch den DC-Mechanismus, als auch durch die Vorspannung auf der Plattenseite und auf der Gegenseite entsteht. Die metaphysären Schrauben dürfen jedoch die Epiphysen nicht tangieren. Die Platte soll möglichst weit von der Hautincision entfernt an der medialen Tibiafacette angelagert werden und die mediale Tibiavorderkante nicht überragen. Eine übungsstabile Osteosynthese erfordert, daß in jedem Hauptfragment mindestens fünf Corticales fest gefaßt werden.

Im Anschluß an die Osteosynthese wird erneut eine ausgiebige Wundspülung und eine Kontrolle der Blutstillung durchgeführt. Danach erfolgt sowohl medial als auch lateral neben dem Tibiaschaft die Einlage je einer Redon-Drainage. Der Periost-Fascien-Bereich wird mit resorbierbarem polifilen Nahtmaterial verschlossen. Bei ausgeprägter Subcutis wird auch in diese Schicht ein Redon-Draht eingelegt, sonst erfolgt lediglich die Subcutannaht mit resorbierbarem Nahtmaterial, anschließend die Hautnaht, die spannungsfrei erfolgen soll.

Besonderheiten der Osteosynthese bei offenen Frakturen

Bei offenen Frakturen soll lediglich eine Blutsperre angelegt werden, falls erhebliche Blutungen aus den Weichteilen vorliegen. Bei diesen Frakturen ist das gründliche Debridement von Haut, Weichteilen und Knochen entscheidend sowie eine ausgiebige Wundspülung zur Beseitigung von Verunreinigungen und Verminderung der primären Kontamination. Darüber hinaus applizieren wir bei den Frakturen 2. und 3. Grades intraoperativ ein Antibioticum nach Entnahme eines Wundabstriches. Dabei wird ein Cephalosporin der zweiten Generation im Sinne einer Frühtherapie über 48 h gegeben. Zur Versorgung der offenen Frakturen 2. Grades mit Plattenosteosynthese wird möglichst der geschädigte Haut-Weichteil-Bezirk in die Hautincision miteinbezogen.

Insbesondere muß vermieden werden, bei der Incision schmale Hautbrücken zwischen der ratrogenen Hautincision und dem unfallbedingten Hautdefekt entstehen zu lassen, da dieser Bereich stark nekrosegefährdet wäre. Auch bei offenen Frakturen 2. Grades wird eine Plattenosteosynthese in der bereits beschriebenen Weise durchgeführt. Entscheidend ist, daß die Osteosynthese primär gut mit Weichteilen bedeckt wird. Ist dieses bei medialer Plattenlage nicht zu erreichen, so kann die Platte lateral an den Tibiaschaft angebracht werden. Wegen des erheblichen Weichteil-Schadens und bei fraglichem Schicksal der Weichteil-Grenzschichten nach offenen Frakturen 3. Grades wird im allgemeinen zur Stabilisierung der unilaterale Fixateur externe von ventrolateral eingesetzt. Ausgedehnte Freilegungen des Knochens und Abschiebungen des Periostes sind unbedingt zu vermeiden, um die Vascularisation der Fragmente nicht zusätzlich zu gefährden. Isolierte Trümmerfragmente werden entfernt, mit den Weichteilen verbundene Fragmente belassen und nekrosegefährdete Muskelpartien werden excidiert. Dabei sind die A. tibialis anterior auf der Membrana interossea zwischen M. tibialis anterior und der fibularen Muskulatur sowie die A. tibialis posterior und A. fibularis zwischen M. soleus und der tiefen Wadenmuskulatur soweit wie möglich zu schonen, da jedes dieser Gefäße die Ernährung des Fußes gewährleisten kann.

Im Anschluß daran werden zwei ventrale Stichincisionen für die Schanzschen Schrauben im proximalen Unterschenkel angebracht, wobei die obere Incision mindestens 5 cm unterhalb des unteren Kniescheibenrandes liegen soll und mindestens 4 cm von der zweiten Incision entfernt. Diese soll so frakturnahe wie möglich, jedoch in gesunden Weichteilen angebracht werden. Nach den Hautincisionen werden die Kanäle für die Bohrungen durch einen Trokar vorbereitet und die Gewebeschutzhülse auf die Tibiacorticalis aufgesetzt. Senkrecht zur Corticalis wird eine 3,5 mm Bohrung der Gegencorticalis und eine 4,5 mm Bohrung der incisionsnahen Corticalis durchgeführt und dann eine 4,5 mm durchmessende Schanzsche Schraube eingedreht. In gleicher Weise verfährt man für die zweite Schanzsche Schraube, die frakturnahe angebracht wird. Nun wird reponiert, wobei der Fuß als Orientierung für die Rotation dient, falls keine Fragmentreferenzen vorhanden sind. Danach werden die beiden Schanzschen Schrauben im distalen Fragment angebracht. Hier soll die distale Schanzsche Schraube mindestens 5 cm von der Innenknöchelspitze entfernt sein und die andere wiederum so frakturnahe wie möglich. Schließlich werden die vier Schanzschen Schrauben zum unilateralen Fixateur verbunden.

Eigene Patienten und Ergebnisse

Von 1981 bis 1989 behandelten wir am Klinikum Steglitz 124 Kinder und Jugendliche mit Tibia- und Unterschenkelschaftfrakturen stationär. Von diesen Patienten wurden 105 konservativ therapiert mit Gipsruhigstellung bzw. Extension und Gipsruhigstellung, 19 Patienten wurden operativ versorgt. Es handelte sich dabei um acht polytraumatisierte Patienten, vier dritt- und zweitgradig offene Frakturen, zwei geistig behinderte Kinder, zwei Kettenverletzungen sowie um drei nicht exakt reponible Frakturen.

Die Aufteilung nach Geschlechtern zeigt ein deutliches Überwiegen von Knaben gegenüber Mädchen. Es wurden 14 Knaben operiert und nur fünf Mädchen. Die Frakturlokalisation lag bei sieben Patienten im proximalen Unterschenkeldrittel, bei sieben Patienten im distalen Unterschenkeldrittel und nur bei fünf der operierten Patienten im mittleren Unterschenkeldrittel. Von 19 Patienten wurden zwölf mit übungsstabiler Plattenosteosynthese versorgt. Bei zwei geistig behinderten Kindern mit starker motorischer Unruhe erfolgte die Versorgung mit an sich übungsstabiler Plattenosteosynthese. Zusätzlich wurde die Osteosynthese in diesen Fällen mit einem Gipsverband geschützt. Zwei Patienten mit drittgradig offener Fraktur wurden mit Fixateur externe versorgt. Drei weitere Patienten wurden mit Minimal-Osteosynthese und anschließend Gipsruhigstellung versorgt, zwei davon mit Cerclagen und einer bei einem langen Spiralbruch mit drei Zugschrauben (Tabelle 1).

Von den 19 operierten Patienten konnten wir 11 nachuntersuchen. Ein Patient war verzogen und nicht mehr erreichbar. Sieben andere Patienten stammten aus dem Ausland und waren zwischenzeitlich in ihr Heimatland zurückgekehrt. Die Nachuntersuchung erfolgte durchschnittlich eineinhalb Jahre nach der Materialentfernung. Operative oder unmittel-

Tabelle 1. Osteosynthesen bei kindlichen Tibia- und Unterschenkelschaftfrakturen (n = 19)

Osteosyntheseart	Anzahl
Übungsstabile Plattenosteosynthese	12
Übungsstabile Plattenosteosynthese und Gips	2
Fixateur externe	2
Minimalosteosynthese und Gips:	
mit Cerclagen	2
mit Schrauben	1

bar postoperative Komplikationen hatten wir bei keinem der 19 operierten Patienten. Bei der Nachuntersuchung gab keines der Kinder bzw. Jugendlichen Beschwerden an. Bewegungseinschränkungen waren in keinem Falle festzustellbar. In 3 Fällen zeigten sich jedoch Beinverlängerungen über einen Zentimeter am operierten Bein. Zwei der Patienten waren mit dem Fixateur externe versorgt. Bei zwei weiteren Patienten fanden sich Achsenfehlstellungen von 10–15 Grad. In einem anderen Fall war es nach Minimal-Osteosynthese mit 3 Zugschrauben und Gipsruhigstellung zu einer leichten Außenrotations-Fehlstellung von 10° gekommen, die Ursache der Fehlstellung ist uns unerklärlich (Tabelle 2).

Tabelle 2. Ergebnisse nach operativ versorgten kindlichen Tibia- und Unterschenkelschaftfrakturen (n = 10)

Bewegungseinschränkung	0
Beinverlängerung > 1 cm	3
Achsenfehlstellung > 10°	2
Subjektive Beschwerden	0

Kasuistik

Fall 1: Junge mit zweitgradig offener Unterschenkelstückfraktur rechts im mittleren Drittel mit wesentlicher Dislokation nach Fahrradunfall sowie Oberschenkelfraktur desselben Beines. Am Aufnahmetag erfolgte die primäre Versorgung mit Wunddebridement und Fixateur extern am Unterschenkel sowie Plattenosteosynthese am Oberschenkel. Komplikationsloser Wundheilungsverlauf. Bei der Nachuntersuchung Beinverlängerung am operierten Beim um 1,5 cm bei sonst unauffälligem Untersuchungsbefund (Abb. 1).

Fall 2: Häuslicher Unfall eines 11jährigen Mädchens. Primärversorgung auswärts mit Reposition und Gips. Bei uns Aufnahme wegen sekundärer Fehlstellung. Wegen Repositionshindernis operative Versorgung nach Beseitigung des eingeschlagenen Periostes mit 3 Zugschrauben. Postoperativer Verlauf komplikationslos. Bei der Nachuntersuchung unauffällig bis auf unerklärlichen Außendrehfehler von 10–15 Grad am operierten Bein (Abb. 2).

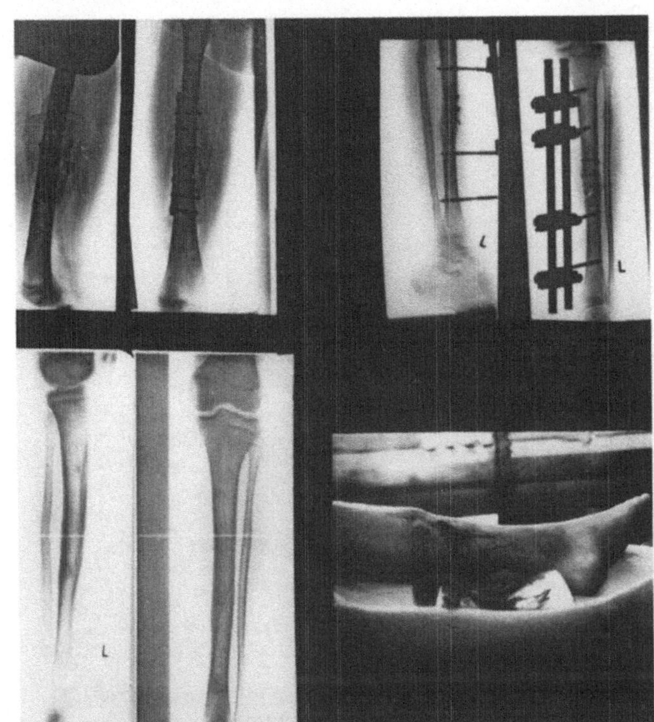

Abb. 1. Zweitgradig offene Unterschenkelfraktur nach Fahrradunfall

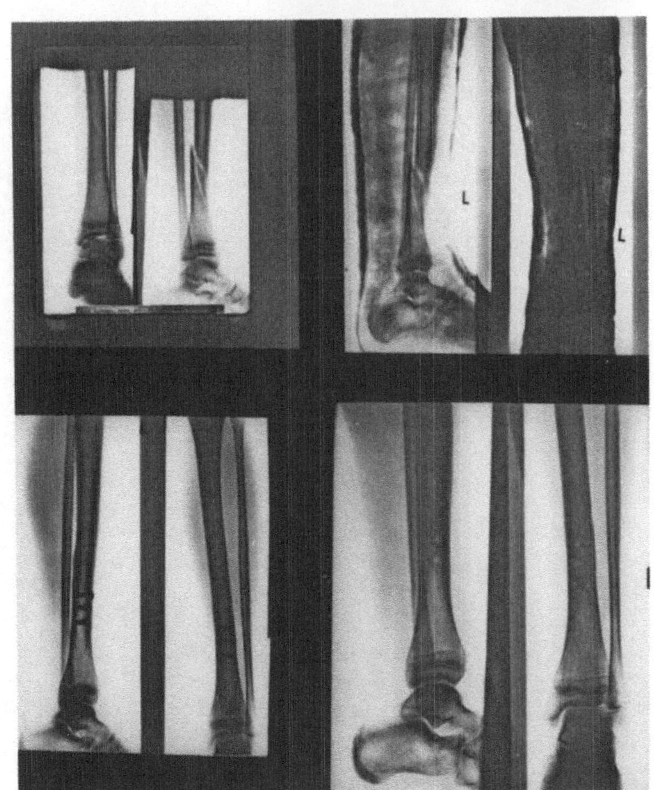

Abb. 2. Häuslicher Unfall bei 11jährigem Jungen

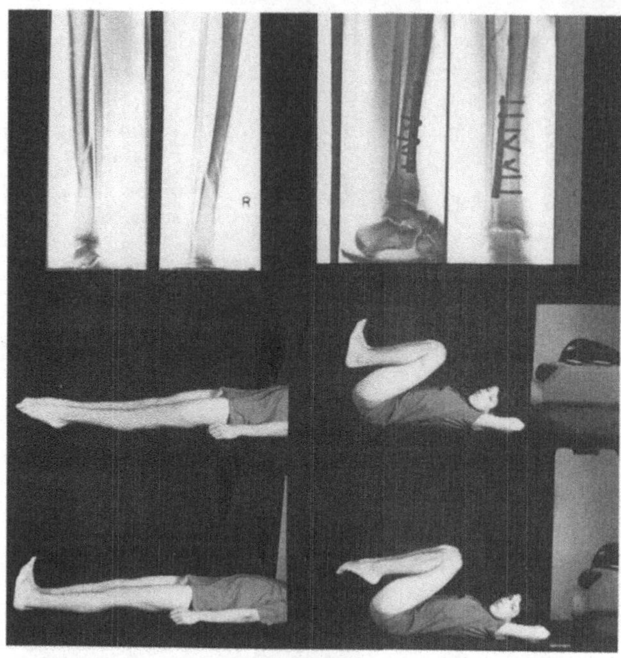

Abb. 3. Sturz von der Schaukel bei 14jährigem Jungen

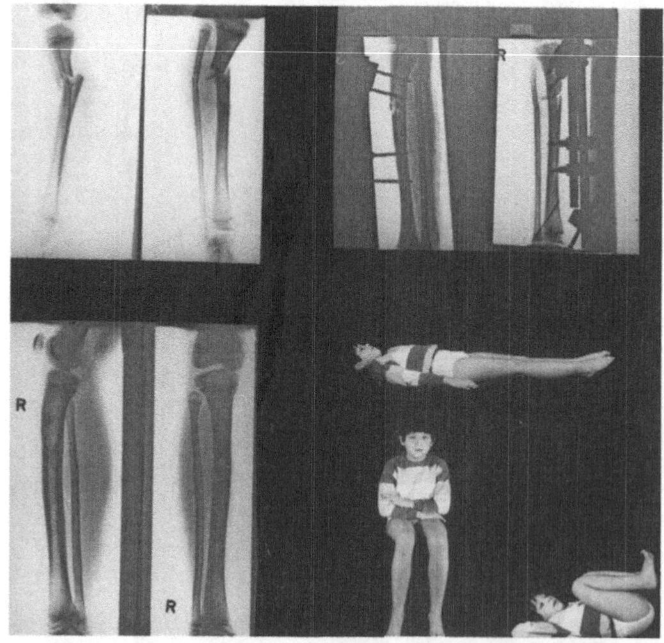

Abb. 4. Sturz beim Spielen bei 7jährigem Jungen

Fall 3: Sturz eines 14jährigen Jungen von der Schaukel mit dislociertem Spiralbruch am Übergang vom mittleren zum distalen Unterschenkeldrittel und Schädelhirntrauma 2. Grades. Nach frustranem Repositionsversuch bei eingeschlagenem Periost Versorgung mit stabiler Plattenosteosynthese. Komplikationsloser Verlauf. Bei der Nachuntersuchung vollkommen unauffällige Verhältnisse (Abb. 3).

Fall 4: Sturz eines 7jährigen Jungen beim Spielen mit zweit- bis drittgradig offener Unterschenkelfraktur rechts am Übergang vom proximalen zum mittleren Unterschenkelschaftdrittel. Primär Fixateur externe, problemloser Verlauf, sekundär Spalttransplantation notwendig (Abb. 4).

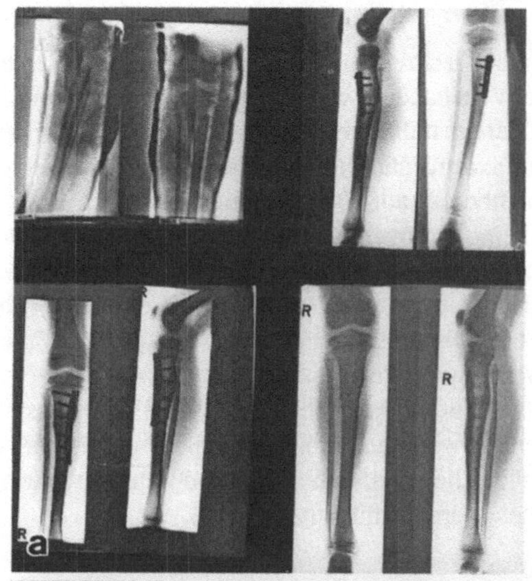

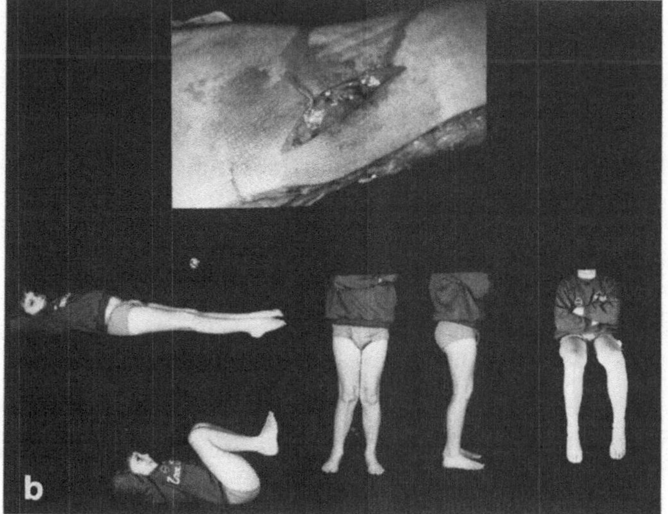

Abb. 5a,b. Offene Unterschenkelfraktur bei 6jährigem Jungen, vom PKW angefahren worden

Fall 5: Dislocierte Fraktur am Übergang vom proximalen zum mittleren Unterschenkeldrittel rechts sowie Schädelhirntrauma 2. Grades bei von PKW angefahrenem 8jährigem Jungen. Aufgrund des Schädelhirntraumas erfolgte die osteosynthetische Versorgung mit Plattenosteosynthese. Aufgrund der typischen Frakturlokalisation kam es postoperativ zur Valgus-Fehlstellung mit leichter Rekurvationsfehlstellung. Da die Fehlstellung über 10° betrug, erfolgte eine Korrektur-Osteotomie und erneute Stabilisierung mit Plattenosteosynthese. Zum Zeitpunkt der Nachuntersuchung erneut Valgusfehlstellung von 10° und Beinverlängerung von 1,5 cm. Derzeit noch abwartendes Verhalten (Abb. 5).

Zusammenfassung

Die überwiegende Anzahl von Tibiaschaftfrakturen bei Kindern kann mit guten Ergebnissen konservativ behandelt werden, die Indikation zur Osteosynthese ist nur bei den wenigen geschilderten Indikationen gegeben. Bei den Kindern, bei denen die Tibiafraktur mit dem Fixateur externe stabilisiert wurde, traten im weiteren Verlauf Verlängerungen des betroffenen Schienbeines auf. Bei den mit DC-Platten versorgten Tibiaschaftfrakturen traten konsekutiv keine Beinverlängerungen auf. Deshalb kann davon ausgegangen werden, daß der Beinlängenunterschied im Verlauf des weiteren Wachstums nach Tibiaschaftfrakturen um so geringer ist, je stabiler die primäre Osteosynthese war. Während der wachsende Knochen der Kinder zum einen Ausheilungen der Frakturen in geringer Fehlstellung auszugleichen vermag, ergeben sich die hohen Ansprüche an die Osteosynthese bei Kindern andererseits dadurch, daß Fehler wie instabile Osteosynthesen und Schädigungen der Wachstumszonen im weiteren Verlauf zu immer gravierenderen Fehlstellungen führen, die dann mit orthopädischen Hilfsmitteln oder durch teilweise mehrmalige Korrekturosteotomien ausgeglichen werden müssen.

Versorgung kindlicher Unterschenkelschaftfrakturen mit schwerem Weichteilschaden

A. Dávid, J. Eitenmüller, H. Breitfuß und G. Muhr

Chirurgische Klinik und Poliklinik – Universitätsklinik, Berufsgenoss. Krankenanstalten „Bergmannsheil", Gilsingstraße 4, D-4630 Bochum 1

Die kindlichen Unterschenkelfrakturen können in der Regel ambulant konservativ zur Ausheilung gebracht werden [1, 2]. Nur sehr selten ist bei Frakturen mit Weichteilschaden eine operative Stabilisation indiziert [3, 5]. In der hier vorgelegten Untersuchung möchten wir unsere eigenen Erfahrungen mit dieser seltenen aber bedrohlichen kindlichen Verletzung darlegen.

Hefte zur Unfallheilkunde, Heft 212
Redigiert von J. Probst

In den Jahren 1983 bis 1989 wurden in unserer Klinik von 155 stationär behandelten Fällen 17 Kinder mit solchen Brüchen behandelt. Das jüngste Kind war 7 Jahre alt, das älteste Kind 14 Jahre. Unter 10 Jahren waren nur 3 Kinder, alle übrigen befanden sich zum Zeitpunkt des Unfalles zwischen dem 10. und 15. Lebensjahr. Unter unseren kleinen Patienten waren nur 5 Mädchen. Hauptunfallursache war das Anfahren der Kinder im Straßenverkehr, entweder als Fußgänger oder Fahrradfahrer.

Der primäre Weiteilschaden war z.T. erheblich. Nur 3 Kinder hatten eine zweitgradig offene Verletzung. Eine drittgradig offene sahen wir bei 6 Kindern, einen drittgradig geschlossenen Weichteilschaden, also ein manifestes Kompartmentsyndrom, bei 4 unserer Patienten und immerhin bei vier weiteren Kindern lag eine subtotale Amputation vor.

Zwei dieser vier Patienten hatten eine komplette Durchtrennung aller Gefäße und kamen mit einer Verzögerung von 2 bzw. 4 h in unsere Behandlung. Trotz sofortiger Gefäßrekonstruktion mußten wegen fehlender Revascularisation und einem Gasbrandinfekt mit drohender Sepsis zwei Amputationen vorgenommen werden.

Bei den übrigen 15 Kindern erfolgte die primäre Stabilisation ausnahmslos mit dem Fixateur externe, wobei in der Regel die Klammermontage gewählt wurde. Lediglich bei 3 Kindern mit primären Knochendefekt wurde eine v-förmige Fixation angelegt. Bei sehr distalen Frakturen wurde der Fuß in die Montage eingeschlossen.

Die durchschnittliche Ruhigstellung in der externen Montage betrug 7 Wochen, bei einer Spanne von 3 bis 22 Wochen. Nach Entfernung des Fixateurs erhielten 7 von 15 Kindern einen Oberschenkelgehverband für weitere durchschnittlich 4 Wochen. Die gesamte Behandlungsdauer betrug durchschnittlich 16 Wochen. Sie reichte von 4 Wochen bis 32 Wochen.

Einen operativen Verfahrenswechsel erfolgte bei 3 Patienten. Ursache war in 2 Fällen eine primäre Diastase und einmal eine Fehlstellung von über 10° im O-Sinne.

Besonderen Wert legten wir auf die frühzeitige und konsequente Weichteildeckung freiliegender Knochenareale auch unter Einsatz aller mikrochirurgischen Möglichkeiten. Bei breit offenen Weichteilen wurde nach dem Debridement kein primärer Wundverschluß erzwungen, aber eine frühzeitige Deckung angestrebt. Eine direkte Naht erfolgte daher nur bei 2 unserer Patienten, eine Sekundärnaht wurde viermal durchgeführt. 6 erhielten eine Meshgraftdeckung, ein lokaler Schwenklappen wurde einmal und ein freier Lappentransfer zweimal innerhalb der ersten 2 Wochen vorgenommen. Störungen der Weichteilheilung konnten wir nicht beobachten. Lediglich ein Kind, welches sich noch bei uns in Behandlung befindet, entwickelte nach viertgradig offener Fraktur und großem knöchernen Defekt eine Fistel. Bei einem weiteren Kind trat ein Bohrlochinfekt auf, der jedoch nach entsprechender Cürettage zur Ausheilung kam.

Bei 13 unserer Kinder sahen wir eine vollständige problemlose Ausheilung. Bei zwei Patienten tolerierten wir primär eine O-Fehlstellung von 6 bzw. 7 Grad, die bei den beiden 13jährigen auch nach Abschluß des Wachstums verblieb. In einem Fall haben wir bereits die Korrekturosteotomie vorgenommen. Bei 11 unserer Patienten ist das Wachstum bereits abgeschlossen, bei einem Jungen beobachteten wir eine Beinverlängerung von 1,8 cm. Bei einem weiteren eine Verkürzung um 1,5 cm.

Die vorgelegten Erfahrungen mit dieser sehr selten kindlichen Verletzung erlauben zwei wesentliche Feststellungen:

1. Auch im Kindesalter muß an ein Kompartmentsyndrom des Unterschenkel gedacht und konsequent therapiert werden [4].

2. Durch kompromißlose Weichteilbehandlung, auch unter Einschluß der mikrochirurgischen Techniken, kann die Rate der chronischen Knocheneiterungen bei Kindern erheblich reduziert werden.

Literatur

1. Kunder EH (1976) Die Osteosynthese bei der kindlichen Fraktur. Langenbecks Arch Chir 342:291
2. v. Laer L (1984) Skelett-Trauma im Wachstumsalter. Springer, Berlin Heidelberg New York (Hefte Unfallheilkunde, Heft 166)
3. Rahmanzaden R, Hahn F (1984) Kindliche Tibiafrakturen. Orthopäde 13:293
4. Tscherne H, Südkamp N (1985) Offene Frakturen bei Kindern und Jugendlichen. Z Orthop 123:490
5. Ulrich Ch, Wörsdörfer O, Burri C, Zehnder R (1985) Offene Frakturen bei Kindern und Jugendlichen. Z Orthop 123:497

Die Therapie kindlicher Schaftfrakturen der unteren Extremitäten mit Fixateur externe – Auch bei unkomplizierten Frakturen?

M. Echterhoff, H. Prinz und D. Jung

Chirurgische Abteilung, St. Barbara-Hospital, Barbarastraße 1, D-4390 Gladbeck

Im Zeitraum von 1982 bis 1988 wurden im St. Barbara-Hospital in Gladbeck insgesamt 59 Kinder wegen einer unkomplizierten Oberschenkel- bzw. Unterschenkelfraktur behandelt. 27 dieser Kinder wurden konservativ, 32 Kinder mit einem Fixateur externe behandelt. Die Eltern der Kinder wurden über die Vor- und Nachteile der einzelnen Behandlungsmethoden ausführlich aufgeklärt. Das Durchschnittsalter der Kinder betrug in der konservativ behandelten Gruppe 9,5 Jahre, das Durchschnittsalter der übrigen 11 Jahre. Beide Behandlungsgruppen wurden im Hinblick auf allgemeine und spezielle Komplikationen aufgearbeitet bzw. nachuntersucht. Der Nachuntersuchungszeitraum lag zwischen 1 Jahr und 5 Jahren nach Behandlungsabschluß. 29 von 32 mit Fixateur behandelten Kinder und 20 von 27 konservativ behandelten Kinder konnten nach diesem Zeitraum nachuntersucht werden. In der Fixateurgruppe zeigte sich nach *einer* Femurfraktur eine Differenz des Antetorsionswinkels zum gesunden Bein zwischen 10 und 20°, *zwei* Kinder hatten eine Varusfehlstellung des Femurs zwischen 10 und 15° und *eine* Femurfraktur heilte in Antekurvation zwischen 5 und 10° aus. Bei den mit Fixateur externe behandelten Unterschenkelfrakturen hatte ein Kind nach drei Jahren eine Varusfehlstellung von 6° sowie *ein* Kind eine Rekurvation von knapp 5°.

Anders waren die Ergebnisse bei den konservativ behandelten Kindern. Bei *drei* Femurfrakturen bestand nach vier Jahren eine Differenz des Antetorsionswinkels zum gesunden Bein zwischen 11 und 15°, bei *einem* Kind nach zwei Jahren eine Differenz zwischen 16

Hefte zur Unfallheilkunde, Heft 212
Redigiert von J. Probst

und 20°. Valgus- und Varusfehlstellungen des Femurs fanden sich bei vier Kindern und zwar bis zu 20° sowie eine Antekurvationsfehlstellung knapp unter 5° bei *einem* Kind.

Bei den konservativ behandelten Unterschenkelfrakturen fanden wir *eine* Varusfehlstellung zwischen 5 und 10° drei Jahre nach Behandlung sowie *eine* Rekurvationsfehlstellung knapp unter 5° vier Jahre nach Behandlung.

Die mittlere stationäre Verweildauer bei den konservativ behandelten Kindern mit einer Femurfraktur lag bei 28 Tagen, bei den Kindern mit konservativ behandelter Unterschenkelfraktur im Mittel bei 10,5 Tagen. Die primär mit Fixateur externe behandelten Kinder mit Femurfraktur waren im Schnitt 8,5 Tage, die Kinder mit einer Unterschenkelfraktur im Schnitt drei Tage hospitalisiert. Keines der Kinder war polytraumatisiert.

An Hand unserer Erfahrungen mit einem in etwa vergleichbaren Patientenkollektiv sehen wir in der Behandlung der unkomplizierten Frakturen der unteren Extremitäten bei Kindern mit dem Fixateur externe Vorteile gegenüber der konservativen oder invasiv operativen Therapie: Frakturen im Bereich des Oberschenkels müssen, wenn eine Op-Indikation besteht, nicht freigelegt werden; ein operativbedingter Blutverlust wird vermieden; Weichteile können langfristig optimal beurteilt werden; benachbarte Gelenke können sofort aktiv und passiv bewegt werden; kurze stationäre Behandlung und schnelle Schulfähigkeit; ambulante – in der Regel ohne Narkose – Entfernung des Fixateur externe; vergleichbar gute bis bessere Achsenstellung besonders des Femurs hinsichtlich der konservativen Therapie (Vergleich: Hefte zur Unfallheilkunde, Heft 182: Brüche des Oberschenkelschaftes und des distalen Oberschenkels). Als relativer Nachteil erweist sich die Gefahr der Pin trakinfection im Bereich des Oberschenkels, welche bei uns bei einem Kind auftrat. Dieses Problem haben wir mit den von uns entwickelten Gentamicin-Hülsen, welche sich in der klinischen Erprobung befinden, praktisch gelöst. Wohl wissend, daß wir uns unfallchirurgisch im Neuland und juristisch auf unsicherem Boden bewegen, meinen wir, daß der Fixateur externe auch bei unkomplizierten kindlichen Frakturen in ein Therapiekonzept einbezogen werden kann und sollte. Dieses besonders im Hinblick auf die mögliche sofortige Mobilisierung der Kinder und ihre schnelle Wiedereingliederung in die gewohnte soziale Umgebung.

Erfahrungen mit der Osteosynthese von 47 kindlichen Schaftfrakturen an der unteren Extremität

P.M. Rommens, N. Van Leeuwen, P. Grymonprez und P.L. Broos

Abt. für Unfallchirurgie (Dir.: Prof. Dr. P.L. Broos), Klinik der katholischen Universität Leuven, Herestraat 49, B-3000 Leuven O16

Die Krankenakten von 40 Kindern mit 47 Schaftfrakturen der unteren Extremität, die zwischen 1978 und 1988 operativ versorgt wurden, wurden nachuntersucht. Es betraf 25 Jungen und 15 Mädchen mit 26 Tibia- und 21 Femurschaftfrakturen. Das durchschnittliche Lebensalter der Kinder betrug 11,9 Jahre. 16 Frakturen (34%) bei polytraumatisierten Kindern und 16 offene Frakturen (34%) wurden operiert, ebenso 11 Frakturen (23%),

Hefte zur Unfallheilkunde, Heft 212
Redigiert von J. Probst

bei denen nach konservativer Therapie ein unbefriedigender Stand festgestellt wurde und 4 Frakturen (9 %) mit drohendem Kompartmentsyndrom. 17 Frakturen (36 %) wurden primär und 4 weitere (9 %) innerhalb des ersten Tages stabilisiert. Mehr als die Hälfte der Frakturen (55 %) wurden zwischen dem zweiten und siebten Tag versorgt. 38mal wurde eine Plattenosteosynthese durchgeführt, 5mal eine äußere Fixierung und 4mal eine Küntscher-Nagelung.

2 Kinder starben während des stationären Aufenthaltes an den Folgen eines Schädelhirntraumas. Im postoperativen Verlauf der übrigen Kinder wurden keine Frakturheilungsstörungen festgestellt. Einmal wurde eine Wundheilungsstörung und einmal ein Wundhämatom registriert. Einmal entwickelte sich eine tiefe Infektion, die operativ beherrscht werden konnte. 2 Kinder wiesen Folgen eines Kompartmentsyndroms auf. 38 Frakturen bei 34 Kindern konnten durchschnittlich nach 30,4 Monaten klinisch und röntgenologisch nachuntersucht werden. 32 Kinder wiesen ein ausgezeichnetes oder gutes funktionelles Endergebnis auf, ein Kind ein mäßiges und ein Kind ein schlechtes.

Bei guter Beherrschung der Operationstechnik und sorgfältiger Schonung der Weichteile und des Periostes lassen sich die Schaftfrakturen bei Kindern ausgezeichnet mit einer Plattenosteosynthese versorgen. Der Küntscher-Nagel wird bei uns in ausgewählten Fällen bei Jugendlichen als Stabilisierungsverfahren bevorzugt.

Denn Fixateur externe, der in dieser Serie nur schwersten offenen Frakturen oder Frakturen mit ausgebildetem Kompartmentsyndrom vorbehalten war, wird heute in der Behandlung kindlicher Schaftfrakturen eine größere Bedeutung zugemessen. Die uns bekannten Behandlungsresultate aus der Literatur lassen sicherlich eine positive Beurteilung zu.

Nachuntersuchungsergebnisse und Verlaufsbeobachtungen bei kindlichen Frakturen der proximalen Tibiametaphyse

M. Schmidt[1], L. von Laer[2], D. Havemann[1] und A. Peters[2]

[1] Abt. f. Unfallchirurgie, Chirurgische Universitätsklinik, Christian-Albrechts-Universität, Arnold-Heller-Straße 7, D-2300 Kiel
[2] Traumatologische Abteilung, Kinderchirurgische Klinik, Kinderspital, Römergasse 8, CH-4005 Basel

Nachuntersuchung von 30 Kindern mit 31 proximalen metaphysären Tibiafrakturen. 21 Valgusbrüche, 4 Brüche mit geringer Varusabweichung, 6 Frakturen ohne eindeutige Achsenabweichung.

Frakturen mit leichter Varusabknickung und Wulstbrüche heilten konservativ problemlos aus. Von 9 primär operativ behandelten Brüchen fand sich bei 8 eine achsengerechte Ausheilung, bei einer Patientin trotz Beseitigung eines medialen Interponats und Pes anserinus Reinsertion postoperativ jedoch zunehmende X-Fehlstellung.

Von 22 konservativ behandelten Brüchen kam es bei 15 zu problemloser Ausheilung ohne Achsenfehler mit leichter, nicht störender Beinverlängerung der verletzten Seite.

Hefte zur Unfallheilkunde, Heft 212
Redigiert von J. Probst

Nach Gipsanlegung zeigten die Röntgenkontrollen hier korrekt eingestellte Beinachsen, z.T. mit medialer Kompression nach zusätzlicher Gipskeilung.

7 konservativ behandelte Patienten ließen zunehmende Valgusabweichungen erkennen. Hier waren bei Gipsanlegung leichte Valgusfehlstellungen der Tibiametaphyse belassen worden. Bei 4 dieser Patienten lag die entstandene Valgusachse 2 Jahre nach dem Unfall über 7°. Bei den 3 übrigen Patienten hatten sich Fehlstellungen über 10° entwickelt mit klinischen Störungen. Hier wurden sekundäre Korrekturosteotomien durchgeführt, die jedoch in 2 Fällen zur Valgusrezidiven führten.

Für die Therapie der proximalen metaphysären Tibiafrakturen bei Kindern ist bei Durchführung einer konservativen Behandlung die korrekte vollständige Reposition des Achsenfehlers entscheidend, nach Möglichkeit mit medialer Kompression. Hierdurch ist auch bei Vorliegen eines medialen Interponates eine achsengerechte Ausheilung zu erwarten, zumal bei operativer Entfernung eines Interponates und Pes anserinus Reinsertion eine sich entwickelnde Valgusfehlstellung nicht in jedem Fall vermeidbar ist.

Primäre Operationen sind bei offenen Frakturen angezeigt sowie bei gleichzeitiger Oberschenkelfraktur oder Repositionshindernissen.

Sekundäre Korrekturen sind mit einer hohen Rezidivrate belastet, daher eher zurückhaltende Indikationsstellung.

Diskussion: Unterschenkel

In der Diskussion bestand Einigkeit in bezug auf die Indikation zur Osteosynthese, wo der schwere Weichteilschaden, inklusive Kompartmentsyndrom, das Polytrauma sowie die Ketten- bzw. die bilateralen Frakturen im Vordergrund stehen. Auch beim irreponiblen oder schwer retinierbaren Unterschenkelschaftbruch (einschließlich der proximalen Metaphysenfraktur mit Valgustendenz) wird immer häufiger zur Osteosynthese gegriffen. Demgegenüber waren sich die Diskussionsteilnehmer weit weniger einig in bezug auf die Verfahrens- bzw. Implantatwahl, wobei neben Platte und Fixateur externe auch die Markdrahtung empfohlen wurde. Während bei der Plattenosteosynthese die invasivere Technik mit der Notwendigkeit zum Zweiteingriff anläßlich der Metallentfernung als Nachteil empfunden wurde, wird dem Fixateur externe vermehrtes Längenwachstum zur Last gelegt. Dieses Argument scheint allerdings keineswegs bewiesen und die Großzahl der Referenten und Diskussionsredner scheint mehr und mehr vom großen Nutzen des Fixateur externe überzeugt zu sein. Dabei dürfte der unilaterale Klammerfixateur mit einem Rohr in den meisten Fällen genügend stabil sein, um bereits nach 6–8 Wochen wieder entfernt werden zu können. Ein Verfahrenswechsel zu Gips oder Spongiosaplastik scheint nur selten notwendig und schon gar nicht ein Umbau zur Platte.

Mit Ausnahme der von den Wiener Autoren erwähnten gedeckten Markdrahtung konnte sich niemand zu dieser Technik näher äußern, die Argumente dazu sind allerdings nicht derartig überzeugend, als daß diese Methode unbedingt eingeführt werden müßte, insbe-

Hefte zur Unfallheilkunde, Heft 212
Redigiert von J. Probst

sondere da trotz der Markdrahtung in der Regel noch eine externe Schienung notwendig wird.

Infolge mehr und vor allem schwererer Unterschenkelschaftbrüche mit Weichteilproblemen, dürfte die Osteosynthese auch beim Kind häufiger zur Anwendung kommen als bisher. Der Fixateur-externe-Technik sollte dabei besondere Aufmerksamkeit geschenkt werden.

VI. Experimentelle Unfallchirurgie

Neue Techniken

Vorsitz: G. Ritter, Mainz; H. Siebert, Schwäbisch-Hall

Subchondrale Durchblutung und posttraumatische Arthrose – eine tierexperimentelle Untersuchung

U. Freese, J. Graf, E. Neusel und F.U. Niethard

Orthopädische Universitätsklinik, Schlierbacher Landstraße 200a, D-6900 Heidelberg

Die Bedeutung der subchondralen Vascularisation für die Arthroseentstehung ist unklar. In der Literatur gibt es vereinzelt Hinweise auf eine Beziehung zwischen subchondraler Durchblutung und der Entstehung degenerativer Knorpelerkrankungen, zum Beispiel durch prolongierte venöse Stauung.

Im klinischen Bereich stellt die Patellaquerfraktur ein mögliches Modell zu diesem Problem dar. Untersuchungen belegen, daß es nach diesen Frakturen häufig zu einem Untergang des retropatellaren Knorpelbelages kommt, bevorzugt im proximalen Bereich. Aus anatomischen Untersuchungen ist bekannt, daß dieser Bereich durch präpatellare Gefäße versorgt wird, die bei einer Patellaquerfraktur geschädigt werden könnten.

Wir wollen daher die Rolle der subchondralen Vascularisation näher untersuchen.

In einer tierexperimentellen Untersuchung wurde an 28 ausgewachsenen Kaninchen die gesamte Blutversorgung der Patella für genau definierte Zeiträume unterbunden, die Kniescheiben wurden anschließend morphologisch untersucht.

Mit zunehmender Dauer der Ischämie kam es zu fortschreitenden Knorpeldegenerationen, die schließlich die gesamte Knorpelstruktur betrafen.

Basal beginnend traten Clusterbildungen auf und es kam zu Fissuren mit einem stellenweisen Aufreißen des hyalinen Knorpels oberhalb der Tidemark. Innerhalb des Knorpels fanden sich pathologische Gefäße. Diese sind bisher nur vereinzelt beschrieben worden und werden als ein überschießender Revascularisationsversuch gedeutet. Zusätzlich beobachteten wir eine Verbreiterung der Tidemark.

Aus unseren Versuchen ergibt sich, daß Störungen der subchondralen Vascularisation zu fortschreitenden Degenerationen, insbesondere auch in den knochennahen Anteilen des hyalinen Knorpels führen können. Dieser Zusammenhang sollte weiter untersucht werden.

Hefte zur Unfallheilkunde, Heft 212
Redigiert von J. Probst

Rasterelektronenmikroskopische Untersuchungen zum Einsatz verschiedener Lasersysteme bei der arthroskopischen Knorpelbearbeitung

W.E. Siebert, J. Klanke, C. Scholz, D. Kohn, C.J. Wirth und G. Müller

Orthopädische Klinik, Medizinischen Hochschule Hannover, Annastift, Heimchenstraße 1–7, D-3000 Hannover 61

Einleitung

Die Bearbeitung von Knorpeloberflächen und Knorpelschäden in der arthroskopischen Chirurgie, ob sie nun traumatisch, degenerativ oder – was nicht selten ist – iatrogen entstanden sind, bereitet große Probleme. Wir haben in In-vitro-Untersuchungen an humanen Femurcondylen mit Chondromalacie Grad II mit Hilfe von rasterelektronenmikroskopischen Aufnahmen und histologischen Untersuchungen die Effekte einer makroskopischen Glättung durch mechanische Instrumente und motorgetriebene Instrumente sowie von iatrogenen Schädigungen durch die o.g. Systeme und Elektrokauter mit den für den medizinischen Bereich verfügbaren Lasersystemen verglichen.

Ergebnisse

Die rasterelektronenmikroskopischen Bilder der motorgetriebenen Instrumente zeigen tiefe Einrisse in die Knorpelsubstanz, die weit über die eigentliche Bearbeitungsfläche hinausreichen. Je nach Aggressivität des Systems werden dadurch gelenkschädliche Substanzen freigesetzt und wie aus klinischen und tierexperimentellen Untersuchungen bekannt ist, kommt es nie zu einer Heilung dieser Schäden. Der versehentliche Einsatz der Hochfrequenzchirurgie am Knorpel führt zu schweren thermischen Schädigungen mit Carbonisation. Eine Restitutio ist auch hier nicht zu erwarten. Wir haben in unserer Untersuchung den Neodym-YAG-Laser mit 1,064 nm und 1,320 nm sowie einen quasi gepulsten CO2-Laser, den Holmium-Y-SSG-Laser, den Erbium-YAG-Laser und den Excimer-Laser mit 308 nm und 351 nm untersucht. Kriterien waren Schnittform, Schnittiefe, Schädigungsbreite, Carbonisation und Strahlführungssystem. Aus früheren Untersuchungen war uns bekannt, daß beim CO2-Laser im Dauerstichbetrieb erhebliche thermische Schädigungen auftreten, dieses System wurde deshalb nicht nochmal untersucht. Sämtliche Schnitte des Neodym-YAG-Lasers in beiden Wellenlängen zeichnen sich durch sehr starke Carbonisation aus. Die Schädigungszonen reichten bis 1,5 mm. Bei den jetzt vorhandenen Parametern ist das System für die Fragestellung ungeeignet. Der quasi gepulste CO2-Laser hingegen unterscheidet sich von seinen Dauerstrichvorgängern erheblich. Hier saubere Abtragerate mit geringer Schädigung, nahezu homogene Schicht aus coaguliertem Gewebe an der Oberfläche mit nur ca. 5 μm Schädigungstiefe. Leider muß dieses System im Gas angewendet werden. Der Holmium-Laser, ein gepulstes Lasersystem, führt zu schweren Carbonisationsphänomenen, bei den Untersuchungen zeigte sich eine kompakte Schicht coagulierten Gewebes an der Oberfläche. Für den Erbium-YAG-Laser fand sich aufgrund der kurzen mittleren Weglänge

Hefte zur Unfallheilkunde, Heft 212
Redigiert von J. Probst

der Strahlung im Gewebe eine hervorragende Schneideeigenschaft bei praktisch nicht vorhandener Carbonisation der Oberfläche. Schädigungszonen lagen noch unter denen des CO2-Lasers. Ähnlich gute Ergebnisse finden sich für den Excimer-Laser mit 308 nm, bei 351 nm hingegen treten erhebliche thermische Nebenwirkungen auf, die das System wieder ungeeignet erscheinen lassen. Die thermischen Wirkungen des Excimer-Lasers sind entscheidend von den verwendeten Parametern abhängig, wir würden deshalb das System nicht als athermisch, sondern als oligothermisch bezeichnen wollen. Zusammenfassend läßt sich sagen, daß mit dem CO2-Laser im gepulsten Betrieb, dem Erbium-YAG- und dem Excimer-Laser selbst rasterelektronenmikroskopisch glatte Oberflächen nahezu eine Versiegelung erreichen lassen. Dies ist mit keinem mechanischen System möglich. Die klinische Bedeutung ist noch nicht abzusehen.

Ergebnisse des experimentellen Einsatzes eines Excimer-Lasers zur Knorpelabtragung

G. Hohlbach[1], K.O. Möller[1], G. Baretton[2] und U. Schramm[3]

[1] Klinik für Chirurgie [2] Institut f. Pathologie [3] Institut f. Anatomie
Medizinische Universität zu Lübeck, Ratzeburger Allee 160, D-2400 Lübeck

Gesunder Leichenknorpel des Tibiaplateaus wurde mit einem gepulsten Excimer-Laser (Wellenlänge 308 nm, mittlere Leistung 18 Watt, maximale Pulsenergie 150 mJ, maximale Pulsrate 200 Hz) in einem 4 mm^2 großen Bereich mit Impulsen von 125–1000, Pulsfrequenzen von 5–20 Hz und Energiedichten von 235 mJ/cm^2 und 575 mJ/cm^2 bestrahlt. Die Abtragungstiefe wurde histomorphometrisch bestimmt: Bis zu einer Repetitionsfrequenz von 20 Hz war die Abtragungstiefe unabhängig von der Frequenz, aber abhängig von der Gesamtzahl der applizierten Pulse und der Energiedichte. Die maximal erreichbare Abtragungstiefe betrug bei einer Energiedichte von 575 mJ/cm^2 und 250 Pulsen 460 μm. Die geringsten Abtragetiefen von 112 μm wurden bei einer Energiedichte von 235 mJ/cm^2 und 125 Pulsen erzielt.

Tabelle 1. Energiedichten: I) 235 mJ/cm^2, II) 575 mJ/cm^2

Impulszahl	Repetitions-frequenz	Abtragungs-tiefe	Repetitions-frequenz	Abtragungs-tiefe
1) 125	a) 5 Hz	112 μm	5 Hz	230 μm
	b) 10 Hz	113 μm		
2) 250	a) 5 Hz	78 μm	5 Hz	460 μm
	b) 20 Hz	190 μm		
3) 500	a) 5 Hz	260 μm		
	b) 10 Hz	252 μm		
4) 1000	a) 10 Hz	420 μm		

Hefte zur Unfallheilkunde, Heft 212
Redigiert von J. Probst

Thermische Schäden wurden im gewählten Versuchsbereich nicht beobachtet. Unterhalb der Abtragungsstellen konnten am verbleibenden Knorpel nur in einer 28 μm breiten Schicht strukturelle Veränderungen beobachtet werden.

Die knöcherne Heilung nach Erbium: YAG-Laser Osteotomie am Kaninchen-Radius im Vergleich mit CO_2-Laser-Systemen

F. Dinkelaker[1], D.-R. Meyer[2], M. Grothues-Spork[2] und C. Scholz[2]

[1] Abt. f. Unfallchirurgie, Klinikum Steglitz, FU Berlin, Hindenburgdamm 30, D-1000 Berlin 45
[2] Laser Medizin Zentrum Berlin GmbH, FU Berlin

Einleitung

Bei In-vivo-Versuchsserien an 60 Kaninchenradien, die mit einem 1 cm langen nicht unterbrechenden Cortikalislängsschnitt versehen wurden, untersuchten wir die verschiedenen Heilungsverläufe nach Osteotomien mit dem CO_2-, Eximer- und Erbium:YAG-Laser.

Ergebnisse

Die Säge war eine oszillierende der Fa. Aesculap, Sägeblattdicke von 0,5 mm. Eingesetzt wurden CO_2 CW L. der Fa. Coherent und Heraeus, Wellenlänge 10,6 μm. Vorfahrgeschwindigkeit 1 mm/s. Auf die detaillierte Vorstellung der Ergebnisse der CO_2-Laser möchten wir nicht weiter eingehen, da die klinische Relevanz fehlt. Der Eximer L. (Lamda Physik) hat die Wellenlänge 308 nm, Pulshalbwertsbreite 18 ns, Wiederholrate 8 Hz, Pulsenergie von 100 mJ/Puls. Entspricht der Leistungsdichte 80 W/cm^2. Vorfahrgeschwindigkeit 0,023 mm/s. Aufgrund der geringen Abtragrate/Puls ist dieser Laser nur einsetzbar zum Abtragen von kleinen Volumina und nicht geeignet für Corticalis. Erbium:YAG L.: (Prototyp, Fa. MBB), Wellenlänge 2940 nm, Pulshalbwertszeit 180 us, Wiederholrate 4 Hz, Pulsenergie 120 mJ/Puls. Vorfahrgeschwindigkeit 0,25 mm/s, Focusfleckdurchmesser 0,3 mm. Co2 L. Schnittspalte zeigen deutlich drei Schädigungszonen: Kristallisations-, Carbonisations- und thermische Schädigungszone. Ein Schnittspalt des Erbium:YAG zeigt am Boden eine schmale thermische Schädigungszone, die bei einer kompletten Durchtrennung der Corticalis wegfallen würde. Morphometrische Untersuchungen der thermischen Schädigungszonen nach 0 Wochen, 4 Wochen und 8 Wochen zeigen: Der Erbium:YAG-L. zeigt post operationem (p o) eine mit der Säge vergleichbare thermische Schädigungszone, nach 4 Wochen waren beim Erbium:YAG keine thermischen Schäden nachzuweisen. Bei den CO_2 L. persistierten Kristallisations-, Carbonisations- und thermische Schädigungszonen, bzw. nahmen nur langsam ab. Nach 8 Wochen war sowohl eine thermische Schädigungszone als auch noch praktisch die gesamte Menge an Abbrandprodukten im Schnittspalt vorhan-

Hefte zur Unfallheilkunde, Heft 212
Redigiert von J. Probst

den. Bei der Untersuchung auf Osteolysen nach 8 Wochen waren mit dem CO_2 L. noch massive, beim Erbium:YAG L. keine Osteolysen nachzuweisen, wie auch bei der Säge. Beim Eximer-L. ist es wegen der geringen thermischen Schädigung kaum zu Osteolysen gekommen. Die knöcherne Heilung zeigt für den Erbium:YAG-Laser 4 Wochen p o ist der Schnittspalt von den Schnittspalträndern her annähernd komplett durchbaut. Nach 8 Wochen ist er in allen Fällen komplett. 8 Wochen p o zeigen alle Präparate Haversssche Umbauvorgänge. Die Osteone weisen überwiegend eine Ausrichtung in Knochenlängsachse auf. Eine Sägeosteotomie zeigt annähernd die gleiche Heilungscharakteristik. Das Calluswachstum lag beim Erbium:YAG-Laser 4 Wochen p o zwischen den thermischen und den athermischen Lasern. 8 Wochen p o war kein Callus mehr nachzuweisen, dies zeigt, daß die Reparaturvorgänge zu diesem Zeitpunkt eine Wiederherstellung des Knochens ähnlich den Ausgangszuständen erreicht haben. Abschließend ist festzustellen, daß die Heilungsvorgänge nach einer Erbium:YAG Laserosteotomie denen nach einer konventionellen Osteotomie entsprechen.

Neue Erkenntnisse zur Calcaneusfraktur durch den CT-Daten gesteuerten Modellbau

W. Zenker, D. Bielstein und D. Havemann

Abt. f. Unfallchirurgie, Chirurgische Universitätsklinik, Christian-Albrechts-Universität, Arnold-Heller-Straße 7, D-2300 Kiel 1

Auf Magnetband gespeicherte Daten einer CT-Untersuchung von Talus und Calcaneus werden nach Konturdetektion, Errechnung von Zwischenschichten, Herstellen von Vektordatensätzen zur Ansteuerung einer CNC-Maschine zur Herstellung von Knochenmodellen verwendet. Dieses Verfahren wird seit 3 Jahren zur Operationsplanung bei Calcaneusfrakturen angewendet.

Nachträglich wurde bei 22 Calcaneusgelenkfrakturen eine Verletzungsanalyse vorgenommen. Neben Fragmentzahl und Fragmentgröße interessierte besonders das Ausmaß der Gelenkverletzungen. Die 4 calcanearen Gelenkflächen wurden einzeln in ihrer Verletzungsschwere graduiert. Während die hintere Gelenkfläche 18mal verletzt war, war die mittlere Gelenkfläche 19mal unverletzt. Typisch für die Verletzung der hinteren Gelenkfläche war die Vertikalfraktur, die wir in 9 Fällen als einfache Fraktur und in 5 Fällen mit einem zusätzlichen 3. Fragment fanden. 4mal war die hintere Gelenkfläche vollständig zertrümmert. Daneben war eine Gradation der subtalaren Luxation möglich und erlaubte separat für die einzelnen Gelenkabschnitte eine Einteilung in 4 Schweregrade: Verschiebung der korrespondierenden Gelenkflächen um weniger als 1/8, weniger als 1/4, mehr als 1/4 und vollständige Inkongruenz. Im hinteren Gelenkanteil fand sich nur 4mal eine erhaltene Kongruenz oder eine unwesentliche Subluxationsstellung. 14mal war diese Verrenkungsstellung erheblich und 4mal total. Im mittleren Gelenkabschnitt lag 13mal keine

Hefte zur Unfallheilkunde, Heft 212
Redigiert von J. Probst

Gelenkinkongruenz vor. Lediglich 3mal war die Luxationsstellung erheblich, in keinem Fall vollständig. Im vorderen Gelenkkompartment bestand 16mal eine Subluxationsstellung und 3mal eine vollständige Luxation.

Wir haben bei der Frakturanalyse 2 typische Verletzungsmechanismen gefunden und diese als laterale und zentrale Luxationsfraktur bezeichnet. Bei der lateralen Luxationsfraktur liegt das meist große und solide Sustentaculumfragment in korrekter Stellung zum Talus. Gegenüber dem Calcaneuskörper ist es nach medial, caudal und vorne dislociert. Die zentrale Luxationsfraktur ist selten und dadurch charakterisiert, daß die erhaltene hintere Gelenkfläche in den Fersenbeinkörper imprimiert ist. Da das Sustentaculum nicht dislociert ist, bleibt die Rückfußachse erhalten.

Die Auswertung läßt typische Frakturcharakteristica erkennen, die für eine Operation sprechen: Luxationen aller Schweregrade im hinteren Gelenk, vollständige Luxation im vorderen Gelenk, eine rekonstruierbare hintere Gelenkfläche und ein großes Sustentaculumfragment.

Experimentelle Untersuchungen zur intraarticulären Fersenbeinfraktur

N. Wülker und H. Zwipp

Unfallchirurgische Klinik, Medizinische Hochschule Hannover, Postfach 610180, D-3000 Hannover 61

Die Technik der offenen Reposition am Fersenbein und die Frakturdiagnostik mittels Computertomographie erfordern eine neue Klassifikation von Fersenbeinfrakturen. 30 Unterschenkelpräparate wurden in eine Haltevorrichtung eingespannt. Dabei wurde der Fuß fest gegen eine Fußplatte fixiert, die bei 14 rechts-links gepaarten Präparaten mittels eines Holzkeils in eine Varus- bzw. Valguspositition von 10 Grad gebracht wurde. Mit einem senkrecht gleitenden Schlitten wurden Gewichte zwischen 7,5 und 17,5 auf die tibiale Amputationsfläche des Präparates fallen gelassen. Bei 25 der 30 Präparate entstand so eine intraarticuläre Fersenbeinfraktur. Bei 22 dieser 25 Präparate zeigte sich eine Hauptfrakturebene oder „Primärfraktur“, die regelmäßig von der subtalaren Gelenkfläche quer durch das Fersenbein in Richtung Tuber calcanei zog. Sie zeigte, auch bei den gepaarten Präparaten, nur eine geringe Variabilität bezüglich ihrer Lokalisation und Neigung. Von dieser Primärfraktur zweigten bei 24 von 25 Präparaten weitere, sekundäre Frakturen ab. Sowohl Anzahl und Verlaufsrichtung dieser Frakturen waren sehr variabel. Eine Abhängigkeit des Frakturverlaufs vom Gewicht, von der jeweiligen Anatomie des Fersenbeins oder von anderen Faktoren ließ sich, auch bei den gepaarten Präparaten, nicht aufzeigen. Zur Klassifikation der experimentellen Präparate sowie weiterer 27 klinischen Fälle wurde das Fersenbein in vier funktionelle Anteile unterteilt: Das mediale Sustentaculum tali, die hintere Facette des Subtalargelenks mit der darunter gelegenen, lateralen Fersenbeincorticalis, der Processus anterior und das Tuber calcanei. An Gelenken am Fer-

Hefte zur Unfallheilkunde, Heft 212
Redigiert von J. Probst

senbein sind zu unterscheiden: Die hintere Facette des Subtalargelenks, die vordere/mittlere Facette des Subtalargelenks und das Calcaneo-Cuboidgelenk. Die Klassifikation erfolgte durch die Angabe, wieviele Fragmente des Fersenbeins (X) und wieviele Gelenke (Y) von der Fraktur betroffen wurden. Jede Fraktur wird somit als X-Fragment, Y-Gelenk-Fraktur klassifiziert. Die Addition beider Zahlen bezeichnet den Schweregrad der Fraktur, maximal 7. Der Schweregrad bei den experimentellen Präparaten lag zwischen drei und sieben. Im Mittel betrug er 5,1, zusammengesetzt aus 3,4 Fragmenten und 1,7 Gelenken. Bei den 27 klinischen Fällen lag die durchschnittliche Fragmentzahl bei 2,9, die Gelenkzahl bei 1,9 und der Schweregrad somit bei 4,8. Es zeigte sich eine gute Übereinstimmung zwischen den klinischen und den experimentellen Frakturen sowie eine gute Anwendbarkeit dieser Klassifikation in der klinischen Praxis.

Die Rolle der Fibula bei axialer Belastung des Unterschenkels, ermittelt aus der Korrelation der digitalisierten Druckverteilungen im oberen Sprunggelenk

K.H. Widmer, V. Hendrich und H. Eisele

Abt. für Unfallchirurgie, Universitätsklinik Freiburg, Hugstetter Straße 55, D-7800 Freiburg i.Br.

Die Lastübertragung am Unterschenkel erfolgt nach überwiegender Auffassung durch die Tibia. Manche Autoren sprechen jedoch als Ergebnis ihrer biomechanischen Untersuchungen auch der Fibula eine bedeutende statische Lastübernahme zu, u.a. bis zu einem Anteil von 1/6 der statischen Last. Ob die Fibula anteilige Last überträgt oder nicht, haben wir mit experimentellen Messungen der Druckverteilung in der Facies articularis inferior tibiae bei intakter Fibula und nach Fibulaosteotomie unter statischer, axialer Belastung des Unterschenkels untersucht. Insgesamt 10 frische Unterschenkelpräparate wurden mit 250 bis 1500 N in Neutralstellung und bei jeweils 10 und 20 Grad Plantarflexion und Dorsalextension axial statisch belastet. Nach dem Prinzip des „Freischneidens von Kräften“ bilden die an den Teilflächen des oberen Sprunggelenks angreifenden Kräfte mit der Eingangslast am Tibiaplateau im statischen Gleichgewicht ein geschlossenes Kräftepolygon. Wird dieses Gleichgewicht durch Entfernen der fibularen Kraft gestört, wie es durch eine Fibulaosteotomie erreicht werden kann, bildet sich ein neues Gleichgewicht aus, wobei alle beteiligten Kräfte, insbesondere auch die Druckkraft an der Facies art. inf. tib., verändert werden, so daß sich auch deren Druckverteilung ändert. Diese Druckverteilungen haben wir mit der Druckmeßfolie gemessen und die Druckbilder digitalisiert und daraus verschiedene Aggregationsgrößen bestimmt und mittels digitaler Bildverarbeitung eine Korrelation der Druckverteilungen durchgeführt, die gleichzeitig den quantitativen und topografischen Zusammenhang der Druckbilder ermittelt. Hierbei zeigte sich ein hochsignifikanter ($p < 0,001$) linearer Zusammenhang zwischen korrespondierenden Pixeln der Druckverteilungen vor und nach Fibulaosteotomie mit Korrelationskoeffizienten, die in 80 % der Fälle über 0,85

Hefte zur Unfallheilkunde, Heft 212
Redigiert von J. Probst

lagen mit einem Maximum der Häufigkeitsverteilung im Intervall $0,90 < r < 0,95$. Beim mittleren und maximalen Druck und dessen Lokalisation sowie dem Betrag der Kraft an der Facies art. inf. tib. und dem Histogramm der Druckverteilung ergaben sich ebenfalls keine signifikanten Unterschiede. Die am Tibiaplateau eingeleitete Kraft und die aus der Druckverteilung in der Facies art. inf. tib. errechnete Druckkraft waren identisch. Aus dieser hohen Übereinstimmung korrespondierender Druckbilder schließen wir, daß bei statischer Belastung des Unterschenkels keine signifikante Lastübertragung durch die Fibula erfolgt.

Druck- und Kontaktflächenmessungen im oberen Sprunggelenk unter schrittweiser Durchtrennung der fibularen Bänder

R. Kasperk und O. Paar

Chirurgische Klinik, RWTH-Aachen, Pauwelsstraße 1, D-5100 Aachen

Die Kapselbandläsion stellt die häufigste traumatische Verletzung des Bewegungsapparates dar. Ein Drittel aller Bandschäden des Bewegungsapparates betreffen das OSG, wobei die lateralen Bänder 40mal häufiger betroffen sind als die medialen. Ziel der vorliegenden Studie ist es, mittels Druck- und Kontaktflächenmessung auf der Talusoberseite Aufschluß über die Kontaktfläche und Druckübertragung im OSG zu gewinnen.

Gemessen wurde an 5 Unterschenkelpräparaten nach intraarticulärer Plazierung einer Druckmeßfolie unter axialer Belastung des Unterschenkels mit 76 kg.

In Neutralstellung und 5 Grad Plantarflexion ergab sich eine maximale Kontaktfläche und die gleichmäßigste Druckverteilung. Außenbandläsionen führten überwiegend zu Kontaktflächenminderungen mit Druckanstieg oder weniger häufig zu Kontaktflächenzunahmen mit ungleichmäßiger Druckverteilung. In Supinations-Plantarflexionstellung fanden sich der größte Kontaktflächenverlust und der steilste Druckanstieg. Diese Fußstellung führt im Rahmen einer Bandinstabilität zur Traumatisierung des Gelenkknorpels.

Wir folgern, daß Außenbandverletzungen durch unphysiologische Gelenkführung eine erhöhte Druck- und Scherkraftbelastung des Knorpels bedingen und auf diesem Wege die Entwicklung einer Arthrose fördern.

Hefte zur Unfallheilkunde, Heft 212
Redigiert von J. Probst

Das Kompartmentsyndrom – der Versuch einer non-invasiven Meßmethode des Gewebedruckes mittels mechanischer Impedanz

S. Winckler, U. Reder, S. Selter und G. Ruland

Klinik und Poliklinik für Unfall- und Handchirurgie (Dir.: Univ. Prof. Dr. E. Brug), Westfälische Wilhelms-Universität, Jungeblodtplatz 1, D-4400 Münster

Einleitung

Das Kompartmentsyndrom (KS) ist definiert als eine Funktionsstörung neuromusculärer Strukturen durch eine Erhöhung des Gewebedruckes innerhalb einer geschlossenen Muskelloge. 94 % aller KS sind nach Echtermeyer traumatisch bedingt, und hier prädisponieren besonders Stück- und Trümmerbrüche und gelenknahe Frakturen die Ausbildung eines KS.

Als wichtigste Hilfsmittel für die Diagnosesicherung stehen bisher invasive, intrakompartimentär gelegene Kathetermeßmethoden zur Verfügung, die teilweise aufwendig und möglicherweise infektionsbegünstigend sind. Deshalb versuchen wir, non-invasiv durch Messung der mechanischen Impedanz der Haut über der Muskelloge den in der Loge herrschenden Druck indirekt zu bestimmen.

Material und Methodik

Als Meßgerät dient ein am Institut für Grenzflächen- und Bioverfahrenstechnik der Fraunhofergesellschaft Stuttgart durch die Dipl. Ing. Lindenmüller und Stroh entwickeltes Gerät zur Bestimmung der mechanischen Impedanz. Die mechanische Impedanz ist definiert als der komplexe Quotient aus einer Erregerkraft Fe und einer Systemgeschwindigkeit v, die Einheit sind kg/s. Bei diesem Gerät wird ein Meßkopf mit einem definierten Andruck an das zu messende Kompartment gehalten. In dem Meßkopf befinden sich ein schwingender Stößel, der auf der Haut schwingt, sowie ein Kraft- und Geschwindigkeitsaufnehmer. Über diese werden die Kraft, mit der der Stößel auf das Gewebe einwirkt, und die Geschwindigkeit ermittelt, die der Stößel erreicht. Diese beiden Signale werden durch eine spezielle Divisorschaltung geteilt und der Quotient Kraft/Geschwindigkeit ergibt die mechanische Impedanz.

Zur Überprüfung der Richtigkeit dieses Meßverfahrens diente ein Tierversuch. An 20 Kaninchenhinterläufen wurde am Unterschenkel in Narkose ein KS erzeugt. Dieses wurde durch Installation von Agar-Agar in die Fascienloge provoziert. Zur Kontrolle wurde der Gewebsdruck mit einem Perfusionskatheder invasiv gemessen und es ließ sich feststellen, daß eine feste Beziehung zwischen den gemessenen Druckwerten des Katheters und den Meßwerten der mechanischen Impedanz bestand. Weiterhin haben wir als Vorversuch die Messung der mechanischen Impedanz an einer mit verschiedenen Drücken aufgeblasenen Blutdruckmanschette vorgenommen, nachdem wir den Andruck standardisiert haben und die Quotientenbildung elektronisch vornahmen. Auch hier ließ sich eine positive Korrelation der Werte untereinander finden, wobei der Kurvenverlauf einen kontinuierlichen Anstieg zeigte. Das Alter und die Ausprägung des subcutanen Fettgewebes (Messung an

Hefte zur Unfallheilkunde, Heft 212
Redigiert von J. Probst

57 unverletzten Unterschenkeln) haben keinen verfälschenden Einfluß auf die Meßwerte. Hohe Impedanzen traten bei Sportlern, insbesondere bei Fußballspielern auf.

Ergebnisse

In der Klinik haben wir bisher Messungen an 25 Patienten mit Unterschenkelfrakturen durchgeführt, wobei sich auch hier in allen Fällen mit der Klinik korrelierende Befunde ergaben. Aus unseren bisherigen Messungen können wir den Trend ablesen, daß der kritische Bereich sich ab 10 kg/s aufwärts erstreckt. Auch wenn wir bisher aus den gemessenen Größen der mechanischen Impedanz nicht auf einen absoluten Gewebsdruck rückschließen können, so lassen sich durch unsere Messungen doch Tendenzen ableiten, ob ein drohendes oder bereits manifestes Kompartmentsyndrom vorliegt. Auf jeden Fall ist eine Objektivierung des Einzelverlaufs und eine gute Reproduzierbarkeit des Meßwertes möglich. Weitere Vorteile sind die Noninvasivität und die Schmerzlosigkeit für den Patienten.

Die lokale zellmediierte Immunität des osteomyelitischen Knochens – Eine quantitative immunhistologische Analyse

CH. Josten, G. Muhr und Th. Griga

Berufsgenoss. Krankenanstalten „Bergmannsheil“, Gilsingstraße 14, D-4630 Bochum 1

Untersuchungen an peripheren Lymphozyten haben gezeigt, daß es im Rahmen der chronischen posttraumatischen Osteomyelitis zu einer Depression der cellulären Immunität kommt. Es stellt sich die Frage, ob auch eine lokale Dysfunktion der immunkompetenten Zellen direkt am Ort der Entzündung vorliegt.

Patienten und Methode

10 Patienten wurde im Rahmen einer Spongiosaplastik sowohl gesunde Spongiosa aus dem Beckenkamm als auch aus dem Osteomyelitisherd entnommen. Die Präparate wurden anschließend in Formaldehydlösung und Ameisensäurelösung fixiert und entkalkt und in Parafin eingebettet. Nach Anfertigung von Dünnschnitten führten wir eine Objektträgermarkierung durch. Wir identifizierten die einzelnen Lymphocyten/Monocyten-Subpopulationen mit Hilfe monoklonaler Antikörper und anschließender Avidin-Biotin-Komplex-Markierung. Wir inkubierten zunächst mit dem spezifischen monoklonalen Mausantikörper, der sich an charakteristische Oberflächenmarker der einzelnen Zellpopulationen bindet. Gegen diesen Primärantikörper richtete sich ein Biotin-gekoppelter Ziege-anti-Maus-Sekundärantikörper. An das Biotin wurde in einem nächsten Schritt eine Avidin-Peroxidase-Conjugat angelagert. Nach Entwicklung mit DAB als Farbstoffsubstrat wurden

Hefte zur Unfallheilkunde, Heft 212
Redigiert von J. Probst

die Bindungsstellen der Primärkörper lichtmikroskopisch durch eine Braunfärbung sichtbar, eine Gegenfärbung mit Hämatoxylin ermöglichte die Bestimmung der Gesamtzahl der Zellen in dem Gewebeschnitt.

Durch systematisches Auszählen der markierten Zellen bestimmten wir die relative Häufigkeit der einzelnen Zellsubpopulationen in dem Präparat.

Ergebnisse

Jeweils signifikanter Abfall ($p < 0,05$) der T-Gesamt-Zellen von 11,3 auf 4,4 %, der T-Helfer-Zellen von 13,4 auf 3,9 %. Jeweils signifikanter Anstieg ($p < 0,05$) der T-Suppressor-Zellen von 4,4 auf 8,8 %, der natürlichen Killerzellen von 4,8 auf 8,8 % und der Makrophagen von 4,3 auf 15,1 %.

Diskussion

1. T-Helfer-Zellen: Die beobachtete Abnahme der T-Zell-Hilfe führt zu einer mangelnden Rekrutierung immunkompetenter Zellen und zu einer gestörten spezifischen Immunität gegen intracelluläre Mikroorganismen.

2. T-Suppressor-Zellen: Der Anstieg der T-Suppressor-Zellen führt zu einer Depression der lokalen cellulären Immunität und bei gleichzeitiger Abnahme der T-Zell-Hilfe zu einem lokal anregenden Reaktionzustand.

3. Makrophagen und NK-Zellen: Es handelt sich bei der Vielzahl der Makrophagen wahrscheinlich um unspezifisch aktivierte Zellen. Unspezifisch aktivierte Makrophagen können zu einer Schädigung noch gesunder Gewebebezirke führen und so zu einer mangelnden Demarkation des Entzündungsherdes. Weiterhin können in ihrer Oberflächenstruktur veränderte Makrophagen Angriffspunkte für NK-Zellen sein, d.h. NK-Zellen richten sich lokal gegen Makrophagen. Zudem hat monocytäres PGE 2 lokal immunsuppressive Wirkung.

Es kommt also im Rahmen der chronischen posttraumatischen Osteomyelitis zu einer Depression der lokalen cellulären Immunität. Die wesentlichen klinischen Auswirkungen sind eine gestörte spezifische Immunität gegen intracelluläre Mikroorganismen, eine mangelnde Demarkation des Entzündungsherdes mit den Folgen einer eventuellen Sepsis sowie eine zusätzliche Gewebeschädigung durch Makrophagen und NK-Zellen.

Nuklearmedizinische Infektionsdiagnostik in der Unfallchirurgie. Szintigrafie mit Ceretec, Scintimun und Nanocoll

K.H. Winker, P. Reuland und S. Weller

Berufsgenossenschaftliche Unfallklinik, Schnarrenbergstraße 95, D-7400 Tübingen

Die Symptome eines manifesten bakteriellen Infektes sind unverkennbar. Probleme treten in Einzelfällen in der Diagnostik des drohenden oder Frühinfektes auf. Für diese ausschließliche Differentialdiagnose Infekt/kein Infekt braucht der Kliniker zur Erleichterung der Entscheidung über das weitere therapeutische Vorgehen ein diagnostisches Hilfsmittel. Aus dem Bereich der Nuklearmedizin sind in den letzten Jahren In-vitro-Methoden zur Markierung menschlicher Leukocyten entwickelt worden, zuletzt auch mit dem ‚Ideal'-Nuklid Technetium in Form des Tc-99m-HMPAO (Hexa-Methyl-Propylene-Amino-Oxine, Amersham Braunschweig, Ceretec). Mit dieser Methode haben wir 102 Patienten unseres sehr homogenen Krankengutes untersucht und lediglich 1 falsch positiven und 1 falsch negativen Befund erhoben. Wegen der sehr aufwendigen Zellmarkierung bei den In-vitro-Verfahren suchte man nach Alternativen: seit 2 Jahren steht zu Studienzwecken an Zentren ein Tc-99m-markierter monoklonaler Antigranulocyten-Antikörper (BW 250/183, Scintimun, Behring AG Marburg) zur Verfügung. Optimale Abbildungseigenschaften und Logistik lassen wünschen, daß dieser MAK bald kommerziell erhältlich ist. Ungeklärt sind noch Fragen der Nebenwirkungen (HumaneAntiMausAntikörper) und des Preises. Die Ergebnisse unserer 108 mit dieser Methode untersuchten Patienten sind bis auf eine Rate von 10 % falsch negativen Befunden mit der Tc-HMPAO-Technik vergleichbar. Da der MAK nur zu Studien verfügbar ist, haben wir noch ein weiteres Verfahren eingesetzt: ein Kolloid (Nanocoll, Solco AG Basel), welches sich aufgrund seiner Partikelgröße nach Erhöhung der Gefäßpermeabilität in entzündlichem Gewebe anreichert. Das Präparat ist ebenfalls mit Tc-99m markiert und hat somit alle Vorzüge dieses Nuklids, stellt eine In-vivo-Markierungstechnik dar und bringt rasche Untersuchungsergebnisse (Nanokolloid und MAK = 2 h, HMPAO 5–6 h). 60 Patienten wurden mit Nanocoll untersucht, bis auf 10 % falsch negative Befunde waren die Ergebnisse sehr gut.

Schlußfolgerung

Die falsch negativen Befunde bei Tc-markierten monoklonalen Antikörpern und Nanokolloid in der Infektionsdiagnostik am Skelettsystem bedürfen der weiteren Klärung. Alle drei diagnostischen Techniken sind sehr zuverlässig in der Erkennung von bakteriellen Infekten im Knochen, in Gelenken und Weichteilen. Wegen logistischer Vorteile wird heute in der klinischen Routine das Nanokolloid bei vergleichbar guten Ergebnissen mit einer gewissen Bevorzugung eingesetzt.

Hefte zur Unfallheilkunde, Heft 212
Redigiert von J. Probst

Diskussion: Neue Techniken

Histo-morphologische Untersuchungen der subchondralen Durchblutungsverhältnisse der Kniescheibe weisen darauf hin, daß der *gesamte* Gelenkknorpel möglicherweise in seiner Ernährung abhängig von der subchondralen Durchblutung ist. Gegenüber der bislang herrschenden Meinung wird von den Autoren darauf hingewiesen, daß die oberflächlichsten Knorpelschichten in ihrer normalen und pathologischen Struktur ebenfalls davon abhängig sind. Zu diskutieren bleibt, ob das vorgestellte Modell in seiner Konzeption ausreichend dafür ist, diese Fragen letztendlich zu beantworten, da die angewandte Technik der Durchblutungsstörung (Ligatur sämtlicher patellaversorgender Gefäße) mit großer Wahrscheinlichkeit auch einen Einfluß auf die von der Synovia produzierte Gelenkflüssigkeit hat und damit auch die Ernährung der oberflächlichsten Gelenkknorpelanteile beeinflußt wird.

Bei der Anwendung verschiedener Laser-Systeme zur Bearbeitung von Knorpeloberflächen zeigt sich, daß, in Abhängigkeit der Bündelung des Laserstrahles, bei Verwendung eines keine Hitze entwickelnden Laser-Systems (Excimer) dieser der mechanischen Bearbeitung von Knorpeloberflächen deutlich überlegen ist. Die Beschaffenheit derzeitiger Laser-Systeme, die Handhabung der Systeme intraarticulär machen jedoch eine klinische Anwendung derzeit aus verschiedenen technischen Gründen noch fragwürdig. Letztendliches Ziel der Anwendung von geeigneten Laser-Systemen am Knorpel ist es, Möglichkeiten zur Verbindung von gesundem mit krankem Knorpelgewebe in Form von Transplantat o.ä. zu schaffen. Am Beispiel der nahtfreien Nervenanastomisierung mit Laser wurde diese Möglichkeit diskutiert.

Auch bei der Anwendung des Erbium-YAG-Laser zur Osteotomie eines Röhrenknochens dient das Versuchsmodell der Überprüfung der Heilungsvorgänge am Knochen. Hier zeigte sich die Überlegenheit des Erbium-YAG-Laser-Systems gegenüber den herkömmlichen CO_2-Laser-Systemen durch das Fehlen von Carbonisationsrändern im Osteotomiebereich des Knochens.

Kontrovers diskutiert werden Klassifikationen der Calcaneusfrakturen, insbesondere was die subtalare Luxation betrifft. Der Modellbau CT-datengesteuerter Calcaneusfrakturen ermöglicht die dreidimensionale Darstellung verschiedener Calcaneusfrakturen vor und nach operativer Rekonstruktion und hilft vor allem die häufig nicht erkennbaren Subluxationen und Luxationen im subtalaren hinteren Gelenkspalt zu erkennen und zu deuten. Experimentell hergestellte Fersenbeinfrakturen können zwar die primären und sekundären Hauptfrakturlinien aufzeigen, jedoch wegen des Fehlens der Achillessehnenfunktion die klinisch feststellbare Sekundärfrakturlinien nicht exakt aufzeigen. Dennoch scheint die Klassifikation intraarticulärer und extraarticulärer Calcaneusfrakturen nach beteiligten Fragmenten und Gelenken für die Klinik sinnvoll zu sein. Fragen des Zuganges und der Rekonstruktion von Calcaneusfrakturen werden nach wie vor kontrovers diskutiert. Langzeitergebnisse 5 bis 10 Jahre nach operativen Wiederherstellungsversuchen fehlen bislang. Die Klassifikationen in Anlehnung an Essex-Lopresti (1952) sollten jedoch als derzeit günstigste Klassifikation verwendet werden, um Indikationen und Ergebnisse verschiedener Studiengruppen miteinander vergleichbar zu machen.

Die experimentell gewonnenen Ergebnisse der digitalisierten Druckmessung im oberen Sprunggelenk bei axialer Belastung des Unterschenkels zeigen, daß die Fibula in die-

Hefte zur Unfallheilkunde, Heft 212
Redigiert von J. Probst

sem Experiment keine Last aufnimmt, was für die Klinik bei der Rekonstruktion Bedeutung haben könnte. Auch die experimentell gewonnenen Druckmessungen im oberen Sprunggelenk nach schrittweiser Durchtrennung des fibularen Bandapparates und die deutlich veränderte Druckflächen- und Druckkraftverteilung im lateralen Talusbereich nach vollständiger Durchtrennung des Bandapparates und Ausscheren des Fußes aus der Neutral-Stellung belegen klinische Erfahrungen und werden nicht kontrovers diskutiert.

Durch mechanische Impedanz den Gewebedruck am Unterschenkel *aller* oberflächlichen und *tiefen* Kompartimente zu messen, wird aufgrund der vorgelegten Untersuchungsergebnisse kontrovers diskutiert. Insbesondere die fehlerfreie Gewebsdruckmessung tiefer Kompartimente scheint umstritten zu sein. Vor allem fehlt der direkte Vergleich zwischen non-invasiver und invasiver Methodik bei demselben Patienten am selben Ort in dieser Untersuchung.

Die Verwendung eines Kollagen-Klebstoffes im Tierexperiment erbrachte überzeugende Resultate. Die vorgelegten histologischen Befunde zeigen keinen Hinweis auf Fremdkörper-Riesenzellen oder/und Makrophagen. Dennoch bleibt kritisch zu beobachten, ob die verwendeten Zusatzstoffe bei dem verwandten Klebstoff wie Formaldehyd und Resorchin trotz äußerst geringer Konzentration nicht doch kanzerogen wirken und deshalb für die Anwendung im humanen Bereich obsolet erscheinen müssen.

Inwieweit der lokal festgestellte Immundefekt bei der chronischen Osteomyelitits Ursache oder Folge der chronischen Osteitis ist, kann aufgrund der vorliegenden, erstmalig auch örtlich nachgewiesenen TS-Zellvermehrung und TH-Zellverminderung nicht beantwortet werden. Die Ergebnisse zeigen jedoch die Auswirkung des Immundefektes vor Ort und bestätigen die wesentliche Rolle, die das Immunsystem bei dem Krankheitsverlauf der chronischen Osteitis spielt.

Bei der Diagnostik von Entzündungen im Bereich der Weichteile und des Knochens werden in zunehmendem Maße neben den bekannten klinischen Parametern szintigraphische Methoden angewandt. Der Vergleich leukocytenmarkierter szintigraphischer Methoden mit einem neueren, gut verfügbaren kollidalen System weist ähnliche Quoten für Richtigkeit, Sensitivität und Spezifität der Methode auf. Die verhältnismäßig geringe Anzahl von Untersuchungen bei zementfreien und zementierten Totalendoprothesen in dieser vorgelegten Studie lassen keine Wertung der vorgestellten Szintigraphie-Methoden bei der Diagnostik der septischen TEP-Komplikationen zu, so daß dieses zentrale Problem auch nach den Ergebnissen dieser Studie einer weiteren Abklärung bedarf.

Neue Implantate

Vorsitz: B. Claudi, München; K. Vécsei, Wien

Untersuchungen zum Knochen-Hydroxyl-Metallverbund. Tierexperimentelle Untersuchung in der distalen Kaninchenfemurepiphyse

C. Voigt[1], W. Knarse[1], C. Müller-Mai[2] und U. Gross[2]

[1] Abt. für Unfall- und Wiederherstellungschirurgie
[2] Institut für Pathologie, Klinikum Steglitz der Freien Universität Berlin, Hindenburgdamm 30, D-1000 Berlin 45

In Allgemeinanaesthesie wurden bei weiblichen Kaninchen der Rasse Chinchilla Prüfkörper von 4 mm Durchmesser und 6 mm Länge in ein Bohrloch in der distalen Femurepiphyse eingebracht. Das Bohrloch wurde mit einem innen gekühlten diamantierten Hohlzylinderschleifer gebohrt, es war senkrecht zur Verlängerung der Schaftachse des Femur orientiert. Nach 84 bzw. 168 Tagen Liegezeit wurden die Prüfkörper Zugfestigkeitsprüfungen ausgesetzt. Dazu wurde das Implantat auf 4/5 seiner Circumferenz freipräpariert und mit einer Zange in einer standardisierten Vorrichtung eingespannt und mit 1 mm/min gezogen. Die biomechanische Testung des Knochenimplantatverbundes ergab für Hydroxylapatit $Rt = 0,5 - 1\ \mu$ HIP Werte von 1,53 N/mm^2 (SE$\pm 0,24$) bzw. 2,79 N/mm^2 (SE$\pm 0,23$) bei 84 bzw. 168 Tagen Liegezeit. Rauhere Implantate aus massiven Hydroxylapatit mit einer Rt 50 μm zeigten 1,92 bzw. 1,37 N/mm^2 (SE $\pm$ 0,28 bzw. $\pm$ 0,17). Flammgespritztes Hydroxylapatit mit einer Rauhigkeit von Rt = 50 μm zeigte eine Festigkeit von 0,97 bzw. 1,13 N/mm^2 (SE $\pm$ 0,15 bzw. $\pm$ 0,25). Hydroxylapatit HIP auf CoCrMo Rt = 1 μm ergab Zugfestigkeitswerte von 1,86 bzw. 2,65 N/mm^2 (SE $\pm$ 0,35 bzw. $\pm$ 0,49). Die makroskopische Beurteilung nach Abzug zeigte, daß große Teile des Hydroxylapatits sich in allen Versuchen aus dem Verbund gelöst hatten und am Knochen verblieben waren. Die histologische Aufarbeitung zeigte ebenfalls einen Abriß der Beschichtung bzw. einen Bruch im Hydroxylapatit selbst nach Durchführung der Zugfestigkeitsprüfungen.

Es ist als festzustellen, daß der Knochen-Hydroxylapatitverbund in seiner Festigkeit über derjenigen des Hydroxylapatits selbst bzw. der Grenzfläche zwischen Hydroxylapatit und Metallgrundkörper liegt. Die Lösung des mehr im technischen Bereich liegenden Problems sollte dringend vorangetrieben werden, da durch das Hydroxylapatit ein hervorragend verträglicher Stoff vorliegt, der eine feste Verbindung zwischen Knochen und Implantatmaterial zu ermöglichen scheint.

Hefte zur Unfallheilkunde, Heft 212
Redigiert von J. Probst

Vergleichsuntersuchungen bei Osteosynthesen mittels Carbonfiber und Metallplatten an Kaninchen

J. Hankiss, I. Kadas, S. Frenyö, P. Fröhlich und J. Hamar

Zentralinstitut für Traumatologie, Mezö Imre ut 17, H-1081 Budapest VIII.

Nach Querschnittosteosynthese an beiden Oberschenkelknochen von Kaninchen ist die eine Seite mit AO-Metallplatte, die andere Seite mit Carbonfasern-verstärkter Epoxidharz(„Composite")-Platte befestigt worden.

Nach 3, 4 und 5 Wochen sind die Knochen entnommen und die Platten entfernt worden.

Durch eine Belastungsuntersuchung erwiesen sich die Knochen der „Composite"-Seite in den ersten 4 Wochen belastbarer als die der Metall-Seite. Die histologischen Untersuchungen von den umliegenden Weichteilen zeigten keine Anzeichen von allergischen oder Entzündungsreaktionen. Osteosynthesen mit der „Composite"-Platte bringen also ein gutes klinisches Ergebnis, sind gewebefreundlich, die Knochenheilung ist optimal.

Der Charakter der Plattenelastizität ist dem der Knochen ähnlich, deshalb wird eine geringere „Stress-Protection" erwartet als bei den Metallplatten – es ist aber noch zu beweisen.

Das Material ist radiologisch nicht störend, leicht und relativ billig. Obwohl es nicht formbar ist, eignet es sich wegen der sonstigen guten Eigenschaften. Weitere Untersuchungen sind durchzuführen.

Knochensubstanzverlust unter Plattenosteosynthese

F. Eitel[1], B. Steiner[1], C. Wieland[1], L. Schweiberer[1], S. Peterhofen[2], L. Brunnberg[2], U. Matis[2] und O. Pohler[3]

[1] Chirurgische Klinik, Klinikum Innenstadt der Ludwig-Maximilians-Universität, Nußbaumstraße 20, D-8000 München 2

[2] Chirurgische Tierklinik der Universität München, Veterinärstraße 13, D-8000 München 22

[3] Institut Straumann, CH-Waldenburg

Problemstellung

Ursachen der Spongiosierung unter Plattenosteosynthesen werden kontrovers diskutiert. Zum einen wird die Spongiosierung der plattenbedingten Zirkulationsstörung angelastet, zum anderen als Folge des plattenbedingten intracorticalen Dehnungsverlustes angesehen.

Hefte zur Unfallheilkunde, Heft 212
Redigiert von J. Probst

Fragestellung

Eigene Untersuchungen (s. 52. Jahrestagung) hatten gezeigt, daß die postoperative Porosierung bis zur 7. Woche von Osteonenneubildung beseitigt wird, ab der 7. Woche tritt ein zweiter Porosierungsschub auf, der zu einer bleibenden Spongiosierung unter der Platte führt. Dieser Befund sollte durch Variation der Auflagefläche und der Plattensteifigkeit weiter untersucht werden.

Methodik

Plattenosteosynthese am verletzten (Bildung eines devaskularisierten dritten Fragmentes) (Gruppe 2)) sowie am intakten Radius (Gruppe 7). Plattenosteosynthese am unverletzten Femur (Gruppe 5) im Rechts/Links-Versuch unter Verwendung einer schmalen bzw. breiten 3,5-DC-8-Loch-Stahlplatte. Klinische und röntgenologische Verlaufskontrolle, Versuchsdauer 14 Wochen (Gruppe 2), 16 Wochen (Gruppe 7) und 26 Wochen (Gruppe 5). Postoperative polychrome Sequenzmarkierung. Histomorphometrie der intracorticalen Osteonenneubildung bzw. Porosierung.

Auswertung

Qualitativ histomorphologische Beurteilung des Umbaumusters, Testung der histomorphometrischen Daten mit Wilcoxon-Paar-Differenztest zweiseitig auf 5 % Niveau bzw. U-Test.

Ergebnisse

Die Versuche mit Bildung eines devascularisierten dritten Fragmentes (Gruppe 2) zeigen, daß der plattenbedingte Zirkulationsschaden voll kompensiert wird. Am verletzten Radius ist die postoperative Osteonenneubildung signifikant größer als bei der Plattenosteosynthese am nichtosteotomierten Radius, wenn man die Gesamt-Querschnittsfläche betrachtet. Unmittelbar unter der Platte im intracorticalen Plattenlager ist die Osteonenneubildung im devascularisierten Fragment bis zur 7. postoperativen Woche dagegen geringer als unter der Platte am unverletzten Radius (Gruppe 7). Dieser Befund zeigt, daß die Auswertung sehr differenziert zu erfolgen hat. In gleicher Weise ist von Bedeutung, zwischen postoperativer Osteonenneubildung und nachfolgender bleibender Porosierung zu unterscheiden. Die Wirkung der Platte auf die Osteonenneubildung in der darunterliegenden Corticalis ergibt sich aus dem Vergleich in Gruppe 5, wo die schmale Auflagefläche vergleichsweise weniger Osteonenneubildung nach sich zieht als die Platte mit breiter Auflagefläche. Bezüglich der Porosierung ergeben sich in Gruppe 2 keine Seitenunterschiede. Die Lage der Osteotomiespalte scheint demnach belanglos für den intracorticalen Umbau. Die Porosierung in der Verletzungsgruppe ist signifikant höher im Gesamtquerschnitt als in der Gruppe mit Platte am unverletzten Radius. Die biegesteifere Platte weist im Corticalisbett unter der Platte doppelt so viele Porosehöhlen auf wie die weniger biegesteife Platte, obgleich letztere die breitere Auflagefläche hatte.

Schlußfolgerung

Nach den vorliegenden Versuchen erscheint die Osteonenneubildung abhängig vom Verletzungsmuster. Sie vermag bis zur 26. postoperativen Woche den porosierungsbedingten intracorticalen Substanzverlust nicht auszugleichen, so daß eine Spongiosierung unter der Platte bestehen bleibt. Die Spongiosierung ist unter der biegesteiferen Platte mit schmalerer Auflagefläche ausgeprägter als unter der elastischeren Platte mit breiterer Auflagefläche. Das spricht dafür, daß die Porosierung ab der 7. Woche biomechanisch bedingt ist.

Ein extrem leichter und raumsparender Minifixateur externe mit nur einem Funktionselement

G. Schmidt

Abt. für Unfallchirurgie, Universitätsklinikum Essen, Hufelandstraße 55, D-4300 Essen 1

Für die Fixateur-externe-Stabilisierung im Rahmen der Handchirurgie [2, 5, 7] stehen zur Zeit verschiedene Systeme zu Verfügung, die im klinischen Einsatz spezifische, verschieden stark ausgeprägte Nachteile zeigen.

Es wurde eine vergleichende Untersuchung der vorhandenen Systeme vorgenommen, um Wege zu deren Verbesserung zu finden. Der 1975 von Jaquet entwickelte Minifixateur [1, 3] zeigt neben den Vorteilen der hohen mechanischen Stabilität, sicherer externer Stabilisierung und der Möglichkeit der Frakturkompression auch folgende Nachteile: großer Röntgenschatten, mechanische Empfindlichkeit, Störanfälligkeit, eingeschränkte Verstellmöglichkeit, feinmechanischer Produktionsaufwand, Inkompatibilität mit anderen Systemen. Das von der englischen Firma Thackray produzierte System nach Shearer bietet den Vorteil der teilweisen Röntgendurchlässigkeit der Backen und damit Reduzierung der Röntgenstörung und bringt an Nachteilen: eingeschränkte Anwendbarkeit durch den unveränderlichen Winkel, Instabilität in allen Ebenen und Inkompatibilität. Bei dem Einmalfixateur nach Herzberg wird durch die Anwendung eines Glasfaser-Kunststoffverbundes hohe Röntgentransparenz erreicht. Nachteile sind hier: Umständlichkeit in der Anwendung, mögliche Dislokation, fehlende Korrekturmöglichkeit, fragliche Toxizität, Rotationsinstabilität. In Anlehnung an das Kleinfragment-System der AO wurden miniaturisierte Prototypen hergestellt, getestet und klinisch erprobt.

Das Prinzip dieser Konstruktion besteht aus der Kombination eines Klemmstückes mit einem stufenlos verstellbarem Fixationselement durch eine Zentralverschraubung. Alle Einzelteile sind aus Festigkeitsgründen [4, 10] aus V4A-Stahl hergestellt. Durch eine Bremsscheibe zwischen den beiden Druckflächen des Klemmstückes und des U-Stückes mit besonderer Oberflächenbearbeitung wurde eine stufenlose Verstellbarkeit um 360 Grad erreicht. Diese innovative Derotationsstabilisierung neutralisiert höhere Kräfte als eine miniaturisierte Vielkeilverzahnung [8]. Das neue Fixationselement bietet eine stufenlose Auf-

Hefte zur Unfallheilkunde, Heft 212
Redigiert von J. Probst

nahme von Steinmann-Nägeln, Schanz-Schrauben und Fixateurstangen mit den Durchmessern von 1 bis 4 mm und ist dadurch voll kompatibel und kann mit dem Kleinfragmentfixateur AO kombiniert werden. Durch planimetrische Auswertung wird die unterschiedliche Röntgentransparenz in Kurvenform dargestellt. Bei der Stabilitätsprüfung werden alle vier Systeme auf Rotation, Längsverschiebung und Winkeländerung getestet. Die Kunststoffelemente haben einen großen Stabilitätsverlust, der durch Sintern der Kunststoffe 3- bis 4mal größer ist [11]. Bei 18 klinischen Anwendungen wurde die Richtigkeit des neuen Konzepts bestätigt: 8 offenen Frakturen, 4 autogene Knochenspaninterpositionen bei traumatischem oder infektbedingtem Knochensubstanzverlust, 3 Arthrodesen bei Panaritium articulare, 1 Knochentransposition bei Kreissägenverletzung. Ein Fallbeispiel wird dargestellt.

Literatur

1. Asche G (1984) Stabilisierungsmöglichkeiten fingergelenknaher Frakturen mit dem Minifixateur externe. Handchirurgie 16: 192–195
2. Asche G, Burny F Indikation für die Anwendung des Minifixateur externe
3. Asche G, Haas HG, Klemm K (1979) Erste Erfahrungen mit dem Minifixateur externe nach Jaquet. Akt. Traumatol 9: 261–264
4. DIN-Blätter V2A V4A
5. Freeland AE (1987) External fixation for skeletal stabilization of severe open. Fractures of the hand. Flin Orthop Rel Res 93–100
6. Herzberg W, Nolden K (1987) Ein vielseitiger Einmal-Fixateur. Chirurg 58: 793–795
7. Lanz W (1987) Die Anwendung des Fixateur externe in der Handchirurgie. Chirurg 58: 712–717
8. Mechanik u. Festigkeitslehre Werkstoffkunde. Hauser, München
9. Stellbrink G (1969) Äußeres Fixationsgerät für Fingerarthrodesen, Technische Neuheiten. Chirurg, 40. Jg, 9: 422–423
10, Stahlschlüssel
11. Wiedemann J (1969) Elastizität und Festigkeit von Bauteilen aus GFK. Konstruieren und Berechnen von GFK-Teilen. Hrsg.: M. Ehrenstein; Beihefte zur Zeitschrift Kunststoffberater, Umschau, Berlin

Der Einfluß verschiedener Schraubentypen auf die Stabilität der Fixateur-externe-Osteosynthese und die Beanspruchung der Knochen

L. Claes[1], H. Gerngroß[2] und H. Kiefer

[1] Sektion für Unfallchirurgische Forschung und Biomechanik, Universität Ulm, Helmholtzstraße 14, D-7900 Ulm

[2] Abt. für Chirurgie, Bundeswehrkrankenhaus Ulm, Oberer Eselsberg, D-7900 Ulm

Die Stabilität der Fixateur-externe-Osteosynthese hängt zu einem erheblichen Teil von der Durchbiegung der Schanz-Schrauben unter Belastung ab. Unter vergleichbaren Applikationsbedingungen sind die Qualität des Implantatstahls und der Schraubendurchmesser Haupteinflußgrößen. In vergleichenden biomechanischen Untersuchungen wurde

Hefte zur Unfallheilkunde, Heft 212
Redigiert von J. Probst

die Durchbiegung von Schrauben folgender Systeme untersucht: Wagner, AO, Orthofix und Hoffmann. Bei gleicher Materialqualität bogen sich die Schrauben mit den größeren Durchmessern signifikant weniger durch. So ist die Durchbiegung der 4-mm-Hoffmann-Schrauben ca. 5mal höher als die Durchbiegung der 6-mm-AO-Unifix-Schrauben. Die konischen (5–6 mm) Schrauben des Orthofixsystemes weisen Werte auf, die größer sind als jene der 6-mm-Schrauben, was auf das konische Gewinde und wahrscheinlich auch auf ein anderes Material zurückgeführt werden kann. Die Durchbiegung der neuen 4,5-mm-AO-Schraube war geringer als die der alten 5-mm-AO-Schraube, weil die neue Schraube nur noch ein Gewinde in der gegenüberliegenden Corticalis aufweist und mit dem Schaft in der ersten Corticalis verankert ist.

Spannungskonzentrationen um die Bohrungen im Knochen sind eine der Ursachen für Schraubenlockerungen. Messungen der Spannungsveränderungen um die Bohrlöcher während der Implantation und Belastung der Schrauben mit Hilfe von Dehnungsmeßstreifen zeigten, daß die Spannungskonzentration am Knochen um so größer ist je kleiner der verwendete Schraubendurchmesser gewählt wird. Die Ursachen hierfür liegen in der stärkeren Verbiegung der dünneren Schrauben und damit in der höheren Kantenpressung am Bohrlochrand und in der kleineren Bohrloch-Implantat-Kontaktfläche der dünneren Schrauben. Es erscheinen deshalb unter biomechanischen Gesichtspunkten sinnvoller, weniger Schrauben mit größerem Durchmesser als viele Schrauben mit kleinem Durchmesser zu verwenden.

Festigkeitsprüfung von drei verschiedenen Spongiosaschrauben zur Versorgung von Schenkelhalsbrüchen unter Berücksichtigung einer kanülierten selbstschneidenden Titanschraube

M. Leixnering, A. Schultz, LW. Hamid und J. Poigenfürst

Unfallkrankenhaus Lorenz Böhler, Donaueschingenstraße 13, A-1200 Wien 20

Zur Stabilisierung von Oberschenkelhalsbrüchen werden üblicherweise AO-Spongiosaschrauben vom Gewindedurchmesser 6,5 und Schaftdurchmesser 4,5 mit kurzem oder langem Gewinde verwendet. Die Magnetresonanzuntersuchung des Oberschenkelkopfes ist erwiesenermaßen die bestgeeigneste Methode zur Frühdiagnostik einer drohenden Hüftkopfnekrose. Die üblich verwendeten Stahlschrauben zeigen jedoch starke Artefakte im MR-Bild, wodurch eine exakte Beurteilung nicht ermöglicht wird. Titanschrauben entwickeln nur kaum Artefakte.

Folgende Schrauben wurden getestet:

I. ACE-Titanschraube Schaftdurchmesser 5,0, 3,2 kanüliert, selbstschneidendes Gewinde.

Hefte zur Unfallheilkunde, Heft 212
Redigiert von J. Probst

II. MECRON-Stahlschraube Schaftdurchmesser 5,0, 2,0 kanüliert, nicht selbstschneidendes Gewinde.
III. AO-Stahlschraube Schaftdurchmesser 4,5 nicht kanüliert, nicht selbstschneidendes Gewinde.

Zum Vergleich der durch querschnitt- und materialbedingten Schraubenkennwerte wurden Biegeversuche durchgeführt. Den höchsten Wert bei Biegewiderstand und Dehnkraft erzielte der Schraubentyp II, bei der Biegefestigkeit der Schraubentyp III. Die Titanschraube hatte mit 3000 Nm/mm den niedrigsten Biegewiderstand. In einer weiteren Untersuchung wurde die Kompressionsfähigkeit der Schraube an der Knochenbruchstelle durch den Anziehungswiderstand bewertet. Die Ausziehversuche wurden an den menschlichen Knochen exakt angepaßten Polyurethanhartintegralschaumstoffknochen durchgeführt. Am mittleren und gering verdichteten Knochen konnte eine Überlegenheit des Schraubentyps I festgestellt werden.

Die Einsatzbarkeit der Titanschraube zur Stabilisierung von Oberschenkelhalsfrakturen konnte trotz der gegenüber den Stahlschrauben unterschiedlichen Schraubenkennwerten bestätigt werden. Der Oberschenkelkopf konnte im MR auch nach Stabilisierung einer Schenkelhalsfraktur mit Titanschrauben einwandfrei beurteilt werden. Es ist Ziel und Aufgabe einer nun beginnenden prospektiven Studie, die Oberschenkelkopfnekrose frühzeitig zu erfassen und frühtherapeutische Konsequenzen zu ziehen.

Osteosynthese von Patella-Osteotomien mit resorbierbaren Materialien – Ergebnisse einer tierexperimentellen Untersuchung

H.-U. Zieren, W. Holzmüller, J. Rosenberger und K.E. Rehm

Unfall-, Hand- und Wiederherstellungschirurgie, Chirurgische Universitätsklinik Köln, Joseph-Stelzmann-Straße 9, D-5000 Köln 41

In einer tierexperimentellen Studie am Hausschaf untersuchten wir Osteosynthesen mit resorbierbaren Materialien am Modell der querosteotomierten Patella. Wir führten durch: 1. Als Kontrollgruppe die konventionelle Zuggurtung mit 2 axialen Kirschner-Drähten und einer ventralen achterförmigen Drahtcerclage. 2. Zuggurtung mit einer ventralen achterförmigen und zwei axialen 2-mm-Polydioxanon-Kordeln (PDS). 3. Zuggurtung mit zwei axialen Polyglycolsäure-Stiften (BIOFIX) und zwei ventralen achtertourigen Polydioxanon-Kordeln. 4. Zuggurtung mit zwei axialen Polyglycolsäure-Stiften (BIOFIX) und einer ventralen, durch zwei separate Querbohrungen geführten Polylactid-Kordel (Prototyp BIOSCIENCE). 5. Zuggurtung mit zwei axialen Polylactid-Schrauben und einer ventralen Polylactid-Kordel (beides Prototypen BIOSCIENCE).

Ohne postoperative Immobilisation dislocierten die ersten 4 Zuggurtungen der Kontrollgruppe sekundär nach 3–5 Tagen. Nach Tenotomie der M.-gastrocnemicus-Sehne waren

Hefte zur Unfallheilkunde, Heft 212
Redigiert von J. Probst

6 weitere Osteosynthesen der Kontrollgruppe ohne Dislokationen nach 12 Wochen fest knöchern verheilt. Daher wurden alle weiteren Versuchstiere tenotomiert. Von 6 PDS-Zuggurtungen versagte eine wegen eines technischen Fehlers, 5 weitere zeigten eine nach durchschnittlich 18 Tagen beginnende ventrale Callusdistraktion, waren aber nach 14 Wochen bei gutem gelenknahem Fragmentstand fest knöchern durchbaut. Eine Zuggurtung mit zwei axialen 4.5-BIOFIX-Stiften und zwei ventralen PDS-Kordeln versagte sekundär wegen Fragmentzersprengungen durch die überproportionierten Implantate. 3 weitere Zuggurtungen mit 3.2-BIOFIX-Stiften und zwei ventralen PDS-Kordeln waren nach 12 Wochen bei gutem Fragmentstand fest knöchern verheilt. Jeweils eine Osteosynthese mit Polylactid-Implantaten dislocierte sekundär wegen Fragmentzersprengungen durch die zusätzlichen Querbohrungen und Rissen der PLA-Kordeln. Beim Versuch die PLA-Schrauben fest einzudrehen, brachen die Schraubenköpfe ab.

Wegen der hohen mechanischen und technischen Anforderungen ist die Schafspatella ein anspruchsvolles Modell für Osteosynthesestudien. Im Vergleich zur Kontrollgruppe ließen sich gute Ergebnisse nur mir reinen PDS-Zuggurtungen sowie der Kombination von BIOFIX-Stiften mit PDS-Kordeln erzielen.

Die Versorgung von Sprunggelenksfrakturen unter Verwendung von Platten und Schrauben aus resorbierbarem Polymer-Material

J. Eitenmüller[1], A. Dávid[2], A. Pommer[2] und G. Muhr[2]

[1] Chirurgische Abteilung des St. Rochus-Hospitals, Gerichtsstraße 15, D-4620 Castrop-Rauxel
[2] Chirurgische Klinik und Poliklinik-Universitätsklinik, Berufsgenoss. Krankenanstalten „Bergmannsheil", Gilsingerstraße 14, D-4630 Bochum 1

Die Verwendung von Platten und Schrauben aus resorbierbarem Material besitzt den großen Vorteil, die Materialentfernung zu ersparen, dies bedeutet eine erhebliche Komfortsteigerung für den Patienten und eine deutliche Kostenreduktion. Die Polymere der Milchsäure sind offensichtlich als Material hierzu geeignet, da sie für einige Osteosynthesen eine ausreichende Festigkeit besitzen und sich durch Hydrolyse zersetzen, unter Bildung von Spaltprodukten, die in den Citratcyclus eingeschleust werden.

Material und Methoden

Nachdem die Daten eines ausgedehnten tierexperimentellen Materialscreenings zur Verfügung standen, die zeigen, daß die Copolymere sich deutlich schneller auflösen als das L-Lactid und daß weiterhin das L-Lactid seine Festigkeit im Verlauf von 6 Wochen etwa um die Hälfte verliert, waren die wesentlichen Voraussetzungen zur Durchführung einer experimentellen Plattenosteosynthese am Beagle-Radius gegeben, die eine Eignung dieses Materials zur Herstellung von Platten und Schrauben unter Beweis stellte.

Hefte zur Unfallheilkunde, Heft 212
Redigiert von J. Probst

Klinische Untersuchung

Nach Erfüllung aller Auflagen, die für die Durchführung einer klinischen Studie erforderlich sind, haben wir im Januar 1987 mit der Versorgung von Sprunggelenksfrakturen unter Verwendung von Platten und Schrauben aus Polylactyd-L begonnen. Es wurden die in Abb. 1 dargestellten Platten und Schrauben verwendet. Unzuverlässige Patienten wurden von der Untersuchung ausgeschlossen, weiterhin wurden keine Trümmerbrüche operiert.

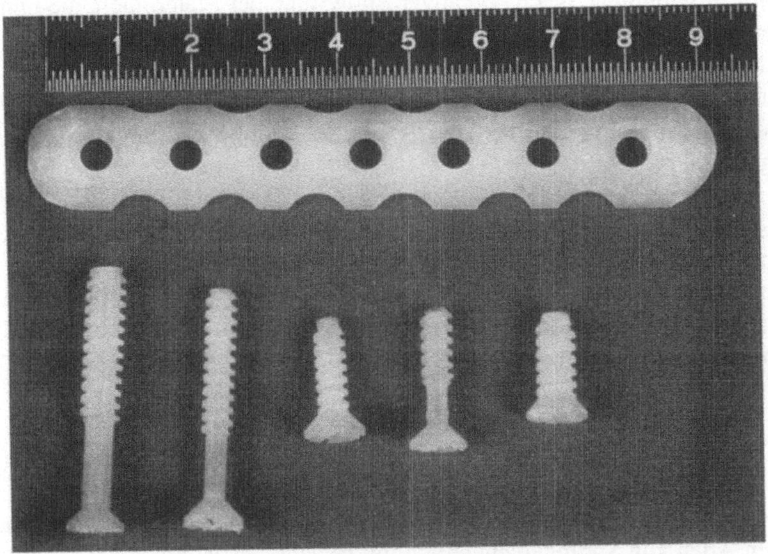

Abb. 1. Platte und Schrauben aus Polylactyd-L für den klinischen Gebrauch

Als Indikation sahen wir schlechtstehende Weber-B-Frakturen und Weber-C-Frakturen an, auch wenn eine Volkmannsches Dreieck bestand. Die Platten wurden intraoperativ am OP-Tisch heiß verformt um dem Knochen angepaßt werden zu können. Postoperativ wurde ein gespaltener Unterschenkelgips angelegt, aus dem heraus der Patient ab dem 2. oder 3. Tag fremdtätig geführte krankengymnastische Übungen durchführen konnte. Nach 14 Tagen wurden die Fäden entfernt und der Patient erhielt einen Unterschenkel-BC, 5 Wochen postoperativ durfte der Patient bis zur Schmerzgrenze belasten, 6 Wochen postoperativ wurde der Unterschenkel-BC entfernt bei weiterer Vollbelastung. Insgesamt wurden mit diesem Material 19 Patienten operiert.

Ergebnis

In keinem Fall kam es zu einer Störung der Knochenheilung. Bei ängstlichen Patienten, die verzögert und zu spät belasteten, stellte sich eine vorübergehende Osteoporose ein, die als Nachbehandlungsfehler anzusehen ist. Nach Ablauf eines Jahres zeigten sich bei einigen Patienten nichtentzündliche, örtliche Anschwellungen der Weichteile über dem distalen Wadenbein, die als Reaktion des hier sehr dünnen Weichgewebes auf das sich in Auflösung befindliche Polymer-Material anzusehen sind. Diese Anschwellungen waren keinesfalls schmerzhaft und bildeten sich in einigen Fällen spontan zurück.

Bis zum heutigen Zeitpunkt hatten 52,6 % keinerlei Weichteilreaktionen, bei 25,2 % kam es zu einem spontanen Durchschritt von PLA-Anteilen, oder es wurde auf Wunsch des Patienten die Entfernung von verbliebenen PLA-Anteilen erforderlich, bei 22,2 % bestand eine lediglich vorübergehende lokale, reizlose Anschwellung, die sich unter einem elastischen Verband wieder zurückbildete. In keinem einzigen Fall kam es zu einer Infektion mit Fistelbildung. Nach operativer Entfernung der Materialien, die immer ambulant in Lokalanaesthesie durchgeführt wurde, ist es von Bedeutung, einen dichten Wundverschluß durch Naht zu erzielen, um eine blande, wäßrige Sekretion zu vermeiden, welche als Reaktion des Gewebes auf das sich auflösende Material anzusehen ist. Alle Wunden waren steril! Weiterhin sollte bis zum Abklingen sämtlicher Symptome ein elastischer Verband getragen werden.

Aufgrund dieser Erfahrung haben wir seit Jahreswechsel 1988/1989 wesentlich dünnere Platten verwendet, darüber hinaus Schrauben mit sehr flachen Köpfen, so daß die Schraubenköpfe nicht mehr über die Platten überstanden. Nach Verwendung dieses Materials ist es bisher in keinem einzigen Fall zu einer Reaktion des Weichgewebes gekommen, jedoch ist noch kein ausreichender Beobachtungszeitraum verstrichen. Bisher wurden 6 Patienten mit diesen neuen Platten und Schrauben operiert.

Diskussion

Prinzipiell hat sich die Verwendung von Platten und Schrauben zur Stabilisierung von allen Arten von Sprunggelenksfrakturen bewährt. Es ist zu keiner späteren Redislokation der Fragmente gekommen, die Knochenheilung war ungestört. Ein Problem jedoch bildet die dünne Weichteilbedeckung des distalen Wadenbeines, welche nach Ablauf eines Jahres Anschwellungen infolge des sich auflösenden Polymer-Materials zeigte. Diese Veränderungen waren am oberen Ende der Platte, welche von einer dickeren Weichgewebsschicht bedeckt wurde, nie zu beobachten. Alle diese Weichgewebsveränderungen waren letztlich unproblematisch in der Behandlung; außer einer Patientin, die auf persönlichen Wunsch stationär behandelt wurde, konnte in allen Fällen eine ambulante Behandlung in Lokalanaesthesie das Problem lösen. Ob die Veränderung des Implantatmaterials, die aufgrund dieser Erfahrung vorgenommen wurden, das bestehende Weichteilproblem vollständig lösen werden, wird die Zukunft zeigen, eine wesentliche Verbesserung dieses Weichteilproblems ist in jedem Fall zu erwarten. Die mechanischen Eigenschaften dieses neuen Materials entsprechen hinsichtlich der Schrauben vollständig denjenigen des zuerst verwendeten Materials, die Platten jedoch sind flexibler; dies hat sich jedoch nicht als Nachteil erwiesen.

Zusammenfassung

Bei bisher 25 Patienten wurden Sprunggelenksfrakturen verschiedenster Typen durch Platten und Schrauben aus resorbierbaren Polylactyd-L osteosynthetisch versorgt. Bei ungestörter Knochenheilung zeigte sich in etwa der Hälfte der Fälle eine Anschwellung des Weichgewebes am distalen Ende des Wadenbeines nach Ablauf eines Jahres. Diese Anschwellungen sind als Reaktion des dünnen Weichteilgewebes auf das sich auflösende Polymer-Material zu verstehen. In keinem Fall kam es zu einer Infektion, es konnte ambulant in LA nahezu immer das Problem gelöst werden. Mit deutlich verbessertem Material ist bisher kein Problem aufgetreten.

Diskussion: Neue Implantate

Die Anfragen und Diskussionsbemerkungen beziehen sich vornehmlich auf die klinische Relevanz der Ergebnisse der experimentellen Untersuchungen.

Die von Wolter vorgeschlagene Plattenkonstruktion findet Zustimmung. Eine vermehrte Implantatbruchgefahr durch die veränderte Lochgeometrie der Platten wird nicht erwartet (Vortrag).

Die Untersuchungen zum Knochen-Hydroxylapatit-Ti6Al4V-Verbund, bestätigen die gute biologische Kompatibilität der Materialien, es wird jedoch betont, daß ungelöste technische Probleme um die Hydroxylapatitbeschichtung existieren (Vortrag).

Die Mitteilung von Hankiss und Mitarb. wird ob der mangelnden Vergleichbarkeit der in der Versuchsanordnung gegenübergestellten Gruppen kritisiert (Vortrag).

Die wohlfundierten Untersuchungen von Eitel und Mitarb., betreffend die Beeinträchtigung der Vascularität und der mechanischen Eigenschaften des Knochens im Plattenlager, werden mit Zustimmung aufgenommen. Die Mitteilung wird als Abschluß einer Kette von Experimenten verstanden (Vortrag).

Die Verankerung der 5 mm-Schanzschen Schrauben in nur einer Corticalis am Unterschenkelschaft, bei exakter Führung des gewindelosen Schaftabschnittes auf der Seite der Verbindung zum Gestänge, bzw. die Vorspannung derselben stellen die günstigste biomechanische Konstellation für Fixateur-externe-Montagen dar. Eine konische Ausrichtung des Gewindes stellt nach Claes ebenfalls eine Verbesserung der Verankerung dar. Die Bedingungen im metaphysären Bereich sind nicht untersucht worden (Vortrag).

Die mechanischen Eigenschaften der kanülierten Titanschrauben sind schlechter als jene der herkömmlichen Stahlschrauben. Die Entwicklung der für die NMR-Untersuchung geeigneten Titanschrauben, ist nicht abgeschlossen. Die Intension diese zu entwickeln basiert auf der Erwartung, mittels der NMR-Untersuchung die Vascularität des Oberschenkelkopfes nach Schenkelhalsfrakturen besser untersuchen und beurteilen zu können (Vortrag).

Die Zuggurtungs-Osteosynthese der Patellafraktur mit resorbierbaren Materialien kann zum gegenwärtigen Zeitpunkt nicht empfohlen werden (Vortrag).

Die Osteosynthese-Platten und Schrauben aus resorbierbarem Polymermaterialien werfen auch nach veränderter Formgebung gewisse Probleme auf, so daß die Entwicklung noch nicht als abgeschlossen betrachtet werden kann und eine breite klinische Anwendung noch nicht empfohlen wird (Vortrag).

Hefte zur Unfallheilkunde, Heft 212
Redigiert von J. Probst

Gewebeersatz

Vorsitz: D. Wolter, Hamburg; S. Decker, Hannover

Gewebekultur als Methode der Konservierung osteochondralen Gewebes – Experimentelle Untersuchungen in vitro und in vivo

J. Träger[1], R. Ascherl[1], K. Geißdörfer[2], G. Blümel[2] und E. Hipp[1]

[1] Orthopädische Klinik und Poliklinik und
[2] Institut für Experimentelle Chirurgie, Technische Universität München, Ismaninger Straße 22, D-8000 München 80

Die Wiederherstellung von Gelenkoberflächen durch osteochondrale Transplantate ist für den klinischen Gebrauch nur dann praktikabel, wenn das Spendergewebe über einen bestimmten Zeitraum in vitalem Zustand konserviert werden kann. Eigene Untersuchungen zeigten, daß die Kältekonservierung (-20°C, -70°C, -196°C mit und ohne Anwendung einer extracellulären Gefrierschutzlösung (Albumin)) osteochondraler Allotransplantate zu schlechten Langzeitergebnissen führte [1]. In der vorliegenden Studie wurden Konservierungszeit und Einheilung des Transplantats nach Aufbewahrung unter Gewebekulturbedingungen untersucht.

Material und Methode

Für In-vitro-Untersuchungen wurden frisch entnommene osteochondrale Zylinder (n = 29) vom medialen Femurcondylus (Species: Kaninchen) unter Gewebekulturbedingungen (Medium 199, fetales Kälberserum (10 %), Antibiotica, +37°C, 5 % CO_2) im Begasungsbrutschrank unter sterilen Bedingungen aufbewahrt. Nach einem Zeitraum von 1, 2, 3, 5 und 8 Tagen wurden die Gewebeproben autoradiographisch auf die Vitalität der Knorpelzellen hin untersucht. Für die Transplantationsversuche am erwachsenen Bastardkaninchen (n = 32) wurden Allotransplantate nach 8tägiger Gewebekultur verwendet. Nach Beobachtungszeiten von 1, 2, 6 und 12 Monaten wurden die Transplantate mikromorphologisch, rasterelektronenoptisch und autoradiographisch (35 S) untersucht. Als Kontrollen dienten frische autologe (n = 15) und allogene (n = 14) Transplantate, auch die Defektheilung (n = 15) wurde untersucht.

Ergebnisse

Die In-vitro-Untersuchungen ergaben, daß die Knorpelzellen über einen Zeitraum von 8 Tagen vital erhalten werden können. Der Langzeitversuch (bis 1 Jahr p.op.) zeigte bei der Mehrzahl der Transplantate die Knorpeloberfläche in einem funktionellen, vitalen Zustand. Die bei allen Transplantaten beobachteten, mehr oder weniger großen Randsäume mit

Hefte zur Unfallheilkunde, Heft 212
Redigiert von J. Probst

avitalen Chondrozyten sollten durch eine Verbesserung des Instrumentariums vermieden werden, um den Langzeiterfolg nicht zu gefährden.

Literatur

1. Träger J, Ascherl R, Blümel G, Hipp E (1988) Experimentelle Untersuchungen über Konservierungsmöglichkeiten von osteochondralem Gewebe. In: Knorpel- und Knochentransplantation. Experimentelle Grundlagen und neuere Anwendungsmöglichkeiten. Hackenbroch MH, Refior HJ, Wirth CJ (Hrsg). Thieme, Stuttgart New York, S 6

Extracorporale Bestrahlung von Knochengewebe – Experimentelle Untersuchungen an der Ratte

G. Voggenreiter[1], R. Ascherl[2], K. Geißdörfer[1] und M.A. Scherer[1]

[1] Institut für Experimentelle Chirurgie (Direktor Prof. Dr. med. G. Blümel)
[2] Orthopädische Klinik und Poliklinik (Direktor Prof. Dr. med. E. Hipp), Technische Universität München, Klinikum rechts der Isar, Ismaninger Straße 22, D-8000 München 80

Als extremitätenerhaltende Therapiemöglichkeiten bei der Behandlung maligner Knochentumoren stehen der Ersatz des tumorösen Knochens durch Tumorprothesen, kryokonservierte Allotransplantate oder autogenen Gewebetransfer zur Diskussion. Seit Mitte der siebziger Jahre ließen sich, durch die Etablierung der neoadjuvanten Chemotherapie die Überlebensraten deutlich steigern. Da die Behandlungsergebnisse der alloplastischen Verfahren nicht immer optimal sind (Implantatlockerung, Infektionsübertragung), wäre die Verwendung autogenen Gewebes von Vorteil, dessen Verfügbarkeit aber begrenzt ist. Eine Möglichkeit könnte jedoch die Reimplantation des abgetöteten Tumorgewebes darstellen. Das Ziel dieser Studie ist es nun zu überprüfen, ob eine extracorporale Bestrahlung corticalen Knochengewebes mit onkologisch sicher wirksamen Dosen ein noch genügend gutes Einheilungsverhalten erlaubt und damit ein alternatives Therapieprinzip darstellen könnte.

Material und Methode

Die experimentellen Untersuchungen wurden an erwachsenen männlichen Wistar-Ratten (Thom Chbb) durchgeführt. In i.m. Allgemeinnarkose (Ketamin/Xylazin) erfolgte, unter aseptischen Operationsbedingungen die Resektion 7 mm langer Corticaliszylinder der rechten Tibia, und die Interposition eines Teflonröhrchens als Platzhalter. Die Transplantate wurden extracorporal mit 1kGy oder 5kGy einer Co^{60}-Quelle γ-bestrahlt, nach 48 h orthotop reimplantiert und mit Hilfe eines intramedullär eingebohrten Kirschner-Drahtes fixiert. Autogene Frischtransplantate dienten als Kontrolle. Der Heilungsverlauf wurde durch radiologische Kontrollen im Abstand von 3 Wochen dokumentiert und die Opferung der Tiere

Hefte zur Unfallheilkunde, Heft 212
Redigiert von J. Probst

(n = 83) erfolgte nach Beobachtungszeiträumen von 3, 6, 9 und 12 Wochen. Radiologisch wurden proximale und distale Osteotomie beurteilt (max. 8 Punkte), zur mikromorphologischen Auswertung kamen Paraffin (HE, EvG)- und Hartschnitte (Masson-Goldner, Toluidinblau). Verwendung fand dazu ein semiquantitativer Punkte-Score (max. 40 Punkte), folgende Strukturen wurden bewertet: Umbauvorgänge im Transplantat, Art der Verbindung Transplantat-Lagerknochen, Reorganisation des Knochenmarks sowie die Compacta im Osteotomiebereich.

Ergebnisse

Die Röntgenkontrollen zeigen 3 Wochen p.op. eine beginnende knöcherne Überbrückung der proximalen Osteotomiebereiche, diese Befunde werden durch das histologische Bild bestätigt. Im Bereich des distalen Transplantat-Lager-Überganges dominieren fibröse Strukturen und osteochondrales Gewebe. In der Markhöhle werden die Residuen des Frakturhämatoms durch Fasergewebe ersetzt, die autogen frischen Transplantate sind zu diesem Zeitpunkt den strahlenexponierten Segmenten nicht überlegen. Die Revascularisation der Transplantate erfolgt ausgehend vom Lagerknochen, von endostal und etwas weniger ausgeprägt von periostal. Nach 6 Wochen erkennt man eine teilweise deutliche perivasculäre Osteogenese entlang der präformierten Haversschen Systeme. Die Markhöhle ist bei Frischtransplantaten nach 9 Wochen bereits wieder vollständig mit hämopoetischem Mark gefüllt, wohingegen sich bei den Bestrahlungsgruppen nach 12 Wochen noch Fasermark im mittleren Transplantatdrittel befindet. Sowohl in den radiologischen als auch in den histologischen Bewertungen zeigen sich nach 3 und 6 Wochen keine Gruppenunterschiede, eine Verzögerung im Heilungsverhalten der bestrahlten Corticaliszylinder stellt sich erst nach 9 und 12 Wochen heraus. Sowohl im histologischen als auch im radiologischen Score erreichen die bestrahlten Transplantate nicht ganz das Niveau der Kontrollgruppe (Histol. Score 12 Wo p.op: frisch Tx: 31,8±4,8; 1kGy Tx: 26,6±3,9; 5kGy Tx: 23,9±6,3). Teilweise wird jedoch eine hervorragende Reorganisation der kortikalen Struktur sowie fortgeschrittene Knochenneubildung im Transplantat beobachtet.

Schlußfolgerung

Die extracorporale Bestrahlung corticalen Knochengewebes mit onkologisch wirksamen Dosen geht mit einem sehr guten Inkorporationsverhalten einher. Die Ergebnisse sind vielversprechend, so daß nun an einem Osteosarkommodell die Einheilung abgetöteten Tumorgewebes überprüft werden muß. Erst nach einem experimentellen Therapieerfolg ist an eine eventuelle klinische Anwendung dieses Behandlungsprinzips zu denken.

Konfektionierte Spongiosaplastik

R. Giers und V. Echtermeyer

Unfallchirurgische Klinik, Klinikum Minden, Friedrichstraße 17, D-4950 Minden

Bei Spongiosaplastiken im halbgedeckten Verfahren, z.B. transpedunkulär nach Daniaux, ergibt sich das Problem, Spongiosamaterial von befriedigender statischer Potenz möglichst effektiv und zeitsparend durch einen engen Zugangsweg in die Defektzone einzubringen.

Im Klinikum Minden wurde hierzu ein Instrumentarium entwickelt, das es gestattet, Spongiosa in 5,5 mm starken Stanzzylindern zu konfektionieren und im halbgedeckten Verfahren zu impaktieren.

Aus 6–8 mm starken Scheiben von Hüftköpfen aus unserer Knochenbank wird Spongiosa mit einer Handgriff-armierten 6 mm starken Kanüle ausgestanzt, die Portionen dann vorderladerartig durch einen am Arbeitsplateau feststehenden Dorn in das Röhrchen vorgeschoben und dieses bis zur Mündung gefüllt. Analog kann auch autologe Spongiosa an den üblichen Entnahmestellen entnommen werden, wozu wir ein Röhrchen mit Wellenschliff an der Vorderkante verwenden.

Die so mit Spongiosa geladene Applikationskanüle läßt sich in den „Impaktor" einspannen – eine mechanische Presse, die mit einem Austreibzylinder das vorkomprimierte Spongiosamaterial pistolenartig an der Mündung wieder ausstößt. Nach Erprobung an Leichenknochen wurde das Instrumentarium inzwischen im OP eingesetzt:

1. Bei der transpedunkulären Spongiosaplastik nach Extension instabiler Frakturen im ventralen Durchhang und transpedunkulärer Reposition, ehe eine Stabilisierung mit Kerbplatten nach Roy-Camille erfolgte.
2. Bei Calcaneusfrakturen mit Impression von subtalaren Gelenkflächenanteilen, nachdem die geschlossene Reposition nach Böhler und eine halbgedeckte Anhebung der Imprimate mit Steinmann-Nagel erfolgt war. Die abschließende Fixation der Calcaneusfraktur erfolgte dann jeweils mit Kirschner-Drähten, nach dem von Poigenfürst angegebenen Verfahren.
3. Bei knöchernen Defekten, z.B. infolge verzögerter Durchbauung oder Fragmentresorption bei Stückfrakturen langer Röhrenknochen, die durch Fixateur externe oder Plattenosteosynthese stabilisiert waren. Hierbei erfolgte jeweils eine Anfrischung der Defektzone im halbgedeckten Verfahren mittels entsprechendem Bohrer.

Einsatzmöglichkeiten des gezeigten Instrumentariums ergeben sich u.E. besonders dann, wenn eine Knochenbank zur Verfügung steht und beispielsweise bei TEP-Implantationen auch aus dem Trochanter-Bereich Spongiosa in der gezeigten Weise entnommen werden kann und fertig konfektioniert in der Knochenbank für allfällige Indikationen zur Verfügung steht.

Hefte zur Unfallheilkunde, Heft 212
Redigiert von J. Probst

Immunisierung gegen Blutgruppenantigene durch allogene Knochentransplantation

H. Knaepler[1], R. Ascherl[2], V. Kretschmer[3] und L. Gotzen[1]

[1] Klinik für Unfallchirurgie, Klinikum der Philipps-Universität Marburg, Baldinger Straße, D-3550 Marburg

[2] Institut für experimentelle Chirurgie, Klinikum rechts der Isar der Technischen Universität München, Ismaninger Straße 22, D-8000 München 80

[3] Abt. für Transfusionsmedizin, Klinikum der Philipps-Universität Marburg, Baldinger Straße, D-3550 Marburg

Bei einer Umfrage unserer Klinik im Februar 1989 an deutschen chirurgisch-unfallchirurgischen Kliniken konnten wir nachweisen, daß von 464 Kliniken 209 (45 %) allogene Knochentransplantationen durchführen. In diesen Kliniken wurde 1987 6074mal allogener Knochen transplantiert. Dabei ließen 152 Kliniken (73 %) die AB-Blutgruppen und 134 (64 %) die Rhesusfaktoren unberücksichtigt.

Unter der Fragestellung inwieweit es nach Blutgruppen ungleich transplantierten Knochen zur Antikörperbildung kommt, wurde bei 33 älteren Patienten und Patientinnen Knochen inkompatibel transplantiert. In definitiven Zeitabständen erfolgten die serologischen Untersuchungen der Empfänger im Erythrocyten-Antikörpersuchtest und im AB-Antikörpersuchtest. Es zeigte sich ein signifikanter Anstieg im AB-Antikörpertiter um mindestens zwei Titerstufen ($p < 0,01$). Der höchste Anstieg im Antikörpertiter war dabei bei der Transplantation von Knochen der Blutgruppe A auf Empfänger der Blutgruppe 0 nachzuweisen. Der Antikörpertiter fiel nur relativ langsam ab.

Die Rhesusimmunisierung konnte aufgrund der vorliegenden Serumkonstellation nicht beurteilt werden.

Die Ausbildung von AB-Antikörpern nach blutgruppen-inkompatibler Knochentransplantation muß in der Knochenbanktechnik bei Frauen, die noch gebärfähig werden oder sind, berücksichtigt werden. Da die erhöhten Antikörpertiter im wesentlichen auf placentagängigen IgG-Antikörpern zu finden sind, ist eine Immunisierung während einer Schwangerschaft und Entstehung eines Morbus hämolyticus neonaturum durch ABO-Inkompatibilität anzunehmen. Bei Bluttransfusion ist eine Antikörperbildung bis auf eine mögliche Boosterung nicht von Relevanz, da in der Regel blutgruppengleich transfundiert wird.

Bei Frauen, die nicht mehr gebärfähig sind, oder bei männlichen Patienten kann das Blutgruppensystem bei der allogenen Knochentransplantation vernachlässigt werden.

Hinsichtlich der Rhesusimmunisierung konnte die Studie aufgrund des kleinen Kollektivs keine Aussage machen. Eine prospektive Studie mit größeren Fallzahlen hinsichtlich der möglichen Rhesusimmunisierung ist jedoch empfehlenswert, zumal Einzelfälle über eine Rhesusimmunisierung nach Knochentransplantation beschrieben wurden und die Antikörperbildung im ABO-System eine ähnliche Reaktion im Rhesussystem vermuten läßt.

Hefte zur Unfallheilkunde, Heft 212
Redigiert von J. Probst

Temporäre und definitive Deckung verbrannter Körperoberfläche durch allogene und alloplastische Materialien – Experimentelle Studie an der Ratte

J.W. Weidringer[1], R. Ascherl[2], A. Stemberger[3], G. Blümel[3] und A. Eder[3]

[1] Chirurgische Abteilung, Bundeswehrkrankenhaus, Oberer Eselsberg 40, D-7900 Ulm
[2] Chirurgische Klinik und Poliklinik, Klinikum rechts der Isar der Technischen Universität München, Ismaninger Straße 22, D-8000 München 80
[3] Institut für Experimentelle Chirurgie, Klinikum rechts der Isar der Technischen Universität München, Ismaninger Straße 22, D-8000 München 80

Zur Verringerung der Anzahl notwendiger chirurgischer Eingriffe nach Verbrennungen sollte die Wertigkeit verschiedener Kollagenmaterialien bei Anwendung unterschiedlicher Deckungsverfahren überprüft werden mit besonderem Bezug auf den unmittelbaren Übergang von temporärer zu definitiver Wundversorgung.

Im veterinärmedizinisch überwachten Tiermodell wurden die u.g. Verfahren chirurgischer Versorgung nach standardisierten, drittgradigen Verbrennungen untersucht. Die Verbrennungsläsionen waren in Carfentanyl/Hypnomidate-Anaesthesie gesetzt, die Eingriffe in Ketanest/Rompun^{R}-Narkose vorgenommen worden.

Untersuchungsgruppen:

Kollagenfolie (Wundexcision mit Elektrotom vs. Skalpell); AgCl-Kollagenfolie; AgCl-Kollagen*folie* + Metallinetuch; Kollagen*schwamm* + Metallinetuch; frisches, allogenes Meshgraft + AgCl-Kollagenfolie; Meshgraft 4 Wo., –70°C ± DMSO (0,01 m) + AgCl-Kollagenfolie; Meshgraft 12 Wo., –70°C ± DMSO (0,01 m) + AgCl-Kollagenfolie; frische, allogene Reverdin-Läppchen + AgCl-Kollagenfolie; frisches, *gemischtes* Transplantat + AgCl-Kollagenfolie; Kontrollgruppe (offen). Der p.o. Heilungsverlauf bis zum 14. Tag jeder Verbrennungsläsion wurde planimetrisch, mikromorphologisch, mikroangiographisch und statistisch ausgewertet.

Die reine Kollagenfolie beschleunigte den Heilungsverlauf im Vergleich zur unbehandelten Kontrollgruppe. Wundfläche sowie Einheilungsrate von z.B. 12 Wochen bei –70°C mit 0,01 m DMSO kryokonserviertem Meshgraft unter Verwendung von AgCl-Kollagen entsprachen den Wundverhältnissen bei Deckung mit frischem Meshgraft. Die gemischten Transplantate zeigten unter Kollagenfolie mikromorphologisch und mikroangiographisch am 14. Tag p.o. eine sehr gute Einheilung.

Die Rate lokaler Infekte war bei Verwendung von AgCl-Kollagenfolie minimal, bei reiner Kollagenfolie klinisch nicht relevant gewesen; unter Kollagen*schwämmen* war eine höhere Infektrate dokumentiert.

Zur Kryokonservierung wurden flache, *sterile* Aluminiumverpackungsbeutel entwickelt. Ein praktisches und preiswertes Verfahren zur Einhaltung definierter Abkühlraten der Haut (5°C pro Min.) war für dieses Modell mittels einer Aluminiumplatten-Styroporbox umgesetzt worden.

Hefte zur Unfallheilkunde, Heft 212
Redigiert von J. Probst

Druckläsionen des N. ischiadicus des Haushuhns – elektromyographische und morphologische Untersuchung

H.-E. Nau, F. Rauhut, M. Konerding und M. Blank

Neurochirurgische Klinik, Universitätsklinikum Essen, Hufelandstraße 55, D-4300 Essen

Bei den akuten Druckläsionen besteht die Schwierigkeit, frühzeitig entscheiden zu müssen, welches therapeutische Prinzip zu wählen ist, das konservative oder das operative. Welche morphologischen und elektrophysiologischen Veränderungen zugrunde liegen und inwieweit ein Zusammenhang zwischen klinischer Symptomatik und elektrophysiologischen Befunden vorhanden ist, sollte tierexperimentell geklärt werden. Aufgrund der hohen Eigentemperatur und der damit verbundenen erhöhten Stoffwechselaktivität bot sich als Zweibeiner das Haushuhn an. Es wurden HNL-Leghorn-Hennen und HLA-Hähne im Alter von 14–15 Wochen untersucht. Zur Erzeugung unterschiedlicher Nervenkompressionsdrucke wurden Aneurysmaclipse mit unterschiedlichen Schließungsdrucken verwandt. Bei allen Tieren wurde der N. ischiadicus in Höhe des mittleren Oberschenkeldrittel dargestellt und mittels Clip über verschieden lange Zeiträume mit verschiedenen Drucken komprimiert. Elektrophysiologische Untersuchungen wurden prä- und postoperativ durchgeführt. Ebenso entsprechende klinische Untersuchungen der Motorik und der Reflexe. An den Nerven wurden neben histologischen auch rasterelektronenmikroskopische Präparate gewonnen. Unabhängig von der Liegedauer und dem Schließungsdruck der Aneurysmaclipse waren die Reflexe am Bein des Haushuhnes nach Aufsetzen des Clips sofort verschwunden und kehrten ab dem 32. postoperativen Tag wieder. Elektromyographisch zeigten sich bei allen Tieren Denervationszeichen in Form von Fibrillationspotentialen und positiven Denervationspotentialen; mehrere Wochen nach der Operation konnten gelegentlich auch pseudomyotone Entladungen beobachtet werden. Erste Denervierungszeichen traten am 4. postoperativen Tag auf. Elektroneurographisch brach die Nervenleitgeschwindigkeit nach Clipaufsetzung rasch zusammen und kehrte mit Erreichen der Reflextätigkeit wieder zurück. Histologisch entsprach den elektrophysiologischen und klinischen Befunden zunächst ein interfasciculäres Ödem, rasterelektronenmikroskopisch zeigte sich vor allen Dingen an den Läsionsstellen später eine Vermehrung von Bindegewebe, wobei auch eine Umstellung des internervalen Kreislaufes aufgezeigt werden konnte, was die auch bei späten Kontrollen und vom Menschen bekannte Herabsetzung der Nervenleitgeschwindigkeit erklärt.

Hefte zur Unfallheilkunde, Heft 212
Redigiert von J. Probst

Freie Nerventransplantation nach Kältekonservierung

V. Kobor[1], R. Ascherl[2], U. Reichenauer[1] und G. Blümel[1]

[1] Institut für Experimentelle Chirurgie
[2] Chirurgische Klinik und Poliklinik, Klinikum rechts der Isar der Technischen Universität München, Ismaninger Straße 22, D-8000 München 80

Einleitung

Bisher finden allogene Nerventransplantate in der Klinik aufgrund immunologischer und konservierungstechnischer Probleme selten Anwendung. Die morphologische Integrität des Transplantates und die mögliche Verhinderung einer Narbenbildung der Anastomose durch unterschiedliche Einscheidungstechniken sind umstritten.

Material und Methoden

Bei erwachsenen Wist-Ratten (n = 119) wurde in Allgemeinnarkose (Ketamin/Xylazin i.m.) rechts ein 1 cm bzw. 2 cm langes allogenes Nervensegment des N. peronaeus ohne Epineurium mit/ohne allogene Perineuriumschienung orthotop transplantiert. Die Konservierungsdauer betrug 2 bzw. 4 Wochen bei −70°C bzw. −40°C, wobei die Transplantate im TEM als morphologisch weitgehend intakt bezeichnet werden können. Autogene und allogene Frischtransplantate (n = 34) dienten als Kontrollen. Die perineurale Nervennaht erfolgte mit 10,0-Vicryl. Nach einem Beobachtungszeitraum von 4 bzw. 12 Monaten wurde bei den Tieren in Allgemeinnarkose (Fluanison/Fentanyl i.p./Ketamin i.m.) ein stimuliertes EMG beider Mm. tibialis ant. durchgeführt. Die Stimulation erfolgte bei gleichbleibender Reizdauer bis zu einer supramaximalen Intensität. Evozierte Summenpotentiale wurden von verschiedenen Stellen des Muskels abgeleitet. Nach anschließender Opferung der Tiere wurden die Nerventransplantate histomorphologisch und transmissionselektronenmikroskopisch ausgewertet.

Ergebnisse

Klinisch neurologisch zeigte sich bei allen Tieren, mit Ausnahme von 3 Ratten, ein normales Gangbild mit uneingeschränkter Dorsalflexion des rechten Hinterlaufs. Im stimulierten EMG (n = 90) konnte kein Unterschied zwischen den Versuchs- und Kontrollgruppen verifiziert werden. In allen reinnervierten Muskeln zeigt sich gegenüber den kontralateralen Kontrollmuskeln: 4 Monate postoperativ häufig Potentiale mit komplexer Struktur mit kleinen Amplituden (12 Mon. postop. selten zu finden), eine Erniedrigung der maximalen Amplitudenhöhe von 24,3–29,8 mV auf 10,2–18,9 mV 4 Mon. postop. (12 Mon. postop. nahezu Normalwerte), eine Verkürzung der mittleren Potentialdauer von 4,010–4,260 ms auf 3,780–3,920 ms (beständig nach 12 Mon. postop.), keine Änderung des prozentualen Anteils von polyphasischen Aktionspotentialen von 3–13,3 %. Histomorphologisch konnte in allen Gruppen eine Nervenregeneration nachgewiesen wer-

Hefte zur Unfallheilkunde, Heft 212
Redigiert von J. Probst

den. Dabei fanden sich graduelle Qualitätsunterschiede innerhalb jeder Gruppe, aber keine signifikanten der Gruppen untereinander. In allen Versuchsgruppen mit allogener Perineuriumschienung fiel eine starke Bindegewebsreaktion in der Umgebung des Transplantats auf.

Schlußfolgerung

Tierexperimentell konnte elektromyographisch sowie histomorphologisch keine Überlegenheit autogener Frischtransplantate gegenüber allogenen kältekonservierten Nerventransplantaten nachgewiesen werden. Die allogene Perineuriumschienung erwies sich nicht als Vorteil. Bei immunologischer Toleranz könnte in der Klinik die Transplantation von gemischten Nerven, insbesondere nach Kältekonservierung, ohne Funktionsverlust durch Entnahme autogenen Materials denkbar sein.

Homologe knochengestielte vordere Kreuzbandtransplantation am Kaninchenmodell

B. Fromm[1], B. Krause[1] und W. Kummer[2]

[1] Orthopädische Universitätsklinik, Schlierbacher Landstraße 200a, D-6900 Heidelberg 1
[2] Anatomisches Institut, Universität Heidelberg, Im Neuenheimer Feld 307, D-6900 Heidelberg

Zur Überprüfung der mechanischen Belastbarkeit sowie der Nervenneuversorgung allogen transplantierter vorderer Kreuzbänder wurden an 47 weißen Neuseelandkaninchen das vordere Kreuzband knochengestielt transplantiert. Nach Entnahme aus dem Spendertier wurden die Kreuzbandplantate 72 h auf minus 90 Grad konserviert. Die Fixation im Spendertier erfolgte mittels transossärer Drahtauszugsnaht, der Nachuntersuchungszeitraum betrug 3, 6, 12 und 24 Wochen.

Als Kontrolle diente das nichtoperierte kontralaterale vordere Kreuzband.

Zum Nachuntersuchungszeitraum waren alle transplantierten vorderen Kreuzbänder mit einer hypertrophierten Synovialis überzogen, in den Tieren entwickelte sich eine Pangonarthrose, die korrespondierend zur Überlebensdauer war.

Die Reißversuche zeigten eine 21%ige Belastbarkeit der transplantierten Bänder nach 3 Wochen, die auf 55 % nach 24 Wochen zunahm.

Die Untersuchung der neu eingewachsenen Nervenfasern erfolgte mittels immunhistochemischer Methoden, monoclonale Antikörper gegen Substanz P, Thyrosin. Hydroxylase und Neurofilament wurden verwandt.

Hier ließen sich nach 6 Wochen erste spärliche Nervenfasern nachweisen, nach 24 Wochen waren reichlich Fasern aller drei Arten vorhanden. Die immunhistochemische Aufbereitung der Kontrollbänder zeigte jedoch noch deutlich vermehrte Nervenfasern als zum

Hefte zur Unfallheilkunde, Heft 212
Redigiert von J. Probst

24-Wochen-Zeitpunkt. Nach 24 Wochen waren in den transplantierten Bändern erste Endorgane nachweisbar, Rüffini- bzw. Pacini-Körperchen ließen sich in den transplantierten Bändern nach 24 Wochen noch nicht nachweisen.

Patellarsehnenverkürzung nach Transplantatentnahme

K.E. Rehm und W. Holzmüller

Unfall-, Hand- und Wiederherstellungschirurgie, I. Chirurgische Universitätsklinik Köln, Joseph-Stelzmann-Straße 9, D-5000 Köln 41

Eine Untersuchung über das Auftreten einer Patella baja nach Patellarsehnentransplantation zum Ersatz des vorderen Kreuzbandes, die auf der Jahrestagung der Deutschen Gesellschaft für Unfallheilkunde 1988 vorgestellt wurde, veranlaßte uns, eine laufende tierexperimentelle Studie über die PDS-Augmentation unter dem Gesichtspunkt der Patellarsehnenverkürzung nachzuuntersuchen. In unserem Experiment verglichen wir sechs Schafsknie nach ausschließlicher Miniarthrotomie mit zehn Knien, bei denen nach Resektion des vorderen Kreuzbandes eine modifizierte Jones-Plastik durchgeführt worden war, sowie elf Knien nach Patellarsehnentransplantation mit zusätzlicher PDS-Augmentation und 15 Knien nach Miniarthrotomie und Teilresektion des vorderen Kreuzbandes. Die Dauer des Experimentes war auf ein Jahr festgesetzt, nach 3, 6 und 12 Monaten erfolgten Röntgenaufnahmen der Kniegelenke in zwei Ebenen.

Dabei zeigte sich, daß es nicht nur nach Entnahme des zentralen Patellarsehnendrittels zur Rekonstruktion des vorderen Kreuzbandes zu Verkürzungen der Kniescheibensehne kam, sondern daß bei allen Gruppen eine Längenminderung des Liamentum patellae zu beobachten war.

Diese betrug nach alleiniger Miniarthrotomie 7,5 mm, nach Miniarthrotomie und Kreuzbanddurchtrennung 7,4 mm, ebenso nach modifizierter Jones-Plastik und 7,0 mm nach PDS-augmentierter Rekonstruktion des vorderen Kreuzbandes bei einer durchschnittlichen Ausgangslänge von 53 mm. Betrachtet man diese nominell fast identischen Zahlenwerte mit ihrer unterschiedlichen Standardabweichung statistisch, so zeigten sich doch erhebliche Unterschiede. Die geringste Signifikanz trat nach ausschließliche Arthrotomie auf, beide Rekonstruktionsmethoden des vorderen Kreuzbandes hatten signifikante Längenänderungen der Patellarsehnen zwischen 3 und 6 sowie 6 und 12 Monaten. Am ausgeprägtesten, mit hochsignifikanten Unterschieden in beiden Zeiträumen war das Ergebnis nach Miniarthrotomie und Teilresektion des vorderen Kreuzbandes, also bei zusätzlicher Instabilität des Gelenkes über ein Jahr.

Daraus läßt sich der Schluß ziehen, daß nicht nur die Größe des Eingriffes, sondern auch eine vorliegende Instabilität zur Verkürzung der Patellarsehne mit Ausbildung einer Patella inferia führen kann. Das heißt, je größer der Eingriff und je ausgeprägter die Instabilität des Gelenkes ist, desto deutlicher die Verkürzung des Ligamentum patellae. Die läßt die Folgerung zu, daß bei allen Operationen am Kniegelenk das Operationstrauma gering

Hefte zur Unfallheilkunde, Heft 212
Redigiert von J. Probst

sein sollte, um möglichst wenige Propriozeptoren zu zerstören. Es sollte also der Versuch unternommen werden, durch kleine Arthrotomien oder sogar arthroskopische Operationen zum Ziel zu kommen.

Vergleichende, altersabhängige biomechanische Belastungsuntersuchung der Kreuzbänder und der Patellarsehne

W.J. Kasperczyk[1], S. Rosocha[1], L. Borchers[2], U. Bosch[1] und H.J. Oestern[3]

[1] Unfallchirurgische Klinik, Medizinische Hochschule Hannover, Konstanty-Gutschow-Straße 8, D-3000 Hannover 61
[2] MHH Poliklinik für Zahnärztl. Prothetik, Biomechanisches Laboratorium
[3] Unfallchirurgische Klinik, Allgemeines Krankenhaus, Siemensplatz 4, D-3100 Celle

Die Kniebänder älterer Personen sind im Vergleich mit jüngeren vermindert biomechanisch belastbar – wenn man den Literaturangaben folgt. Dennoch ist die Incidenz von Knieband-verletzungen bei älteren, sportlich Aktiven deutlich geringer. Wie ist dieser Widerspruch zu erklären? Bei kritischer Betrachtung der Probanden, z.B. bei Noyes, JBJS (1976), fällt auf, daß in der Versuchsgruppe der Älteren 13/20 Präparate von chronisch Gefäßkranken stammen, d.h. eine längerfristige Immobilisation vermutet werden kann. Es ist bekannt, daß Immobilisation zur Belastbarkeitsverringerung von Ligamanten führt. Schon nach 6- bis 9wöchiger Immobilisation kommt es zum signifikanten Abfall nicht nur der Reißkraft, sondern auch der Steifigkeit und Energieaufnahmefähigkeit der Bänder. Es stellt sich die Frage, ob in den publizierten Daten tatsächlich das Lebensalter oder aber ein verminderter Aktivitätslevel der Probanden eingegangen ist. – Ziel unserer Studie war die biomechanische Belastungsuntersuchung von Kniebändern unter strenger Beachtung des vermutlichen Aktivitätsgrades, insbesondere der älteren Probanden. Nach genauer Analyse der Institutsunterlagen bezüglich der Vorgeschichte und der Todesursache wurden nur solche Präparate in die Studie aufgenommen, bei denen mit großer Sicherheit eine normale körperliche Aktivität angenommen werden konnte.

Material und Methode

12 menschliche Kniegelenke, alle Spender waren einem gewaltsamen, plötzlichen Tode zum Opfer gefallen und hatten keine Zeichen einer chronischen Gefäß-, Herz- oder Lungenerkrankung. Gruppe A: 20–25 Jahre, Durchschnitt 30,0, n = 6. Gruppe B: 58–73 Jahre, Durchschnitt 64,7, n = 6. Biomechanischer Zerreißtest unter uniaxialer Belastung, bei einer Dehnungsrate von 200 mm/min an einer mechanischen Zwick-Universalprüfmaschine. Statistik: t-Test f. unabhängige Stichproben.

Hefte zur Unfallheilkunde, Heft 212
Redigiert von J. Probst

Ergebnisse

Tabelle 1

	Gruppe A			Gruppe B		
	VKB	HKB	PS	VKB	HKB	PS
E. modul (MPa)	144,6	157,1	291,6	129,5	109,6	305,7
Höchstspannung (MPa)	23,7	23,9	41,2	20,5	18,5	48,5
Dehnung (%)	25,3	26,3	22,4	27,7	26,9	26,7
Energie (Nm/cc)	3,0	2,8	5,0	3,1	2,5	6,2

Keine statistisch signifikanten Unterschiede der Materialparameter zwischen den Gruppen A und B für $p \leq 0,05$.

Diskussion

Kniebänder, wie alle Bindegewebsstrukturen, unterliegen einem Alterungsprozeß, der zu strukturellen Veränderungen führt. Die Verminderung des Kollagenumsatzes und der Kollagenquernetzung, des Glykosaminoglykan- und Wassergehaltes werden jedoch auch als Folge von Immobilisation gesehen; hingegen sind chondroide Metalasien dem Alter vorbehalten. Unsere Ergebnisse zeigen, daß bei sorgfältiger Beachtung des Aktivitätslevels die Kniebänder älterer Personen nicht a priori biomechanisch vermindert belastbar sind. Die strukturellen, altersabhängigen Veränderungen haben bei aktiven Älteren keine funktionellen Konsequenzen, zumindest nicht in der von uns untersuchten Endfünfzig- bis Endsechzigjährigen. Die geringere Incidenz der Kniebandverletzungen bei älteren Sportlern ist somit nur durch die verminderte Belastungsexposition, bei jedoch gleichartigen Bandeigenschaften zu erklären.

Selbstarretierende Fixationsklammern für Bänder und Kunstbänder im Vergleich

D. Hempel[1] und C. Mattheck[2]

[1] II. Chirurgische Abteilung (Chefarzt: Dr. D. Hempel), Rübenkamp 148, D-2000 Hamburg 60
[2] Institut für Material- und Festkörperforschung IV, Kernforschungszentrum Karlsruhe, D-7500 Karlsruhe

Die Refixation von Bändern oder die Fixation von Kunstbändern erfolgt heute durch Naht gegen Periost oder Knochen, durch Schrauben eventuell mit zackenbewährter Unterleg-

Hefte zur Unfallheilkunde, Heft 212
Redigiert von J. Probst

scheibe oder Platte, oder durch Stapler. Die Festigkeit und Belastbarkeit auf Zug entscheidet über die Art und den Zeitpunkt der möglichen krankengymnastischen Nachbehandlung.

Nahtfixationen sind höchstens so stabil wie die Reißfestigkeit der verwendeten Fäden und des Verankerungsgewebes. Oft wird die Fadenfestigkeit noch gemindert durch die Fadenführung über eine Knochenkante, die den Faden durchscheuern kann. Die Schraubenfixation durch eine durch das Ligment geschraubte Knochenschraube kann leicht zum Längsspalten des Bandes und zum Ausreißen führen, auch wenn eine Unterlegscheibe aus Kunstharz mit Zackenkranz verwendet wird (AO-Methode). Die Einlochplatte nach Burri, Claes und Mutschler brachte hier nur eine geringe Verbesserung, da sie keine höhere Ausreißfestigkeit besitzt. Es wird jedoch keine Schraube mehr durch das Band gedreht. Die dritte Fixationsmöglichkeit sind quer zum Faserverlauf des Ligaments oder Kunstbandes eingeschlagene Klammern oder Stapler, die das Band gegen den Knochen pressen. Die Festigkeit der Verankerung wird durch die Verklemmung der Staplerfüße im Knochen bestimmt. Bei zu starkem Andruck der Klammer gegen das Band wird dieses in seiner Struktur geschädigt (und damit seine Reißfestigkeit herabgesetzt) oder so gequetscht, daß es nekrotisch werden kann. Probleme der Fixation im Knochen und die Gefährdung durch Schädigung des Bandgewebes ließen uns nach einer stabileren und sicheren Fixationsmöglichkeit suchen. Eine keilförmige Fixationsschelle, die mit 2–3 Knochenschrauben befestigt wird, bringt mehrere Verbesserungen: An der Unterseite fixieren multiple feine Dornen das Band, ohne es zu stark zu komprimieren. Die Schelle wird zunächst mit einer Schraube in einem Rundloch drehbar fixiert. Nach Anpressen der Schelle mit ihren Dornen auf das Ligament wird die Vorspannung durch Eindrehen einer zweiten Schraube an der hohen Langlochseite der Schelle gehalten. Durch Festdrehen dieser Schraube spannt sich das Ligament nach, weil die Schraube auf der Schräge abwärts gedrückt wird wie bei einer DC-Platte. Eine dritte Schraube kann zur Sicherung vor diese Schraube gesetzt werden und verstärkt die Ausreißfestigkeit. Zugleich kann sie die vorher eingedrehte Schraube im Falle der Lockerung stoppen. Das freie Ende des Bandes wird in der grabenförmigen Vertiefung über die Schelle zurückgeschlagen und kann mit dem zuführenden Bandanteil vernäht werden. Durch das Vernähen des freien Bandendes wird weitere Festigkeit gewonnen. Die Schelle muß nicht so fest auf das Ligament gepreßt werden, daß ein autologes Band nekrotisch wird oder ein Kunstband Faserbrüche erleidet. Die Form der Bandfixationsschelle ist bruchoptimiert; das bedeutet, daß dieses Implantat bei der vorgesehenen Beanspruchung nicht brechen kann. In Ausreißversuchen mit der servohydraulischen Maschine im Kernforschungszentrum Karlsruhe bewies die Ligamentschelle gegenüber den herkömmlichen Befestigungsmitteln eine deutliche Überlegenheit. Die Ausreißfestigkeit konnte gegenüber der Unterlegscheibe mit Zähnen und Schrauben um das 10fache und gegenüber der Fixation mit dem Stapler um das 1,9fache gesteigert werden. In den ersten klinischen Anwendungen stellte sich die Handhabung der Bandfixationsschelle als sehr einfach heraus. Die Vorspannung des Ligamentes bleibt erhalten.

Literatur

Burri C, Claes L, Mutschler W (1979) Eine neue 1-Loch-Platte zur Reinsertion von Bandansätzen. Unfallchirurgie 5:100–104 (Nr. 2)

Die Genauigkeit der nicht instrumentierten Innen-Außenbohrung bei der Positionierung des proximalen vorderen Kreuzbandansatzes

M. Bernard, P. Hertel und E. Lais

Abt. für Unfallchirurgie, Universitätsklinikum Rudolf Virchow, Augustenburger Platz 1, D-1000 Berlin 65

Der plastische Ersatz des rupturierten vorderen Kreuzbandes erfolgt in unserer Abteilung durch das mediale Drittel der Patellarsehne mit zwei anhängenden Knochenblöcken aus der Tuberositas tibiae und der Patella. Zur proximalen Verankerung wird der laterale Femurcondylus von innen nach außen auf 9 mm aufgebohrt. Die Bohrung setzt im hinteren Abschnitt des lateralen Femurcondylus an, knapp unterhalb des Condylendaches und etwa 4 mm von der Knorpelknochengrenze entfernt. Das Knie ist dabei 120° gebeugt, die Bohrung erfolgt parallel zur Ebene des Tibiaplateaus. In diese Bohrung wird das Transplantat mit dem tibialen Knochenblock eingesetzt und fest verbolzt.

Ziel unserer Arbeit war es, herauszufinden,

1. inwieweit diese Bohrung vom ursprünglichen Kreuzbandansatz abweicht,
2. wie genau der Ansatzwinkel des Transplantates mit dem Ansatzwinkel des ursprünglichen Kreuzbandes übereinstimmt,
3. in welcher Richtung die Bohrung vom ursprünglichen Kreuzbandansatz in der Sagittalebene abweicht.

Die Untersuchung wurde an 10 Leichen von zwei Untersuchern durchgeführt. Der erste Untersucher präparierte ein Leichenknie und resezierte das intakte vordere Kreuzband komplett. Der zweite Untersucher implantierte nach der eben beschriebenen Methode das Transplantat. Die lateralen Femurcondylen beider Knie einer Leiche wurden dann osteotomiert und miteinander verglichen. Dazu wurden beiden Femurcondylen im gleichen Winkel und gleichen Abstand fotografiert. Die Position von Kreuzband und Transplantat wurde durch zwei Halbkreise markiert, wodurch die Lage des Bohrloches und die unterschiedlichen Ansatzwinkel der Bänder am lateralen Femurcondylus bestimmt werden konnten. Die beiden Diapositive mit den Femurcondylen wurden danach übereinander projiziert, wobei ein Dia seitenverkehrt abgebildet wurde, damit die Condylen deckungsgleich waren. Auf diese Weise konnte gemessen werden, inwieweit die Insertionsstellen von Kreuzband und Transplantat und ihre Ansatzwinkel voneinander abwichen.

Die mittlere Abweichung der Insertionsstellen von Transplantat und von Vergleichskreuzband betrug 1,7 mm bei einer maximalen Abweichung von 2,2 mm. Die mittlere Abweichung der Insertionswinkel betrug 2,4° bei einer maximalen Abweichung von 12°.

Anschließend wurden die maximalen Abweichungen der Transplantatansätze mit den maximalen Abweichungen der Ansatzwinkel kombiniert und graphisch aufgetragen. Auf diese Weise konnte die Fläche der bei unserer Versuchsreihe gemessenen größten Positionierungsfehler der Transplantate ermittelt werden und in Relation zur ursprünglichen Ansatzfläche der Vergleichskreuzbänder angesetzt werden.

Beim Vergleich dieser Ergebnisse mit einer Arbeit von Hefzy, Grood und Noyes aus dem Jahre 1989 und einer Arbeit von Odensten und Mitarb. aus dem Jahre 1985 zeigte es sich, daß die Insertionsstellen aller Transplantate innerhalb der durchschnittlichen phy-

Hefte zur Unfallheilkunde, Heft 212
Redigiert von J. Probst

siologischen Ansatzfläche des vorderen Kreuzbandes und innerhalb der von Hefzy und Mitarb. ermittelten Isometriefläche lagen.

Mit der hier geschilderten Methode wird also der proximale vordere Kreuzbandansatz mit hinreichender Genauigkeit rekonstruiert, so daß auf die Anwendung von Zielgeräten oder Tensiometern verzichtet werden kann.

Biomechanische Eigenschaften des vorderen Kreuzbandes in Abhängigkeit von der Winkelstellung des Tibia-Femur-Systems und der Belastungsrichtung

H.J. Früh[1], W. Siebels[1], J. Franke[1], R. Ascherl[2] und G. Blümel[1]

[1] Institut für Experimentelle Chirurgie
[2] Orthopädische Klinik und Poliklinik, Klinikum rechts der Isar der Technischen Universität München, Ismaninger Straße 22, D-8000 München 80

Ziel

Um verläßliche Aussagen über die biomechanischen Eigenschaften des vorderen Kreuzbandes im Tibia-vKB-Femur-System zu erhalten, sind Experimente mit genau definierten Belastungsrichtungen durchzuführen.

Material und Methode

Dazu wurden an 49 Kniegelenken von Merino-Schafen Zugversuche mit einer Belastungsgeschwindigkeit von v = 100 mm/min durchgeführt. An den bei −20°C eingefrorenen Kniegelenken wurden nach dem Auftauen die Meniscii und alle Bänder bis auf das vKB reseziert. Die Gelenke wurden danach mit Gips und zwei Querstiften in einer speziellen Aufnahme fixiert; während dem Aushärten des Gipses wurden die Kniegelenke mit physiologischer Kochsalzlösung ständig feucht gehalten.

Die Versuche wurden in 6 Gruppen eingeteilt: 0, 45 und 90° (längs Tibia bzw. Femur) bzw. 15, 45 und 90° (längs vKB, hier mußten 15° gewählt werden, um eine Überstreckung und Vorschädigung des vKB's zu verhindern).

Ergebnisse

Längs vKB ergaben sich bei der Rißkraft 929 ± 249 N (n = 8) für 15°, 1848 ± 408 N (n = 9) für 45° und 912 ± 203 N (n = 8) für 90° bzw. bei der Steifigkeit 233 ± 85 N/mm, 266 ± 42 N/mm und 211 ± 32 N/mm. Der Unterschied bei den Reißkräften ist bei 45°

Hefte zur Unfallheilkunde, Heft 212
Redigiert von J. Probst

höchst signifikant (Varianzanalyse). Bei der Belastung Richtung einer Achse wurden bei 0° längs Tibia 909 ± 293 N bzw. längs Femur 1360 ± 652 N (je n = 4) ermittelt, bei 45° 846 ± 207 N bzw. 1816 ± 153 N (je n = 4) und bei 90° 619 ± 57 N bzw. 1544 ± 468 N (je n = 4). Die Stichprobenanzahl ist zwar relativ klein, die ermittelten Werte längs Tibia sind aber deutlich kleiner als längs Femur. Ähnliche Verhältnisse zeigen sich auch bei der Maximalsteifigkeit: 218 ± 51 N/mm bzw. 275 ± 89 N/mm (0°, je n = 4), 210 ± 59 N/mm bzw. 312 ± 26 N/mm (45°, je n = 4) und 125 ± 19 N/mm bzw. 236 ± 23 N/mm (90°, je n = 4). Bei der Längenänderung oder Dehnung konnten keine signifikanten Unterschiede festgestellt werden.

In ähnlichen Untersuchungen fand Woo 1987 [2] bei Kaninchen die niedrigsten Werte bei 45°, Belastung längs vKB, bei Belastung längs Tibiaachse mit steigenden Winkelwerten niedrigere Kraft- und Steifigkeitswerte; Figgie beobachtete 1986 [1] an Hundekniegelenken im Gegensatz zur 0°-Stellung signifikant niedrigere Werte bei 45 bzw. 90°, längs Tibia belastet. In den oben vorgestellten Versuchen wurden gegenteilige Beobachtungen bei Belastung längs des vKB gemacht, die nicht nur in der unterschiedlichen Species begründet sein können; längs Tibia sind die Ergebnisse ähnlich denen von Woo und Figgie. Es wurden in der Literatur bisher nur Achsbelastungen längs der Tibiaachse erwähnt und keine Belastungen längs Femurachse untersucht.

Separate Messungen der Steifigkeit der Zugvorrichtungsteile ergaben Werte von 800–4000 N/mm. Beim Zugrundelegen eines Federmodells (Reihenschaltung), ergibt sich anstelle der gemessenen Gesamtsteifigkeit (s.o.) jeweils ein etwa doppelt so großer Steifigkeitswert für das isoliert betrachtete vKB mit seinen Ansatzstellen.

Zusammenfassung

Zusammenfassend läßt sich sagen, daß die Festigkeit des vKB von der Winkelstellung Tibia-/Femurachse und der Belastungsrichtung abhängt; bei Belastung längs vKB und 45° werden die höchsten Werte erreicht, bei Belastung längs Tibiaachse werden deutlich geringere Werte als längs Femurachse erreicht. Bci Aussagen über die Steifigkeiten von Knochen-Band-Knochen-Komplexen müssen die Eigensteifigkeiten des Versuchsaufbaus berücksichtigt werden.

Literatur

1. Figgie HE, Bahniuk EH, Heiple KG, Davy DT (1986) The effects of tibial-femoral angle on the failure mechanics of canine anterior cruciate ligament. J Biomech 19 : 89–91
2. Woo SL-Y, Hollis JM, Roux RD, Gomez MA, Inoue M, Kleiner JB, Akeson WH (1987) Effects of knee flexion on the structural properties of the rabbit femur-anterior cruciate ligament-tibia complex (FATC). J Biomech 20 : 557–563

Diskussion: Bandapparat

Die Verkürzung der Patellarsehne nach Entnahme des zentralen Drittels wird schon seit längerem diskutiert. Rehm ging dieser Frage mit experimentellen Untersuchungen am Bergschaf nach und konnte nachweisen, daß die Transplantatentnahme an sich keine Verkürzung des Ligamentum patellae verursacht. Entscheidend für eine Verkürzung der Patellasehne nach Transplantatentnahme scheint die Vernähung des medialen und lateralen Sehnendrittels zu sein, aus der durch den damit verbundenen Raffeffekt zwangsläufig eine Verkürzung resultieren muß. In der Diskussion wurde deshalb empfohlen, nach Transplantatentnahme auf die Vernähung der beiden randständigen Zügel zu verzichten und lediglich die Gleitschicht über dem Ligamentum patellae zu verschließen.

Homologe, knochengestielte vordere Kreuzbandtransplantate werden schon seit längerem speziell in der anglo-amerikanischen Literatur als mögliche Lösung für den vorderen Kreuzbandersatz angesehen.

Durch die mit AIDS verbundene Infektionsproblematik ist jedoch die Verwendung autoptisch entnommener Präparate für die Kreuzbandplastik eingestellt worden. Daß die Verwendung derartiger Präparate für den vorderen Kreuzbandersatz sinnvoll wäre, zeigten die experimentellen Untersuchungen von Fromm und Krause, die am Kaninchenmodell durchgeführt wurden, und die die Möglichkeit des Einwachsens von nervalen Strukturen, offensichtlich Dehnungsrezeptoren, nachwiesen. Es bestand Einhelligkeit in der Meinung der Diskussionsrunde, daß eine derartige Transplantationstechnik in Zukunft wieder aufgenommen werden müßte.

Die von der Arbeitsgruppe Kasperczyk vorgestellten vergleichenden, altersabhängigen, biomechanischen Belastungsuntersuchungen der Kreuzbänder und des Ligamentum patellae ergaben, daß keine statistisch signifikanten Unterschiede der Materialeigenschaften beim alten Menschen gegenüber dem jungen Menschen nachweisbar sind. Dieses Ergebnis wurde in der Diskussion dahingehend kommentiert, daß letztlich mit derartigen Befunden zu rechnen war und daß beim alten Menschen in der Regel keine Kreuzbandplastiken mehr indiziert sind.

Mit Interesse wurden die Untersuchungen zur Genauigkeit der nicht-instrumentierten Innen-/Außen-Bohrung bei der Positionierung des proximalen vorderen Kreuzbandansatzes aufgenommen. Die Tatsache, daß mit einer 9-mm-Bohrung immer der anatomische Ansatzbereich des vorderen Kreuzbandes am lateralen Femurcondylus getroffen wird, darf aber nicht darüber hinwegtäuschen, daß eine Aufbohrung von dieser Größe eine nicht zu unterschätzende Traumatisierung des lateralen Femurcondylus darstellt. Geringere Aufbohrungen oder andere Fixationstechniken sollten deshalb bevorzugt Verwendung finden.

Die Bedeutung der Winkelstellung der Tibia-Femur-Achse und des Verbundsystems zwischen Tibia, Kreuzband und Femur hinsichtlich der biomechanischen Eigenschaften wurde experimentell an Schafskniegelenken belegt. Die mehr theoretisch aufgezogene Untersuchung der Münchener Arbeitsgruppe um Blümel zeigte, daß die Steifigkeit des Verbundes in Abhängigkeit von der Winkelstellung und der Belastungsrichtung Veränderungen erfährt, ein Faktum, das zweifellos auch für die Belastung von Kreuzbandplastiken von Bedeutung ist.

Hefte zur Unfallheilkunde, Heft 212
Redigiert von J. Probst

Selbst arretierende Fixationsklammern für Bänder und Kunstbänder sind seit längerem in Gebrauch. Die von Hempel vorgestellte dreieckförmige Fixationsklammer mit 3-Punkt-Verankerung fand in der Diskussion nicht die gewünschte Zustimmung, da allgemein die Auffassung bestand, daß auch unter einer solchen Fixation Gewebsnekrosen nicht auszuschließen sind.

Hüftprothetik und Marknagelung

Vorsitz: R. Ganz, Bern; M. Beck, Erlangen

Computergestützte dreidimensionale Geometrieanalyse von Oberschenkelknochen zur Gestaltung einer zementfreien Hüftendoprothese

T. Gerhard[1], W. Siebels[1], G. Herndl[2] und R. Ascherl[3]

[1] Institut für Experimentelle Chirurgie, Klinikum rechts der Isar der Technischen Universität München, Ismaninger Straße 22, D-8000 München 80
[2] Fachhochschule München, Lothstraße 34, D-8000 München 2
[3] Orthopädische Klinik und Poliklinik, Klinikum rechts der Isar der Technischen Universität München, Ismaninger Straße 22, D-8000 München 80

Einleitung

Um die positiven Knochenkontakteigenschaften von oberflächenstrukturierten oder beschichteten Endoprothesenwerkstoffen für die Kraftübertragung Prothese/Knochen nutzen zu können, ist initial in den entsprechenden Zonen ein direkter Kontakt der Prothesenoberfläche mit dem Implantatlager notwendig.

Material und Methoden

Zur Analyse der Knochengeometrie von Oberschenkelknochen wurden 81 Femora in definierter Lage senkrecht zur Längsachse in 3,55 mm dicke Scheiben zerschnitten. Die Querschnitte wurden digitalisiert (Außenumriß, innerer Corticalisverlauf, Markhöhle). Die aufgenommenen Einzelkonturen wurden an einem CAD-System interaktiv analysiert.

Dabei wurde jedem Knochen eine idealisierte „Maßprothese" eingepaßt. Diese „Prothesen" wurden in einer Referenzposition mit drei numerisch bestimmbaren und charakteristischen Parametern klassifiziert. Statistische Auswertungen dieser Parameter ergaben die

Hefte zur Unfallheilkunde, Heft 212
Redigiert von J. Probst

Gruppierung der untersuchten Knochen. Dabei entstanden drei Hauptgruppen, die dreißig Prozent der Femora enthalten.

Für jede dieser Gruppen wurde eine Schaftgeometrie konstruiert, die den jeweiligen Gruppen angepaßt ist.

Zur Paßformbeurteilung der Schäfte wurden Füllfaktoren und ein Kontaktfaktor bestimmt, die als Kennzahlen die Paßgenauigkeit der Paarung Knochen/Prothese beschreiben.

Eine dreidimensionale Implantationssimulation der Prothese am Computerknochen ergänzte die Optimierung der Schaftgeometrie.

Ergebnisse

Die Bestimmung des Kontaktfaktors innerhalb einer Gruppe ergab den Durchschnittswert von 76 %. Dieser Durchschnittswert wurde bei Kontrollknochen aus den jeweiligen Nachbarklassen deutlich unterschritten. Der Füllfaktor (FF) und der „Prothese-Innen"-Wert (PI, Anteil des Schaftes, der innerhalb des ursprünglichen Knochenhohlraumes liegt) ergaben Werte von 83 % (FF) und 91 % (PI); die geringeren Werte der Kontrollanalysen unterstreichen die gruppenspezifische Paßform des Schaftes.

Diskussion

Das beschriebene Verfahren zur Geometrieanalyse zeichnet sich durch folgende Vorteile aus:

1. Die große Datenmenge und die Datengenauigkeit (Abweichungen kleiner 1 mm) zusammen mit einem voll dreidimensionalen CAD-Programm erlauben eine detaillierte mathematische Analyse der Hohlraumgeometrie des Femurs.
2. Die Gestaltung von Schaftformen für geometrisch definierte Gruppen erlaubt eine herstellungsgünstige Serienfertigung der Prothesen, die hohen Qualitätsansprüchen genügt. Die Paßformanalyse zeigt, daß die drei gewählten Parameter ausreichen, um die charakteristische Hohlraumgeometrie für Schaftprothesen zu beschreiben.
3. Die konstruierten Prothesen weisen größenabhängig angepaßte Krümmungsradien auf.

Entwurf und Berechnung einer neuen flexiblen Schaftprothese für das Hüftgelenk

R. Thull[1] und G. Zeiler[2]

[1] Abt. für Experimentelle Zahnmedizin, ZMK-Kliniken, Universität Würzburg, Pleicherwall 2, D-8700 Würzburg
[2] Orthopädische Klinik Wichernhaus II, Krankenhaus Rummelsberg, D-8501 Schwarzenbruck/Nürnberg

Wesentlicher Nachteil der kompakten Metallschaftprothesen ist die unphysiologische Steifigkeit, die den proximalen Femur, insbesondere lateral, in großen Teilen ent- und unmittelbar distal der Schaftspitze überlastet. Liegen Ent- und Überlastung außerhalb des Toleranzbereiches, resultiert die allgemein bekannte Atrophie des corticalen Knochens mit der Gefahr der hierdurch induzierten Lockerung. Daher hat es nicht an Versuchen gefehlt, eine irgendwie geartete Anpassung der Schaftflexibilität an die des Knochens zu erreichen.

Das konstruktiv neue System besteht aus einem zementfrei in den proximalen Femur einzubringenden Ganzmetallimplantat mit flexiblem Schaft und einer Pfanne, die sich aus einem anisotrop elastischen metallischen Träger und einem herkömmlichen Polyäthyleneinsatz zusammensetzt. Durch die Anpassung der Flexibilität von Implantatkomponenten und knöchernem Lager werden Relativbewegungen und damit Scherkräfte an der Grenze zwischen Implantat und Knochen weitgehend verhindert und damit die wesentliche Ursache für die Auslockerung beseitigt.

Bei den Probeimplantationen zeigte sich die Richtigkeit des Konstruktionskonzeptes. Die Resektionsfläche am Schenkelhals für die Auflage der Kragenplatte weist eine Neigung von 22° gegen die Horizontale auf und liegt damit medial am Adamsschen Bogen weit cranial, so daß der größte Teil des beim Menschen am stärksten entwickelten Knochens erhalten bleibt. Eine sorgfältigte Formung der Auflagefläche für den Prothesenkragen ist erfolgsentscheidend für die Schaftverankerung. Die formschlüssige Anpassung von Implantat und Knochen muß als Voraussetzung für die großflächige und damit im physiologischen Toleranzfeld bleibende Krafteinleitung angesehen werden. Die nach medial gerichteten Scherkräfte bleiben, wie auch das In-vitro-Experiment bestätigte, klein.

Erste klinische Erfahrungen mit der Pfanne erlauben die Aussage, daß eine beschwerdefreie Teilbelastung der operierten Hüftgelenke unmittelbar nach der Operation möglich wird und die knöcherne Integration der Pfannen durch die Frühbelastung ungestört bleibt. Die Patienten sind ohne erkennbaren Nachteil für den Verbund 8 Wochen nach der Operation in der Lage, das versorgte Bein normal zu belasten.

Hefte zur Unfallheilkunde, Heft 212
Redigiert von J. Probst

Bedeutung des Trochanter-Zuges auf den Kraftfluß im proximalen Femur nach Prothesenimplantation

A. Bettermann, H. Ecke, A. Sablozki und M. Nietert

Unfallchirurgische Klinik, Justus-Liebig-Universität Gießen, Klinikstraße 29, D-6300 Gießen

Die Reduktion der Druck- und Zugspannungen sowie das Auftreten qualitativ und quantitativ veränderter Schubspannungen im proximalen Femur nach Prothesenimplantation wurden am Modell eines Kunststoff-Normfemurs (KNF) untersucht. Zur Abklärung der Einflüsse zusätzlich wirkender Muskelkräfte wurden die pelvitrochantere und spinocrurale Muskelgruppe über den Trochanter major simuliert und die Spannungsanalysen mit Hilfe von Dehnungsmeßstreifen vorgenommen. Das Ausgangsmodell des KNF zeigt ohne Prothesenschaft die zu erwartende Steigerung der Druckspannungen medial und Zugspannungen lateral bei gleichzeitiger Abnahme sämtlicher Spannungsentwicklungen im posterioren Bereich. Die Richtungsachse der Schubspannungen von proximal-anterior nach distal-medial verändert sich jedoch nicht, so daß insgesamt lediglich von geringen quantitativen Spannungsveränderungen unter steigender Trochanterzug-Belastung auszugehen ist. Dieses Kraftverteilungsmuster im proximalen Femur erfährt dann nach Implantation einer Endoprothese mit Kragenaufsitz, Tragrippen und Zugankervorrichtung eine erhebliche Verstärkung im medialen und lateralen Bereich des KNF, bei gleichzeitig ausgeprägten Veränderungen der Torsionsspannungen und ihrer Richtungsachse, die deutlich nach distal wandert. Deutlich geringer ausgeprägt sind die Druck- und Zugspannungssteigerungen im medialen und lateralen Anteil nach Implantation einer anatomisch ausgeformten Endoprothese ohne Stabilisierungsvorrichtungen. Die Schubspannungsachse verläuft dabei von medial-proximal nach anterior-distal. Eine typische Geradschaftprothese verstärkt unter ansteigender Trochanterzug-Belastung vor allem die posterior gelegenen Schubspannungen bei ebenfalls deutlichem Anstieg der Druckspannungen medial und Zugspannungen lateral. Insgesamt können die am Trochantermassiv ansetzenden musculären Kräfte die unphysiologischen Spannungsentwicklungen im proximalen Femur nach Endoprothesenimplantation nur teilweise ausgleichen, wobei die Schubspannungen und ihre Richtungsänderungen besonders beobachtet werden müssen.

Hefte zur Unfallheilkunde, Heft 212
Redigiert von J. Probst

Die zementfrei implantierbare bitrochantere Hüftendoprothese – Erfahrungen und Ergebnisse seit 1982

H. Ecke und B. Rieck

Unfallchirurgische Klinik und Poliklinik, Justus Liebig-Universität Gießen, Klinikstraße 29, D-6300 Gießen

Die bitrochantere Totalendoprothese des Hüftgelenkes besteht aus einer Schraubpfanne, dem formgerecht gestalteten Prothesenschaft und einem Keramikkopf.

1978 gaben wir die ersten Impulse für die Herstellung des Implantates unter der Prämisse, die zu entwickelnde Prothese zementfrei und in ihrer Schaftform dem pertrochanteren Raum angepaßt zu gestalten. Es wurde hier erstmals der gleiche Weg beschritten, den die Hersteller von Custom-Made-Totalendoprothesen für das Hüftgelenk sehr viel später einschlugen. Die biomechanischen Daten sind bei diesem Implantat denjenigen des unverletzten Femur in bezug auf die Krafteinleitung in den Femurknochen sowie die Verteilung der Knochenspannungen und die von uns entdeckten Rotations-Schubspannungen weitgehend angenähert, wie Untersuchungen unter Nachbeobachtungszeiten von fast 8 Jahren – bei 50 Patienten mit bitrochanteren Prothesen unter 65 Jahren aus einer Grundgesamtheit von 351 Fällen – sind auch im Vergleich mit Custom-Made-Endoprothesen ganz hervorragend und durchaus vergleichbar. Beide Prothesensysteme führen ihren Erfolg auf die genaue morphologische Angleichung des Prothesenschaftes an den pertrochanteren Raum und eine Verankerung an der Corticalis und nicht in der Spongiosa zurück. Die Vorteile der bitrochanteren Prothese sind aber besonders in ihrer Wirtschaftlichkeit, unmittelbaren Verfügbarkeit und in ihrer durchaus vergleichbaren Anpassung an die Leistungsfähigkeit von maßgefertigten Prothesen zu sehen.

Reduktion der Ossifikationen nach zementfreiem Hüftgelenkersatz mittels Fibrinkleber

J. Rödig, F. Dinkelaker und R. Rahmanzadeh

Abt. für Unfall- und Wiederherstellungschirurgie, Chirurgische Universitätsklinik am Klinikum Steglitz, Hindenburgdamm 30, D-1000 Berlin 45

Periarticuläre Ossifikationen sind eine häufige, nicht selten die Funktion behindernde Komplikation beim zementfreien Hüftgelenkersatz. Die Prozentzahlen schwanken in der Literatur zwischen 20 bis über 30 %. Die Entstehungsursachen sind ebenso wie die Therapieansätze viel diskutiert. Neben Gewebetraumatisierung mit Muskelfaserzerreißung und freien Knochenpartikeln vermutet man auch undifferenzierte Bindegewebszellen, welche durch zentral gesteuerte Einflüsse heterotope Ossifikationen auslösen. An Therapieansätzen

Hefte zur Unfallheilkunde, Heft 212
Redigiert von J. Probst

kamen Diphosphonate, Prostaglandin-Synthesehemmer und Röntgenreizbestrahlung zur Anwendung. Wir versuchten in folgender Studie nachzuweisen, ob mittels Reduktion der Blutung aus dem knöchernem Pfannen- und Schaftlager durch Fibrinversiegelung eine verminderte Verknöcherungstendenz festzustellen ist.

24 Patienten, die eine zementfreie Hüftgelenks-Endoprothese (Schaft: Spotorno, Pfanne: Morscher) nach identischer OP-Methode erhalten sollten, wurden in 2 Gruppen aufgeteilt. Die OP-Indikationen setzten sich aus idiopathischen und posttraumatischen Coxarthrosen, Hüftkopfnekrosen und Pfannen bzw. Hüftgelenksdysplasien zusammen und waren in beiden Kollektiven annähernd gleich verteilt. Bei 12 Patienten wurde zusätzlich vor der Implantation sowohl in der Pfanne als auch im Schaft jeweils 1 ml Fibrinkleber mittels Tissomat-Sprühgerät eingebracht.

Gemessen wurde die Sekretmenge in den Redon-Drainagen, der Flüssigkeitsumsatz und die labor-chemischen Veränderungen. Dabei zeigte sich erstens ein deutlicher Rückgang der Sekretmenge in den hüftgelenksnah eingebrachten Redon-Drainagen um 21 %. Zweitens war die Sekretproduktion über 3 Tage insgesamt bei den Patienten, die mit Fibrinkleber behandelt wurden, deutlich erniedrigt. Der Hb-Abfall war im Kollektiv mit Fibrinkleber ebenfalls geringer, wobei zufallsbedingte Streuungen hinsichtlich der Gabe von Eigenblut- bzw. Fremdblutkonserven eine weitere Inhomogenität der kleinen Untersuchungsgruppen bewirkten.

Die 5 Wochen postoperativ durchgeführten Röntgenkontrollaufnahmen zeigten keine wesentlichen Unterschiede hinsichtlich der Reduktion der Ossifikationen zwischen beiden Gruppen. In Einzelfällen war jedoch eine deutliche Reduktion möglich.

Aufgrund der operationstechnisch bedingten Schwierigkeiten und der Inhomogenität der untersuchten Gruppen können definitive Aussagen bezüglich der Reduktion von periarticulären Ossifikationen erst an größeren Fallzahlen und an einer weiter standardisierten Methoden nachgewiesen werden. Eine Reduktion der Sekretionsrate war jedoch eindeutig feststellbar.

Immunhistochemische Untersuchungen zur Frage der Abstoßungsreaktionen bei der Lockerung von Gelenkendoprothesen

F. Löer[1], K.M. Peters[1], F. Hofstädter[2] und E. Savvidis[1]

[1] Orthopädische Klinik
[2] Pathologisches Institut, RWTH Aachen, Pauwelsstraße 30, D-5100 Aachen

Wir der Organismus mit einem als fremd erkannten Gewebe konfrontiert, kommt es zu einer Aktivierung von Abstoßungsvorgängen, die mittels unterschiedlicher Mechanismen schließlich zur Zerstörung des übertragenen Gewebes führen. Hierbei sind Antikörper und Komplement, ADCC (Antibody dependant cell mediated cytotoxicity) und verschiedene T-Lymphocyten-Subpopulationen in wechselnder Gewichtung verantwortlich. Ab-

Hefte zur Unfallheilkunde, Heft 212
Redigiert von J. Probst

stoßungsreaktionen werden auch als mögliche Ursache für das Entstehen von Lockerungen nach Implantation von Totalendoprothesen diskutiert, wobei die knöchernen Lagergewebe, in denen Korrosions- und Abriebprodukte der Implantatwerkstoffe vorliegen, durch cytotoxische Reaktionen geschädigt werden. Histologische Untersuchungen des Implantatlagers von Patienten mit gelockerten Totalendoprothesen und nachgewiesener Metallsensibilisierung zeigten ausgeprägte Gewebsnekrosen, reichlich Makrophagen und Riesenzellen. Als histologische Korrelate allergischer Gewebereaktionen fanden sich lymphocytäre Vasculitiden, fibrinoide Nekrosen und fibröse Intimaproliferationen. Während sich die bisherigen Untersuchungen lediglich auf den lichtmikroskopischen Nachweis der Lymphocyten stützen konnten, besteht neuerdings die Möglichkeit, Lymphocyten durch immunhistochemische Untersuchungstechnik weiter in Subpopulationen aufzuschlüsseln und damit bestimmten Immunreaktionen zuzuordnen (celluläre oder humerale Abwehrmechanismen). Aufgrund dieser Möglichkeiten stellte sich die Frage, ob sich in dem Kontaktgewebe, welches eine gelockerte Totalendoprothese umgibt, eine Vermehrung von T- und B-Lymphocyten als Ausdruck ablaufender Abstoßungsvorgänge nachweisen läßt.

In der vorliegenden Untersuchung wurden von 18 Patienten, bei denen eine Revisionsoperation nach Implantation einer Hüftgelenkstotalendoprothese durchgeführt wurde, Teile der Pseudogelenkskapsel immunhistochemisch mittels der APAAP-Methode auf das Vorhandensein von T- und B-Lymphocyten untersucht. Hierbei ließen sich nur bei 4 der 18 Patienten (22 %) reichliche lymphocytäre Infiltrate in der Pseudogelenkkapsel als Ausdruck möglicher Abstoßungsreaktionen nachweisen. Diese Infiltrate wurden stets aus T-Lymphocyten gebildet. Die übrigen Gewebeproben wiesen nur spärliche lymphocytäre Infiltrate auf, wobei in 46 % T-Lymphocyten, 38 % B-Lymphocyten überwogen. Damit spielten T-Zell-vermittelte Abstoßungsvorgänge in unserem Patientenkollektiv zahlenmäßig eine untergeordnete Rolle für die Entstehung einer Prothesenlockerung. B-Lymphocyten als Träger des humeralen Immunsystems ließen sich in keinem Kontaktgewebe vermehrt nachweisen.

Biomechanische Betrachtungen zur Druckeinleitung und Druckerhaltung bei intramedullären Kompressionsosteosynthesen

G. Ritter

Klinik und Poliklinik für Unfallchirurgie, Klinikum der Johannes-Gutenberg-Universität, Langenbeckstraße 1, D-6500 Mainz 1

Die Stabilität einer Osteosynthese ist wichtige Voraussetzung für eine ungestörte Frakturheilung. Die stabilen Osteosynthesen sind ganz zu Unrecht nur dadurch in Mißkredit gekommen, daß sie häufig ohne Rücksicht auf die Vitalität und die biomechanischen Voraussetzungen erzwungen werden. Das in der Technik universell angewandte Prinzip der Verschraubung unter Druck der einzelnen Fragmente kann am Knochenschaft auch mit Plat-

Hefte zur Unfallheilkunde, Heft 212
Redigiert von J. Probst

ten realisiert werden. Eine solche Kompressionsosteosynthese stellt ein unter Druck- und Zugspannung stehendes System von Knochen, Druckübertragungs- und Stabilisierungsmittel dar. Entscheidende Bedeutung für die Aufrechterhaltung des Druckes kommt den Krafteinleitungsstellen im Bereich der Schrauben zu, wobei bei der einseitig aufgelegten Platte nur die plattennahen Schraubenanteile für die Druckübertragung herangezogen werden. Bei einer üblichen Druckosteosynthese mit einer Vorspannung von 100 Kp wird der Knochen wie eine sehr steife Druckfeder komprimiert, wobei hier eine Längsverformung von ca. 2 μm/cm Schaft auftritt. Gibt der Knochen im Bereich der Druckeinleitung über die Schrauben nur um wenige μm nach, so geht der Osteosynthesedruck und damit ein wesentlicher Teil der Stabilität verloren. Die Möglichkeit, ein plastisches Nachgeben zu kompensieren, wird als „elastische Reserve" einer Druckosteosynthese bezeichnet. Je länger das unter Druck gesetzte Knochenstück, desto größer ist die elastische Reserve. Die mechanischen Mängel, die von einer einseitig auf dem Knochen angebrachten Druckplatte verursacht werden, sind evident. Ungleich günstiger ist die axiale Kompression durch eine im Zentrum des Knochenrohres geführte Verspannung. Diese kann bei geraden und gekrümmten Fragmenten hohe Stabilität gegenüber Rotation und Verbiegung in jeder Richtung erzielen. Dies ist das Prinzip des vom Autor entwickelten Verriegelungsnagels, der eine dynamische Kompression bei dafür geeigneten Brüchen erlaubt. Die entscheidenden Konstruktionsmerkmale mit Längsschlitz im Nagel für die proximale Verriegelungsschraube und einem in das proximale Nagelende eindrehbaren Druckbolzen wurden für den AO-Universalnagel übernommen, der so außer der statischen Verriegelung von Trümmerbrüchen auch eine dynamische Verriegelung mit Kompression bei dafür geeigneten Frakturformen erlaubt.

Vergleichende biomechanische Messungen der Torsionsstabilität von intramedullären Nagel-Osteosynthesen

H. Mittelmeier, M. Trennheuser und W. Mittelmeier

Orthopädische Universitätsklinik und -Poliklink Homburg, D-6650 Homburg/Saar

Die Röhrenknochen besitzen eine hohe Biege- und Torsionsfestigkeit. An der normalen Tibia beträgt das *Bruch-Biegemoment* etwa 200 kp · cm, das *Bruch-Torsionsmoment* 500 bis 1000 kp · cm (Asang 1973, 1975).

Im Falle einer Fraktur gehen Biege- und Torsionsstabilität auf Null.

Modernerweise wird heute eine *osteosynthetische Bruchstabilisierung* angestrebt, welche zumindest *Übungsstabilität* beinhaltet. Diese Stabilität muß dann zumindest so groß sein, daß die bei funktioneller Nachbehandlung (ohne Belastung) auftretenden Belastungsmomente möglichst ohne Frakturdislokation ertragen werden können.

Die *bei funktioneller Nachbehandlung auftretenden Rotationsmomente* betragen an der Tibia 16 kp · cm (1,6 Nm) (Diehl 1975), welche von der Osteosynthese unbedingt ausgehalten werden müssen.

Hefte zur Unfallheilkunde, Heft 212
Redigiert von J. Probst

Die Rotationsstabilität hängt natürlich stark von der *Bruchform* ab. Sie ist bei verzahnten Frakturen relativ günstig. Am ungünstigsten ist sie dagegen bei glatter transversaler Osteotomie.

Zu *Vergleichsuntersuchungen*, welche den Faktor der Frakturform ausschalten sollten, eignen sich am besten die idealen *Querosteotomien.*

Für die *konventionelle Marknagelung* nach Küntscher wurde in den entsprechenden biomechanischen Untersuchungen an unserer Klinik von Diehl (1975) bei *Marknagelung ohne Aufbohrung* nur eine sehr geringe Rotationsstabilität von 1 bis 3 kp · cm (0,1 bis 0,3 Nm), bei idealer Aufbohrung von 15 bis 20 kp · cm (= 1,5 bis 2,0 Nm) festgestellt.

Demnach ist die konventionelle Küntscher-Nagelung bezüglich der Funktionsstabilität *auch im Falle der Aufbohrung unsicher.*

Mit der *Plattenosteosynthese* besteht dagegen eine praktisch ausreichende Rotationsstabilität, allerdings umgekehrt bei plattenabseitiger Biegung nur begrenzte Biegefestigkeit.

Die Unsicherheit der konventionellen Marknagelung bezüglich der Rotation liegt vor allem in der *mangelnden Transversalverklemmung* begründet. Die verminderte Rotationsstabilität des geschlitzten Markraumrohres kommt dabei noch kaum zum Tragen.

Aus *Gestaltfestigkeitsuntersuchungen* ist bekannt, daß ein geschlitztes Marknagelrohr nur *ein 50stel* der Rotationsstabilität eines ungeschlitzten Rohres besitzt (Teubner 1985).

Mit der *Verriegelungsnagelung* kann – im Vergleich zur konventionellen Küntscher-Nagelung – eine wesentlich höhere Rotationsstabilität erreicht werden, weil die den Nagel perforierenden Verriegelungsbolzen eine *Sperrwirkung gegen die Rotation* ausüben. Damit entfällt ein Verrutschen des Knochenrohrs über dem Nagelrohr.

Andererseits wird aber *bei der Verriegelungsnagelung das Nagelrohr selbst wesentlich stärker beansprucht.* Tencer et al. (1984) sowie Johnson et al. (1986) haben in biomechanischen Untersuchungen festgestellt, daß bei Verriegelungsnägeln im Falle einer glatten Querosteotomie *bei ansteigendem Torsionsmoment auch sofort eine Verdrehung der Osteotomie* entsteht, welche bei *geschlitzten* Verriegelungsnägeln (Klemm/Schellmann und Grosse-Kempf) *10mal größer* ist als bei einem ungeschlitzten Verriegelungsnagel (Russel-Taylor). Es besteht jedoch primär *keine absolute Drehstabilität*, weil es bei der klassischen Verriegelungsnagelung ohne Kompression zu keiner Reibungsverhaftung an der Osteotomiefläche kommt.

Eine primär absolute Rotationsstabilität ist nur bei Reibungsverhaftung der Osteotomie und diese wiederum nur durch interfragmentäre Kompression zu erreichen.

Beim letztjährigen Kongreß der Deutschen Gesellschaft für Unfallheilkunde in Berlin (1988) haben wir über einen *neuen ungeschlitzten, kombinierten Kompressions-Verriegelungsnagel* (Hersteller: Osteo AG) berichtet (H. Mittelmeier, M. Trennheuser und W. Mittelmeier), dessen *Ziel* die Vermeidung oder Einschränkung der Aufbohrung, hohe Biege- und Rotationsstabilität (bei Fortfall der Nagelschlitzung), möglichst röntgenfreie Auffindung der distalen Schraubenlöcher durch ein mechanisches Zielgerät und bei stabilisierbaren Brüchen *„absolute" interfragmentäre Stabilität* bei axialer Biege- und Torsionsbeanspruchung ist – möglichst bis hin zur Belastungsfähigkeit. Bei primär nicht stabilisierbaren Brüchen sollte der Nagel als Verriegelungsnagel mit sekundärer mechanischer Kompressionsfähigkeit (anstelle der sogenannten Dynamisierung) verwendbar sein.

Der dabei vorgestellte kombinierte Kompressions-Verriegelungsnagel entspricht im *Kompressionsprinzip* der unabhängigen Entwicklung von Ritter et al., welche jedoch auf den geschlitzten, elastischen *AO-Universal-Nagel* abhebt.

Dabei haben wir vor Jahresfrist gezeigt, daß nach unseren damaligen biomechanischen Untersuchungen mit dem *ungeschlitzten* kombinierten KV-Marknagel sowohl im Bereich des Femur als auch der Tibia *hohe Kompressionskräfte von etwa 250 kp am Femur und von etwa 150 an der Tibia* erreicht werden können. Bei einem zentralen stabilen Marknagel erscheinen jedoch am Femur Kompressionskräfte von 150 bis 200 kp und an der Tibia von 100 bis 125 kp ausreichend.

Außerdem haben wir vor Jahresfrist gleichfalls gezeigt, daß dieser neue kombinierte KV-Nagel auch *wiederholten Biegebelastungen genügt* und die interfragmentäre Ausgangskompression nur mäßig abfällt, die wünschenswerte interfragmentäre Kompression also offenbar anhält.

In den inzwischen durchgeführten *eigenen vergleichenden Untersuchungen zur Torsionsstabilität verschiedener Marknagel-Systeme* haben wir zunächst in Bestätigung von Tencer festgestellt, daß der geschlitzte AO-Universitätsnagel mit der starken Verwindungsinstabilität den dort bereits untersuchten anderen Verriegelungsnägeln ähnelt, während der neue OSTEO-KV-Nagel für sich betrachtet eine *10fach höhere Rotationsfestigkeit* besitzt.

Osteosynthesemodelle an Leichenknochen zeigten gleichfalls eine überlegene Torsionsstabilität, insbesondere *bei adäquater Kompression:*

Am *Femur* war erst bei einem Rotationsmoment von 5,5 Nm (55 kp · cm) eine initiale Rotationsabweichung, jedoch bis maximal 1° erkennbar, wobei jedoch die interfragmentäre Kompression auf dem Ausgangswert gehalten werden konnte, was *über der anzunehmenden kritischen Rotationsbeanspruchung der Übungsbehandlung liegt.*

An der *Tibia* wurde gleichfalls erst bei einem Rotationsmoment von 4,2 Nm (42 kp · cm) eine initiale Rotationsabweichung unter 1° beobachtet. Auch hier wird also die erforderliche Rotationsstabilität im Hinblick auf Übungsfestigkeit überschritten.

Im Hinblick auf *ungewollte belastungsbedingte und bruchformimmanente Torsionskräfte* wurde jedoch auch das *Verhalten bei höheren Torsionsmomenten* geprüft.

Hier zeigte sich am *Femur*, daß bei dem schon beträchtlich hohen Torsionsmoment von *10 Nm* (100 kp·cm) eine Fragmentdrehung um 4° auftritt, die interfragmentäre Kompression jedoch praktisch erhalten wird (99,1 % des Ausgangswertes).

Bei einem schon sehr *exzessiven Drehmoment von 20,0 Nm* (200 kp · cm) entstehen durchschnittliche Drehabweichungen von 13°, jedoch gleichfalls unter Erhaltung der interfragmentären Kompressionskraft (101,0 % der Ausgangsspannung).

Nach Weglassen des Torsionsmomentes ergab sich sodann ein deformationsbedingt *restierender Rotationsfehler von 6,2°*, jedoch weiterhin unter Aufrechterhaltung einer hohen interfragmentären Kompression (84,1 % des Ausgangswertes).

An der *Tibia* wurden bei einem Torsionsmoment von 5 Nm Fragmentverdrehungen von durchschnittlich 3° beobachtet, wobei die interfragmentäre Kompression nur gering (auf 91,4 % des Ausgangswertes) abgefallen ist.

Bei einem für die Tibia schon beträchtlichen *Drehmoment von 10,0 Nm* wurde eine durchschnittliche Fragmentverdrehung von 8,8° beobachtet, jedoch eine weiterhin relativ hohe interfragmentäre Kompression von 87,8 % des Ausgangswertes.

Nach Fortfall des Rotationsmomentes verblieb ein *Drehfehler von 3,6°*, während die interfragmentäre Kompression immer noch 84,5 % des Ausgangswertes betrug.

Bei einem *sehr hohen Drehmoment von 50 Nm* wurde mit dem *AO-Universal-Nagel als Verriegelungsnagel* (ohne Kompression) eine bleibende Verwindung von etwa *200°* beobachtet, während der ungeschlitzte OSTEO-KV-Nagel nur eine bleibende Verwindung von

29° zeigte. Eine Prüfung des AO-Universal-Marknagels mit zusätzlicher Fragmentkompression nach Ritter war uns leider nicht möglich.

Zusammenfassend ist also festzustellen, daß es mit dem neuen kombinierten Kompressions-Verriegelungsnagel gelingt, nicht nur bezüglich der Biegefestigkeit, sondern auch hinsichtlich der Torsionsstabilität wesentlich höhere Werte als mit den geschlitzten, unverspannten Verriegelungsnägeln zu erreichen. Dabei ist besonders hervorzuheben, daß das *neue System sowohl hinsichtlich der Gestaltfestigkeit der Nägel selbst als auch der Osteosynthesestabilität erheblich überlegen* ist. Bezüglich der Anforderungen der sogenannten *Übungsstabilität* wird in jeder Hinsicht, also bei axialer Belastung, Biegebelastung und Torsionsbelastung *„absolute" Ruhe im Bruchspaltbereich* (im Falle einer glatten Querosteotomie) erreicht. Aber auch bei Überlastung entstehen nur geringe tolerable verbleibende Verdrehungen bei weitgehender Aufrechterhaltung der interfragmentären Kompression.

Perioperative und intraoperative kontinuierliche Gewebedruckmessung bei der gedeckten Tibiamarknagelung

F. Bonnaire, E.H. Kuner und P. Münst

Abt. für Unfallchirurgie, Chirurgische Universitätsklinik Freiburg, Hugstetter Straße 55, D-7800 Freiburg i.Br.

Methode

Zwei druckstabile Periduralkatheter wurden über Perfusorleitungen als Verlängerung an einen elektromechanischen Druckwandler angeschlossen und mit isotoner Kochsalzlösung gefüllt. Die Katheter wurden dann über Führungskanülen in die Tib. anterior- und die tiefe hintere Loge eingebracht. Die Registrierung des Gewebsdruckes erfolgte digital und kontinuierlich vom Ausgangswert ohne Extension, nach Anlage der Extension, während des gesamten Operationszeitraumes bis einschließlich 24 h postoperativ.

Patientenkollektiv

Eine Gruppe von frühsekundär Versorgten (6–11 Tage) wurde unterschieden von einer Gruppe mit spätsekundärer Versorgung (durchschnittlich 11,25 Wochen). Beide Gruppen zählten 8 Individuen im Durchschnittsalter von 27 Jahren.

Ergebnisse

Die Calcaneusdrahtextension erhöht die Druckwerte zwischen 3,5 und 10,9 mm Hg, die Operationsabdeckung mit Folien zwischen 3,2 und 5,0 mm Hg und die elastische Bandage

Hefte zur Unfallheilkunde, Heft 212
Redigiert von J. Probst

zwischen 7,0 und 18,52 mm Hg im Durchschnitt. Die absoluten Höchstwerte während der Reposition liegen im Tib. ant. Kompartment bei den Frühversorgten um 45 und bei den sekundär Versorgten um 27,8 mm Hg, im tiefen posterioren Kompartment bei 101 bzw. 54,8 mm Hg. Diese Werte waren nur kurzfristig bei den Repositionsmanövern meßbar. Nach Ende der Operation waren die Ausgangswerte erreicht, zu einem kritischen Anstieg kam es nicht mehr.

Im gesamten Beobachtungszeitraum wurde ein drohendes Kompartmentsyndrom nach Verriegelungsnagelung am 3. posttraumatischen Tag bei manifester Gerinnungsstörung beobachtet.

Schlußfolgerung

Die Tibiamarknagelung per se provoziert kein Kompartmentsyndrom, wenn nicht andere Risikofaktoren wie protrahierter Schock, Gerinnungsstörungen oder das Trauma zu einem Kompartmentsyndrom führen.

Schock

Vorsitz: M.L. Nerlich, Hannover; U. Obertacke, Essen

Zur Pathogenese von Reperfusionsschäden nach partieller Leberischämie mit internem Shunt

H.P. Friedl[1,3], O. Trentz[3], L.H. Toledo-Pereyra[2] und G.O. Till[1]

[1] Dept. of Pathology, University of Michigan Medical School, 1301 Catherine Road, Ann Arbor/Michigan MI 48109-0602, USA
[2] Dept. of Surgery, Transplantation Service, Mount Carmel Mercy Hospital, Detroit, MI, USA
[3] Abt. für Unfallchirurgie, Chirurgische Universitätsklinik Homburg, D-6650 Homburg/Saar

Die partielle, normotherme Leberischämie gilt als Hauptursache von Zellschäden, wie sie nach schwerem hämorrhagisch-traumatischem Schock auch im Bereich der Leber beobachtet werden. Der protektive Effekt von Allopurinol ist in zahlreichen Tiermodellen nachgewiesen und unterstreicht in diesem Kontext die pathogenetische Bedeutung Xanthinoxidase-abhängiger toxischer Sauerstoffradikale. Wir beschäftigen uns speziell mit initial bedeutsamen Triggermechanismen der Sauerstoffradikalen-abhängigen Reperfusionsschäden nach partieller Leberischämie mit internem Shunt.

Hefte zur Unfallheilkunde, Heft 212
Redigiert von J. Probst

Methodik

Modell der normothermen, partiellen Leberischämie mit internem Shunt an Long-Evans-Ratten mit Ischämiezeiten von 60, 90 und 120 min. Zeitlich intensives follow-up der ersten 30 min nach Einsetzen der Reperfusion. Bestimmung der Xanthinoxidase/Xanthindehydrogenase (XO/XD)-Aktivität sowie der Histaminspiegel in Plasmaproben aus der V. hepatica. Bestimmung der Transaminasen/LDH zur Quantifizierung des Leberzellschadens.

Ergebnisse

Innerhalb von 5–15 min nach Reperfusionsbeginn zeigte sich in den posthepatischen Plasmaproben ein signifikanter Anstieg ($p < 0,01$) der XO-Aktivität auf Werte um 18,0 nmol/ml/min. Eine signifikante XD/XO-Konversion von ca. 35 % konnte nachgewiesen werden. Plasma-Histamin-Spiegel zeigten im selben Zeitintervall einen hoch signifikanten Anstieg mit Werten um 900 nM. Der Leberzellschaden drückte sich in signifikanten Anstiegen der Transaminasen und der Lactatdehydrogenase aus. Unsere Befunde zeigen, daß nach partieller, normothermer Leberischämie erhebliche Mengen an Histamin mit Einsetzen der Reperfusion freigesetzt werden. Der gemessene und nicht durch XD/XO-Konversion erklärbare Anstieg posthepatischer XO-Aktivität ist hierbei möglicherweise durch ein – wie kürzlich von unserer Gruppe in vitro gezeigt – funktionelles Enhacement plasmatischer XO-Aktivität durch Histamin erklärbar. Damit dürfte dem Histamin eine bisher nicht beschriebene Modulatorfunktion bei Sauerstoffradikalen-abhängigen Leberzellschäden nach Ischämie/Reperfusion zukommen.*

Experimentelle Untersuchungen zu Auswirkungen der hohen Aortenblockade im schweren hämorrhagischen Schock

I. Marzi, V. Bühren, F. Blessing, O. Gonschorek und O. Trentz

Abt. für Unfallchirurgie, Chirurgische Universitätsklinik, D-6650 Homburg/Saar

Bei massiven Blutungen wird die hohe Aortenblockade und der Einsatz von Military Anti Shock Trousers als Notfallmaßnahme diskutiert. Die hämodynamischen und metabolischen Auswirkungen der supracoeliakalen Aortenblockade wurden in einem standardisierten Tiermodell im Vergleich zur Massivinfusion untersucht.

In Pentobarbitalnarkose (50 mg/kg) wurde nach Hämorrhagie (2,5 ml/kg KG) in Sprague-Dawley-Ratten (300 g) für 15 min die Aorta supracoeliakal geklemmt (Gruppe AB, n = 10)

* Mit Unterstützung durch die National Institutes of Health (Projekte GM-28499, 29507, 39397) und der Deutschen Forschungsgemeinschaft (Projekt FR 744/1-1).

Hefte zur Unfallheilkunde, Heft 212
Redigiert von J. Probst

bzw. mit 10 ml Ringerlactat (Gruppe RL, n = 10) infundiert. Bei signifikant besserem mittlerem arteriellen Blutdruck (MABD) im zentralen Kreislauf während der Klemmphase ergab sich in der Reperfusionsphase (90 min) gegenüber der RL-Gruppe ein signifikanter Abfall des MABD (68 ± 8 vs. 109 ± 6 mm Hg; $x \pm S_x$), des Herzzeitvolumens (23 ± 5 vs. 38 ± 6 ml/min/100 g), des Cardiac Index ($9,8 \pm 2$ vs. $16,7 \pm 3,1$ ml/min/100 g) sowie des Flusses in der A. mes. sup. ($8,2 \pm 0,9$ vs. $12,0 \pm 1,7$ ml/min). Während der 90-min-Reperfusionszeit ergab sich eine Absterbequote in der AB-Gruppe von 60% gegenüber 10% in der RL-Gruppe aufgrund einer dekompensierten metabolischen Acidose (BE $-18,1 \pm 4,5$ vs. $-9,2 \pm 2,6$).

Die supracoeliakale Aortenblockade führte im schweren hämorrhagischen Schock in der Klemmphase zu einer effektiven Restoration der vitalen Zirkulation. In der Reperfusionsphase führte sie jedoch zu einer deutlichen Akzentuierung der hämorrhagischen Schockwirkungen. Als Ursache für diese Dekompensation muß ein Reperfusionsschaden nach „lower-body"-Ischämie durch die Aortenblockade vermutet werden.

In einer zweiten Serie wurde daher als Therapieversuch der Radikalfänger Superoxiddismutase (rh-SOD) zur Präventation des Reperfusionsschadens verabreicht. Am gleichen Modell der supracoeliakalen Aortenblockade (30 min Klemmzeit) wurde rh-SOD (20 mg/kg) unter doppelblinden experimentellen Bedingungen i.v. ab Declamping appliziert (n = 10 pro Gruppe). Die makrohämodynamischen und metabolischen Parameter ergaben jedoch keinen signifikanten protektiven Effekt bei Einsatz von rh-SOD im Akutversuch (SOD vs. Placebo; RR: 77 ± 8 vs. 74 ± 7 mm Hg; Puls: 313 vs. 324 min^{-1}; pH $7,26 \pm 0,03$ vs. $7,29 \pm 0,02$; BE: $-12,2 \pm 1,2$ vs. $-11,2 \pm 0,9$).

In bezug auf makrohämodynamische und metabolische Parameter ließ sich der Reperfusionsschaden nach Aortenblockade durch Einsatz des Scavengers Superoxiddismutase nicht verbessern. Präliminäre intravitalmikroskopische Untersuchungen weisen jedoch auf einen Effekt mit Verbesserung der Mikrozirkulationsstörungen und der Granulocytenadhärenz hin.

Muster und Funktion alveolärer Phagocyten nach multiplem Trauma

A. Dwenger[1], C. Beychok[2], A. Vorbeck[3] und G. Regel[4]

Abt. für Klinische Biochemie[1], Abt. für Pneumologie[3] und Unfallchirurgische Klinik[4], Medizinische Hochschule Hannover, Konstanty-Gutschow-Straße 8, D-3000 Hannover 61
Albert Einstein College of Medicine[2], Bronx, N.Y., USA

Zielsetzung

Die im traumatischen Schock ausgelöste frühe Aktivierung intravasculärer Granulocyten (PMNL) wird als eine wesentliche Komponente für das spätere Multiorganversagen mit dem adult respiratory distress syndrome (ARDS) angenommen, wobei bisher Hinweise auf eine ebenfalls frühe Beteiligung alveolärer Makrophagen (AMø) fehlen.

Hefte zur Unfallheilkunde, Heft 212
Redigiert von J. Probst

Methodik

In bronchoalveolärer Lavageflüssigkeit (BALF) von 13 Polytrauma-Patienten (ISS > 30; 6 +ARDS- und 7 −ARDS-Patienten) und 7 Kontrollpersonen (Ko) wurden Zahl und Muster von PMNL und AMø, ihre O_2^--Radikalbildung mit der Zymosan-induzierten und Luminol-verstärkten Chemiluminescenz (CL) und ihre Sekretionsleistung durch die β-N-Acetylglucosaminidase (NAG)- und Elastase (Ela)-Freisetzung gemessen.

Ergebnisse

Initiale (bis 48 h) Zellmuster = 31 % AMø/60 % PMNL (+ARDS) und 57 % AMø/36 % PMNL (−ARDS), 93 % AMø/1 % PMNL (Ko). PMNL-Zahlen = $5,4/1,2 \cdot 10^6$/ml epithelial lining fluid -ELF- (+/− ARDS). AM ø-Zahlen = $1,9/3,6 \cdot 10^6$/ml ELF (+/− ARDS). Ela-Sekretion = $8,6/23$ μg/10^6 PMNL (+/− ARDS). NAG-Sekretion = 285/24 mU/10^6 AMø (+/− ARDS). CL = $2,2 \cdot 10^6$ cpm/25000 PMNL (Ko = 3,1 +/ − $0,17 \cdot 10^6$ cpm/25000 PMNL, $\bar{x}$+/− SEM, n = 43). CL = $0,38 \cdot 10^6$ cpm/25000 AMø (Ko = $0,45 + / - 0,23 \cdot 10^6$ cpm/25000 AMø, $\bar{x}$ + /− SEM, n = 7) mit posttraumatischem Anstieg.

Schlußfolgerungen

In der initialen Phase nach Trauma kommt es zu massiven Veränderungen der Konzentrationen und des Musters alveolärer Phagocyten sowie der Funktionen von Granulocyten. Obwohl alveoläre Makrophagen erst 3–4 Tage nach Trauma einen signifikanten Anstieg ihrer induzierbaren Photonenemission zeigen, kann ihre *frühe* Beteiligung an der ARDS-Pathogenese im posttraumatischen Schock aufgrund ihrer bei ARDS-Patienten initial erhöhten Sekretionsleistung für lysosomale Enzyme nicht ausgeschlossen werden.

Komplementsystem, Histamin und Xanthinoxidase als initiale Trigger-Mechanismen des akuten Lungenversagens

H.P. Friedl[1,2], G.O. Till[1], O. Trentz[2] und P.A. Ward[1]

[1] Dept. of Pathology, University of Michigan Medical School, 1301 Catherine Road, Ann Arbor/Michigan MI 481090602, USA
[2] Abt. für Unfallchirurgie, Chirurgische Universitätsklinik Homburg, D-6650 Homburg/Saar

Die pathogenetische Bedeutung toxischer Sauerstoffradikale am mikrovasculären Permeabilitätsschaden der Lunge nach experimenteller, intravasculärer Komplementaktivierung ist im Tiermodell hinreichend belegt. Weiterführende Untersuchungen am akuten Schocklungenmodell (Ratte) in vivo wie an kultivierten Endothelzellen der A. pulmonalis (Ratte)

Hefte zur Unfallheilkunde, Heft 212
Redigiert von J. Probst

beschäftigen sich innerhalb der Frühphase des akuten Lungenversagens mit der pathogenetischen Bedeutung der jüngst in vitro gezeigten Interaktion zwischen Histamin und Xanthinoxidase.

Methodik

Exposition kultivierter Endothelzellen der A. pulmonalis der Ratte (RPAEC) gegenüber Komplementprodukten (C5a/C5a des Arg) unterschiedlicher Konzentrationen. Alternative Komplementaktivierung durch intravenöse Injektion von Cobra-Venom-Factor (CVF 20U/kg) im Tiermodell. Spektrophotometrische Bestimmung der Xanthinoxidase/Xanthindehydrogenase (XO/XD)-Aktivität im Lysat von RPAEC/Plasma durch Bestimmung der Allopurinol-hemmbaren Superoxid/Harnsäuregeneration; Histamin-Bestimmung mittels Radioimmunoassay. Quantifizierung des mikrovasculären Permeabilitätsschadens durch Bestimmung der pulmonalen Transsudation von ^{125}J-BSA im Tiermodell und durch Bestimmung des ^{51}Cr/LDH-Release von RPAEC.

Ergebnisse

Unsere Befunde zeigen unmittelbar nach intravasaler Komplementaktivierung einen signifikanten Anstieg ($p < 0,01$) der Histaminkonzentration im Plasma bei t = 5 min, der von einem signifikanten Anstieg der XO-Aktivität ($p < 0,005$, t = 10 min) bei unveränderten XD-Werten gefolgt wird. RPAEC zeigen nach Exposition gegenüber C5a, nicht jedoch gegenüber C5a des Arg, eine signifikante, dosisabhängige XD/XO-Konversion in Lysaten. Die gemessenen Anstiege der Histamin- und XO-Konzentration waren im Tiermodell durch Dekomplementierung und durch Vorbehandlung mit dem Mastzellstabilisator Cromolyn unterdrückbar, der akute Lungenschaden war signifikant ($p < 0,05$) attenuiert. Wir folgern aus unseren Ergebnissen, daß Histamin nach Komplementaktivierung über Anaphylatoxine liberiert wird und in vivo wie an kultivierten Endothelzellen einen wesentlichen modulativen Einfluß auf die XO-abhängige Produktion von toxischen Sauerstoffradikalen im Sinne eines funktionellen Enhancement ausübt.*

* Mit Unterstützung durch die National Institutes of Health (Projekte GM-28499, 29507, 39397) und der Deutschen Forschungsgemeinschaft (Projekt FR 744/1-1).

Veränderungen der Lymphocytensubpopulationen beim Polytrauma

M. Cebulla, L. Bergmann, K. Frederking, P. Konold und A. Pannike

Unfallchirurgische Klinik der Johann-Wolfgang-Goethe-Universität, Theodor-Stern-Kai 7, D-6000 Frankfurt/M.

Nach dem Überleben des initialen Unfallgeschehens ist der Schwerverletzte in der Frühphase der Rehabilitation von septischen Komplikationen bedroht. Frühere Untersuchungen konnten den Verlust der Hautreaktion auf sog. Recall-Antigene bei polytraumatisierten Patienten darstellen und zeigten die Inversion des T4/T8-Lymphocyten-Quotienten. Diese Resultate gaben Veranlassung, weitere quantitative Bestimmungen zur Klärung der körpereigenen Abwehrlage vorzunehmen.

Patienten und Arbeitsmethoden

Im Rahmen einer prospektiven Untersuchung wurden polytraumatisierten Patienten (n = 25, PTS Grad II–IV) während ihres Aufenthaltes auf der Intensivstation aus zentralvenösem Blut ein Differentialblutbild sowie bei n = 16 Patienten (12 m., Durschnittsalter d = 34, 2 J., 4 w., d = 25,7 J.) durchflußcytometrisch $CD3^+$, $CD4^+$, $CD8^+$, $CD3^+$+DR und Leu 7 ermittelt, 3 Patienten erlagen ihrem SHT. Das Blut wurde jeweils zur gleichen Zeit morgens entnommen und am selben Tag labortechnisch analysiert.

Referenzbereiche

Lymphocyten: 2000 ± 1000/μl (28 % ± 13); $CD3^+$: 1576 ± 508/μl (71 % ± 10), $CD4^+$: 1040±342 (46 % ±7), $CD8^+$: 683±215/μl (34 % ±6), $CD3^+$+DR; m < 45 J.: 223±104, w < 45 J.: 139 ± 81, Leu 7: 367 ± 209 (16 % ± 8).

Ergebnisse (arithmetische Mittel/ %)

Gesamtlymphocyten: 1. Tag post traumam: 748/μl (7,36 %); 2./3. Tag post traumam: 662/μl (7,1 %); 4.–6. Tag post traumam: 1.804/μl (13,5 %), $CD3^+$: 1. Tag: 287/μl (34,2 %); 2./3. Tag: 294/μl (44,5 %), 4.–6. Tag: 865/μl (47 %), 2. Woche: 1.378/μl (54,8 %), $CD4^+$: 1. Tag 165/μl (20,6 %); 2./3. Tag: 252/μl (33,1 %); 4.–6. Tag: 541/μl (32,6 %); 2. Woche: 870/μl (39,5 %), $CD8^+$; 1. Tag: 159/μl (19,6 %); 2./3. Tag: 151/μl (15,9 %); 4.–6. Tag: 351/μl (18,1 %); 2. Woche 443/μl (17 %), Leu 7 kennzeichnet die sog. cytotoxischen Zellen, 1. Tag p.T.: 101/μl (13,5 %); 2./3. Tag: 54/μl (7,4 %); 4.–6. Tag: 94/μl (5,2 %); 2. Woche: 127/μl (5,9 %), 3. Woche: 196/μl (7,7 %), $CD3^+$+DR definiert die aktivierten T-Lymphocyten, deren Absolutzahl initial sehr niedrig war und deren Anteil nach dem Trauma zunahm ($p < 0,01$). Die Verminderungen der Gesamtlymphocytenzahl (bis 3. Tag p.t.) und der T-Subpopulationen (bis 6. Tag bzw. bis 2. Woche nach Unfall) sind statistisch signifikant ($p < 0,01$).

Hefte zur Unfallheilkunde, Heft 212
Redigiert von J. Probst

Diskussion

Nach einem schweren Polytrauma werden während der ersten Phase der Rehabilitation drei signifikante Veränderungen evident: Erstens eine drastische Pan-Lymphocytopenie, zweitens eine Verminderung der T-Lymphocyten und drittens ein enormer initialer Abfall der T-Helferzellen. Die absolute Zahl der zirkulierenden $CD4^+$-Lymphocyten gilt als klinisch nützlicher Indikator für die Immunfunktion. Nach Erfahrungswerten aus dem Zentrum der Inneren Medizin des Frankfurter Universitätsklinikums ist das Risiko für das Auftreten opportunistischer Infektionen bei HIV-infizierten Patienten unterhalb von 400 sog. Helferzeller/μl erhöht. Verglichen mit den Ergebnissen der AIDS-Forschung liegt bei den Größenordnungen, wie sie nach einem Polytrauma erreicht werden, eine relevant erhöhte Infektanfälligkeit bzw. Immunsuppression vor. Noch weiter abklärungsbedürftig scheint das Phänomen, daß in einigen Fällen die Summe $CD4^+$- und $CD8^+$-Zellen wesentlich größer, d.h. um 10–20 % höher, ausfiel als $CD3^+$. Möglicherweise handelt es sich wegen der absoluten Lymphocytopenie und der coexistierenden relativen Monocytose z.T. um stöchiometrische Verteilungsvorgänge bei der Antigen-Antikörperbindung. Es könnte sich allerdings auch um die Vermehrung einer Komponente $CD3^+$ nicht exprimierender, cytotoxischer Zellen handeln. Dieser Frage werden weitere Untersuchungen folgen.

Trauma, Schock und Gewebezerfall lösen Stoffwechselprozesse aus, die schließlich auch zur Immunsuppression führen. Es darf unterstellt werden, daß von der Natur eine im Prinzip sinnvolle Regulation vorgegeben ist, deren Kehrseite die Infektanfälligkeit bzw. Sepsisgefährdung darstellt.

Diskussion: Schock

Marzi – Homburg stellte ein experimentelles Modell parallel zur klinisch bereits inaugurierten lebensrettenden Methode der hohen Aortenblockade bei abdomineller Massenblutung vor. Am experimentellen Modell wurde klar, daß der „Preis" der Blockade momentan aufgrund der reperfusionsbedingten Schäden hoch ist. Die im experimentellen Modell gewählte Nachbeobachtungszeit erfaßt nur früheste biochemische Stoffwechselveränderungen nach Reperfusion, die klinisch bekannteren sekundären Veränderungen (Mikrozirkulation, Zellstoffwechsel und Zellschäden) bedürfen eines anderen Modelles.

Friedl – Homburg diskutierte anhand seines vorgestellten experimentellen Reperfusionsmodells eine Renaissance des Histamins als zentralen Mediator cellulär-enzymatischer Prozesse im Reperfusionsschaden. Das bestehende Modell wird als gelungen und ausbaufähig angesehen, die gegenwärtigen Erkenntnisse der Forschung an Reperfusionsmodellen insgesamt können jedoch nach einhelliger Überzeugung zur Zeit noch nicht Eingang in klinische Bereiche finden.

Hefte zur Unfallheilkunde, Heft 212
Redigiert von J. Probst

Dwenger – Hannover fand wichtige Indices zur Funktion des alveolären Makrophagen nach Trauma. Er konnte dabei auf BAL-gewonnene alveoläre Makrophagen mit einer Percoll-Reinheit von 95 % zurückgreifen. Die Methode insgesamt ist begrenzt durch die gewonnene Zellzahl pro BAL. Die Diskussion zeigt die weitere Forschungsrichtung durch Bestimmung der Cytokine und Klärung der Interaktion Alveolarmakrophage-PMN-ortständige Zellsysteme.

Psion – San Francisco/Essen zeigt systematisch die Möglichkeit der proteolytischen Inaktivierung des Surfactant anhand experimentell eingesetzter Elastasekonzentrationen auf, die klinisch bereits intraalveolär nachgewiesen werden konnten. Die Ergebnisse dienen somit als weitere Kräftigung des alveolär sehr früh möglichen Schadens nach Trauma.

Cebulla – Frankfurt berichtet über Veränderungen der Lymphocytensubpopulation bei Polytrauma. Die Diskussion zeigt, daß die Zahl der Lymphocyten und ihrer Subpopulationen ohne Bestimmung der Cytokine und ohne Klärung der Makrophagenfunktion nicht weiter interpretierbar ist.

Grundlagen experimenteller Methodik am Knochen

Vorsitz: St. Perren, Davos; G. Blümel, München

Die Wertigkeit verschiedener Versuchstierspecies für experimentelle Untersuchungen am Knochen

H. Wissing[1], K.M. Stürmer[2] und G. Breidenstein[2]

[1] Abt. für Unfall- und Wiederherstellungschirurgie (Chefarzt: Priv.-Doz. Dr. med. H. Wissing), Kreiskrankenhaus Waldbröl GmbH, Dr. Goldenbogenstraße, D-5220 Waldbröl

[2] Abt. für Unfallchirurgie (Dir.: Prof. Dr. med. K.P. Schmit-Neuerburg), Universitätsklinikum Essen, Hufelandstraße 55, D-4300 Essen 1

Für die experimentelle Erforschung der Knochenregeneration und Prüfung neuer Operationsverfahren der Frakturenbehandlung und Endoprothetik kann bis heute nicht vollständig auf den Tierversuch verzichtet werden.

Voraussetzung für die Brauchbarkeit der gewonnenen experimentellen Untersuchungsergebnisse als Grundlage klinischer Anwendungen ist die Wahl eines geeigneten Tiermodells, das erlaubt, die experimentell gewonnenen Daten mit hinreichender Wahrscheinlichkeit auf die beim Menschen zu erwartenden Verhältnisse zu übertragen.

Hefte zur Unfallheilkunde, Heft 212
Redigiert von J. Probst

Auswahlkriterien

Die Auswahl eines geeigneten Versuchstieres muß folgende Gesichtspunkte berücksichtigen:

Erlaubt die *Größe, Form und Festigkeit* des Knochens ein dem beim Menschen üblichen analoges Vorgehen mit gleichen Instrumenten und Implantaten?
Besteht eine ähnliche *biomechanische Belastung*?
Ist die *Knochenregeneration* der menschlichen vergleichbar?
Ist die *Reaktion* auf eine Versuchsbedingung *uniform reproduzierbar*?
Sind beim *Menschen zu erwartende Langzeitergebnisse* bei Wahl eines Kleintieres in kurzen Versuchszeiten zu *simulieren*?
Nicht zuletzt: Mit welcher Tierart kann ich *kostengünstig* und unter guten Laborbedingungen die anstehende Fragestellung beantworten?

Knochenregeneration beim Tier

In der Vergangenheit wurden differente Untersuchungsergebnisse zu Fragen der Knochenregeneration bei verschiedenen Tiermodellen nicht einem unterschiedlichen Versuchsansatz sondern Unterschieden des Knochenbaus und biologisch unterschiedlichen Reaktionen verschiedener Tierspecies zugeschrieben [1, 8–10, 12, 13].

Ausgangspunkt eigener Untersuchungen war die in Analogie zum Tierversuch heute als gesichert geltende Tatsache, daß der menschliche Röhrenknochen unter physiologischen Bedingungen vom dominierenden medullären Gefäßsystem zu 3/4 bis 4/5 ernährt wird, während das Periost lediglich die äußere Cortexschicht versorgt. Die vollständige Unterbrechung der Blutversorgung verursacht die Totalnekrose des Cortex. Fraglich blieb hingegen, ob beim Ausfall eines Gefäßsystemes das jeweils erhaltene in der Lage ist, den devascularisierten Knochen zu revitalisieren.

Aufgrund seiner Untersuchungsergebnisse bei der experimentellen Marknagelung an der Tibia des *Bastardschäferhundes*, die nach histomorphologischen Kriterien der menschlichen Tibia am nächsten kommt, bezweifelte Schweiberer [14, 15] die Möglichkeit der von periostal ausgehenden Revascularisation nekrotischer Corticalis.

Dagegen waren Rhinelander, Göthman und Dankwardt-Lillieström [1, 2, 12] aufgrund von Untersuchungen an *Hund* und *Kaninchen* der Auffassung, daß nach Ausfall der medullären Blutversorgung des extraossäre Gefäßnetz die Revascularisation des gesamten Cortex übernehmen kann. An der *Schafstibia* fanden Stürmer und Schuchardt [16] nach Aufbohren und Marknagelung ebenfalls eine zentripetal einsetzende Revascularisation des postoperativ nekrotischen zentralen Cortex. Weiss [17] konnte einen analogen Regenerationsmodus bei Untersuchungen zur Revascularisation komplett devastierter Corticalissegmente an der *Hundetibia* (Beagle) nachweisen.

Einen Erklärungsversuch dieser unterschiedlichen Ergebnisse bindet Eitel [3–6] an die unterschiedliche Knochenfeinstruktur mit daran gekoppelten differenten Gefäßverteilungsmuster. Die Möglichkeit von peripher her zu regenerieren hätten nur Knochen mit einer an die niedriger organisierte *primäre Osteonenstruktur* gebundene *plexiformer Gefäßverteilung*, die bei Blockade der zentralen Arterie Stromumkehr erlaubt, während die

Tibia des Schäferhundes, wie die menschliche, eine ausgeprägte *Sekundärosteonenstruktur* mit funktionellem *Endarteriensystem* aufweist, die die Revascularisation nur zentrifugal, von der Markhöhle ausgehend, ermöglicht. Different beurteilt wurde auch die Frage der physiologischen venösen Abflußrichtung und deren Substitutionsmöglichkeiten.

Eigene Untersuchungen

Zur Klärung der offenen Frage der Knochenregeneration nach experimenteller Zerstörung der Blutversorgung haben wir bei den hauptsächlich experimentell genutzten Tierspecies Kaninchen, Bastard-Schäferhund und Schaf vergleichend die Richtung der Revascularisation und qualitativ und quantitativ die Knochenregeneration untersucht.

Bei den drei Species wurde im Rechts-Links-Versuch alternativ das medulläre Gefäßnetz der Tibia zerstört und dessen Wiederaufbau durch Verfüllen mit Knochenzement verhindert oder die periostale Durchblutung durch Deperiostieren der Diaphyse unter Schonung der A. nutritia und Einschneiden mit einer Kunststoffolie blockiert.

Zur späteren Bestimmung der Knochenumbaurate und der Regenerationsrichtung erfolgte während der postoperativen Standzeit von sechs Wochen eine polychrome Sequenzmarkierung nach Rahn und bei Tötung der Tiere die intravitale Gefäßdarstellung mit Tusche/Mikropaque zur Mikroangiographie und -radiographie.

Die entnommenen Tibiae wurden zur Kontrolle der Markhöhlenverfüllung bzw. der erhaltenen A. nutritia geröntgt und danach histologisch aufgearbeitet, wobei die zentralen Diaphysenanteile zur Fluorescenz-Mikroskopie ungefärbt und die benachbarten Diaphysenabschnitte zur Beurteilung der Zellvitalität fuchsin-gefärbt in Methacrylat eingebettet wurden. Quer zur Knochenlängsachse angefertigte Sägeschnitte von 400 μm Dicke wurden zunächst mikroradiographiert, auf 70 μm heruntergeschliffen und anschließend zur Auf- und Durchlichtmikroskopie eingebettet [18].

Knochenfeinstruktur

Die Tiere zeigen die bekannten Unterschiede der Osteonenstruktur. Der Cortex des Hundes ist nahezu vollständig, der des Kaninchens zu ca. 2/3 und der des Schafes bis zur Hälfte des Gesamtquerschnitts in sekundären Osteonen organisiert. Für das einzelne Tier kann das Verhältnis von primärerer zu sekundärer Osteonenstruktur in Abhängigkeit von der Schnitthöhe aber stark von diesem mittleren Wert abweichen. Es lassen sich sowohl in der Schafstibia Schnitte finden, die eine weitgehende sekundäre Osteonenstruktur aufweisen, als auch solche der Hundetibia, bei denen große Bezirke des Knochenquerschnitts noch eine primäre Osteonenstruktur aufweisen. Unterschiede dürften neben einer starken individuellen Schwankungsbreite der inhomogenen Altersverteilung der Versuchstiergruppe zuzuschreiben sein. Mit abgeschlossenem Wachstum liegt beim New-Zeeland-Kaninchen und beim Bastard-Schäferhund eine sekundäre Osteonenstruktur in bis zu 90 % der Gesamtknochenfläche vor. Beim Schaf nimmt der Anteil des Knochens mit sekundärer Osteonenstruktur mit steigendem Lebensalter so zu, daß mehr als die Hälfte des Knochenquerschnitts Haverssche Lamellensysteme aufweisen kann. Den Beobachtungen von Knief [11] entsprechend, treten dabei die höher organisierten Lamellensysteme in den Kanten des Knochens auf und erhöhen hier die Festigkeit in den Zonen vermehrter Druck- und Zugbeanspruchung (Abb. 1).

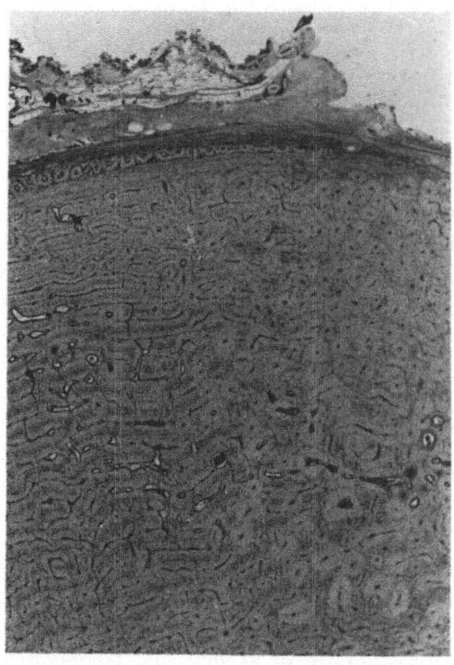

Abb. 1. Knochendünnschliff vom Schaf nach Blockade der Markhöhle mit ausgedehnter Zone sekundärer Knochenstruktur (rechts im Bild), Füllung des venösen Gefäßsystemes mit Tusche, Abfluß zentripetal ins periostale Venengeflecht

Revascularisation

Voraussetzung der Knochenregeneration ist ein Wiederanschluß des avasculären und damit avitalen Knochens, der durch Wiedereinsprossen in alte Gefäßkanäle, insbesondere aber durch resorptiven Umbau entsprechend dem Frostschen [7] Bone-Remodelling stattfindet.

Die Resorptionszone, die in unserem Modell der Grenze zwischen vitalem und nekrotischem Knochen entspricht, ist in der Mikroradiographie gut bestimmbar. Sie verläuft beim Schaf eher scharf abgegrenzt ringförmig, beim Hund eher „gebirgig" und ist beim Kaninchen nach sechs Wochen kaum abgrenzbar, da bereits fast volle Revascularisation eingetreten ist. Die Tuschefüllung des venösen Systemes zeigt die Richtung des Abflusses in Abhängigkeit von der Blockade des Gefäßsystemes innerhalb des vital gebliebenen Knochen in Richtung Markhöhle oder Periost.

Eine vollständige Unterbrechung des zerstörten Durchblutungssystems auf Dauer ist nicht möglich. In die zwangsläufig verbleibenden Spalträume zwischen Zement und Knochenrohr bzw. Folie und Cortexoberfläche wächst während der sechswöchigen Dauer des Versuches gefäßhaltiges Bindegewebe ein, von dem Knochenneubildung ausgeht.

Die Zerstörung des *periostalen* Gefäßnetzes zeigt bei allen Tierarten einen vergleichsweise geringen Schaden mit annähernd gleichem Regenerationsverhalten. Der durch die Zerstörung des *medullären* Gefäßnetzes gesetzte Schaden ist deutlich schwerer. Bei allen Tieren laufen die Regenerationsvorgänge im nekrotischen zentralen Knochenzylinder in zentripetaler Richtung. Nach sechs Wochen ist beim Kaninchen bereits nahezu der gesamte Cortex revascularisiert, beim Hund erreichen erste Gefäße die Markhöhle und tragen von hier aus zentrifugal zur Revascularisation bei, während beim Schaf eine ringförmige Umbauzone zentripetalwärts vorrückt (Abb. 2).

Bei qualitativ gleichem Umbauverhalten prüften wir Unterschiede der Regenerationsgeschwindigkeit. Zur quantitativen Auswertung ermittelten wir durch Integration die vitalen bzw. nekrotischen Knochenquerschnittsflächen am Zeiss-Mikrovideomaten, aus denen wir

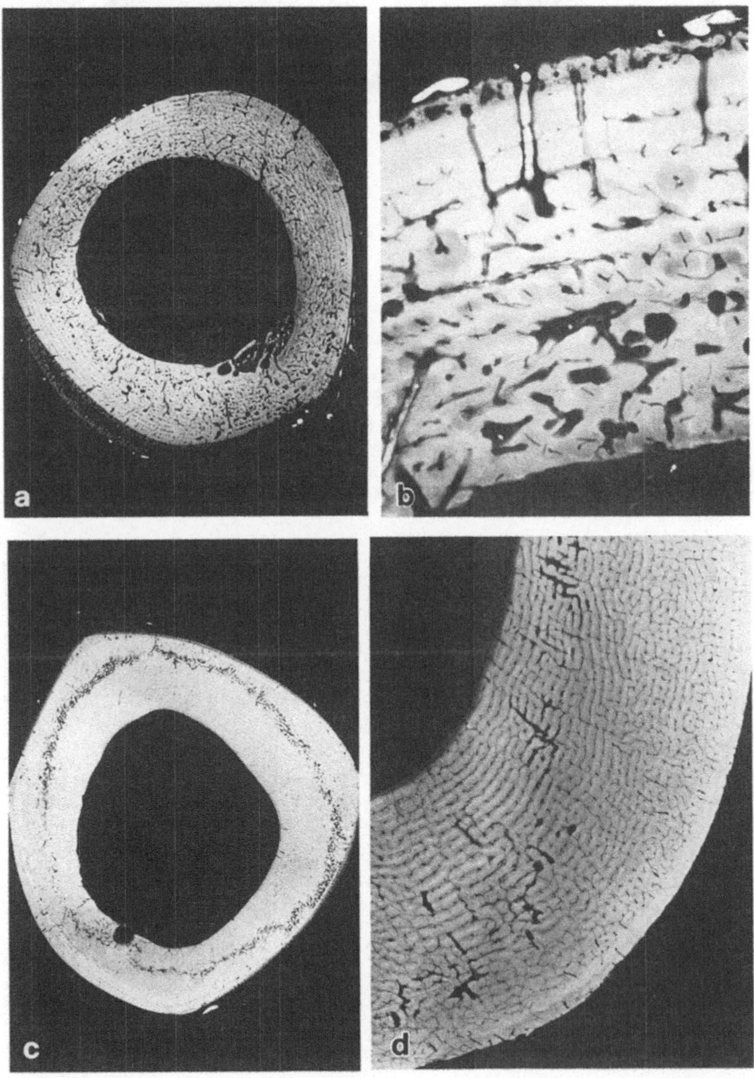

Abb. 2. Mikroradiographien Hund (2a,b) und Schaf (2c,d) jeweils nach Zerstörung des medullären Gefäßnetzes, generalisierter Umbau beim Hund, ringförmige Resorptionsfront beim Schaf

zur Elimination der speziesbedingten Unterschiede der Knochenfläche und -radien einen Vitalitätsindex Q_{vit} errechneten (Abb. 3). Dieser Vitalitätsindex beträgt nach medullärer Blockade beim Kaninchen 0,92, beim Hund 0,63 und beim Schaf 0,67. In der multifaktoriellen Varianzanalyse sind signifikante Unterschiede des Regenerationsverhaltens zwischen Hund und Schaf nicht feststellbar, d.h. daß unabhängig von Unterschieden der Knochenfeinstruktur allein das Ausmaß der Zerstörung des jeweiligen Gefäßsystemes den Schaden am Knochen und das Regenerationsverhalten bestimmt (Abb. 4).

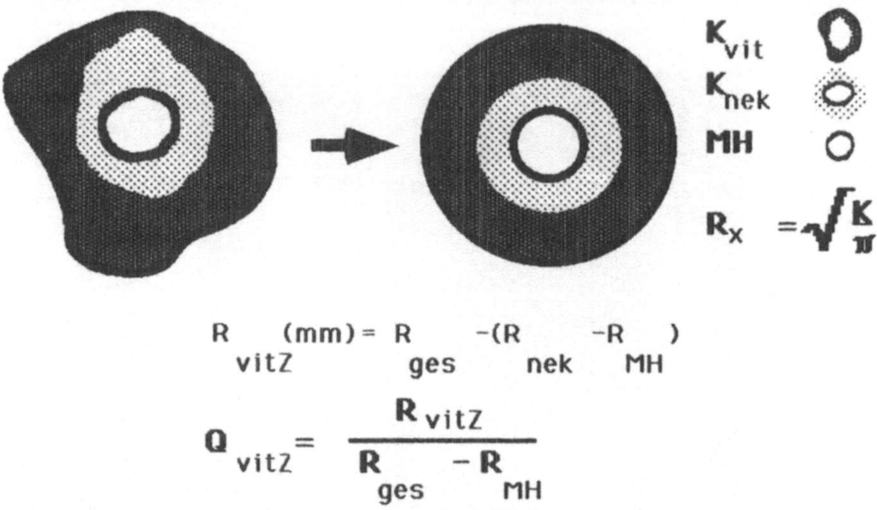

$$R_{vitZ}\,(mm) = R_{ges} - (R_{nek} - R_{MH})$$

$$Q_{vitZ} = \frac{R_{vitZ}}{R_{ges} - R_{MH}}$$

Abb. 3. Berechnung des Vitalitätsindex Q_{vit}

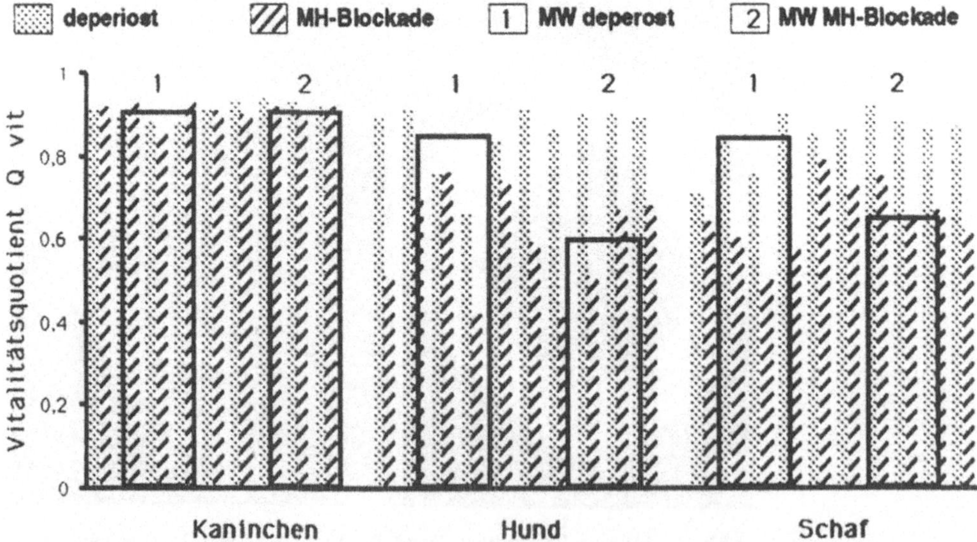

Abb. 4. Vitalitätsindex Q_{vit} für jedes Versuchstier und Mittelwerte. Erhebliche individuelle Unterschiede des Umbauverhaltens, besonders ausgeprägt beim Hund

Knochenregeneration

Ob Unterschiede in der Knochenneubildungsrate vorliegen, werteten wir durch die Fluorescenzmarkierung aus.

Nach den initial anlaufenden Resorptionsvorgängen des Knochens kommt die Knochenneubildung im Laufe der zweiten Wochen in Gang, wobei die Fluorescenz bei allen drei Tierarten nur eine geringe Zahl aktiver Osteone zeigt. Es beginnt schädigungsfern die appositionelle Auflagerung von Generallamellen oder Geflechtknochen und von hier ausgehend der resorptive Umbau mit Neuanlage Haverscher Osteone.

Zur quantitativen Auswertung von Unterschieden der Knochenneubildungsrate errechneten wir die Kreisringradien der in den drei Markierungsperioden abgelagerten Knochensubstanz. Da sich nur selten über den ganzen Zeitraum aktive Osteone fanden, wurden statistisch ausreichend viele Ablagerungsringe der verschiedenen Perioden ausgewertet.

In der zweiten Woche erfolgt in den aktiven Osteonen eine Knochenablagerung zwischen 1,0 und 1,3 μm/Tag. Bei allen 3 Tierarten geht die Knochenneubildung in der 3. und 4. Woche gegenüber dem Ausgangswert deutlich zurück. So beträgt sie beim Kaninchen in diesem Zeitraum mit 0,5 μm weniger als die Hälfte des Ausgangswertes, bleibt beim Hund mit 0,9 μm auf einem relativ hohen Niveau und liegt beim Schaf mit 0,6 μm bei 60% des Ausgangswertes. Zwischen der 4. und 6. Woche bleibt die Appositionsrate auf einem vergleichbaren Niveau. Sie beträgt beim Kaninchen weiterhin 0,5 μm pro Tag, erreicht beim Hund 0,7 μm den niedrigsten Wert des Untersuchungszeitraumes und steigt beim Schaf als einzigem Tier um 0,2 μm auf 0,8 μm an (Abb. 5).

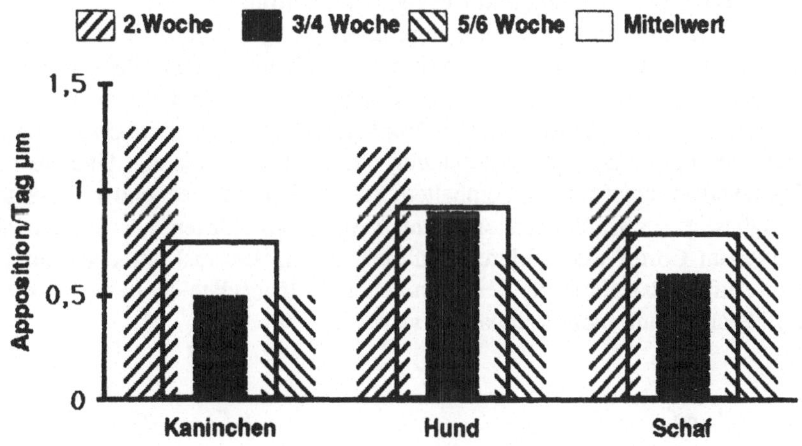

Abb. 5. Appositionsraten pro Markierungsintervall mit Mittelwerten

Die Varianzanalyse zeigt keine Abhängigkeit der Knochensubstanzablagerung von der Gefäßsystemzerstörung und der untersuchten Schnittlokalisation. Hochsignifikant sind die Unterschiede der Knochenneubildungsraten innerhalb der beiden letzten Markierungsintervalle zwischen den einzelnen Tierarten. Die bei Kaninchen und Hund in der späteren Versuchsphase abnehmende Appositionsrate ist Ausdruck der hier bereits weit fortgeschrittenen Osteonenreifung, die mit der Auffüllung bis an das endgültige Lumen des Haverschen

Kanals ihr Wachstum verlangsamen und einstellen. Die langsamere Knochenregeneration beim Schaf bewirkt, daß die Reduzierung der Appositionsrate in unserem Untersuchungszeitraum nicht mehr erfaßt wird.

Die Mittelwerte über den gesamten Versuchszeitraum zwischen 0,77 und 0,93 μm/Tag liegen in gleicher Größenordnung wie von Schenk mit 0,8 μm für den Menschen bestimmt.

Eignung des Modells für die menschliche Knochenregeneration

Obwohl bei den drei von uns untersuchten Tierarten die Knochenrevascularisation und -regeneration prinzipiell gleichartig abläuft, sind sie als Tiermodelle der menschlichen Heilungsvorgänge nicht gleich gut geeignet.

Kaninchen

Manipulationen am Weichteilmantel und Knochen des Kaninchens sind mit Operationen am menschlichen Knochen nur bedingt zu vergleichen. Die Größenverhältnisse erfordern spezielle Instrumentarien und erschweren experimentelle Manipulationen, die nicht mit der notwendigen Sicherheit reproduzierbar sind. So setzte in unseren Versuchen eine inkomplette Ausräumung der Markhöhle mit teilweise erhaltenem Gefäßsystem bei mehreren Tieren frühzeitig einen endostalen Knochenregenerationsprozeß in Gang, der den von periostal her vordringenden Regenerationsprozeß unterstützte und zu einer beschleunigten Knochenrevascularisation und Regeneration beitrug.

Rasch anlaufende Umbauvorgänge haben nach 6 Wochen bereits die gesamte, im Mittel nur gut 2 mm starke Knochenwand umgebaut, so daß alle wesentlichen Prozesse zu diesem Zeitpunkt bereits weitgehend abgeschlossen sind. Versuche zur Beurteilung der Tragfähigkeit und Festigkeit von Implantaten sind nicht möglich, da bereits innerhalb kürzester Frist eine feste Überbauung eintritt. Experimentelle Untersuchungen, die keine Festigkeitsuntersuchungen beinhalten, können bei entsprechender Fragestellung sicher kostengünstig am Kaninchen erforscht werden. So führten wir Studien des venösen Abflusses im Cortex durch Mercox-Füllungen zunächst an Kaninchen durch, da eine simultane Aufbereitstechnik der herkömmlichen Methacrylateinbettung mit dieser Methode der Gefäßdarstellung nicht kompatibel war.

Schäferhund

Der Bastard-Schäferhund ist aufgrund seiner gleichartigen Knochenfeinstruktur und des Regenerationsverhaltens seines Knochens als Versuchsmodell der menschlichen Knochenregeneration brauchbar. Auch die Knochengröße ist akzeptabel, erfordert aber immer noch Spezialinstrumentarien und Implantate. In unseren Versuchen besonders störend war die inhomogene Reaktion auf den gleichbleibenden experimentellen Reiz. Die Knochenumbauaktivität schwankte individuell stark und zeigte eine relativ schwer abzugrenzende, gebirgsförmig unregelmäßige Revascularisationsfront. Versuchsergebnisse, bei denen bei zeitlichen Längsschnittbeobachtung lediglich 2–3 Tiere pro Untersuchungsperiode zur Auswertung zur Verfügung stehen, sind wegen dieses individuell stark schwankenden Knochenumbaus eher skeptisch zu beurteilen, da keine statistische Sicherung des Ergebnisses erfolgen kann.

Ungünstig erwies sich die Infektrate bei den Hunden nach Verfüllung der Markhöhle. Bei gleichartigem methodischen Vorgehen trat diese Komplikation bei den übrigen Tiergruppen keinmal auf. Sie muß daher wohl dieser Tierspecies im Sinne einer besonderen Infektanfälligkeit angelastet werden.

Schaf

Das Schaf erlaubt am ehesten, reproduzierbare Rückschlüsse auf die bei der menschlichen Frakturheilung ablaufenden Regenerationsvorgänge zu ziehen. Die Schafstibia ist von ihrer Größe und Form dem menschlichen Röhrenknochen vergleichbar. Der Knochen kann mit den in der Humanmedizin gebräuchlichen Instrumentarien unter Verwendung handelsüblicher Implantate bearbeitet werden. Die Tibia des Schafes liegt, ebenso wie die menschliche in der Tragachse des Beines. Das ähnliche Belastungsmoment macht diesen Knochen für biomechanische Studien besonders geeignet. Vorteilhaft ist die beim Schaf weitgehend übereinstimmende Reaktion der Versuchstiere auf die gesetzten experimentellen Schäden. Gegenüber dem Hund zeigten die Schafe ein wesentlich homogeneres Bild der durch die experimentelle Manipulation gesetzten Schäden, was die Interpretation der Versuchsergebnisse erleichtert. Aufgrund des langsamen Regenerationsanlaufes, der erst in der zweiten Versuchshälfte deutlich sichtbar wurde, konnte beim Schaf als einzigem Versuchstier eine recht klar abgrenzbare Zone der Resorption und des Umbaus festgelegt werden, die eine eindeutige Beurteilung des primär gesetzten Schadens und der bis zum Versuchsende abgelaufene Regenerationsvorgänge erlaubte. Die Geschwindigkeit des Ablaufs der Heilungsvorgänge ist auch am ehesten mit der menschlichen Knochenregeneration zu vergleichen. Die differente Knochenfeinstruktur und daran gebundene Unterschiede der Gefäßversorgung bedingen kein belegbar unterschiedliches Regenerationsverhalten.

Bei Bewertung aller eingangs formulierten Aspekte für die Auswahl eines geeigneten Tiermodells dürfte das Schaf von den drei Tierarten das zu bevorzugende Tiermodell für

Tabelle 1. Bewertung der geprüften Tierspecies für die Brauchbarkeit als Modell der menschlichen Knochenregeneration

	Eignung		
	Kaninchen	Hund	Schaf
Knochen			
Größe, Form, Festigkeit	- -	+ +	+ +
Biomechanische Belastung	- -	-	+ +
Struktur, Vascularisierung	+	+ +	+ +
Regeneration	-	+	+ +
Tier			
Reproduzierbare Reaktionen	+	-	+ +
Leichtes Laborhandling	+ +	+	+
Einfache Haltung	+ +	+	+
Kosteneffektivität	+ +	+	+

die menschliche Knochenregeneration darstellen, wobei auch der Hund brauchbar, das Kaninchen aber, aufgrund der kleinen Größenverhältnisse und der sehr rasch ablaufenden Regenerationsvorgänge, für Analogieschlüsse zur Humansituation eher ungeeignet erscheint (Tabelle 1).

Literatur

1. Danckwardt-Lillieström G (1969) Reaming of the medullary cavity and its effect on diaphyseal bone. Acto Orthop Scand [Suppl] 128 : 1–155
2. Danckwardt-Lilleström G, Lorenzi GL, Olerud S (1970) Intramedullary nailing after reaming. An investigation on the healing process in osteotomized rabbit tibias. Acto Orthop Scand [Suppl] 134 : 1–78
3. Eitel F, Schenk RK, Schweiberer L (1980) Corticale Revitalisierung nach Marknagelung an der Hundetibia. Unfallheilkunde 83 : 202–207
4. Eitel F, Seiler H, Schweiberer L (1981) Vergleichende morphologische Untersuchungen zur Übertragbarkeit tierexperimenteller Ergebnisse auf den Regenerationsprozeß des menschlichen Röhrenknochens. I. Untersuchungsmethoden. Unfallheilkunde 84 : 250–254
5. Eitel F, Seiler H, Schweiberer L (1981) Vergleichende morphologische Untersuchungen zur Übertragbarkeit tierexperimenteller Ergebnisse auf den Regenerationsprozeß des menschlichen Röhrenknochens. II. Untersuchungsergebnisse. Unfallheilkunde 84 : 255–264
6. Eitel F, Seibold R, Wilhelm K (1985) Gefäßverteilungsmuster langer Röhrenknochen in Abhängigkeit von Alter und Tierart. Springer, Berlin Heidelberg New York Tokyo (Hefte Unfallheilkunde, Heft 181, S 229–236)
7. Frost HM (1969) Tetracyclin-based histological analysis of bone remodelling. Calc Tiss Res 3 : 211–237
8. Gunst MA, Suter BA, Rahn BA (1979) Die Knochendurchblutung nach Plattenosteosynthese. Eine Untersuchung an der intakten Kaninchentibia mit Disulfinblau-Vitalfärbung. Helv Chir Acta 46 : 171–175
9. Harms J, v.d. Berg PA, Mertz C (1974) Knochenrevaskularisation nach Refobacin-Palacosfüllung. Arch Orthop Unfall-Chir 80 : 71–78
10. Kessler S, Rahn BA, Eitel F, Schweiberer L, Perren SM (1983) Die Blutversorugng der Knochencorticalis nach Marknagelung – Vergleichende Untersuchungen an verschiedenen Tierspecies in vivo. Springer, Berlin Heidelberg New York Tokyo (Hefte Unfallheilkunde, Heft 165, S 7–10)
11. Knief W (1978) Untersuchungen zum Feinbau einiger Röhrenknochen von Wild- und Hausschweinen. Zool Jb Anat 102 : 381–420
12. Lopez-Curto JA, Bassingwaighte JB, Kelly PJ (1980) Anatomie of the microvasculature of the tibial diaphysis of the adult dog. J Bone Joint Surg [Am] 62 : 1362–1369
13. Rhinelander FW (1973) Effects of medullary nailing on the normal blood supply of diaphyseal cortex. In: Instructional course lectures, The American Academy of Orthopedic Surgeons Vol. XII : 161–187
14. Schweiberer L, Berg AP, Dambe LT (1970) Das Verhalten der intraossären Gefäße nach Osteosynthese der frakturierten Tibia des Hundes. Therapiewoche 20 : 1330–1332
15. Schweiberer L (1978) Nekrosepseudarthrose. Eine experimentelle Studie. Unfallheilkunde 81 : 228–237
16. Stürmer KM, Schuchardt W (1980) Neue Aspekte der gedeckten Marknagelung und des Aufbohrens der Markhöhle im Tierexperiment. Teil 3: Knochenheilung, Gefäßversorgung und Knochenumbau. Unfallheilkunde 83 : 433-445
17. Weiss H, Schmit-Neuerburg KP, Stürmer KM (1981) Experimentelle Untersuchung zur Einheilung devascularisierter Schaftsegmente bei Marknagelosteosynthesen. In: Langenbecks Arch Chir [Suppl]. Springer, Berlin Heidelberg New York, S 93–97
18. Wissing H, Stürmer KM (1985) Untersuchungen zur Knochenregenertion nach Unterbrechung der medullären oder periostalen Strombahn bei verschiedenen Versuchstierspezies. Springer, Berlin Heidelberg New York Tokyo (Hefte Unfallheilkunde, Heft 181, S 225–229

Intravitale Bewegungsmessung bei der Frakturheilung*

K.M. Stürmer, Th. Rack und F. Kauer

Abt. für Unfallchirurgie (Direktor: Prof. Dr. K.P. Schmit-Neuerburg), Universitätsklinikum Essen, Hufelandstraße 55, D-4300 Essen 1

1. Vorbemerkung

Es gibt *zwei Startmechanismen* für die Callusbildung:

1. Eine Primärreaktion über das Periost, die wir auch bei Amputationen sehen und – besser bekannt:
2. Unruhe im Frakturspalt, die wir seit jeher im Gips und speziell bei der Marknagelung zu schätzen gelernt haben.

Die Tibia des Schafes ist für die Untersuchung des Callus bei Marknagelung ein gutes Modell (Stürmer und Schuchardt 1980); nach 4 Wochen bildet sich regelmäßig ein deutlicher Callus, bei Versuchsende nach 8 Wochen kommt es in der Regel zur stabilen Überbrückung.

In der Histologie wächst von beiden Seiten an der Osteotomie ein Calluswulst vor. Innerhalb des Callus bleibt zunächst noch ein knochenfreier Spalt bestehen, in dem weiter Bewegungen zwischen den Fragmenten stattfinden können, der sogenannte „Bewegungsspalt". Gleichzeitig kommt es zu einer kontinuierlichen internen Verfestigung des Callus durch Einlagerung von lamellärem Knochen in das elastische Faserknochengeflechtwerk (Stürmer 1987).

Zwischen Fragmentbewegung und Callusbildung besteht ein *Regelkreis: Die Bewegung steuert den Callus, dieser wiederum reduziert die Bewegung.* So ist es von hohem Interesse, die Bewegung zu messen und mit den histomorphologischen Befunden zu vergleichen.

2. Entwicklung der interfragmentären Bewegungsmessung

Bei der Marknagelung sind drei Arten von Bewegungen der Fragmente möglich, wobei der Nagel die Drehachse oder Gleitschiene darstellt:

1. Rotation.
2. Distraktion.
3. Kippung.

Die dominierende Bewegung ist die Rotation. Distraktion und Kompression können parallel zur Längsachse auftreten, sie können aber auch als Kippbewegungen entstehen. Bewegungen in Querrichtung werden in der Regel durch den Marknagel verhindert und dürften zu vernachlässigen sein. Das notwendige Meßelement muß demnach Rotationsbewegungen und Distraktions-/Kompressions-Bewegungen unabhängig voneinander messen können.

* Mit Unterstützung durch die Deutsche Forschungsgemeinschaft (Az: Stu 94/1-4 und Stu 94/5)

Hefte zur Unfallheilkunde, Heft 212
Redigiert von J. Probst

Die ersten Prototypen wurden auf kapazitiver Basis gebaut (Stürmer 1976), zunächst mit Hilfe des Davoser Forschungsinstituts.[1] Es gab trotz Kautschuk-Ummantelung Isolationsprobleme, so daß das kapazitive Prinzip verlassen werden mußte.

Dehnungsmeßstreifen (DMS) können gegen Feuchtigkeit zuverlässig isoliert werden. Daher wurden die weiteren Prototypen mit DMS gebaut, ab jetzt in Essen. Die mechanischen Bewegungen wurden dabei auf biegsame Federstahlstreifen übertragen, die beidseits mit DMS bestückt waren. Die Messungen konnten nun länger durchgeführt werden. Es zeigte sich aber, daß trotz des Stahldeckels Bindegewebe und sogar Knochen in die beweglichen Teile einwuchsen, die Callusbildung gestört wurde und zudem eine großflächige Vollnekrose der Corticalis zwischen Marknagel und Meßelement entstand (Abb. 1).

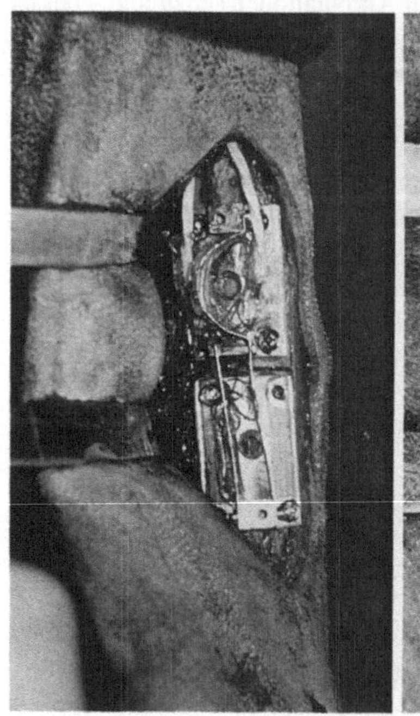

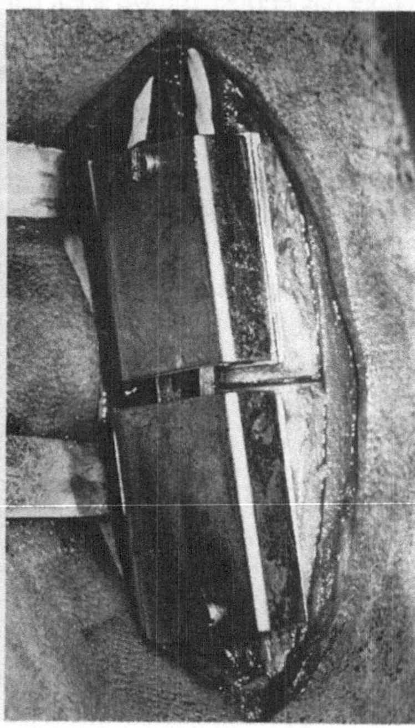

Abb. 1. Prototyp eines direkt am Osteotomiespalt implantierten Meßelements für Rotations- und Axial-Bewegungen, Marknagelung Schafstibia

Wir haben bei weiteren Protypen die Meßelemente über transcutane Schraubstifte außen an der Tibia angebracht; so wurden die Beeinflussung der Knochenheilung und Isolationsprobleme vermieden.

Die Eichung erfolgt nach jeder In-vivo-Messung auf einer speziellen Eichvorrichtung: Axiale Bewegungen werden mit einer Genauigkeit von 10 μm, Rotations-Bewegungen bis 1/10 Winkel-Grad, beides streng getrennt gemessen.

---

[1] Herrn Prof. Dr. St. Perren, Leiter des Laboratoriums für Experimentelle Chirurgie, Davos, sei für die Unterstützung der ersten Vorversuche herzlich gedankt.

3. Meßtechnik und Ergebnisse bei der Marknagelung

Zur Messung laufen die Tiere unter standardisierten Bedingungen ohne Zwang auf einer Rollgehbahn.

Von 14 Tieren konnten die Meßserien von 9 Schafen mit Marknagelung ausgewertet werden. Kontrollmessungen bei Schafen mit intakter Tibia zeigen, daß die physiologische Torsion 0,4 Grad und die Verbiegung 0,7 mm Distanzänderung am Meßelement anzeigt.

Die Fluorescenzfarbstoffe erlauben die zeitliche Bestimmung der Knochenneubildung. Wir haben danach die Callusentwicklung unter dem Mikroskop landkartenartig nachgezeichnet: Nach 3 Wochen bildet sich die Hauptmenge des periostalen Callus. Nach 6 Wochen hat der Callus knöchern überbrückt. In der Bewegungsmessung sieht man die rasche Bewegungsabnahme insbesondere der Rotation bis zur knöchernen Überbrückung um die 6. Woche. Sodann die nur noch langsam fortschreitende Verfestigung des Callus durch lamellären Umbau. Fluorescenzprofil und Bewegungskurve korrelieren sehr gut.

Bei einer anderen Gruppe von Tieren gelang die Überbrückung der Osteotomie innerhalb der ersten 8 Wochen nicht: Die Meßkurven bei einem solchen Schaf zeigen den gleichmäßigen Kurvenverlauf zwischen der 12. und 21. Woche. Ohne auf Einzelheiten einzugehen, soll auf einen wesentlichen Gesichtspunkt hingewiesen werden: Von 14 nach 17 Wochen hat die Bewegungsamplitude sowohl für die Distraktion als auch insbesondere für die Rotation abgenommen. Der Anstiegswinkel der Kurven ist jedoch gleich geblieben und es entsteht jeweils eine gewisse Plateaubildung. Dies bedeutet, daß in dieser Phase der Heilung das Ausmaß der Bewegung abgenommen hat, aber die Elastizität der Gewebe im Bewegungsspalt nahezu gleich geblieben ist (Abb. 2).

Erst nach 21 Wochen sieht man neben der weiteren Abnahme der Amplitude auch eine deutliche Abflachung des Kurvenanstiegs: Ausdruck einer nun stattgefundenen Versteifung der Gewebe im Bewegungsspalt. Die Mikroradiographie macht die späte knöcherne

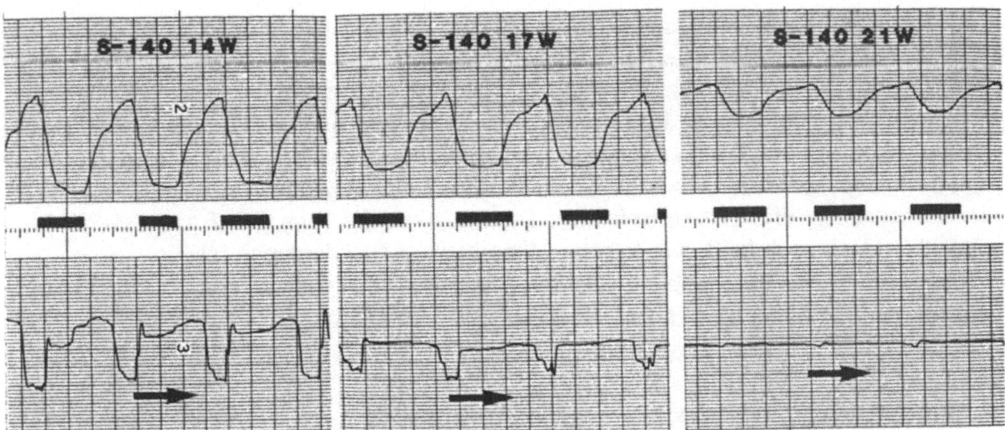

Abb. 2. Original-Meßkurve bei verzögerter Knochenheilung nach Osteotomie und Marknagelung zum Zeitpunkt 14, 17 und 21 Wochen p. OP. Oben Axial-, unten Rotations-Bewegung. Balken = Kontaktphase des Beines auf dem Laufband. Deutliche Reduzierung der Amplitude im Verlauf, jedoch erst bei 21 Wochen auch flacherer Anstiegswinkel der Kurven als Zeichen verminderter Elastizität im Bewegungsspalt

Auffüllung des breiten Bewegungsspalts sichtbar. Das fluorescenzmikroskopische Profil der Callusentwicklung zeigt bis zur 15. Woche im wesentlichen Callusbildung als Querschnittszunahme bei persistierendem Bewegungsspalt. Erst zwischen der 15. und 23. Woche kommt es dann zur knöchernen Auffüllung dieses Spaltes.

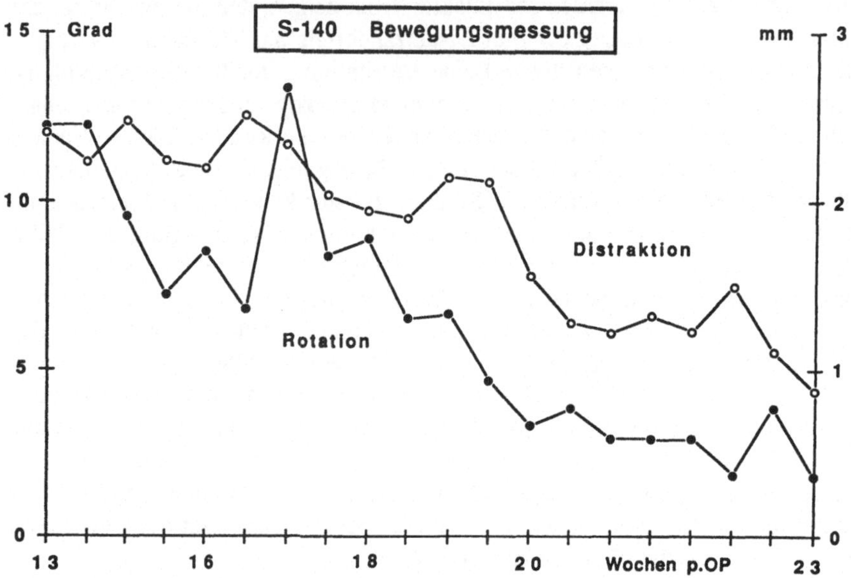

Abb. 3. Verlauf der interfragmentären Beweglichkeit bei verzögerter Knochenheilung nach Osteotomie und Marknagelung von 13 bis 23 Wochen p. OP. Rotation in Winkelgrad, Distraktion in mm. Interpretation s. Text

In der zugehörigen Bewegungskurve fallen drei Phasen auf (Abb. 3): zunächst bis zu 16 Wochen eine fast konstante Beweglichkeit. Hier stagniert die Heilung; der Weg in die Pseudarthrose scheint sich abzuzeichnen. Danach eine kurzzeitige Zunahme der interfragmentären Bewegung: Dies ist der Zeitpunkt, wo die corticalen Osteotomie-Enden resorbiert werden und damit ein Zusammenstauchen der Fragmente ermöglicht wird. Jetzt folgt die rapide Bewegungsabnahme bis 20 Wochen; danach nur noch eine langsame Reduktion bis Versuchsende. Eines ist zu bedenken: Die Situation, die beim Schaf nach 23 Wochen schließlich doch noch heilt, würde beim Menschen zur Pseudarthrose führen.

Eine ausführliche Beschreibung und Bewertung der Bewegungsmessung nach Marknagelosteosynthese findet sich an anderer Stelle (Stürmer 1986).

4. Andere Meßmethoden im Literaturvergleich

In der Literatur stammt der erste Bericht über Bewegungsmessungen von *Jernberger* aus Stockholm (1970), und zwar an konservativ behandelten Tibiafrakturen bei Freiwilligen. Drei Stifte werden in Lokalaesthesie in die Tibia eingebracht. Mit einer Rändelschraube wird über den mittleren Stift ein Biegemoment aufgebracht und es werden simultan die

Kraft und der Weg des Stiftes gemessen. Jernberger hat den Heilungsverlauf bei insgesamt 40 Patienten untersucht und es ist erstaunlich, wie sehr der Verlauf der Meßkurven denen unserer Versuche ähnelt. Den praktischen Wert der Methode sah er in einer prognostischen Aussage bei verzögerten Heilungsverläufen.

Jørgensen aus Dänemark hat als erster (1972) Bewegungsmessungen an der heilenden Tibia unter Fixateur externe durchgeführt. Er hat allerdings für jede Messung die Verbindungsstange entfernen müssen und statt dessen ein Mikrometer zwischengeschaltet. Bei 40 Patienten hat er die Fraktur mit 5 kp nach antero-medial und nach postero-lateral flektiert. Er konnte den Heilungsverlauf anhand der Meßkurven charakterisieren und dabei zeigen, daß Störungen durch einmalige oder chronische Überlastungen des Frakturcallus verursacht werden. Interessant ist die Beobachtung, daß Schmerzen *nur* bei akuter, nicht aber bei chronischer Überlastung auftreten. Kontinuierliche Messungen konnten beide Autoren nicht vornehmen.

K.H. Müller hat 1982 bei 4 Patienten den Verlauf einer gegebenen Vorspannung an den Rohrstangen des Fixateur externe mit Kraftaufnehmern gemessen. Die Kompression am Frakturspalt kann so im Verlauf beobachtet werden. Es handelt sich um eine Kraft- und keine Bewegungsmessung. Allerdings ist Kompression beim Fixateur heute nicht mehr unbedingt erwünscht.

Eine von *Claes* entwickelte und inzwischen kommerziell angebotene Meßuhr „Fraktometer" *(Fa. Hug GmbH)* macht sich die Verbiegung der Schanzschen Schrauben am Fixateur zunutze, um eine Aussage über die Dislokation der Fragmente unter Belastung zu machen. Man gewinnt ein sehr gutes Maß für den Status und Verlauf der Heilung.

Tierexperimentell haben *Claes und Mitarb.* (1987) einen extrem stabilen und biegesteifen Rahmenfixateur mit integrierter Meßeinrichtung entwickelt und am Metatarsus von Schafen eingesetzt. Es wird ausschließlich axiale Bewegung erlaubt und per Telemetrie gemessen. Die initiale Spaltbreite an der Osteotomie ist einstellbar. Die bisherigen Ergebnisse zeigen, daß Spaltbreiten über 1,5 mm nur verzögert heilen. Unter 1 mm Spaltbreite kommt es zur sekundären Knochenheilung, die sich als stabiler erweist, als die primäre Knochenheilung bei Kompression der Osteotomie.

5. Meßtechnik und Ergebnisse bei Fixateur externe

Aufgrund der Erfahrungen mit dem Marknagel haben wir für den Fixateur externe seit 1983 in Essen ein völlig neues Meßelement entwickelt (Stürmer 1988).

Bei Querosteotomie der Tibia und unilateralem AO-Fixateur belasten die Tiere vom ersten postoperativen Tag an problemlos. Im Röntgenverlauf sieht man regelmäßig nach 4 Wochen eine gute Callusbildung als Zeichen der interfragmentären Unruhe. Bei Versuchsende nach 8 Wochen haben wir die stabile callöse Fixation (Stürmer 1984). Interessant ist die häufige spontane Anastomosierung der A. nutritia.

Mit dem Meßelement werden *axiale und laterale Bewegungen streng getrennt* aufgezeichnet. Das Element wird unabhängig vom Fixateur direkt am Knochen montiert. Während des knöchernen Heilungsablaufs wird alle 3 Tage auf einer Rollgehbahn gemessen.

In einer speziellen Eichvorrichtung werden die Bewegungen des Knochens je nach Verstärkung bis in den μ-Bereich simuliert. Die Eichkurven sind in axialer und lateraler Bewegungsrichtung nahezu linear. Als Maß für die *tatsächliche Längenänderung* des interfragmentären Gewebes wird der resultierende Vektor der gleichzeitigen Axial- und Lateral-Bewegungen berechnet.

Kontrollmessungen bei Schafen mit intakter Tibia zeigen, daß allein durch die physiologische Verbiegung des Knochens Meßwerte in der Größenordnung von 100 μm Längenänderung entstehen. Die Stress-protection durch den Fixateur ist abhängig vom Gewicht der Tiere.

Die Meßserien von 33 Schafen mit 8 Wochen Versuchsdauer konnten ausgewertet werden. Durch Variation der Schanz-Schrauben und des Abstandes zwischen Rohrstangen und Knochen ist es gelungen, vier Gruppen von Schafen mit jeweils verdoppeltem *initialen Bewegungsausmaß* zu bilden: Die Obergrenzen der Gruppen liegen bei 400, 800, 1600 μm und Gruppe IV über 1600 μm.

Die vergleichende histologische Untersuchung der 33 Tiere hat ergeben, daß die komplette knöcherne Überbrückung periostal im Callus immer dann eintritt, wenn eine Längenänderung um 283 μm (Median) unterschritten wird. Die kritische Grenze von 250–300 μm wird bei Gruppe I bereits zwischen der 3. und 4. Woche, bei Gruppe II zwischen der 4. und 5. Woche, bei Gruppe III bis zur 7. Woche unterschritten. Bei Gruppe IV wird dieser Wert im Mittel bis zu 8. Woche nicht erreicht (Abb. 4).

Die knöcherne Heilung dauert demnach bei wachsender initialer Instabilität immer länger!

Nun zur Histologie: Abbildung 5 zeigt bei einem Schaf aus Gruppe III die unter dem Mikroskop zeitlich rekonstruierte Callusentwicklung: nach 2 Wochen (Streifen-Raster senkrecht)

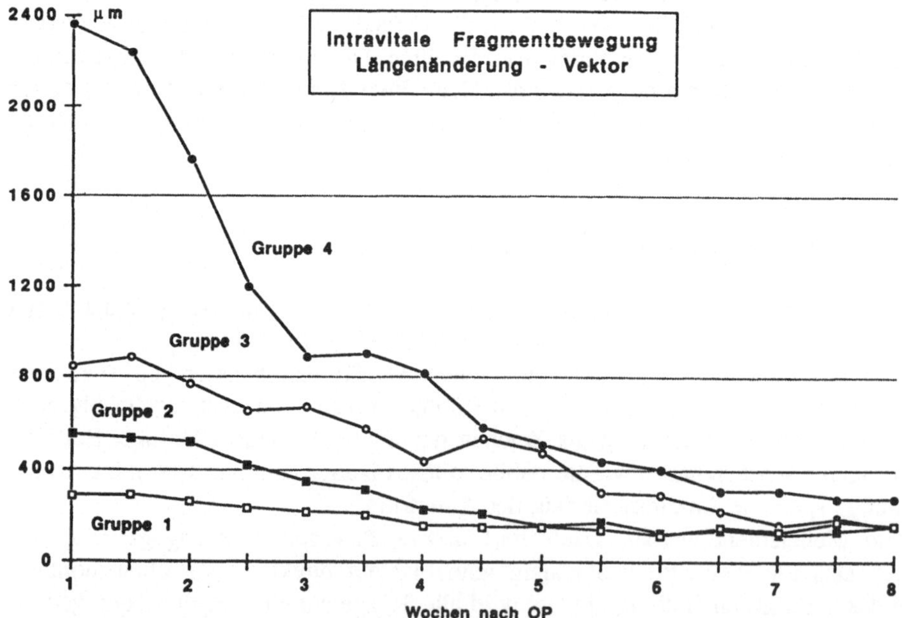

Abb. 4. Interfragmentäre Bewegung nach Osteotomie und Fixateur-externe-Osteosynthese. Gruppenbildung bei 33 Versuchstieren entsprechend der initialen Instabilität. Interfragmentäre Längenänderung = Summen-Vektor aus Axial- und Lateral-Bewegung. Interpretation s. Text

endostale und periostale Faserknochenbildung. Nach 4 Wochen (Punkt-Raster grob) hat der Callus endostal bereits von proximal nach distal überbrückt – periostal noch nicht. Nach 6 Wochen (Streifen-Raster quer) haben die Knochenfronten auch periostal Kontakt, allerdings wird ein schmaler Rest des Bewegungsspalts im Callus erst bis zur 8. Woche (Punkt-Raster fein) knöchern aufgefüllt. Der zugehörige Kurvenverlauf der interfragmentären Bewegung korreliert sehr gut mit den histologischen Beobachtungen (Abb. 6). Von einer initialen Längenänderung um 1100 μm geht die Bewegung zur 2. Woche bis 400 μm zurück, um dann zur 3. Woche noch einmal scharf bis auf 1500 μm anzusteigen, im wesentlichen verursacht durch eine wieder erhöhte Beweglichkeit in medial-lateraler Richtung. Zum Zeitpunkt der ersten knöchernen Überbrückung in der Markhöhle (4 Wochen) fällt die Bewegung dann über 800 μm nach 500 μm ab und erreicht nach 6 Wochen den kritischen Bereich zwischen 250 und 300 μm, wo nun auch die periostale Überbrückung sowohl medial wie lateral eintritt. In der Endphase nach 8 Wochen werden Normalwerte um 100 μm wie bei den Kontroll-Versuchen erreicht.

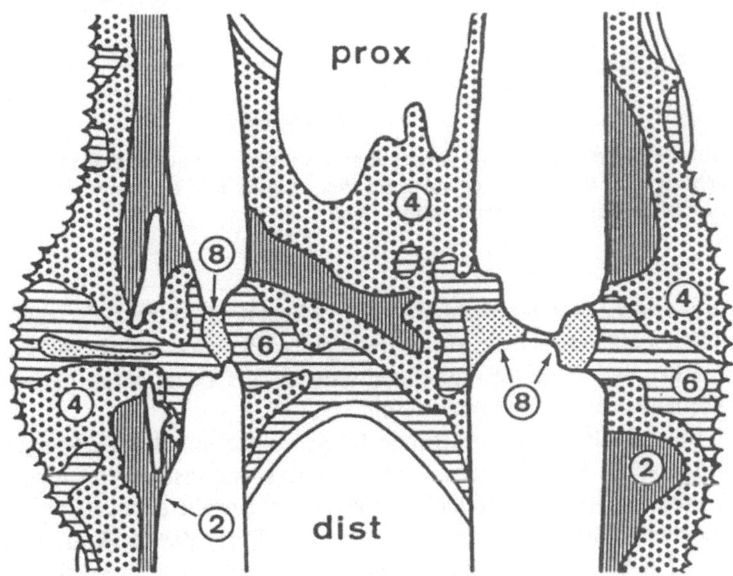

Abb. 5. Landkartenartiges Profil der zeitlichen Folge der knöchernen Callusbildung, gezeichnet nach der Fluorescenzmarkierung. Die Zahlen entsprechen den Wochen p. OP. Osteotomie der Schafstibia, Fixateur-externe-Osteosynthese, Versuchsdauer 8 Wochen. Interpretation s. Text

Nun aus jeder Gruppe ein repräsentatives Beispiel zum Vergleich der Bewegungskurve mit der Callusentwicklung. Jeder Meßpunkt der Kurve ist aus 2 mal 10 hintereinander folgenden Schritten errechnet.

Bei Gruppe I liegt die initiale Fragmentbewegung knapp über 300 μm und fällt bis zur 3. Woche auf 100 μm ab. Der Callus überbrückt schon nach 2 Wochen endostal und periostal-lateral. Nach 4 Wochen ist die Callusbildung abgeschlossen. Die Beweglichkeit hat mit 100 μm die Größenordnung der Kontrollen *ohne* Osteotomie erreicht.

Bei Gruppe II ist schon nach 2 Wochen eine endostale X-förmige Callusbrücke auffallend. Sie ist hochelastisch und zerreißt nicht, obwohl die mittleren Bewegungsausschläge

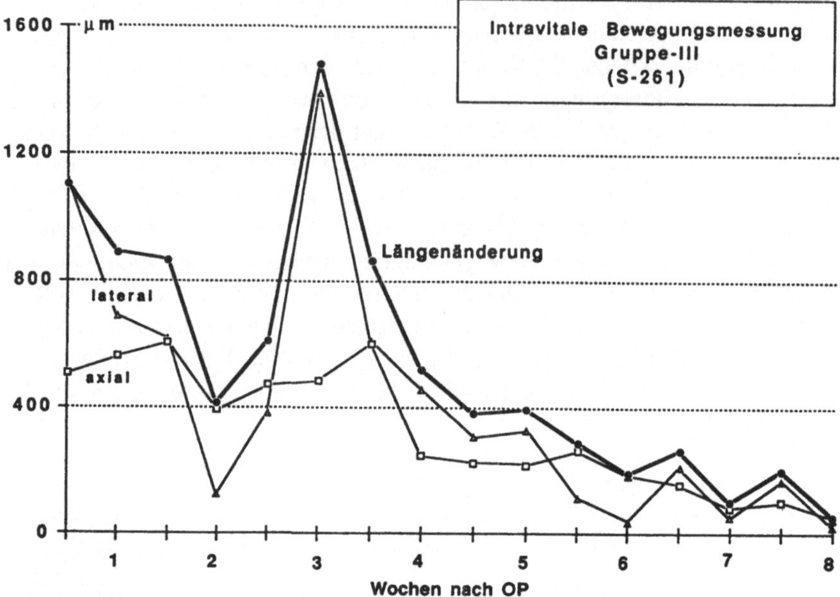

Abb. 6. Interfragmentäre Bewegung nach Osteotomie und Fixateur-externe-Osteosynthese, zugehörig zu Abb. 5. Längenänderung (fette Linie) als Summenvektor aus der jeweiligen Axial- und Lateral-Bewegung. Interpretation s. Text

zu diesem Zeitpunkt noch um 500 μm liegen. Die Lateral-Bewegung wird typischer Weise früher reduziert als die Axial-Bewegung. Periostal erfolgt die Überbrückung erst nach 4 Wochen, wenn die Beweglichkeit unter 250–300 μm abfällt. Schließlich werden auch hier Normalwerte um 100 μm erreicht.

Bei dem Beispiel aus Gruppe III gehen die initialen Bewegungs-Maxima bis auf 1200 μm. Nach 2 Wochen beginnt eine massive und rasche Abnahme der Bewegung, bis nach 3 Wochen 400 μm erreicht werden. Nun besteht endostal und medial auch schon eine knöcherne Brücke – auch hier wieder in Form der X-Figur. Lateral wird erst zwischen 4 und 6 Wochen überbrückt und nach 5 Wochen wird auch erst die 250–300-μm-Linie unterschritten; nach 6 Wochen werden Normalwerte erreicht.

Bei Gruppe IV werden bei einem Tier Bewegungswerte bis knapp unter 4000 μm innerhalb der ersten 2 Wochen erreicht. Auch hier folgt wieder ein dramatischer Abfall der Kurve bis zum Ende der 3. Woche. Erstaunlich ist erneut eine X-förmige endostale Callusbrücke bis zum Termin 4 Wochen, obwohl die Bewegung zu diesem Zeitpunkt noch um 800 μm liegt. Bis zum Versuchsende nach 8 Wochen wird der Wert von 500 μm nicht unterschritten und weder medial noch lateral kann der Callus knöchern überbrücken. Sicherlich sehen wir hier den Weg in die verzögerte Knochenheilung, vielleicht sogar die Pseudarthrose?

Die morphologische Heilung und die zugehörigen Bewegungskurven korrelieren gut. Die Callusreaktion paßt sich der primär vorhandenen Instabilität flexibel an. Die *endostale Callusbrücke in Form eines X* oder räumlich gesehen einer Sanduhr, stabilisiert schon in der Frühphase, die periostale Überbrückung folgt erst später nach, sie ist aber entscheidend für die definitive knöcherne Haltung. Je schwieriger der Heilungsprozeß, desto ausgeprägter ist die Phase des Bewegungsspalts im Callus, der bei der Pseudarthrose dann persistiert.

Für die Klinik optimal erscheint die Heilung wie bei Gruppe II: ein rasch überbrückender, kräftiger Callus, der eine frühe Metallentfernung erlaubt, ohne die Gefahr einer Refraktur, wie sie möglicherweise bei Gruppe I gegeben ist.

6. Klinische Messung und aktive Callusinduktion

Dies alles darf nicht nur Grundlagenforschung bleiben. Das *Monitoring der Osteosynthese-Nachbehandlung* wird auch in der klinischen Praxis den Weg von der Intuition zur objektivierbaren Messung gehen müssen. Nur so können wir zu einer bewußten Steuerung der Callusentwicklung kommen.

Darüber hinaus müssen wir versuchen, die optimale interfragmentäre Bewegung nicht nur funktionell, sondern auch beim bettlägrigen Patienten über kleine, z.B. *in den Fixateur integrierte Aggregate* direkt an den Knochen zu bringen.

Muhr hat einmal leicht witzelnd gesagt: „Man trägt wieder Callus¡‘ (Muhr 1987) – Ein wahres Wort.

Literatur

1. Claes L, Reinmüller J, Dürselen L (1987) Experimentelle Untersuchungen zum Einfluß der interfragmentären Bewegungen auf die Knochenheilung. Springer, Berlin Heidelberg New York Tokyo (Hefte Unfallheilkunde, Heft 189, S 53–57)
2. Claes L, Wilke H.-J, Rübenacker S, Kiefer H (1989) Interfragmentäre Dehnung und Knochenheilung – Eine tierexperimentelle Studie. In: Chir Forum 1989. Springer, Berlin Heidelberg New York Tokyo, S 279–283
3. Jernberger A (1970) Measurement of stability of tibial fractures. A mechanical method. Acta Orthop Scand [Suppl] 135 : 1–88
4. Jørgensen TE (1972) Measurement of stability of crural fractures treated with Hoffmann osteotaxis: 1. Method and measurements of deflection on autopsy crura. Acta Orthop Scand 43 : 188–206
5. Jørgensen TE (1972) Measurement of stability of crural fractures treated with Hoffmann osteotaxis: 2. Measurements of crural fractures. Acta Orthop Scand 43 : 207–218
6. Jørgensen TE (1972) Measurement of stability of crural fractures treated with Hoffmann osteotaxis: 3. The uncomplicated, terminal phase of healing of crural fractures. Acta Orthop Scand 43 : 264–279
7. Jørgensen TE (1972) Measurement of stability of crural fractures treated with Hoffmann osteotaxis: 4. The complicated, terminal phase of healing of crural fractures. Acta Orthop Scand 43 : 280–291
8. Müller KH, Bowe KH, Becker J (1982) Meßtechnik zur Kraftbestimmung bei externer Kompressionsosteosynthese. Unfallheilkunde 85 : 85–94
9. Müller KH, Bowe KH, Becker J (1982) Kraftbestimmung bei externer Kompressionsosteosynthese am Frakturspalt des Menschen. Unfallheilkunde 85 : 321–337
10. Muhr G (1987) Diskussion zu Nachbehandlung und Komplikationen von Unterschenkelfrakturen. In: Schmit-Neuerburg KP, Stürmer KM (Hrsg) Die Tibiaschaftfraktur beim Erwachsenen. Springer, Berlin Heidelberg New York Tokyo, S 294
11. Stürmer KM, Schmit-Neuerburg KP (1976) Knochenregeneration und Biomechanik des Systems Knochen-Implantat bei der Marknagelosteosynthese. DFG-Symposium „Biopolymere und Biomechanik von Bindegewebssystemen“, 11.-12.10.1976

12. Stürmer KM, Schuchardt W (1980) Neue Aspekte der gedeckten Marknagelung und des Aufbohrens der Markhöhle im Tierexperiment. Teil I: Die Schafstibia als Tiermodell für die Marknagelung. Unfallheilkunde 83 : 341–345
13. Stürmer KM (1984) Histologische Befunde der Frakturheilung unter Fixateur externe und ihre klinische Bedeutung. Unfallchirurgie 10 : 110–122
14. Stürmer KM (1986) Tierexperimentelle Grundlagen zur Marknagelosteosynthese. Habilitationsschrift, Essen
15. Stürmer KM (1987) Histomorphologie der Frakturheilung im Vergleich der Fixationsverfahren am Tibiaschaft. In: Die Tibiaschaftfraktur beim Erwachsenen. Schmit-Neuerburg KP, Stürmer KM (Hrsg). Springer, Berlin Heidelberg New York Tokyo, S 23–49
16. Stürmer KM (1988) Histologie und Biomechanik der Frakturheilung unter den Bedingungen des Fixateur externe. Springer, Berlin Heidelberg New York Tokyo (Hefte Unfallheilkunde, Heft 200, S 233–243)

Mechanische In-vitro-Meßverfahren am Knochen

L. Claes

Sektion für Unfallchirurgische Forschung und Biomechanik, Universität Ulm, Helmholtzstraße 14, D-7900 Ulm

Stabilitätsuntersuchungen an Osteosynthesen, Festigkeitsprüfungen und Spannungsmessungen am Knochen, stellen typische biomechanische Aufgaben dar, bei denen geeignete Meßverfahren eingesetzt werden müssen. Dabei müssen Wege, Winkel, Kräfte, Drucke und Dehnungen gemessen werden. Dies ist häufig mit technisch üblichen Meßverfahren möglich, die jedoch den spezifischen Eigenschaften der Knochen angepaßt werden müssen.

Wege können mechanisch (z.B. Meßuhr), elektrisch (z.B. induktives Meßelement) oder optisch (z.B. Lasermeßsystem) erfaßt werden. Für die Messung von Winkeln haben sich Drehpotentiometer (Goniometer) aber auch berührungsfreie Systeme wie das Lasersystem bewährt. Da eine Spannungsmessung am Knochen nicht direkt möglich ist, muß der Umweg über eine Dehnungsmessung gegangen werden. Hierfür haben sich Dehnungsmeßstreifen bewährt, die nach Entfettung der Knochenoberfläche direkt auf diese aufgeklebt werden können. Die Verwendung von Rosettendehnungsmeßstreifen erlaubt dabei die Berechnung der Hauptdehnungen nach Betrag und Richtung. Solange die Verformung des Knochens nur im elastischen Bereich stattfindet, lassen sich aus den Dehnungswerten Spannungswerte berechnen. Ein weiteres Verfahren zur Darstellung von Knochenspannungen stellt die Oberflächenspannungsoptik dar, die jedoch nur bei größeren Dehnungen des Knochens befriedigende Ergebnisse erbringt. Zur Bestimmung von Oberflächendrücken am Knochen können druckempfindliche Folien (Fuji-Folie, Emed System) eingesetzt werden.

Festigkeitsprüfungen an Knochen erfordern die Messung der Kräfte und Knochenquerschnittsgrößen. Wird zusätzlich die Dehnung des Knochens während der Festigkeitsprüfung gemessen, so ist auch eine Bestimmung knochenspezifischer Materialwerte wie das Elastizitätsmoduls möglich.

Hefte zur Unfallheilkunde, Heft 212
Redigiert von J. Probst

Diskussion: Grundlagen experimenteller Methodik am Knochen

Implantatwerkstoffe zum einen und Frakturheilung zum anderen bleiben zentrale Schwerpunkte der experimentellen Unfallchirurgie. Die Interaktion zwischen Metallimplantaten und Knochen tritt deshalb erneut in den Blickpunkt auch experimenteller Forschung, weil aufgrund klinischer Beobachtung eine Verbesserung der Implantate, vor allen Dingen für die Frakturstabilisierung möglich und nötig ist. Dies betrifft einmal die metallischen Werkstoffe zur Herstellung von Platten wie auch das Design derselben.

Gerade unter dem Aspekt der Knochenvitalität kann eine veränderte Formgebung von Osteosyntheseplatten die Durchblutungsstörung in der plattennahen Corticalis reduzieren. Darüber hinaus muß weiterhin über die Steifigkeit von Platten bzw. ihren Materialien nachgedacht werden.

In Zukunft werden andere operative Techniken wie die ungebohrte Nagelung die Indikationen zur intramedullären Schienung erheblich verändern und erweitern.

Die Interaktion zwischen Biologie und Metall darf allerdings in Zukunft zwei Fragestellungen nicht aus dem Auge lassen: Dies betrifft zum einen die Allergisierung und zum anderen die (Co)-Cancerogenität von Korrosionsprodukten und Metallsalzen. Ohne Frage wird in naher Zukunft Metall der wesentliche Werkstoff in der Extremitätenchirurgie bleiben; aufgrund vieler Probleme, vor allen Dingen im Bereich des Gelenkersatzes, ist die Suche nach neuen Materialien jedoch unerläßlich. Sie können nur dann sinnvoll getestet werden, wenn gute, übertragbare Modelle im Experiment zur Verfügung stehen und ein nicht geringer, kostenintensiver, präklinischer Aufwand betrieben wird. Dabei darf die Untersuchung eines Materials sich nicht auf die angemessene Gewebereaktion beschränken, sondern sollte zugleich die Veränderung des Werkstoffes nach Exposition im Gewebe erfassen. An neue, bislang nicht implantierte Werkstoffe wie auch an Materialien mit neuer Indikation sind erhöhte Anforderungen in der experimentellen Testung zu stellen, die ein Optimum an Sicherheit für Patient und Anwender gewährleisten. Allgemeine Standards hinsichtlich Species, Implantationsmodell und Gebrauchstests sind unbedingt und rasch zu erarbeiten. Der Tierversuch ist nicht grundsätzlich zu ersetzen.

Die richtige Wahl einer Species für entsprechende Fragestellungen in der experimentellen Unfallheilkunde ist deshalb von erstrangiger Bedeutung. Inzwischen scheint das Schaf als Modell-Species akzeptiert, wenngleich bei kritischer Betrachtung sowohl für die Implantatheilung, die Transplantationschirurgie wie auch bestimmte Osteosynthesen diese Species immer noch mit Vorbehalt zu betrachten ist. Grundsätzlich vom Kaninchen Abstand zu nehmen, erscheint ebenfalls übertrieben. Eine weitere Konzentration der knochenspezifischen Experimente auf das Schaf ist auch unter dem Aspekt der Versuchstierproblematik günstig.

Die Bestimmung von Mikrobewegungen im Bereich einer heilenden Fraktur zeigt, wie sehr das Callus-Problem in Bewegung geraten ist. Nicht alleine die starre, steife Fixation, sondern eine dynamische, in Grenzen instabile Fixation könnte die sekundäre Frakturheilung günstig beeinflussen. Trotz der Brillanz vieler diesbezüglicher Untersuchungen darf die Kritik nicht ausbleiben, daß man erst während und nach dem Versuch eine Gruppeneinteilung vorgenommen hat. Knochen- und Gelenkchirurgie ist eng verknüpft mit einem Anforderungskatalog von mechanischen Kenndaten. Diese können durch ausgeklügelte

Hefte zur Unfallheilkunde, Heft 212
Redigiert von J. Probst

Meßtechniken mit vielfältigen Parametern erfaßt werden, wobei die vortragende Gruppe im deutschsprachigen Raum als führend bezeichnet werden darf. Ihr sollte es zukommen, für bestimmte Fragestellungen Standards zu erarbeiten und auch hinsichtlich der nicht unerheblichen Datenflut sinnvolle Versuchsanordnungen und gute, d.h. einheitliche Parameter zu erarbeiten. Die mikromorphologischen Möglichkeiten bis hin zur Ultramikroskopie des Knochens haben inzwischen vor allen Dingen aus der Arbeitsgruppe um Rahn und Perren einen Standard erreicht, der besondere Beachtung verdient. Die Integration von bildgebenden Verfahren in die Auswertung von histologischen Präparaten des Knochens erlaubt verbesserte Aussagen über die Qualität von therapeutischen Ansätzen und Veränderungen bei pathologischen Prozessen.

Angesichts der eindrucksvollen Referate muß für die Zukunft vermehrt an der Übertragbarkeit und Standardisierung gearbeitet werden. Die Detailinformationen nicht nur der Vorträge dieser Sitzung, sondern aller experimentellen Beiträge begründen die Forderung nach einem zwang- und formlosen Treffen der experimentellen Unfallchirurgie unter dem Schirm der DGU in halbjährlichen Abständen.

Frakturheilung

Vorsitz: B. Rahn, Davos; F. Eitel, München

Frakturheilung bei progressiv dynamisierter Schienung

P. Fröhlich

Zentralinstitut für Traumatologie, Mezö Imre ut 17., H-1081 Budapest VIII.

Die Stabilisierung einer Fraktur ist biomechanisch wichtig und praxisrelevant. Es ist wissenschaftlich nicht geklärt, wie hoch der optimale Stabilitätsgrad sein muß und in welcher Form die Dynamisierung am vorteilhaftesten ist. Theoretisch müßte die primäre Schienung die Stabilität des gesunden Knochens erreichen und mit zunehmender Frakturheilung progressiv abgebaut werden. Dieser Hypothese wurde im Tierexperiment nachgegangen.

Verglichen wurde die Heilung der Femurosteotomie des Kaninchens bei konstant stabiler, bei progressiv dynamisierter und bei paradox zunehmend stabilisierter Schienung. Als Stabilisator diente ein Minifixateur. Die Heilung wurde anhand von Röntgenaufnahmen, Bruchlastbestimmung, Histomorphometrie nach polychromer Sequenzmarkierung bestimmt. Außerdem wurden das Körpergewicht, die Potentiale und die Impedanz um die Fraktur gemessen. Laut Röntgenbefunden und der Bruchlastwerte ist die Heilung mit der progressiven Dynamisierung signifikant um zwei Wochen früher erreicht worden als mit den anderen Schienungsformen. Die weiteren Kontrollmethoden konnten in bezug auf Kalksalzgehalt, auf Schallemission zu Beginn der Belastung, auf die Struktur und die

Hefte zur Unfallheilkunde, Heft 212
Redigiert von J. Probst

elektrischen Parameter zwischen den Tiergruppen keine signifikanten Unterschiede aufdecken.

Zusammenfassend konnte festgestellt werden:

- die progressive Dynamisierung sichert gegenüber anderen Schienungsformen die schnellere Heilung,
- die resorbierbaren Implantate, als progressiv dynamisierende Schienungsform, gewinnen auch biomechanisch für die Zukunft an Bedeutung,
- der optimale primäre Stabilitätsgrad und das Tempo der Dynamisierung stellen noch zu klärende Fragen.

Knochenbruchheilung und Elektrostimulation – Experimentelle Untersuchungen

M. Friedrich[1], R. Ascherl[2], D. Sowa[3] und W. Siebels[4]

[1] Institut für Experimentelle Chirurgie (Dir.: Univ. Prof. G. Blümel), Klinikum rechts der Isar der Technischen Universität München, Ismaninger Straße 22, D-8000 München 80
[2] Klinik und Poliklinik für Orthopädie (Dir.: Univ. Prof. Hipp), Klinikum rechts der Isar der Technischen Universität München, Ismaninger Straße 22, D-8000 München 80
[3] KHK Eichstätt (Chefarzt: Dr. F. Hug), Ostenstraße 31, D-8078 Eichstätt

Fragestellung

Die Diskussion um den Wert der Elektrostimulation wird vor allem in der deutschsprachigen Literatur immer noch kontrovers geführt. Durch objektive biomechanische Parameter sollte im Experiment die Effektivität eines Stimulationsverfahrens überprüft werden.

Material und Methode

In Kombinationsanästhesie Ketamin-Xylazin wurde bei Neuseeländerkaninchen ($2,6 \pm 0,3$ kg KG) nach Resektion der Fibula eine standardisierte Osteotomie (1 mm) der rechten Tibia durchgeführt. Über Bohrschablonen wurden ein modifizierter AO-Minifixateur-externe montiert und zwei osteotomienahe Elektroden mit einem Stromübertrager 20 Hz, sin, 10 μA, bzw. Dummyimplantat verbunden. Beginnend ab dem 2. p.op. Tag erfolgte die Stimulation täglich 6 h über einen Zeitraum von 5 Wochen. Das Auftreten von Osteomyelitis, Refraktur oder Stiftlockerungen führte zum Ausschluß. Ab dem 7. p.op. Tag wurde in Narkose über Dehnungsmeßstreifen an den Fixateurstiften die Steifigkeit des Callusgewebes unter Druck- und Zugbelastung ermittelt. Die Messungen wurden in Narkose alle 2 bis 3 Tage über einen Zeitraum von 4 Wochen durchgeführt. Nach Abschluß der Beobachtungs-

Hefte zur Unfallheilkunde, Heft 212
Redigiert von J. Probst

zeit wurden die explantierten Tibiae im Vierpunkt-Biegeversuch als Rechts/Links-Vergleich in vitro getestet und histologisch sowie morphometrisch ausgewertet. Den besonderen Vorteil der dargestellten Methode sehen wir im intraindividuellen Vergleich, nicht invasiven Vorgehen und in der Reduktion der Versuchstierzahlen.

Ergebnisse

Die Biegesteifigkeiten in der Gruppe mit Elektrostimulation (n = 7) zeigen einen ersten Anstieg nach 10 Tagen, während die Kontrollgruppe (n = 7) erst am 13 p.op. Tag eine Zunahme der Steifigkeit aufzeigt. Bei den behandelten Tibiae nimmt die Steifigkeit rascher zu und ist zwischen dem 13. und 25. p.op. Tag gegenüber der Kontrolle statistisch signifikant höher. Nach dem 25. p.op. Tag, bei Steifigkeiten um 800 N/mm, läßt die vorgestellte Methode keine weitere Messung des Kraftflusses zu. Die biomechanischen In-vitro-Versuche am Ende des Versuchszeitraumes können nur eine geringe Überlegenheit des stimulierten Callus aufzeigen, die jedoch nicht mehr statistisch signifikant war. Histomorphologisch liegt in der experimentellen Gruppe bei leicht vermehrter Dichte und Reife des Callus insgesamt weniger Callusmasse vor als in der Kontrolle.

Schlußfolgerung

Die Biomechanik des „Elektrocallus" scheint gegenüber dem spontanen Kontrollcallus unter dem Aspekt der Steifigkeit in der Frühphase der Heilung überlegen zu sein. Mögliche Gründe und damit auch Erklärung für die positiven klinischen Erfahrungen mit der Elektrostimulation bei Pseudarthrosen könnten eine erhöhte Zelldifferenzierung und Kollagensyntheserate, wie sie an Fibroblastenkulturen festgestellt wurde, die geordnete Ausrichtung des Kollagens als Elektret im elektrischen Feld sowie Beeinflussung der Elektrostriktion und elektrochemischen Phänomene des Knochen sein.

Schnelleres Längenwachstum durch Elektrostimulation? – Tierexperimentelle Studie

D. Sowa[1], R. Ascherl[2], M. Friedrich[3] und G. Blümel[3]

[1] Städtisches Krankenhaus Rosenheim, Pettenkoferstraße 10, D-8200 Rosenheim
[2] Orthopädische Klinik und Poliklinik
[3] Institut für Experimentelle Chirurgie der Technischen Universität München, Klinikum rechts der Isar, Ismaninger Straße 22, D-8000 München 80

Im Tierexperiment sollte die Wirkung elektrischer Wechselfelder auf das epiphysäre Knochenwachstum überprüft werden.

Hefte zur Unfallheilkunde, Heft 212
Redigiert von J. Probst

An insgesamt 16 juvenilen, noch wachstumsfähigen Kaninchen wurde in Allgemeinnarkose (Ketamin/Xylazin) die distale Femurepiphysenfuge freigelegt und durch eine metaphysär und eine epiphysär implantierte Elektrode (Abstand: 4 bis 5 mm) mit Wechselstrom (20 Hz, Sinus) durchströmt. Die Elektroden der stimulierten Gruppe waren durch gefaltete Metallstreifen verbunden, in der Kontrollgruppe durch einen Nylonfaden als Dummy, um somit eine nennenswerte biomechanische Belastung der Epiphysenfuge beim Wachstum zu vermeiden.

Während einer Versuchsdauer von 35 Tagen wurden radiologische Verlaufskontrollen durchgeführt. Nach den am Versuchsende abschließenden Mikroangiographien folgten die Vermessung beider Femora ex vivo sowie die histologische und histomorphometrische Aufarbeitung. Die so erhaltenen Ergebnisse wurden sowohl einem intraindividuellen Vergleich (rechts/links) wie auch einem interindividuellen Vergleich (Kontrollgruppe/Stimulationsgruppe) ausgesetzt.

Der Rechts/Links-Vergleich und die radiologischen Verlaufskontrollen zeigen ein signifikantes Längenwachstum der behandelten Tiere (n = 8) auf der operierten rechten, stimulierten Seite gegenüber der Kontrollgruppe (n = 8), in der weder positive noch negative Einflüsse der Operation per se sichtbar sind. Während die Breite der einzelnen Zonen der Epiphysenfuge keine entscheidenden Unterschiede zwischen den Gruppen aufweist, ist in den Zellzahlen pro Knorpelsäule der distalen Femurepiphysenfuge unter Elektrostimulation im Rechts/Links-Vergleich eine signifikante Steigerung der Zellzahl ($p < 0,01$) feststellbar. Die nicht operierten linken Femora beider Gruppen und der rechte Kontrollfemur sind in der Zellzahl gleich.

Diese feststellbare Erhöhung der Zellproliferation läßt auf eine die Zelldifferenzierung begünstigende Wirkung elektrischer Stimulation schließen. Unklar bleibt, ob dieser an einer juvenilen Kaninchenepiphysenfuge festgestellte Effekt auf eine pathologisch veränderte humane Epiphysenfuge übertragbar ist und ob es sich lediglich um eine temporäre Erscheinung handelt, die im Laufe des weiteren Wachstums wieder verschwindet.

Ist die „wasserdichte“ Reposition von Epiphysenfugenverletzungen zwingende Voraussetzung für einen störungsfreien Heilverlauf?

M. Dallek, C. Pallacks und K.H. Jungbluth

Abteilung Unfallchirurgie, Chirurgische Universitätsklinik und Poliklinik, Martinistraße 52, D-2000 Hamburg

In einem Tierversuch wurden bei 5–6 Wochen alten Kaninchen im Bereich der proximalen Tibia epi-metaphysäre Frakturen von 0,3 und 0,5 mm Stärke gesetzt.

Die Ausbildung einer epi-metaphysären Knochenbrücke konnte nur bei den 0,5 mm großen Defekten beobachtet werden. Die 0,3 mm großen Defekte zeigten im Bereich der Fuge eine gewisse Unregelmäßigkeit in der Textur, eine Knochenplombe entwickelte sich jedoch nicht.

Hefte zur Unfallheilkunde, Heft 212
Redigiert von J. Probst

Zu einem Fehlwachstum ist es auch nach Ausbildung einer Knochenplombe bei nicht dislocierten Frakturen nicht gekommen. Der Wachstumsdruck der intakten Epiphysenfuge reißt den Defekt wieder auseinander.

Die Epiphysenfuge ist sehr wohl in der Lage, nicht dislocierte Frakturen ohne Fehlwachstum zur Ausheilung zu bringen. Eine „wasserdichte" operative Revision ist deshalb in diesen Fällen nicht obligat zu erzwingen.

Die Sonographie beim kindlichen Oberschenkelbruch

B.W. Wippermann, R. Hoffmann, P. Reimer und N. Haas

Unfallchirurgische Klinik (Direktor: Prof. Dr. H. Tscherne), Medizinische Hochschule Hannover, Konstanty-Gutschow-Straße 8, D-3000 Hannover 61

Um die Strahlenbelastung durch Röntgenuntersuchungen während der Frakturheilung des kindlichen Oberschenkelbruches zu senken, haben wir im Rahmen einer prospektiven Studie die Möglichkeit untersucht, zumindest einen Teil der erforderlichen Röntgenaufnahmen durch die Sonographie zu ersetzen.

Die Sonographie wird protokollgemäß einmal pro Woche, beginnend am Unfalltag, durchgeführt. Es wird ein Linearschallkopf mit einer Frequenz von 7,5 MHz und 70 mm Länge verwendet. Die Untersuchung wird jeweils in standardisierten Longitudinal- und Transversalschnitten, zentriert über dem Frakturspalt, in 4 Ebenen durchgeführt. Nach Abschluß der Frakturheilung werden die Sonographiebefunde mit den entsprechenden Röntgenaufnahmen verglichen und ausgewertet.

Die bisherigen Ergebnisse können wie folgt zusammengefaßt werden:

1. Die Morphologie der Fraktur läßt sich zumindest bei wenig komplexen Brüchen mittels der Sonographie gut darstellen.
2. Die Achsenkontrolle der Fraktur ist möglich.
3. Die Bestimmung des Antetorsionswinkels bereitet z.Z. noch technische Schwierigkeiten.
4. Für den Durchbau der Fraktur können sonographische Kriterien erarbeitet werden.

Aus den bisher gesammelten Erfahrungen folgern wir daher, daß mit zunehmender Erfahrung der Untersucher und weiterer technischer Verbesserung der Ultraschallgeräte die Ultraschalldiagnostik das konventionelle Röntgen bei der Behandlung des kindlichen Oberschenkelbruches weitgehend ablösen wird.

Hefte zur Unfallheilkunde, Heft 212
Redigiert von J. Probst

Der Stellenwert der Corticotomie und Osteotomie nach Segmentverschiebung bei der Behandlung von Knochendefekten

R. Brutscher[1], A. Rüter[1] und S.M. Perren[2]

[1] Klinik für Unfall- und Wiederherstellungschirurgie, Zentralklinikum, Stenglinstraße, D-8900 Augsburg
[2] Labor für Experimentelle Chirurgie, Schweizerisches Forschungsinstitut, Obere Straße 22, CH-7270 Davos-Platz

Die von Ilizarov propagierte Corticotomie eines Röhrenknochens zur Verlängerung oder Defektauffüllung erübrigt die autologe oder homologe Knochentransplantation.

An einer tierexperimentellen Versuchsserie von 24 Bergschafen wurde ein Knochendefekt von ca. 2 cm Länge im mittleren Drittel der Tibia gesetzt. Bei 12 Tieren wurde im Bereich der proximalen Tibia eine Ilizarov-Corticotomie (Durchtrennung der Corticalis und Erhaltung des Medullargefäßes) und die Segmentverschiebung durchgeführt. Bei weiteren 12 Tieren erfolgte eine Osteotomie im Bereich der proximalen Tibia (Durchtrennung der Corticalis und des Medullargefäßes). Es wurde ebenfalls die Segmentverschiebung in den Schaftdefekt angeschlossen. Die Segmentverschiebung erfolgte über einen Zugmechanismus mit zwei Zugdrähten, zwei Umlenkschrauben und zwei Ratschen. Die Zugdrähte lagen unter der Haut und wurden nach der Umlenkschraube durch die Haut auf die am Fixateur externe montierten Zugratschen geführt. Die tägliche Zuggeschwindigkeit betrug 1 mm. Die Auswertung ergab in der Gruppe der corticotomierten Schafe eine spontane röhrenförmige Knochenneubildung. Dagegen zeigte sich in der Gruppe der osteotomierten Tiere eine primäre Knochenneubildung zunächst nur auf der dorsalen und lateralen Tibiaseite und erst nach einer zeitlichen Verzögerung von 4 Wochen erfolgte der Verschluß des so entstandenen hufeisenförmigen Knochens zu einem Röhrenknochen. Bei der Zuggeschwindigkeit von 1 mm pro Tag für das Segment konnte ein Versagen der Methode nicht beobachtet werden.

Segmentverschiebung (Ilizarov) bei großen Schaftdefekten langer Röhrenknochen: Knochenregeneration auch am Marknagel

U. Brunner[1], S. Keßler[1], L. Schweiberer[1], B. Rahn[2] und S.M. Perren[2]

[1] Chirurgische Klinik und Poliklinik, Klinikum Innenstadt der Ludwig-Maximilian-Universität, Nußbaumstraße 20, D-8000 München 2
[2] Labor für Experimentelle Chirurgie, Schweizerisches Forschungsinstitut, Obere Straße 22, CH-7270 Davos-Platz

Die Segmentverschiebung nach Ilizarov bietet ein ideales vascularisiertes „Transplantat" im Weichteilverbund zur kontinuierlich knöchernen Überbrückung von langen Schaftde-

Hefte zur Unfallheilkunde, Heft 212
Redigiert von J. Probst

fekten von Tibia und Femur. Zur Fragmentstabilisierung dient ein Fixateur. Bei den langen Fixationszeiten kann dieser aber u.a. zur erheblichen Behinderung der Patienten, zum Pininfekt oder zu Weichteilproblemen mit unzureichender Belastbarkeit des Beines führen. Ein Verriegelungsnagel wäre hier als zentraler Kraftträger mechanisch ideal und überaus patientenfreundlich, könnte früh beübt, belastet und dynamisiert werden. Allerdings wird durch Marknagelung die zentrale Durchblutung vorübergehend eingeschränkt. Die Integrität der Markraumdurchblutung gilt aber als unabdingbare Voraussetzung für eine qualitativ und quantitativ ausreichende Distraktionsosteogenese (Ilizarov).

Hier stellen sich grundlegende Fragen:

1. Kann ein Segment auch entlang eines Verriegelungsnagels transportiert werden?
2. Wird trotz des offensichtlichen Durchblutungsausfalls eine qualitativ und quantitativ ausreichende Knochenbildung eintreten?
3. Können klinisch relevante große Defekte kontinuierlich knöchern überbrückt werden?

Wir haben an 21 Schafstibiae mittlere und lange Schaftdefekte (20 mm = 10 % bzw. 45 mm = 25 % der Schaftlänge) gesetzt. Nach Verriegelungsnagelung ohne Aufbohren und Meißelcorticotomie wurden die Segmente durch Drahtzüge mit ortsfesten Hautaustrittsstellen und durch kleine externe temporäre Spindelapparate transportiert (1 × 1 mm/d).

Kein Tier mußte vom Versuch ausgeschlossen werden. Es ergaben sich keine Weichteilprobleme oder Infekte. Alle Distraktionsbereiche wurden bei ungestörter Knochenreifung kontinuierlich knöchern und primär rohrförmig überbaut. Die Knochenbildung erfolgte dorsal rascher. Im Querschnitt ventral distal verblieben z.T. kleine Restdefekte, die sich sekundär verschlossen. Bei großen Defekten ergab sich eine langsamere Mineralisation bei ebenso vollständigem Knochenaufbau. Nach 24 bzw. 32 Wochen erreichten die Knochen eine 100%ige Biegesteifigkeit im Vergleich zur nichtoperierten Seite (Röntgen, QCT, 4-Punkt-Biegung, Histologie).

Durch Distraktionsosteogenese kann auch am Verriegelungsnagel eine quantitativ und qualitativ gute Knochenbildung erreicht werden. Bei geringem technischen Aufwand und guter biologischer Leistungsfähigkeit ist die Methode von großer klinischer Relevanz.

The Partridge Osteosynthesis. An Experimental Study on Vascularization and Biomechanics of Cerclage Wire and Bands in Animals, and a Clinical Study in 66 Patients. The Solution for Subprosthetic Femur Fractures?

V.A. de Ridder[1], P.J. Klopper[2], F.W. Heatley[3] und A.R. Koomen[4]

[1] Department of Traumatology, Westeinde Hospital, Lijnbaan 32, NL-2501 CK Den Haag
[2] Amsterdam Medical Centre Amsterdam, The Netherlands
[3] St. Thomas' Hospital, London, England
[4] Elisabeth Gasthuis, Haarlem

The problem presented is the subprosthetic fracture of the osteoporotic femur.

The solution is the Partridge system: self locking nylon cerclage bands and plates. It was designed by Tony Partridge in 1976 for this specific problem. Subprosthetic fractures i.e. femur fractures at the tip of the stem of a hip arthroplasty. A screw-plate fixation is difficult and dangerous, a cerclage wire will result in cheese-cutting of the osteoporotic femur. The wide nylon elevated cerclage bands are ideal for this fracture and don't have these restrictions. These bands are easy and quick to apply with the specially designed instruments. Our research has led into three fields:

1. the vascularization of bone during the application of different forms of cerclage, tested on rabbit hind legs and osteomized dog hind legs. Cerclage wire and Partridge bands showed no change in the vascularization, while flat bands did show osteolysis and loss of osteocytes.
2. the mechanical specifics of different forms of cerclage osteosynthesis during torsion and two-directional bending (i.e. three directional) tests, in relation to normal bone and plate osteosynthesis. The Partridge osteosynthesis is a nonrigid ostesynthesis, it shows during torsion tests a 76 % stiffness and during bending tests a 85 and 84 % stiffness in relation to normal bone. The osteosynthesis system can be ameliorated by using a different plate (higher, stiffer) and one cross band: 105 % stiffness in relation to normal bone.
3. clinical observations. During three years we operated 66 patients for a subprosthetic femur fracture. All fractures consolidated with abundant callus during the follow-up of one year. Most patients were taken out of bed the day after the operation, the operated leg was supported during mobilization and weight bearing begun when sufficient callus was seen on the X-ray's. Secondary ailments could probably be prevented due to this early mobilization.

Conclusion

Primary indication for the Partridge osteosynthesis is the subprosthetic fracture of an osteoporotic femur. The system shows no statistically significant vascularization problems, a nonrigid fixation with good mechanical results and good results in clinical use. A secondary indication is a spiral fracture of osteoporotic bone.

Hefte zur Unfallheilkunde, Heft 212
Redigiert von J. Probst

The presentation will be for the major part about the biomechanical research on the Partrigde osteosynthesis and proposed changes.

Röntgenmorphologische, mikroangiographische und histomorphologische Untersuchungen der Anbauvorgänge nach unphysiologischer Belastung der Ulna

R. Seibold und F. Eitel

Chirurgische Klinik, Klinikum Innenstadt der Ludwig-Maximilian-Universität München, Nußbaumstraße 20, D-8000 München 2

Die Martinsche Umbauzone ist eine Veränderung der gesunden Hundeulna bei unphysiologischer Belastung nach Kontinuitätsunterbrechnungen am die Hauptlast tragenden Radius. Die spindelförmige Auftreibung der vergleichsweise zarten Ulna wurde erstmals 1920 von Martin beschrieben, der zur experimentellen Erzeugung einer Pseudoarthrose Radiusteilresektionen vornahm. Martin nannte diese Erscheinung sympathische Knochenerkrankung, da er ihre Ursache in einer Noxe sah, die vom Radius über das Ligamentum interosseum die Ulna erreicht. 1922 wurden seine Versuche von Müller nachvollzogen. Dieser erklärte jedoch die Umbauzone als mechanisch entstanden, worauf ein heftiger Wissenschaftsstreit entstand. 1930 nannte Greifenstein die Martinsche Umbauzone vikariirende Osteose und deutete sie als Anpassungsvorgang an eine pathologische Belastungssituation. Küntscher stellte 1938 den Bezug zur Marschfraktur und zum Ermüdungsbruch her, da mitunter Spaltbildungen in derartigen Umbauzonen beobachtet werden. Die Diagnose der Umbauzone wurde bisher stets röntgenologisch gestellt. Ziel der vorliegenden Experimente war es, die histomorphologischen Veränderungen mit modernen Untersuchungsmethoden darzustellen, um eine Grundlage für genauere Hypothesen zur Entstehung der Ulnaumbauzone zu erhalten.

An 36 Schäferbastarden in 3 Gruppen wurde in verschiedener Weise der Radius operiert: Querosteotomie, Segmentresektion, Teilsegmentosteotomie mit Plattenosteosynthese. Die Ulnae wurden röntgenologisch, licht-, fluorescenz- und stereomikroskopisch sowie in der Mikroradiographie beurteilt.

Es zeigten sich im Experiment bei Radiusinstabilität Umbauvorgänge der Ulna, die qualitativ homogen bezüglich Art, Ort und Zeitpunkt sind und sich nur quantitativ unterscheiden: Geflechtknochenbildung endostal und periostal bis zur 10. Woche p.op., dann Resorptionsvorgänge im Callus sowie intracortical (Porosierung) und schließlich lamellärer Umbau des Geflechtsknochens in der 16. bis 20. Woche p.op. Die Versuche erlauben keine Korrelation der Umbauvorgänge mit der experimentell veränderten Belastungssituation, da diese bis heute in vivo kaum definiert werden kann.

Hefte zur Unfallheilkunde, Heft 212
Redigiert von J. Probst

Dieses Modell erscheint geeignet, Ossifikationsprozesse in Abhängigkeit von der biomechanischen Beanspruchung zu untersuchen, wenn es gelingt, in vivo Spannungsmessungen an der Ulna vorzunehmen.

Quantitative Fluorescenzbildanalyse an Knochenschnitten

K. Wolf[1], M. Saleh[1], W. Stock[1], R. Hierner[1], B. Breuckmann[2] und L. Schweiberer[2]

[1] Chirurgische Klinik und Poliklinik, Klinikum Innenstadt der Ludwig-Maximilian-Universität München, Nußbaumstraße 20, D-8000 München 2

[2] Labor Dr. Breuckmann Opto-Tech, Kunkelgasse 1, D-7758 Meersburg

Mit Hilfe der Quantitativen Fluorescenz-Bildanalyse lassen sich in fluorochrommarkiertem Knochen Strukturvariablen der Knochenneubildung erfassen. Die gespeicherten Daten erlauben mit Hilfe klassischer Formeln der Knochenmorphometrie (Frost 1969, Dunstan und Evans 1980) eine Diagnostik und eine Beurteilung von experimentell erzeugtem Geflecht- oder Lamellenknochen. Folgende Strukturvariablen lassen sich mit der Methode erfassen: Osteoidbreite (μm), Knochenappositionsrate aktiver oder inaktiver Osteoidsäume (μm/d), Mineralisationszeit (d), Knochenformation auf Osteoenebene (μm^2/d).

Die Histologie-Bilder von normalem oder transponiertem Knochen wurden am Mikroskop mit einer Video-Kamera erfaßt und von einem AT-gestützten Bildverarbeitungssystem weiterverarbeitet. Eine Filterkombination am Mikroskop erlaubte, fluorescenz- und lichtmikroskopisch an demselben Schnittpräparat Osteone und Osteoidbreiten ohne Veränderung des Meßareales zu vermessen.

In der gesunden und in der mikrovasculär transponierten Pavianfibula ließen sich folgende Meßwerte feststellen (Mittelwerte $\pm$ Standardabweichung).

Zwischen 8. und 12. Woche		Gesunde Fibula	Transp. Fibula
Appositionsrate:	(μm/d)	$0{,}6 \pm 0{,}2$	$0{,}9 \pm 0{,}2$
Formation:	(μm^2/d)	$120{,}0 \pm 60{,}7$	$201{,}3 \pm 95{,}9$

Zwischen 12. und 16. Woche		Gesunde Fibula	Transp. Fibula
Appositionsrate:	(μm/d)	$1{,}3 \pm 0{,}5$	$1{,}5 \pm 0{,}5$
Osteoidbreite:	(μm)	$9{,}2 \pm 0{,}4$	$4{,}0 \pm 2{,}0$
Mineralisationszeit:	(d)	$7{,}9 \pm 3{,}0$	$2{,}8 \pm 1{,}5$

Der mikrovasculär gestielte Knochen reagierte nach der Operation signifikant mit einer vermehrten Knochenneubildung.

Hefte zur Unfallheilkunde, Heft 212
Redigiert von J. Probst

Regeneration des Knochens nach thermischer Schädigung. Eine tierexperimentelle Untersuchung

R. Büttemeyer, J. Hendricks, J.C. Bruck und F. Weyer

Abt. für Plastische Chirurgie, Zentrum für Brandverletzte, Krankenhaus „Am Urban", Dieffenbachstraße 1, D-1000 Berlin 61

Während thermische Läsionen am Schädelknochen unter Bedeckung mit gut durchbluteten Weichteilen problemlos abheilen, kommt es bei der Therapie thermisch geschädigten Röhrenknochen, z.B. an der Hand, zu schwerwiegenden Problemen. Weder stellt sich eine inerte Verbindung zwischen Weichteilen und Knochen ein, noch findet eine Regeneration des Knochen statt. Schrumpfung der Weichteile und Nachamputationen sind die Folge.

In einem Tierexperiment an Merinoschafen wurden direkte thermische Läsionen von 5,7 qcm an Tibia und Femur unter vollständiger sektorieller Schädigung gesetzt. In Gruppe I wurde die Läsion nur mit gut durchbluteten Weichteilen gedeckt, in Gruppe II ein proximal gestielter Periostlappen auf die Läsion gelegt und mit Weichteilen gedeckt. In Gruppe III wurde in Abhängigkeit vom ossären Widerstand eine Knochenlamelle vor der Periostplastik abgemeißelt. Zur Vitalfärbung konnte Calcein blue, Xylenolorange und Alizarinkomplexon während der Freilandhaltung gespritzt werden. Die Sektion nach 3 Monaten ergab in der Gruppe I durchgängig eine mit seröser Flüssigkeit gefüllte Höhle über der Läsion ohne Knochen-Weichteil-Bindung. Die Läsion zeigte keine Reperiostierung und war von einem Calluswall umgeben.

Hierzu im Gegensatz zeigte die Gruppe II eine inerte Knochen-Periost-Weichteilbindung. Eine Höhle fand sich in keinem Fall. Die Callusbildung war minimal.

Anhand der histologischen Präparate vom unentkalkten Knochen (hergestellt an der Abt. Pathologie der FU Berlin, Prof. Gross) konnten die Reparationsvorgänge überwiegend ausgehend vom Periost, aber auch von Endost und von vitalen Knochenkanälen dargestellt werden. Die Vitalfärbung der Osteone ließ eine Errechnung einer mittleren Wachstumsgeschwindigkeit von 1,7 Mikrometer/Tag zu. In der Färbung nach Kossa konnte die erhebliche Osteoporose, verursacht durch die höhere Geschwindigkeit der Resorption im Vergleich zur Regeneration, nachgewiesen werden. Die Untersuchung der Gruppe III-Präparate ergab, daß die Abmeißelung geschädigten Gewebes keinen positiven Einfluß auf die Regeneration hat.

Zusammenfassend läßt die Untersuchung den Schluß zu, daß bei einer thermischen Läsion des Röhrenknochen erst eine Bedeckung mit einem Periostlappen eine suffiziente Regeneration zuläßt.

Hefte zur Unfallheilkunde, Heft 212
Redigiert von J. Probst

Vorlesungen

The Adult Respiratory Distress and Multiple Organ Failure Syndrome

R.J.A. Goris

Dept. of General Surgery, University Hospital St. Radboud, NL-6500 HB Nijmegen

The adult respiratory distress syndrome (ARDS) still carries a mortality of 30 %, despite intensive treatment. When followed by the sequential failure of multiple organ functions (MOF) and sepsis, the mortality still is 60 %. Evidence is slowly gathering that excessively activated endogenous inflammatory cells are responsible for structural damage and functional deterioration in remote vital organ systems and for the syndrome of "clinical" sepsis in these patients [1].

In this article a brief and necessarily incomplete summary is given of the criteria for diagnosis, clinical symptoms, pathophysiology and prevention of ARDS.

1. Definitions

ARDS has been defined as "non-cardiogenic pulmonary edema". Elaborate criteria have been formulated to isolate "true" ARDS from other causes of pulmonary dysfunction. Pepe et al. [2] defined ARDS as a clinical syndrome satisfying all of the following criteria: (1) PaO2 less than 75 torr with FiO2 of 0.5 or greater; (2) new diffuse bilateral infiltrates (all lung fields involved) on chest roentgenography; (3) pulmonary artery wedge pressure (PAWP) less than 18 mm Hg; (4) no other explanation for these. However, severe hypoxemia may initially be present without roentgenographic changes in the lungs [3] and in a series of severe trauma patients the mean PAWP during the first week post-injury was 15–18 mm Hg [4] leaving little space for "true" ARDS in trauma patients.

A completely different approach has been to lump together all forms of pulmonary failure, defining the condition as requiring mechanical ventilation for more than two days in the group studied [5, 6]. The severity of ARDS may then be defined as the FiO2 and/or PEEP required to obtain a satisfactory PaO2 [7, 8].

MOP has been defined as a syndrome consisting of the sequential failure of two or more organ systems in patients with clinical signs of sepsis [9]. The organ systems involved are the pulmonary, hepatic, renal, cardiovascular, nervous, hematologic and gastrointestinal systems. We presently utilise the "MOF-score" to define and grad (0 = not present, 1 =

Hefte zur Unfallheilkunde, Heft 212
Redigiert von J. Probst

present, 2 = severe) the severity of failure in each of these seven organ systems (maximum score = 14) [8]. A MOF-score of 5 or above indicates severe MOF.

Sepsis has been defined as a clinical syndrome of serious bacterial infection with a concurrent deleterious systemic response. For reasons to be discussed further, this definition is not practicable in ARDS and MOF patients.

2. Signs and Symptoms

It should be clear from the onset, that ARDS/MOF is not a specific clinical illness but a complication of a severe event such as major injury or infection. Thus ARDS/MOF is always preceded by a trigger. Clinicians are well aware of the nature of such triggers, as in some studies in selected patients at risk, the actual incidence of ARDS was 80% [2]. In trauma patients, the risk of ARDS increases with the severity of injury [6, 10].

In trauma patients, the early signs of incipient ARDS may be found within hours post-injury and consists of tachypnea and respiratory alkalosis, followed by a decrease in arterial pO2 and eventually by the typical changes on roentgenography of the thorax ("early" ARDS). These signs may increase in severity (in other patients first appear) after 4 or 5 days, when the patient becomes febrile and develops the clinical syndrome of sepsis ("late" or "septic" ARDS).

Clinical, morphological, bacteriological, biochemical and oxygenation changes will be briefly discussed.

Clinical Signs and Symptoms Including Organ Dysfunction

In ARDS, capillary permeability for water and protein in the lung is increased resulting in pulmonary edema, which is easily diagnosed on roentgenography and may be accurately measured by the thermo-dye method. Less attention has been given to the fact that these patients have a generalised increase in capillary permeability resulting in a positive fluid-balance, generalised permeability edema [8, 11], increased organ weights on post-mortem examination [12] and a protein rich glomerular filtrate in the kidney [12]. Furthermore, these patients progressively develop a decreased peripheral resistance and an increased cardiac output together with moderate or high fever ("clinical" sepsis).

Though also less obvious than the pulmonary symptoms, already at a very early stage functional disturbances are found in other organs such as the kidney and the liver [8, 13].

The clinical signs may thus be summarised as generalised inflammation: "rubor" (generalised vasodilatation), "calor" (fever), "tumor" (generalised permeability edema) and the "functio laesa" of several organ systems.

Morphology

The morphology of the lung in experimental and in human ARDS has been well characterised with aggregation and margination of granulocytes ("lung in shock") and subsequent damage to the pulmonary capillar endothelium and the alveolo-capillary membrane ("shock-lung") [12, 14–16].

Only little attention has been given to the early morphological changes in other organs in experimental and human conditions leading to ARDS, but the available evidence indicates that the above alterations are also present in the liver, kidney, heart and spleen [12, 14–16]. Again, these changes are indicative of a generalised inflammatory response.

Bacteriology

Since the first authors to describe ARDS noticed that these patients subsequently die of sepsis [17], there is almost consensus that bacterial overgrowth is the cause of late ARDS and MOF. However, the evidence for such a causal relationship is poor as an identical MOF-syndrome develops in patients with primarily bacterial (peritonitis) and non-bacterial problems (severe trauma before bacterial invasion is obvious) [8] and as no single study could reliably demonstrate positive blood cultures or elevated levels of circulating endotoxin preceding MOF (for review see [1]). Furthermore, there are no clinical, biochemical or morphological differences between patients with the "clinical" sepsis syndrome (no bacteremia, no focus) and patients with the "classical" sepsis syndrome (bacteremia, septic focus) [8, 18].

On the other hand, it is obvious that these patients demonstrate an important immunological dysfunction, a severely impaired host-defense to bacterial invasion and consequently are highly sensitive to nosocomial infections. Bacterial translocation from the gut may contribute to the pathogenesis or the perpetuation of the sepsis-syndrome, but it could not be demonstrated yet that "septic" ARDS and MOF may be prevented by the administration of antibiotics or by selective decontamination of the gastro-intestinal tract.

Biochemical Changes

Though inflammation is intended to be a local process, it is obvious that in patients with severe trauma a systemic activation of inflammatory cells, and a systemic spill-over of inflammatory products and mediators may be expected (Table 1). The "abnormal" systemic presence of any inflammatory mediator would then be a *marker* of systematic inflammation, and the change from normal should correlate with it's severity. However, if these compounds are themselves causing damage to otherwise healthy tissues and their specific functions, their detection in abnormal amounts in the systemic circulation should predict ARDS and MOF (Table 1). At present only a very few *predictor*-studies are available.

From the different cascade systems possibly involved in ARDS/MOF, only the complement system has been well-studied in trauma patients.

Low plasma-levels of the complement compounds C3 and C4 habe been found in ARDS-patients [19]. Elevated plasma-levels of C3a have been found prior to the development of ARDS by several authors [20–22]. In most studies, elevated levels of anaphylatoxins could only be found at an early stage of disease.

Studying the number and function of circulating PMN in ARDS/MOF may not be relevant, since biologically active PMNs aggregate and stick to endothelial cells, while pe-

Table 1. Schematic presentation of the events and time range leading to MOF

Events	Time
Risk factors ....→ markers	day 0
Severity score ↘	
↗ mediators	
↙ P	
Early ARDS .... markers	day 1–2
Severity score ↘	
↗ mediators	
↙ P	
Late ARDS .... markers	day ± 7
MOF, 'sepsis'	
Severity score	
→ survival	
Outcome < P	
→ death	

P = positive predictive value

ripheral blood PMNs may not be representative of the activated population [23]. At the site of inflammation, PMNs release numerous active substances, such as proteolytic enzymes (f.i. elastase) and toxic oxygen-radicals, vasoactive substances (PAF-acether, leukotrienes, PGE2) and wound-hormones (MAF, GM-CSF). Actually it might be more appropriate to measure these substances as an index of PMN activity. Presently, the measurement of most of these substances in clinical patients is either impossible, impractical or has barely been done. Increasing data are available on elastase.

Elastase is a serine-protease, essential for PMN-mediated endothelial injury [24, 25] and is measured as the complex with its inhibitor al-antiprotease. All studies available have shown a positive relation between elastase and severity of ARDS, sepsis and MOF in major trauma [19, 26–29]. A few studies found elastase to predict MOF [19, 26]. One study could demonstrate that the rise in EVLW in trauma patients occured subsequent to a prior rise in elastase and C3a [29]. The present evidence thus suggests an important role for elastase as a marker of PMN-activity, and possibly as a predictor of ARDS and MOF, though specific plasma levels and time-courses have yet to be set for optimizing the positive predictive value.

The involvement of free radicals in patients prone to ARDS and MOF is still poorly documented, due to the difficulty of demonstrating their presence or effects in vivo. Malondialhehyde, a stable end-product of lipid-peroxidation is elevated in pulmonary tissue of trauma-patients dying of ARDS and sepsis [30]. The MDA-method, however, is subject to criticism, and more studies are urgently needed utilising newer methods such as lipofuscin and hydroxy-nonenal.

Macrophages, as well as PMN's, exert their activities locally. Monitoring macrophage acticity thus requires measuring their monokines (TNP, IL-1) or metabolic products (f.i.

neopterin). TNF plasma levels correlated well with lactate levels, severity of illness and mortality, not with positive blood cultures, endotoxin levels, nor with subsequent ARDS, shock or mortality [31]. In clinical studies, plasma-levels of neopterin correlated well with the severity of ARDS, MOF and sepsis and could accurately predict non-survivors several days before the event [32, 33].

Oxygenation

The disturbed oxygenation of venous blood in the lung, the resulting venous-arterial admixture and hypoxemia in ARDS are well documented. This situation results from maldistribution of the pulmonary microcirculation and/or from an impaired oxygen diffusion through the alveolo-capillary membrane.

Recently it has been demonstrated that in ARDS patients, oxygen consumption depends on oxygen supply over a much wider range of supply than normal (supply dependency) and high serum-lactate levels are found despite an adequate arterial oxygen supply (for review see [34]). In fact this situations indicates that ARDS-patients are unable to increase their oxygen-extraction ratio (OER) above 0.30 in the presence of tissue hypoxia, while normally maximal OER is 0.80 when arterial oxygen supply is insufficient to meet tissue demands of oxygen. The same phenomenom has been described in septic and MOF patients, with another terminology: "high output failure". As in this condition very low tissue pO2 values were found [35], supply dependency is not caused by an impaired utilisation of oxygen, but indicates a disturbed diffusion of oxygen from the erythrocytes to the mitochondria.

This supply dependency indicates that in ARDS/MOF the impaired diffusion for oxygen is present in the lung as well as in peripheral tissues. A review of the literature on oxygen utilisation indicated that a severe decrease in OER is an ubiquitous phenomenon in severe inflammation [36]. Presently therapeutic efforts in ARDS/MOF are aimed at increasing arterial oxygen transport, while the correct therapy should aim at increasing OER.

3. Pathophysiology

The sequence of events in inflammation – e.g. after local tissue trauma – begins with the local activation of the different cascade systems (complement, arachidonic acid, coagulation, fibrinolytic and kinin-kallikrein), generating mediators from circulating proteins. Some of these mediators (anaphylatoxins: C3a, C5a) have strong chemotactic effects on circulating inflammatory cells (PMN's, monocytes), activate these cells to produce proteolytic enzymes and toxic oxygen radicals. In the next phase, cellular mediators have an important role. The wound granulocytes and macrophages release systemic signals (e.g. GM-CSF, PGE-2, TNF, IL-1, IL-6) to adapt the organism to the local requirements of the local problem.

Experimental infusion of complement activated plasma in rabbits induces tachypnea, leucopenia, PMN aggregation and sequestration in the lung, liver, kidney and heart [15] ressembling the early morphological changes in ARDS and MOF [12]. These alterations however are not severe and largely reversible. Only with an additional stimulus such as hypoxia, severe morphological changes could be induced [15]. This indicates a strong synergism between complement activation and hypoxemia in inducing this changes ("two hit theory"). On the other hand, in complement depleted or complement deficient experimental animals, the pulmonary response to inflammatory stimuli is significantly diminished [37].

The role of PMN in inflammation has been well defined [38]. Experimental administration of elastase results in elevated pulmonary vascular resistance, decreased cardiac output, pulmonary leucostasis, DIC, and increased venous admixture of oxygen [39].

Free radicals are potent inflammatory agents. Experimental administration of (agents inducing) free radicals closely mimicks ARDS and MOF [40].

Circulating monocytes are attracted to the site of inflammation, and differentiate locally to macrophages. Macrophages are activated directly by C5a, and by a score of signals from PMN such as GM-CSF, low molecular MSF and PMN-IL1 like activity [41]. Apparently it takes several days after activation to develop the full inflammatory reaction of macrophages. Upon stimulation, macrophages may release some 53 different classes of secretory products, of whom some are pro-inflammatory (proteolytic enzymes, oxygen radicals, IL-1 or endogenous pyrogen, TNP or cachectin), others anti-inflammatory (PGE-2), immunosuppressive (IL-2) or pro-coagulatory [41]. Prolonged activation of macrophages by intraperitoneal administration of zymosan in rats induces the full clinical, morphological biochemical and bacteriological syndrome of ARDS, MOF and sepsis [16]. Except for the bacteriological alterations, the same syndrome may be elicited in this way in germ-free rats [16].

Experimental administration of IL-1 in rabbits results in hypotension, decreased peripheral resistance, increased heart rate and cardiac output, leukopenia and thrombocytopenia [42]. Experimental administration of TNF results in fever, diarrhea, tachypnea, hypotension, metabolic acidosis, elevated lactate levels, lethargy, ARDS-like changes in the lung, hemorrhagic necrosis of the kidneys and adrenals, and finally death [43].

4. Prevention

Presently therapy in ARDS, MOF and sepsis is aimed at supporting the failing organ functions (lung, kidney, circulation, blood clotting etc.) while the administration of corticosteroids and antibiotics is ineffective. In the absence of a causal treatment, everything should be done to prevent or minimize the factors contributing to the genesis of this highly lethal syndrome, such as complement activation, hypoxemia and tissue hypoxia.

The complement system is activated by exposed collagen and extracellular ATP as f.i. by severe soft tissue injury or by necrotic tissue (to be dealth with by surgical excision), by activation of the coagulation system (requiring stopping all ungoing haemorrhage at the shortest possible notice), by bacteria and their endotoxins (requiring the prevention of and early treatment of any surgical infection), and probably also by the presence of multiple unstable major fractures (pelvis, femur) [19]. Early operative stabilisation of such fractures has proven of vital importance in decrasing the incidence and mortality in multiple traumatized patients [6, 10].

Hypoxemia should be maximally prevented, especially as hypoxemia has been demonstrated experimentally to be extremely deleterious in situations where the complement system is activated [15], a condition present in severely injured patients. One of the methods to obtain this goal is by preventive mechanical ventilation in patients at risk [6]. Also tissue hypoxia should be maximally prevented, requiring early and agressive treatment of shock. It should be realised that in these patients the capacity to extract oxygen from the arterial blood is limited (supply dependency). For this reason supranormal values of oxygen supply are necessary to prevent tissue hypoxia [44]. Methods should be developed to directly monitor tissue oxygenation, as only an optimal tissue PO2 guarantees the adequacy of oxygen supply.

5. Conclusions

Inventarising the inflammatory capacities of inflammatory cells, PMN and macrophages seem able to induce a lethal reaction, characterised by clinical morphological and biochemical signs of whole body inflammation, bacterial overgrowth, an impaired diffusion for oxygen and the sequential failure of organ functions. This whole body inflammation has hitherto largely escaped our attention, as in clinical studies inappropriate methods have been used such as counting peripheral leucocytes, and as monitoring key-mediators (IL-1, TNF, PGE-2, leukotrienes) and key-cells (activated PMN, macrophages) hitherto was impossible.

Presently a new set of methods is available, allowing a closer look at this whole body inflammation, such as elastase (monitoring PMN activity), neopterin (monitoring macrophage activity) and hopefully clinically practicable methods to monitor cytokines as well as endotoxin-levels. Only after such comprehensive studies have been performed, it might be concluded that – as in the experimental animal – sepsis and MOF may not necessarily be caused by bacteria or their endotoxins, but by an untoward autodestructive and self-sustaining activation our own inflammatory cells.

In the absence of an adequate treatment, all our efforts should be directed at preventing or decreasing factors contributing to the activation of this whole body inflammation, especially complement activation and tissue hypoxia.

References

1. Goris RJA (1989) Multiple Organ Failure: whole body inflammation? Schweiz Med Wochenschrift 119: 347–353
2. Pepe PE, Potkin RT, Holtman RD, Hudson LD, Carrico CJ (1982) Clinical predictors of the adult respiratory distress syndrome. Am J Surg 1444: 124–130
3. Modig J, Hedstrand U, Wegenius G (1985) Determinants of early adult respiratory distress syndrome. Acta Chir Scand 151: 413–418
4. Sturm JA, Lewis FR, Trentz O, Oestern H-J, Hempelman G, Tscherne H (1979) Cardiopulmonary parameters and prognosis after severe multiple trauma. J Trauma 19: 305–318
5. Pine RW, Wertz MJ, Lennard ES, Dellinger EP, Carrico CJ, Minshew BH (1983) Determinants of organ malfunction or death in patients with intra-abdominal sepsis. Arch Surg 118: 242–249
6. Goris RJA (1987) Prevention of ARDS and MOF in trauma-patients by prophylactic mechanical ventilation and early fracture stabilisation. In: First Vienna Shock Forum. Alan Liss, New York
7. Faist E, Baue AE, Dittmer H, Heberer G (1983) Multiple organ failure in polytrauma patients. J Trauma 23: 775–787
8. Goris RJA, te Boekhorst TPA, Nuytinck JKS, Gimbrere JSP (1985) Multiple organ failure. Generalised autodestructive inflammation? Arch Surg 120: 1109–1115
9. Baue AE (1975) Multiple progressive or sequential systems failure. Arch Surg 110: 779–781

10. Johnson KD, Cadambi A, Seibert GB (1985) Incidence of adult respiratory musculoskeletal injuries: effect of early operative stabilization of fractures. J Trauma 25 : 375–384
11. Kreuzfelder E, Joka T, Keinecke H-O, Obertacke U, Schmit-Neuerburg K-P, Nakhosteen JA, Paar D, Scheiermann N (1988) Adult respiratory distress syndrome as a specific manifestation of a general permeability defect in trauma patients. Am Rev Resp Dis 137 : 95–99
12. Nuytinck JKS, Offermans XJ, Kubat K, Goris RJA (1988) Whole body inflammation in trauma patients. An autopsy study. Arch Surg 123 : 1519–1524
13. Lobenhoffer HP, Oestern H-J, Sturm J, Maghsudi M (1984) Changes in laboratory profile in patients with multiple organ failure after major trauma. Langenbeck's Arch Chir [Suppl] Chir Forum 15–19
14. Schlag G, Redl H (1983) Posttraumatic ultrastructural changes and the role of granulocytes in the lungs, liver and skeletal muscle. Intense Care Med 9 : 148
15. Nuytinck JKS, Goris RJA, Weerts JGE (1986) Acute generalised microvascular injury by activated complement and hypoxia: the basis of ARDS and MOF? Br J Exp Pathol 67 : 537–548
16. Goris RJA, Boekholtz WKF, van Bebber IPT, Nuytinck JKS, Schillings PHM (1986) Multiple organ failure and sepsis without bacteria. An experimental model. Arch Surg 121 : 897–901
17. Ashbaugh DG, Petty TL (1972) Sepsis complicating the acute respiratory distress syndrome. Surg Gynecol Obstet 135 : 865–869
18. Nehrlich ML (1990) Quantification of organ failure. Proceedings of the First Wiggers-Bernard Conference on Shock G. Schlag, H Redl (Ed). Alan Liss, New York
19. Nuytinck JKS, Goris RJA, Redl H, Schlag G, van Munster PJJ (1986) Posttraumatic complications and inflammatory mediators. Arch Surg 121 : 886–890
20. Solomkin JS, Cotta LA, Satoh PS, Hurst JM, Nelson RD (1985) Complement activation and clearance in acute illness and injury: evidence for C5a as a cell-directed mediator of ARDS in man. Surgery 97 : 668–678
21. Slotman GJ, Burchard KW, Yelling SA, Williams JJ (1986) Prostaglandin and complement interaction in clinical acute respiratory failure. Arch Surg 121 : 271–274
22. Heideman M, Hugli T (1984) Anaphylatoxin generation in multiple system organ failure. J Trauma 24 : 1038–1043
23. Russell Martin R (1987) In host defense, leukocytes that are counted may not count. J Lab Clin Med 109 : 378–379
24. Smedley LA, Tonnesen RA, Sandhaus RA, Haslett C, Guthrie LA, Johnston RB, Henson PM, Worthen GS (1986) Neutrophil-mediated injury to endothelial cells. J Clin Invest 77 : 1233–1243
25. Henson PM, Johnston RB (1987) Tissue injury in inflammation. J Clin Invest 79 : 669–674
26. Redl H, Pacher R, Woloszczuk W (1987) Acute pulmonary failure-comparison of neopterin and granulocyte elastase in septic and non-septic patients. In: Pfleiderer W (Ed) Biochemical and clinical aspects of pteridines, Vol 5. de Gruyter, New York
27. Dittmer H, Jochum M, Fritz H (1986) Freisetzung von granulozytarer Elastase und Plasmaprotein. Veränderungen nach traumatisch-haemorrhagischem Schock. Unfallchirurgie 89 : 160–169
28. Zheutlin LM, Thonar EJ-MA, Jacobs ER, Hanley ME, Balk RA, Bone RC (1986) Plasma elastase in the ARDS. J Crit Care 1 : 39–44
29. Nerlich ML, Seidel, Regel G, Nerlich AG, Sturm AJ (1986) Oxidative membrane damage in severe trauma: a clinical-experimental study. In: Streicher HJ (Ed) Chir Forum. Springer, Berlin Heidelberg New York Tokyo
30. Nerlich ML, Seidel J, Regel G, Nerlich AG, Sturm JA (1986) Klinische experimentelle Untersuchungen zum oxidativen Membranschaden nach schwerem Trauma. Langenbecks Arch Chir [Suppl] 217–222
31. Damas P, Gijzen Ph, Lopez M, Gathy R, Vrindts Y, Reuter A, Demonty J, Lamy M, Franchimont P (1988) Cachectin (TNFa) serum levels in human during septic shock (Abstr.). First Int. Congress on immune consequences of trauma, shock and sepsis. Munich
32. Strohmaier W, Redl H, Schlag G, Inthorn D (1987) D-erythro-neopterin plasma levels in intensive care patients with and without septic complications. Crit Care Med 15 : 757–760
33. Pacher R, Redl H, Woloszczuk W (1987) Neopterin and granulocyte elastse in septicemic patients prone to develop multi-organ failure. In: Pfleiderer W (Ed) Biochemical and Clinical aspects of pteridines, Vol. 5. de Gruyter, New York

34. Cain SM (1984) Review: supply dependency of oxygen uptake in ARDS: myth or realty? Am J Med Sci 288: 119–124
35. Beerthuizen GIJM, Goris RJA, Kreuzer FJA (1989) Skeletal muscle PO2 during imminent shock. Arch Emergency Med 6: 172–182
36. Goris RJA (1990) Impaired oxygen extraction, an ubiquitous phenomenon in severe inflammation. In press
37. Dehring DJ, Steinberg SM, Wismar BL, Lowery BD, Carey LC, Cloutier CT (1987) Complement depletion in a porcine model of septic acute respiratory distress. J Trauma 27: 615–625
38. Stokke T, Burchardi H, Hensel I, Kostering H, Kathner T, Rahlf G (1986) Continuous intravenous infusion of elastase in normal and agranulocytic minipigs – effects on the lungs and the blood coagulation system. Resuscitation 14: 61–79
39. Wedmore CV, Williams TJ (1981) Control of vascular permeability by polymorphonuclear leukocytes in inflammation. Nature 89: 646–650
40. Brigham KL (1986) Role of free radicals in lung injury. Chest 89: 859–863
41. West MA (1987) Macrophage effector function in sepsis. Arch Surg 122: 242–247
42. Okusawa S, Gelfland JA, Ikejima T, Connolly RJ, Dinarello CA (1988) Interleukin 1 induces a shock-like state in rabbits. J Clin Invest 81: 1162–1172
43. Gaskill HV (1988) Continuous infusion of TNF: mechanisms of toxicity in the rat. J Surg Res 44: 664–671
44. Shoemaker WC, Appel PL, Kram HB, Waxman K, Tai-Shan L (1988) Prospective trial of supranormal values of survivors as therapeutic goals in high-risk patients. Chest 94: 1176–1186

The Rationale for Internal Fixation

J. Schatzker

Orthopedic Surgeon in Chief, Sunnybrook Medical Centre, 2975 Bayview Ave., Toronto/Ontario M4N 3M5, Canada

In developing the rationale for internal fixation I must demonstrate that operative treatment is safe and that the results achieved through surgery are decidedly superior.

In order to do this I have chosen to compare operative and non-operative treatment on the basis of their ability to

1. preserve life,
2. preserve the limb and to
3. preserve function.

Let us begin with the preservation of life.

Trauma patients die because of ARDS, sepsis, embolic disease, and multiple organ failure. As the care of trauma patients began to be structured evidence began to emerge from Switzerland from Canada and from Finland that early aggressive treatment of proximal long bone fractures improved patient outcome. Goris from Nijmengen provided us with strong evidence in support of the thesis. He looked in two groups of patients at the variables of mortality, the incidence of ARDS, and the length of ventilation. The one group had their fractures fixed within the first 24 hours. The other had their fracture fixation delayed. The

Hefte zur Unfallheilkunde, Heft 212
Redigiert von J. Probst

group with the delayed fixation had a four-fold increase in mortality, ARDS and in the length of time of requiring ventilatory assistance.

Meek from Vancouver compared ORIF and traction as treatment modalities in a group of polytrauma patients matched in their ISS and age. He was also able to show convincingly the superiority of ORIF. The mortality rate in patients who had surgery was only 4.5 % compared to 28 % in the group treated by traction.

Johnson from Dallas in 1985 published his study of a group of polytrauma patients carefully matched according to age and ISS. He looked upon mortality, ARDS, ICU time, and the incidence of systemic infection. His figures are overwhelming in support of early proximal long bone stabilization. The mortality in patients who had early surgery was 2.4 %. Those who had delayed surgery had a 12 % mortality. Patients who had early surgery had an incidence of ARDS of 6 % VS 39 % for those in whom surgery was delayed. The figures for sepsis are similar. Patients whose surgery was delayed had a 25 % incidence of sepsis whereas those with early surgery an incidence of only 5 %. The difference in the length of ICU stay is similarly striking.

Larry Bone from Buffalo more recently in a randomized double blind trial validated the work of Johnson and others in showing very similar results.

Thus we have convincing evidence which points to the rationale of immediate internal fixation of proximal long bones in the polytrauma population as a method which is clearly superior in preserving life. Indeed there is no justification for any other form of treatment.

Let us examine now the preservation of limb.

Tscherne in his book "Fractures with soft Tissue Injuries" refers to the 4 eras in the treatment of open fractures as:

- life preservation
- limb preservation
- prevention of infection and
- preservation of function.

Theodor Billroth reporting in 1866 on the treatment of 93 patients with open fractures indicated a 39 % mortality rate and a 30 % amputation rate. Richard von Volkmann in 1878 reporting at the German Surgical Congress indicated a mortality rate of 38.5 % almost identical to that of Billroth. During World War I the mortality rate of open femoral fractures unless treated by immediate amputation was almost 80 %. The threat to life of an open fracture persisted through most of World War II and the treatment of a major open fracture continued to be amputation.

Today we not only expect to preserve the life and limb of a patient with open fractures but also expect to preserve function.

What then have been the advances in the treatment of open fractures to make this possible?

We have recognized the importance of proper grading of open fractures as a guide to their treatment, of prophylactic antibiotics, of thorough wound debridement, and of leaving the wounds open. All these have contributed to life preservation, limb preservation, and to the prevention of infection. The greatest advance in the treatment of open fractures, however, has been in the introduction of internal fixation which has made the preservation of function possible.

In 1964 E.A. Nicoll analyzed 705 tibial fractures. In his series there were 144 open fractures. 22 of these became infected for an incidence of 15.3 %, an incidence of sepsis acceptable by todays standards. However, 60 % of the infected cases went on to develop a delayed union and non-union and 70 % of these were associated with permanent joint stiffness. Joint stiffness was nearly three times higher in the presence of moderate or severe wounds. The incidence of delayed union or non-union in type II and III wounds which did not develop sepsis was 34 % ! Despite these observations Nicoll argued that "residual stiffness ... results from fibrosis in muscles, fascial planes and ligaments irretrievably damaged at the time of injury and that internal fixation even with immediate movement will not avert siffness from this cause.

Rittmann and Perren in 1974 demonstrated that in the presence of stable fixation it is more difficult to cause an infection and that infected cortical fractures will heal in the presence of stability whereas in the presence of instability they go on to non-union. Thus surgeons today risk sepsis in order to regain function, since sepsis in the presence of stable fixation will not necessarily compromise function, and once union occurs and metal is removed, the local osteitis can be erradicated.

A combined study of the results of *"immediate plate fixation of open fractures of the tibia"* from the University Hospital of Nottingham and from my own Division at Sunnybrook Hospital illustrate these principles in practice. The overall infection rate in the 97 fractures was 10.3 % even though 60 of the 97 cases were grade II or II wounds. Soft tissue debridement was followed by stable plate fixation using AO techniques and implants. All but one fracture united. Of the 10 cases which developed an infection, in all but one, the infection cleared and its presence did not contribute to failure of healing nor to loss of function. Stable fixation allowed easy wound for care, and by affecting anatomical reduction and allowing early mobilization it produced excellent results in terms of function in 89 % of the cases.

The introduction of stable internal fixation and early motion have greatly altered our perception of the pathogenesis of late stiffness and deformity. Stable fixation of the bone leads rapidly to a stable soft tissue envelope, to a rapid wound closure and to prevention of sepsis. It also makes early motion possible which in turn leads to a rapid return of function. The risks of internal fixation is therefore justified. It decreases the incidence of infection and improves function.

In evolving further the rationale for internal fixation in terms of preservation of function let me examine articular fractures and then isolated fractures of the long bones.

Before the development of stable internal fixation surgical treatment of intraarticular injuries was condemned because it caused stiffness, deformity, delayed union or non-union. Non-operative methods were favoured. Stewart and Neer, discussing the treatment of the supracondylar fracture of the femur even in the light of limited criteria of excellence which today would be thought unacceptable, such as the acceptance of 70° of knee flexion as satisfactory, found the results of surgery to yield just over 50 % of acceptable results. Stewart went on to state that it was the result of added trauma of surgery and the presence of metal in periarticular location which directly contributed to stiffness. A review of their publications and that of other authors makes it evident that the techniques of internal fixation in existance and the implants then available were totally inadequate. Sufficient stability could never be achieved to permit early pain free motion. If motion was attempted, not only did pain inhibit motion and result in stiffness, but displacement and loss of reduction were also very common. To prevent displacement and loss of reduction internal fixation was combined with plaster and this invariably resulted in permanent stiffness.

The publications of the AO group, my own review and that of others on the results of treatment of major intraarticular fractures utilizing the AO implants and new methods of stable fixation indicated that stable fixation and early motion was an attainable goal, and that intraarticular fractures so treated did extremely well.

Patients whose fractures were treated non-operatively have permitted me important observations which are a valuable guide to treatment.

Patients whose intraarticular fractures were immobilized in plaster for one months or longer ended with marked stiffness of their joints. Patients with similar fractures which were treated by open reduction and internal fixation but whose joints were subsequently immobilized in plaster ended with far greater stiffness. Patients whose intraarticular fractures were treated by traction and early motion ended with varying degree of joint incongruity but a good range of motion.

Fractures which were treated by manipulation and traction often showed persistent displacement of some fragments. These were always impacted and could be reduced only by direct surgical intervention. Furthermore articular defects left by joint depression did not fill with fibrocartilage. Thus if an articular fracture after maninpulation has joint incongruity and instability both will be permanent unless corrected surgically.

Pauwels postulated that in a normal joint there is an equilibrium between joint regneration and joint destruction, and that articular cartilage wear occurs constantly as a result of stress. As stress is F/A it becomes clear that stress can be increased and the equilibrium tipped in favour of joint destruction either by decreasing the surface area of contact or by increasing F or by both. F is increased above its physiological levels by axial overload, the result of a metaphyseal or diaphyeal deformity. Thus from the above it is clear that "anatomical reduction and the correction of metaphyseal or diaphyseal deformity" is essential in the treatment of intraarticular fractures.

Mitchell studied the effects of accuracy of reduction and stable fixation. He osteotomized the lateral condyle of a rabbit's femur. Malreduction and instability resulted in destruction of the joint. Anatomical reduction and stable fixation of intraarticular fragments by means of compression resulted in articular artilage regeneration.

Salter studied experimentally and clinically the results of continuous passive motion stimulated both cartilage healing and regeneration.

The foregoing experimental and clinical observations indicate that in the treatment of intraarticular fractures

1. anatomical reduction and stable fixation of articular fragments is necessary to restore joint congruity and stability.
2. metaphyseal defects must be corrected to prevent joint overload from axial deformity. The ensuing defects must be bonegrafted to aid in rapid union and in preventing articular fragment redisplacement.
3. fixation must be stable to permit immediate painfree mobilization and
4. immediate motion is necessary to prevent joint stiffness and ensure articular cartilage healing and recovery.

These goals are attainable only by ORIF.

In developing the rationale for internal fixation for isolated fractures of the long bones it is necessary to view the indications in the light of the results of non-operative treatment.

Most fractures of the humerus do not require surgical intervention. Simple splinting results in rapid union with good preservation of function. There are specific indications for surgery such as diaphyseal fractures associated with intraarticular fractures or bilateral fractures of the humerus. I shall not for the sake of time address these uncommon indications.

In fractures of the radius and ulna the combination of skeletal stability with mobility of the extremity is necessary to produce excellent functional results. Closed reduciton followed by lengthy plaster immobilization resulted frequently in malunion or nonunion with very poor functional results. Perhaps the most severe indictment of the closed method was made by Hughston in 1957 who reported 92% of unsatisfactory functional results in the treatment of 41 isolated Galeazzi type radial fractures. Stable internal fixation has dramatically altered the outlook for fractures of the forearm. Recent studies such as those by Anderson have demonstrated a rate of union of over 95% with excellent functional results in almost 100% of patients.

Non-operative treatment of subtrochanteric and diaphyseal fractures of the femur is difficult and frequently unsatisfactory. All non-operative forms of treatment involve traction which can correct shortening but often fails to correct deformity. The prolonged period of traction apart from its devastating economic implications for the patient and for the health care delivery system is fraught with complications such as malunion, nonunion, marked knee stiffness and systemic complications such as deep vein thrombosis and pulmonary embolus. Already in 1961 Sir John Charnley recognized the futility of closed methods in treating these fractures. Today even the strongest advocate of non-operative treatment would not argue in favour of non-operative treatment of the femoral shaft since stable methods of internal fixations with conventional intramedullary nailing or plating and more recently with the interlocking nail have revolutionized the results of treatment.

The management of tibial shaft fractures remains controversial despite advances in both the operative and non-operative care. The advent of functional treatment with early weight bearing has resulted in prevention of joint stiffness, swelling and other complications and has influenced beneficially fracture healing. Today non-operative management will achieve satisfactory results in the majority of tibial fractures. What are then the indications for surgical treatment. The fracture which cannot be reduced or maintained reduced, the fracture associated with an unacceptable degree of shortening, the fractured tibia with an intact fibula, the unstable fractures at the transition zone between the diaphysis and metaphysis and those associated with an intraarticular fracture, and the fracture in the patient with high expectations.

In polytrauma patients, in those with open fractures, in those with articular fractures and in those with fractures of the femur and forearm the place of internal fixation is clearly defined. What then is the process of decision making for fractures for which both closed and open methods are applicable.

A.E. Nicoll introduced us to the concept of the "personality of the fracture" the identification of factors such as comminution, displacement, and the open wound, which adversely affect the ability of the fracture to heal satisfactorily with normal function. I would like to introduce you to the concept of *"The Personality of the Injury"*. This is a broader concept which includes factors not only in the fracture, but also those in the patient and those of the health care delivery team.

It is very important to assess the general state of the patient. The patients age plays an important role in decision making. What may constitute an indication for surgery in the prime of life may be unnecessary in the skeletally immature because of the favourable natural history of healing and contraindicated in the elderly because of extreme osteoporosis which would make it impossible to achieve stable internal fixation.

History of past health such as that of stroke, myocardial infarction or severe angina, and concurrent disease such as chronic infection, metabolic disease such as diabetes or severe skin disorder such as psoriasis would modify the indications for surgery.

The patients activity level such as his occupation and recreational habits must be known or a major disparity can result between the patients expectations and those of the surgeon as to the result of treatment of the injury. In fact this communication failure between surgeon and patient of the expected outcome of treatment is the leading cause of medicolegal suits in North America.

The presence of other injuries in the same limb greatly affects the natural history of healing. Thus if we were to depend for example on fracture bracing and early weight bearing as a form of functional aftertreatment of a tibial fracture, we would be guided to surgical treatment if the patient had a complex pelvic and acetabular fracture which would necessitate bed-rest and a prolonged period of non-weight bearing. Similarly the presence of a vascular lesion, a nerve lesion, or an early compartment syndrome would influence the decision making in favour of surgery.

Nicoll emphasized that the personality of a fracture depends on its morphological characteristicts such as the pattern of the fracture, the comminution, the displacement or the intraarticular extension. All these factors are carefully addressed in the AO classification of fractures. The essence of this classification is the grading of all fractures of the long bones including their metaphyseal and articular components on the basis of a severity score which takes into account the morphological characteristic of the fracture together with the expected difficulty of treatment and its prognosis. This classification is now published and available not only in the book form but also as a fold-out pamphlet which can serve the clinician as a rapid reference. A careful evaluation of the X-ray and the proper assignation of the fracture to the correct Type and Group will greatly aid the surgeon in the decision making. He will rapidly recognize the A types with a most favourable prognosis and will step cautiously once he diagnosis a C type fracture.

Finally let me address the health care team and its role in the decision making. An objective and realistic assessment of one's health care team is often very difficult but a pivotal factor in deciding on the proper management of an injury. Where clear alternatives to treatment exist one must not chose only that route which promises to give the most spectacular result but one which is safest for the patient. We mut never forget that non-operative treatment and even poor non-operative treatment is far preferable to poor surgical treatment since the results of poor operative treatment can be absolutely disastrous. Therefore as surgeons we have the most difficult task of having to appraise our own ability and that of our team and then decide whether the result we can achieve will justify internal fixation. In this task we can be greatly helped by the AO classification of fractures.

The AO classification of fractures not only helps in decision makaing, but it is also an invaluable aid in quality control since it allows us to identify what we do. We must then embark upon documentation and evaluation. It is only through this process that we can find the proper answer to the all important question: What is the results of our treatment. This feed back is paramount in the decision making of appropriate treatment particularly where clear alternatives to treatment exist.

There is a firm basis for internal fixation. The absolute indications are polytrauma, open fractures, intraarticular fractures, and some fractures of long bones such as those of the forearm or femur. In those fractures where a clear alternative to treatment exists careful decision making is important to ensure that the right procedure will be done for: "... the right patient, for the right reason, at the right time, the right way, in the right place, with the right help, and by the right surgeon."

VII. Freie Themen

Vorsitz: F. Magerl, St. Gallen; O. Wörsdörfer, Ulm

In-vivo-Messungen an Implantaten zur Rekonstruktion von Wirbelsäulenfrakturen

H.-J. Wilke, L. Claes und O. Wörsdörfer

Sektion für Unfallchirurgische Forschung und Biomechanik, Universität Ulm, Helmholtzstraße 14, D-7900 Ulm

Über die Belastungen an der Wirbelsäule ist noch relativ wenig bekannt. Diese Tatsache macht In-vivo-Messungen notwendig, um Aufschluß über die tatsächlichen Beanspruchungen an der Wirbelsäule zu bekommen. Für solche Messungen an Patienten wurde deshalb ein Meßverfahren entwickelt, mit dem man Belastungen am Fixateur externe bestimmen kann. Von diesen Ergebnissen kann man auf die Belastung an der Wirbelsäule unter verschiedenen Bewegungs- und Belastungsbedingungen schließen. Ferner kann man Erkenntnisse über die Stabilität verschiedener Osteosyntheseverfahren oder über den zeitlichen Verlauf von Frakturheilungen gewinnen.

Dehnungsmeßstreifen auf den Schrauben des Implantats liefern Signale, die vom Computer nach der Matrix-Methode nach Bergmann analysiert und ausgewertet werden. Damit sich der Patient während der Messungen frei bewegen und die geplanten Übungen ungestört ausführen kann, werden die Signale drahtlos über eine Telemetrieanlage und einen AD-Wandler an den Computer übertragen.

Erste In-vivo-Messungen an einer Patientin demonstrierten, daß das Meßprinzip funktioniert und daß mit diesem Verfahren Kräfte, die z.B. beim Anziehen und Strecken der Beine in liegender Position wirken, bestimmt werden können. Bei einer solchen Hüftbeugung wirkte am cranialen Wirbel eine Kraft von 25 N nach cranial. Bei einer stärkeren axialen Kraft in die caudale Richtung, z.B. beim Aufrichten des Patienten in Sitzposition, erhält man Meßsignale bis zu einem maximalen Wert von −35 N. Danach kam es bei der untersuchten Patientin zu einer knöchernen Abstützung an den Wirbelkörpern und an den Wirbelgelenken und das Meßsignal stieg kaum noch an.

Für das gewählte Meßsystem ist im Augenblick Voraussetzung, daß eine vollständig unabgestützte Osteosynthese vorliegt, wie z.B. nach einer Vertebrektomie. Für abgestützte Wirbelkörperstabilisierungen ist eine Modifikation des Meßsystems erforderlich.

Hefte zur Unfallheilkunde, Heft 212
Redigiert von J. Probst

Cyclische Belastungstests verschiedener Wirbelsäulenimplantate – Fatigue Strength of Various Spinal Implants

R.H. Wittenberg, M.S. Coffee, W.T. Edwards und A.A. White

Orthopaedic Biomechanics Laboratory, Beth Israel Hospital, 330 Brookline Avenue, Boston, MA 02215, USA

The rigidity and fatigue characteristics of spine implant constructs were investigated biomechanically as these characterize the potential for early fusion. The calf spine was chosen for the model as calf vertebral bodies have a higher bone density and screw pullout force than human specimens available for testing. As a primary injury model, the posterior instability after laminectomy seemed preferable. After initial testing showed no significant differences between implants, the more radical anterior instability with a vertebrectomy was chosen. Complete vertebrectomy, rather than a defect created traumatically, is useful to achieve highly reproducible conditions for each implant [Panjabi, 1988]

Materials and Methods

Thirty-one lumbosacral spines were obtained from four to six week old calves. Soft tissue was removed, leaving the ligaments and joint capsules intact. The spine was mounted leaving six mobile lumbar segments. The spines were kept moist with saline-soaked cotton gauze.

The specimen was mounted in an Instron materials testing machine. The testing apparatus consisted of a bottem plate which was fixed to the piston and the inferior body, and a pivoting upper plate, fixed to the load cell and the superior body. A spring was attached to the two plates 14 cm posterior to the L3–L4 disc to simulate the effect of the posterior spinous muscles. A compressive preload of 400 N was applied with a 3 cm anterior offset and the spring tension adjusted until a flexion moment of 10 Nm was produced [Schulz et al., 1979; Edwards, 1988]. After the preload was applied, the specimen was further loaded cyclically in compression over a range of ±200 N at 1/2 Hz to produce sinusoidal flexion/compression loading. Displacement was measured posteriorly by and anteriorly. A vertebrectomy at L3 was then performed.

One of four fixation devices was then used to stabilize the spine while the materials test system maintained the specimen in an unloaded position. The fixators included the AO Fixateur interne, the Steffee plate with 7 mm screws at L2/L4, Harrington rods secured with Drummond wires at L1/L2/L3/L4, and Luque plates with 6.5 cannulated screws at L1/L2/L4/L5. Short segmental fixation was not possible with Harrington rods or Luque plates. Luque plates affixed one level above and below vertebrectomy allowed a closing of the gap within ten loading cycles. Five specimens were stabilized after vertebrectomy with each of the implants.

Displacement measurements were made posteriorly and anteriorly across L2/L4 every 10 000 cycles. Data was recorded as the preloaded specimen (400 N) was cyclically loaded by ±200 N at 1/2 Hz. Fatigue testing of the spine/implant construct in compression/flexion

Hefte zur Unfallheilkunde, Heft 212
Redigiert von J. Probst

was carried out with a ±165 N cyclic compressive load at 3 Hz. If implant failure due to screw bending, breakage or loosening in the bone occurred earlier than 100 000 cycles, testing was stopped.

Tabelle 1

Device	Stiffness N/mm	Distraction %
Harrington	45.3 (11.3)	0.92 (0.47)
Luque	46.2 (10.3)	1.88 (1.30)
AO	31.5 (9.1)	9.29 (5.21)
Steffee	36.8 (15.8)	10.06 (5.16)

Results

Bending or breakage of the AO screw occurred at 55 000, 75 000 and 90 000 cycles and of the Steffee screws at 12 000, 15 000, 16 000 and 40 000 cycles. In one Harrington instrumentation, the lamina broke at 95 000 cycles. Initial stiffness values for the four constructs are recorded in Table 1. The AO system was significantly less stiff than the Luque instrumentation ($p < 0.05$). There were no other significant differences in stiffness between implants. Posterior distraction, measured as the percentage of the total unloaded distance between the L2 and L4 pedicles, was similar for both long and both short fixation devices (Table 1). The AO Fixateur interne and Steffee Plate demonstrated a significantly higher posterior distraction than the Harrington with Drummond wires or the Luque plate ($p < 0.01$).

Discussion

Both of the longer fixation constructs showed a markedly increased stiffness over the shorter ones. The same tendency was observed for the distraction results across L2–L4 for all four implants. In addition, there was screw breakage and bending with the AO and Steffee systems. However, the rigid attachment with a stable angular connection between the plate or rod and the screw provided by these systems allows the possibility of short segmental fusion. The attempt to perform fixation at only the vertebra above and below the vertebrectomy with the Luque resulted in immediate closing of the gap and therefore implant failure.

References

1. Edwards WT. J Spinal Disord Submitted for publication
2. Panjabi MM. Spine 13:1129–1134
3. Schultz AB, et al. (1979) J Biomech Eng 101:46–52

Ventrale transpediculäre Stabilisation im Bereich der LWS am anatomischen Präparat

H. Hertlein, G. Lob und F. Zogelmeier

Chirurgische Klinik und Poliklinik, Klinikum Großhadern der Ludwig-Maximilians-Universität, Marchioninistraße 15, D-8000 München 70

Bei ausgeprägten Instabilitäten oder Tumoren der lumbalen Wirbelsäule, bei denen der Wirbelkörper ventral entfernt oder aufgerichtet wird, ist ein kombinierter ventro-dorsaler Zugang die Regel. Ziel dieser Arbeit war es, von diesem Zugang aus den Pedikel zu erreichen und somit eine größtmögliche Stabilität durch ein alleiniges ventrales Vorgehen zu erhalten.

Zur präoperativen Planung wird eine Computertomographie der entsprechenden Lendenwirbelkörper durchgeführt und hier die Breite des Spinalkanals, die Tiefe des Wirbelkörpers und seine Breite exakt vermessen. Die Lendenwirbelsäule wird danach von ventral soweit freigelegt, daß die Begrenzung nach jeweils lateral klar zur Darstellung kommt. Die Mitte des Wirbelkörpers wird nun bestimmt und jeweils die Hälfte des Spinalkanaldurchmessers nach lateral addiert. Die Höhe des Pedikels wird unter Bildwandlerkontrolle dargestellt. Nach Bestimmung des Schnittpunktes wird mit einem Winkel von 10–15 Grad nach lateral die ventrale transpediculäre Bohrung durchgeführt.

In die Bohrkanäle wurden Holzstäbe zur Markierung eingebracht.

Ergebnisse

Es wurden 100 ventrale Pedikelbohrungen an 10 Leichen durchgeführt. In Rechtsseitenlage wurde über einen linksseitigen retroperitonealen Zugang die Lendenwirbelsäule freigelegt. Einmal wurde die LWS nur von LWK 5 bis LWK 2 dargestellt. In den übrigen neun Fällen konnte die gesamte Lendenwirbelsäule über diesen Zugang erreicht werden. Bei einer weiblichen Leiche konnten wir bis zum 12. Brustwirbel die Versuche durchführen. Bei den Sektionskontrollen zeigte sich, daß aufgrund der exakten CT-Vermessung des Wirbelkörpers in keinem Fall das Myelon tangiert oder gar perforiert war. Die Abweichung in der horizontalen Ebene, die vom Innenrand des Wirbelkanals nach lateral angegeben wurde, betrug bei sämtlichen Bohrungen durchschnittlich 2,1 mm, wobei die Abweichung von 0 bis 4 mm reichte. Die Treffsicherheit, mit der der Pedikel in der Sagitalebene ohne Bildwandlerkontrolle erreicht wurde, betrug insgesamt 85 %. Im Bereich von LWK 4 bis LWK 2 lag der Bohrkanal zu 95 % genau in der Bogenwurzel.

Als Resümee erscheint die ventrale transpediculäre Stabilisation in ausgewählten Fällen eine Alternative zum dorso-ventralen Vorgehen. Voraussetzungen hierfür sind exakte CT-Vermessungen des Wirbelkörpers und Spinalkanal sowie eine bildwandlerkontrollierte Operation.

Als Kasuistik wurde eine 43jährige Patientin vorgestellt. Bei dieser wurde LWK 3 von ventral ersetzt und die ventrale transpediculäre Stabilisation wie an den Leichenpräparaten mit dem Druckplattenfixateur nach Wolter durchgeführt.

Hefte zur Unfallheilkunde, Heft 212
Redigiert von J. Probst

Die Discusverletzung als wesentliche Traumafolge bei thorakalen und lumbalen Wirbelfrakturen

S. v. Gumppenberg, B. Allgayer, E. v.d. Fliert und B. Claudi

Chirurgische Klinik und Poliklinik, Klinikum rechts der Isar der Technischen Universität München, Ismaninger Straße 22, D-8000 München 80

Die knöcherne Verletzung des Wirbelkörpers wird sehr häufig von Verletzungen der benachbarten Bandscheiben begleitet. Abhängig vom Frakturtyp (Kompressions-, Distraktions- oder Rotationsverletzung) kommt es zu einer unterschiedlich starken Bandscheibentraumatisierung in charakteristischen Verletzungsmustern.

Die knöchernen Verletzungen werden mit konventionellen Röntgenaufnahmen beurteilt, zur detaillierten Klassifizierung der Untergruppen ist die Computertomographie notwendig. Die Beurteilung der Discusverletzung kann mit einer intraoperativen Discographie erfolgen. Als nicht invasives Verfahren, das bereits bei der präoperativen Diagnostik eingesetzt werden kann, steht die Kernspintomographie zur Verfügung.

Wir nahmen eine retrospektive Analyse von operierten und konservativ behandelten Wirbelfrakturen vor. Operative Gruppe: 46 Patienten, die mit einem Fixateur interne behandelt wurden und bei denen das Metall entfernt war. Durchschnittliche Beobachtungszeit: 2 Jahre. Konservative Gruppe: 48 Patienten mit einem durchschnittlichen Beobachtungszeitraum von 4 Jahren (1–15 Jahre). Die röntgenologischen, nuklearmedizinischen und kernspintomographischen Veränderungen wurden den klinischen Befunden gegenübergestellt. Besonderes Gewicht erhielten die posttraumatischen Veränderungen der Bandscheiben und ihre klinische Relevanz.

Zur Analyse der frischen traumatischen Veränderungen im Wirbelkörper und der Bandscheibe wurde eine Gruppe von 40 Patienten innerhalb von 14 Tagen nach dem Unfall röntgenologisch, nuklearmedizinisch und kernspintomographisch untersucht. Bei den Patienten, die konservativ behandelt wurden (22), erfolgte im Abstand von 3–5 Monaten eine Kontrolluntersuchung. Bei den übrigen Patienten, die anschließend operiert wurden, erfolgte intraoperativ eine Discographie, die resezierten Bandscheiben wurden histologisch untersucht.

Hefte zur Unfallheilkunde, Heft 212
Redigiert von J. Probst

24stündige Antibioticaprophylaxe bei der operativen Versorgung proximaler Femurfrakturen

M. Heberer, A. Bodoky, U. Neff und F. Harder

Allgemeinchirurgische Klinik, Departement Chirurgie, Universität Basel, Spitalstraße 21, CH-4031 Basel

In einer prospektiven, kontrollierten und doppelblinden Untersuchung wurde bei 239 Patienten mit proximalen Femurfrakturen die Wirksamkeit einer 24stündigen Antibioticaprophylaxe auf lokale und systemische Komplikationen geprüft (Cefotiam 2 × 2 g i.v.). Alle Patienten wurden mit einer dynamischen Hüftschraube primär versorgt. – Zusätzlich wurde die prognostische Bedeutung von Risikofaktoren postoperativer Komplikationen prospektiv evaluiert.

Ergebnisse

Die Antibioticaprophylaxe führte zu einer statistisch signifikanten Reduktion lokaler, bakteriologisch nachgewiesener septischer Komplikationen von 5,2 % (Placebo) auf 0,8 % (Verum). Die Zahl der klinisch auffälligen Wunden (Rötung, Überwärmung) war in der Antibioticagruppe ebenfalls signifikant niedriger (4,0 %) als in der Placebogruppe (11,3 %). – Als wichtigste Prädiktoren für die bakteriologisch nachgewiesenen Lokalinfekte erwiesen sich die Operationsdauer und das Zeitintervall zwischen Unfall und Aufnahme in die Klinik. Klinisch auffällige Wunden waren signifikant häufiger bei Patienten mit präoperativem Serumalbuminwert unter 40 g/l oder Transferrinwert unter 2,5 g/l. – Eine alle Risikofaktoren einschließende schrittweise Diskriminanzanalyse zeigte, daß lokale Infekte mit der Verweildauer eines Blasenkatheters, der Operationsdauer und dem Zeitintervall zwischen Unfall und Hospitalisation, systemische Infekte aber mit der Verweildauer des Blasenkatheters und der Lymphocytenzahl im peripheren Blut assoziiert waren ($p < 0,001$).

Schlußfolgerungen

Bei der operativen Stabilisierung proximaler Femurfrakturen ist in unserem Patientengut eine 24stündige Antibioticaprophylaxe indiziert. Durch ein Cephalosporin der 2. Generation konnten Lokalinfekte mit statistischer Signifikanz und sonstige septische Komplikationen (Urininfekte, Pneumonie) im Sinne eines Trends ($p < 0,1$) reduziert werden. – Die präoperative Erkennung von Risikopatienten ist möglich, doch erscheint eine Beschränkung der Antibioticaprophylaxe auf diese Gruppe wegen eines ungünstigen Verhältnisses von Sensitivität und Spezifität der Risikofaktoren sowie aufgrund geringer Nebenwirkungen und Kosten der Antibioticaprophylaxe nicht sinnvoll.

Hefte zur Unfallheilkunde, Heft 212
Redigiert von J. Probst

Analyse der „Staphylokokken-Schutzhülle" bei Kulturen auf medizinischen Kunststoffimplantaten

J. Sauer[1], R. Inglis[1], P. Konold[1], A. Pannike[1], I. Löw[2], V. Schäfer[3] und G. Zimmermann[4]

[1] Unfallchirurgische Klinik (Leiter: Prof. Dr. A. Pannike)
[2] Abt. für Nephrologie
[3] Zentrum der Hygiene
[4] Institut für Organische Chemie, Klinikum der Johann-Wolfgang-Goethe-Universität, Theodor-Stern-Kai 7, D-6000 Frankfurt/Main 70

Staphylokokkeninduzierte Infektionen, die zur Entfernung von implantierten Kunststoffen zwingen, sind heute leider allen Medizinern geläufig. Hauptkeim dieser Sepsisquelle wurde in der letzten Zeit Staph. Epidermis, ein Keim, der noch vor wenigen Jahren als völlig ungefährlich und fast obligat oder mindestens zu vernachlässigen galt, wenn er auf Kulturen erschien.

Unter der Vorstellung, daß die Staphylokokken sich durch ihren Stoffwechsel ihre „Gruben" selber schaffen, erfolgten an unserer Klinik Analysen mit dem Ziel, die Substanz zu isolieren und analysieren, aus der diese Hüllsubstanz besteht, um danach nach Wegen zu suchen, diese für Antibiotica angreifbar oder mindestens penetriebar zu machen. Für die Entstehung des „SLIME" gibt es zwei Theorien: zum einen ist zu diskutieren, daß es sich um ein Stoffwechselprodukt der Staphylokokken handelt, zum anderen ist bisher nicht ausgeschlossen, daß die Substanz aus gelöstem und neu organisiertem Kathetermaterial (Polyäthylen) besteht.

Bei Untersuchungen an vorher nicht implantierten sterilen Kathetern in bakterienhaltigen Nährlösungen zeigte sich, daß diese Katheter von Staphylokokken weder besiedelt noch verändert wurden. An der Oberfläche fanden sich lediglich einzelne leicht abspülbare Keime. Deswegen wurden für die weiteren Untersuchungen ausschließlich Katheter verwendet, die nach der Explantation im Hygieneinstitut der Universität untersucht worden waren und deren Kultur Staph. Epidermis ergeben hatte. Analyse: 1. Präparation der Katheter und Kultur. 2. SLIME „Massenprodukte" aus 35 Kathetern. 3. Isolierung der SLIME-Substanz und Identifikation durch Ausschluß der weiteren Reaktionspartner (E'phorese). 4. Elektronenmikroskopie. 5. NVR. 6. HPL-Chromatographie. Die HPLC zeigte keine Ergebnis, weil diese Makromoleküle wegen ihrer Größe die Trennsäule nicht passieren konnten. Es ist zu vermuten, daß die Bakterien in der Lage sind, Polyäthylen teilweise abzubauen, so daß mindestens ein Teil der Schutzhülle von den Bakterien hergestellt wird. Die mit der NVR nachgewiesenen Makromoleküle sind in der Gruppe der Glucoproteine mit stichstoffacetylierten Poly-Hexazuckern zu suchen. Es besteht jedoch der dringende und für die antibiotische Behandlung sehr unangenehme Verdacht, daß ein weiterer Teil der Hülle aus abgebautem und sterisch neu organisiertem Polyäthylen besteht.

Schlußfolgerungen

Die „SLIME" genannte Schutzhülle, mit der sich Staphylokokken umgeben wenn sie auf Kathetermaterial aus Polyäthylen siedeln, besteht aus zwei verschiedenen Makromolekülen

Hefte zur Unfallheilkunde, Heft 212
Redigiert von J. Probst

der Molekulargewichte 30000 und 90000. Diese Moleküle kommen in Staphylokokken selber nicht vor. Durch weitere Untersuchungen der Protein-Reinsubstanz erhoffen wir Aufschluß auf deren Durchlässigkeit für Antibiotica, mit dem Ziel, ein Therapiekonzept zu finden, mit dem eine Plastikinfektion auf Langzeitimplantaten (Herzschrittmacher, Hüftendoprothesen) zu behandeln, auch ohne Entfernung dieser Implantate, möglich ist.

Indikationen und Ergebnisse der Baclofenpumpen-Implantation zur Therapie der Spastik bei Rückenmarkverletzten

St. Elenz, H.J. Böhm und G. Hierholzer

Berufsgenoss. Unfallklinik Duisburg-Buchholz, Großenbaumer Allee 250, D-4100 Duisburg 28

Bei Rückenmarkverletzten stellt die auftretende Muskelspastik insbesondere an den Extremitäten eine schwerwiegende Behinderung sowohl für die Rehabilitation als auch für das weitere Leben dar. Zwar sichert die Spastik einen tragfähigen Weichteilmantel, in dem sie einer Skelettmuskelatrophie vorbeugt, aber häufig führt sie zur Behinderung der Atemmechanik, der motorischen Restfunktionen und häufig auch zu Störungen von Blase und Darm. Dazu tritt oftmals eine ausgeprägte Schmerzsymptomatik. Neben der oral-medikamentösen und krankengymnastischen Therapie wird in Deutschland seit 1985 die intrathekale Baclofenapplikation angewandt. Hierbei wird mittels einer auf die Bauchdeckenfascie implantierten Pumpe mit in den Intrathekalraum führendem Katheter kontinuierlich Baclofen intrathekal verabreicht, wobei ein hoher lokaler Wirkstoffspiegel erzielt wird. Die Nachteile einer systemischen Behandlung werden vermieden, wie auch die Dosierung nur ca. 1% der oral notwendigen Dosis beträgt. Im Rahmen einer Multicenter-Studie wurden seit 1985 150 Patienten über mindestens 1 Jahr hinweg beobachtet. Es handelt sich dabei um Patienten mit einer Muskelspastik aufgrund cerebraler und spinaler Ursachen. Die Erfolge dieser Maßnahme zeigen sich seitdem kontinuierlich. Es wird eine Reduktion der Schmerzen erreicht, die Willkürmotorik wird verbessert und die Störungen vitaler Funktionen gehen zurück. Die Zahl der dauernd bettlägerigen Patienten sinkt zugunsten der rollstuhlfähigen Patienten. Die Probleme mit der neuen Methode umfassen insbesondere technische und mechanische Komplikationen wie Katheterdislokation und -diskonnektion sowie Perforation der Pumpe durch die Haut. Weiterhin haben wir in 4% der Fälle Meningitiden beobachtet, die allesamt mittels intrathekaler Gabe von Gentamycin beherrscht wurden. Ebenso wurden lokal begrenzte Infektionen am implantierten System (10,6% der Fälle) durch die frühzeitige Explantation erfolgreich behandelt.

Insgesamt zeigt die neue Therapie bei Patienten mit schwerer, bislang therapieresistenter Spastik eine erhebliche Reduktion der störenden Spastizität, wodurch eine deutliche Verbesserung der Lebensqualität erzielt werden konnte.

Hefte zur Unfallheilkunde, Heft 212
Redigiert von J. Probst

Diskussion: Freie Themen

Die Kenntnisse der einzelnen Verletzungsmuster der Wirbelsäule, ihre Einteilung und die biomechanische Klassifizierung des Instabilitätsgrades sind wichtige Voraussetzungen für eine sachgerechte und rationelle operative Stabilisierung. Lopes hat anhand der Frakturklassifikation nach Magerl und Harms aufgrund röntgenologischer Analysen die jeweiligen Rotationsachsen unter Zuhilfenahme der Schemata von White und Panjabi festgelegt. Eine biomechanische Nachprüfung der radiologisch bestimmten Rotationsachsen wurde nicht durchgeführt. In-vivo-Messungen bei Instabilitäten und nach Stabilisierung der Wirbelsäule dürften den tatsächlichen Belastungen der Wirbelsäule am nächsten kommen. Eine genaue Analyse der Belastungen auf die Wirbelsäule ist aufgrund der Komplexität und der Schwierigkeiten der Meßanalyse zur Zeit noch nicht möglich, lediglich das Funktionieren eines Meßprinzips nach der Matrix-Methode konnte bei ersten In-vivo-Versuchen nachgewiesen werden.

Bei der biomechanischen Analyse von Stabilisationssystemen an Wirbelsäulenpräparaten sind cyclische Belastungstests aussagekräftiger als statische Belastungen. Die in den USA häufig verwendeten Kalbswirbelsäulenpräparate scheinen für vergleichende Untersuchungen verschiedener Implantate unter standardisierten Versuchsbedingungen geeignet zu sein.

Humane Wirbelsäulenpräparate sind aufgrund der gesetzlichen Bestimmungen in den USA nur schwer zugänglich.

Die Rekonstruktion des vorderen zentralen Pfeilers der Wirbelsäule hat neben dem Vorteil einer effektiven Dekompression des Spinalkanals auch kaum Korrekturverluste durch Zusammensintern der Bandscheibe zur Folge, sofern die Wirbelsäule mit Implantaten ausreichend abgesichert ist. Um den Aufwand einer kombinierten ventro-dorsalen Osteosynthese zu verringern, werden u.a. ventrale transpedunkuläre Implantate vorgeschlagen. Vom klinischen Standpunkt aus muß bedacht werden, daß operationstechnische und präparative Schwierigkeiten auftreten können. Ventrale Implantate sollten aufgrund von möglichen Aortenarrosionen nicht direkt ventral an der Wirbelsäule angebracht werden.

Bei der Beurteilung der Spätergebnisse nach Wirbelsäulenverletzungen ist die knöcherne Verletzung prognostisch besser beurteilbar als die Bandscheibenverletzung. Hier wäre es wünschenswert, daß man bereits initial aufgrund von bildgebenden Verfahren das Ausmaß der Bandscheibenverletzung und die Prognose bestimmen kann. Die Kernspintomographie scheint sich hierzu zu eignen. Eine prospektive Studie zu dieser Problematik ist von eminenter Bedeutung für die Beurteilung von Wirbelsäulenspätschäden nach Verletzungen.

Prospektive kontrollierte Doppelblindstudien eines weitgehend standardisierten Verfahrens haben eine hohe Aussagekraft. In einer solchen Studie konnte eindeutig nachgewiesen werden, daß eine 24-Stunden-Antibioticaprophylaxe signifikant die Anzahl lokaler Komplikationen vermindert.

Es wurde die Frage der forensischen Auswirkung dieser gut dokumentierten Ergebnisse aufgeworfen, ob man dadurch etwa gezwungen ist, immer eine Antibioticaprophylaxe durchzuführen. Individuelle Gegebenheiten wie Organisation des Operationsbetriebes, Weichteilschaden, Risikofaktoren sowie krankenhausindividuelle Keimspektren sind ebenfalls mit entscheidend für die Frage der Antibioticaprophylaxe. Es wurde allgemein anerkannt, daß weitere solche kontrollierten prospektiven Studien durchgeführt werden müssen.

Hefte zur Unfallheilkunde, Heft 212
Redigiert von J. Probst

Infektionen um Kunststoffimplantate gewinnen in der Medizin zunehmend Bedeutung und stellen ein noch ungelöstes therapeutisches Problem dar. Die Bildung von extracellulären Schutzhüllen bestimmter Keime (Staphylococcus epidermidis) stellen eine wesentliche Erschwerung der Diagnose und ganz besonders der Therapie dar. Die Kenntnis der biochemischen Zusammensetzung der Schutzhülle liefert Therapiestrategien für diese problematischen Infektionen. Es wurden Details über die Untersuchungsmethoden diskutiert.

Für die therapieresistente Spastik bei Rückenmarkverletzungen hat sich die intrathekale Applikation von Baclofen mittels Pumpenimplantation bewährt. In einer multizentrischen Studie konnte die Rehabilitationsphase verkürzt und die Lebensqualität dadurch verbessert werden. Es wurde nochmals auf die Nebenwirkungen der Risiken hingewiesen und betont, daß diese Therapie nach strenger Indikationsstellung nur in Zentren mit Erfahrung durchgeführt werden sollte.

VIII. Kuratorium ZNS: Notwendigkeiten und Möglichkeiten der Frührehabilitation

Vorsitz: K. Mayer, Tübingen; W. Gobiet, Hessisch-Oldendorf

Notwendigkeiten und Möglichkeiten der Frührehabilitation schwer Schädelhirnverletzter

K. Mayer

Neurologische Klinik, Universität Tübingen, Hoppe-Seiler-Straße 3, D-7400 Tübingen

Die Fortschritte in der Notfall- und Intensivmedizin haben die Überlebenschancen nach schweren Hirnverletzungen erheblich verbessert. Überleben heißt aber Leben mit und trotz sensomotorischer Behinderungen und psychischer Beeinträchtigungen. Das Ausmaß der Defekte und psychophysischen Defizite ist bedingt durch die besondere Vulnerabilität und Komplexität des verletzten Organes, des Gehirnes. Das Ausmaß der Heilung ist abhängig von der Regenerationsfähigkeit des Gehirnes und der Restitution psychophysischer Funktionen und damit auch von dem frühestmöglichen Beginn der Rehabilitation; Rehabilitation nicht nur mit dem Ziel der Überwindung der unmittelbaren und mittelbaren Hirnschädigungsfolgen und die Verhütung möglicher Spätfolgen, Rehabilitation der Persönlichkeit, das Bemühen, dem durch die schwere Hirnverletzung erwartungsgemäß körperlich, geistig und seelisch behinderten Menschen über die Akutbehandlung hinaus durch umfassende medizinische, medizinisch-psychologische, schulische, berufliche und soziale Maßnahmen zu einem lebenswerten Dasein zu verhelfen. Über die Notwendigkeit zur rechtzeitigen und bestmöglichen Rehabilitation besteht kein Zweifel, über die Möglichkeiten, vor allem zur Frührehabilitation haben erneut und verstärkt in diesem Jahr die Diskussionen begonnen. Ein erstes Symposium, veranstaltet vom Kuratorium ZNS, Bonn, und dem Verein für Berufsgenossenschaftliche Heilbehandlung, Frankfurt a.M. am 10. und 11.3. des Jahres diente einem Erfahrungsaustausch über Frührehabilitation.

Frührehabilitation erfolgt nach der derzeit üblichen Definition in der Phase im Rehabilitationsablauf, die der Akutphase (Stufe I a) folgt, und der Rehabilitations- und Stabilisierungsphase (Stufe II) vorangeht. Diese postakute Phase (Stufe I b) beginnt nach Behebung der Lebensbedrohung und nach Abklingen der Bewußtlosigkeit bei aber noch Hirnfunktionsstörungen und neurologischen Ausfällen verschiedener Art und Ausprägung. Befinden, Erleben und Verhalten des Patienten sind meist noch erheblich beeinträchtigt, besonders dann, wenn noch Sondenernährung, das Tragen einer Luftröhrenkanüle oder eines Dauerkatheters erforderlich sind. In dieser Phase sind Voraussagen über die weitere Entwicklung und über die Rehabilitationsfähigkeit noch nicht oder nur bedingt möglich. Bei diesem Symposium im März diesen Jahres erfolgte erstmals eine Bestandsaufnahme über das, was, wie und wo geschieht, über das, was, wie und wo möglich ist und geschehen sollte

Hefte zur Unfallheilkunde, Heft 212
Redigiert von J. Probst

und über das, was und wie in absehbarer Zeit verwirklicht werden sollte und kann. Dabei zeigte sich, daß je nach regionalen Bedürfnissen und Gegebenheiten unterschiedliche Modelle und Organisationsstrukturen notwendig und möglich sind. Frührehabilitation ist nötig und sollte ermöglicht werden in den Akutkliniken, insbesondere in den unfallchirurgischen und neurochirurgischen Kliniken, sowie in Spezialabteilungen für Frührehabilitation in Rehabilitationskliniken, in denen dann die weitere Rehabilitation der Stufe 2 und gegebenenfalls auch Stufe 3 nahtlos fortgesetzt werden kann. Alle an diesem Symposium Beteiligten waren sich darüber im klaren, daß unterschiedliche Modelle und Organisationsstrukturen möglich sind. Keine Unterschiede darf es aber geben in der Qualität einer solchen Einrichtung und in der Qualifikation des in einer solchen Einrichtung tätigen Rehabilitationsteams. Die Einrichtung oder Erweiterung von Institutionen für die Frührehabilitation, gleichgültig ob in Akutkliniken oder Rehabilitationskliniken, ist ein wirtschaftliches und ein gesundheitspolitisch noch zu bewältigendes Problem.

Heute wollen wir hier beispielhaft über die Erfahrungen in der Frührehabilitation in jeweils einer dieser Kliniken hören und Anregungen und Forderungen zur Kenntnis nehmen und diskutieren.

Frührehabilitation für schwer Schädel-Hirn-Verletzte in der Unfallklinik

A. Wentzensen

Berufsgenoss. Unfallklinik Ludwigshafen, Ludwig-Guttmann-Straße 13, D-6700 Ludwigshafen

Die Rehabilitation Unfallverletzter beginnt nach heutiger Auffassung an der Unfallstelle und schließt auch die neurologische Rehabilitation mit ein. Von den Erstmaßnahmen hängt es ab, ob der Gesamtstatus des Verletzten nachhaltig gebessert werden kann. Nach neurotraumatologischer und intensivmedizinischer Akutbehandlung sollte ein möglichst nahtloser Übergang mit Verlegung in ein neurologisches Rehabilitationszentrum erfolgen. Dem stehen häufig Kapazitätsbegrenzungen der akut intensivmedizinischen Einheiten sowie entsprechend kompotenter neurologischer Rehabilitationseinrichtungen, die auch in der Lage sind, Patienten der Phase I A zu versorgen, entgegen.

Es wird über 15 Patienten berichtet, die im Anschluß an die akutmedizinische Behandlung in der Phase der Frührehabilitation betreut wurden. Durch intensive Ansprache und Pflege, Krankengymnastik und Ergotherapie konnte bei allen Patienten eine Remission erreicht werden und die Zeit bis zur Aufnahme in eine spezialisierte neurologische Rehabilitationseinrichtung sinnvoll überbrückt werden.

Hefte zur Unfallheilkunde, Heft 212
Redigiert von J. Probst

Frührehabilitation bei Schädelhirntrauma – aus neurochirurgischer Sicht

M.R. Gaab

Neurochirurgische Klinik, Medizinische Hochschule Hannover, Konstanty-Gutschow-Straße 8, D-3000 Hannover 61

Die Rehabilitation Schädelhirnverletzter ist ein besonderes traumatologisches Problem. Zu 70–80 %, bei Kindern in noch höherem Ausmaße beinhalten Polytraumen signifikante Schädelhirnverletzungen; bei Tod von Mehrfachverletzten sind Schädel-Hirn-Traumen in 50 % wesentlich ursächlich. Hinzu kommen noch eine gleichgroße Anzahl von schweren Schädel-Hirn-Traumen ohne wesentliche Begleitverletzungen; auch bei diesen ist der Rückgang der Letalität trotz fortgeschrittenem Rettungswesen und moderner bildgebender Diagnostik im letzten Jahrzent enttäuschend gering, sie liegt noch immer bei 30–50 %.

Nach einigen und anderen Untersuchungen (Hernesniemi) ist aber die Letalität nur ein Teilmaßstab des Behandlungserfolges bei Schädelhirnverletzten, obgleich sie den Schweregrad-Einteilungen von Mehrfachverletzungen (AIS, ISS, Hannover-Polytrauma-Skala) alleine zugrunde liegt. Nur etwa 20–30 % der Todesfälle nach Schädelhirnverletzung sind durch optimale Therapie vermeidbar, der überwiegende Anteil ist primär fatal hirnverletzt. Noch wesentlicher ist daher die Beeinflussung der Invalidität, die im Gegensatz zu der Letalität im letzten Jahrzehnt durch konsequente pathophysiologisch orientierte Frührehabilitation in unserem Krankengut wesentlich verringert werden konnte (Rückgang der Apalliker um 80 %, Zunahme der Erwerbsfähigkeit 60–70 %).

Im Gegensatz zu den prognostisch kaum beeinflußbaren intrakraniellen Blutungen und Hirnödemen, die innerhalb der ersten Stunde nach Trauma zur Hirnkompression führen, bieten später wirksame Raumforderungen gute Therapiechancen. Später auftretende Blutungen, Liquorzirkulationsstörungen und besonders auch Hirnschwellungen (bis zum 12. Tag) sind nach Beschleunigungstraumen des Gehirns recht häufig. Im Vordergrund der Frührehabilitation der Phase I a in der Neurochirurgischen Klinik steht daher das konsequente *Neuromonitoring* und die hieran orientierte Therapie: Hierzu gehört die jederzeit verzögerungsfrei mögliche Computertomographie und/oder Kernspintomographie, deren Zeitpunkt von einem *Intensiv-Neuromonitoring* definiert wird. Das Neuromonitoring umfaßt heute neben der unverzichtbaren engmaschigen klinischen Kontrolle nach erweitertem Glasgow-Koma-System die *intrakranielle Druckmessung* einschließlich Computerauswertung und Perfusionsdruck-Berechnung, die *transkranielle Dopplersonographie* und die *Elektrophysiologie*, besonders evozierte Potentiale.

Die intrakranielle Druckmessung gelingt heute mit geringstem Risiko mit intrakraniell implantierten Miniatursensoren; verschiedene Systeme („under-skull", „coplanar") erfordern unterschiedliche operative Technik, deren Beherrschung ebenso wie die Kenntnis der pathophysiologischen Hirndruck-Wellendynamik Voraussetzung jeder Interpretation ist. Zur Perfusionsdruckberechnung sind hirnbasisnahe Gefäße (z.B Arteria temporalis/Carotis-externa-Katheter) geeignet, kopfferne Arterien erfordern einen hydrostatischen Abgleich auf Schädelniveau, besonders bei Oberkörperhochlagerung!

Hefte zur Unfallheilkunde, Heft 212
Redigiert von J. Probst

Die intrakranielle Druckmessung ermöglicht zum frühstmöglichen Zeitpunkt die Erkennung und gezielte Behandlung intrakranieller Raumforderungen; bei 30–50 % der schwer Schädelhirnverletzungen mit langanhaltendem Koma entsteht dagegen nie eine therapiebedürftige (> 25 mm Hg) intrakranielle Drucksteigerung, diese Verletzten mit primärem Hirnstamm-Trauma und/oder „Diffuse Axonal Injury" können wegen geringer späterer Komplikationsgefahr früh (nach 8–10 Tagen) in eine Rehabilitationsklinik überwiesen werden. Patienten mit Hirndrucksteigerung haben dagegen auch im späteren Verlauf häufig Komplikationen und bedürfen einer mehrwöchigen neurochirurgischen Fachbehandlung. Durch individuell gesteuerte Behandlung z.B. bei hemispärischem und diffusem Ödem bis hin zur Dekompressionstrepanation (einschließlich Duraerweiterung) erzielen wir in Einzelfällen noch gute Rehabilitationsresultate, die aber auch wesentlich von einer frühen Rehabilitationsbehandlung mit Krankengymnastik, Stimulation sensorischer Kanäle, Kreislauftraining etc. in der neurochirurgischen Akutklinik abhängig sind. Wegen der Komplikationsmöglichkeiten auch in der anschließenden Rehabilitationsphase I b und II ist eine kompetente ärztliche Betreuung, die Möglichkeit zur Computertomographie und eine enge Kooperation mit einer Neurochirurgischen Klinik von dem weiterbehandelnden Rehabilitationszentrum zu verlangen.

Die Verbesserung der Prognose von Schädelhirnverletzungen hängt daher entscheidend sowohl von einer *ununterbrochenen* neurochirurgischen Betreuung in den ersten 1–3 Wochen nach Schädel-Hirn-Trauma (Phase I a), in der Regel in Kooperation mit einem Unfallchirurgen ab; diese sachgerechte neurochirurgische Betreuung ist in der Bundesrepublik in keiner Weise gewährleistet. Die Akutklinik muß mit unspezifischen Rehabilitationsmaßnahmen beginnen, die ununterbrochen in spezifische Förderungsmaßnahmen in einer Rehabilitationsklinik überleiten sollten, die wiederum sachgerechter Leitung und enger Kooperation mit einem neurochirurgischen Zentrum bedarf.

Frührehabilitation für schwer schädelhirnverletzte Patienten in der Nachsorgeklinik

W. Gobiet

Neurologische Klinik Hessisch-Oldendorf, Greitstraße 18–28, D-3252 Hessisch-Oldendorf 1

Um die Therapie des schwerst schädelhirngeschädigten Patienten so optimal wie möglich zu gestalten, muß sich den Maßnahmen der Akutklinik so früh wie möglich die Verlegung in eine entsprechende Nachsorgeklinik anschließen. Der Patient wird zu diesem Zeitpunkt noch ein ausgeprägtes Krankheitsbild mit Zeichen des apallischen Syndromes oder der beginnenden Remissionsphase bieten.

Von seiten der Nachsorgeklinik muß deswegen die medizinische Versorgung dieser Patienten mit Intensiv- und Schwerkrankenstationen und dem notwendigen erfahrenen ärztlichen und pflegerischen Personal gewährleistet sein. Weiterhin muß ein breites thera-

Hefte zur Unfallheilkunde, Heft 212
Redigiert von J. Probst

peutisches Angebot bestehen, um den Erfordernissen der Patienten in dieser Phase gerecht zu werden.

Die Therapie wird zunächst fortgeführt mit allgemein aktivierenden Maßnahmen wie Ansprache, Training der Nahrungsaufnahme, Steigerung der Belastbarkeit durch Sitzen im Rollstuhl sowie Übungen zur Körperpflege.

An speziellen Maßnahmen ist es Aufgabe der Krankengymnastik, Lähmungen und Koordinationsstörungen zu bessern mit dem Ziel, den gezielten Einsatz der Hände sowie eine selbständige Fortbewegung zu erreichen.

In der Ergotherapie werden funktionelle Übungen zum Aufbau der gestörten Motorik durchgeführt.

Die pädagogische Frühförderung versucht, durch Aufgreifen der wenigen vorhandenen Reaktionen, das Erkennen von Farben und Formen, schließlich von Zahlen und Buchstaben durchzuführen. Es erfolgt die Anbahnung der Sprache, Besserung der gestörten Konzentration, der Merkfähigkeit aber auch des Verhaltens und der Orientierung, auch hier verbunden mit Training der behinderten Funktionen im Bereich der Gliedmaßen. So früh wie möglich sollen sich sprachtherapeutische Behandlungsmaßnahmen anschließen.

Somit sollten Patienten mit länger dauernder Bewußtlosigkeit möglichst mit Auftreten der ersten Reaktion auf äußere Reize in ein entsprechendes Rehabilitationszentrum verlegt werden.

Diskussion: Kuratorium ZNS

Es wurde sehr ausführlich und detailliert diskutiert über die Notwendigkeiten und Möglichkeiten der Frührehabilitation, zum Teil kontrovers über die Möglichkeiten in den Unfallchirurgischen Kliniken und Neurochirurgischen Kliniken. Diskutiert wurde zwischen Ärzten, Unfallchirurgen, Neurochirurgen und Neurologen sowie den Verantwortlichen für die Einrichtung oder Erweiterung solcher Institutionen, insbesondere den Vertretern der gesetzlichen Unfallversicherung. Einigkeit bestand über die Notwendigkeit weiterer Institutionen für die Frührehabilitation. Einer weiteren Prüfung bedürfen noch unterschiedliche Modelle und Organisationsstrukturen, insbesondere in den Unfallchirurgischen Kliniken und in den Neurochirurgischen Kliniken. Der Vorsitzende weist darauf hin, daß hierzu ein weiteres interdisziplinäres Symposium „Frührehabilitation, ein integrales Konzept“ am 28. und 29.9.1990 in Hessisch-Oldendorf vorgesehen ist mit Aussprache über Organisation und Struktur der Frührehabilitation und Methoden in den Akut- und Nachsorgekliniken – Möglichkeiten und Anforderungen – sowie Demonstrationen von Methoden der Frührehabilitation.

Hefte zur Unfallheilkunde, Heft 212
Redigiert von J. Probst

IX. EDV-Dokumentationssysteme in der Unfallchirurgie

Vorsitz: M.G. Schmitt, Essen; N. Meenen, Hamburg

EDV in der Unfallchirurgie – Anwendungsmöglichkeiten und Anforderungen

R. Schunck und R. Haunhorst

Unfallchirurgische Abteilung, Ev. Krankenhaus Siloah, Wilferdinger Straße 67, D-7530 Pforzheim

Drei Krankenakten eines polytraumatisierten Patienten nehmen heute mehr Platz ein als 50 Krankenblätter der Chirurgischen Universitätskliniken in Heidelberg, hier fest gebunden aus dem Jahre 1967. Allein am Beispiel der Dokumentationsflut ist absehbar, daß schon heute die neuen Medien aus dem Arbeitsalltag des Chirurgen nicht mehr wegdenkbar sind. Die digitale Speicherung von Untersuchungsbefunden, insbesondere von Röntgenbildern stellt eine der neuesten EDV-Anwendungsmöglichkeiten in der Medizin dar, wird in kürzester Zukunft aber eine weite Verbreitung erfahren.

Grundsätzlich hat die EDV in den meisten chirurgischen Abteilungen in den letzten Jahren Einzug gehalten wenn auch in unterschiedlichen Teilbereichen und sehr differenten Lösungsversuchen.

Grundsätzlich werden heute für den medizinischen Bereich, insbesondere für die Chirurgie Lösungsmöglichkeiten für die Textverarbeitung, Organisationsunterstützung, Abrechnung, Dokumentation, Nachsorge, Statistik und Leistungserfassung angeboten.

Krankenhausträger und leitende Ärzte sind lange Zeit von der falschen Vorstellung ausgegangen, daß mit dem Einstieg in die EDV und dem Erwerb eines Textverarbeitungssystems das leidige Problem der Arztbriefschreibung sich ein für allemal erledigen wird. Der Einsatz von Textbausteinen zur Briefschreibung oder auch das Ausfüllen von umfangreichen Fragebögen zur Bearbeitung von OP-Berichten haben die Erwartungen nicht erfüllt. Pauschal gesehen müssen die Erleichterungen im Schreibbüro durch eine Mehrarbeit im ärztlichen Dienst erkauft werden. Eine sinnvolle Verbesserung und Personaleinsparung ist nur dadurch zu erwarten, daß bei der OP-Bericht- und auch bei der Arztbriefschreibung automatisch auf alle bisher verfügbaren Informationen zurückgegriffen werden kann. Hierzu muß aber ein komplexes System eingesetzt werden und eine kontinuierliche, patientenbegleitende Dokumentation vorhanden sein.

Die Organisation betrifft bisher überwiegend die Chefarztsekretariate, hier kommen allgemeine kommerzielle Programme für die Buchhaltung einerseits, andererseits die Kombination von Abrechnungssystemen und der damit verbundenen offenen Postenbuchhaltung zum Einsatz. Für die Terminvergabe zur Sprechstunde oder für die Verwaltung der „Patientenwarteliste" für geplante stationäre Aufnahmen stehen verschiedene EDV-Systeme zur

Hefte zur Unfallheilkunde, Heft 212
Redigiert von J. Probst

Verfügung. Insbesondere bei zentralen Operationseinheiten erlaubt die EDV-unterstützte Operationsplanung die optimale Operationsvorbereitung und den rationellen Personaleinsatz. Dienstplanerstellung und Urlaubsplanung mittels EDV dürfte eher spielerischen Charakter haben.

Seit die neue Gebührenordnung für Ärzte 1982 verbindlich wurde, nahm in den folgenden Jahren in fast jedem Chefarztsekretariat, zumindest für die Erstellung der privatärztlichen Abrechnung, die EDV Einzug. Die unterschiedlichsten Systeme sind auf dem Markt, sie unterscheiden sich neben dem Preis im wesentlichen durch Komfort und Zuverlässigkeit. Fast alle Lösungen fungieren ausschließlich als „Abrechnungscomputer". Das berufsgenossenschaftliche Heilverfahren schreibt aber auch eine differenzierte Rechnungserstellung vor, für die der Einsatz der EDV sinnvoll erscheint, insbesondere wenn hiermit auch die Kostenerstattung gegenüber dem Krankenhausträger und dem Röntgenologen eingeschlossen ist.

Krankenblätter und Krankengeschichten, Patientenkarteien, Operationsberichte, Anaestesieprotokolle, Untersuchungs- und Laborbefunde, EKG-, EEG-, CT- und NMR-Auswertungen, Arztbriefe und dergleichen wurden bis zu einem Urteil des Bundesgerichtshofes im Jahre 1978 lediglich als Gedächtnisstützen betrachtet, fallen seither aber unter den Begriff der ärztlichen Dokumentation und haben damit verpflichtenden Charakter. Über die Art der Dokumentation gibt es keine verbindlichen Vorschriften. Eine Gefahr besteht sicherlich in der globalen EDV-mäßigen Erfassung von medizinischen Sachverhalten, die organisatorisch und personell dann nicht kontinuierlich erfolgen kann.

Langfristig bewährt hat sich die Beschränkung auf wenige wesentliche Daten von allen stationär behandelten Patienten, an die dann bei bestimmten Patientengruppen, so den onkologischen Patienten, den operativ versorgten Frakturen, weitere, insbesondere für die nach stationärer Patientenbetreuung sinnvollen Fakten dokumentiert werden. Hierauf wird Herr Haunhorst in seinem Vortrag noch näher eingehen.

In Bad Godesberg wurde seit 1974 zunächst ein Nachsorgemodell für die Onkologie entwickelt, das neben der Patienteneinbestellung, der Terminüberwachung eine Unterstützung des Formularwesens ebenso beinhaltet, wie eine Arztbriefschreibung und ein umfangreiches Auswertungsprogramm. Dieses Modell wurde in den letzten Jahren für die Organisation der Frakturensprechstunde entsprechend ausgebaut.

Der Gesetzgeber fordert von allen bettenführenden Krankenhausabteilungen eine Leistungsstatistik, die unter anderem Grundlage für die Pflegesatzverhandlung sein sollte. In der Praxis wird hierauf bisher wohl nur in Ausnahmefällen zurückgegriffen, da sich gezeigt hat, daß sie das eigentliche Spektrum einer Abteilung nicht wiedergibt. Zur Beantwortung auch der einfachsten wissenschaftlichen Fragestellung – und darüber sind sich wohl alle einig – ist diese Leistungsstatistik nicht geeignet.

Wenn schon eine medizinische Dokumentation in einer Abteilung konsequent betrieben wird, dann sollte auch der Leistungsnachweis gegenüber dem Krankenhausträger und den Kostenträgern plausibel sein, eine interne Qualitätskontrolle ebenso erfolgen können, wie eine Auswertung des Patientenkollektives unter wissenschaftlichen Gesichtspunkten. Die Leistungsstatistik nach der Bundespflegesatzverordnung sollte als „Abfallprodukt" der medizinischen Dokumentation angesehen werden.

Die Erfahrung hat gezeigt, daß durch den Einsatz einer EDV innerhalb einer Abteilung die in sie gesetzten Erwartungen nur im Ausnahmefall erfüllt. Die Gründe liegen zum einen in der falschen Erwartungshaltung an die Vorteile eines EDV-Einsatzes und zum anderen ganz wesentlich wohl daran, daß Grundvoraussetzungen nicht vorab geschaffen wurden. Eine schlechte Organisation innerhalb einer Abteilung kann durch EDV nicht besser werden; es wäre falsch, zusätzliche Erfaßformulare einzuführen und nicht vorhandene Formulare für den EDV-Einsatz umzugestalten. Bei der Wahl von Schlüsselsystemen, auf die bisher in aller Regel bei der Erfassung von Diagnosen, Komplikationen und Therapien noch zurückgegriffen werden muß, ist nicht nur die Seite der Verschlüsselung, sondern auch die Frage der Auswertbarkeit der Schlüsselsysteme zu beachten. Ganz entscheidend ist die Motivation der Mitarbeiter; nicht nur hilfreich, sondern erforderlich sind EDV-Grundkenntnisse, um einen störungsfreien Einsatz überhaupt zu ermöglichen.

Der Einsatz der EDV als Insellösung mag durchaus in diesem Bereich Entlastung bringen, typisches Beispiel: GOÄ-Abrechnung mittels EDV. Spürbare Entlastung im zeitlichen und personellen wird nur durch ein komplexes System und nicht durch Einzellösungen zu erwarten sein und ohne sie künftig eine rationelle Führung einer chirurgischen Krankenhausabteilung nicht mehr möglich sein.

Durch die Erfassung des D-Berichtes am Bildschirm wird nicht nur der D-Bericht automatisch ausgedruckt und die entsprechende Rechnung erstellt, es werden die entsprechenden Kostenstellen erfaßt, um eine Abrechnung mit dem Krankenhausträger zu gewährleisten und die Abgaben an den Radiologen weiterzuleiten. Durch automatischen Eintrag in die Buchhaltung wird das Mahnsystem aktiviert und alle Faktoren, die für die BG-Jahresstatistik erforderlich sind, werden festgehalten. Durch einen einzigen Arbeitsgang am Bildschirm entfällt das Schreiben des D-Arztberichtes, die Rechnungserstellung, die Abrechnung, das Mahnsystem und das Führen von Strichlisten für die Jahresstatistik.

EDV in der Unfallchirurgie – gegenwärtig verwirklichte Lösungen

P.-M. Hax, G. Hierholzer und A. Woytewicz

Berufsgenoss. Unfallklinik Duisburg-Buchholz, Großenbaumer Allee 250, D-4100 Duisburg 28

Medizinische Dokumentationssysteme werden häufig nur nach Art und Umfang der Datenerfassung und Datenspeicherung eingeteilt und bewertet. Nicht minder wichtige Elemente der medizinischen Dokumentation sind jedoch das Wiederauffinden und die Präsentation der gespeicherten Daten. Die Qualität eines Systems sollte also auch daran gemessen werden, wie einfach und wie umfangreich man Abfragen gestalten und die Ergebnisse präsentieren kann.

Bei der Datenerfassung stellen die Eingabe eines alphanumerischen Kodes und die eines freiformulierten Klartextes zwei Extreme dar, zwischen denen es Übergänge gibt, etwa in Form der Markierung eines Feldes – und damit der Erzeugung eines Kodes – anhand einer Auswahl vorgegebener Klartexte auf einem Markierungsbeleg. Gespeichert wird entweder ein Kode oder ein Klartext.

Hefte zur Unfallheilkunde, Heft 212
Redigiert von J. Probst

Bei Verschlüsselung ist der Speicherplatzbedarf gering, die Such- und Rechenzeiten sind kurz. Auf der Basis eines Standardschlüssels sind Vergleiche möglich. Jede Einordnung in ein Raster von Schlüsselziffern führt jedoch zu einem mehr oder minder großen Verlust an Differenzierung. Verläßliches Indizieren ist sehr arbeits- und damit kostenaufwendig. Die bei unterschiedlicher Handhabung durch verschiedene Dokumentare entstehenden Fehler sind nicht systematisch und daher kaum zu korrigieren. Die meist nach der Entlassung vorgenommene Verschlüsselung der Krankenakte ist eine zusätzliche Arbeit [9].

Dagegen kann ein Klartextdokumentationssystem in die Klinikroutine leicht eingebunden werden, etwa beim Schreiben eines Operationsberichtes [2, 16, 20]. Eine Verschlüsselung findet nicht statt, damit auch kein Verlust an Differenzierung. Die hohen Ansprüche an Speicher- und Rechenkapazität der EDV-Anlage spielen angesichts der rasanten technischen Entwicklung eine immer geringere Rolle. Die Leistungsfähigkeit des Systems hängt allerdings entscheidend von der sehr aufwendigen Thesauruspflege ab.

Bezüglich der Retrieval- und Präsentationsfunktionen unterscheiden sich die im folgenden vorzustellenden Systeme teilweise erheblich. Sie reichen von sehr begrenzten Abfragemöglichkeiten im Batch-Verfahren ohne Wahlmöglichkeit des Ausgabeformates bis zur dialoggesteuerten On-line-Recherche beliebiger Komplexität mit komfortablem Reportgenerator und Grafikschnittstelle.

Eine speziell auf traumatologische Belange ausgerichtete, vollständige, ausreichend differenzierte und allgemein akzeptierte Klassifikation existiert bisher nicht. Soweit die in der deutschsprachigen Unfallchirurgie bisher realisierten Systeme nicht eigene, individuell erstellte Klassifikationen benutzen oder auf Klartextbasis arbeiten, verwenden sie überwiegend Schlüssel, die entweder mehr als nur die Traumatologie abdecken (ICD, VESKA, Godesberger Schlüsselsystem, SNOMED) oder aber nur einen Teilbereich (AO Frakturklassifikation). Häufig werden auch Klassifikationen verschiedener Provenienz kombiniert, zum Beispiel der ICD-Schlüssel für Diagnosen und der VESKA-Schlüssel für Therapien. Eine Ausnahme bildet hier lediglich das Schlüsselsystem der Berufsgenossenschaften, dessen Verbreitung allerdings auch nur auf den berufsgenossenschaftlichen Bereich beschränkt ist.

Im ICD-Schlüssel der WHO ist die Gesamtheit aller Krankheiten in 17 Krankheitsklassen aufgegliedert, wobei die Klasse XVII die Verletzungen und Vergiftungen beinhaltet [3]. Kritisiert wird an der ICD immer wieder der häufige Wechsel zwischen Topographie, Nosologie und Ätiologie als Bezugssystem für die Struktur. Außerdem eignet sich die vierstellige eindimensionale Klassifikation allenfalls für eine unfallchirurgische Basisdokumentation. Für die ICD sprechen die weite Verbreitung und die ohnehin für fast alle Krankenhäuser bestehende Verpflichtung, zumindest die Hauptdiagnosen der stationär behandelten Patienten nach ICD-9 dreistellig zu verschlüsseln. Außerdem existiert bereits ein Diagnose-Codier-System (DIACOS), das weitgehend automatisch Diagnoseklartexte in vierstelligen ICD-9-Kode transformiert [4]. Die Erstellung einer „International Classification of Procedures in Medicine" (ICP) ist von der WHO nicht abgeschlossen worden.

Für die Verschlüsselung chirurgischer Therapien ist inzwischen im deutschen Sprachraum der vierstellige, topographisch strukturierte Operationsschlüssel der VESKA [19] weit verbreitet. Wie beim ICD-Schlüssel ist die topographische Dimension in die eindimensionale Klassifikation integriert, so daß der Grad der Differenzierung trotz der Vierstelligkeit nur für eine unfallchirurgische Basisdokumentation ausreicht. Beispielsweise enthält der Schlüssel für die Marknagelung von Femur und Tibia nur je eine Ziffer, der BG-

Schlüssel dagegen je zwölf sowie zusätzlich je vierzehn für andere Markraumfixierungen. Das DIACOS-System (s.o.) soll mit dem VESKA-Schlüssel erweitert werden.

Es gibt mittlerweile mehrere Programmsysteme, die mit dem vierstelligen ICD- und dem VESKA-Schlüssel arbeiten [7, 14, 18]. Ein Beispiel ist das Operations-Dokumentationssystem CHISOFT, das einfache Retrieval-Funktionen beinhaltet und verschieden formatierte Ausgaben ermöglicht.

Die von den Berufsgenossenschaftlichen Unfallkliniken seit 1971 betriebene Dokumentation [1, 5, 12] basiert im wesentlichen auf drei zunächst zwei- und seit 1976 dreistelligen Klassifikationen für anatomischen Ort, Verletzungsart und Therapie (Tabelle 1). Diagnosen und Therapien werden jeweils zweidimensional verschlüsselt, entweder durch Kombination der Ziffer für den anatomischen Ort mit der für die Verletzungsart oder durch Kombination von Topographie- und Therapieziffer. Unter zahlreichen zusätzlichen Schlüsseln, u.a. für Unfallart, Einlieferungsart und Zustand der Verletzung sind ausführliche zweistellige Schlüssel für Nebendiagnosen, Komplikationen und Beruf sowie ein fünfstelliger Schlüssel der orthopädischen Diagnosen (Eichler) hervorzuheben. Notwendige Aktualisierungen der Verzeichnisse werden bei den regelmäßig stattfindenden Sitzungen der Dokumentare und Dokumentationsärzte aller beteiligten Kliniken besprochen. Dieses ausschließlich traumatologische Schlüsselsystem ist in seiner Differenziertheit zumindest im deutschen Sprachraum einzigartig. Im Prinzip wäre es gut geeignet für eine ausführliche unfallchirurgische Dokumentation, die weit über den Rahmen einer Basisdokumentation hinausginge. Die spezielle Kodierung setzt jedoch geschultes und erfahrenes Personal voraus. Trotzdem können eine unterschiedliche Handhabung und damit eine unterschiedliche Datenqualität innerhalb der Gesamtdatenmenge nicht vermieden werden. Der zur Zeit in Entwicklung befindliche sog. 90er Schlüssel sieht bei den einzelnen Verzeichnissen eine bisher nicht konsequent verwirklichte strenge Trennung zwischen topographischen, nosologischen und therapeutischen Begriffen vor, so daß zum Beispiel im Verzeichnis der Verletzungsarten ein Begriff wie „HWS-Zerrung" nicht mehr vorkommt. Trotz der vorgesehenen Erweiterung auf vier Stellen wird dieses Schlüsselsystem in der Anwendung einfacher sein, weil es eine freie Kombination der Topographie- mit den Verletzungsarten- bzw. Therapieziffern zuläßt, so daß nicht mehr wie bisher ein sehr umfangreiches Handbuch mit den zugelassenen Kombinationen notwendig ist.

Tabelle 1. Auszug aus dem Schlüssel der Therapie der Berufsgenossenschaftlichen Unfallkliniken

BG-Schlüssel der Therapie
350 Osteosynthese mit AO-Schrauben
351 Zugschrauben (Schaft)
352 Spongiosa-, Corticalisschrauben, Navicularschraube (Gelenkbereich)
353 Syndesmosen-Stellschraube
354 Malleolarschraube

Abfrage-, Auswertungs- und Präsentationsmöglichkeiten sind beim Dokumentationssystem der Berufsgenossenschaften sehr beschränkt. Die bei Recherchen notwendige

Umsetzung der Klartextabfrage in die entsprechenden Schlüsselzahlen setzt große Erfahrung mit dieser Kodierungsart voraus. Eine fehlerhafte Übersetzung führt zu unvollständigen oder fehlerhaften Abfrageergebnissen. Die Suchaufträge werden im Batch-Verfahren auf Großrechenanlagen der Berufsgenossenschaften abgearbeitet, die Ergebnisse liegen frühestens nach einigen Tagen vor, die Form der Datenausgabe ist nur eingeschränkt wählbar. Komfortable Abfrage- und Auswertungssoftware, die es dem Arzt erlaubt, durch das „Spielen" mit den Daten im direkten Dialog mit dem Computer neue Erkenntnisse zu gewinnen, Ergebnisse direkt in übersichtliche Graphiken umzusetzen und bei Bedarf eine fehlerhafte oder unvollständige Abfrage sofort neu zu formulieren, existiert bisher nicht. Wissenschaftliche Auswertungen anhand der üblicherweise ausgedruckten kompletten Datensätze einer Fallgruppe sind mühsam und nur beschränkt möglich, so daß nicht selten als einziger Nutzen einer solchen Abfrage lediglich die gezielte Zugriffsmöglichkeit auf die Krankenakten verbleibt.

Im Gegensatz dazu ist MEDDOK ein komplettes Programmsystem für Dokumentation, Arztbriefschreibung, Auswertung und Abrechnung. Es ist weitgehend hardwareunabhängig auf einer großen Zahl von Mikro- und Minicomputern unter dem Mehrplatz-Betriebssystem UNIX lauffähig, erlaubt aber auch die Übernahme von Daten aus einem Großrechner der Krankenhausverwaltung. Der fünfstellige Godesberger Diagnosen- und Komplikationsschlüssel wurde aus der erweiterten deutschen Fassung der ICD von Immich (ICD/E), der sechsstellige Therapieschlüssel (Tabelle 2) aus dem Operationsschlüssel von Gögler-Scheibe entwickelt [6, 11, 17]. Aus beiden Klassifikationen wurden nicht unmittelbar das chirurgische Fachgebiet betreffende Termini gestrichen, notwendige Erweiterungen wurden in die bestehenden Schlüsselstrukturen eingearbeitet [8]. Die Kodierung ist insofern in die Klinikroutine integriert, als der Arzt beim Abschluß der Krankenakte bis zu sechs Diagnosen oder vier Diagnosen und zwei Komplikationen sowie bis zu sechs Therapien im Klartext auf dem Deckblatt der Akte einträgt und unmittelbar auf einem anhängenden abreißbaren Zettel auch kodiert. Der zusätzliche Arbeitsaufwand soll dank klarer hierarchischer Struktur der Schlüssel gering sein. Mit dem integrierten Auswertungsgenerator können auch komplexe Abfragen leicht formuliert und Ergebnisse formatiert ausgegeben werden. Während die im Programm enthaltene ausführliche chirurgisch/onkologische Zusatzdokumentation auch wissenschaftlichen Ansprüchen genügt, ermöglicht das System ansonsten nur eine chirurgische Basisdokumentation. Es ist aber ohne Zweifel eines der ausgereiftesten Dokumentationsprogramme.

Tabelle 2. Verdeutlichung der hierarchischen Struktur des Godesberger Therapieschlüssels. Das Beispiel ist dem Informationsmaterial über das MEDDOK-System entnommen

5●●●●●	Traumatologische Behandlung
52●●●●	Adaptationsosteosynthesen
525●●●	Zugschraubenosteosynthese
●●●6●●	Untere Extremität
●●●67●	Unterschenkel, rechts
●●●671	Tibiakopf, rechts
525671	Zugschraubenosteosynthese rechter Tibiakopf

Die Dokumentation der Arbeitsgemeinschaft für Osteosynthesefragen (AO) deckt nur einen Teilbereich der Traumatologie ab, nämlich Frakturen und Osteosynthesen, diesen aber sehr genau [13]. Nahezu jede Fraktur läßt sich in das seit 1977 benutzte Schema von Müller [15] einordnen. Bezüglich der durchgeführten Osteosynthese wird jedes Detail erfaßt. Auch Nachuntersuchungsergebnisse werden in die Dokumentation einbezogen. Die Datenerfassung geschieht durch Belegmarkierung. Es existieren drei verschiedene Kodeblätter mit jeweils 270 Markierungsfeldern: Blatt A für Osteosynthesen frischer Frakturen, Blatt B für posttraumatische Komplikationen und länger als 21 Tage zurückliegende Frakturen und Blatt C für Nachuntersuchungen. Vorteilhaft bei diesem System ist, daß alle zu dokumentierenden Merkmale nach Art einer Checkliste abgefragt werden und daß eine Verschlüsselung entfällt. Bisher werden die Daten ausschließlich zentral in der AO-Dokumentationszentrale in Bern gespeichert und ausgewertet. Von dort erhalten die an der Dokumentation teilnehmenden Kliniken zwar vom Computer ausgedruckte Kurzkrankengeschichten zurückgeschickt, bei der damit verbundenen zeitlichen Verzögerung ist die Integration in die klinische Routine jedoch gering. Für wissenschaftliche Auswertungen ist diese sehr ins Detail gehende Dokumentation prinzipiell hervorragend geeignet. Insbesondere mit Sammelstatistiken sind repräsentative Aussagen möglich. Die einzelne teilnehmende Klinik hat jedoch bisher nicht die Möglichkeit, ihre eigenen Daten im unmittelbaren Dialog mit dem Computer zu bearbeiten. Ein auf PCs lauffähiges Programm für die dezentrale Datenerfassung mit einem automatischen Belegleser soll Anfang 1990 den AO-Kliniken kostenlos zur Verfügung gestellt werden. Der Belegleser wird ungefähr 8 000 DM kosten. Software für die ebenfalls dezentrale Datenauswertung wird zur Zeit noch entwickelt.

Ebenfalls mit Markierungsbelegen arbeitet das Datenbanksystem ASKITRON-MTF-SPEEDSCAN. An Hardware werden ein PC, ein Belegleser und ein Matrix-Drucker benötigt. Wesentliches Element des Systems sind Markierungsbögen, die außer einem Kopfteil 232 zunächst leere Felder mit je zwei Markierungsmöglichkeiten (JA und NEIN) enthalten. Die Inhalte dieser Felder einschließlich der Bedeutung der Markierungen können menügesteuert am Bildschirm frei definiert werden. Da auch die Bedeutungen für fehlende oder doppelte Markierung definiert werden können, gibt es insgesamt vier Markierungsmöglichkeiten pro Feld. Die Eingabe analoger Werte erfolgt durch Fixierung von Wertbereichen. Durch Bedrucken der maschinenlesbaren Belege entstehen individuelle Datenerfassungsbögen in beliebiger Anzahl und Vielfalt. Die mit Strichmarkierungen versehenen Bögen werden in den Belegleser eingelegt und von diesem nacheinander eingezogen und gelesen. Mit der Übertragung der Daten auf den Massenspeicher des angeschlossenen Computers wird automatisch eine entsprechende Datenbank generiert, die zur sofortigen Weiterverarbeitung zur Verfügung steht. Kompatibilität bezüglich des Datenformates ist zu fast allen gebräuchlichen Datenbank-, Statistik- und Graphikprogrammen gewährleistet.

Einen grundsätzlich anderen Weg als Codierungssysteme beschreiten Klartextdokumentationsverfahren. Die zu dokumentierenden Daten werden frei formuliert in den Rechner eingegeben, ähnlich der Erstellung eines Arztberichtes nach Diktat mit einem Textverarbeitungsprogramm. Schon während der Eingabe erfolgt eine Prüfung des Textes auf korrekte Schreibweise, Vollständigkeit und Plausibilität anhand eines Thesaurus, also einer im Rechner abgespeicherten Liste zugelassener Wörter und deren Beziehungen zueinander. Nicht im Thesaurus enthaltene Begriffe werden angezeigt und können als neues Wort oder als Synonym für einen vorhandenen Begriff in den Stichwortkatalog aufgenommen werden. Auf diese Weise ist auch eine automatische Verschlüsselung und sogar Schlüsselübersetzung möglich, wenn nämlich erst einmal einem bestimmten Klartext eine oder mehrere Schlüsselziffern als Synonyma zugewiesen sind. Die Möglichkeit, verschiedene Schreibweisen, aber auch häufige Tippfehler als Synonyme abzuspeichern, macht das System gleichzeitig schreibweisen- und schreibfehlertolerant. Es muß lediglich jeweils ein bestimmter Normbegriff definiert sein. Bei neu hinzukommenden Wörtern geschieht dies durch einen Systemverwalter, der auch die Einordnung neuer Begriffe in die hierarchische Struktur des Thesauraus übernimmt, gegebenenfalls also neue Unterbegriffe definiert. Ausgehend von einem zu Beginn angelegten Begriffskatalog entsteht so mit zunehmendem Gebrauch halbautomatisch eine auf die individuellen Ansprüche des Benutzers zugeschnittene Nomenklaturdatenbank, in der die zugelassenen Begriffe Patientennamen bzw. Berichten zugeordnet sind [9].

Ähnlich wie bei der Datenerfassung werden auch bei Recherchen zugelassene synonyme Schreibweisen berücksichtigt, so daß lediglich ein Suchbegriff anstelle mehrerer Synonyme eingegeben werden muß.

Ein typisches Klartextdokumentationssystem ist BAIK (Befund- und Arztbriefschreibung in Krankenhäusern). Es wurde erstmals an der BG-Unfallklinik Frankfurt für die Erstellung der Durchgangsarztberichte implementiert [20]. Für die unstrukturierten Teile des D-Berichtes wird Nomenklaturkontrolle auf dem Boden eines 13 000 Begriffe umfassenden Thesaurus durchgeführt. Dabei werden für einen 80 Zeichen langen Satz ca. 2 Sekunden benötigt. Ein integriertes Auswertungssystem ermöglicht dialoggesteuert die Formulierung von Suchanfragen beliebiger Komplexität.

Die lange Zeit stagnierende Entwicklung auf dem Gebiet der EDV-Dokumentationssysteme hat durch die SNOMED (Systematized Nomenclature of Medicine) neue Impulse bekommen. Diese systematisierte mehrdimensionale Nomenklatur der gesamten Medizin ist eine Weiterentwicklung der SNOP (Systematized Nomenclature of Pathology) und wird von ihren Autoren als erster Versuch eines logisch schlüssigen Ansatzes zur Handhabung medizinischer Informationen verstanden [21].

SNOMED unterteilt jede medizinische Aussage in die sieben Dimensionen Topographie, Morphologie, Ätiologie, Funktion, Krankheit, Prozedur und Beruf (Kennbuchstaben: T,M,E,F,D,P,J). Die Krankheit (D) ist keine eigentliche Dimension, sie kann durch den Ausdruck T + M + E + F ersetzt werden. Da jedoch vielfältige Kombinationen von Topographie, Morphologie, Ätiologie und Funktion eine Krankheitseinheit oder ein Syndrom bilden können, wurde diese zusätzliche Kategorie geschaffen. Die einzelnen Dimensionen sind in bis zu fünf Ebenen hierarchisch strukturiert. Jedem darin enthaltenen Begriff ist ein maximal fünfstelliger Kode aus den Dezimalziffern 0 bis 9 und den Hexadezimalziffern X und Y zugeordnet. Die amerikanische Original-Ausgabe der SNOMED enthält ungefähr 50 000 kodierte Termini. Die 1984 publizierte deutschsprachige Fassung stammt von Friedrich Wingert und wurde von diesem auf über 80 000 Einträge erweitert. Diese hohe Zahl ist mit ein Grund für die mehrdimensionale Struktur.

Durch Projektion einer medizinischen Aussage auf das siebenachsige Koordinatensystem erhält man eine Anzahl von Termini, die diesen Sachverhalt ausdrücken (Tabelle 3). Da die Struktur der SNOMED dem semantischen Aufbau medizinischer Fachausdrücke gleicht (Tabelle 4), kann auf der Grundlage des alphabetischen Index ein automatisches Kodierungsprogramm leichter realisiert werden als mit den bisher gebräuchlichen Klassifikationen. Ein eingegebener medizinischer Text wird nach bestimmten Algorithmen in kleinste sinntragende Elemente zerlegt und in SNOMED-Termini „übersetzt". Der mit dem mehrdimensionalen fünfstelligen Kode erreichbare hohe Spezifizierungsgrad hat zur Folge, daß sich alle klinisch relevanten Klassifikationen als Vergröberungen von SNOMED darstellen lassen. So lag es nahe, Transformationstabellen anzufertigen, mit deren Hilfe bei der automatischen Indexierung gleichzeitig Kodes anderer Klassifikationen erzeugt werden können [10, 22].

Tabelle 3. Beispiel einer automatischen SNOMED-Kodierung eines Diagnosetextes mit gleichzeitiger Transformation in den entsprechenden dreistelligen ICD-Kode

Kniegelenksempyem re.	
T12720	Art. genus
M41400	akute exsudative Entzündung
GX2022	dex.
I711	Arthropathie in Verbindung mit Infektion

Tabelle 4. Die Struktur der SNOMED gleicht dem semantischen Aufbau medizinischer Fachausdrücke

Gastritis = Gastr* + -itis
T63000 M40000

Nephrektomier = Nephr* + -ektomie
T71000 P11000

Die für die automatische Kodierung notwendigen Erweiterungen der SNOMED, das Indexierungsprogramm selbst sowie die Abbildung auf den dreistelligen ICD-Schlüssel sind im wesentlichen ein Verdienst Wingerts, der leider im Sommer 1988 im Alter von knapp 50 Jahren plötzlich verstarb. Die noch von ihm selbst begonnene Erweiterung der Transformationstabellen auf den vierstelligen ICD-Kode konnte er nicht mehr beenden, ebensowenig die C-Version (Programmiersprache „C") des Kodierungsprogrammes für Mikrocomputer.

Eine automatische Kodierung hat neben der Arbeitserleichterung und Kostenersparnis den großen Vorteil, daß der erzeugte Kode konsistent ist. Fehlerhafte oder ganz fehlende Zuordnungen sind immer systematisch und können daher, sobald sie erkannt sind, nachträglich geändert werden. Außerdem ist die automatische Standardisierung von medizinischen Texten eine wesentliche Grundlage für die Entwicklung von medizinischen Experten- und Informationssystemen.

Am Universitäts-Krankenhaus Hamburg-Eppendorf werden derzeit schon die für die Statistik nach der Bundespflegesatzverordnung benötigten dreistelligen ICD-Kodes der Hauptdiagnosen über die automatische SNOMED-Indexierung und Transformationstabellen erzeugt. Dort werden über 90 % der Diagnosen automatisch richtig kodiert, der Rest muß manuell nachbearbeitet werden.

Für die Anwendung in einem unfallchirurgischen Dokumentationssystem ist SNOMED noch nicht ausgereift genug. Die fehlerhafte Verschlüsselung des Begriffs „Verriegelungsnagelung" (Tabelle 5) zeigt, daß insbesondere die Nomenklatur der Prozeduren noch nicht vollständig ist. Dabei ist jedoch zu berücksichtigen, daß Wingert die Überarbeitung und Erweiterung der amerikanischen Fassung ohne Beteiligung medizinischer Experten, sondern allein mit Hilfe von Standardwerken der Medizin vorgenommen hat. Er selbst unterstrich, daß die Nomenklatur einer ständigen Pflege bedürfe, forderte eine zentrale Pflegestelle zumindest für einen Sprachbereich und hoffte, daß sich genügend viele Experten für künftige Überarbeitungen zusammenfinden würden. Neben der Vervollständigung der Nomenklatur müssen auch weitere Transformationstabellen für unfallchirurgisch relevante Klassifikationen entwickelt werden. Ideal für traumatologische Belange wäre eine Übersetzung in das Schlüsselsystem der BG-Kliniken.

Tabelle 5. Dieses Beispiel einer automatischen SNOMED-Kodierung eines Therapietextes läßt erkennen, daß die Nomenklatur der Therapien noch nicht vollständig ist

Verriegelungsnagelung li. Oberschenkel	
T11710	Os femoris
T12000	Articulatio
E90140	Metallnagel
P14930	Fixation u. Immobilisation
GX2021	sin.

Der Überblick über die gegenwärtig verwirklichten Dokumentationssysteme in der Unfallchirurgie kann aus Sicht der Autoren nicht befriedigen. Zu einer Zeit, da die Halbleiter-Industrie nur noch wenige Monate für die Entwicklung einer neuen Mikroprozessor-Generation benötigt und bereits in jedem Supermarkt ein PC zu kaufen ist, muß es enttäuschen, daß komplette und vor allem praktikable Software-Lösungen bisher allenfalls für eine Basisdokumentation existieren. Trotz des unerwarteten Rückschlages durch den Tod Friedrich Wingerts bleibt zu hoffen, daß SNOMED-Klassifikation und -Indexierungssoftware der bisher schleppenden Entwicklung in Richtung auf eine leistungsfähige unfallchirurgische Spezialdokumentation wesentliche Impulse geben werden. Angesichts der immer schneller und billiger werdenden Hardware bei ständig steigenden Personalkosten spricht jedenfalls viel für die automatische Kodierung.

Literatur

1. Berufsgenossenschaftliches Forschungsinstitut für Traumatologie, Abteilung Medizinische Dokumentation (1977) Die medizinische Dokumentation der Berufsgenossenschaftlichen Unfallkliniken. Handbuch
2. Bühren V, Potulski M, Niemeyer H, Mroszek W (1988) Rechnergestützte Klartextdokumentation in der Unfallchirurgie. Springer, Berlin Heidelberg New York Tokyo (Hefte Unfallheilkunde, Heft 200, S 619)
3. Der Bundesminister für Jugend, Familie und Gesundheit (1988) Internationale Klassifikation der Krankheiten, Verletzungen und Todesursachen (ICD). Kohlhammer, Köln

4. Diekmann F, Müller U, Ruhl U (1986) Unterstützung der Diagnosenstatistik der Krankenhäuser durch ein Diagnose-Codier-System. In: Ehlers C-Th, Beland H (Hrsg) Perspektiven der Informationsverarbeitung in der Medizin. Kritische Synopse der Nutzung der Informatik in der Medizin. 31. Jahrestagung der GMDS, Proceedings. Springer, Berlin Heidelberg New York Tokyo (Medizinische Informatik und Statistik, Band 64, S 182–185)
5. Giere W (1983) Dokumentation der Berufsgenossenschaften – Probleme und Entwicklung. In: Batzlaff W, Schmidt HGK (Hrsg) Medizinische Dokumentation – Mikroverfilmung, Symposion im Berufsgenossenschaftlichen Unfallkrankenhaus Hamburg Okt. 1982, S 8–23
6. Gögler E (1959) Entwurf eines Schlüssels der chirurgischen und neurochirurgischen Operationen. Langenbecks Arch Chir 292:760–769
7. Gugel-Schöner U (1987) Möglichkeiten der einfachen chirurgischen Dokumentation unter Zuhilfenahme von Personal-Computern. In: 12. Berliner Chirurgentreffen: Erkrankungen der Mamma, EDV-Verfahren in der Chirurgie. Hrsg. Beiersdorf AG, Hamburg S 377–390
8. Haunhorst H, Schunck R (1982) Fachbezogene Diagnose-, Therapie- und Komplikationsschlüssel für die Chirurgie – Godesberger Schlüsselsysteme. Münch Med Wochenschr 124:599–600
9. Hax PM, Hierholzer G (1989) Datenverarbeitung in der Unfallchirurgie. Chirurg 60:83–89
10. Hultsch E, Heyen P (1989) Dokumentation medizinischer Daten mit SNOMED. Med Magazin 1:14–17
11. Immich H (1966) Klinischer Diagnosenschlüssel. Zugleich erweiterte deutsche Fassung der 8. Revision der Internationalen Klassifikation der Krankheiten, Verletzungen und Todesursachen. Schattauer, Stuttgart
12. Kühn M (1983) Basisdokumentation der BG-Unfallkliniken. In: Batzlaff W, Schmidt HGK (Hrsg) Medizinische Dokumentation – Mikroverfilmung, Symposion im Berufsgenossenschaftlichen Unfallkrankenhaus Hamburg Okt. 1982 S 35–41
13. Matter P, Zehnder R (1988) Dokumentation der Arbeitsgemeinschaft für Osteosynthesefragen – Wissenschaftliche Aspekte und Qualitätssicherung. Springer, Berlin Heidelberg New York Tokyo (Hefte Unfallheilkunde, Heft 200, S 595–596)
14. Miller K, Puchner MA (1988) Unfallchirurgische Basisdokumentation mit CHIDOS. Springer, Berlin Heidelberg New York Tokyo (Hefte Unfallheilkunde, Heft 200, S 596–597)
15. Müller ME (1980) Klassifikation und internationale AO-Dokumentation der Femurfrakturen. Unfallheilkunde 83:251–259
16. Salm R, Heinemann F, Steinbrecher W, Farthmann EH (1987) Medizinische Textverarbeitung und integrierte Basisdokumentation. In: 12. Berliner Chirurgentreffen: Erkrankungen der Mamma, EDV-Verfahren in der Chirurgie. Hrsg. Beiersdorf AG, Hamburg S 487–494
17. Scheibe O (1961) Allgemeiner Chirurgischer Therapieschlüssel. Selbstdruck O. Scheibe, Hamburg
18. Stock W, Nitzschke E, Mackrodt HG (1982) Rationelle EDV-Basisdokumentation in der Chirurgischen Klinik. Chirurg 53:176–183
19. Vereinigung Schweizerischer Krankenhäuser – VESKA (1986) Operationsschlüssel. Verlag VESKA, Aarau
20. Volke M, Giere W, Börner M (1985) Rechnergestützte Erstellung, Dokumentation und Auswertung des Durchgangsarztberichtes mit BAIK; Diskussion zweijähriger Erfahrung. In: Abt K, Giese W, Leiber B (Hrsg) Krankendaten – Krankheitsregister – Datenschutz. Springer, Berlin Heidelberg New York Tokyo
21. Wingert F (1984) SNOMED. Systematisierte Nomenklatur der Medizin. Band 1: Numerischer Index. Band 2: Alphabetischer Index. Springer, Berlin Heidelberg New York Tokyo
22. Wingert F (1987) Automated Indexing of SNOMED Statements into ICD. Meth Inform Med 26:93–98

Für die SNOMED-Kodierungs- und -Transformationsbeispiele danken wir Frau Dr. Nagel vom Institut für Mathematik und Datenverarbeitung in der Medizin der Universität Hamburg.

Entwicklung und Anwendung eines hierarchischen Codierungsschlüssels zur EDV-Dokumentation in der Unfallchirurgie

R. Schlenzka, M. Poll, M. Schnabel und L. Gotzen

Klinik für Unfallchirurgie, Klinikum der Philipps-Universität Marburg, Baldinger Straße, D-3550 Marburg/Lahn

Während der Behandlung jedes Patienten fallen zahlreiche Daten an, die sinnvoll dokumentiert werden müssen. In der Unfallchirurgie handelt es sich insbesondere um Daten, die bei der Dokumentation von Befunden, OP- und Verlaufsberichten, Briefen und Gutachten anfallen. Zentrale Verbindungsglieder der Daten sind Diagnose, Therapie und die Stammdaten des Patienten. Um mit dieser Flut archivierter bzw. gespeicherter Daten sinnvoll arbeiten zu können, d.h. mit einem vertretbaren Aufwand an Zeit und Kosten Informationen daraus beziehen zu können, ist es nahezu unumgänglich, ein effektives Retrieval-System zu benutzen. Dieses ist ohne technische Hilfsmittel kaum praktikabel. Hier bietet sich der Einsatz der elektronischen Datenverarbeitung an.

Die in der 9. Revision vorliegende Internationale Klassifikation der Verletzungen, Krankheiten und Todesursachen (ICD) ist der z.Z. wohl gebräuchlichste medizinische Schlüssel. In der Traumatologie hat sich dieses nosologische Verzeichnis mit topographischen Angaben nicht bewährt. Es wurde deswegen ein eigenes Codierungssystem entworfen, das einen guten Kompromiß zwischen Differenzierungsmöglichkeit einerseits und dem Zeitaufwand für die Verschlüsselung andererseits darstellt. Der entwickelte Schlüssel besteht aus 5 Kategorien zu je zwei Stellen. Die Kategorien lauten: Ursachen, Lokalisation, Befund, Spezifikation, Therapie. Durch die begrenzende Zahl von 2 Stellen je Kategorie sind lediglich 100 verschiedene Möglichkeiten zur Codierung gegeben. Erst durch die Kombination der Kategorien: Lokalisation und Befund sowie der Spezifikation besteht rein rechnerisch die Möglichkeit von 10 000 verschiedenen Diagnosen, wodurch eine nahezu 98%ige Verschlüsselungsmöglichkeit aller anfallenden traumatologischen Diagnosen möglich ist. Es wurde so eine Zahlenlogik geschaffen, die für den Arzt versteh- und kontrollierbar, und damit leicht abzuleiten also zu verschlüsseln und zu entschlüsseln ist. Die Kriterien, die zur Aufnahme einer anatomischen Struktur in die Liste geführt haben, wurden durch eine vorhergehende empirische Studie gewonnen. Wenig gebräuchliche Lokalisationen wurden zusammengefaßt, häufiger benötigte dagegen unterteilt. Ist eine Lokalisation nicht aufgeführt, wird die nächst übergeordnete, anatomische Struktur gewählt. Liegen mehrere Verletzungen an verschiedenen Körperregionen vor, so werden sie separat erfaßt. Die Rubriken in der Kategorie Befund sind grob nach Organen bzw. anatomischen Funktionseinheiten gegliedert. Eine Modifikation der Basisdiagnose aus Lokalisation und Befund ist durch die 2mal einstellige Kategorie Spezifikation möglich. Zur mnestischen Vereinfachung wurde jeder Rubrik der Kategorie „Befund" eine entsprechende Rubrik in der Kategorie „Therapie" zugeordnet. Der komplette Schlüssel läßt sich ohne weiteres auf zwei DIN-A4-Seiten darstellen. Damit entfällt langes Suchen und Blättern, wie es bei nicht-kombinatorischen Schlüsseln mit dem ICD notwendig ist.

Unser ständig wachsendes Informationsbedürfnis aus der stetig ansteigenden Flut von Informationen zu befriedigen, ist die allererste Aufgabe unseres Dokumentationssystemes.

Hefte zur Unfallheilkunde, Heft 212
Redigiert von J. Probst

Es ist handlich und präzise und entspricht den Erfordernissen des klinischen Betriebes. Die Verschlüsselung wurde entsprechend den Bedürfnissen des klinisch tätigen Arztes angegangen und gelöst, damit ein sinnvoller Einsatz und Durchführbarkeit der Dokumentation gewährleistet ist.

Ärztliche Anforderungen an eine Dokumentation in der Unfallchirurgie

N.M. Meenen[1] und J. Berger[2]

[1] Abt. für Unfallchirurgie (Direktor: Prof. Dr. K.H. Jungbluth)
[2] Institut für Mathematik und Datenverarbeitung in der Medizin, Universitätskrankenhaus Hamburg-Eppendorf, Martinistraße 52, D-2000 Hamburg 20

Indexierung bedeutet Abbildung einer medizinischen Aussage in formaler Sprache unter Berücksichtigung des Sinngehaltes. Seit Anfang 1987 dokumentieren wir in allen Kliniken des Universitätskrankenhauses Hamburg-Eppendorf mit einer automatischen Klartextindexierung in der SNOMED-Nomenklatur. Entwickelt wurde SNOMED durch das College of American Pathologists (CAP), von Wingert/Münster ins Deutsche übertragen und wesentlich erweitert. Seine Grundordnung beruht auf hierarchisch geordneten Dimensionen, in denen jeder medizinische Begriff durch Beschreibung in unterschiedlichen Achsen abbildbar ist: Die *Topographie* beschreibt das Organ, pathologische Veränderungen der normalen Anatomie werden unter *Morphologie* eingeordnet. (Patho-)physiologische Aspekte erfaßt man unter *Funktion*. Die Ursachen für die morphologischen oder funktionellen Änderungen nennt *Äthiologie*. *Prozedur* beschreibt die therapeutischen (diagnostischen, administrativen) Aktivitäten. Zusätzlich wurde noch *Krankheit* eingeführt, um Syndrome kategorisieren zu können, deren SNOMED-Koordinaten bei der Indexierung durch Anwendung formaler Regeln aus der Bezeichnung nicht extrahiert werden können. Durch die Mehrachsigkeit des SNOMED-Wörterbuchs ist eine signifikante Reduktion der einzutragenden Lexeme möglich. Das System ist lernfähig. Textformulierungen, die noch nicht aufgetreten sind, werden in den Indexierungsschlüssel aufgenommen, so daß Beanstandungen exponentiell abnehmen. SNOMED enthält aber auch ein Programm zur automatischen rechnergestützten Klartextindexierung durch morphologische Sprachanalyse: Es zerlegt Worte in Morpheme, enthält alle syntaktischen Regeln zur sinnvollen Einordnung in die Achsen.

Recherchen werden mit einer Clipper-Anwendung in MS-DOS (auch dezentral) gefahren, es kann nach ICD-Code und SNOMED-Begriffen gesucht werden.

Am Beispiel des UKE mit jährlich 45 000 Patienten wird der Ablauf der Dokumentation und das Ergebnis der Indexierung nach SNOMED dargestellt. Pflichten aus der Bundespflegesatzverordnung und wissenschaftliches Interesse an der Basisdokumentation werden mit SNOMED hervorragend abgedeckt. Es ergibt sich eine hohe Treffsicherheit mit der begrifflichen Zuordnung durch automatische Klartextverarbeitung, die einerseits eine Konsistenz der Indexierung garantiert und andererseits teures, speziell ausgebildetes medizinisches Fachpersonal einspart.

Hefte zur Unfallheilkunde, Heft 212
Redigiert von J. Probst

EDV in der Medizin, Fehlerreduzierung durch automatische Datenerfassung am Patienten

R. Inglis, M. Pannike, J. Windolf und A. Pannike

Unfallchirurgische Klinik der Johann-Wolfgang-Goethe Universität Frankfurt a.M. (Leiter: Prof. Dr. med. A. Pannike), Theodor-Stern-Kai 7, D-6000 Frankfurt 70

Eine fehlerfreie Datenverarbeitung mit oder ohne EDV gibt es nicht. Die Fehleranfälligkeit eines Systems wird unabhängig von der Art des Systems in der Hauptsache bestimmt durch die Fehler bei der Dateneingabe in den Rechner. Können diese Fehler reduziert werden, so wird die Gesamtfehlermenge nur noch bestimmt durch Fehler bei der Datenerhebung und der Datenverarbeitung. Da Fehler bei der Datenerhebung nicht zu vermeiden sind, kann hier nur dann eine wesentliche Reduktion erfolgen, wenn die Art der Erhebung sich in der Syntax nicht vom bis dahin üblichen Vorgehen unterscheidet. So können Code- oder Schlüsselsysteme, abgesehen von der geringen Akzeptanz der Benutzer, hierfür niemals zur Senkung der Fehleranzahl beitragen, das Gegenteil ist eher der Fall. Die in der Chirurgie infrage kommenden Schlüsselsysteme (ICD-9, VESKA, SNOMED) lassen überdies eine identische Rückverschlüsselung von Klartextdiagnosen oder -befunden nicht zu und sind schon deswegen allgemein nicht einsetzbar. Durch die Einführung eines selber entwickelten Verfahrens zur schlüsselfreien Dateneingabe im Klartext ist eine Minimierung der o.g. Fehler möglich. Das Datenbanksystem ASKITRON(R) verfügt über das Dateneingabemodul SPEEDSCAN(C), ein beleglesergestütztes System nach dem Prinzip leerer strukturierter Datenbanken. Die Verarbeitung aller Daten (Klartext und Zahlen) erfolgt hier nach Einlesen auf Belegbögen markierter Werte. Die endgültige Datenerfassung erfolgt zum Zeitpunkt der Untersuchung „am Patienten". Damit entfallen persönliche Aufzeichnungen auf „Zwischenspeichern" (Papierblock). Die Daten werden zu einem Zeitpunkt erfaßt, zu dem der Untersucher konzentriert ist und wach. Durch Verwendung eindeutiger Zuordnungen der Klartextdaten zu dichotomen Datenfeldern (Ja-Nein-Aussage) wird die Sicherheit der Datenerfassung gesteigert, Schreibfehler oder unterschiedliche verbale Klassifizierungen gleicher Befunde treten nicht auf. Die Belegleserbögen werden bei der Planung eines Untersuchungsverlaufs vom Untersucher selber mittels SPEEDSCAN entwickelt, die korrespondierenden Belegbögen mit dem eigenen Matrixdrucker selber hergestellt. Die Dateneingabe in den Rechner geschieht durch Einlesen der Belegbögen in einem Lesegerät mit automatischer Zuordnung der Werte zu den richtigen Datenbanken. Die Daten können im Rechner mit einem eigenen Datenbankeditor überprüft und verändert werden. Die Datenauswertung erfolgt mit je nach Aufgabe speziellen Auswerteprogrammen (Module EVA, UTA, LABOR und LISA) oder kann nach automatischer Datenumwandlung im ASCII-Code in alle gebräuchlichen Statistik- und Grafikprogramme exportiert werden. Wegen der gleichen Struktur aller Datenbanken sind die o.g. Auswerteprogramme für alle Datenbanken gleich, projektspezifische Software ist nicht erforderlich.

Hefte zur Unfallheilkunde, Heft 212
Redigiert von J. Probst

Medizinische Dokumentation mit dem H.A.N.D.-System – Nutzen, Erfahrung in Routine und Wissenschaft

M.V. Knopp, S. Polzer, M. Martens und H. Frobenius

Deutsches Krebsforschungszentrum, Institut für Radiologie und Pathophysiologie, Im Neuenheimer Feld 280, D-6900 Heidelberg

Die elektronische Datenverarbeitung steht als Hilfsmittel zur Dokumentation in der Unfallchirurgie bereits schon vielerorts zur Verfügung. Für die verwaltungs- und abrechnungstechnische Dokumentation werden diverse kommerzielle Softwareprogramme mit unterschiedlicher Leistungsfähigkeit angeboten. Die wissenschaftliche Dokumentation ist jedoch in mehr als 80 % der Programme nicht oder nur unzureichend möglich. Das von uns entwickelte Heidelberger Allgemeine Normierte Dokumentationssystem (H.A.N.D.) setzen wir seit 1985 zur Dokumentation von diagnostischen und therapeutischen Daten sowohl in der Handchirurgie als auch in anderen Abteilungen ein. Das unter systemanalytischen Gesichtspunkten entwickelte System zeichnet sich besonders durch seine unbegrenzte Flexibilität in der Art und Anzahl der erfaßten Diagnose- und Therapiemerkmale aus.

Unsere Erfahrung hat gezeigt, daß an ein Dokumentationssystem, das routinemäßig zur Unterstützung in der klinischen Forschung eingesetzt werden soll, insbesondere folgende Forderungen erfüllen muß:

- Erfassung aller relevanten Daten der Primär- und Nachbehandlungen,
- Erstellung einer Basis- und Spezial-Dokumentation,
- Freiheit beim Ergänzen und Korrigieren von Daten,
- Möglichkeit der Verknüpfung von beliebigen Schlüsselsystemen mit Indexgruppen,
- kurze Bearbeitungszeiten,
- direkte Unterstützung der graphischen und statistischen Weiterverarbeitung,
- offene Datenstruktur,
- Weiterentwicklungsfähigkeit der Software,
- weitgehende Unabhängigkeit der Hardware durch Einsatz des Industriestandards (MS-DOS, OS2).

Als Problembereiche konnten wir beobachten, daß nach Erstellung oder Anschaffung eines Dokumentationssystems die größte Schwierigkeit in der Motivation der Mitarbeiter besteht, sich in ein neues System einzuarbeiten, dieses sinnvoll einzusetzen und auch Vorschläge zur Verbesserung zu unterbreiten. Hierfür ist die Betreuung sowohl der nichtärztlichen als auch ärztlichen Mitarbeiter durch einen erfahrenen Berater unumgänglich.

Zusammenfassend können wir festhalten, daß sich der Einsatz des wissenschaftlichen Dokumentationssystem H.A.N.D. in der klinischen Routine und Forschung bewährt hat, die notwendige Flexibilität besitzt und von den Mitarbeitern akzeptiert wird.

Hefte zur Unfallheilkunde, Heft 212
Redigiert von J. Probst

Rationelles Expertensystem für die traumatologische Dokumentation

E. Remmel[1] und H.-W. Stedtfeld[2]

[1] Fachabteilung für Abdominal- und Thoraxxchirurgie
[2] Fachabteilung für Unfallchirurgie, Zentrum für Chirurgie Nürnberg, Flurstraße 17, D-8500 Nürnberg

Qualitätssicherung und Leistungstransparenz sind Forderungen, die an den klinisch tätigen Chirurgen in verstärktem Maße herantreten.

Um dieser Entwicklung Rechnung zu tragen, führten wir an unserer Klinik ein computergestütztes Dokumentationssystem zur Erfassung der wichtigsten patientenbezogenen Diagnose-, Therapie- und Organisationsparameter, des Op-Ablaufes und des Behandlungsverlaufes ein.

Aus teilweise bis zu fünfjähriger Erfahrungen der benachbarten Abteilungen mit EDV-gestützter Dokumentation und deren Schwierigkeiten schlußfolgernd, setzten wir an unser System folgende Anforderungen:

1. Die Datenerfassung darf nicht neben der Routine als zusätzliche Belastung ohne praktischen Nutzen für den klinischen Alltag erfolgen.
2. Eine Betreuung durch eigens für die EDV abgestellten Mitarbeiter darf nicht erforderlich sein und muß unabhängig von Mitarbeitern mit speziellen EDV-Kenntnissen sein.
3. Die Eingabe, Entnahme und Auswertung von Daten muß auch für die EDV-Laien möglich und auf die Ebene von Schreibkräften zu verlagern sein.
4. Die Anforderungen an die technische Ausstattung muß sich mit einem Rechner begnügen können; eine Vernetzung der Stationen aber auch mit dem Zentralrechner und anderen Abteilungen soll nicht erforderlich, aber möglich sein.

Da wir auf dem Markt kein Programm fanden, das unseren Anforderungen gerecht wurde, entschlossen wir uns, in Zusammenarbeit mit der Industrie ein eigenes Programm zu entwickeln.

Wir glauben, daß unser Ergebnis zeigt, daß obengenannte Prämissen mit den programmtechnischen Möglichkeiten der in den letzten Jahren sehr viel leistungsfähiger gewordenen PCs zu realisieren sind.

- Mit großteils durch Ankreuzen auszufüllenden Formularen wird der Mehraufwand der Datenerfassung bei den Kollegen minimiert.
- Die Eingabe der Daten entspricht dem Übertragen eines vorliegenden Formblattes auf den Monitor und erfordert kein Eingewöhnen in eine EDV-Logik.
- Durch Integration der Dateneingabe in das Schreibbüro – die Daten werden im Hintergrund beim Schreiben eines Op-Berichtes, bzw. Entlassungsbriefes abgespeichert – entsteht hier keine Mehrarbeit, sondern das Bereithalten einmal eingegebener Daten (Anschriftendateien, Arztdateien etc.) reduziert die Tipparbeit der Sekretärinnen und erzeugt eine hohe Akzeptanz.
- Ohne Zusatzaufwand werden dabei Organisationsdaten (Op-Zeiten, Liegezeiten, Aufnahme-/Entlassungsart etc.) abgespeichert, die einen Überblick über Organisationsabläufe der Klinik geben.

Hefte zur Unfallheilkunde, Heft 212
Redigiert von J. Probst

- Häufig gebrauchte Auswertungen wie Ex-Post-Op-Plan, Berichte über Op- und Stationsorganisation sowie Epikrisen und Verläufe sind auf Knopfdruck erhältlich.

Die menügesteuerte Benutzerführung verwendet Ausdrücke, die dem klinischen Sprachgebrauch entnommen sind, so daß das System – je nach Zugangsberechtigung – jedem jederzeit raschen Informationsgewinn ermöglicht.

Durch diese Vernetzung des Systems mit der Klinikroutine wird der einzelne Mitarbeiter motiviert und gleichzeitig erfolgt durch den permanenten Rücklauf der eingegebenen Daten eine Kontrolle auf deren Richtigkeit und Vollständigkeit.

Ein dazu entwickeltes Schlüsselsystem ermöglicht eine klinikrelevante Datenspeicherung und Auswertung. Durch interne Parallelführung der Standardschlüssel (ICD/9, VESKA, GOÄ) können auch nach diesen Auswertungen vorgenommen werden. Dies soll eine Mehrfacherfassung überflüssig machen. Der modulare Charakter des Systems ermöglicht eine schrittweise Einführung und bei Bedarf eine notwendige Erweiterung.

EDV-unterstützte Erfassung und Analyse postoperativer Komplikationen in der Unfallchirurgie

Ch. Jürgens[1], H.-R. Kortmann[1], D. Wolter[1] und A. Biewener[2]

[1] Berufsgenoss. Unfallkrankenhaus, Bergedorfer Straße 10, D-2050 Hamburg 80
[2] AK St. Georg, Lohmühlenstraße 1, D-2000 Hamburg 1

Die Erfassung und Dokumentation postoperativer Komplikationen ist „maß-gebend" für die Arbeit des einzelnen Chirurgen und einer Abteilung und kann Entscheidungshilfe bei der Indikationsstellung und der Wahl des operativen Verfahrens sein.

Seit 1979 werden in der Abteilung für Unfallchirurgie im AK St. Georg anläßlich der Abteilungsvisite die Diagnose einer Komplikation, der Zeitpunkt ihres Auftretens sowie die Daten des Patienten erfaßt und dokumentiert. Die Festlegung der Komplikationsdiagnose erfolgte zunächst empirisch, seit 1988 werden die Definitionen und Komplikationen der Hamburger Ärztekammer zugrunde gelegt. Eine umfassende Analyse der Daten von 1979 bis 1984 liegt bereits vor. Die Auswertung erfolgte auf einem 11/45-Rechner von DEC. Seit 1988 sind IBM-kompatible Personalcomputer im Einsatz. Es wird seither auch eine rechnerunterstützte OP-Buch-Führung mit Hilfe des Datenbanksystems DBase 3+ vorgenommen. Mit dem gleichen Datenbanksystem arbeitet das Komplikationserfassungsprogramm. Die seit 1984 erfaßten Komplikationen wurden nachträglich mit diesem Programm in eine Datenbank eingegeben. Seit 1988 erfolgt die Dateneingabe wöchentlich, Stammdaten, Diagnose und Operationsdaten werden aus dem Operationsbuch übernommen. Das Komplikationserfassungsprogramm ist menügesteuert und arbeitet mit Fenstertechnik. Der Eingabeaufwand ist gering. Die Komplikationen werden in Ganzwort und mit ICD-9-Schlüsseln aus einer Diagnosedatenbank übernommen. Die Verwendung weiterer Schlüssel ist jederzeit möglich.

Hefte zur Unfallheilkunde, Heft 212
Redigiert von J. Probst

Vom 01.01.1979 bis 30.06.1989 wurden 1302 Komplikationen bei 961 Patienten erfaßt. Die Gesamtzahl der Operationen in diesem Zeitraum beträgt 33 057. Die Komplikationsrate liegt bei durchschnittlich 3,94 %. Aus der Datenbank lassen sich einzelne Komplikationen hinsichtlich ihrer Häufigkeit ermitteln. Mit Hilfe der im Operationsbuch gesammelten Daten lassen sich diese Komplikationen mit Diagnosen, Operationsverfahren und mit einer großen Anzahl weiterer Daten korrelieren.

Das Komplikationserfassungsprogramm auf einem PC ist eine dezentrale Insellösung mit dem Vorteil der Datensicherheit, der Unabhängigkeit von einem Zentralrechner und der Flexibilität durch die Möglichkeit der schnellen Anpassung an veränderte Anforderungen. Die integrierten oder znetralen Systeme bieten demgegenüber den Vorteil des freien Datentransfers und einer Reduzierung der Eingabetätigkeit. Durch Anbindung des PC an einen zentralen Rechner ist es aber auch möglich, ausgesuchte Daten an den Zentralrechner zu übermitteln, um diese für andere Krankenhausbereiche zur Verfügung zu stellen (Wirtschaftlichkeits- und Auslastungsberechnungen Personalbemessung).

Der Einsatz der EDV-gestützten Komplikationserfassung und die spätere Analyse wird nur sinnvoll durch regelmäßige Komplikationserfassung, zuverlässige Dateneingabe und genaue OP-Buch-Führung. Für die Vergleichbarkeit der Daten mit anderen Kliniken ist neben dieser Vollständigkeit der Datenerhebung eine einheitliche Verschlüsselung von Diagnosen, Eingriffen und Komplikationen unumgänglich.

Diskussion: EDV-Dokumentationssysteme in der Unfallchirurgie I

Von einem Kollegen aus Ratingen wurde gefragt, ob es Stellen gibt, die Beratungen bezüglich des Aufbaues einer wissenschaftlichen Dokumentation durchführen und inwieweit die Kosten, die durch eine moderne Dokumentation entstehen, bei den Pflegesatzverhandlungen berücksichtigt werden können.

Herr Haunhorst (Köln, St. Elisabethkrankenhaus) weist darauf hin, daß es derzeit am rationellsten wäre, sich an den Stellen, die ein gut funktionierendes Dokumentationssystem haben, zu informieren. Durch Vergleich der verschiedenen Systeme kann dasjenige, das für die speziellen Ziele der jeweiligen Klinik am besten geeignet ist, ausgewählt werden. Die Kosten für ein Dokumentationssystem müßten unter die sonstigen Verwaltungskosten subsumiert werden.

Herr Schmitt (Essen, Universitätsklinikum) gibt zu den verschiedenen Dokumentationssystemen, die in dieser Sitzung vorgestellt wurden, zu bedenken, daß die Dokumentation der Diagnosen, der Therapien und der Komplikationen nicht isoliert betrachtet werden sollte, sondern als ein Teil eines klinikumfassenden Kommunikationssystems. Die eingegebenen Daten (Personaldaten, Diagnosen, Therapien etc.), sollten für nachfolgende Arbeiten, wie das Anfordern von Leistungen, das Schreiben von Briefen oder Berichten, unmittelbar verfügbar sein. Jedes Datum sollte nur einmal, und zwar am Ort des ersten Auftretens, direkt eingegeben und nur in einer zentralen Datenbank abgelegt werden, auf welche die berechtigten Stellen unmittelbaren Zugriff haben. Die Ärzte in leitender Funktion sollten

Hefte zur Unfallheilkunde, Heft 212
Redigiert von J. Probst

bei ihren Verwaltungen darauf dringen, daß ihnen möglichst bald ein derartiges umfassendes zentrales Kommunikationssystem zur Verfügung gestellt wird. Geschieht dies nicht, muß jede Abteilung nach einer für sie geeigneten Insellösung suchen, die sie bei ihrer täglichen Dokumentationsarbeit wirkungsvoll unterstützt. Dies führt zu vielen getrennten Datenbanken innerhalb eines Klinikums, z.B. in der Verwaltung, in den einzelnen Kliniken, in den verschiedenen Leistungsstellen. Viele Daten sind dann mehrfach an verschiedenen Stellen vorhanden. Müssen Daten ergänzt oder korrigiert werden, kann nicht dafür garantiert werden, daß dies an all den vielen Orten auch geschieht; die Datenbanken enthalten dann binnen kurzem widersprüchliche Inhalte.

Auch relativ einfache Insellösungen benötigen zumindest einen Spezialisten, der sich um die Pflege und Weiterentwicklung des Systems kümmert. Werden für verschiedene Insellösungen verschiedene Systeme (Computer, Betriebssystem, Datenbanken, Programmiersysteme etc.) eingesetzt, ist eine gegenseitige Hilfe ausgeschlossen. Der Bedarf an qualifizierten Mitarbeitern wird dann größer als bei einem zentralen System.

Auch bei zentralen Systemen ist darauf zu achten, daß eine Kompatibilität zu den DV-Systemen besteht, die bereits beim Krankenhausträger (z.B. bei Kommunen das Kommunale Rechenzentrum, bei den Hochschulkliniken der Länder das Hochschulrechenzentrum) vorhanden sind. Es können erhebliche Personaleinsparungen erreicht werden, wenn sich diese Organisationseinheiten gegenseitig bei der Pflege von Systemkomponenten unterstützen.

Ein niedergelassener Chirurg regt an, EDV-Arbeitskreise für niedergelassene Ärzte zu gründen. Diese könnten dabei behilflich sein, geeignete Geräte und Systeme für deren Belange auszuwählen. Hierbei müßte die Erstellung der D-Arztberichte entsprechend den BG-Formularen, die Datenerfassung bei der Röntgendiagnostik, der Endoskopie, der Arthroskopie, der Ergometrie, der Spirometrie, bei EKG und bei der Ultraschalldiagnostik sowie deren Auswertung im weitesten Sinne im Auge behalten werden.

Herr Schmitt (Essen, Universitätsklinikum) weist auf die Vor- und Nachteile des SNOMED-Systems hin. Zu den Vorteilen zählt u.a. die Möglichkeit zur exakten Beschreibung der medizinischen Sachverhalte in mehreren Dimensionen, wie Topographie, Morphologic, Ätiologie, Funktion, Krankheit. Die hierdurch bedingte Komplexität verhindert jedoch, daß ein Arzt während der täglichen Arbeit mit diesem System on-line arbeiten kann.

Herr Remmel (Nürnberg) hebt den Vorteil der Klartexteingabe im SNOMED hervor, die eine Verschlüsselung überflüssig macht. Er ist der Meinung, daß für ein SNOMED-System eine umfangreiche EDV-Abteilung in der jeweiligen Klinik nötig sei.

Herr Meenen (Hamburg, Universitätsklinikum) weist darauf hin, daß an der gesamten Universitätsklinik Hamburg Eppendorf mit dem SNOMED-System erfolgreich gearbeitet wird. Hierzu ist eine zentrale DV-Abteilung vorhanden, die für diese Dokumentationsaufgaben mit einer Ärztin und vier Medizinischen Dokumentaren ausgestattet ist. Mit der Dokumentation im SNOMED-System ist die gesetzliche Auflage, eine Diagnose in der ICD-Nomenklatur zu erstellen, automatisch erfüllt. Die Komplexität des SNOMED-Systems durch die Mehrachsigkeit wird durch die automatische Indexierung weitgehend ausgeglichen. Die SNOMED-Dokumentation wird in der Abteilung für Unfallchirurgie in Eppendorf durch den Schlüssel der Arbeitsgemeinschaft Osteosynthese ergänzt. In dieser Kombination wird die Dokumentation intensiv wissenschaftlich genutzt. Es werden jährlich 45000 Patienten problemlos dokumentiert.

Spezielle Anwendungen und Demonstrationen

Vorsitz: A. Pannike, Frankfurt; R. Schlenzka, Marburg

Dokumentation der AO – derzeitiger Stand und Weiterentwicklung

P. Matter und M. Bühler

Chirurgische Abteilung, Spital Davos, Promenade 4, CH-7270 Davos Platz

Die Dokumentation der Osteosynthesen bis zur vollständigen Frakturheilung war für die Schweizerische Arbeitsgemeinschaft für Osteosynthesefragen seit ihrer Gründung 1958 ein wichtiges Anliegen. Wir verfügen zur Zeit über Auswertungsmöglichkeiten der AO-Dokumentationssysteme der 70er sowie der 80er Jahre. Als Beispiel wurden Fünfjahresperioden (1972–1976 und 1982–1986) mit über 20 000 operierten und nachkontrollierten Osteosynthesen miteinander verglichen. Ungefähr 10 % aller Frakturen waren traumatisch bedingt offen. Analysiert wurde im Sinne einer Trendanalyse die Infektionsrate. Der Prozentsatz der Infekte nach Osteosynthese geschlossener und offener Frakturen betrug in der ersten Erfassungsperiode 2,5 %, in der zweiten Periode mit 1,2 % nur noch die Hälfte. Erwartungsgemäß sind die Infektzahlen nach offenen Frakturen höher als nach geschlossenen. Bei der Betrachtung der Auswertung nach verschiedenen anatomischen Lokalisationen fällt einmal die starke Variation auf. Überdies liegt die Infektrate, vor allem der Tibia sehr hoch. Beim Vergleich von Statistiken ist es deshalb sehr wichtig, die Häufigkeiten der verschiedenen anatomischen Lokalisationen genau zu analysieren, da sonst die Aussagekraft allenfalls verfälscht wird. Bei der Analyse der Schaftfrakturen besteht ein deutlicher Rückgang in der zweiten Fünfjahresperiode von ursprünglich 4,2 auf 1,5 %. Dieser Rückgang ist bei den Gelenkfrakturen nicht signifikant. Die Infektrate bleibt vor allem bei offenen Frakturen mit 5,5 % weiterhin hoch.

In Zukunft wird eine klinikbezogene, dezentralisierte Dokumentation möglich sein. Als Grundlage dazu dient die von M.E. Müller neu bearbeitete AO-Frakturklassifikation, die bereits weltweite Anerkennung gefunden hat und damit uneingeschränkte Erfolgsvergleiche ermöglichen wird.

Hardwaremäßig ist eine Fotoausrüstung, eine Lesegerät, ein PC sowie ein Drucker Voraussetzung. Die Dokumentation erhält zwei Komponenten: einerseits die Herstellung kleiner Röntgenbilder und andererseits die Codeblätter zur möglichst umfassenden und effizienten Eingabe von Daten, entweder durch ein Lesegerät oder direkt auf den Bildschirm. Nach Teilerfassung, z.B. der Anamnese und/oder der Operationsspezifikation ist bereits ein Ausdruck möglich; bei Spitalaustritt können die für die Nachbehandlung wichtigen Daten unmittelbar in Briefform ausgedruckt werden. Damit ist die Motivation für den Arzt durch eine effektive Effizienzsteigerung gegeben. Dokumentiert wird der erste Spitalaufenthalt sowie allenfalls notwendige weitere Operationen und das erzielte Resultat nach Abschluß der Frakturheilung. Die Vorteile sind dabei offensichtlich: Es bestehen Ausdrucksmöglichkeiten und überdies ein ständiger Zugriff zu den klinikinternen Daten. Die abgeschlossenen Frak-

Hefte zur Unfallheilkunde, Heft 212
Redigiert von J. Probst

turdokumentationen werden abschließend in die AO-Dokumentationszentrale überspielt, so daß weitere, umfassende Analysen möglich sind, die später wiederum den Kliniken für Vergleiche, auch im Sinne ihrer eigenen Qualitätssicherung, zur Verfügung gestellt werden.

Anwenderorientierte Datenverarbeitung zur Klinikorganisation – eine interaktive Demonstration

N.M. Meenen[1], M. Faltis[2] und K.H. Jungbluth[1]

[1] Abt. für Unfallchirurgie, Universitätskrankenhaus Hamburg-Eppendorf (Direktor: Prof. Dr. K.H. Jungbluth), Martinistraße 52, D-2000 Hamburg 20
[2] BISO, Grindelalle 43, D-2000 Hamburg 13

EDV und unfallchirurgische Klinikdokumentation – Möglichkeiten und Ziele

Die Focussierung der täglichen Arbeit auf medizinische Aufgaben muß das vorrangige Ziel ärztlicher Tätigkeit sein. Medizinische Dokumentation muß diesem Ziel dienen. Die Motivation der mit der Dateneingabe Betrauten ist ein entscheidender Faktor bei der Durchführung einer konsequenten Dokumentation. So sichert die Anpassung der Datenverarbeitung, bzw. eines Klinikorganisationsprogrammes an die gewohnten Arbeitsabläufe einer chirurgischen Klinik und die behandlungsorientierte Erfassung patientenrelevanter Daten den Erfolg einer patientengerechten Medizin.

Die hohen Kosten und die zunehmende Fluktuation des Personals in Krankenhäusern fordern die präzise und anwenderfreundliche Benutzerführung, die die Einarbeitungszeit und die Fehlermöglichkeiten auch computerunerfahrerer Anwender senkt und die Motivation durch frühzeitige Erfolgserlebnisse erhöht.

Es muß sich insgesamt durch den Einsatz von Datenverarbeitung in einer Klinik eine nachvollziehbare Arbeitserspamis bei gleichzeitig eingehenden Dokumentationsvorteilen für Patientenversorgung und Forschung ergeben.

Die aktuellen Möglichkeiten moderner Informationsverarbeitung können auch für die Medizin voll genutzt werden. So wurde die Leistungsfähigkeit von PC-Netzwerken mit modernen Prozessoren erheblich verbessert, so daß die Arbeit mit diesen Rechnern rationeller ist als der Anschluß an vorhandene Großrechner, zu denen aller Erfahrung nach in der Regel aus technischen oder Datenschutzgründen von ärztlicher Seite kaum ein befriedigender Zugang besteht. Hardware und Speicherkapazitäten unterliegen im Gegensatz zu den steigenden Personalkosten einem Preisverfall, die Zugriffszeiten auf große Datenmengen haben sich potenziert verringert: Zahlencodes zur medizinischen Befunderfassung lassen sich durch Klartextverarbeitung ablösen, permanente Überschaubarkeit der Sinnzusammenhänge bei Dateneingabe und Auswertung ist so realisierbar.

Die gespeicherten Daten müssen den medizinischen Zustand des Patienten (und den eines Kollektives) zuverlässig beschreiben: Deshalb muß eine hohe begriffliche Differenzierung

Hefte zur Unfallheilkunde, Heft 212
Redigiert von J. Probst

der unfallchirurgischen Terminologie gegeben sein. Gleichzeitig hat die Zuordnung medizinischer Begriffskontexte reproduzierbar konsistent zu erfolgen, um präzise Auswertungen zu ermöglichen. Die Behandlungstätigkeit muß unterstützt werden durch aktuelle Informationen aus Patientendaten, die Darstellung muß in gewohnter Perzeption und jederzeit im Dialogverfahren ohne spezielle Aufbereitung erfolgen können. Auch wissenschaftliche Anfragen müssen jederzeit (on-line) vom Arzt ohne aufwendige Vorbereitung durchführbar sein.

Kritik der gegenwärtigen Systeme

Zur medizinischen Datenerfassung werden unterschiedliche Schlüsselsysteme (Veska, ICD) mit einachsigen, gering differenzierten Zahlencodes verwendet. Sie eignen sich in der Unfallchirurgie nur zur nachträglichen Basisdokumentation. Der ebenfalls einachsige Bad Godesberger Schlüssel ist die Basis eines kompletten Programmsystems zur Dokumentation und Terminplanung in der Chirurgie (MEDDOK). Die geringe Systematik der verwendeten Schlüsselsysteme erschweren aber die Übersicht. Eine Vereinfachung und Fehlerreduzierung bei der Eingabe unfallchirurgischer Befunde wird mit dem komplexen SPEEDSCAN-Belegleserkonzept ermöglicht. Dieses eignet sich für die Durchführung wissenschaftlicher Studien und kann auch zur Unterstützung des klinischen Routinebetriebs eingesetzt werden.

Das Dokumentationssystem der Berufsgenossenschaften verfügt über eine präzise Erfassung in Zahlenschlüsseln, für dessen Anwendung in den angeschlossenen BG-Kliniken spezielle DV-Sachbearbeiter geschult sind. Auswertungsmöglichkeiten bestehen nur zentral und im Batch-Verfahren.

Einen Sonderfall stellt die AO(Arbeitsgemeinschaft für Osteosynthese)-Frakturenklassifikation dar: Das Schlüsselsystem eignet sich hervorragend für die detaillierte Erfassung in diesem Teilbereich unfallchirurgischer Diagnosen.

SNOMED (systematisierte Nomenklatur der Medizin) ist eine sehr differenzierte (7achsige) Nomenklatur für die gesamte klinische Medizin. Die semantische Zerlegung aller medizinischen Fachbegriffe in Morpheme (kleinste sinntragende Sprachelemente) ermöglicht die automatische Zuordnung von Klartexteingaben in SNOMED-Codes.

Die Fehleranfälligkeit der Codierung und der hohe personelle Aufwand bei gleichzeitigem Verlust an begrifflicher Differenzierung stellen ein generelles Problem bei der Dokumentation in Zahlenschlüsseln dar. Auch ist ohne Decodierung die Beurteilung der erfaßten Daten im weiteren Verlauf nicht möglich.

Den dann konsequenten Weg der Klartextdokumentation geht von den bisher eingeführten Systemen nur BAIK, das zusätzlich auch diverse Schlüsselsysteme verwendet. Die Texte werden im Verlauf der Eingabe anhand eines pflegbaren Thesaurus zur Nomenklaturkontrolle überprüft. Die hohe Komplexität der diversen Programmbereiche fordert allerdings in den Kliniken für die Systempflege einen sehr intensiven Einsatz von qualifizierten Fachkräften.

Allen genannten Systemen ist der hohe Schulungsbedarf für die mit den Dokumentationsaufgaben Beauftragten gemeinsam. Bei der Anwendung sind zusätzliche Arbeitsgänge zur Eingabe, Bearbeitung und Auswertung der Daten erforderlich. Eine Netto-Entlastung von Routinearbeiten im Sinne einer Rationalisierung wird meist nicht erreicht, eine behandlungsbegleitende Unterstützung der therapeutischen Aufgabe des Arztes findet nur punktuell statt. Die Anpassung der Schlüsselsysteme an die Bedürfnisse der jeweiligen Klinik ist nur in sehr begrenztem Umfang möglich.

TRIS – Traumatologisches Informationssystem

Die Struktur unserer Neuentwicklung in der relationalen Datenbank 4th Dimension 2.0 berücksichtigt die Mängel der genannten derzeitigen Systeme und läßt sich strukturellen und prozeßhaften Änderungen im Organisationsablauf durch das Klinikpersonal anpassen. Die durch die hohe Grafikfähigkeit der Anwendung ermöglichte visuelle interaktive Benutzerführung erhöht die Akzeptanz für die Arbeit mit dem System effizient, da sie an der gewohnten Perzeption des Klinikpersonals ansetzt. Der Programmablauf orientiert sich an den Arbeitsabläufen bei der Aufnahme, Untersuchung und Behandlung unfallchirurgischer Patienten. Sekretärinnen geben in ihrem gewohnten Arbeitsbereich (D-Arztsekretariat, Poliklinik, OP-Sekretariat, Arztbriefschreibung) in Erledigung ihrer üblichen Sekretariatsarbeiten die gesamten Daten in TRIS ein. Da sich bereits hier eine wesentliche Arbeitserleichterung durch Verringerung von Routinearbeiten ergibt, kann von einer hohen Motivation in den Sekretariaten ausgegangen werden. Die Vertrautheit der Sekretärinnen mit der Arbeit an Tastaturen führt zu großer Zuverlässigkeit der Dateneingabe.

Im folgenden werden die einzelnen Programmteile mit ihren Aspekten dargestellt.

Programmablauf

Es erfolgt die Stammdatenerfassung in Notaufnahme und Poliklinik. Eine straffe Maskenführung, mausgesteuerte Programm-Menues und weitgehende Eingabe über Anwahl aus Multiple-choice-Listen sichern bereits nach nur Minuten dauernder Einweisung fehlerfreie Eingabe. Es stehen bei Bedarf dem behandelnden ärztlichen Mitarbeiter on-line die aktuellen Informationen über die derzeitige und alle früheren Behandlungsphasen eines Patienten zur Verfügung. Mit den Personaldaten wird ein Notfallformular (Unfallbogen) oder eine Poliklinikkarte und ein Blatt mit Identifikationsetiketten ausgedruckt.

AO-Klassifikation

Im Laufe der ersten ärztlichen Untersuchung werden vom Arzt patientenbezogen die Anzahl der Diagnosen und bei Frakturen deren AO-Klassifikation eingegeben. TRIS integriert zusätzlich zur textlichen Diagnoseerfassung (s.u.) die derzeit differenzierteste Frakturbeschreibung, die Einteilung der AO. Die graphischen Möglichkeiten des Programms finden hier hervorragende Anwendung, da die AO-Klassifikation auf einem Bildvergleich zwischen Frakturröntgen- und Schemazeichnungen basiert. TRIS bietet on-line hierarchisch geordnet und interaktiv mausgesteuert das gesamte Bildmaterial der AO-Klassifikation mit automatischer 4stelliger alphanumerischer Indexierung als Resultat des Arbeitsgangs.

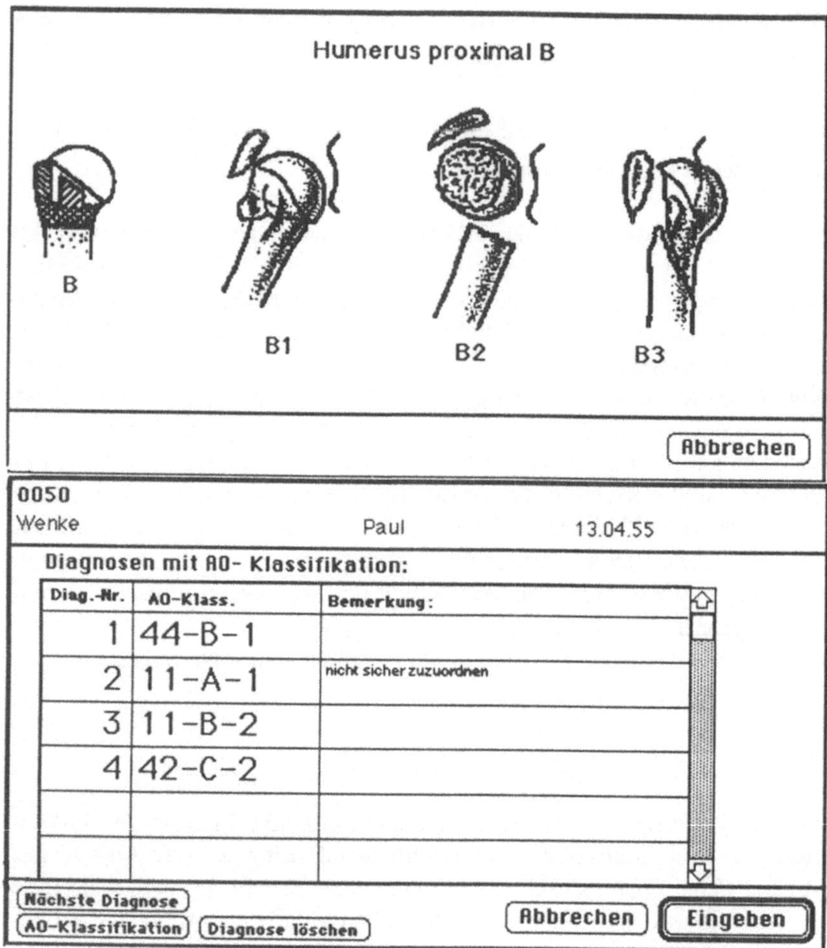

Abb. 1. Masken für die Diagnoseerfassung und AO-Klassifikation der Frakturen

Klartextverarbeitung

Besonderes Kennzeichen von TRIS ist die (von der AO-Klassifikation einmal abgesehen) uneingeschränkte Klartextverarbeitung auf allen Ebenen der Eingabe und Speicherung, wie auch der Suchanfrage. Klartext an sich ermöglicht den höchsten Grad an begrifflicher Differenziertheit. Um reproduzierbare (konsistente) Zuordnungen der Begriffe bei der Dateneingabe und -auswertung zu erreichen, muß ein Thesaurus die Schreibweise, Synonyme und Merkmale der Begriffe kontrollieren. In TRIS haben wir dies gelöst, indem die Datenbankfelder, soweit möglich, über Auswahl aus systematischen Merkmalslisten gefüllt werden, wodurch die Eingabe vereinfacht, präzisiert und datenkonsistent wird. Besonderes Gewicht hat die begriffliche Differenziertheit bei syntaktischen Sinnzusammenhängen, wie sie Diagnosen und Therapien darstellen. Um die Thesauruslisten bei diesen beiden

Datenfeldern in der Zahl der Einträge zu begrenzen, wurden diese in TRIS in mehrere Achsen oder Facetten aufgeteilt. Gleichartige Merkmalsausprägungen in unterschiedlichen Begriffszusammenhängen werden jeweils einer Achse zugeordnet.

Diagnoseerfassung

Die Diagnosedaten werden durchgehend in Klartext bearbeitet. Die Begriffe in den Achsen des Thesaurus werden in systematischen Auswahllisten angeboten. Der Listeninhalt ist auf die Bedürfnisse der jeweiligen Klinik einzurichten. Der Diagnosetext wird als „string" syntaktisch durch Anwählen von Begriffen aus diesen Listen erzeugt. Dieses Verfahren sichert präzise indexierte Eingaben für annähernd alle unfallchirurgischen Diagnosen und somit eine sehr hohe Trefferquote bei Recherchen mit Hilfe desselben syntaktischen Listenverfahrens. Die Möglichkeit einer Suche nach Teilbegriffen von Diagnosen und Lokalisation ist weiterer Vorteil der strikten Mehrachsigkeit des Thesaurus.

Um eine begriffliche Differenzierungsmöglichkeit nicht einzuschränken sind jederzeit freitextliche Ergänzungen und Änderungen im Textstring möglich.

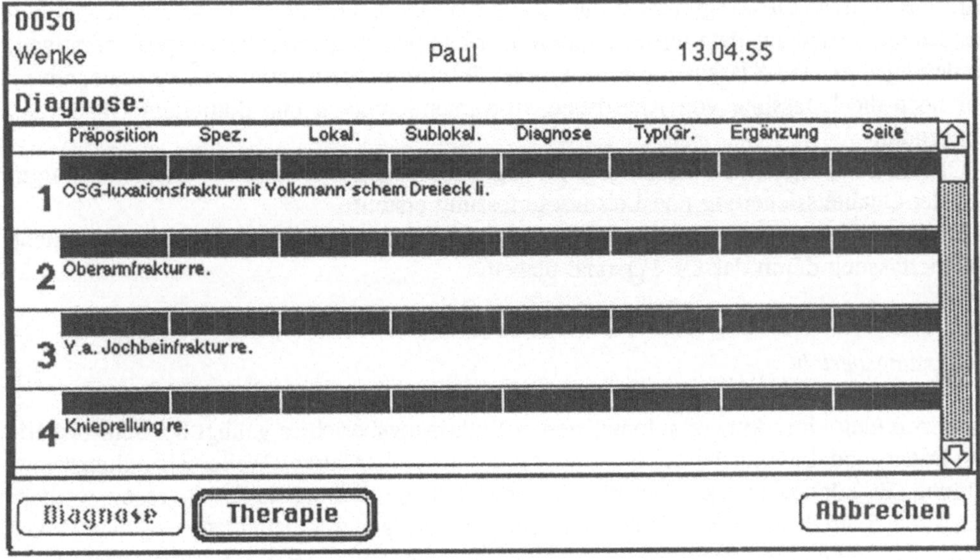

Abb. 2. Darstellung der Diagnoseerfassung aus dem 8achsigen Thesaurus

Therapiedaten

Auch konservative und operative Therapien werden durchgehend textlich erfaßt und bearbeitet. Auch hier werden begriffliche Zusammenhänge in strings aus einem mehrachsigen Thesaurus im Multiple-choice-Verfahren erstellt. Dem Unterschied im therapeutischen Procedere poliklinisch und im stationären OP-Bereich wird TRIS durch spezialisierte Listings gerecht.

D-Arzt-Verfahren

Besonders im berufsgenossenschaftlichen Schriftverkehr sind wesentliche organisatorische Verbesserungen und damit Reduzierung von Routinetätigkeiten durch die Anwendung von TRIS möglich: Es erfolgt bereits bei Erfassung der Stammdaten eine feste automatische Zuordnung der in Listen geführten Arbeitgeber zu den entsprechenden Unfallversicherungsträgern. Die den Original-Formularen präzise nachgearbeiteten Bildschirmmasken ermöglichen durch die gewohnte Perzeption und die Klartextverarbeitung die kontinuierliche Kontrolle der Daten. Befundfelder sind z.T. mit frei variablen Feldlängen versehen.

OP-Organisation

Die OP-Organisation stellt einen weiteren Schwerpunkt der TRIS-Aufgaben dar. Alle stationär aufgenommenen und noch nicht operierten Patienten werden in eine kontinuierlich aktualisierte OP-Liste eingesetzt. Es werden nach Aufnahmedatum geordnet die Diagnosen der Patienten ausgegeben. Mit Hilfe dieser Angaben und mit Auswahllisten der Operateure, Operationsverfahren, vorgesehenem Material, OP-Saal und Programmreihenfolge wird das tägliche OP-Programm festgelegt und ausgedruckt. Für die OP-Berichterstellung werden alle Daten aus dem OP-Programm übernommen. Nach möglichen (postoperativen) Änderungen an AO-Klassifikation, Diagnose, Osteosynthesematerial oder Operateuren ist nur noch die Erfassung von Anästhesie, Instrumentierendem und diktiertem OP-Befund notwendig.

Operationsbezogene OP-Kataloge und diagnosebezogene OP-Listen werden für Aufgaben der Qualitätssicherung und Leistungserfassung erstellt.

Die Lagerhaltung und Bestellung von Osteosynthesematerial läßt sich ohne zusätzliche Datenerfassung durch das OP-Personal planen.

Entlassungsbericht

Zur Erstellung eines kurzen automatisierten Entlassungsberichtes genügt bei dem bisherigen Datenstand die Eingabe des Entlassungstages und einer kurzen Weiterbehandlungsempfehlung. Es können je nach Diagnose unterschiedliche Textbausteine eingesetzt werden. Auch die Schreibweise ausführlicher Arztbriefe und anderer patientenbezogener Dokumente wird durch die Datenbank- und Layoutfunktionen von TRIS wesentlich vereinfacht und vereinheitlicht.

Suchanfragen

Die Auswertung aller erfaßten Daten ist ohne zusätzlichen Arbeitsaufwand nach kurzer Einweisung im Dialogverfahren möglich. Am Beispiel einer Diagnoserecherche kann die Einfachheit und Präzision des Suchvorganges dargestellt werden. Der 8achsige Diagnosen-Thesaurus wird aus überschaubaren Multiple-choice-Listen zur Definition der Suchkriterien angeboten. Die Aktivierung und Auswahl der Merkmalsausprägungen erfolgt interaktiv mit der Maus. Es kann exakt auf den Diagnosetext, aber auch auf Teile des strings oder genau auf die Thesaurusachsen gesucht werden, was die Auswertung des gesamten Umfeldes einer Diagnose ermöglicht. So können z.B. sämtliche Luxationsfrakturen oder alle Verletzungen mit Nervenschaden ausgewertet werden. Eine frei zu gestaltende graphische Auswertung der Ergebnisse einer Suchanfrage erfolgt automatisch im gleichen Arbeitsgang.

Es sind bei besonderen wissenschaftlichen Fragestellungen auch Verknüpfungen von Diagnosen und Therapien mit beliebigen anderen indexierten und nicht indexierten Datenfeldern für Suchanfragen sinnvoll durchzuführen.

Hilfsfunktionen

Eine wesentliche Arbeitserleichterung für das Klinikpersonal stellen auch On-line-Hilfsfunktionen und vielfältige Listen für patientenunabhängige Daten dar: Stammdaten von Krankenkassen, Unfallversicherungsträgern, Arbeitgebern, externen Ärzten und Kliniken und Notfallkonzepte werden in problemlos zu ergänzenden Listen angeboten, die in unterschiedlichen Suchmodi zur Verfügung stehen.

Zusammenfassung

Mit TRIS ist ein zukunftorientiertes spezifisches Konzept zur Organisation einer Unfallchirurgischen Abteilung realisiert. Im ambulanten und stationären Bereich wird die Datenverarbeitung in die behandlungsbezogene Routine der Klinik integriert. Die Vermeidung zusätzlicher Arbeitsgänge für die Datenaufbereitung (z.B. Codierung) ermöglicht eine konkrete Arbeitsersparnis und Rationalisierung. Besonderes Gewicht wird auf graphisch-interaktive Benutzerführung gelegt, so daß bei kurzen Einarbeitungszeiten eine hohe Akzeptanz bei den mit dem System arbeitenden Sekretärinnen und Ärzten erreicht wird. Die Transparenz aller Daten bei uneingeschränkter begrifflicher Differenzierung wird durch konsequente Klartextverarbeitung in gewohnter Perzeption bei Eingabe und Auswertung erreicht. Die Normierung der Diagnose- und Therapiebegriffe in je einem neuartigen mehrachsigen Listen-Thesaurus führt zur Konsistenz der Daten, was für die klinische und wissenschaftliche Verwertbarkeit unabdingbare Voraussetzung ist.

Literatur

1. Berufsgenossenschaftliches Forschungsinstitut für Traumatologie (1977) Die medizinische Dokumentation der berufsgenossenschaftlichen Unfallkliniken. Handbuch
2. Daßbach A (1985) Aktuelle Fragen der medizinischen Dokumentation und Qualitätssicherung. In: Heft 56 der BG-Schriftenreihe Unfallmedizinische Tagungen
3. Der Bundesminister für Jugend, Familie und Gesundheit (1988) Internationale Klassifikation der Krankheiten, Verletzungen und Todesursachen (ICD). W Kohlhammer, Köln
4. Giere W (1986) BAIK Befunddokumentation und Arztbriefschreibung im Krankenhaus
5. Wingert F (1984) SNOMED Systematisierte Nomenklatur der Medizin. Springer, Berlin Heidelberg New York Tokyo
6. Veska-Operationsschlüssel 1986. Veska, Aarau

Diskussion: Spezielle Anwendungen und Demonstrationen

Die Verfahren klinikbezogener, zentralisierter wie dezentralisierter Dokumentation unter unterschiedlichen finanziellen und apparativen Voraussetzungen wurden vorgestellt. Nach mehrjähriger Planungsphasen konnten Systeme mit unterschiedlichen Schwerpunkten präsentiert werden.

Für die Kliniken, die über geringe finanzielle Mittel verfügen, hat sich die off-line-Dokumentation auf Markierungsbögen als adäquates Verfahren durchgesetzt. Dokumentationsbögen für unterschiedliche Sachgebiete wurden an großen Patientenkollektiven erarbeitet, bis sich Standarddokumentationsbögen durchgesetzt hatten. Die einheitliche Strichmarkierung auf maschinenlesbaren Dokumentationsbögen ermöglicht eine zentrale, vergleichende Datenerfassung mehrerer Kliniken, so daß sich auch multizentrische Studien problemlos durchführen lassen, nachdem die Daten anonymisiert und in Sammelstatistiken gespeichert und ausgewertet worden sind.

Kliniken, denen ein ädaquates finanzielles Volumen für die Dokumentation zu Gebote steht, verfügen über Netzwerke zur Datenerfassung. Hier hat sich wegen des geringeren Arbeitsaufwandes, der problemloseren Plausibilitätskontrolle und der entsprechend geringeren Fehlermöglichkeit die on-line-Dokumentation durchgesetzt. Ein modularer Programmaufbau ermöglicht die Einbindung von Textverarbeitung, Labor-, Apotheken- und Verwaltungsprogrammen als zentrale Bausteine in ein umfassendes Krankenhausinformationssystem. Sämtliche Patientendaten werden über ein elektronisches Datenblatt gespeichert. Erfaßt werden die Patientenstammdaten und die Daten des Behandlungsablaufes. Diagnosen, Komplikationen und Therapien werden automatisch verschlüsselt. Sonder- und Spezialdokumentationen, z.B. Tumor- und Frakturdokumentation, können problemlos integriert werden, eine statistische und graphische Auswertung läßt sich jederzeit durchführen. Erleichtert werden kann die Eingabe durch Eingabehilfen in Form von Schlüssellisten, Klassifikationssystemen und durch Systeme der Klartextverschlüsselung. Graphisch orientierte Systeme ermöglichen weitere Erleichterungen unter Verwendung von Klartextverarbeitung auf allen Ebenen. Mausbedienung und on-line-Hilfen gewährleisten eine kurze Einarbeitungszeit ohne spezielle EDV-Kenntnisse. Graphisch orientierte Systeme ermöglichen eine visuelle, interaktive Benutzerführung mit einem hohen Wiedererkennungswert der Daten durch gewohnte Informationsperception. Die Klartextverarbeitung auf allen Ebenen ermöglicht eine syntaktische Diagnose und Therapieeingabe, eine sofortige Erfolgskontrolle der Eingabe, jederzeit Überschaubarkeit der Daten und permanenten Datenzugriff ohne Dekodierung. Die behandlungsbegleitende Dokumentation wird erreicht durch die feste Verknüpfung von Arbeitsabläufen in der Patientenversorgung und Informationsverarbeitung. Bei solchen Voraussetzungen läßt sich die Dokumentation mit der Sekretariatsarbeit nebenbei erledigen.

Ein modularer Aufbau der medizinischen Dokumentation erleichtert die Anpassung an das bisherige Dokumentationskonzept der Klinik, sichert eine individuelle Lösung und die Ausbaufähigkeit des Systems sowie seine Einsatzfähigkeit in der Zukunft.

Hefte zur Unfallheilkunde, Heft 212
Redigiert von J. Probst

X. Aktuelle Stunde

Replantation heute: Indikation Technik, Ergebnisse

Vorsitz: J. Geldmacher, Erlangen; M. Seiler, Dillingen/Saar

Makroreplantation der oberen Extremität

A. Ahmadi

Orthopädische Klinik und Poliklinik der Freien Universtität Berlin
(Ärztl. Direktor: Prof. Dr. U. Weber), Oskar-Helene-Heim, Clayallee 229, D-1000 Berlin 33

Die ersten wissenschaftlichen Erkenntnisse der Replantationschirurgie der Gliedmaßen wurden durch Arbeiten von Höpfner [6], Carrel und Guthrie [3] sowie durch experimentelle Untersuchungen von Halsted und Mitarb. [5] veröffentlicht. Jeger [4] gelang 1914 die erste Replantation eines bis auf eine Hautbrücke abgetrennten Oberarmes, Malt [7] 1962 die erste Replantation bei einem total amputierten Oberarm.

Amputationen proximal des Hand- oder Sprunggelenkes werden als Makroamputation, distal davon als Mikroamputation bezeichnet [2]. Wegen der Muskelmasse eines Makroamputats ist die Anoxämiezeit bei Makroamputationen relativ kurz. Die tolerable Grenze beträgt erfahrungsgemäß 4 bis 6 h, bei Mikroamputationen 10 h. Vereinzelten Berichten zufolge gelangen erfolgreiche Mikroreplantationen nach einer wesentlich längeren Zeit als 10 h.

Bei der Inidikationsstellung zu einer Replantation stehen drei zentrale Fragen im Vordergrund:

a) Zustand des Patienten,
b) Zustand des Amputats und
c) das zu erwartende funktionelle Ergebnis.

Zu Punkt a:
Makroreplantionsfälle stellen fast immer dramatische Situationen dar. Der Patient befindet sich häufig in einem Schockzustand. Die Wiederherstellung der vitalen Funktionen steht im Vordergrund. Begleitverletzungen und zusätzliche Belastbarkeit des Patienten durch die Replantation müssen bei der Indikationsstellung exakt erwogen werden, ferner muß das Alter, Begleit- und Systemerkrankungen sowie der mentale Zustand des Patienten mitberücksichtigt werden.

Zu Punkt b:
Das Amputat wird im wesentlichen nach Verletzungsart und Verletzungshöhe beurteilt. Bei der Art der Trauma werden Guillotine-, Ausriß- und Quetschverletzungen unterschieden.

Hefte zur Unfallheilkunde, Heft 212
Redigiert von J. Probst

Sie weisen unterschiedliche Prognosen auf. Gelenkdestruktionen oder schwere Muskelkontusion sind für den prognostischen Stellenwert der Verletzungshöhe wesentlich. Irreversible Muskelnekrosen, Myoglobinausschwemmung und drohende Crushniere setzen einer Makroreplantation Grenzen.

Zu Punkt c:
Im Hinblick auf die mittlerweile gut entwickelte und relativ einheitliche Technik der Replantation in den etablierten Replantationszentren ist das Überleben des Amputats kein wesentliches Problem mehr. Dagegen ist das Problem der funktionellen Restitution jedoch noch teilweise ungelöst geblieben. Vor allem spielt dieses Problem bei der Frage der Reinnervation des replantierten Teils eine sehr wichtige Rolle [8]. Ein asensibles Replantat ist funktionell minderwertig. Eine Bewegungseinschränkung kann dazu führen, daß das Replantat eher als störend denn als hilfreich empfunden wird. Aus diesen Gründen sind die Grenzen der Replantationschirurgie heute nicht mehr auf technischem Gebiet, sondern auf funktionellem Gebiet zu ziehen. Der Replantationschirurg muß bereits vor dem durchzuführenden operativen Eingriff abschätzen können, welches funktionelles Ergebnis zu erwarten ist. Dabei ist eine ausreichende Beweglichkeit zu fordern. Insbesondere im Bereich der Hand muß über die protektive Sensibilität hinaus eine ausreichende gnostische Wahrnehmung vorliegen, um die Hand im Alltag einsetzen zu können.

Das nach der Replantation gefürchtete Postischämie-Syndrom steht im direkten Zusammenhang mit der Länge der Anoxämiezeit. Als flankierende präoperative Maßnahme gilt heute der positive Einfluß der Kühlung auf die Anoxämiezeit als sicher [9].

Die Vorgehensweise bei der Makroreplantation in unserer Klinik ist folgenderweise: Es wird grundsätzlich in zwei Teams operiert. Nach der Präparation der Nerven, Gefäße und Sehnen am Stumpf und am Amputat wird ein ausgedehntes Debridement mit Entfernung aller verdächtig kontusionierten Weichteile vorgenommen. Wir streben eine Übungsstabilität durch die Plattenosteosynthese unter Berücksichtigung des Zeitfaktors an. Wenn erforderlich, wird der Knochen vorher gekürzt. Bei der Revascularisierung stellen wir zuerst die arterielle Strombahn, je nach der Situation durch direkte Anastomose oder durch Veneninterponate, dann die venöse Abflußbahn wieder her. Die Nerven werden nur dann primär interfasciculär genäht, wenn diese spannungslos möglich ist und der Zeitfaktor dies erlaubt. Sonst werden die Nerven für eine Sekundärversorgung nur markiert. Nach der Adaptation der durchtrennten Muskulatur wird eine exakte Fasziotomie angeschlossen. Die Haut wird zum größten Teil offengelassen.

Postoperativ wird der replantierte Arm in Herzhöhe gelagert. Antibiotische Abdeckung und Low-dose-Heparin-Prophylaxe sind obligatorisch. In der ersten Woche erfolgt die passive Gelenkmobilisation, in der zweiten Woche die aktive Mobilisation unter krankengymnastischer Anleitung.

Die Überwachung des Replantats geschieht engmaschig klinisch durch die Beurteilung der Farbe, der Recapillarisierung und des Gewebsturgors. Als Ergänzung kann die Thermographie eingesetzt werden [1].

Bei der Beurteilung der Ergebnisse nach der Replantation wird grundsätzlich zwischen Anheilungsrate und dem funktionellen Wert des replantierten Teils unterschieden. Die Anheilungsrate, wie auch unsere Replantationsfälle zeigen, ist erfreulicherweise relativ hoch. Die Bewertung des funktionellen Ergebnisses bleibt relativ schwierig, ein allgemeingültiges Bewertungsschema gibt es bis heute nicht. Im allgemeinen werden Kriterien, wie Beweglichkeit, Sensibilität, Durchblutung, Trophik, Kälteempfindlichkeit herangezogen. Schließlich muß die Ästhetik einen Platz in diesem Komplex einnehmen.

Anhand von Einzelfallbeispielen (Abb. 1 und 2) unseres Patientengutes sollen die Grenzen der Replantation, die Komplikationen und die Ergebnisse nach diesen Eingriffen dargestellt werden.

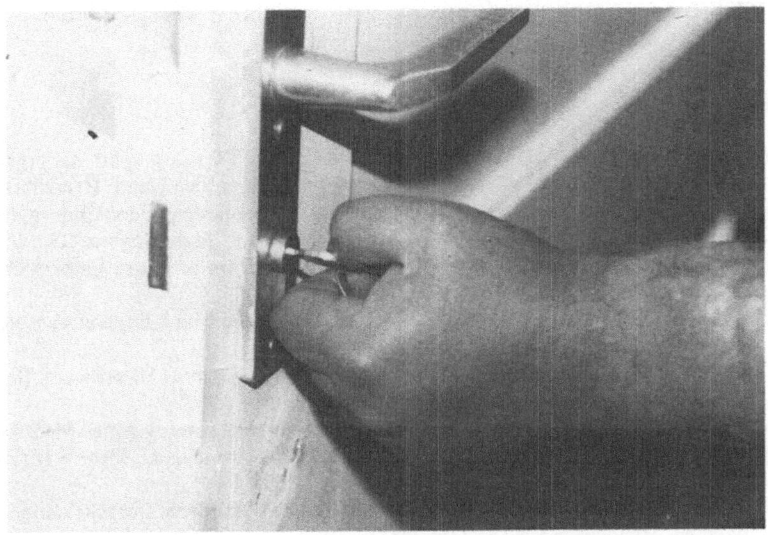

Abb. 1. 18jähriger Patient. Zustand nach Replantation des totalamputierten Unterarmes (Guillotineverletzung)

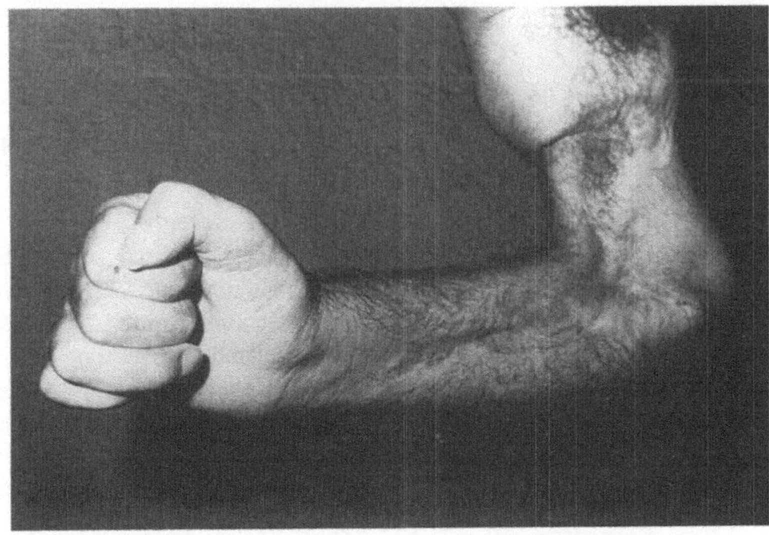

Abb. 2. 21jähriger Patient. Zustand nach Replantation des totalamputierten Oberarmes (Motorradunfall)

In den letzten fünf Jahren hatten wir 10 Makroamputationsunfälle bei 9 Patienten (1984–1988), davon dreimal die Amputation im Unterarm-, siebenmal im Oberarmbereich. Bei einem der Patienten lag eine Amputation beider Oberarme vor. Eine Patientin war weiblichen Geschlechts. Der jüngste Patient war 18 Jahre, der älteste Patient 50 Jahre alt. Es wurden insgesamt 8 Makroreplantationen durchgeführt. Zwei Amputate (Oberarm) waren nicht replantationsfähig, ein Amputat (Oberarm) wurde aus vitalen Gründen nach eingetretenen Komplikationen (Infektion und Blutung) wieder amputiert.

Literatur

Ahmadi A, Sparmann M, Kreusch-Brinker R (1987) Thermographie als ergänzende Kontrolluntersuchungsmethode nach Wiederherstellungsoperation an der Hand. Handchirurgie 19:343–346

Biemer E (1977) Replantation von Fingern und Extremitätenteilen. Chirurg 48:353–359

Carrel A, Guthrie CC (1906) Results of replantation of thigh. Science 23:393–394

Halsted WS, Reichert FL, Reid MR (1922) Replantation of entire limbs without suture of vessels. Trans Am Surg Assoc 40:160–167

Höpfner E (1903) Über Gefäßnaht, Gefäßtransplantation und Replantation von amputierten Extremitäten. Arch Klin Chir 70:417–471

Jeger E (1914) Die Chirurgie der Blutgefäße und des Herzens. Hirschwald, Berlin (reprint: Springer, Berlin Heidelberg New York 1973)

Malt RA, McKhann CF (1964) Replantation of severed arms. J Amer Med Ass 189:716–722

Millesi H (1983) Mikrochirurgie. In: Nigst H, Buck-Gramcko D, Millesi H (Hrsg) Handchirurgie, I. Thieme, Stuttgart New York, pp 34.14–21

Scharnagel E (1986) Extremitätenreplantation unter besonderer Berücksichtigung flankierender Maßnahmen. Handchirurgie 18:275–288

Kritische Analyse der Spätergebnisse nach Replantation

J. Probst

Berufsgenoss. Unfallklinik Murnau, Professor-Küntscher-Straße 8, D-8110 Murnau
(Ärztl. Direktor: Prof. Dr. J. Probst)

Die Aufforderung, zu den Spätergebnissen nach Gliedmaßenreplantation Stellung zu nehmen, ohne selbst an der Primärbehandlung teilzuhaben, schließt eine Stellungnahme zur prospektiven Indikation aus. Trotz der großen Fortschritte, die in der Replantationschirurgie erzielt worden sind, weil sich dieses Behandlungsverfahren auf wenige Zentren beschränkt und daher standardisierte Techniken entwickelt, erprobt, geprüft und ausgebaut werden konnten, bleibt der Replantationspatient ein Individualfall, dessen Problemfaktoren sich erst im weiteren Verlauf offenbaren. Daher erscheint es gerechtfertigt, die Indikation grundsätzlich weit zu stellen, nicht aber von vornherein ökonomischen Betrachtungen unterzuordnen.

Die Retrospektive liefert jedoch das Material zur kritischen Analyse, in die die Gesichtspunkte von Beruf, Lebensführung, Familie individuell eingebracht werden können.

Hefte zur Unfallheilkunde, Heft 212
Redigiert von J. Probst

Es ist selbstverständlich, daß dazu die erfolgreich verlaufenen Replantationen den wichtigsten Beitrag bringen. Noch in die Zuständigkeit des Replantierenden gehören auch jene Verläufe, die frühzeitig einen Indikationswechsel erfordern oder auch nur nahelegen. Danach verliert sich teilweise oder ganz die Spur, wenn das Replantationszentrum nicht mehr selbst den weiteren Wiederherstellungsgang leiten, zumindest aber überwachen kann.

Mancherorts ist versucht worden, die beschränkten eigenen therapeutischen Möglichkeiten in der nachfolgenden Phase dadurch zu verbessern, daß speziell nur noch an Replantationspatienten tätige Krankengymnasten eingesetzt wurden. Damit geht man aber das Risiko ein, den Erfahrungsquerschnitt zu verlieren und damit auch die sich erst im Verlauf herauskristallisierenden sekundären und tertiären Komplikationen, die auch von anderen Krankheitsbildern her bekannt sind, rechtzeitig auffangen und ausgleichen zu können.

Naheliegende Beispiele hierfür sind beim Fingerreplantierten die Fibrose der Handmuskulatur und die Folgeschäden an Ellenbogen- und Schultergelenk. Darüber hinaus werden mit fortschreitender Zeit berufliche Probleme sichtbar, die die Abwägung erfordern, ob das Replantationsergebnis noch die Mindestziele erreichen kann oder aber nicht nur diese aus unabwendbaren Gründen verfehlen muß, zugleich aber andere, zu dieser Zeit noch offenstehende Wege verstellt.

Die Gegenüberstellung der rein zahlenmäßigen eigenen Ergebnisse zeigt folgendes: Im Zeitraum von 5 Jahren (1981–1985) sind insgesamt 56 Replantationspatienten übernommen worden. Bei 30 von diesen war bereits im Replantationszentrum die Reamputation vorgenommen worden; betroffen waren

D 1.	= 2	Hd =	1
2.	= 3	UA =	4 + 2 M = 6
3.	= 2	OA =	6 + 1 M = 7
3.+4.	= 2	US =	4
4.	= 2 + M 1 = 3	OS =	1
5.	= 2	Ze =	1
	13 + 1 = 14		17 + 3 = 20

ext.reamp.: 30

Hinzu kommen 4 Eigenfälle, bei denen die Amputation in unserer Behandlungsphase wegen Unbrauchbarkeit (Denervation, mechanische Wertlosigkeit, Selbstverletzungsgefahr) indiziert war, um auf anderen Wegen zu einem Rehabilitationsergebnis zu gelangen.

Diesen Fehlergebnissen stehen im selben Zeitraum gegenüber 22 Patienten, bei denen die Replantation klinisch erfolgreich war und blieb:

D 1	= 2	} = 3	UA =	7(8)
D 2	= 1		OA =	6
			OA =	1
D 2+3	= 2	} = 5		
D 3	= 2			
D 3+4	= 1			
	8	≫22(23)≪		14(15)

Einen nicht einzuordnenden Sonderfall stellt ein Patient dar, der nach 30 (!) auswärtigen Operationen über eine asensible, zu jeder mechanischen Verrichtung untaugliche, nicht skelettgestützte Tatze verfügte, nun jedoch jeden weiteren Eingriff ablehnte, obwohl ideale Voraussetzungen für eine funktionswiederherstellende Amputation gegeben waren.

Die Auswertung der auswärtigen frühen Reamputationsfälle (30) hat überwiegend nicht behebbare Durchblutungsstörungen und deren Folgen als Ursachen aufgedeckt. Bei diesen stellt sich die Frage der Indikation dem replantierenden Arzt; in der weiterführenden Behandlung gilt das Interesse der Frage, ob der Replantationsversuch die Zweitindikation und ihr Ergebnis nachteilig beeinflußt hat. Die Antwort fällt zugunsten der großen Gliedmaßenreamputationen aus, was sich leicht erklärt aus dem Umstand, daß die Reamputationen frühzeitig erfolgten. Es ist in der Regel ein Kompartmentsyndrom oder aber eine Zerfallsintoxikation entstanden, die die Reamputation als radikalen Eingriff verstehen läßt.

Anders ist die Situation bei den Fingerreplantationen, die außer im Fall eines evidenten und nicht mehr reparablen Gefäßverschlusses den Entschluß zur Reamputation schwerfallen lassen. In dieser Zeit entstehen Folgeschäden für die anderen Finger und die Hand. Dies ist eine Beobachtung, die auch sonst in der Unfallchirurgie immer wieder anzutreffen ist, insbesondere in Gestalt der Erhaltung einer leistungsunfähig gewordenen Osteosynthese um ihrer selbst willen.

Wenn bei uns die Zahl der erfolgreich gebliebenen Replantationsfälle geringer ist, so darf man diese Zahl nicht etwa als absolut betrachten; das ergibt sich schon aus der vergleichsweise geringeren Zahl der Fingerreplantationen, bei denen D 1 und D 2 nun ganz ins Hintertreffen geraten sind. Auch das Verhältnis Finger- : Großreplantationen 8 : 14 ist in diesem Sinne zu betrachten. Vielmehr geht daraus hervor, daß die klinisch-funktionelle Problematik nicht mehr bei D 1 und D 2, sondern überwiegend und überhaupt bei den sog. Großreplantationen liegt.

Von größtem Interesse wäre eine umfassende Späterhebung über die berufliche Wiedereingliederung, die im außerberufsgenossenschaftlichen Bereich mangels Dokumentation unmöglich ist, im Bereich der gesetzlichen Unfallversicherung dagegen nicht vorliegt. Wenn die Erfahrungswerte aus den gut dokumentierten und auch fortgeschriebenen Arbeitsunfällen im Sinne einer weit zurück ansetzenden Retrospektive, d.h. 5–10 Jahresergebnisse, gehoben werden sollen, dann ist dies nur möglich durch Rückverfolgung der in den Replantationszentren bekannten Fälle bei den Unfallversicherungsträgern. Umgekehrt geht es, wie ich mich überzeugt habe, nicht, weil es eine entsprechende selektive Erfassung nicht gibt. Eine solche Untersuchung würde auch Ergebnisvergleiche, an denen es bisher mangelt, ermöglichen.

Ich habe mit Hilfe einiger Berufsgenossenschaften Stichproben vorgenommen und das eigene Krankengut der erfolgreichen Replantationen hierzu ausgewertet – weit entfernt von jeder statistischen Aussagekraft.

Die Fingerreplantation führt überwiegend zur Erhaltung der beruflichen Tätigkeit, in anderen Fällen zumindest zur Wiederherstellung einer anderweitigen Erwerbsfähigkeit.

Alle weitergehenden Replantationen sind erklärlicherweise weniger erfolgreich; die Erklärung hierfür ist nicht in dem Umfang der Verletzung an sich, auch nicht in den meist gut gelungenen Osteosynthesen zu suchen, sondern wohl in dem globalen Gewebsschaden, der am Finger am geringsten zum Tragen kommt.

Die eigenen Erfahrungen in der Fortbehandlung der Replantierten tragen zur kritischen Analyse bei, daß nur eine qualifizierte Physikalische Therapie in der Lage ist, das primäre chirurgische Werk zu vollenden, einzeln sind beide zum Mißerfolg bestimmt. Qualifiziert heißt fall- und sachbezogen; dabei kommt gemeinsam mit der Krankengymnastik der Ergotherapie eine besonders große Bedeutung zu.

Die Replantationschirurgie darf nicht als Sondergebiet dergestalt gehandhabt werden, daß andere Möglichkeiten der funktionsbestimmten Wiederherstellungschirurgie unberücksichtigt bleiben. Beim Zustand der frischen Verletzung wird diese Abwägung selbstverständlich getroffen und wenn die Indikation von einem in der Replantation Erfahrenen gestellt wird, darf man davon ausgehen, daß die Kontraindikation dann den Weg zur herkömmlichen rekonstruktiven Therapie ebnet. Aber nicht nur zu diesem, sondern auch zu jedem späteren Zeitpunkt muß der Bestand der Indikation immer wieder überprüft werden, um die Chance zu wahren. Das Festhalten an einer aussichtslos gewordenen Replantation bedeutet zumeist auch das Verspielen der anderen chirurgischen Möglichkeiten. Dazu darf es nicht kommen; denn nicht die Replantation an sich, sondern die Wiederherstellung der größtmöglichen Nutzbarkeit einer Gliedmaße ist das Ziel.

Zur Indikation verschiedener Osteosyntheseverfahren bei Fingerreplantationen

J. Degreif, J. Rudigier und V. Karnosky

Klinik und Poliklinik für Unfallchirurgie, Klinikum der Johannes-Gutenberg-Universität, Langenbeckstraße 1, D-6500 Mainz 1

Bei 154 Fingerreplantationen, die in der Klinik und Poliklinik für Unfallchirurgie der Johannes-Gutenberg-Universität Mainz zwischen 1979 bis 1988 durchgeführt wurden, kam in den ersten Jahren überwiegend die rasch durchzuführende Bohrdrahtfixation zur Knochenstabilisierung zur Anwendung. Dieses Verfahren kann bei allen Fingerfrakturen, die bei Amputationen auftreten, angewandt werden. In den letzten Jahren wurde der Knochen auch bei Fingerreplantationen unter dem Gesichtspunkt einer besseren Frühmobilisierung vermehrt mit anspruchsvolleren und die Beweglichkeit weniger blockierenden Osteosynthesen versorgt (Plattenosteosynthese, Einzelverschraubung, intraossäre Drahtnähte).

Anhand typischer eigener Fälle werden die Vor- und Nachteile der verschiedenen Verfahren erläutert und die Indikation zur Auswahl des Osteosyntheseverfahrens im Hinblick auf die Amputationsform herausgearbeitet. Zur Auswertung der funktionellen Endergebnisse wurden die 22 Fälle herangezogen, bei denen keine primäre Gelenkverletzung vorlag.

Danach zeigten sich hinsichtlich der Gelenkbeweglichkeit deutliche Vorteile, wenn die Osteosynthese differenziert auf den jeweiligen Fall abgestimmt werden konnte. Funktionell zufriedenstellende Ergebnisse wurden hierdurch schneller und in größerem Umfang erzielt.

Hefte zur Unfallheilkunde, Heft 212
Redigiert von J. Probst

Beitrag zur Wertigkeit von Replantationen bei isolierten Langfingeramputationen

F. Genelin, F. Gasperschitz und R. Helmberger

Unfallkrankenhaus Salzburg, Dr.-Franz-Rehrl-Platz 5, A-5020 Salzburg

Seit 1975 führen wir im Unfallkrankenhaus Salzburg Replantationen durch. Die Indikation zur Replantation von isolierten Langfingern wurde in unserer Klinik aus funktionellen Überlegungen immer restriktiv gehandhabt.

So waren von unseren zwischen 1977 und 1988 durchgeführten Replantationen nur 30 nach Amputationen einzelner Langfinger gewesen.

Um unsere restriktive Einstellung zu überprüfen, haben wir 21 dieser Patienten nachuntersucht.

Die Nachuntersuchung erfolgte zwischen 1 und 10 Jahren nach der Replantation. Subjektiv waren 16 mit dem Ergebnis zufrieden, 14 sahen den replantierten Finger als wichtig für die Funktion der Hand an, 5 empfanden ihn als bedingt wichtig und 2 als störend. Über Schmerzen klagten 4 von 21 Patienten, über Kälteempfindlichkeit 14. Eine sekundäre Amputation wünschte keiner unserer nachuntersuchten Patienten.

Von uns wurde die Funktion des replantierten Fingers bei 10 Patienten als wichtig eingestuft. 16 zeigten eine 2 PD bis 5 mm und 5 zwischen 10 und 15 mm. Ein wesentlich schlechteres Ergebnis zeigte sich bei der Beweglichkeit der replantierten Finger. Einen FKHA bis 1 cm erzielten 6 Patienten, 2–4 cm 7 Patienten und über 4 cm 8 Patienten. Bei der Streckung war das Ergebnis ähnlich. Das MP-Gelenk war in 90,5 % der Fälle frei beweglich, das PIP-Gelenk nur bei 33 %, es handelte sich um Amputationen peripher dieses Gelenkes. Bei 33 % herrschte eine Bewegungseinschränkung von mehr als 50 Grad und ebenfalls bei 33 % war es zu einer völligen Einsteifung gekommen. Ähnlich waren auch die Ergebnisse im DIP-Gelenk. Bei 4 Patienten war sowohl das PIP- als auch das DIP-Gelenk steif.

Einen wesentlichen Einfluß auf das funktionelle Ergebnis hatte die Amputationshöhe. Bei Replantationen distal des PIP-Gelenkes war auch bei Arthrodese des DIP-Gelenkes die Bewegungseinschränkung eher unbedeutend. Im Gegensatz zu Replantationen nach Amputationsverletzungen proximal des PIP- oder mit Zerstörung des PIP-Gelenkes. Keinen Unterschied im Ergebnis fanden wir zwischen totalen und subtotalen Amputationen. Einzelne Langfinger mit zerstörten Grundgelenken wurden nicht replantiert. Wir glauben aufgrund der hier dargestellten Nachuntersuchungsergebnisse, die Replantation eines einzelnen Langfingers nicht grundsätzlich befürworten oder ablehnen zu können. Die Indikation sollte jedoch eher restriktiv nach einem ausführlichen Gespräch mit dem Patienten gestellt werden; wobei besonders der mögliche funktionelle Gewinn beachtet werden muß. Als besonders günstige Indikation erwies sich die glatte Amputationsverletzung distal des PIP-Gelenkes.

Hefte zur Unfallheilkunde, Heft 212
Redigiert von J. Probst

Komplexe Handverletzungen, Replantation, mikrochirurgische Revascularisation, funktionelle Ergebnisse

Th. Kreusser, W. Stock, M. Legner und P. Thaller

Abt. für plastische Chirurgie (Ltd. Oberarzt: Priv. Doz. Dr. W. Stock) der Chirurgischen Universitätsklinik und Poliklinik, Klinikum Innenstadt der Ludwig-Maximilians-Universität München, Nußbaumstraße 20, D-8000 München 2 (Direktor: Prof. Dr. L. Schweiberer)

Von der plastisch-chirurgischen Abteilung unseres Hauses wurden im Zeitraum von 4 Jahren (Jan. 1985–Dezember 1988) 192 komplexe Handverletzungen operiert. Etwa die Hälfte der Fälle waren vollständige und subtotale Amputationen der Finger bzw. der Hand bis zum Handgelenk. Die andere Hälfte setzt sich aus schweren Weichteilverletzungen zusammen, bei denen mikrochirurgische Gefäß- und Nervennähte erforderlich waren. Ein stationärer Aufenthalt schloß sich in jedem Fall an diese Operation an.

Die Einteilung der Amputationshöhen und der Amputationsmechanismen entsprechen den Richtlinien des Replantion Committee der International Society for Reconstructive Microsurgery aus dem Jahre 1979. Bei den Indikationen zur Replantation an der Hand verfahren wir nach Empfehlungen von Biemer (1980). Unser Therapiekonzept beruht auf der etablierten rekonstruktiven mikrochirurgischen Technik unter Verwendung von Mikroskop bzw. Lupenbrille. Die zur Replantation verwendeten Materialien entsprechen dem modernsten Standard.

Die Operationen werden im subaxillärem Plexusblock durchgeführt. Eine Blutsperre ist nicht erforderlich. Neben Sedierung und Analgesie erachten wir die Tetanusimpfung und eine Antibiose für erforderlich. Wir verwenden hier Cephalosporine. Intra- und postoperativ verabreichen wir für 5 Tage je 500 ml niedermolekulare Dextrane, Dipyridamol (Persantin) geben wir intraoperativ 4stündlich 20 mg, postoperativ oral Acetylsalicylsäure (Asasantin) 3 mal 1 Tabl. täglich.

Es werden einige Fallbeispiele demonstriert, unter anderem eine Pollizisation, eine komplette Handamputation im Bereich des Radiocarpalgelenks sowie eine sekundäre Zehentransplantation als Daumenersatz.

Zum Schluß werden die eigenen Ergebnisse vorgestellt. Die Erfolgsquote bezüglich des Überlebens der replantierten Gliedmaßen betrug 80,5 % und ist vergleichbar mit dem Ergebnis anderer Autoren. Das funktionelle Ergebnis muß kritisch diskutiert werden. Trophische Störungen beobachteten wir bei fast allen Patienten. Kälteschmerzen wurden in 40 % der Fälle geklagt. Die Sensibilität ist nach Replantation im 2-Punkte-Diskriminierungstest erheblich herabgesetzt. Der Test für die globale Gebrauchsfähigkeit der Hand nach Moberg, wie auch die Prüfung der üblichen Grifformen läßt ein gutes Ergebnis erkennen. Sekundäreingriffe, vor allem an den Sehnen, sind in Übereinstimmung mit der Literatur in etwa 50 % der Fälle erforderlich. Eine Minderung der Erwerbsfähigkeit ist in relevantem Umfang eher die Regel. Dennoch können die meisten Patienten im alten Beruf weiterarbeiten. Die Bedeutung der Krankengymnastik für die Erlangung der Handfunktion ist evident. Der Replanteur sollte bis zur vollständigen Rehabilitation den Patienten betreuen. Ist dies nicht der Fall, ist mit einer mehr oder weniger umfangreichen Beeinträchtigung des Ergebnisses zu rechnen.

Hefte zur Unfallheilkunde, Heft 212
Redigiert von J. Probst

Diskussion: Replantation heute: Indikation, Technik, Ergebnisse

Die Diskussion zeigt, daß die Indikation zur Replantation abgetrennter Gliedmaßen fest umrissen ist. Sie wird aber wesentlich beeinflußt von dem persönlichen Engagement des Operateurs sowie von der personellen (z.B. 2 Teams), räumlichen (freier, jederzeit und langzeitig zur Verfügung stehender Operationssaal) und patientenbezogenen (Allgemeinzustand, Kooperationsvermögen) Gegebenheiten. Dies führt zu unterschiedlichem Verhalten, zur Erweiterung der Indikation mit damit verbundenen spektakulären Erfolgen aber auch erhöhten Komplikations- und Reamputationsraten, oder zu eher restriktiver Indikationsstellung mit hoher funktionell befriedigender Erfolgsquote aber erniedrigten Replantationszahlen. Dies betrifft vor allem Amputationen von Einzelfingern.

Im Handbereich wird für die *Osteosynthese* nach wie vor die Kirschner-Drahtstabilisierung bevorzugt. Sie ist weniger zeitaufwendig und erlaubt die postoperative Korrektur von Rotationsfehlern. Osteosynthesen mit Schrauben und Plättchen haben den Vorzug der Übungsstabilität, sind aber zeitaufwendiger und primär traumatisierender. Sie sollten deshalb ausgewählten Fällen vorbehalten bleiben. Bei großen Extremitätenknochen ist eine stabile Osteosynthese anzustreben. Im Gegensatz zur unteren Extremität wird an der oberen eine Verkürzung bis 5 cm toleriert. Der Ausgleich größerer Defekte durch Callusdistraktion erhöht die Gefahr zusätzlicher ischämischer Muskelschäden.

Bei ausgedehnter Haut-Weichteilschädigung ist primär häufig nicht erkennbar, wieviel Gewebe der sekundären Nekrose noch anheimfällt. In diesen Fällen empfiehlt sich nach sorgfältigem Debridement die sekundäre Weichteilbedeckung mit mycutanem Lappen. Bei Avulsionsverletzungen im Handbereich, insbesondere bei beidseitigen, kann zunächst eine Bauchhautimplantation der denudierten Abschnitte mit sekundär sich stufenweise anschließenden Rekonstruktionsmaßnahmen zweckmäßig sein.

Unbefriedigend gelöst ist nach wie vor die nahtlos der Primärversorgung nachfolgende sogen. *Rehabilitationsbehandlung* in einem entsprechenden Zentrum. Nicht selten entgleitet der Patient nach der Entlassung aus stationärer Akutbehandlung dem Operateur, insbesondere bei weit entferntem Wohnsitz und dort unzureichenden Weiterbehandlungsmöglichkeiten oder aber es bestehen Engpässe bei der Unterbringung zur stationären Rehabilitationsbehandlung. Das zunächst gute Replantationsergebnis kann so durch zunehmende Funktionsverschlechterung beeinträchtigt oder zunichte gemacht werden. Retrospektive Analysen zeigen deshalb die nicht seltene Notwendigkeit späterer funktionsverbessernder Reamputationen. Dies gilt insbesondere für Replantationen an der unteren Extremität. Es ist deshalb zu erwägen, ob eine primäre Amputation und prothetische Versorgung mit einer Rehabilitationszeit von 4 Wochen nicht sinnvoller ist als eine Replantation mit 1–2jähriger Rehabilitationsphase und ungewissem funktionellem Endzustand. Dieselbe Überlegung gilt auch bei Handamputationen, bei denen nicht nur an eine myoelektrische Prothese, sondern auch an die Möglichkeit der Schaffung eines Krukenbergarmes zu denken ist. Mit einbezogen werden muß in solchen Fällen auch das soziale Umfeld des Patienten.

Wünschenswert ist deshalb die nahtlos der Akutversorgung sich anschließende stationäre Rehabilitationsbehandlung und der enge Kontakt zwischen Erst- und Weiterbehandelndem bis zur Wiedereingliederung des Verletzten in die Arbeitswelt.

Hefte zur Unfallheilkunde, Heft 212
Redigiert von J. Probst

Praktische Versorgung Schwerstverletzter

Vorsitz: K.E. Rehm, Köln; M. Faensen, Berlin

Anforderungen an präklinische Versorgung und Transport Schwerverletzter

U. Obertacke und K.P. Schmit-Neuerburg

Abt. für Unfallchirurgie (Direktor: Prof. Dr. K.P. Schmit-Neuerburg), Universitätsklinikum Essen, Hufelandstraße 55, D-4300 Essen 1

Einführung

Das Unfallrettungskonzept der flächendeckend organisierten NAW-Systeme in der BRD steht seit seinem – auf Kirschner 1938 [8] zurückgehenden – Beginn an unter der Prämisse der (not-)ärztlichen Versorgung des Unfallverletzten am Schadensort [7, 8, 12].

Die Ziele dieser unmittelbaren Therapie am Unfallort („stabilization in field") sind (Tabelle 1):

1. die *Stabilisierung der vitalen Parameter* des Verunfallten kurzfristig nach dem Schadensereignis und die Erfassung der Gesamtverletzungsschwere,
2. die *Herstellung der Transportfähigkeit* am Schadensort unter Umsetzung intensivmedizinischer Prinzipien und mit Anwendung von Notfalleingriffen,
3. der *gezielte Transport* zur Weiterbehandlung in geeignete chirurgische Kliniken bei Vermeiden transportbedingter Schäden des Verletzten und unter Fortsetzung der laufenden Therapie.

Tabelle 1. Ansprüche an den Notarzt

* Stabilisierung der Vitalparameter nach unmittelbarer Diagnostik
* Herstellung der Transportfähigkeit unter Umsetzung intensiv medizinischer Prinzipien und Anwendung von Notfalleingriffen
* Erkennung des Verletzungsmusters und Einschätzung der Gesamtverletzungsschwere
* Gezielter Transport unter laufender Therapie in eine geeignete Zielklinik

Dieses Rettungskonzept wurde in der Zwischenzeit nahezu identisch in die kardiologische Notfallversorgung übernommen, sicher auch aufgrund der in der Unfallversorgung aufgezeigten Vorteile der „stabilization in field".

Das vorgestellte Konzept ist jedoch keineswegs unumstritten; der Intensivtherapie am Unfallort wird das System des „scoop and run", mit Bevorzugung der Transportschnelligkeit vor der Therapie, entgegengehalten. Strittig zwischen den beiden Konzepten ist die

Hefte zur Unfallheilkunde, Heft 212
Redigiert von J. Probst

Frage, ob durch präklinische Maßnahmen unnötiger Aufwand betrieben wird und somit Zeitverlust entsteht, der den Verletzten letztlich gefährdet [2, 4, 6, 7, 13, 14].

Bei kritischer Abwägung der verschiedenen bekannten Unfallrettungskonzepte sind folgende Fragen entscheidend für das Spektrum der an den Notarzt zu stellenden Anforderungen in der präklinischen Therapie Schwerverletzter:

1. Welche Maßnahmen sind präklinisch bei der Unfallrettung
   a) lebensrettend,
   b) wertvoll und bewährt bezüglich der späteren Restitution,
   c) nutzlos oder sogar schädlich;
2. Welches System kann daraus als optimal abgeleitet werden: „stabilization in field" gegen „scoop and run".

Stand des Notarztrettungswesens in der Bundesrepublik

In der BRD gibt z.Z. (1989) flächendeckend 235 Rettungsleitstellen mit entsprechend angebundenen 681 Notarztrettungssystemen – zuzüglich der RTW-Grundversorgung – sowie weitere 36 Hubschrauberstationen, die in der Unfallrettung mitwirken [5] (Abb. 1). Jährlich werden etwa 6 Millionen Einsätze geleistet, davon knapp 30% „echte" Notfalleinsätze mit akuter oder drohender Vitalgefährdung des/der Patienten. Etwa 1/6 der Notfalleinsätze betrifft Verkehrsunfallverletzte, das entspricht ca. 300000 Menschen pro Jahr. Eine notärztliche Versorgung erfolgt jedoch z.Z. nur bei kanpp 1/3 der Notfalleinsätze [5].

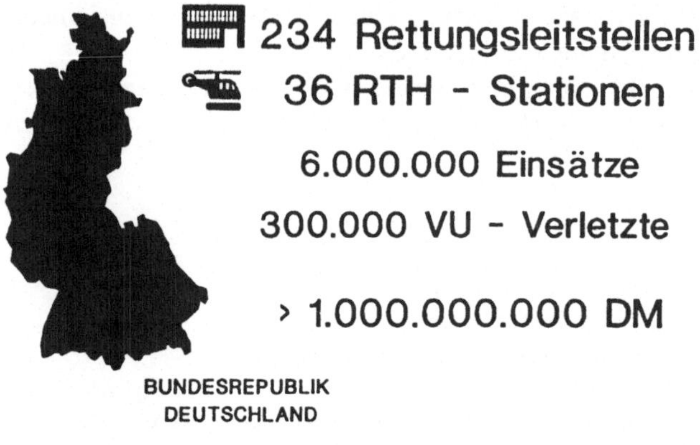

Abb. 1. Das Rettungssystem in der BRD in der aktuellen Übersicht

Die mitgeteilten Leistungsnachweise regionaler Rettungssysteme haben bezüglich der Fehlalarmierungsquoten, der Alarmierungszeiten und therapiefreien Intervalle die primären Erwartungen erfüllt [5, 9].

Die bestehenden Rettungssysteme sind jedoch teuer. Im Jahre 1985 wurde die Kostengrenze von 1 Mrd. DM in der BRD überschritten. Eine Gesamtkostendeckung auf kommunaler oder Kreisebene ist nicht zu erreichen; dennoch besteht volkswirtschaftlich kein vernünftiger Zweifel an der Wirtschaftlichkeit des Unfallrettungswesen [3, 10].

Anforderungen des bestehenden Rettungskonzeptes an den Notarzt

Drei Faktoren sind für die optimale Versorgung Schwerverletzter am Unfallort entscheidend:

1. Therapiefreies Intervall
Relevant ist der Zeitraum zwischen dem Unfallereignis und dem Wirksamwerden der medizinischen Notmaßnahmen. Dieses Intervall muß in der Unfallrettung organisationstechnisch unter 10 min gehalten werden, andernfalls ist die Rettung von Verletzten mit Massenblutungen und von hypoxämiebedrohten Schädelhirnverletzten nicht möglich. Voraussetzung ist, neben der qualifizierten Alarmierung und der flächendeckenden NAW-Versorgung, eine ständig hochqualifiziert besetzte Rettungsleitstelle, die auf der Basis eines Indikationskatalogs in Sekundenschnelle die direkte Alarmierung des Notarztrettungsteams auslösen kann. In Essen [9] wird eine Leistungszeit (Intervall: Notarztalarm bis Hilfeleistung) erreicht, in der innerhalb 5 min knapp 80 %und unter 10 min 95 % der Einsatzorte versorgt werden können.

2. Effektivität
Sie ist gewährleistet durch die Stabilisierung des Verletzten nach vollständiger Erfassung der lebensbedrohlichen Verletzungen („diagnostische Sicherheit") und dem gezielten Einsetzen präklinisch wirksamer Notfallmaßnahmen.

Wirksame präklinische Untersuchung und Behandlung erfordert zunächst zwingend ein eingespieltes Rettungsteam von einem Notarzt mit mindestens 2 Rettungssanitätern bzw. Rettungsassistenten. Eine weitere Grundvoraussetzung ist eine geeignete Behandlungseinheit, z.B. ein RTW/NAW, in der differenzierte therapeutische Interventionen durchführbar sind.

Wichtigster Bereich der präklinischen Untersuchung ist die Beurteilung der vitalen Parameter: die Bewußtseinslage, die Atem- und Kreislauffunktion. In jedem Fall ist der Schwerverletzte präklinisch entkleidet gründlich und vollständig zu untersuchen; je schematisierter und konsequenter man dabei vorgeht, um so vollständiger werden die Verletzungsfolgen und insbesondere die Gesamtverletzungsschwere erfaßt [7, 12]. Auch in eigenen Untersuchungen konnte gezeigt werden, daß präklinisch speziell Thorax- und Abdomen-/Beckenverletzungen noch zu oft unterschätzt werden [9].

Im Wissen um „typische" Verletzungsmuster bei bestimmten Unfalltypen ist präklinisch bei geringsten Verdachtsmomenten jedoch auch eine unkontrollierte prophylaktische Therapie zur unbedingten Lebensrettung zu fordern [1, 7, 12].

Leitsymptom des traumatischen Schocks ist z.B. nur selten die Kreislaufreaktion, etwa durch Bestimmung des Schockindex o.ä. Zwingende Indizien sind die klinischen Zeichen der Hypoxämie, wie Unruhe, Verwirrtheit, Tachypnoe und Blässe. Ein Absturztrauma über 5 m zusammen mit dezenten Prellmarken am Körperstamm und einem der o.g. klinischen Zeichen berechtigt zu einer prophylaktischen Schocktherapie.

Umgekehrt muß die Feststellung eines Schocks die Suche nach seiner Ursache zur Folge haben: Niemals kann z.B. allein ein SHT die zugrundeliegende Ursache sein: In >50 % der verletzten Kinder mit SHT und Schocksymtomatik liegt eine abdominelle Blutung vor, bei den Erwachsenen waren nach eigenen Untersuchungen fast 1/3 der sekundär verlegten Patienten mit Körperhöhlenblutungen angeblich „isoliert schädelhirnverletzt".

Bei einem durch Verkehrsunfall polytraumatisierten Patienten ist zu über 70% eines der präklinischen Leitsypmtome die Bewußtseinseintrübung; im eigenen Patientenkollektiv sind die am häufigsten verletzungsbetroffenen Körperregionen neben den Extremitäten (>80%) der Bereich Gehirn/Mittelgesicht (60–70%) sowie Thorax (50%), Abdomen (20–30%) und Becken/Wirbelsäule (30–40%).

Aus den letzten Daten ist schon zu ersehen, daß in der Abwägung präklinisch möglicher Maßnahmen beim schockierten Schwerverletzten die endotracheale Intubation zur Sicherung der oberen Luftwege, zur Vermeidung des sekundären hypoxischen Hirnschadens und zur Verbesserung der Gewebeoxigenierung im Schock die Maßnahme mit der höchsten präklinischen Effizienz ist (Abb. 2).

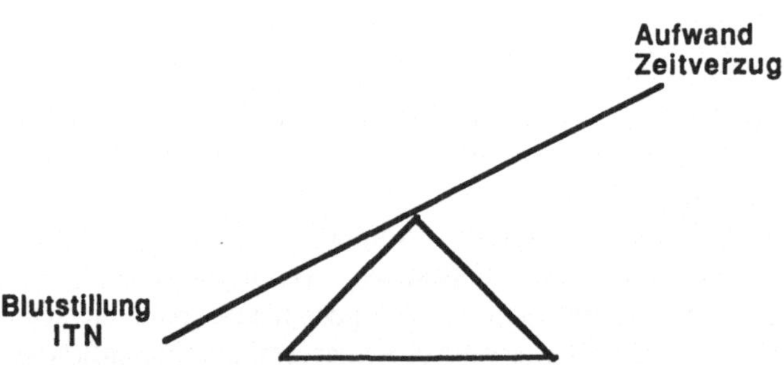

Abb. 2. Abwägung präklinischer Maßnahmen bei Polytrauma: Die Blutstillung und frühzeitige Intubation ist bezüglich des Überlebens von höchster Effizienz und nicht durch Transportschnelligkeit zu ersetzen

Gleichermaßen präklinisch von lebensrettender Effizienz ist die Blutstillung. Hier wird der Effekt von geschienten Frakturen in der Blutstillung erheblich unterschätzt, zumal von Beckenfrakturen durch MAST und von Mittelgesichtsfrakturen durch Tamponaden nach Intubation.

Die Anlage von Infusionssystemen (peripher oder zentralvenös) bedarf einer gewissen Zeit (2–3 min) [4], die präklinisch nur dann sinnvoll ist, wenn während der präklinischen Behandlungs- und Transportphase eine kreislaufwirksame Infusionsmenge infundiert werden kann, die den evtl. Zeitverlust rechtfertigt [2]. Die Infusion ist damit insbesondere unumgänglich bei schwieriger Rettung (Einklemmung) eines Schwerverletzten und bei verlängerten Transportzeiten. Unter Abwägung des Nutzens und des Aufwandes ist ebenfalls die Thoraxdrainage bei beatmeten Polytraumatisierten mit Thoraxverletzungen – insbesondere bei Lufttransport – präklinisch zwingend [7].

Wertvoll und bewährt bezüglich der späteren Restitution des Unfallverletzten und der Senkung der sekundären Komplikationsrate (ARDS/MOF) sind im Rahmen der Schocktherapie in jedem Fall, neben der Infusionstherapie und CPPV/PEEP-Beatmung, die Analgesie und die Schienung von Frakturen.

Ungesichert ist für die präklinische Therapie jede Art von medikamentöser Schockbehandlung (Corticoide, Protease-Inhibitoren etc.). Ihre Einleitung unter Inkaufnahme von Zeitverlust und/oder der Unterlassung einer der genannten lebensrettenden oder begründeten Maßnahmen ist als präklinisch schädlich anzusehen.

3. Schnelligkeit
Nach Erreichen der Transportfähigkeit des Verletzten erfolgt der unverzügliche, aber schonende Transport unter vollem Monitoring in ein geeignetes, für den Einzelfall maximal weiterbehandlungsfähiges Unfallkrankenhaus.

Tabelle 2. Transportbedingungen

* Kreislaufverhältnisse stabilisiert
* Blutstillung, Atemwege gesichert
* Transportmonitoring
* Transporttrauma vermeiden (NAW: langsam)

Tabelle 3. Monitoring im NAW

* Minimal:	peripherer/zentraler Puls EKG-Monitor Druckanzeige Beatmungsgerät Thoraxexkursionen
* Erweitert:	RR-Messung Pulsoximetrie

Die Transportfähigkeit ist erreicht, wenn stabilisierte Kreislaufverhältnisse herrschen, alle erfaßbaren Blutungen gestillt sind und die Atemwege gesichert sind.

Minimales Monitoring des Schwerverletzten ist der tastende Finger am peripheren Puls, der EKG-Monitor, die Druckanzeige des Beatmungsgerätes und die Beachtung der Thoraxexkursionen. Ein sehr wertvolles Hilfsmittel für das Monitoring wird in Zukunft die nichtinvasive Pulsoxymetrie in der Vermeidung unerkannter Hypoxämien sein.

Der Transport vom Unfallort erfolgt nach vorheriger Anmeldung in der Zielklinik, die sich so auf die besonderen Umstände des eintreffenden Notfallpatienten vorbereiten kann. Die Auswahl der Zielklinik trifft ausschließlich der Notarzt nach den Kriterien der Erreichbarkeit, der Leistungsfähigkeit und der evtl. benötigten Spezialabteilungen. Spezialabteilungen sind jedoch für den primären NAW-Transport nur bei Verletzungen erforderlich, die vitale Parameter berühren.

Präklinische Überlandfahrten und/oder lange Funkdiskussionen über die Aufnahmebereitschaft von angeblich benötigten Spezialabteilungen sind nutzlos und daher schädlich.

Die Auswahl der Zielklinik und die vorgesehenen Transportmodalitäten bestimmen das Transportmittel: Bezüglich der Ausrüstung, des Behandlungsraumes und der Therapie unter vollem Monitoring spricht alles für den bodengebundenen Transport. Auf lange Strecken deutlich schonender und überragend schneller ist der Rettungshubschrauber. Infolge der sehr eingeschränkten Monitor- und Interventionsmöglichkeiten während des Fluges sind

Patienten mit instabilen Kreislaufverhältnissen sowie unklaren Befunden bezüglich thorakaler Verletzungen nicht hubschraubertransportfähig.

Der NAW-Primärtransport erfolgt langsam – bis hin zum Schritt-Tempo – unter Fortführung der eingeleiteten Therapie inkl. der Lagerung (z.B. Oberkörperhochlagerung und Hyperventilation bei SHT), unter Aufrechterhaltung des gesamten Monitorings und unter Ausschaltung jeglichen Transporttraumas durch Vibrationen, Scherbewegungen etc. RR-Messung und Anlegen peripherer Zugänge muß während des Transportes möglich sein.

Häufigste Transportkomplikationen sind – neben den gefürchteten Dislokationen des Endotrachealtubus – die plötzliche massive Kreislaufdekompensation und der (Spannungs-) Pneumothorax, beides unter adäquatem Monitoring erkennbar und präklinisch – aber nur im NAW – therapierbar.

Häufigste Komplikationen auf dem Transport von nicht adäquat nach den o.g. Kriterien versorgten Unfallverletzten sind die Kreislaufdekompensation, die Hypoxie, das sekundäre Hirnödem, das Erbrechen und die nachfolgende Aspiration.

Ergebnisse

Die Durchführbarkeit vorgestellten Anforderungen an die präklinische Versorgung zeigt sich an den Daten einer prospektiven Erfassung in Essen aus den letzten beiden Jahren (Abb. 3).

NACA	PTS	ΔT	VZ	P Δ	ITN %	Volumen
3	5,2	7'	10'	24'	-	168 ml
4	9,5	8'	16'	29'	6,6 %	443 ml
5	17,4	8'	17'	34'	47,8 %	814 ml
6	20,9	8'	22'	37'	91 %	1250 ml

Abb. 3. Durchführbarkeit der genannten Anforderungen an die präklinische Versorgung Schwerverletzter: Gruppiert nach präklinischen (*NACA*) bzw. klinischen (*PTS*) Verletzungsschweregradschlüsseln werden die therapiefreien Intervalle (ΔT), die Versorgungszeiten am Unfallort (*VZ*), das präklinische Intervall ($P\Delta$), der Anteil der intubierten Patienten (*ITN%*) und das präklinisch infundierte (kristalloide) Volumen aufgelistet (Stadt Essen 1988/1989)

Die Wirksamkeit der notärztlichen präklinischen Versorgung in der Bundesrepublik Deutschland ist im Überblick der Unfallstatistiken abzulesen (Abb. 4): Bei steilen Anstiegen der Unfallzahlen bleibt die Zahl der Verletzten pro Jahr konstant; die Anzahl der Verkehrsunfalltoten nimmt jedoch seit den 70er Jahren – in denen die flächendeckende Versorgung mit NAW-Rettungssystemen aufgebaut wurde – stetig ab.

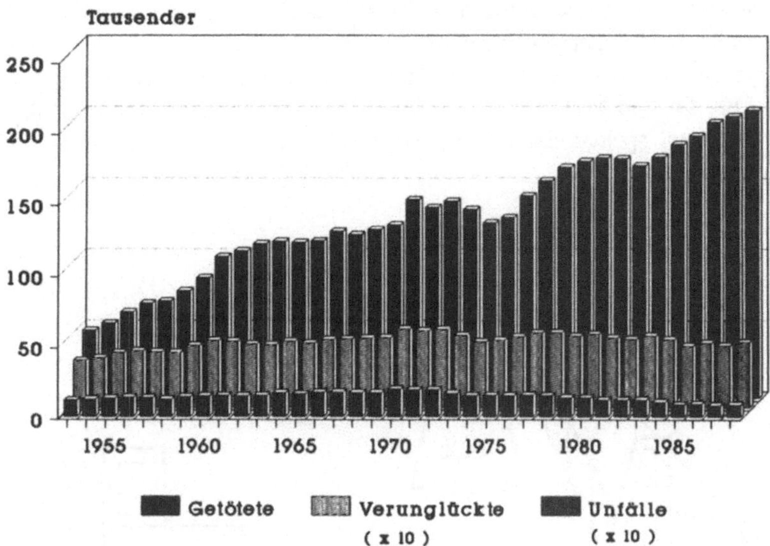

Abb. 4. Wirksamkeit der NAW-Systeme: Die gleichbleibenden Verletztenzahlen bei steigenden Unfallzahlen können auf die verkehrstechnischen Maßnahmen zur passiven Sicherheit zurückgeführt werden. Die Abnahme der Verkehrsunfalltoten seit den 70er Jahren spricht für die verbesserte medizinische Versorgung. (Stat. Bundesamt 1988, 8/7: Verkehrsunfälle)

Diskussion

Trotz vieler Versuche gibt es immer noch keine bundeseinheitliche Dokumentation der Notarzteinsätze und deren Ergebnisse. Somit sind wissenschaftliche Auswertungen der erbrachten Leistungen und insbesondere Effektivitätsanalysen äußerst erschwert. Auf der anderen Seite wäre eine wissenschaftliche Analyse eines so einheitlich organisierten Rettungssystems in einer vergleichsweise überschaubaren Region wie der BRD in der internationalen Diskussion von unschätzbarem Wert.

Gesicherte Daten über die Wirksamkeit des bestehenden Rettungswesens anhand größerer Kollektive könnten dann noch größere Sicherheit in die Konzepte der präklinischen Rettung bringen.

Die bisher verfügbaren Daten sprechen eindeutig für die Effektivität der präklinischen Versorgung am Schadensort. Die unterschiedlichen Auffassungen zu den verschiedenen Rettungskonzepten, insbesondere aus den USA, mögen vor allem daher rühren, daß in den USA der präklinische Einsatz von kompetenten Notärzten unvorstellbar erscheint und von den Rettungssanitätern und Paramedics nur begrenzte präklinisch differenzierte Therapie erwartet werden kann. Immerhin ist aber auch die Frühintubation Unfallverletzter in den USA nicht mehr umstritten [2, 6].

Es ist zu resümieren, daß das System der Stabilisierung am Schadensort tatsächlich große Vorteile aufweisen kann, wenn ein kompetenter Notarzt zeitgerecht alarmiert wird und an der Unfallstelle eine adäquate Therapie durchführt. Dies stellt natürlich hohe Anforderungen an die beteiligten Notärzte, die das Spektrum der aufgezeigten präklinischen Maßnahmen abgewogen und differenziert unter schwierigsten äußeren Bedingungen anwenden und beherrschen müssen.

Den Verletzten kann eine intensivmedizinische Therapie am Unfallort nur nutzen (Abb. 5). Die Vertreter von „scoop and run" schaffen den Patienten nur aus dem Weg, manchmal spektakulär und publikumswirksam, aber nur selten zum Vorteil des Schwerverletzten.

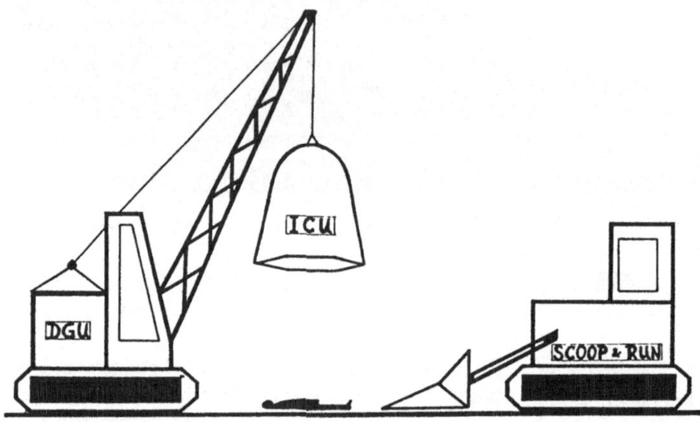

Abb. 5. Differenzierte Intensivtherapie am Unfallort gegen „scoop and run": Der Segen einer Intensivmedizin in ungünstiger Umgebung übersteigt den Nutzen des – spektakulären – „Wegschaffens"

Literatur

1. American College of Surgeons (1986) Hospital and prehospital resources for optimal care of the injured patient. Bull WHO 10:29–39
2. Blaisdell FW (1985) Trauma myth and magic. J Trauma 25:856–863
3. Boillon B, Gail HE, Huber J, Klingshirn H, Korbmann H, Kühner R, Raftopoulo A (1987) Ansatzpunkte für Forschungsarbeiten zum Rettungswesen. Forschungsberichte der Bundesanstalt für Straßenwesen Bereich Unfallforschung. Untersuchungen zum Rettungswesen, Bericht 19
4. Border JR, Lewis FR, Aprahamian C, Haller JA, Jacobs LM, Luterman A (1983) Panel: Prehospital trauma care – stabilize or scoop and run. J Trauma 23:708–711
5. Deutscher Bundestag, Drucksache 11/2364 (1988) Unfallverhütungsbericht Straßenverkehr. Übersicht Rettungswesen
6. Jacobs LM, Sinclair A, Beiser A, D'Agostino RB (1984) Prehospital advanced life support: benefits in trauma. J Trauma 24:8–13
7. Kalbe P, Kant CJ (1988) Erstmaßnahmen am Unfallort aus der Sicht des Unfallchirurgen. Orthopäde 17:2–10
8. Kirscher M (1938) Die fahrbare chirurgische Klinik. Chirurg 10:713–717
9. Obertacke U, Wissing H, Schmit-Neuerburg KP (1987) Der Stellenwert des Notarztrettungswesens in der Großstadt Essen – Erfahrungen der ersten zehn Jahre. Notfallmedizin 13:186–208
10. Oestern HJ (1988) Unfallchirurgie aus ökonomischer Sicht. In: Hierholzer G (Hrsg) Unfallchirurgie – Aufgabenstellung in der Chirurgie. Springer, Berlin Heidelberg New York Tokyo, S 83–85

11. Pons PT, Moore EE, Cusick JM, Brunko M, Antuna B, Owens L (1988) Prehospital venous access in an urban paramedic system – a prospective on-scene analysis. J Trauma 28 : 1460–1463
12. Schmit-Neuerburg KP, Obertacke U (1986) Erstversorgung. In: Probst J (Hrsg) Unfallheilkunde. Demeter, Gräfelfing, S 83–88
13. Smith JP, Bodai BI, Hill AS, Frey CF (1985) Prehospital stabilization of critically injured patients: a failed concept. J Trauma 25 : 65–70
14. Trunkey DD (1984) Is ALS necessary for pre-hospital trauma care? (Editorial). J Trauma 24 : 86–87

Präklinisches Scoring – Aufgabe des Notarztes

B. Bouillon, M. Schweins, A. Lechleuthner und H. Troidl

Abt. für Chirurgie, II. Chirurgischer Lehrstuhl der Universität zu Köln, Klinikum Merheim, Ostmerheimerstraße 200, D-5000 Köln 91

Grundlage jeder Nutzenanalyse ist eine exakte Beschreibung der Patienten, an denen Interventionen durchgeführt werden, die beurteilt werden sollen. International haben sich zur Klassifizierung von Schwerstverletzten der Trauma-Score zur Erfassung des physiologischen Zustandes der Patienten, der Injury Severity Score zur Erfassung des anatomischen Verletzungsmusters sowie das Alter als wichtiger prognostischer Faktor für das Zielkriterium Überleben durchgesetzt. Durch das Konzept einer aggressiven notärztlichen Therapie (Analgetica, Sedativa, Narkotica, Intubation) lassen sich Sensorium und Atmung, Voraussetzung zur Erhebung des Trauma-Scores, nur noch schwer in der Notaufnahme beurteilen.

In einer prospektiven Untersuchung wurde daher 1987 im Kölner Notarztdienst an 2136 versorgten Traumapatienten getestet, ob der Trauma-Score am Unfallort durch den Notarzt zu erheben war und dieser Score für das Kölner Rettungsgebiet valide ist.

Die Akzeptanz der Scores war mit einer Ausfüllquote im Notarzteinsatzprotokoll von 98,4 % bei 73 Notärzten groß. Die benötigte Zeit zur Erhebung des Scores wurde mit 1–3 Min angegeben. Es konnte nachgewiesen werden, daß der Trauma-Score ein valides Klassifikationsinstrument ist und eine hohe Korrelation zum Endpunkt Mortalität besitzt. Er eignet sich daher zur Beschreibung des Patientengutes, muß und kann bereits vor Ort erhoben werden und sollte als ein wichtiger Parameter bei Vergleichen von Interventionen oder Rettungssystemen, aber auch als Hilfe bei der Wahl des Zielkrankenhauses oder zur Schulung des klinischen Blicks des jungen Notarztes benutzt werden.

Hefte zur Unfallheilkunde, Heft 212
Redigiert von J. Probst

Polytrauma-Scores – Übersicht und Versuch der Abschätzung ihrer Wertigkeit

M.A. Scherer[1], R. Ascherl[2], M. Leonardi[1] und G. Blümel[1]

[1] Institut für Experimentelle Chirurgie
[2] Klinik und Poliklinik, Klinikum rechts der Isar der Technischen Universität München, Ismaninger Straße 22, D-8000 München 80

Einleitung

Es existieren eine Reihe von Scores und Indices in der Medizin, die sich allgemein durchgesetzt haben: NYHA, Lown, Lysholm, Tegner. Die nur noch schwer überschaubare Zahl publizierter Polytrauma-Scores (PTS) zeigt, daß noch keine ideale Einteilung gefunden wurde.

Material und Methoden

Die vergleichende Gegenüberstellung einer Auswahl verschiedener PTS (n = 69) anhand eines dafür entwickelten Beurteilungsschemas ermöglichte eine Systematisierung und grob abschätzende Prüfung der jeweiligen methodologischen Wertigkeit: Zu diesem Zweck wurde aus den 69 PTS eine Parameterstatistik erhoben, aus der wiederum ein Verletzungsmuster abgeleitet und dem Verletzungsmuster von 24 664 Verletzungen (Literaturzitate) gegenübergestellt wurde.

Ergebnisse

Die Korrelation mit dem tatsächlichen Verletzungsmuster von 11 380 Verletzten und ihrer Prognose aus der Literatur schwankt bisweilen beträchtlich. Die unterschiedliche Zielsetzung, Studiencharakteristik, Patientenselektion und Praktikabilität spiegelt sich in den 2516 Nennungen von 197 Einzelparametern aus den 69 PTS wider. Wegen des nicht linearen Zusammenhangs zwischen Verletzungsgrad und Prognose erweist sich die Gewichtung der Einzelfaktoren nicht nur als medizinisches sondern auch als anspruchsvolles mathematisches Problem. Die Tatsache, daß sich die Mehrzahl der untersuchten Scores auf die Überlebenswahrscheinlichkeit als Zielparameter konzentrieren, muß als zumindest fragwürdig und einseitig eingeschätzt werden. Die wichtigere, allerdings bedeutend schwieriger zu validierende Aussage über die Prognose der überlebenden Patienten (restitutio ad integrum), läßt sich meist nicht treffen. Das Ziel, über einen Polytrauma-Score zuverlässig die Rate des „preventable death" zu senken, bleibt eine Wunschvorstellung. In Abhängigkeit vom „cut-off" (Grad/Skala) nimmt man Abstriche bei Sensitivität oder Spezifität in Kauf. Ein höchstsensitiver und gleichzeitig höchstspezifischer Score existiert nicht.

Hefte zur Unfallheilkunde, Heft 212
Redigiert von J. Probst

Schlußfolgerung

Es ergaben sich, im Vergleich zu einigen komplexen Scores, eine vereinfachte, durch epidemiologische Patientendaten grob konvalidierte Parameterselektion sowie Hinweise auf Gewichtsfaktoren zu Verletzungen einzelner Körperregionen: Solche Scores existieren allerdings bereits (z.B.: GCS). Ziel bleibt die Definition eines standardisierten PTS, der von allen an der Versorgung Polytraumatisierter beteiligten Fachrichtungen akzeptiert werden kann und tatsächlich verwendet wird: Deshalb besteht unseres Erachtens kein Bedarf an neuen Scores, sondern an klinikspezifisch standardisierten „Trauma-Algorithmen", die, abhängig von der Zielsetzung, der Datenverfügbarkeit und den Möglichkeiten der Datenerhebung und -verarbeitung, bekannte und bewährte Scores aufnehmen sollten (Schweiberer, Tscherne, GCS, TRISS, APACHE).

Early Mortality after Polytrauma: A Retrospective Study

P.M. Rommens[1], M.J. Miserez[1], H.H. Delooz[2] und P.L. Broos[1]

[1] Departments of Traumatology (Prof. Dr. P.L. Broos)
[2] Emergency Medicine (Prof. Dr. H.H. Delooz), University of Leuven, Herestraat 49, B-3000 Leuven

The success of the management of severely injured patients depends on a good cooperation between the paramedical and medical personnel involved. In order to evaluate the role and qualification of different ambulance crews, we reviewed the medical charts of all patients who died after a polytrauma between 1986 and 1988 either during transport or in our Emergency Department. 79 patients were included in our study, 56 of them were men and 23 women. Their average age was 36,7 years. The average time intervall between the emergency call and the first aid was 8,9 minutes. 55 patients received the first aid from the ambulance crews of the fire brigade or red cross, in 26 cases with emergency physician (E.P.). 24 patients received the first aid from our emergency team, 20 times with E.P. 43 patients died from a severe craniocerebral trauma, 10 from a craniocerebral and thoracic trauma, 7 from blood loss, 4 from thoracic trauma alone and 1 from thoracic trauma and shock.

The mean ISS of all patients was 48,4. The patients, who received the first aid from a team without E.P. had a mean ISS of 39,3 and the patients, who got the first aid from a team including E.P. had a mean ISS of 53,6. The 50 patients who were directly transported to the University Hospital had a mean ISS of 51,9, the 29 who were transported secondarily to our hospital had an ISS of 40,3. Statistical evaluation showed us that the difference between the patients, who got the first aid from a team without or with E.P. was clearly significant. Also was the difference in ISS of the patients who arrived directly from the scene and those who arrived after 2 transports highly significant. Two important conclusions can be made from this retrospective study. Firstly: an E.P. present at the scene can significantly ameliorate

Hefte zur Unfallheilkunde, Heft 212
Redigiert von J. Probst

the prognosis of a polytraumatized patient. Secondly: the prognosis of the polytraumatized patient, who is transported directly to a first-level trauma center is better than the prognosis of the patient, who is transported to the nearst hospital and later on to a trauma center. In Belgium, the existing laws on 'urgent medical assistance' should be changed in accordance to these conclusions.

Notfallmedizinische Versorgung des Schwerstverletzten in einem ländlich strukturierten Gebiet. Hat die Einführung des NEF-Systems die präklinische Versorgung verbessert?

U. Malewski, K. Hette, M. Sangmeister und L. Gotzen

Klinik für Unfallchirurgie, Klinikum der Philipps-Universität Marburg, Baldinger Straße, D-3550 Marburg

Seit der Einführung des NEF-Systems im Oktober 1986 ist es zu einem deutlichen Anstieg der Einsatzzahlen und der damit versorgten Patienten gekommen. Dies ist zum einen auf die verbesserte Mobilität und zum anderen auf die Bereitstellung eines zweiten Fahrzeuges im Bedarfsfalle zurückzuführen. Bei einem Anstieg des chirurgischen Krankengutes, das besonders durch die Zunahme an Verkehrsunfällen bedingt ist, hat sich gezeigt, daß sich die Rettungszeit durch das NEF-System verkürzt hat. Mittlerweile sind 80 % der Verletzten in einer Rettungszeit bis zu 15 min zu erreichen.

Die Zunahme der therapeutischen Maßnahmen am Einsatzort und auf dem Transport ist auf die intensivierte Schulung des Rettungspersonals und der Ärzte zurückzuführen. Insbesondere wurden Schocktherapie, Intubation, Beatmung und Reanimation vermehrt durchgeführt, was zu einer Verbesserung der präklinischen Versorgung geführt hat. Der Ausdruck dafür ist eine leichte Senkung der Sterberate in der Rettungszeit von 15 min.

Jedoch zeigt die Größe und Struktur des zu versorgenden Gebietes die Grenzen des bodengebundenen Rettungsdienstes auf, da die gesetzlichen Hilfsfristen in fast 20 % der Fälle nicht eingehalten werden können. Eine weitere Verbesserung der Versorgung wäre nur noch durch einen in Marburg stationierten Hubschrauber zu erzielen.

Hefte zur Unfallheilkunde, Heft 212
Redigiert von J. Probst

Die Wertigkeit des notärztlichen neurologischen Erstbefundes beim schädel-hirn-verletzten Patienten für die Prioritätenfestlegung bei der Aufnahme in der Klinik

W.D. Hirsch und H. Bauer

Chirurgische Abteilung, Kreiskrankenhaus Alt-/Neuötting, Vinzenz-von-Paul-Straße 10, D-8262 Altötting

Zur optimalen Erstbehandlung des schwer schädel-hirn-verletzten Patienten gehört in der Regel zwingend die orotracheale Intubation und Beatmung bereits an der Unfallstelle, besonders wenn es sich um eine Mehrfachverletzung, z.B. mit begleitendem Thoraxtrauma, handelt. Dies erfordert in den meisten Fällen eine medikamentöse Sedierung bzw. Analgosedierung oder Notfallnarkose. In der aufnehmenden Klinik ist dann der neurologische Status nicht mehr oder nur eingeschränkt erhebbar. Dadurch wird die Beurteilung der Dringlichkeit weiterer Untersuchungen (CT, Röntgen-Schädel usw.) gegenüber anderen diagnostischen und therapeutischen Notmaßnahmen (z.B. Abdomen!) erschwert, wodurch es gelegentlich zu Unstimmigkeiten zwischen dem Notarzt und den aufnehmenden Ärzten, besonders dem hinzugerufenen Neurochirurgen, kommt. Auch die Indikation zur intracraniellen Druckmessung ist nicht zuletzt vom neurologischen Erstbefund abhängig.

Die orientierende neurologische Untersuchung an der Notfallstelle ist vor Einleitung einer medikamentösen Sedierung oder Notfallnarkose daher trotz der notwendigen Eile dringend geboten. Eine aussagekräftige Befunddokumentation ist auch aus forensischen und gutachterlichen Gründen erforderlich. Die Dokumentation sollte folgende Punkte umfassen:

Krampfanfall? Erbrechen?
Spontanatmung? Pathologischer Atemtyp?
Glasgow-Coma-Scale (GCS): Mittelhirnsymtomatik? Hirnstammsymptomatik?
Pupillenweite, Pupillenmotorik?
Evtl. Bulbusstellung, Cornealreflex?
Auslösbarer Hustreflex bei der Intubation?
Meningismus?
Hinweise auf neurologische Querschnittsymptome? Sehnenreflexe (TSR)?
Pathologische Reflexe (Babinsky)?
Hinweise auf periphere Nervenläsionen (beim wachen Patienten)?

Hefte zur Unfallheilkunde, Heft 212
Redigiert von J. Probst

Wahl der Zielklinik – Aufgabe des Notarztes

M. Schweins, B. Bouillon, A. Lechleuthner und Th. Tiling

Abt. für Unfallchirurgie, II. Chirurgischer Lehrstuhl der Universität zu Köln, Klinikum Merheim, Ostmerheimerstraße 200, D-5000 Köln 91

Bei traumatisierten Patienten muß je nach Verletzungsschwere und -muster das aufnehmende Krankenhaus bestimmte Kapazitäten an Personal und apparativen sowie logistischen Gegegebenheiten vorweisen können. Das American College of Surgeons hat für den amerikanischen Raum Richtlinien entwickelt, mit deren Hilfe die Krankenhäuser dort in Traumazentren von Level 1 bis Level 3 eingeteilt werden. Ein Krankenhaus kann nur ein Traumazentrum 1. Ordnung sein, wenn bestimmte Voraussetzungen erfüllt sind. Hierzu zählen z.B. die 24 Stunden anwesenden Chirurgen, Neurochirurgen, Anaesthesisten und Internisten sowie auf apparativer Seite Computer-Tomographie und Sonographie sowie die Möglichkeiten der Angiographie. Voraussetzung ist auch das Vorhandensein einer Blutbank sowie der entsprechenden OP-Kapazitäten mit Personal und eine rund um die Uhr besetzte Intensivstation. Obwohl diese Einteilung in Deutschland bisher leider keine Gültigkeit hat, haben wir in einer prospektiven Studie im Jahre 1987 alle Traumapatienten mit oder ohne Störung der Vitalfunktionen untersucht. Von 11 168 im Großraum Köln von Notärzten behandelten Patienten waren 2136 Traumen, und von diesen wiederum 372 Schwerverletzte mit einem Trauma-Score <15. Mit Hilfe eines standardisierten Notarzteinsatzprotokolles wurde der Zustand des Patienten bei Ankunft des Notarztes, die Maßnahmen vor Ort sowie der Zustand des Patienten bei Übergabe in die Zielklinik festgehalten. 231 Patienten (62 %) wurden in Level-1-Krankenhäuser, 141 Patienten (38 %) in Level-2-Krankenhäuser transportiert. Der Klinikverlauf mit Anzahl der Operationen, eventuellen Verlegungen und späteren Entlassungen des Patienten, Tod sowie die Erhebung von Trauma-Score, ISS und TRISS wurden erfaßt. Patienten mit einem niedrigeren Trauma-Score, also schwereren Verletzungen, wurden schwerpunktmäßig in Traumazentren Level 1 transportiert. Als überraschendes Ergebnis stellten wir fest, daß die Letalität der Traumen in Traumazentren mit 44,5 % enorm hoch gegenüber der Letalität von 21,1 % von allgemeinen Kliniken ist. Bei genauerer Analyse der Daten zeigt sich allerdings, daß die in Traumazentren eingelieferten Patienten einen deutlich schlechteren TS und ISS haben. Errechnet man nun mit Hilfe des Durchschnittalters den TRISS, der in vielen Untersuchungen gut mit der Überlebenswahrscheinlichkeit korreliert, zeigt sich, daß in Traumazentren I. Ordnung die mit Hilfe dieser Methode errechnete Überlebensrate von 62 % nur wenig über der tatsächlichen Überlebensrate von 55,5 % liegt. In allgemeinen Kliniken weicht diese errechnete Überlebensrate mit 97 % deutlich von der tatsächlichen Überlebensrate von 78,9 % ab. 76 Patienten wurden innerhalb von 30 Tagen aus einem allgemeinen Krankenhaus in ein Traumazentrum verlegt, davon 39 (32 %) als Notfall innerhalb der ersten 24 h. Ausnahmslos alle Patienten mit einem TS $\leq$ 13 wurden von einem Level-2-Krankenhaus in ein Traumazentrum verlegt. In Übereinstimmung mit der Literatur (Boyd, 1987; Champion, 1981; Morris, 1986) kommen wir daher zu folgender Schlußfolgerung: Nach Wiederherstellung und Stabilisierung der Vitalfunktionen ist die Auswahl der richtigen Zielklinik eine wichtige Aufgabe des Notarztes vor Ort, um weiterhin eine für den Patienten optimale Diagnostik und Therapie zu gewährleisten. Entscheidende Kriterien für die Auswahl der

Hefte zur Unfallheilkunde, Heft 212
Redigiert von J. Probst

Zielklinik sind das Verletzungsmuster des Patienten sowie der Trauma-Score, Patienten mit einem TS < 13 sollten schon primär, um Zeit zu sparen, unbedingt in ein Traumazentrum gebracht werden.

Bedarfsgerechte Versorgung von Katastrophenopfern – Klinikmanagement am Beispiel des Flugschauunfalles von Ramstein

V. Bühren, T. Koßmann, I. Wittling und O. Trentz

Abt. für Unfallchirurgie, Chirurgische Universitätsklinik, D-6650 Homburg/Saar

Der Behandlungsablauf bei nahezu gleichzeitiger Anlieferung einer Vielzahl von Verletzten gehört nicht zur Versorgungsroutine hiesiger Krankenhäuser, gleichwohl jedoch zum Versorgungsauftrag zumindest der Großkliniken der Maximalversorgung. Eine effektive medizinische Versorgung der Opfer ist nur durch Planung, Übung und Prophylaxe im Sinne eines Vorhaltens geeigneter Behandlungskapazitäten zu gewährleisten.

Der Hergang und die Umstände des Flugschauunfalls von Ramstein vom 28. August 1988 sind in den Medien ausführlich und insbesondere bezüglich der Erstversorgung kontrovers diskutiert worden. 54 min nach dem Absturz der Militärmaschine in die Zuschauermassen kamen in der Chirurgischen Universitätsklinik Homburg/Saar 47 Patienten zur Aufnahme. Lediglich 8 konnten nach ambulanter Behandlung am gleichen Tage entlassen werden. 35 Patienten wiesen ausgedehntere Verbrennungen 2. und 3. Grades auf, 11 davon mit begleitenden Kombinationsverletzungen. Dringlich durchzuführende operative Eingriffe bestanden in Escharotomien, Fasciotomien und Debridements; 2 Schädelhirnverletzungen wurden ebenfalls sofort versorgt. 90 min nach Ankunft des Sammeltransportes befanden sich sämtliche Schwerverletzte nach primärer Triage unter Kontrolle der Schockteams auf Intensivstation oder im Operationssaal. Am folgenden Tage konnten 15 Patienten in heimatnahe Krankenhäusern verlegt werden, 6 Patienten wurden in Verbrennungszentren transferiert, 8 beatmungspflichtige Patienten vorwiegend mit infauster Prognose und mit schwerwiegenden Nebenverletzungen verblieben in Homburg.

Das Resümee muß naturgemäß auch die speziellen Umstände und die Einzigartigkeit dieses zivilen Großunfalles berücksichtigen. Ohne das Management am Unfallort werten zu wollen, muß konstatiert werden, daß die in Homburg/Saar eingelieferten Opfer sehr rasch definitiv versorgt werden konnten. Aufgrund der Versorgungsstruktur in der Bundesrepublik Deutschland mit flächendeckend vorhandenen und räumlich dicht beieinanderliegenden Großkliniken kann auch ein Massenunfall von Verletzten bei geeigneter, partitionierter Zuweisung nach den Grundsätzen der Individualmedizin bewältigt werden.

Hefte zur Unfallheilkunde, Heft 212
Redigiert von J. Probst

Aus Fehlern lernen. 10-Jahres-Analyse der präklinischen Erstversorgung Polytraumatisierter einer westdeutschen Großstadt

R.H. Gahr

Unfallchirurgische Klinik, Städtische Kliniken Dortmund, Münsterstraße 240, D-4600 Dortmund 1

Anhand der Einsatzberichte der Dortmunder Berufsfeuerwehr der letzten 10 Jahre wurden als typische Fehler bei der präklinischen Erstversorgung erkannt: unzureichende Volumensubstitution, verspätete Indikation zur Intubation und Beatmung, zu seltener Einsatz von Thoraxdrainagen, Unsicherheit bei der Erstversorgung offener Weichteilverletzungen schwerstbrandverletzter Patienten und im Umgang im Umgang mit Amputaten.

Insbesondere der vermehrte Einsatz nicht traumatologisch geschulter Notärzte wirkt sich negativ auf die präklinische Situation des Schwerverletzten aus, während sich die Ergebnisse bei nicht traumatologischen Krankheitsbildern durch den vermehrten Einsatz von Anaesthesisten und Internisten als Notärzte in den letzten Jahren verbessern ließen.

Es wird in diesem Zusammenhang der Einsatz eines speziellen Trauma-NEF in Personalunion mit der Funktion des Leitenden Notarztes für den Einsatz bei Großunfällen als Aufgabe traumatologischer Zentren empfohlen.

Diskussion: Präklinische Versorgung Schwerstverletzter

In der Diskussion wurde wiederholt festgestellt, daß das Scoring für die präklinische Versorgung eine Entscheidungshilfe darstellt für das Ausmaß der sofort einzuleitenden Therapiemaßnahmen und für die Entscheidung darüber, in welche Klinik der Transport erfolgen soll.

Ein derartiger Score beruht auf dem Verletzungsmuster, das klinisch erfaßbar ist, im Gegensatz zu den vielen Polytrauma-Scores, die auf mehreren Laborparametern und evtl. sogar auf deren Verlauf beruhen.

Diese Scores sind für wissenschaftliche Zwecke geeignet, können aber für die Beurteilung bei der Erstversorgung nicht herangezogen werden. Die Vielzahl dieser Scores mit nicht vergleichbaren Parametern führt oft dazu, daß sie zu einer vergleichenden Qualitätskontrolle kaum herangezogen werden können.

Durch organisatorische Verbesserungen sollten weitere Verkürzungen des therapiefreien Intervalls möglich sein, die die Prognose der Verletzungen weiter verbessert, wenn auch in dünn besiedelten Gebieten die z.Z. gültige Idealzeit von 7–10 min noch deutlich überschritten wird.

Einigkeit bestand darüber, daß das Netz von Notarztwagen und Rettungshubschraubern nicht überall dicht genug ist und sich weitere Investitionen für eine bedarfsgerechte präklinische Versorgung auch volkswirtschaftlich lohnen wird.

Hefte zur Unfallheilkunde, Heft 212
Redigiert von J. Probst

Hat die Unfallchirurgie eine Zukunft?

Moderation: K.P. Schmit-Neuerburg, Essen

Stellungnahme aus der Sicht des klinisch tätigen Orthopäden

H. Cotta

Orthopädische Klinik und Poliklinik der Universität Heidelberg (Direktor: Prof. Dr. med. H. Cotta), Schlierbacher Landstraße 200a, D-6900 Heidelberg

„Quo vadis traumatologica?" Diese Frage stellte Allgöwer bereits 1980 und wies auf zwei mögliche Entwicklungen hin, einmal die *zum orthopädischen Chirurgen* oder die zum *Allgemeinchirurgen.*

Sind diese aufgezeichneten Wege derzeit als bereits überholt zu betrachten?

Wird man nun als Orthopäde aufgefordert, seine Vorstellung zur Frage „Hat die Unfallchirurgie eine Zukunft?" zu skizzieren, so ist diese Aufgabe nicht ohne Brisanz.

Das Problem liegt in der Tatsache, daß *mit zunehmender Expansion* und den damit verbundenen *Kompetenzansprüchen der Unfallchirurgie tragfähige Eckpfeiler des Faches Orthopädie in zunehmendem Maß geschwächt werden.*

Unfallchirurgen und Orthopäden kennen Ihre *vielschichtigen Aufgaben und Ziele.* Chirurgen und Orthopäden wissen genau, daß die *rasanten Fortschritte auf technischem* Gebiet nur gemeinsam bewältigt werden können. Chirurgen und Orthopäden wissen genau, daß eine *Technik,* die sie *gemeinsam entwickelt* haben, auch *gemeinsam genutzt* wird. Orthopäden und Unfallchirurgen werden auch in Zukunft *gemeinsam in Laboratorien sitzen,* um über *Biomaterialien,* über *Implantate* und über die *Biomechanik* zu forschen. Diese Herausforderung zwingt uns, gemeinsam über die Dimensionen des noch Machbaren nachzudenken. Andererseits sollte man jedoch über die nach wie vor besondenden *Reibungsflächen* zwischen beiden Fächern nicht hinwegsehen.

Versucht man die Frage nach der zukünftigen Entwicklung der Unfallchirurgie zu beantworten, so möchte ich ein kurze historische Reminiszens anstellen. In Anlehnung an Allgöwers *„Quo vadis traumatologia"* kann man die Frage stellen *„unde venit traumatologia?".*

In diesem Zusammenhang verdient das Jahr 1901 besondere Beachtung, als damals die Orthopädie von der Chirurgie abgekoppelt wurde. (Entscheidende Ursache war die stürmische Entwicklung der Medizin überhaupt.) Das Fach *Chirurgie* war um die *Jahrhundertwende* bereits so *umfangreich* geworden, daß die Orthopäden eigene Wege gehen mußten.

Beide Fachgebiete hatten inzwischen so mannigfaltige Aufgaben zu erfüllen, die nicht von einem Fachgebiet allein bewältigt werden konnten. Hier liegen unter anderem die *Wurzeln der Autonomie der Orthopädie* und damit der *orthopädischen Chirurgie.*

Definitionsgemäß handelt es sich bei der *orthopädischen Chirurgie* um die *Chirurgie des Haltungs- und Bewegungssystems* ohne die *Kausalität* zu berücksichtigen. Eine der-

Hefte zur Unfallheilkunde, Heft 212
Redigiert von J. Probst

artige *klare Abgrenzung* erfolgte in der Unfallchirurgie zunächst nicht. Noch 1958, als im *Ettlinger Abkommen* Chirurgen und Orthopäden ihre *Eigenständigkeit* erklärten und erneut festschrieben, wurde die Unfallchirurgie als eine Art *Grauzone* zwischen beiden *„Großgrundbesitzern"* nach Allgöwer bezeichnet.

Inzwischen sind *30 Jahre vergangen* und die Frage ist, was sich in dieser „sogenannten Grauzone" entwickelt hat. Hempel formulierte es so: „Die Entwicklung der Unfallchirurgie in den letzten 25 Jahren ist für mich eines der faszinierendsten Kapitel der Chirurgie der letzten hundert Jahre."

Es steht ohne Zweifel fest, daß die *Unfallchirurgie der deutschsprachigen Länder* in der Welt eine führende Rolle übernommen hat. Auch ein Verdienst von *Lorenz Böhler*, der nicht nur den *medizinischen*, sondern auch den *sozio-ökonomischen Stellenwert* des Traumas erkannte und entsprechend handelte. Abgesehen von der beachtenswerten *induktiven Wirkung* der inzwischen auf viele Länder übergreifenden *Schweizer Arbeitsgemeinschaft für Osteosynthesefragen*.

Diese Entwicklung macht die zunehmende *Expansion* dieses Faches verständlich. *Definition* und *Existenzberechtigung* erhielt die Unfallchirurgie unter anderem auch durch die *Ansprüche in der Versorgung des Polytraumas*. Infolge anfänglicher *Kooperationsschwierigkeiten* zwischen den beteiligten Partnern traten hin und wieder *Kompetenzstreitigkeiten* auf.

Diese *kraftvolle Expansion der Unfallchirurgie* ist unter anderem auch dadurch zu verstehen, daß dem klinisch tätigen Unfallchirurgen eine *befriedigende Zukunftsperspektive* in Richtung *Niederlassung* fehlt. Dadurch können erfahrungsgemäß besondere *Antriebskräfte* bei jungen klinisch und wissenschaftlich tätigen Kollegen mobilisiert werden.

Kritische Stimmen zum Stellenwert der Unfallchirurgie wurden immer wieder geäußert. So fragte Koslowski, *„ob es sich bei der Unfallchirurgie wohl um ein falsches Etikett handelt"*, da sie sich nicht wie die Orthopädie an *Organsystemen*, sondern an *Kausalitätsfaktoren* orientierte? Ich kann dem nicht zustimmen. Die Unfallchirurgie hat zweifellos zwischen den Grundbesitzern Allgemeinchirurgie und Orthopädie ihre *Selbständigkeit* bewiesen, wenn auch das Pendel zur Zeit offensichtlich mehr in Richtung *orthopädische Chirurgie* ausschlägt.

Ich erinnere noch einmal an den *polytraumatisierten Patienten*, der durch die *Vielfalt seiner Verletzungen* oft einer *speziellen interdisziplinären Versorgung bedarf*. Die hierzu notwendige Ausbildung erfordert so *breitgefächerte Fähigkeiten* und Erfahrungen, die in einer Person nicht mehr zu vereinbaren sind.

Erinnern wir uns noch einmal an das *Ettlinger Abkommen*. Zu diesem Zeitpunkt bestand noch eine gewisse *Rivalität* zwischen *Chirurgie* und *Orthopädie* in bezug auf die Traumatologie. Möglicherweise hat diese Rivalität den Weg zur Verselbständigung mit induziert. Aus den Kreisen der Unfallchirurgie ist immer wieder zu hören, *daß den Orthopäden die Kompetenz für die Behandlung des Unfallverletzten abgesprochen werden sollte*. „Die sollen sich lediglich um die chronischen Erkrankungen des Stütz- und Bewegungssystems kümmern." Eine Forderung aus *existentieller Bedrängnis*? Die Chirurgie hielt jedoch bisher daran fest, die *Unfallchirurgie* lediglich als ein *Teilgebiet* zuzulassen. Ich kenne und verstehe die Probleme der jungen Generation von Unfallchirurgen.

Burri hat letztlich aus Zahlenrelationen des Patientendurchganges einer Chirurgischen Universitätsklinik die dringende *Notwendigkeit einer flächendeckenden selbständigen Unfallchirurgie* gefordert. Diese Zahlen sind eindrucksvoll, jedoch muß berücksichtigt werden, daß in vielen Unfallkliniken der Anteil der rein orthopädisch-chirurgischen Eingriffe oft mehr als 50 % beträgt.

Es stellt sich nun mit Recht die Frage: *Soll der Unfallchirurg der Zukunft ein neuer Superchirurg sein*, der sowohl die Versorgung *erworbener* und *angeborener* Erkrankungen des Haltungs- und Bewegungssystems als auch die *Verantwortung* in der *Versorgung* des *Polytraumas* für sich beansprucht? Forderungen dieser Art wurden mehrfach artikuliert. Genau dies ist die *Nahtstelle des Interessenkonfliktes* zwischen Allgemeinchirurgie, der Unfallchirurgie und der Orthopädie.

Ich möchte im Hinblick auf das Jahr 1992 und im Rahmen des dringend erforderlichen *Grenzabbaues* nicht für *scharfe Grenzziehungen* plädieren. Dennoch meine ich, daß eine *klare Gliederung* und *Transparenz* der *Kompetenzen* unter Berücksichtigung der *Weiterbildungsordnung* zwischen den Fachgebieten erforderlich ist. Nur *klare Definitionen* führen im Interesse unserer Patienten zu einer nützlichen Kooperation.

Wie kann man sich nun die *Teilung* und *Definition* der *Kompetenzen* vorstellen. Zu den Hauptaufgaben der Unfallchirurgie gehört meines Erachtens unter anderem die *Verantwortung* in der *Versorgung der polytraumatisierten Patienten* im interdisziplinären Rahmen sowie die *Versorgung der Verletzungen* am Haltungs- und Bewegungssystem und deren Folgen. Die *Erforschung der Unfallursachen* und *-mechanismen* und deren *sozio-ökonomische Konsequenz* sind ein weiteres Gebiet für die *wissenschaftliche* Forschung.

Zum Fachgebiet der Orthopädie und insbesondere der orthopädischen Chirurgie gehört die *konservative* und *operative Behandlung* von *degenerativen, entzündlichen, angeborenen* und *erworbenen Funktionsstörungen, Erkrankungen* und *Verletzungen* der Stütz- und Bewegungsorgane einschließlich der *präventiven, rehabilitativen* und besonders der *orthopädietechnischen* Maßnahmen.

In *Klinik, Lehre* und *Forschung* werden erfahrungsgemäß Überschneidungen nicht zu vermeiden sein. Sie sollten jedoch unter keinen Umständen zu *Kompetenzstreitigkeiten* führen.

Meine persönlichen Wünsche für die Zukunft gehen in Richtung einer *gemeinsamen Entwicklung* der Unfallchirurgie und der Orthopädie, beispielsweise als *orthopädische Chirurgie* mit dem Ziel der Anpassung an internationale Gegebenheiten.

Es liegt auf der Hand, daß man an der derzeitigen Situation, die man *nicht als optimal bezeichnen kann*, augenblicklich nichts ändern kann. Aber *ich habe meine Meinung vorgetragen*, obwohl ich glaube, daß schon in wenigen Stunden diese meine Gedanken wie das Pianissimo einer akademischen Overtüre verklungen sein werden. Trotzdem bin ich für ihre Aufmerksamkeit dankbar.

Stellungnahme aus der Sicht des Unfallchirurgen einer Berufsgenossenschaftlichen Klinik

G. Hierholzer

Berufsgenoss. Unfallklinik Duisburg-Buchholz (Direktor: Prof. Dr. G. Hierholzer), Großenbaumer Allee 250, D-4100 Duisburg 28

Einleitung

Die Geschichte der Menschheit ist mit der unfallchirurgischen Aufgabenstellung verbunden und sie wird es auch in Zukunft bleiben. Fachliche, medizinisch-technische, gesundheitspolitische und berufsständische Entwicklung werden an dieser Feststellung nichts ändern, allenfalls die Frage immer wieder zu beantworten haben, wer die Aufgabe zu erfüllen hat. Zu der Berechtigung, der Unfallchirurgie aus der Sicht der Gesetzlichen Unfallversicherung eine besondere Verantwortung und Bedeutung zuzuordnen, hat Probst u.a. schriftlich dargelegt: „In der berufsgenossenschaftlichen Rechtssphäre ist ein besonderer Anspruch durch den historischen Hintergrund der Ablösung der Unternehmerhaftung gegeben."

Dieser Hinweis kommt nicht nur einer interessanten geschichtlichen Reminiszenz gleich, er stellt vielmehr die zurückliegende und die zukünftige Begründung für die Zuständigkeit der gesetzlichen Unfallversicherung und der daraus abzuleitenden Schlußfolgerungen dar.

Rechtsgrundlage

Für die gesetzliche Unfallversicherung ergibt sich die Rechtsgrundlage eindeutig aus § 556 der RVO, „mit allen geeigneten Mitteln" die Wiederherstellung des versicherten Patienten nach einer Verletzung zu bewirken. Es versteht sich von selbst, daß damit nicht nur die sächlichen und wirtschaftlichen Mittel, sondern auch die geeigneten personellen Anforderungen verbunden sind. Der Paragraph und sein Inhalt sind bekannt und sollten bei der Diskussion über die Zukunft der Unfallchirurgie vorausgesetzt werden können. Es ist auch zweifelsfrei, daß ab 1993 von der Europäischen Gemeinschaft der Bundesrepublik keine andere Rechtsgrundlage aufgezwungen werden kann. Alle anderen Behauptungen sind unrichtig.

Unsere Zeit ist bei der Lösung politischer Fragen und im besonderen Maße im Zusammenhang mit den Problemen der Gesundheitspolitik oft durch ein irrationales Argumentieren geprägt. Auch die ärztliche Diskussion droht zum Irrweg zu führen, anstatt sich mit der Entwicklung der Chirurgie und der Koordinierung der immer vielfältiger werdenden Fragen zu beschäftigen. Auf diesem Wege werden die Kräfte innerhalb des Fachgebietes zusehends neutralisiert oder geschwächt, anstatt diese zu bündeln und zu stärken.

Die unfallchirurgische Aufgabenstellung leitet sich aus der Rechtsgrundlage ab und erlaubt zwingende Schlußfolgerungen. Die Aufgabenstellung kann wie folgt zusammengefaßt werden:

1. Maßnahmen zur Prävention von Verletzungen und deren Komplikationen
2. Diagnose von Art und Umfang einer Verletzung

Hefte zur Unfallheilkunde, Heft 212
Redigiert von J. Probst

3. Therapie mit allen geeigneten personellen, sächlichen und organisatorischen Mitteln
4. Chirurgische Begutachtung
5. Mitwirkung bei der Berufshilfe und bei der Wiedereingliederung des Verletzten.

Rechtsbeziehung

Für die obengenannten Aufgaben muß sich der Chirurg der Rechtsbeziehung zwischen dem Unfallversicherungsträger und dem Arzt einerseits und der Rechtsbeziehung zwischen Arzt und Patient andererseits bewußt sein. Instrumente dieser Rechtsbeziehung zum Unfallversicherungsträger sind

1. Durchgangsarztverfahren
2. Verletzungsartenverfahren
3. Beratungsfacharztverfahren
4. H-Arztverfahren
5. Augen- und Ohrenarztverfahren.

Die Rechtsbeziehung ist durch Anforderungen und Voraussetzungen und für die obengenannten Verfahren durch ein Ärzteabkommen zweifelsfrei formuliert und für jeden Interessierten begründet und nachvollziehbar. Alle gesetzlichen, versicherungsrechtlichen und fachlichen Gesichtspunkte führen zu der Feststellung, daß eine einmal erteilte Ermächtigung der Ärztekammern und eine einmal erteilte Zulassung zum Verletzungsartenverfahren nicht tabu sein können.

Definition der Unfallchirurgie

Der Begriffsinhalt der Unfallchirurgie ist mit dem Begriff der Chirurgie der Verletzungen ausreichend umschrieben. Der Versuch einer weitergehenden Definition oder einer Abgrenzung nach Ätiologie sowie nach topographischen Gesichtspunkten ist widersinnig, wie sich am Beispiel der Kopfverletzungen und den damit verbundenen fachlichen Überschneidungen mit den Nachbardisziplinen zeigen läßt. Der Unfallchirurg ist dabei aus der koordinierenden Verantwortung für die Zusammenarbeit innerhalb der chirurgischen Schwerpunkte und für die interdisziplinäre Zusammenarbeit nicht entlassen.

Wichtiger als die Abgrenzung ist vielmehr der Hinweis darauf, daß die unfallchirurgische Aufgabe sich ausdrücklich auch auf die fachliche Bewältigung auftretender Komplikationen erstreckt. Der Chirurg mit dem Schwerpunkt Unfallchirurgie muß sich der Erkennung und Behandlung von Komplikationen nach einer Verletzung mit dem gleichen fachlichen Interesse zuwenden, mit dem er die Ersttherapie vornimmt. Die unfallchirurgische Aufgabe umfaßt auch die Behandlung in der Phase der Nachsorge, ohne die eine chirurgische Sorgfalt nicht erfüllt werden kann.

Zur Beschreibung der Unfallchirurgie gehört die damit untrennbar verbundene Aufgabe der Forschung und Lehre mit der Weiter- und Fortbildung. Jeder Chirurg mit dem Schwerpunkt Unfallchirurgie muß bei der Frage der Weiterbildung anderer Ärzte und der eigenen Fortbildung bestehen können. Zur Prävention einer Verletzung sind Lehre, Forschung und Weiterbildung schließlich entscheidende Voraussetzungen, die eingangs erwähnten Maßnahmen zur Prävention einer Verletzung und zur Prävention ihrer Komplikationen verbessern zu können.

Ärztliche Haftung

Die chirurgische Haftung wird in der Zukunft bei der Lösung der Fragestellung sicher eine zunehmende „De-facto-Bedeutung" erhalten. Jeder chirurgische Arbeitsbereich muß durch die Vorhaltung entsprechender Schwerpunkte im eigenen Klinikum oder in Form einer organisierten Zusammenarbeit benachbarter Krankenhäuser der inneren und äußeren Sorgfalt Rechnung tragen, d.h. die personellen, organisatorischen und baulichen Voraussetzungen für die jeweilige Behandlung gewährleisten. Außer diesen Voraussetzungen ist auch das jeweilige Training für bestimmte diagnostische und operative Maßnahmen zu objektivieren. Nach Probst wäre bereits im Anscheinsbeweis gegen die bestehende Sorgfaltspflicht verstoßen, sofern die Anforderungen den letztverantwortlichen Arzt ausschlössen.

Die Rechtsgrundlage, die Rechtsbeziehungen und die fachlichen Kenntnisse fordern eine kritische Prüfung der Frage, inwieweit in einer chirurgischen Abteilung die jeweiligen Verletzungsfolgen behandelt werden sollen. Es empfiehlt sich dringend, die Überlegung „ex ante" anzustellen, und es wird die Selbstkritik durch den Hinweis angeregt, daß aufgrund der zunehmenden Anforderungen an die medizinische Dokumentation die Zuständigkeit und die Sorgfalt „ex post" wesentlich besser prüffähig sein werden, als dies in der zurückliegenden Zeit möglich war.

Der Chirurg ist gut beraten, sich im besonderen Maße mit dem Rechtsbegriff des Übernahmeverschuldens zu beschäftigen und sich vor Augen zu führen, daß eine dahingehend berechtigt vorgetragene Beschwerdeführung zur rechtlichen Inanspruchnahme durch den Patienten führt und darüber hinaus eine Regreßnahme durch den Unfallversicherungsträger droht.

Resultiert schließlich aus dem Verstoß gegen die innere und äußere Sorgfalt ein eklatanter Fehler, so kann dies strafrechtliche Konsequenzen nach sich ziehen. Carstensen hat wiederholt auf die Notwendigkeit hingewiesen, die eigenen Grenzen der fachlichen Zuständigkeit zu erkennen und diese nicht zu überschreiten.

Lösungsansatz

Die so schwierig erscheinende Aufgabe läßt sich zumindest im Sinne einer Richtlinie verhältnismäßig einfach lösen. Der leitende Arzt einer kleineren chirurgischen Abteilung hat vergleichsweise das Höchstmaß chirurgischer Verantwortung zu tragen, weil er Diagnose und Therapie fachlich am breitesten vorhalten muß, ihm gebührt dafür ausdrücklich Respekt. Um so mehr wird er seine Zuständigkeit und seine Arbeitsbedingungen beachten. Es kommt in keiner Weise einer Abwertung gleich, wenn er einen Patienten mit Verletzungsfolgen, die diese Anforderungen überschreiten, an ein Zentrum weiterleitet.

In einer großen chirurgischen Klinik müssen alle Vorgaben der gesetzlichen Unfallversicherung erfüllt sein, um die bestmögliche Therapie im Sinne des § 6-Verfahrens zu gewährleisten. Der unfallchirurgische Schwerpunkt in einem Zentrum bedeutet gleichzeitig eine hauptamtliche Aufgabe, die ihrerseits Kompetenz und Selbständigkeit voraussetzt. In diesem Zentrum bilden die Chirurgen, die chirurgische Schwerpunkte vertreten, als fachlich gleichberechtigte Partner ein Ganzes. Die Leitlinie läßt zu, den jeweiligen Gegegebenheiten entsprechende organisatorische Regelungen zu treffen. Diese können im gleichberechtigten Zusammenwirken selbständiger Abteilungen in einem Zentrum ebenso bestehen wie im Zusammenwirken unmittelbar benachbarter Krankenhäuser.

Conclusio

Die moderne Unfallchirurgie leitet sich aus ihrer historischen Aufgabe ab. Ihre zukünftige Entwicklung hat sich an der Kompetenz für Diagnose, Therapie und Lehre zu orientieren. Die Differenzierung und Zukunft dieses Schwerpunktes der Chirurgie darf nicht durch Gruppenabsichten bestimmt werden.

Unfallchirurgie ist an vielen deutschen Universitäten, Krankenhäusern der Maximal- und Zentralversorgung bereits ein fachlicher und organisatorischer Bestandteil, auf den bei rationalem Denken und Handeln ebensowenig verzichtet werden kann wie auf die Thoraxchirurgie, die Gefäßchirurgie oder andere chirurgische Schwerpunkte.

Diejenigen, die die Schwerpunkte als Teile des Ganzen gefährden, festigen nicht den eigenen Standpunkt, sie gefährden in erster Linie die Chirurgie als Fachgebiet. Weder diejenigen, die Zerstückelung in Subdisziplinen anstreben, noch diejenigen, die eine ungerechtfertigte Zuständigkeit beharrend reklamieren, werden die Chirurgie in der gebotenen Form wissenschaftlich und klinisch fortentwickeln. Eine Gefahr kann dadurch auftreten, daß die Ärzte den fachlichen Selbstverwaltungsauftrag nicht wahrnehmen und damit der Administration oder dem Staat die Entscheidung aufzwingen.

Stellungnahme aus der Sicht des Universitäts-Unfallchirurgen

H. Tscherne und A. Tempka

Unfallchirurgische Klinik (Direktor: Prof. Dr. H. Tscherne), Medizinische Hochschule Hannover, Konstanty-Gutschow-Straße 8, D-3000 Hannover 61

Hinter der heute hier zu diskutierenden Fragestellung verbergen sich meines Erachtens zwei einander bedingende wichtige Themenkomplexe.

1. Hat die Unfallchirurgie als selbständiges Teilgebiet innerhalb der Chirurgie eine Zukunft?

Von der Beantwortung dieser Frage hängt dann die nächste hier zu behandelnde Thematik ab:

2. Soll und darf angehenden Ärzten die Weiterbildung zum Unfallchirurgen empfohlen werden und welche Voraussetzungen sollte ein Arzt für die Unfallchirurgie mitbringen?

Die Frage der Notwendigkeit der Unfallchirurgie als eingenständiges Teilgebiet innerhalb der Chirurgie hat in den letzten Jahren mehrfach zu teilweise sehr emotionalen Diskussionen auf berufspolitischem Terrain geführt.

Betrachten wir die diesbezügliche neuere Literatur, so gilt es sicher, das „*Memorandum der Konferenz leitender Unfallchirurgen an Universitätskliniken, BG-Unfallkliniken und Allgemeinen Krankenhäusern über die Krankenversorgung und ärztliche Weiterbildung in der Unfallchirurgie*" von 1978 sowie das „*Memorandum der chirurgischen Lehrstuhlinha-*

Hefte zur Unfallheilkunde, Heft 212
Redigiert von J. Probst

ber zu Stellung und Aufgabenbereich der Chirurgie/Allgemeinchirurgie" von 1988 als auch die Untersuchung Burri *„Zur Unfallchirurgie im Süddeutschen Raum"* zu berücksichtigen.

Ich erwähne diese Arbeiten stellvertretend für andere, weil sie das Spektrum des Pro und Contra der selbständigen Unfallchirurgie markieren. Beispielhaft können hier die beiden folgenden Positionen genannt werden.

Leiter ungeteilter Allgemeinchirurgischer Abteilungen sind oftmals überzeugt, daß eine kompetente Versorgung von Unfallverletzten mit Ausnahme der schwerstverletzten Patienten durch jeden Chirurgen möglich ist. Vor dem Hintergrund einer erheblichen Zunahme komplizierter Knochen-, Gelenk- und Bandverletzungen vertreten *Leiter selbständiger Unfallchirurgischer Abteilungen* den Standpunkt, daß Patienten auch bei der Versorgung von Verletzungen einen Anspruch auf vollständige Wiederherstellung haben. Dieser Anspruch wird heute noch nicht in vergleichbarer Weise wie in anderen chirurgischen Gebieten erfüllt. Dies ist deutlich daran ablesbar, daß sich fast 50 % aller Schlichtungsverfahren wegen fehlerhafter Behandlungen auf nicht korrekt versorgte Unfallverletzungen beziehen.

Wenn D.D. Trunkey und andere nordamerikanische Chirurgen und Orthopäden die deutsche Unfallversorgung als führend in der Welt bezeichnen, so gilt dieses sicher für den deutschsprachigen Raum, also inkl. Österreich und der Schweiz, und ist vorrangig auf den hohen Standard der klinischen Versorgung und Rehabilitation Unfallverletzter zurückzuführen, der leider nicht flächendeckend ist.

Eine in den Jahren 1986/1987 vom Berufsverband Deutscher Chirurgen durchgeführte Umfrage bei 861 zur vollen Weiterbildung ermächtigten Chirurgen ergab, bei einer Rücklaufquote von 44 %, daß von 1464432 durchgeführten Operationen 41,6 % unfallchirurgischer Art waren und das, obwohl der endoprothetische Gelenkersatz und die Amputationen der Allgemeinchirurgie zugeschlagen wurden. Diese Situation wird sich unter der drastischen Ausweitung risikoreicher Freizeitaktivitäten weiter zuspitzen. Vereinfachend kann also davon ausgegangen werden, daß die Hälfte der stationär behandelten chirurgischen Patienten Unfallpatienten sind.

Nach Burri erhöht sich dieser Anteil im poliklinischen Bereich sprunghaft auf die vierfache Anzahl von unfallchirurgischen gegenüber allgemeinchirurgischen Patienten.

Mit dem Stichtag 31.12.1988 hatten jedoch von 6165 in Krankenhäusern tätigen Ärzten für Chirurgie nur 1324 die Teilgebietsbezeichnung Unfallchirurgie.

Bei den hier dargelegten Zahlenverhältnissen bleibt es unverständlich, daß an nur 16 der insgesamt 27 medizinischen Fakultäten die Unfallchirurgie fachkompetent vertreten ist. Welche sozio-ökonomischen Folgen die unzureichende Erforschung und Dokumentation von Unfallverletzungen hat, kann mangels Zahlen nur erahnt werden.

Geradezu bedenklich muß hier die Stellungnahme von Siewert wirken, daß in einer Umfrage nur 15 von 33 chirurgischen Lehrstuhlinhabern der Unfallchirurgie eine eigenständige Rolle neben der Allgemeinchirurgie zubilligen.

Für gesundheitspolitisch weitsichtiger halte ich folgende von Hempel 1987 auf der 6. Norddeutschen Chirurgen-Konferenz in Glückstadt gegebene Einschätzung: *„Spezialisierung wird sich auch in den Krankenhäusern der Grund- und Regelversorgung durchsetzen... Warum sollte der Krankenhausträger eines Grund- und Regelkrankenhauses nicht auch 2 bis 3 Chefärzte haben, die Spezialisten in ihren Teilgebieten sind? Gewiß würde dies etwas teurer werden; die Qualität würde jedoch deutlich angehoben werden."*

Berücksichtigt man weiter jüngste Meldungen aus der Ärztekammer Nordrhein, die zur Qualitätssicherung in ihren Krankenhäusern einen Kooperationsvertrag mit der Krankenhausgesellschaft Nordrhein-Westfalen und den Krankenkassenverbänden abgeschlossen hat, so scheint die von Hempel prognostizierte Anhebung der Qualität durch selbständige, fachkompetente Spezialisten dringend geboten. Außerdem steht der Beweis aus, ob geteilte Abteilungen die Kosten im Gesundheitswesen tatsächlich erhöhen oder ob hier nicht durch qualitativ bessere Patientenversorgung und somit kürzere Arbeitsausfallzeiten sogar ein Spareffekt erzielt wird.

Die Anpassung an die im Ausland oft übliche Trennung in Chirurgie und Orthopädische Chirurgie, also eine Übernahme der Versorgung der Extremitätenverletzungen durch die heute bestehenden Orthopädischen Kliniken, erscheint unrealistisch. Bedenken Sie, daß die vorhandene Infrastruktur der Orthopädie nicht einmal ausreicht, die klassische Orthopädie zu bewältigen! Diese wird teilweise von Chirurgen, z.B. in der Gelenkchirurgie, oder von Internisten und Rheumatologen sowie von Pädiatern übernommen. Des weiteren kann mit wenigen Ausnahmen keine Orthopädische Klinik die Ressourcen, die zur Behandlung Unfallverletzter unabdingbar sind, rund um die Uhr vorhalten.

Nach den bisher aufgeführten Aspekten und unter Berücksichtigung der Anzahl unfallverletzter Patienten erscheint mir die Zukunft der Unfallchirurgie als selbständigem Teilgebiet der Chirurgie mehr als gesichert.

Da ich hier als universitärer Lehrer um eine Stellungnahme gebeten wurde, möchte ich den zweiten Bereich meiner Ausführungen, nämlich die individuellen Anforderungen an unfallchirurgisch interessierte junge Kollegen, an der akademischen Trias *Krankenversorgung, Lehre* und *Forschung* orientieren.

Nach meiner persönlichen Überzeugung ist die Krankenversorgung in der Unfallchirurgie eine der härtesten Sparten der Medizin. Da uns aber akademischer Nachwuchs in der Unfallchirurgie fehlt, sollten die jungen Ärzte auch in der Forschung und der Lehre engagiert arbeiten wollen.

Dies hat zur Folge, daß ein Arzt, der sich für die Unfallchirurgie an einer Universitätsklinik entscheidet, die folgenden Voraussetzungen als für sich erfüllbar empfinden sollte:

- Begeisterung für das Fach
- Physische und psychische Stärke
- Bereitschaft zu hohem persönlichem Engagement
- Bereitschaft zum Verzicht auf viel Freizeit
- Bereitschaft zur Teamarbeit
- Manuelles Geschick
- Überdurchschnittliche Begabung im Umgang mit seinen Mitmenschen
- Fähigkeit zum entschlossenen Handeln
- Organisationstalent
- Mut zu Entscheidungen
- Selbstdisziplin

Wenn sich unter den genannten Voraussetzungen ein Arzt für die Unfallchirurgie entscheidet, so muß er wissen, daß der fachliche Werdegang bis zur Erlangung einer selbständigen Position langwierig ist. Wer diese *„Ochsentour"*, wie sie unsere chirurgischen Väter nannten, nicht auf sich nehmen will, dem bleibt nur die Möglichkeit, sich nach Beendigung seiner Weiterbildung einschließlich Teilgebietsanerkennung in freier Praxis niederzulassen. Er oder sie ist dann durchschnittlich 35,5 Jahre alt. Diese und die weiteren Zahlen entnehme ich einem Vortrag auf dem letzten Kongreß der GDC, von dem ich noch einige Sonderdrucke zur Verfügung stellen kann. Die Situation wird sich aber in Zukunft verändern, da sich durch Arbeitszeitverkürzung bei gleichzeitiger Stellenausweitung und nach Schaffung des AiP die Weiterbildungsbedingungen verschlechtern.

Von 38 Chirurgen, die an der Unfallchirurgischen Klinik der Medizinischen Hochschule Hannover ihre Gebiets- und Teilgebietsbezeichnungen erworben haben, sind 29 als Chefärzte und 5 in Oberarztpositionen tätig. Weitere 4 sind als Unfallchirurgen niedergelassen. Die Chefärzte wurden nach durchschnittlich 13,2 Jahren Tätigkeit als Assistenten und Oberärzte in ihre Position gewählt, die an der MHH weitergebildeten Allgemeinchirurgen nach 13,6 Jahren.

Berücksichtigen wir nun nochmal die bereits ausgeführte Verteilung von allgemeinchirurgischen gegenüber unfallchirurgischen Patienten, so sollten Kollegen, die eine Chefarztposition in einer ungeteilten Allgemeinchirurgie anstreben, von den verbleibenden 6–8 Jahren zwischen Anerkennung als Arzt für Chirurgie und ihrer Wahl zum Chefarzt mindestens die Hälfte der Zeit in einer fachkompetenten Unfallchirurgie verbringen und selbstverständlich die Teilgebietsanerkennung Unfallchirurgie erlangt haben.

Die zur Durchsetzung dieser Forderungen notwendige qualifizierte unfallchirurgische Lehre liegt jedoch, in Anbetracht des Mangels an kompetenten Lehrern und eigenständigen Weiterbildungsstätten, ebenso im argen wie die studentische Ausbildung.

Wie wichtig die Forschung ist, hat S. Weller 1983 folgendermaßen beschrieben: *„Eine Medizin und daher auch eine Unfallchirurgie ohne Grundlagenforschung gleicht einem Baum, der, seiner Wurzeln beraubt, auf weiteres Wachstum verzichten muß."*

Unter welch mangelhaften personellen und finanziellen Bedingungen wir in den letzten, von Sparmaßnahmen im Gesundheitswesen geprägten Jahren versucht haben, eine qualifizierte unfallchirurgische Forschung aufrechtzuerhalten, und wie wenig wir im Vergleich zu anderen Bereichen der Medizin unterstützt wurden, muß ich hier nicht im einzelnen ausführen.

In Anbetracht der unzureichenden fachkompetenten unfallchirurgischen Versorgung der Bevölkerung sehen wir für den gut ausgebildeten Unfallchirurgen hervorragende Zukunftsperspektiven. Da das Defizit auf universitärer Ebene besonders groß ist, kann der akademischen Jugend die Hochschullaufbahn nur empfohlen werden.

Er oder sie darf sich, trotz der vorgenannten Belastungen, auf ein faszinierendes Fach mit motivierenden Erfolgserlebnissen freuen!

Stellungnahme aus der Sicht des Universitätschirurgen

L. Schweiberer

Chirurgische Klinik und Poliklinik (Direktor: Prof. Dr. L. Schweiberer), Klinikum Innenstadt der Ludwig-Maximilian-Universität, Nußbaumstraße 20, D-8000 München 2

Als Inhaber eines Lehrstuhls für Chirurgie mit Schwerpunkt Unfallchirurgie drängt sich mir bei der Frage „Hat die Unfallchirurgie eine Zukunft?" sogleich die Gegenfrage auf: „Wo liegen die Alternativen zur Unfallchirurgie?"

Nicht Selbstgefälligkeit, sondern nüchterne Analyse des Ist-Zustandes in bezug auf Lehre, Forschung und Krankenversorgung soll Grundlage meiner Antwort und Anstoß zu Zukunftsperspektiven sein.

Die Unfallchirurgie wird heute in unserem Sprachgebiet – eingeschlossen die DDR – von drei Gruppierungen von Chirurgen für sich in Anspruch genommen und mehr oder weniger wissenschaftlich und fachlich praktiziert.

Die drei Gruppierungen sind: 1. die Unfallchirurgie im engeren Sinne als Teilgebiet der Chirurgie. 2. die Allgemeinschirurgie als Teil der Chirurgie und 3. die Orthopädie.

Die organ- und fachspezifische Gruppierungen wie Neurochirurgie und vergleichbare Fächer brauchen hier nicht berücksichtigt zu werden, da sie außer der organspezifischen Verletzung keinen Anspruch auf die Unfallchirurgie erheben, ja ein Großteil der Verletzungen – siehe Schädel- und Wirbelsäulenverletzungen – von der Traumatologie in Eigenverantwortung versorgt wird.

Das Teilgebiet Unfallchirurgie und ihre Vertreter haben das Fach zu einem weltweit anerkannten, höchsten Standard geführt. Als unsere Generation sich – alle aus der Chirurgie hervorgegangen – in den sechziger Jahren dem Trauma widmete, war die Chirurgie per se mit Aufholaufgaben gegenüber dem angloamerikanischen Ausland auf dem Gebiete der Herzchirurgie, Gefäßchirurgie usw. beschäftigt, so daß unsere Bemühungen um das Trauma eher beiläufig beachtet wurden. Das Trauma war nicht oder noch nicht so hoffähig wie Tumorerkrankungen, Gefäßerkrankungen oder gar Erkrankungen des Herzens, die der Operation zugänglich waren. Anerkennung und Gleichberechtigung mußten eher erstritten werden, als daß sie selbstverständlich gewesen wären. Das änderte sich Anfang bis Mitte der siebziger Jahre mit der Anerkennung als Teilgebiet. Hier wurde die wissenschaftliche und fachliche Anerkennung sichtbar, verbunden allerdings auch mit der weitgehenden Beschränkung auf die Traumatologie des Bewegungsapparates. Das zwang mancherorts die Unfallchirurgen, sich mehr und mehr orthopädischen Fragestellungen zuzuwenden. Die Zuwendung zur orthopädischen Chirurgie ging und geht zuweilen soweit, daß mehr als 50 % der Operationszahlen als rein orthopädische Eingriffe zu werten sind. Fragestellungen wie traumatischer Schock, Polytrauma, Verletzungen der Körperhöhlen und des Schädels oder ganz allgemein Fragen der Notfallmedizin wurden und werden wissenschaftlich und in der täglichen Praxis von denjenigen Traumazentren bearbeitet, in denen noch allgemeinchirurgische Kenntnisse und Fertigkeiten existent sind oder strukturell und organisatorisch eine enge Kooperation zwischen geteilten Lehrstühlen für Allgemeinchirurgie, Traumatologie und Thoraxchirurgie besteht.

Hefte zur Unfallheilkunde, Heft 212
Redigiert von J. Probst

Die zweite Gruppierung „Allgemeinchirurgie" als Teil der Chirurgie hat in Deutschland lange Zeit wenig wissenschaftliches Interesse am Trauma der Körperhöhlen gezeigt. Heute allerdings ist ein Trend zu diesen Fragestellungen erkennbar, wobei möglicherweise die amerikanischen Chirurgen Schrittmacherdienste leisteten. Dort besteht die Association for Surgery of Trauma, die sich den allgemeinchirurgisch traumatologischen Problemen widmet und mehr und mehr an Bedeutung erlangt. Ich erinnere nur an so namhafte Vertreter wie Trunkey, der im Rahmen der Behandlung des Polytraumas oft zitiert werden muß.

Die Orthopädie als dritte am Trauma interessierte Gruppierung von Chirurgen widmet sich wissenschaftlich und fachlich manchen speziellen traumatologischen Fragestellungen mit großem Erfolg; ich denke z.B. an die Verletzungen des Bandapparates des Kniegelenkes. Doch bleibt die generelle, notfallmäßige Versorgung des traumatisierten Patienten eher im Hintergrund. Notaufnahmen bestehen zwar an den großen orthopädischen Anstalten, doch bleiben diese eher elektiv traumatologischen Einzelfällen vorbehalten. Der Grund dafür liegt u.a. in dem hohen Aufkommen degenerativer und rheumatischer Erkrankungen, welche die Orthopädie in hohem Maße klinisch und wissenschaftlich bindet. Die Tatsache, daß die Orthopädie ein klassisches Niederlassungsfach repräsentiert, mag für das geringe Interesse für notfallmedizinische Belange, speziell für Akutverletzungen, mit verantwortlich sein.

Somit bleibt festzuhalten, daß der Erfolg der Traumatologie in unserem Lande mit seinem anerkannt hohen wissenschaftlichen und fachlichen Standard in erster Linie auf der Schwerpunktbildung Traumatologie innerhalb des Gebietes Chirurgie beruht.

Hier sei die Frage erlaubt: Macht es einen Sinn, ein Fach, das zur Höchstform entwickelt ist, plötzlich in Frage zu stellen? Ist nicht die angloamerikanische Chirurgie dabei, mehr und mehr sich nach dem erfolgreichen deutsch-schweizerisch-österreichischen Weg zu orientieren? Die Frage, wie es nach 1992, nach dem Zusammenschluß Europas, weitergehen soll, stellt sich nach meinem Verständnis von „Angebot und Nachfrage" von „Leistung und Erfolg" nicht. Meine Prognose geht, auch im Hinblick auf die großen Umwälzungen im osteuropäischen Raum, dahin, daß dem hier eingeschlagenen Weg eine ganz große Zukunft bevorstehen kann, wenn wir zielbewußt diese Möglichkeiten im Auge behalten. Die DDR hat bereits ein dem westdeutschen identisches System; Ungarn und die Tscheckoslowakei orientieren sich nach Österreich; Polen und die UdSSR brauchen noch Hilfe und Anstoß für einen künftigen Weg.

Der positiven Prognose bleibt allerdings der Erfolg nur beschieden, wenn sich die Traumatologie in Lehre, Forschung und Weiterbildung auch künftig als Schwerpunkt des großen Faches Chirurgie versteht. Die Traumatologie sollte sich weiterhin den Gewebs- und Systemreaktionen nach Trauma, weniger den degenerativen und rheumatischen Erkrankungen zuwenden. Die Allgemeinchirurgie wird an der Traumatologie, speziell am Höhlentrauma und an der Polytraumatisation, soweit beteiligt bleiben müssen – wissenschaftlich und in der alltäglichen Praxis –, wie die Traumatologie sich vom Höhlentrauma weg zum ausschließlichen Trauma des Bewegungsapparates hinwendet. Sie wird auch an jenen Krankenhäusern die Traumatologie versehen müssen, wo eine Teilung in Allgemeinchirurgie und Traumatologie aus Kostengründen nicht vollzogen ist.

Überdacht werden sollte die Weiterbildungsordnung, wobei ich meine, daß einer dreijährigen Basisweiterbildung in Chirurgie eine dreijährige traumatologische oder allgemeinchirurgische Spezialweiterbildung folgen soll. Ich meine auch, die Orthopädie wäre gut beraten, wenn sie sich einem solchen chirurgischen Modus der Weiterbildung anschließen würde, um neben Allgemeinchirurgie und Unfallchirurgie aus einer gemeinsamen Basischirurgie die orthopädische Chirurgie zu vollziehen. Auch für die Lehre an den Universitäten wäre diese Dreiteilung die sicherlich sinnvollste Lösung.

Wenn – „die Realität im Auge“ – künftig weniger Rivalität, mehr Gemeinsamkeit gesucht wird, sehe ich die traumatologische Versorgung in unserem Lande und darüber hinaus sehr positiv, wie ich auch die Zukunftsperspektiven der am Trauma interessierten Kollegen wissenschaftlich und fachlich erfolgversprechend bewerte.

Stellungnahme aus der Sicht des Chefarztes für Chirurgie am regionalen Krankenhaus

R. Zwirner

Chirurgische Abteilung (Chefarzt: Priv.-Doz. Dr. R. Zwirner), Kreiskrankenhaus, Sonnhaldestraße 2, D-7710 Donaueschingen

Ich bin sehr dankbar, daß dieses Thema auf die Tagesordnung gesetzt wurde, und ich möchte dieses Thema nicht nur als Chirurg an einem Haus der Regelversorgung, sondern auch aus dem Blickpunkt meiner Tätigkeit bei der Ärztekammer Baden-Württemberg und daher im Rahmen unserer Krankenhauspolitik beleuchten.

Die Frage, die hier gestellt wird, „Hat die Unfallchirurgie eine Zukunft?“, kann man ohne Einschränkung mit „ja“ beantworten. Der Präsident möchte diese Frage aus der Sicht eines jungen Kollegen beantwortet wissen, der mit seiner Weiterbildung beginnt und uns nach seinen Chancen fragt. Wenn ich als Chirurg an einem Haus der Regelversorgung von einem jungen Kollegen, der seine Weiterbildung beginnt, gefragt werde, ob die Unfallchirurgie als selbständiges Fach an einem Haus der Grund- oder Regelversorgung eine Zukunft hat, kann man allerdings nicht eindeutig mit „ja“ antworten; denn hier müssen einmal unsere Weiterbildungsordnung mit ihren Richtlinien, zum anderen unser strukturiertes Krankenhauswesen mit unterschiedlicher Größe, Ausstattung und Aufgabenstellung berücksichtigt werden.

Sicher ist auch, daß an den Häusern der Grund- und Regelversorgung, die etwa 63 % der chirurgischen Betten stellen, zwischen 20–40 % mit Patienten belegt sind, die einen Unfall erlitten haben und einer stationären Behandlung bedürfen. Aus diesen verschiedenen Bedürfnissen heraus ist wohl sicherlich eine Neustrukturierung des jetzigen Gebietes Chirurgie und seiner Teilgebiete, insbesondere das der Unfallchirurgie, notwendig; ich glaube, daß das wohl auch nicht bestritten werden kann.

Die Stellungnahmen, die wir in den letzten Jahren in den Mitteilungsblättern der Deutschen Gesellschaft für Chirurgie, bei der Deutschen Gesellschaft für Unfallheilkunde gelesen haben, ich denke nur an das Memorandum der Lehrstuhlinhaber für Allgemeinchirurgie und die gemeinsame Stellungnahme der Lehrstuhlinhaber der chirurgischen Teilgebiete,

Hefte zur Unfallheilkunde, Heft 212
Redigiert von J. Probst

beleuchten sehr genau, wie dringend die Diskussion ist – ganz abgesehen von den Harmonisierungsbestrebungen der Weiterbildungsordnungen in der Europäischen Gemeinschaft.

Eine Neuordnung des jetzigen Gebietes Chirurgie und seiner Teilgebiete hat wohl 2 Tatsachen zu berücksichtigen: einmal die rasante Entwicklung innerhalb des Gesamtgebietes der Chirurgie, zum anderen die immer anspruchsvolleren Bedürfnisse, die an die chirurgische Versorgung von der Bevölkerung gestellt werden und das im Rahmen einer strukturierten Krankenhausplanung. Ich glaube, daß diese scheinbare Quadratur des Kreises lösbar ist, wenn sich alle Beteiligten an einen runden Tisch setzen.

Daß das Gesamtgebiet der Chirurgie von einem Chirurgen heute nicht mehr übersehen – geschweige denn praktiziert – werden kann, ist wohl ohne Zweifel. Die Spezialisierung und die Subspezialisierung nimmt rasant zu – wenn wir nur an die Neugründungen von Gesellschaften und Arbeitsgemeinschaften denken oder die Einladungen zu Kongressen und Symposien über immer enger begrenzte Themen sehen, die uns ja beinahe täglich erreichen. Hier muß man die Übersicht über unser gesamtes Fach verlieren und schon daher müssen wir uns überlegen, wie wir eine optimale Krankenversorgung in unserem Krankenhaussystem durchführen können.

Die Verselbständigung der jetzigen Teilgebiete in eigene Gebiete löst leider immer noch eine emotionsgeladene Diskussion aus, da hier der Fortschritt in unserem Fach auf der einen Seite und der Verlust des Gesamten auf der anderen Seite konkurrieren. Es war ein großes Verdienst von Herrn Tscherne, daß er auf dem Chirurgen-Kongreß in diesem Jahr nachweisen konnte, daß annähernd alle Chirurgen, sofern sie eine Teilgebietsweiterbildung vollenden, ihre Zukunft im Teilgebiet suchen.

Herr Tscherne fragte daher folgerichtig, ob es überhaupt notwendig und sinnvoll sei, daß ein Chirurg, der eine Teilgebietsweiterbildung durchlaufe, vorher eine Weiterbildung im Gesamtgebiet der Chirurgie, so wie es die Weiterbildungsordnung mit ihren Richtlinien heute noch fordert, durchlaufen müsse. Die Frage „Muß ein Kardiovascular-Chirurg lernen, wie eine Oberschenkelfraktur zu versorgen ist?" oder „Muß ein Unfall-Chirurg erlernen, wie ein Rectum exstirpiert wird?" ist mehr als berechtigt. Das gilt besonders, wenn man die Anträge für die Zulassung zum Fachgespräch sieht und die geforderten Eingriffe nach den Richtlinien in vielen Fällen ja gar nicht mehr erfüllt werden können.

Wenn wir uns vor Augen halten, welche Weiterbildungszeiten nach unserer jetzigen Weiterbildungsordnung und nach den Richtlinien gefordert werden, dann fällt es einem wirklich schwer, einem jungen Kollegen zu raten, in ein Teilgebiet einzutreten: Mit 19 Jahren macht er Abitur, mit 21 Jahren kommt er aus der Bundeswehr oder dem Zivildienst, wenn er Glück hat, bekommt er sofort einen Studienplatz. Nach neuesten Statistiken sind die Studenten, die das 3. Staatsexamen ablegen, im Durchschnitt knapp 29 Jahre alt. Nach den 18 Monaten AiP-Zeit, die nur in seltenen Fällen strukturiert werden können, benötigt er in den meisten Fällen 7 Jahre Weiterbildung zur Erfüllung der Gebietsarztbezeichnung Chirurgie. Dann ist er 37 Jahre und beginnt mit der Weiterbildung im Teilgebiet. Auch hier, so lehrt es die Erfahrung, benötigt man mindestens 2, in den meisten Fällen 3 Jahre, um die Weiterbildung im Teilgebiet abschließen zu können. Dieser Kollege ist dann 40 Jahre, wenn er sein Berufsziel erreicht hat und verantwortlich arbeiten darf.

Vor diesem Hintergrund müssen wir alle doch überlegen, wie unsere Weiterbildung neu geordnet werden muß.

Die Vorschläge in den Kommissionen der Europäischen Gemeinschaft helfen hier weiter. Fordern sollen wir eine sehr genau strukturierte Weiterbildung in Basis-Chirurgie für

3 Jahre, die alle Chirurgen durchlaufen müssen, damit sie sich danach entscheiden, in welchem Teilgebiet – oder besser in welchem Gebiet – sich sich weiterbilden wollen, um dann Gebietsarzt für ein Gebiet zu werden, das wir heute noch als Teilgebiet bezeichnen, wobei natürlich hinzugefügt werden muß, daß das Teilgebiet Visceral-Chirurgie und Chirurgie der endokrinen Organe auch ein eigenes Gebiet wird. Die Weiterbildungszeit wird sich dann auf 6–7 Jahre begrenzen und entspricht damit den Vorstellungen einer Weiterbildungsharmonisierung.

Kurz zusammengefaßt würde ich es so formulieren: gemeinsame Weiterbildung in Basis-Chirurgie für 3 Jahre, danach Weiterbildung in einer Gebietschirurgie für etwa 3–4 Jahre. Die gemeinsame Klammer, die wir Chirurgen ja alle fordern und auch wollen, bleibt natürlich das Gesamtfach der Chirurgie, dokumentiert durch eine gemeinsame Basisweiterbildung.

Mit Sicherheit wird es aber an den Häusern der Grund- und zum größten Teil auch der Regelversorgung Abteilungen geben, in denen ein so weitergebildeter Gebietsarzt nicht sinnvoll ist, da weder das Krankengut noch die Bettenkapazität eine solch spezialisierte Gebietschirurgie ermöglichen. An diesen Abteilungen wird man Chirurgen benötigen, die aus der Gesamtheit der jetzt noch so bezeichneten Teilgebiete später, so hoffe ich, zu bezeichnenden Gebiete die Basiseingriffe erlernen, um dann an diesen Krankenhäusern die Abteilungen für Allgemeinchirurgie zu übernehmen. Der Begriff „Allgemeinchirurgie" ist natürlich nicht zu verwechseln mit den allgemeinchirurgischen Abteilungen an unseren Universitätskliniken, die ja bei näherem Hinsehen auch Teilgebietsabteilungen, nämlich für Visceralchirurgie und der Chirurgie der endokrinen Organe geworden sind, wie Herr Schwemmle es richtig formuliert hat.

An den Häusern der Grund- und Regelversorgung eine Teilung vorzunehmen, wäre schon aus krankenhauspolitischen Gründen nicht möglich; denn die Krankenhauspolitik, die wir nur sehr bedingt beeinflussen können, schreibt ein strukturiertes Krankenhauswesen vor. Die Definition aus dem Krankenhausplan der Phase III des Landes Baden-Württemberg, Stand 16. Oktober 1989, definiert diese Strukturierung wie folgt: „Krankenhäuser der Grundversorgung dienen der Versorgung im Nahbereich, sie sollen die Grundversorgung in den Fachgebieten Allgemeine Chirurgie, Innere Medizin und Frauenheilkunde und Geburtshilfe durchführen. Selbständige Röntgen-Abteilungen sind hier nicht vorgesehen."

Die Krankenhäuser der Regelversorgung sind nach diesen Vorstellungen, die ich zitiere, Hauptträger der Breitenversorgung, die eine Versorgung für besonders häufige Erkrankungen bereitstellt. In einem Krankenhaus der Regelversorgung sollen nach diesen Vorstellungen die Gebiete Allgemeine Chirurgie, Innere Medizin, Frauenheilkunde, Anaesthesiologie und Radiologische Diagnostik vertreten sein. In größeren Abteilungen kann in Ausnahmefällen nach Teilgebieten differenziert werden.

Hier werden also ganz bestimmte Bedürfnisse vorgegeben, die wir zu erfüllen haben und die wir nicht mit einem spezialisierten Gebiets-Chirurgen besetzen können.

Auch der finanzielle Rahmen setzt hier Grenzen, einmal durch die knappe Bemessung der Investitionsmittel nach § 9 KHG, zum anderen durch den Pflegesatz, der merkbar unter den Pflegesätzen der Häuser der Zentral- und Maximalversorgung wird liegen müssen. An der Verteilung der begrenzten finanziellen Ressourcen – und das haben wir mit dem SGB V alle erfahren können – werden wir von den Fachgesellschaften aus wohl sehr geringen, wenn nicht überhaupt gar keinen Einfluß nehmen können, zumal schon mit dem Wechsel politischer Mehrheiten ausreichende Imponderabilien eingebaut sind.

Die Etablierung der jetzigen Teilgebiete als selbständige Gebiete mit einer zuerst gemeinsamen, dann aber getrennten Weiterbildung wird für die Häuser der Zentral- und der Maximalversorgung eine absolute Notwendigkeit sein und hier sehe ich die Zukunft für die Unfallchirurgie als ein selbständiges Fach. Es gilt hier auch das, was mein Lehrer Hermann Krauss, 1965 Präsident der Deutschen Gesellschaft für Chirurgie formulierte: „Eine völlige Abtrennung eines bestimmten Gebietes ist dann sinnvoll, wenn für ein Organsystem spezifische Einrichtungen, verbunden mit besonderer manueller Fertigkeit oder besonderem Zeitaufwand, dies verlangen."

Dies gilt noch nicht für die chirurgische Grundversorgung an den Häusern der Grund- und Regelversorgung. Für diese Häuser werden wir ebenso eine strukturierte Weiterbildung erarbeiten müssen, die wir dann wohl als Weiterbildung in Allgemeinchirurgie bezeichnen werden und die die häufigsten Basiseingriffe aus den verschiedenen chirurgischen Gebieten vermittelt und die man dann mit gutem Gewissen auf dem Hintergrund der strukturellen Möglichkeiten der Häuser der Grund- und Regelversorgung ausführen kann.

Das Argument, das gerade von älteren Vertretern des Faches vorgetragen wird, es gäbe dann Chirurgen I. und II. Ordnung, kann nach meinem Dafürhalten nicht gelten. Wir Chirurgen sind doch zuallererst einmal Ärzte, und jeder Arzt, der einem Kranken hilft, ob praktischer Arzt auf dem Dorf oder Direktor einer großen chirurgischen Abteilung, ist aus unserem ärztlichen Selbstverständnis heraus doch wohl gleichwertig, es sind ihm nur verschiedene Aufgaben zugeordnet!

So kann man, wenn man auf die Anfangsfrage unseres Präsidenten zurückkommt, einem jungen Kollegen raten, daß er sich nach einer 3jährigen Weiterbildung in Basischirurgie sehr genau prüfen muß, wo er seine Aufgaben entsprechend seinen Neigungen und Begabungen suchen möchte. Einem Kollegen, der sich zur Unfallchirurgie hingezogen fühlt, dem kann man vor diesem Hintergrund einer strukturierten Weiterbildung nur raten, Unfallchirurg zu werden. Einer weiteren Subspezialisierung wird man sich aber auch hier nicht entziehen können, wenn ich nur an die Entwicklung der Handchirurgie denke, die ja bereits – so möchte man meinen – ein Teilgebiet der Unfallchirurgie geworden ist, oder es werden sollte. Wir dürfen uns auch hier Entwicklungen nicht widersetzen, sie werden uns sonst überholen. Mit einer bedarfsgerechten Weiterbildung im Rahmen unseres strukturierten Krankenhauswesens hinken wir mit unserer jetzigen Weiterbildungsordnung und ihren Richtlinien den wirklichen Bedürfnissen weit hinterher. Ich bin sicherlich auch ein Freund chirurgischer Traditionen, aber Tradition bedeutet auch nach dem Theologen Thieleke „nicht die Asche zu bewahren, sondern das Feuer weiterzutragen".

Stellungnahme aus der Sicht des Oberarztes an einer Unfallchirurgischen Universitätsklinik

K.M. Stürmer

Abt. für Unfallchirurgie (Direktor: Prof. Dr. K.-P. Schmit-Neuerburg), Universitätsklinikum Essen, Hufelandstraße 55, D-4300 Essen 1

Allein die Fragestellung unserer heutigen Aussprache zeigt, daß die Antwort nicht einfach „ja" sein kann. Es gibt starke gegenläufige Tendenzen. Ich spiele hier einmal bewußt den *Advocatus diaboli* und stelle die Frage: Braucht man denn wirklich einen Unfallchirurgen? Wie wird argumentiert?

Fast jedes operative Gebiet befasse sich in irgendeiner Form mit der Verletzung, wenn auch in der Regel rein organbezogen; von der Neurochirurgie bis zur Hals-Nasen-Ohren-Heilkunde, vom Allgemeinchirurgen bis zum Thoraxchirurgen. Die Anaesthesie böte sich als Klammer beim Schwerverletzten an: als Manager vom Notarztwagen über den Schockraum in den Operationssaal bis hin zur Intensivbetreuung. Alle diese Disziplinen betreiben Teile der Unfallheilkunde und sind daher in unserer wissenschaftlichen Gesellschaft und auf diesem Kongreß herzlich willkommen.

Die Frage nach der Unfallchirurgie hängt von einer *Grundentscheidung* ab: Verteilen wir den Unfallverletzten organbezogen an einzelne Spezialisten oder behandeln wir ihn als Einheit? Natürlich wird ausschließlich der Augenarzt eine isolierte Augenverletzung sachgerecht behandeln können. Gelegentlich ist man geneigt, das gleiche auch vom sogenannten „isolierten Schädel-Hirn-Trauma" anzunehmen. Doch hier wird es bereits kritisch: Wer kennt nicht die Hektik, die aufkommt, wenn beim scheinbar „isolierten Schädel-Hirn-Trauma" wegen einer Milzruptur der Blutdruck abfällt oder wegen einer übersehenen Schenkelhalsfraktur nach ein bis zwei Wochen nicht mobilisiert werden kann? Zweifellos kann die tatsächlich isoliert gebliebene Verletzung vom Organspezialisten regelrecht behandelt werden. Doch nur zu oft hält sich das Trauma eben *nicht* an diese Organgrenzen.

Wir müssen daher den Verletzten als *Einheit* sehen, vor allem den Polytraumatisierten. Diagnostik und Therapie müssen schnell und kompetent in ihrer Rangfolge gewichtet werden. Hierbei darf nicht derjenige Organspezialist entscheiden, der in der Einzelsituation das beste Durchsetzungsvermögen zeigt, vielleicht auch nur als Oberarzt gegenüber einem Assistenten des anderen Faches. Entscheiden muß der, der aufgrund seiner Ausbildung und Erfahrung alle Verletzungen überblicken und in ihrer Rangfolge werten kann.

Der Unfallchirurg wird die Mittelgesichtsfrakturen nicht selbst operieren können, aber er ist über die *Behandlungsgrundsätze* und die Notversorgung dieser Verletzungen informiert, war bei zahlreichen Versorgungen selbst mit dabei und hat insbesondere die Ergebnisse gesehen, nicht zuletzt als Gutachter. Das gleiche gilt für viele andere Verletzungen. Überall muß die Dringlichkeit in der Diagnostik und Therapie abgewogen werden, auch wenn der Unfallchirurg die einzelnen Operationen nicht selber durchführt. Im Notfall muß er aber dazu in der Lage sein, zumindest im Sinne einer Notversorgung. An diesen Anforderungen muß sich die Weiterbildung orientieren. Hier sind grundsätzliche Änderungen dringend erforderlich.

Ein weiterer Gesichtspunkt gewinnt zunehmend an Bedeutung:

Hefte zur Unfallheilkunde, Heft 212
Redigiert von J. Probst

Die Zahl der schweren Verletzungen nimmt gegenüber den leichteren zu. Gleichzeitig wächst fast täglich die Zahl der speziellen Operationstechniken für einzelne Typen von Verletzungen. Ich nenne hier nur die Wirbel-, Becken- und Fersenbeinfrakturen, die bis vor wenigen Jahren noch vorwiegend konservativ behandelt wurden. Es ist unbestritten, daß nur derjenige eine Verletzung optimal behandeln und operieren kann, der dies regelmäßig tut. Es ist unsinnig, wenn 1000 Ärzte dreimal im Jahr eine Becken-Fraktur operieren. Die Ergebnisse werden wesentlich besser, wenn dies 100 Ärzte 30mal pro Jahr tun. Bei Konzentration schwerer Verletzungen auf unfallchirurgischen Abteilungen steigt die Qualität der Therapie durch die zunehmende Versorgung auch seltener Verletzungstypen.

Nur so kann die beklagenswerte Situation bei den Gutachterstellen für ärztliche *Behandlungsfehler* geändert werden, daß nämlich die anerkannten Fehler in der Unfallbehandlung die Statistik anführen. Analysiert man diese Zahlen weiter, so erkennt man rasch, daß die Behandlungsfehler weniger den Spezialisten als den Generalisten unterlaufen.

Was ist die Konsequenz?

Alle ersten Verletzungen müssen in unfallchirurgischen Abteilungen oder Zentren konzentriert werden. Lieber 1/2 Stunde längere Transportzeit unter äzrtlicher Überwachung, als mehrere Stunden im unvorbereiteten Krankenhaus zu verlieren. Die Transportwege sind heute kaum noch ein relevantes Argument gegen die notwendige Konzentration in personell und materiell gut ausgestatteten Spezialabteilungen. Jeder von uns geht wie selbstverständlich im *eigenen Krankheitsfall* mit nahen Angehörigen oder guten Freunden zum Spezialisten, wobei weite Anreisewege kaum eine Rolle spielen.

Hinzu kommt ein wichtiges *wirtschaftliches* Argument: Wie lange können wir es uns noch leisten, daß heute in den meisten Großstädten in bis zu 10 Krankenhäusern Tag und Nacht ein mehr oder weniger suffizienter Notdienst für Unfälle aufrechterhalten wird? Hier steht Rationalisierung auf der Tagesordnung!

Kein geringerer als das Korrespondierende Mitglied unserer Gesellschaft, Donald Trunkey aus Oregon, USA, hat die durchgehende Betreuung des Patienten durch den Unfallchirurgen in Deutschland als das bestorganisierte „trauma care system in the world today" bezeichnet. Auf Empfehlung des American College of Surgeons sollen Unfallopfer in den USA nur noch in Traumazentren eingewiesen werden.

Es ist schade, daß gerade in einem Gebiet der Medizin, auf dem uns in Deutschland selbst aus den USA eine führende Rolle bescheinigt wird, heute so große Widerstände zu überwinden sind, um diese richtigen Erkenntnisse im eigenen Land durchzusetzen. Es gilt hier nicht das Motto: „My hospital is my castle", sondern des gilt *Hippokrates!*

Die Prinzipien für eine optimale Unfallversorgung lauten:

1. Unfalltherapie nicht organbezogen, sondern patientenbezogen als Einheit.
2. Konzentration aller ernsten Verletzungen in unfallchirurgischen Abteilungen und Zentren.

Die notwendige *Reform* muß an folgenden 5 Punkten ansetzen:

1. Schrittweiser Aufbau einer flächendeckenden, abgestuften Unfallversorgung, wie sie z.B. in Berlin schon verwirklicht ist.
2. Selbständigkeit der mit der Unfallversorgung befaßten Abteilungen und Zentren.
3. Gezielte Weiterbildung zum Unfallchirurgen, die sich ausschließlich an den Anforderungen der späteren Praxis orientiert.

4. Klärung der Position der Unfallchirurgie, insbesondere im Verhältnis zur Chirurgie und zur Orthopädie.
5. Verbesserung der studentischen Lehrpläne in der Unfallchirurgie.

Als Vorbild für eine flächendeckende, abgestufte Unfallversorgung mag das vom früheren Senator Fink eingeführte dreistufige Berliner System gelten: In der ersten Stufe die sogenannten *„Erste-Hilfe-Krankenhäuser"* für ambulant zu behandelnde Verletzungen. In der zweiten Stufe die *„Unfallkrankenhäuser"* mit eigener Abteilung für Traumatologie für die stationäre Behandlung. In der 3. Stufe die *„Unfall-Schwerpunkt-Krankenhäuser"*, von denen es in Berlin nur 3 gibt, in die alle Polytraumatisierten eingeliefert werden sollen. Analog zum Berliner Beispiel sollte für das übrige Bundesgebiet ein Plan erarbeitet werden, der unter Berücksichtigung der bestehenden Strukturen schließlich zu einem flächendeckenden Netz kompetenter Unfallabteilungen führt.

Nun zur Struktur der *unfallchirurgischen Zentren* und Abteilungen. Der Leiter muß die ausschließliche Weisungsbefugnis für das ärztliche Handeln mit allen Konsequenzen der Verantwortung haben. Dies gilt ebenso für das Personal sowie für angemessene eigene Räumlichkeiten und Sachmittel. Ein Chef ohne diese Rechte ist kein Chef! Keinesfalls geht es an, einem Oberarzt die volle ärztliche Verantwortung im unfallchirurgischen Bereich zu übertragen, ihm aber die üblichen Rechte vorzuenthalten.

Der momentan sicherlich noch schwierigste Punkt ist die sinnvolle Reform der *Weiterbildungsordnung*. Klar ist, daß die jetzige Struktur für den Unfallchirurgen unverhältnismäßig viel Ballast vorschreibt, und auf der anderen Seite viele wirklich wichtige Weiterbildungsziele sträflich vernachlässigt. Beläßt man die Weiterbildung für den Unfallchirurgen im Rahmen der Chirurgie, so ist zu fordern, daß die chirurgische Grundweiterbildung zeitlich verkürzt wird. Darauf baut dann die Weiterbildung im Teilgebiet auf. Als neues Teilgebiet sollte die *Visceralchirurgie* unter Verzicht auf den bisherigen unglücklichen Namen „Allgemeinchirurgie" geschaffen werden. Sie würde dann ebenfalls auf der Grundweiterbildung aufbauen.

Im unfallchirurgischen *Teilgebiet* ist mindestens eine dreijährige Weiterbildungszeit erforderlich. Wünschenswert wären während der Weiterbildung jeweils Zeiten in der Neurochirurgie, der Intensivtherapie, der Herz-Thorax- mit Gefäßchirurgie sowie der Plastischen und Handchirurgie.

Wie soll nun die Stellung der Unfallchirurgie zur *Chirurgie* und zur *Orthopädie* sein? Unfallchirurgie ist tradionell im deutschsprachigen Raum Teil der Chirurgie. Die Extremitätenverletzungen sind dagegen im angelsächsischen Bereich Aufgabe des „orthopedic surgeon". Die eingangs gemachte Prämisse, den Unfallverletzten als Ganzes zu sehen, spricht dafür, Unfallchirurgie weiterhin an das Gebiet der Chirurgie zu binden.

Voraussetzung für eine derartige Einbettung der Unfallchirurgie in das Gebiet der Chirurgie ist jedoch ihre volle *gleichberechtigte* Anerkennung neben der Visceralchirurgie, wie sie der quantitativen und qualitativen Bedeutung entspricht.

Ein neues Teilgebiet *Visceralchirurgie* wäre in der Lage, die vielfachen Aufgaben der bisherigen Allgemeinchirurgie zu konzentrieren und besser einzugrenzen. „Viscera" ist im Lateinischen ein weit gespannter Begriff, der sich auf sämtliche Eingeweide des Körpers bezieht und im übertragenen Sinne sogar das „Innerste der Seele" bezeichnet. Eine enge anatomische Begrenzung wäre dem Visceralchirurgen vom Namen her somit nicht gegeben. Inhaltlich wäre er aber besser in der Lage, Ansprüche anderer Disziplinen, z.B. an der

Struma und auf endoskopischem Gebiet, abzuwehren. Dies käme der gesamten Chirurgie zugute.

Der Begriff der sogenannten *„Kernklinik"* ist irreführend. Es wird der Anklang an den berühmten Werbespruch „Alles unter einem Dach" gesucht, doch gemeint ist wohl eher „Alles in einer Hand". Hier sollten wir wirklich von Amerika einiges übernehmen, wo weniger das hierarchische als das kollegiale Prinzip herrscht. Sachautorität und nicht Amtsautorität ist die Forderung der Zeit.

Eines wird immer klarer: Sollte die gleichberechtigte Integration der Unfallchirurgie in die Chirurgie nicht gelingen, wäre der Weg auch bei uns frei für den *Orthopädischen Chirurgen*, der sich ausschließlich auf den Bewegungsapparat konzentriert, aber gleichzeitig das gesamte übrige Gebiet der operativen Orthopädie mit abdeckt. Ich weiß, daß die Arme unserer orthopädischen Freunde offen sind; im Interesse des Patienten wäre aber diese Lösung nur die zweitbeste!

Erinnern wir uns: Der Wegbereiter der modernen Unfallchirurgie, *Lorenz Böhler*, hat 1961 in der Münchner Medizinischen Wochenschrift die organisatorischen Probleme der Unfallchirurgie aufgezeigt. Der Titel lautete: „Der Weg zum Erfolg in der Unfallchirurgie". Böhler belegte die damals noch teilweise katastrophalen Zustände mit anschaulichen Bildern haarsträubender Behandlungsfehler. Besonderen Wert legte er auf die *Universitäten* und die *unfallchirurgische Lehre*. So forderte er, und mit diesem Zitat möchte ich schließen: „Die Unfallchirurgie kann sich erst dann voll entwickeln, wenn an jeder medizinischen Fakultät der ganzen Welt eine selbständige Lehrkanzel für Unfallchirurgie und Begutachtung geschaffen wird, an der ein Lehrer wirkt, der sich dauernd und begeistert mit der Behandlung von Unfällen befaßt, der Mitarbeiter mit Aussicht auf eine erfolgreiche Zukunft hat. Es würden sich dann viele unfallchirurgische Talente entfalten, die jetzt verkümmern müssen. Die Studenten werden die Vorlesungen erst besuchen, wenn die Unfallchirurgie Pflicht und Prüfungsfach wird. Sie würden dann lernen, was sie später als Praktiker brauchen und was sie selbst nicht machen sollen."

Lorenz Böhler ist heute so aktuell wie damals. Die Unfallchirurgie hat die Sachargumente auf ihrer Seite. Sie hat eine große Zukunft. Nutzen wir die Aufbruchstimmung gemeinsam!

XI. Begutachtung

Handverletzungen

Vorsitz: J. Probst, Murnau; D. Partecke, Hamburg

Kriterien für die Begutachtung und Richtwerte für Invalidität und Erwerbsminderung durch Funktionsverlust nach schwerer Handverletzung

H.G. Haas und K.H. Lennert

Abt. für Handchirurgie und Plastische Chirurgie (Leitender Arzt: Dr. H.G. Haas), Berufsgenoss. Unfallklinik (Ärztl. Direktor: Prof. Dr. H. Contzen), Friedberger Landstraße 430, D-6000 Frankfurt/Main 60

Als sich vor nunmehr mehr als zehn Jahren Verwaltungsfachleute und Handchirurgen zu Besprechungen über Begutachtungsprobleme trafen, war ihr Anliegen, Anhaltspunkte für die Begutachtung von Handverletzungsfolgen zu geben, insbesondere für Verluste oder Einschränkungen der Funktion. Die erarbeiteten und allgemein gehaltenen „Anhaltspunkte für die gutachterliche Beurteilung von Handverletzungen in der gesetzlichen Unfallversicherung“ wurden in einem Anhang zu den erweiterten Meßblättern für die oberen Gliedmaßen niedergelegt. Neu war die Betonung der Wichtigkeit der peripheren Sensibilität der Finger, ferner die Gleichstellung des Hand- und Daumenverlustes an der Haupt- und der Hilfshand sowie das größere Gewicht, das gegenüber früher auf die Funktionsverluste gelegt wurde (Haas 1981). In die neueren Auflagen der bekannten und nach wie vor sehr hilfreichen Bücher über die Unfallbegutachtung mit ihren Rententabellen haben diese Änderungen und Erweiterungen bereits Eingang gefunden (Mollowitz 1986; Günther, Hymmen, Itzbicki 1987).

Der Gutachter kann sich die Einschätzung der MdE beim Funktionsverlust erleichtern, wenn er eine Relation zu den Bewertungsvorschlägen der Rententabellen bei Amputationen herstellt und sich fragt, ob die festgestellte und zu beurteilende Funktionseinbuße einem Gliedverlust entsprechen könnte und welchem.

In der Privatversicherung hat die völlige Gebrauchsunfähigkeit eines Körperteils den gleichen Invaliditätsgrad wie der Verlust. Entsprechendes gilt für die teilweise Gebrauchsfähigkeit. Die Gliedertaxe ist bei Funktionsbehinderungen in analoger Weise wie beim Gliedverlust anzuwenden. Interessant ist, daß nach den AUB 88 der Invaliditätsbegriff neu definiert wird. Statt der „dauernden Beeinträchtigung der Arbeitsfähigkeit“ gilt die „dauernde Beeinträchtigung der körperlichen oder geistigen Leistungsfähigkeit“.

Die um die Meßwerte für die Fingerfunktion ergänzten Meßblätter sind seit Jahren im Gebrauch. Daneben werden Vordrucke dem Gutachter vorgelegt, auf denen die Winkelmaße aller Langfingergelenke beider Hände angegeben werden sollen. Das schafft unnötig Feh-

Hefte zur Unfallheilkunde, Heft 212
Redigiert von J. Probst

lerquellen. Zum Beispiel wurden in einem Sozialgerichtsstreit insgesamt fünf Gutachten von erfahrenen Untersuchern erstellt, in denen zum Teil erhebliche Abweichungen bei den Messungen der Gelenkwinkel an den Fingern festzustellen waren, auch an der unverletzten Vergleichshand, ohne erkennbaren Trend zu höheren oder niederen Messungen beim einzelnen Gutachter. Die Gelenkwinkelmessung an einzelnen Langfingern ist dann sinnvoll, wenn sie zur Erläuterung der Unfallfolgen im Gutachtentext erforderlich ist. Die Anschaulichkeit wird erhöht, wenn die gemessenen Abstände der freien Fingernagelränder von der Hohlhandquerfalte im Gutachten durch die Angabe ergänzt werden, bis zu welcher Dicke Gegenstände fest umfaßt werden können (1 Querfinger, 2 Querfinger, 3 Querfinger). Auch sollte erwähnt werden, ob die Fingerbeeren bei der Beugung Hohlhand und Daumenballen berühren, wenn sie beim unvollkommenen Faustschluß nicht an die Hohlhandquerfalte gelegt werden können.

Kriterien für die Begutachtung: Äußerer Aspekt in Ruhe und Bewegung, Trophik und Gebrauchszeichen sind zu beschreiben; Druck-, Bewegungsschmerzen und Reizzustände sind zu prüfen; Sensibilität, Beweglichkeit und Muskelumfänge sind zu messen. Die Sensibilitätsprüfung kann sich auf die Schmerzprobe beschränken, wenn Berührungs- und Schmerzempfindlichkeit ausgefallen sind. Sonst werden die Unterscheidung von spitz und stumpf sowie die Temperaturempfindung getestet. Die Bestimmung des wahrnehmbaren 2-Punkte-Abstandes und die Aufleseprobe sind ebenso wertvolle wie einfach durchzuführende Untersuchungsmethoden zur Ermittlung feinerer Sensibilitäts-Qualitäten. Bei Ausfällen an den Nervenstämmen ist eine neurologische Untersuchung mit Elektromyographie und Neurometrie angezeigt. So wie man bei der Untersuchung einer verletzten Hand nach einer Checkliste vorgehen sollte, so ist es auch empfehlenswert, die zu begutachtende Hand und mit ihr die ganze obere Extremität nach einem Untersuchungsplan zu beurteilen, um nichts zu vergessen. Auch an die Halswirbelsäule soll gedacht werden. Die Röntgen-Untersuchung rundet, falls erforderlich, den Befund ab.

Das Gutachten soll nicht nur beschreiben, was an Substanz oder Funktion verlorengegangen ist, sondern auch, was noch verfügbar ist, zum Beispiel Ersatzgriffe, die verblieben sind oder durch Wiederherstellungsmaßnahmen neu geschaffen wurden.

Die MdE-Einschätzung beim Funktionsverlust kann schwierig sein. Richtlinien können nur allgemein gehalten sein. Sie sind nicht mehr als Hinweise und Empfehlungen. Treten schon Gliedverluste an den Händen in einer Vielzahl von Variationen auf, so gilt dies ebenso für Funktionsverluste. Es ist schlechterdings unmöglich, eine Tabelle wie bei den Gliedverlusten aufzustellen, die ja auch nur Beispiele enthält, zumal eine Unzahl von Kombinationsschäden aus Glied- und Funktionsverlust möglich sind. Es lassen sich nur Beurteilungsvorschläge wie etwa diese machen:

Der völlige Funktionsverlust von Daumen und Zeigefinger einerseits und von Mittel-, Ring- und Kleinfinger andererseits entspricht dem Ausfall des Feingriffes beziehungsweise des Grobgriffes und ist damit entsprechend dem halben Handwert einzuschätzen (30 v.H.). Es hat sich für die Begutachtung bewährt, die Handfunktionen gleichsam in die beiden Hauptgriffarten Feingriff und Grobgriff zu zerlegen und dem Feingriff Daumen und Zeigefinger, dem Grobgriff Mittel-, Ring- und Kleinfinger zuzuordnen, obwohl der Zeigefinger sich auch am Grobgriff und der Mittelfinger auch am Feingriff beteiligt.

Ein Finger ohne Sensibilität ist fast wertlos, er wird nicht eingesetzt, ist andererseits stärker verletzungsgefährdet, so daß der völlige Sensibilitätsverlust wie der anatomische Verlust einzuschätzen ist.

Für die Bewertung von Beweglichkeitsverlusten an den Langfingern mag gelten, daß Streck- oder Beugeinsuffizienz (ausgefallene Sehnenfunktion) und Streck- oder Beugeblockierung (Kontraktur) bei erhaltener Sensibilität dem Verlust von zwei Fingergliedern entsprechen kann, wenn keine Beweglichkeit in den beiden peripheren Gelenken möglich und die Gelenkstellung funktionsungünstig ist.

Sind beide Hände durch einen Unfall so schwer verletzt worden, daß die Schädigung zu berenten ist, so ist zu beachten, daß kein Ausgleich des Funktionsverlustes durch die unverletzte andere Hand möglich ist. Man prüft, inwieweit Fein- und Grobgriff-Funktion beider Hände beeinträchtigt sind. In Zweifelsfällen kann diese Überlegung vielleicht helfen: Man beurteilt zuerst die eine Hand und bewertet die andere dann so, als läge bei der ersten ein zu berücksichtigender Vorschaden vor. Danach werden die beiden MdE-Werte zusammengenommen. Dieses Vorgehen bewahrt vor unzulässiger bloßer Addition der MdE-Werte nach getrennter Einschätzung. Die Erwerbsminderung beim beidhändigen Schaden ist höher anzusetzen.

Über die Bedeutung der Händigkeit bei der gesetzlichen Unfallversicherung hat es viele Diskussionen gegeben. In Österreich ist man von der unterschiedlichen Bewertung der Hände seit längerem abgekommen, in der DDR erst seit verhältnismäßig kurzer Zeit. In der Schweiz dagegen wird ebenso wie in der Bundesrepublik weiterhin daran festgehalten. Private Unfallversicherung und Versorgungsrecht wiederum kennen auch hierzulande keine Unterschiede zwischen rechts und links. Die Kritiker an der verschiedenen Gewichtung von Haupt- und Hilfshand machen geltend, der allgemeine Arbeitsmarkt habe sich geändert. Feingriff-Funktionen seien stärker betont, die Hände seien als paariges Organ auf partnerschaftliche Zusammenarbeit angewiesen. Bei Behinderung der einen Hand sei ein Umlernen auf die andere bald vollzogen, so daß es nicht erforderlich sei, die ursprüngliche Haupthand für die Dauer zu bevorzugen (Krösl und Zrubecky 1970; Scharizer 1990).

Das ist sicher richtig bei jüngeren Verletzten, aber bei älteren Menschen ist der Umlernprozeß nur eingeschränkt realisierbar. Eine Altersgrenze zu ziehen ist schwer, zu groß sind die individuellen Unterschiede der Anpassungsfähigkeit. Verlust oder völlige Funktionsunfähigkeit einer Hand oder wesentlicher Handteile zwingt zum Umlernen. Aber in der Mehrzahl der zu entschädigenden Fälle bleibt die verletzte Haupthand trotz ihrer Behinderung in der Rolle der Haupthand. Durch Anpassung und Gewöhnung an den Zustand wird im Laufe der Zeit die Behinderung teilweise kompensiert. Nicht mehr durchführbare Verrichtungen werden der unverletzten anderen Hand übertragen.

Linkshänder werden durch Funktionseinbußen an ihrer linken Haupthand im allgemeinen weniger hart betroffen. Schließlich müssen sie sich Zeit ihres Lebens in einer rechts dominierten Umwelt zurechtfinden, in der viele Gegenstände für den Rechtshänder ausgelegt sind.

Gewiß hat in der heutigen Arbeitswelt der Anteil der Tätigkeiten zugenommen, die vor allem den Feingriff verlangen, weniger den Grobgriff. Aber das Zusammenwirken beider Hände ist heute nicht mehr und nicht weniger erforderlich als früher. Das Argument, heute werde vieles mit einem Knopfdruck durch gleich welche Hand erledigt, was vordem die Kraftanstrengung beider Hände benötigte, geht an der Realität vorbei. So groß ist der Anteil der reinen Steuerungsfunktionen noch nicht, daß das Bedienen von Schaltknöpfen und Tastaturen die Mehrzahl der Arbeitstätigkeiten ausmachte.

Die Unterscheidung zwischen Haupt- und Hilfshand bei der Berentung für die gesetzliche Unfallversicherung zum Dauerrententermin grundsätzlich zu beenden, würde eine

Härte für viele Versicherte bedeuten, die nachweislich durch einen Funktionsverlust an der Haupthand für die Dauer stärker beeinträchtigt bleiben. Man braucht die Unterscheidung in der MdE-Bewertung nicht generell fallen zu lassen. Sie hat ihre guten Gründe und wird seit vielen Jahren praktiziert. Aber man sollte sich nicht scheuen, in allen geeigneten Fällen und namentlich bei jüngeren Verletzten zum Zeitpunkt der Dauerrenten-Festsetzung eine genügende Anpassung und Gewöhnung anzunehmen und die erhöhte MdE für die verletzte Haupthand auf den Wert der Hilfshand zu reduzieren.

Auf der anderen Seite sind zwei Unterschiede, die eine unzureichende Beurteilung des Schadens an der Hilfshand bedeuteten, zu Recht gefallen: Der Handverlust wird an der Hilfshand gleich hoch bewertet wie an der Haupthand, also mit einer MdE um 60 v.H. Der Verlust des Daumens an der Hilfshand bedeutet ebenso eine Berentung mit 20 v.H. wie an der Haupthand. Der Daumen ist von herausragender Wichtigkeit für die Haupthand wie für die Hilfshand.

Literatur

Günther E, Hymmen R, Izbicki W (1987) Unfallbegutachtung, 8. Aufl. de Gruyter, Berlin New York

Haas HG (1981) Die Begutachtungs- und Beurteilungskriterien bei Handverletzungen aus berufsgenossenschaftlicher Sicht. Schriftenreihe Unfallmedizinische Tagung der Landesverbände der gewerblichen Berufsgenossenschaften Heft 43, 169–174

Krösl W, Zrubecky G (1970) Arbeitsunfall und Begutachtung. Enke, Stuttgart

Mollowitz GG (1986) Der Unfallmann, 10. Aufl. Springer, Berlin Heidelberg New York Tokyo

Scharizer E (1990) Gedanken zur Begutachtung von Handverletzungen. Handchirurgie, Mikrochirurgie, Plastische Chirurgie (im Druck)

Funktionverbessernde Operationen nach schweren Handverletzungen: Zumutbarkeit und Auswirkungen auf die Verletztenrente

J. Geldmacher

Abt. für Handchirurgie und Plastische Chirurgie (Leiter: Prof. Dr. J. Geldmacher), Chirurgische Klinik mit Poliklinik (Direktor: Prof. Dr. F.P. Gall), Universität Erlangen-Nürnberg, Krankenhausstraße 12, D-8520 Erlangen

Trotz deutlicher Zunahme der versicherten Erwerbstätigen ist nach dem Unfallverhütungsbericht der Bundesregierung von 1987 die Zahl der angezeigten Arbeitsunfälle in den letzten 25 Jahren kontinuierlich zurückgegangen.

Dies ergibt sich auch aus der Übersicht über die Geschäfts- und Rechnungsergebnisse der gewerblichen Berufsgenossenschaften und entspricht den Feststellungen an unserer Klinik. Dort hat die Zahl der Behandlungen von Handverletzungen durch Freizeit- und Verkehrsunfälle sowie bei Arbeiten im Hause seit 1967 um ein Drittel zugenommen, während die infolge Unfällen am Arbeitsplatz, nicht zuletzt durch die Unfallverhütungsmaßnahmen der Berufsgenossenschaften, um die Hälfte abnahmen.

Hefte zur Unfallheilkunde, Heft 212
Redigiert von J. Probst

In etwa gleichgeblieben ist jedoch die Relation von Handverletzungen zu den Verletzungen anderer Körperabschnitte infolge Arbeitsunfällen. Betrugen sie bei uns in den letzten 30 Jahren zumeist über 40 % (Geldmacher 1968, 1987), so wies die Bundesregierung 1985 in 41,2 % Verletzungen der Hand und in weiteren 6,9 % solche des Handgelenkes und des Unterarms aus. Die gewerblichen Berufsgenossenschaften verzeichneten 1987 unter 1,2 Millionen *meldepflichtigen Unfällen* am Arbeitsplatz (ohne Wegeunfälle) 565 000 Hand- und Handgelenksverletzungen, d.h. daß mit 47 % fast jeder zweite von einem Arbeitsunfall betroffene eine Handverletzung erlitten hatte (Hoffmann 1989).

Die Zahl der *„schweren Handverletzungen"* erweist sich gegenüber der Gesamtzahl der Handverletzungen aus unserer Sicht als relativ gering mit 14,5 %, wobei wiederum die durch einen Arbeitsunfall verursachten um die Hälfte niedriger lagen (5,5 %) als die sonstigen (9 %). 1985 lagen sie sogar noch mit 1,1 % niedriger. Diese bedürfen in jedem Fall der stationären Behandlung in einer hochspezialisierten handchirurgischen Abteilung. Die Berufsgenossenschaften definieren alle *„erstmals entschädigten Unfälle"*, also die Körperschädigungen mit der Folge einer Minderung der Erwerbsfähigkeit (MdE) von mindestens 20 % über die 13. Woche nach dem Unfall hinaus, die also damit zu einer berufsgenossenschaftlichen Rentenzahlung führen, als schwer. Mit 6800 erstmals entschädigten Handverletzungen (25,5 %) unter der Gesamtzahl von 26 700 erstmals entschädigten Arbeitsunfällen ist damit die Hand der am Arbeitsplatz am meisten gefährdete und am häufigsten verletzte Körperabschnitt (Hoffmann 1989).

Dazwischen liegt noch die Grauzone der *„stationären medizinischen Rehabilitationsmaßnahmen"* für die Fälle, bei denen eine ambulante Behandlung nicht ausreicht und eine stationäre Krankenhausbehandlung für notwendig erachtet wird, für die jedoch in der Regel Entschädigungsleistungen nicht anfallen. Dies sind nach unserer Einteilung zumeist Verletzungen des Schweregrades II, die von einem handchirurgisch geschulten Unfallchirurgen auch ambulant versorgt werden können, wenn die lückenlose postoperative Weiter- und Nachbehandlung gewährleistet ist.

„Schwere Handverletzungen" der Gruppe III nach unserer Einteilung zeitigen heutzutage in der Überzahl die besten Ergebnisse bei optimaler *Primärbehandlung* ohne die Notwendigkeit sekundärer funktionsverbessernder Wiederherstellungsoperationen. Dies zeigen die vom Fortschritt getragenen Ergebnisse auf dem Gebiet der Weichteildefektdeckung, der Sehnenrekonstruktion, der Nervenwiederherstellung in mikrochirurgischer Technik, wie auch die Skelettverletzungen im Carpal- und Handgelenksbereich. Die in ihrem Sinn früher oft falsch ausgelegte, in besonderen Fällen aber zweckmäßige „Operation mit aufgeschobener Dringlichkeit" nach Iselin oder die Stufentherapie bei Beugesehnenverletzungen im „Niemandsland" nach Bunnell müssen heutzutage in den meisten Fällen als überholt gelten, wenn jede schwere Handverletzung ohne Aufschub in eine in räumlicher und technischer Hinsicht entsprechend ausgerüstete und personell besetzte Abteilung überwiesen sowie ohne Zeitverzögerung optimal versorgt werden kann. Diese Voraussetzungen erfüllen aber außer den Berufsgenossenschaftlichen Unfallkrankenhäusern leider noch zu viel zu wenig Krankenhäuser. Es ist deshalb zwingend zu fordern, daß wenigstens in allen überregional zuständigen Kliniken eigenständige handchirurgische Abteilungen etabliert werden, die rund um die Uhr die Versorgung schwerer Handverletzungen gewährleisten (Abb. 1.).

„Funktionsverbessernde Operationen nach schweren Handverletzungen" sind bei optimaler Primärbehandlung seltener geworden. Bei uns erfolgte nach 44 363 Handverletzungen in 30 954 Fällen (70 %) die Versorgung primär, 13 409(30 %)mal wurden sekundäre

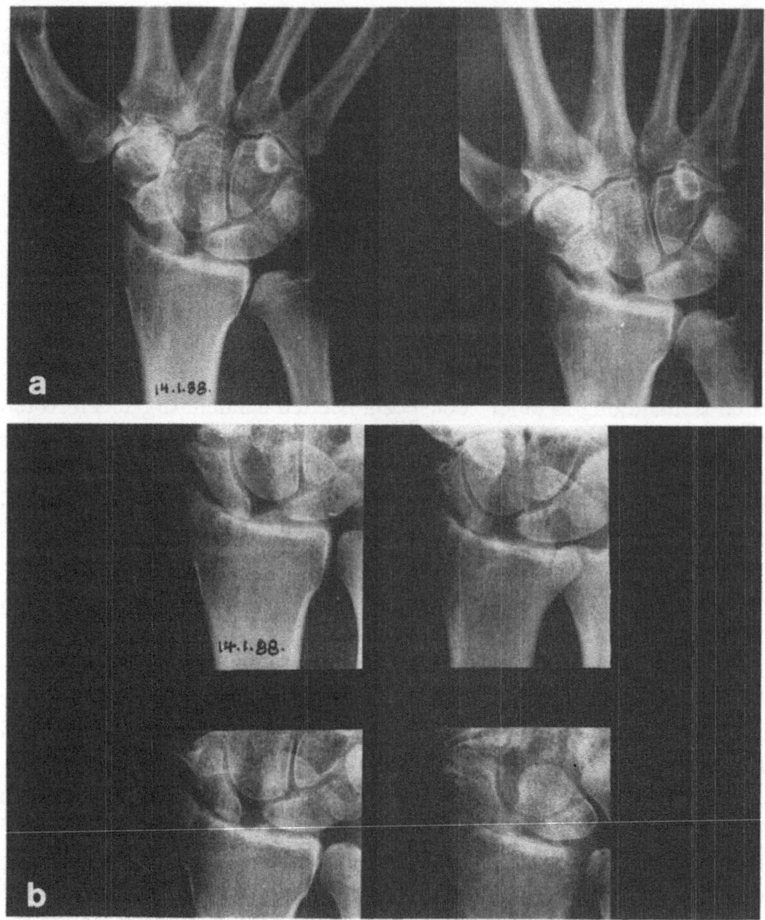

Abb. 1a,b. T.B. 49 J.: 1986 als Navicularefraktur mit Unterarmnavicularegips behandelt. Wegen erheblichen Arthroseschmerzen infolge der unbehandelten carpalen Dissoziation drohte Arbeitsplatzverlust. EM 20%

Tabelle 1. Handchirurgie (Erlangen 1967–1985)

1967–1985	Gesamt	Männlich	Weiblich
Verletzungen	44 363	30 539	13 824
Frische Arbeits- und Schulunfälle	11 034	8 646	2 388
Frische sonstige Verletzungen	19 920	12 612	7 308
Verletzungsfolgen von Arbeits- und Schulunfällen	3 438	2 734	704
Verletzungsfolgen von sonstigen Unfällen	9 971	6 547	3 424
Erkrankungen	15 615	8 462	7 153
Fehlbildungen	786	452	334
Gesamtzahl	60 764	39 453	21 311

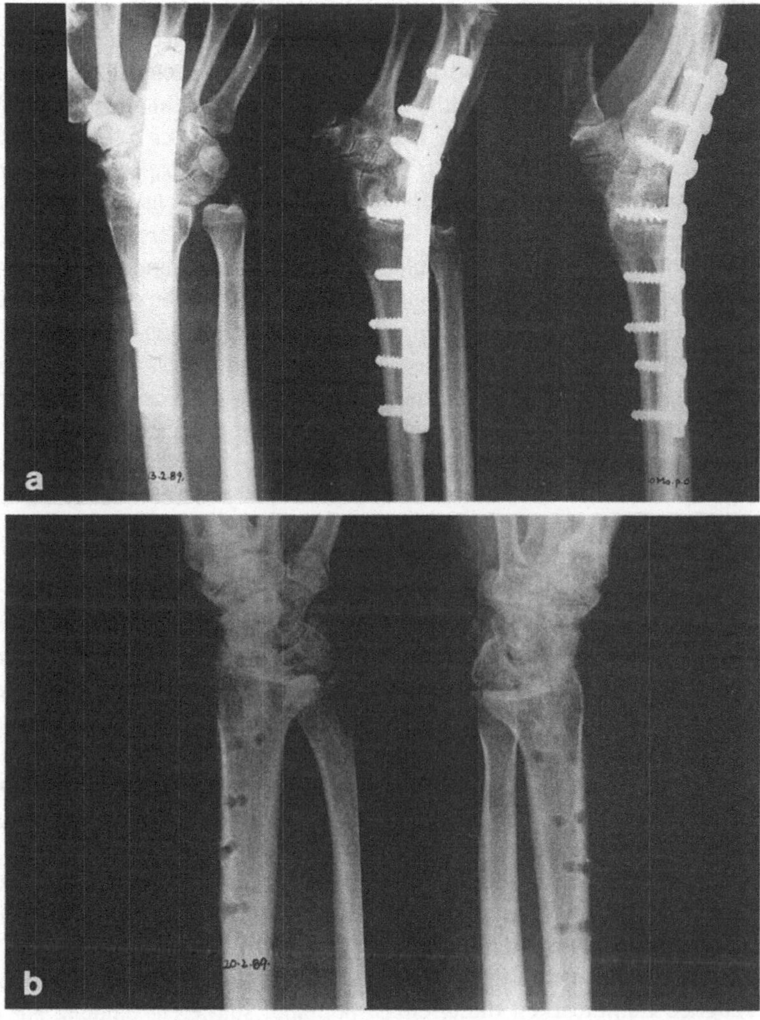

Abb. 1c,d. 1988 Handgelenksversteifung. Damit erhöhte sich die EM auf 30 %. Der Patient geht aber wieder weitgehend schmerzfrei seiner Schwerarbeit als Brückenbauer nach

Wiederherstellungsoperationen zur Funktionsverbesserung durchgeführt. Die Notwendigkeit solcher sekundären Wiederherstellungsoperationen ergab sich in der überwiegenden Mehrzahl aus unzureichender primärer Diagnostik, insbesondere bei geschlossenen Verletzungen (ulnarer Seitenbandriß am Daumengrundgelenk, subcutane Sehnenrupturen, Navicularefrakturen, carpale Dissoziationen etc.) oder aus unsachgemäßer Primärbehandlung (Narbenkontrakturen, ausbleibende Nervenregenerationen, Sehnenverwachsungen, Fehlstellungen und Pseudarthrosen nach Frakturen). Der geringere Anteil ergab sich aus unvorhersehnbaren Komplikationen nach der Erstbehandlung (Infektionen, Nekrosen, Nahtrupturen und Sehnenverwachsungen nach ausgedehnten Gewebszerstörungen).

Die Frage der *„Zumutbarkeit funktionsverbessernder Opertionen nach schweren Handverletzungen"* muß meines Erachtens im Rahmen der auch in der Handchirurgie erweiterten diagnostischen und operationstechnischen Möglichkeiten differenzierter betrachtet werden, als es der zur Zeit noch gültigen Rechtslage entspricht. Dem nach den Vorschriften des Sozialgesetzbuches I. Buch, 3. Titel „zur Mitwirkung des Leistungsberechtigten" verpflichteten Versicherten können nach § 64 Rechtsnachteile treffen, wenn er sich auf Verlangen des zuständigen Leistungsträgers nicht einer Heilbehandlung unterzieht, die eine Besserung des Gesundheitszustandes herbeiführt oder eine Verschlechterung verhindert. Er kann aber nach § 65, Abs. 2 eine solche Heilbehandlung und somit auch eine funktionsverbessernde Sekundäropertion ablehnen, wenn diese nicht mit hoher Wahrscheinlichkeit für Leben und Gesundheit gefahrlos, nicht mit erheblichen Schmerzen verbunden oder ein erheblicher Eingriff in die körperliche Unversehrtheit ist (Günther-Hymmen-Izbicki 1987; Hamacher 1989). In praxi ist aber eine noch so schwierige Operation an der Hand eines meist allgemeinkörperlich gesunden Erwerbstätigen jugendlichen oder mittleren Alters weder übernormal gefährlich oder schmerzhaft, noch stellt sie einen wesentlichen Eingriff in die körperliche Unversehrtheit dar, da die Hand ja bereits durch die Unfallfolgen versehrt ist. Wenn also keine allgemeinkörperliche Erkrankung durch den Eingriff an der Hand verschlimmert werden kann oder eine solche den Erfolg in Frage stellt (Diabetes, Durchblutungsstörungen etc.), wäre die Operation sicher in den meisten Fällen duldungspflichtig. Die Indikation zur Operation darf jedoch nur von dem Chirurgen gestellt werden, der aufgrund seiner persönlichen Erfahrung, Fähigkeiten und Möglichkeiten die Aussicht auf ein erfolgreiche Funktionsverbesserung erwarten und versprechen kann. Immer mögliche, aber unvorhersehbare Umstände, also Komplikationen, bleiben nach den gesetzlichen Bestimmungen außer Betracht.

Die Durchführung einer Sekundäroperation zur Funktionsverbesserung einer unfallgeschädigten Hand wird also in erster Linie bestimmt von der Beurteilung der Ausgangssituation und der Kooperationsmöglichkeit des Verletzten durch den Operateur sowie von dem anschließenden Aufklärungsgespräch mit dem Geschädigten über Befund, Behandlungsabsicht, Mitwirkungsnotwendigkeit des Patienten, Komplikationsmöglichkeiten und Erfolgschancen. Die endgültige Entscheidung bleibt dann alleine dem Patienten überlassen. Auch Hamacher und Leuwer (1989) betonen aus berufsgenossenschaftlicher Sicht, daß bezüglich Zumutbarkeit die Grenzen bei einer stärkeren Tendenz zur persönlichen Eigenverantwortung fließender werden. Eine Stellungnahme zur Duldungspflicht durch einen in handchirurgischen Wiederherstellungsfragen inkompetenten Gutachter, der die diskutierte Operation nicht selbst durchführt, ist deshalb meines Erachtens nicht bindend.

Darüber hinaus muß bei der Indikationsstellung und dem Aufklärungsgespräch auch einfließen die Notwendigkeit und Komplikationsrate bei invasiven diagnostischen Maßnahmen, insbesondere den bildgebenden Verfahren, wie z.B. der Angiographie (Kontrastmittelreaktionen, neurologische Schädigungen, punktionsbedingte Infektionen und Gewebsnekrosen) die vor freien Gewebstransplantationen mit mikrovasculärem Anschluß und Inselstiellappenplastiken unabdingbar sind.

Die Auswirkungen funktionsverbessernder Eingriffe nach schweren Handverletzungen auf die Verletztenrente können nicht global beantwortet werden. Nach endgültigem Abschluß der Behandlung verliert der Unfallchirurg ja nicht selten den Kontakt zu dem Patienten, insbesondere wenn dieser bei großem Einzugsgebiet der Abteilung in weiter Entfernung beheimatet ist. Auch der Hauptverband der gewerblichen Berufsgenossenschaften konnte zu dieser Fragestellung keine klärende Antwort geben, da ja im weiteren Verlauf der Berentung Änderungen sich auch aus Anpassung und Gewöhnung und nicht zuletzt auch aus dem Ergebnis sich häufender sozialgerichtlicher Widerspruchsverfahren ergeben. Zu dieser bearbeitenswerten Frage kann nur durch Dokumentation von Einzelfällen Stellung genommen werden, wobei sich interessante Aspekte ergeben: Hamacher und Leuwer (1989) betonen, daß der Grad der MdE natürlich auch durch ein „besonderes berufliches Betroffensein" bestimmt wird und erwähnen als klassisches Beispiel den Fingerverlust eines älteren berufsmäßigen Klavierspielers, der sich naturgemäß schwerwiegender auswirkt, als bei anderen Beschäftigten. Andererseits stellt sich die Frage, wie hoch ein Industriemeister, der nach Verlust einer Hand (60/50 % MdE) nach Stumpfkorrektur und Versorgung mit einer myoelektrischen Prothese wieder seinen alten Arbeitsplatz ohne Änderung seiner Bezüge einnehmen kann, als „erwerbsgemindert" eingestuft werden soll.

In einem anderen Fall verlor ein 22jähriger Techniker bei einem Arbeitsunfall die rechte Hand oberhalb des Handgelenkes (60 % MdE) und an der linken Hand alle 4 Langfinger mit tiefen Hohlhandwunden (40 % MdE). Später wurde er uns zur Durchführung weiterer funktionsverbessernder Maßnahmen zugewiesen. An der rechten Hand erfolgte eine Versorgung mit einer myoelektrischen Prothese, an der linken eine Transplantation der zweiten Zehe zum Ersatz des Zeigefingers und eine Narbenkorrektur in der Hohlhand. Nach weiteren Rehabilitationsmaßnahmen und Umschulung steht der junge Mann heute als Industriekaufmann in einer eher besseren sozialen Position. Er kann sich selbst versorgen, feine Reparaturarbeiten, die er auch früher ausführte, wieder verrichten, unternimmt Radtouren, betriebt seinen vorher ausgeübten Schießsport und kam zur letzten Nachuntersuchung alleine im eigenen Pkw aus 250 km Entfernung angereitst. Welche Minderung der Erwerbsfähigkeit würden Sie ihm auf Dauer zusprechen?

Zusammenfassung

Es wurde gezeigt, daß die Zahl der Unfälle am Arbeitsplatz im Gesamten, wie auch bezüglich der Handverletzungen in den letzten Jahren kontinuierlich zurückgegangen ist. Dies nicht nur durch die Veränderung unserer Arbeitswelt, sondern auch besonders durch die Unfallverhütungsmaßnahmen der Versicherungsträger. Annähernd gleichgeblieben ist jedoch über all die Jahre in etwa das Verhältnis von Handverletzungen mit über 40 % zu Verletzungen anderer Körperabschnitte.

Kontinuierlich *angestiegen* sind aber seit 1949 die jährlichen Aufwendungen der Träger der gesetzlichen Unfallversicherung von 0,5 Milliarden DM 1950 auf 13,2 Milliarden DM 1987. Hamacher und Leuwer (1989) zeigten, daß 1985 allein eine geschlossene Kahnbeinfraktur die Berufsgenossenschaften mit 78 000 DM belastete und volkswirtschaftliche Kosten in Höhe von 152 000 DM verursachten. Für 32 ausgewiesene Fälle entstanden somit Kosten in Höhe von 4 864 000 DM.

An unserer Klinik haben sich sekundär durchgeführte Operationen zur Funktionsverbesserung nach schweren Handverletzungen in überwiegendem Maße positiv auf die Verletztenrente ausgewirkt, hätten sich aber in demselben überwiegenden Maß bei optimaler Erstbehandlung vermeiden lassen. Dies hätte den Versicherungsträgern und damit der Volkswirtschaft in noch höherem Umfang finanzielle Aufwendungen erspart.

Literatur

1. Bericht der Bundesregierung über den Stand der Unfallverhütung und das Unfallgeschehen in der Bundesrepublik Deutschland (Unfallverhütungsbericht 1987). Deutscher Bundestag, 11. Wahlperiode; Drucksache 11/3736 vom 14.11.1988 Sachgebiet 82
2. Geldmacher J (1968) Handverletzungen am Arbeitsplatz. Wochenschr Unfallheilk 12: 525–532
3. Geldmacher J (1987) Dringliche und nichtdringliche Versorgung von Handverletzungen. In: Bericht über die Unfallmedizinische Tagung der Landesverbände der gewerblichen Berufsgenossenschaften in Fürth am 16./17. Mai 1987, Heft 63, S 219–229
4. Günther E, Hymmen R, Izbicki W (1987) Unfallbegutachtung. W de Gruyter, Berlin New York
5. Hamacher E, Leuwer H, Rehabilitationsmaßnahmen und die Aufwendungen der Berufsgenossenschaften für die Behandlung und Entschädigung mit Rente bei Handverletzten. Lit.: s. Hoffmann, S 37–45
6. Hoffmann B (1989) Unfallzahlen auf die Finger geschaut – eine statistische Untersuchung der Unfälle mit Handverletzungen. Vortrag auf dem 30. Symposium der Deutschsprachigen Arbeitsgemeinschaft für Handchirurgie, Erlangen, 28.–30. September 1989. Ref.: Handverletzungen am Arbeitsplatz – Tumore und tumorähnliche Veränderungen an der Hand – Infektionen der Hand, Geldmacher J, Landsleitner B, Flügel M (Hrsg). Druckhaus Mayer, Erlangen, S 14–23
7. Übersicht über die Geschäfts- und Rechnungsergebnisse der gewerblichen Berufsgenossenschaften im Jahre 1988. Herausg. Hauptverband der gewerblichen Berufsgenossenschaften, 5205 St. Augustin, 2. Satz und Druck: A. Sutter Druckerei GmbH, Essen

Die MdE bei Vorschaden

Ch. Wulle

Abt. für Handchirurgie und Plastische Chirurgie, Kliniken Dr. Erler, Kontumazgarten 4–18, D-8500 Nürnberg 80

Zum Zeitpunkt des Arbeitsunfalles ist ein Arbeitnehmer mit seiner jetzt gegebenen Erwerbsfähigkeit versichert, d.h. diese ist gleich 100 zu setzen. Selbstverständlich können Vorerkrankungen, angeborene oder durch Unfall erworbene Behinderungen bzw. Versorgungsleiden gegeben sein, ebenso wie Alters- oder Verbrauchserscheinungen, also ein Vorschaden. Dieser ist bei der Einschätzung der unfallbedingten MdE zu berücksichtigen, selbstverständlich nur, wenn eine funktionelle Wechselwirkung zwischen dem Vorschaden und dem neuen Unfallschaden besteht, d.h. wenn z.B. paarige Organe wie obere Extremitäten, untere Extremitäten oder Augen betroffen sind.

Die verschiedenen Grifformen können nach Zrubecky und Scharizer im wesentlichen in zwei Hauptgriffe eingeteilt werden: den Grob- oder Hakengriff und Faustschluß, ausgeführt vor allem von D3 bis D5, und den Fein-, Spitz-, Klemm-, Schlüssel- oder Präzisionsgriff, ausgeführt von D1 und D2 gelegentlich mit Unterstützung von D3.

Bei der Beurteilung der Funktion oder der verlorenen Funktion einer Hand müssen immer die Zusammenarbeit von Sensibilität, Beweglichkeit und Kraft der Hand bewertet werden. Die erhaltene Funktion ist gleich 100 zu setzen. Der Verlust der gesunden Hand wird bei der Einschätzung der Minderung der Erwerbsfähigkeit mit 50 % (Fingerverlust) bzw. 60 % (Handverlust) gewertet.

Hefte zur Unfallheilkunde, Heft 212
Redigiert von J. Probst

Geht eine der beiden Greifformen selbst bei möglicher Bewegung verloren, ist die halbe Funktion der Hand verloren. Dieser Verlust ist dann mit 25 bis 30 % zu bewerten.

65jähriger Patient: 1944 Verlust von D2 und D3 im CMC-Gelenk. Erhalten ist der Grobgriff D4/D5 und der Spitzgriff D1/D4. Jetzt: Kreissägenverletzung mit Querwunde vom Daumenballen bis Kleinfingerballen mit Durchtrennung der Muskulatur, Beugesehnen D4 und D5, Nerven D1 und D5 und Gefäße. Unfallfolge: Hakenform D4 und D5 mit nur erhaltener Schutzsensibilität auch am Daumen. Hier aufgehobene Opposition und Adduktionsfähigkeit bei vorhandener Beugefähigkeit: Aufhebung von Grob- und Feingriff. MdE 35 %; bei nicht vorverletzter Hand 25 %.

57jähriger Patient: 1981 Verlust D1 P2 und P1 distale Hälfte und D2 bis D4. Erhalten war Grob- und Hakengriff D5 und Spitzgriff zum Daumenstumpf. Jetzt: schwere Quetschverletzung D5 mit intraarticulärer Basisfraktur P2. Unfallfolgen: Aufhebung des Faustschlusses und Spitzgriffes mit verminderter Gefühlsempfindung mit Defektarthrose Mittelgelenk. MdE 20 %; bei nicht vorverletzter Hand unter 10 %.

Eine neue Bewertungsskala zur Begutachtung der brandverletzten Hand

A. Grabosch und J.C. Bruck

Abt. für Plastische Chirurgie, Zentrum für Brandverletzte, Krankenhaus „Am Urban", Dieffenbachstraße 1, D-1000 Berlin

Neben funktionellen Einschränkungen verdient die Ausdehnung und Qualität der Narbenbildung nach Verbrennungen der Hand ebenso Berücksichtigung wie psychosomatische und psychosoziale Aspekte. Um die Gewichtung der Narbenbildung zu objektivieren wird folgende Bewertungsskala vorgeschlagen:

A: MdE aus Funktionsverlust
B: Punktzahl aus Narbenausdehnung und Qualität
C: Punktzahl aus Anzahl der Beschwerden

B: Bewertung des Narbenbefundes:			F	
– ohne Pigment/Texturveränderungen	%VKOF	×	1	=
– ohne Pigment- mit Texturveränderung (mesh)	%VKOF	×	1,5	=
– Narbenstränge	%VKOF	×	2	=
– Pigmentveränderung, Instabilität, Hypertrophie	%VKOF	×	3	=
			Summe = X	

Hefte zur Unfallheilkunde, Heft 212
Redigiert von J. Probst

Die Summe X wird an der Hand noch einmal mit 5 multipliziert: Summe X mal 5 = Punkte aus B !

C: Nennung der Beschwerden, z.B. Kälteempfindlichkeit, Juckreiz. Zahl der Nennungen: 1 + 2 = 5 Punkte; 3 – 5 = 10 Punkte; > 5 = 20 Punkte.

Nach Summe der Punkte aus B und C resultiert die MdE aus B und C nach folgender Tabelle:

Punkte	>20	20–40	>40–70	>70–100	>100
MdE	0%	10%	20%	30%	40%

Die Gesamt-MdE resultiert aus der MdE aus A + MdE aus B + C!
Die Bewertungsskala wird zur Diskussion gestellt und an klinischen Beispielen erläutert.

Einfache und schnelle Methode zur Objektivierung von Sensibilitätsstörungen

A. Olinger, C. Braun, W. Mittelmaier und V. Bühren

Abt. für Unfallchirurgie, Chirurgische Universitätsklinik Homburg, D-6650 Homburg/Saar

Die klinische Überprüfung von Sensibilitätsstörungen nach Verletzung peripherer Nerven stellt sich stark subjektiv beeinflußt dar, da der Untersucher einen nicht exakt dosierbaren und v.a. nicht reproduzierbaren Reiz mit der Hand setzt, um so die unterschiedlichen Sinnesqualitäten der Haut nach Berührung, Druck, Schmerz, Temperatur und taktiler Unterscheidung zu testen.

Eine objektive Angabe stellt die Messung der sensiblen NLG dar; jedoch kann häufig kein sensibles Potential am peripheren Nerv abgeleitet werden. Die Messung der Somatosensorischen Evozierten Potentiale ist optimal, jedoch sehr aufwendig.

Zur quantitativen Erfassung der globalen Hautsensibilität wurde von Prof. F. Jelasic 1983 ein Verfahren ausgearbeitet, das durch cutane Applikation eines elektrischen Impulses, der alle Receptoren der Haut erregt (0,1 ms Dauer, 100/s Frequenz) eine objektivierbare und reproduzierbare Messung erlaubt.

Nach diesem Prinzip wurde das Elektro-Senso-Algo-Meter (ESAM) entwickelt, das durch langsame Steigerung der Reizamplitude ein Vibrieren empfinden läßt (Perceptionsschwelle) und bei weiterer Steigerung als schmerzhaft angegeben wird (Schmerzschwelle). Beide Punkte sind am Meßgerät digital ablesbar und durch Mehrfachmessung objektivierbar.

Hefte zur Unfallheilkunde, Heft 212
Redigiert von J. Probst

Die einfache und schnelle Durchführung der quantitativen Sensibilitätsbestimmung mit dem ESAM veranlaßte uns, zu den üblicherweise durchgeführten klinischen und apparativen Verlaufskontrollen nach Verletzung peripherer Nerven parallel ESAM-Kontrollen mitlaufen zu lassen.

Am Normalkollektiv konnte eine statistisch gesicherte indentische Vergleichbarkeit bei Rechts/Links-Messungen bewiesen werden (Korrelation 0,94), d.h. die unverletzte Seite gibt den Normalwert für einen Patienten an.

Die Untersuchungsergebnisse an einem Kollektiv von 12 Patienten mit Verletzungen großer peripherer Nerven (Nn. medianus, radialis, ulnaris, peroneus profundus) zeigten in allen Fällen die Übereinstimmung der ESAM-Werte mit der klinischen Symptomatik und ein frühzeitige Anzeige der Sensibilitätsverbesserung im Verlauf.

Facit:

1. Statistisch gesicherte zuverlässige Aussage über die Sensibilität.
2. Die Meßwerte sind reproduzierbar, auch durch unterschiedliche Untersucher.
3. Die Untersuchung ist schnell und nicht schmerzhaft für den Patienten, bei guter Aussagekraft für den aktuellen als auch Verlaufsbefund.

Die Weiterentwicklung der Berufskrankheiten

Vorsitz: E. Ludolph, Duisburg; E. Hamacher, St. Augustin

BK Nr. 2102: Versicherte Tätigkeit – versicherter Schaden. Die Frage nach der Kausalität

E. Ludolph

Berufsgenoss. Unfallklinik Duisburg-Buchholz (Dir.: Prof. Dr. G. Hierholzer), Großenbaumer Allee 250, D-4100 Duisburg 28

Folgender Fall ist beispielhaft für die derzeitige Diskussion über die Berufskrankheit „Meniskusschäden“:

Ein 42 Jahre alter Versicherter, von Beruf Steiger, verspürte während der Arbeit plötzlich Schmerzen im rechten Kniegelenk. Bei der operativen Eröffnung des Kniegelenkes fanden sich oberflächliche Knorpelschäden an der Kniescheibenrückfläche und ein großer Knorpeldefekt im Bereich der korrespondierenden Gelenkfläche am Oberschenkel. Die Knorpelränder waren aufgeworfen und locker. Ein freies Knorpelstück fand sich im oberen Recessus. Des weiteren bestanden großflächige Knorpelschäden am inneren und äußeren Oberschenkelgelenkkörper – an der Innenseite stärker ausgeprägt als an der Außenseite. Im Bereich des Außenmeniscus- und Innenmeniscushinterhornes fand sich jeweils eine kleine, horizontale Rißbildung. Die Knorpelschäden wurden operativ geglättet, zwei freie Knorpelanteile wurden entfernt. Die Meniscen wurden belassen. Die histologische Untersuchung des entfernten Knorpelgewebes ergab fortgeschrittene degenerative Veränderungen.

Hefte zur Unfallheilkunde, Heft 212
Redigiert von J. Probst

Versicherter Schaden

Zu unterscheiden ist zwischen einem primären und einem sekundären Verschleiß der Menis- cen [7, 9]. Unter primärer Meniscopathie ist folgender Ablauf zu verstehen: Der vorzeitige Verschleiß setzt zunächst im Bereich des Meniscusgewebes an. Im weiteren Verlauf eines derartigen Meniscusschadens können sekundär dann der Gelenkknorpel und/oder die Gelenkbinnenhaut in Mitleidenschaft gezogen werden. Vom primären Meniscusschaden zu unterscheiden ist der sekundäre oder unmittelbare Meniscusschaden. Der Ursachenkette – belastende Tätigkeit/Meniscopathie – ist ein Glied zwischengeschaltet. Die Meniscopathie wird nicht unmittelbar durch die kniebelastende Tätigkeit verursacht. Unmittelbare Schadensursachen sind z.B. ausgedehnte Knorpelschäden im Gelenk, deren Schwerpunkt – wie im Beispielfall – nicht in unmittelbarer Nachbarschaft der Meniscen liegt. Erst über ausgedehnte Knorpelschäden wirkt die kniebelastende Tätigkeit möglicherweise auf die Meniscen.

Die BK Nr. 2102 gibt eine bestimmte Ursachenkette nicht vor. Als Bindeglied zwischen besonderer beruflicher Exposition und Meniscusverschleiß ist deshalb jede Veränderung geeignet, die ihrerseits aufgrund gesicherter Erfahrung wesentlich auf besonderer beruflicher Kniebelastung beruht. Die ausgedehnten Knorpelschäden wären im Beispielsfall ein geeignetes Bindeglied, wenn gesicherte Erkenntnisse dazu vorlägen, daß eine wesentliche Teilursache der Arthrose die besondere berufliche Belastung ist. Diese Erkenntnisse fehlen. Diese Aussage setzt unausweichlich eine Auseinandersetzung mit den von Greinemann durchgeführten Reihenuntersuchungen voraus [5]. In zwei wesentlichen Punkten kann ich den daraus gezogenen Schlußfolgerungen zur „Berufskrankheit Arthrose" nicht zustimmen:

Die Anerkennung einer Erkrankung als Berufskrankheit setzt die deutlich überwiegende berufliche Ätiologie der Erkrankung voraus [1, 3]. Die gegenüber dem allgemeinen Arbeitsmarkt besondere berufliche Belastung muß *wesentlich* teilursächlich für die Erkrankung sein. Je häufiger eine Erkrankung im Bevölkerungsdurchschnitt auftritt, um so größer ist der berufsfremde Anteil, um so kleiner der Anteil der berufsbedingten Noxe. Tritt ein Krankheitsbild bei mehr als 1/4 der Gesamtbevölkerung auf, spricht dies unter Berücksichtigung der geringen Zahl besonders exponierter Arbeitsplätze gegen die wesentliche Mitwirkung beruflicher Belastung. Statistiken zur Arthrosehäufigkeit weisen dieses Krankheitsbild bei 52% der Frauen und bei 42,5% der Männer nach [4]. Obwohl Frauen in der Regel weniger schwer kniebelastend arbeiten und weniger kniestrapazierenden Sport treiben bzw. getrieben haben, erkranken sie deutlich häufiger an Kniegelenksarthrosen – auch dies ein Argument gegen eine das Krankheitsbild prägende Rolle beruflicher Exposition.

Der zweite Einwand gegen die Deduktion der „Berufskrankheit Arthrose" aus den von Greinemann zu einer anderen Fragestellung durchgeführten Reihenuntersuchungen bezieht sich auf das Vergleichskollektiv. Dieses eignet sich nicht für statistische Aussagen zur beruflichen Ätiologie der Arthrose. Verglichen wurde kniebelastend mit knieschonend. Als Vergleichsmaßstab geeignet wäre der allgemeine Arbeitsmarkt. Verglichen wurde ein Kollektiv – nämlich Bergleute, die seit 1952 mit Kniegelenksbeschwerden materielle Vorteile verbinden, mit einem Kollektiv, bei dem diese Beschwerden zum privaten Lebensbereich gehören. Verglichen wurde das unselektierte Kollektiv Bergleute, die anläßlich arbeitsmedizinischer Routineuntersuchungen mituntersucht wurden, mit Mitarbeitern von Verwaltungen, die sich auf Rundschreiben freiwillig gemeldet hatten und die weder beruflicher noch besonderer sportlicher Belastung ausgesetzt waren. In diesem Vergleichskollektiv fand sich z.B. kein Fall mit starken Kniebeschwerden und es fanden sich dreimal soviel Personen mit Idealgewicht. Verglichen wurden sozial unterschiedliche Schichten mit unterschiedlichem Gesundheitsbewußtsein und unterschiedlichem Freizeitverhalten.

Die derzeit vorliegenden Erkenntnisse erlauben eine Aussage zum Zusammenhang zwischen beruflicher Belastung und Kniegelenksarthrose nicht. Für die Berufskrankheit Nr. 2102 bedeutet dies, daß trotz der Entscheidung des Bundessozialgerichts vom 7.6.1988 zu dem alten Grundsatz zurückzukehren ist, daß nur der primäre Meniscusschaden versichert ist.

Versicherte Tätigkeit

Die Formulierung der BK Nr. 2102 in der Fassung mit Gültigkeit ab 1.4.1988 führt als Schadensursache eine die Kniegelenke überdurchschnittlich belastende Tätigkeit auf. Ursächlich für die Rechtsunsicherheit ist die Definition der Schadensursache als kniebelastend. Grundsätzlich ist kniebelastend nicht identisch mit meniscusbelastend. Die Unklarheit der Formulierung ist darin begründet, daß in den letzten Einzelheiten der ursächliche Zusammenhang zwischen Bewegungsabläufen des Kniegelenkes und genau lokalisierten Schäden nicht aufgeklärt ist. Experimentelle Untersuchungen geben nur begrenzt Aufschluß, weil diese sich nur auf Teilfunktionen des Kniegelenkes beziehen und die gegenseitige Beeinflussung von knöchernen Gelenkanteilen, Gelenkknorpel, Kapsel-Bandapparat und Menisken nicht erfassen können. Zwar gelangen bestimmte typische Belastungssituationen am Präparat zur Darstellung. Empirisch-kasuistische Beobachtungen erlauben es, Zwangshaltungen des Kniegelenkes in hockender Stellung als in erster Linie meniscusbelastend zu bezeichnen. Bei der rauhen Bewegungsbeanspruchung, z.B. Sportlerknie, stehen demgegenüber Knorpelschäden sowie Lockerungen des Kapsel-Bandapparates im Vordergrund. Letztlich sind es theoretische Modellvorstellungen, über die jedoch weitgehend Konsens besteht, die zur Formulierung folgender drei Belastungsgruppen als versicherte Tätigkeit im Sinne der BK Nr. 2102 geführt haben:

Kraftanstrengung aus Dauerzwangshaltung, harte Bewegungsbeanspruchung bei ungünstiger Gelenkstellung und unkoordinierte Fehlbewegungen [8]. Betroffen ist z.B. der Hauer, der Tankreiniger oder der Schiffsschweißer, der im engen Raum hockend Arbeiten ausführt, der Sportler, der die Gelenke in unphysiologischer Stellung rauh beansprucht, oder der Steiger, der bei schlechter Beleuchtung bei Gefälle unebene Wege zurücklegt. Dies sind die drei Bewegungstypen, an denen sich andere Berufsgruppen messen lassen müssen.

Im Grundsatz fällt es in die Zuständigkeit der Berufsgenossenschaften, die arbeitstechnischen Voraussetzungen dem ärztlichen Gutachter vorzugeben. Zur Frage, ob die vorgegebene berufliche Exposition tatsächlich kniebelastend, besser meniscusbelastend war bzw. ist, bedarf es ärztlichen Sachverstandes. Insoweit sei es mir erlaubt, die von einzelnen Berufsgenossenschaften erstellten Bildmappen und Videos zu diskutieren. Der Versuch, kniebelastende Tätitkeiten außerhalb des Bergbaus darzustellen, ist meines Erachtens nicht gelungen. Die Einleitung zur Bildmappe „Bodenleger“ enthält den bezeichnenden Satz: „Welche Tätigkeiten der Bodenleger kniend ausführt, dokumentiert die anliegende Bildmappe“. Eine kniende Tätigkeit ist aber keine kniebelastende Tätigkeit und schon gar keine meniscusbelastende Tätigkeit. Kniende Tätigkeit belastet die Vorderseite der Kniescheibe und des Schienbeinkopfes, die dort gelegenen Weichteilstrukturen, insbesondere die Schleimbeutel. Gekniet wird nicht auf den Meniscen. Die Meniscen sind in kniender Position (rechtwinklige Beugung des Kniegelenkes) weder stark verschoben noch stark verformtl. Ein Punkt bleibt zu diskutieren: Es sind dies Körperdrehungen, die bis zu 90° nach jeder Seite z.B. beim Spachteln und Glätten des Untergrundes durch den Bodenleger ausgeführt werden. In erster Linie sind bei diesen Bewegungen jedoch die Lendenwirbelsäule und die Hüftgelenke beansprucht. Im Kniegelenk kommt es zu einer gewissen einseitigen Gewichtsverlagerung, die aber die Meniscen nicht unter Streß setzt. Außerdem sind dies fließende Bewegungen ohne Zwangshaltung bei voller musculärer Steuerung. Wenn hier eine besondere Belastung der Meniscen oder auch des Kniebinnenraumes angenommen werden soll, bedarf dies einer weiteren Erforschung und Begründung. Das gleiche gilt für die Bildmappe „Meniscusschäden bei Pflasterern". Körperdrehungen bei aufrechter Körperhaltung zur Annahme von Pflastersteinen sind musculär vollkommen kontrollierte, trainierte Bewegungen. Die Meniscen sind dazu geschaffen, kontrollierten Bewegungen im Kniegelenk zu folgen. Es handelt sich um nichts Unphysiologisches. Ein Mißverhältnis zwischen Tätigkeit und Leistungsfähigkeit des Gewebes läßt sich bei entsprechender Gewöhnung nicht erklären. Nicht erklären läßt sich Kniebelastung und – weiter einschränkend – Meniscusbelastung beim Vorwärtsneigen des Rumpfes und nur leicht gebeugtem Kniegelenk. Belastet ist das Achsenorgan und das Kniescheiben-Oberschenkel-Gelenk. Haltung und Bewegung werden jedoch durch die Bauch- und Rückenmuskulatur sowie durch die Oberschenkelmuskulatur kontrolliert.

Erkrankungen des Bewegungsapparates kommt in der gesetzlichen Unfallversicherung eine eher untergeordnete Bedeutung zu mit zahlenmäßig abnehmender Tendenz angesichts laufend verkürzter Arbeitszeiten und zunehmender Technisierung körperlich belastender Arbeitsplätze [2, 6]. Die Einschätzung bestimmter Tätigkeiten als besonders meniscusbelastend verlangt in Anlehnung an Grundsätze, die Debrunner zum schweizerischen Berufskrankheitenrecht vertritt, den Nachweis, daß die infrage kommende Schädigung in der betroffenen Berufs- und Altersgruppe mindestens 4mal häufiger vorkommt als in der Gesamtbevölkerung [3]. Dieser Nachweis ist für die Mehrzahl der in den Bildmappen und Videos dokumentierten Berufsbilder nicht zu erbringen.

Literatur

1. Blome O (1989) Berufskrankheitenrecht unter Berücksichtigung der Berufskrankheiten-Verordnungen. Die BG 2:85–92
2. Bonnermann R (1988) Erweiterung der BK Nr. 2102 nach § 551 Abs. 2 RVO – Erste Erfahrungen aus der Sicht der Verwaltung. In: Hierholzer G, Ludolph E, Hamacher E (Hrsg) Gutachtenkolloquium 3. Springer, Berlin Heidelberg New York London Paris Tokyo, S 185–193
3. Debrunner HU (1988) Rückenleiden als Berufskrankheit? Z Unfallchir Versmed Berufskr 81:277–286
4. Dustmann HO (1987) Die Ätiopathogenese der Kniegelenksarthrose. Orthop Praxis 1:9–23
5. Greinemann H (1983) Prädestinieren Kniescheibenhochstand, Knie- und Kniescheibenfehlformen sowie Beinachsenfehlstellungen bei kniebelastenden Berufen zu vorzeitigen Verschleißschäden? Forschungsbericht Nr. 362 Bundesanstalt für Arbeitsschutz. Wirtschaftsverlag NW Bremerhaven
6. Hamacher E (1988) Die Berufskrankheit Nr. 2102 – „Meniskusschäden nach mindestens dreijähriger Tätigkeit unter Tage". Die BG 6:415–417

7. Ludolph E (1989) Primäre und sekundäre Meniskusschäden. In: Hierholzer G, Ludolph E, Hamacher E (Hrsg) Gutachtenkolloquium 4. Springer, Berlin Heidelberg New York London Paris Tokyo, S 125–133
8. Pressel G (1989) Meniskusbelastende Tätigkeiten. In: Hierholzer G, Ludolph E, Hamacher E (Hrsg) Gutachtenkolloquium 4. Springer, Berlin Heidelberg New York London Paris Tokyo, S 117–123
9. Schürmann J (1989) Spezielle versicherungsrechtliche Probleme bei der BK Nr. 2102. In: Hierholzer G, Ludolph E, Hamacher E (Hrsg) Gutachtenkolloquium 4. Springer, Berlin Heidelberg New York London Paris Tokyo, S 155–159

Die Kniegelenkarthrose als Berufskrankheit?

H. Greinemann

Chirurgische Klinik und Poliklinik – Universitätsklinik Berufsgenoss. Krankenanstalten „Bergmannsheil“, Gilsingstraße 14, D-4630 Bochum 1

Es gibt Berufskrankheiten, die jeden Menschen treffen können. Kohlenmonoxid verursacht die Berufskrankheit 1201. Die Morbiditätsrate beträgt 100 %.

Ganz anders liegen die Verhältnisse bei den Berufskrankheiten des Bäckers. Durch Mehl wird nicht jeder Mensch geschädigt. Nur das Zusammentreffen von allergischen Diathesen und Mehl lassen das Bäckerekzem und das Bäckerasthma entstehen.

Ähnlich ist es bei Druckluft- und Meniscusschäden. Nicht jeder Mensch, der längjährig und regelmäßig mit Druckluftschlagwerkzeugen arbeitet, erkrankt. Die Erkrankungsrate beträgt nur 1,6 %. Mehr als 98 von 100 Menschen, die langjährig den Rückstoßerschütterungen dieser Werkzeuge ausgesetzt sind, bleiben gesund. Nach langjähriger meniscusstrapazierender Arbeit erkranken mehr Exponierte als nach Druckluftarbeit. Jedoch mehr als 95 v.H. der Belasteten bleiben gesund.

Nicht die Noxe Berufsbelastung ist bei diesen Krankheiten der ursächlich auslösende Faktor. Nur bei Menschen mit entsprechender Konstitution wird durch Druckluftarbeit oder meniscusstrapazierende Tätigkeit eine körpereigene Fehlanlage zur Berufskrankheit aktiviert. So konnte Laarmann schreiben: „Nur der Umstand, daß Preßlufttätigkeit und Untertagearbeit diese Anlagenfehler verschlimmern, stellt bei dieser angeborenen – also unversicherten – Entstehungsursache die Verbindung zur gesetzlichen Unfallversicherung her.“

Die Anlagefehler, die zu Meniscus- oder Druckluftschäden verschlimmert werden, nannte Bürkle de la Camp anlagemäßige Gewebeminderwertigkeit. Hackenbroch sprach von einer individuellen Elementarläsion und Laarmann von vorzeitig erschöpftem Knorpelregenerationspotential.

Daß durch berufliche Noxen Gelenkschäden auftreten und als BK entschädigt werden können, beweist seit 1929 die heutige BK 2103. 1988 entschädigte die Bergbau-BG noch 5859 Versicherte wegen eines Druckluftschadens, etwa 70 % davon – das sind annähernd 4100 Bergleute – wegen Arthrosen der Ellenbogengelenke.

Hefte zur Unfallheilkunde, Heft 212
Redigiert von J. Probst

Daß auch Kniegelenke beruflich geschädigt werden können, wurde vor dieser Gesellschaft vor 55 Jahren bei ihrer 9. Jahrestagung diskutiert. Unter dem Gesichtspunkt Sportbelastung wurde das Thema Beingelenkarthrosen bei unserer 17. Tagung wieder aufgegriffen. Arens berichtete 1953 über die „Arthosis bei Leistungssportlern"und 1 Jahr später über „Arthrosis bei Leistungssportlern im Alter".

Daß vermehrte Kniebelastung im Beruf ähnlich wie im Sport zu Arthrosen führt, ist bekannt. Hackenbroch hat in der Arthrosediskussion den Begriff der präarthotischen Deformität eingebracht. In der Literatur werden für das Knie eine Reihe präarthrotischer Deformitäten genannt.

Zur Klärung der Frage, ob und in welchem Ausmaß diese äußerlich erkennbaren Merkmale den Gelenkverschleiß tatsächlich fördern, hatte Rehn eine vergleichende Untersuchung von Belasteten und Unbelasteten angeregt. Mit Mitteln der Bundesanstalt für Arbeitsschutz haben wir 500 ca. 50jährige Bergleute nach langjähriger kniestrapazierender

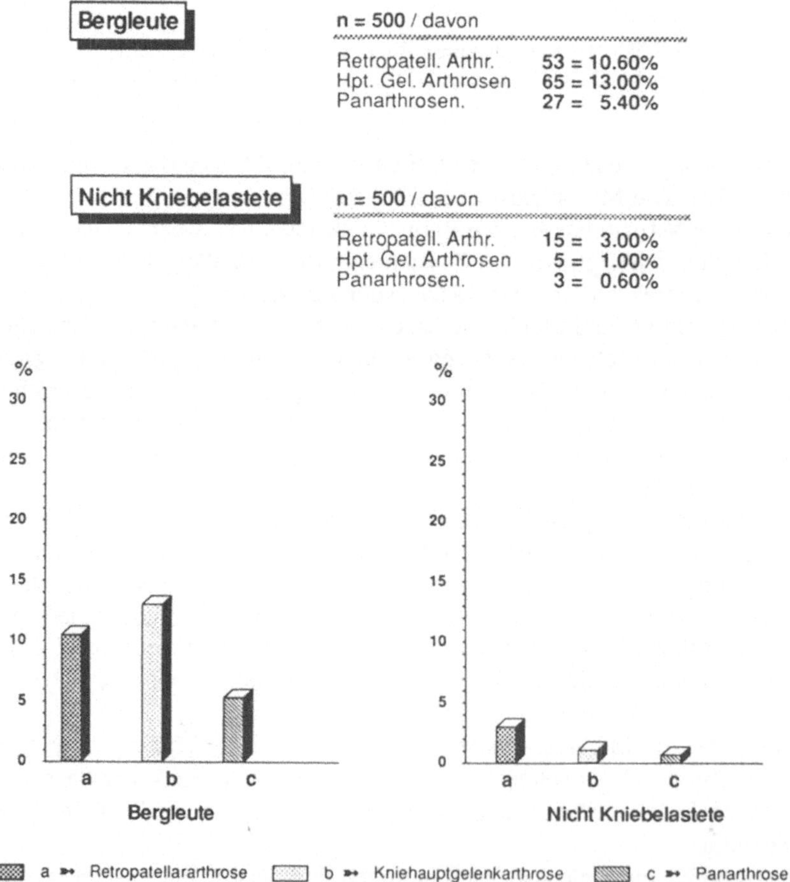

Abb. 1. Durchschnittlicher arthrotischer Gelenkverschleiß bei 500 ca. 50jährigen Bergleuten und bei 500 ca. 50jährigen Männern ohne sportliche oder berufliche Kniebelastung *a* Retropatellaarthrose, *b* Kniehauptgelenkarthrose, *c* Panarthrose

Arbeit und 500 ca. 50jährige Männer ohne berufliche oder sportliche Kniebelastung klinisch und röntgenologisch untersucht.

Der arthrotische Knieverschleiß war in der Gruppe der Belasteten signifikant größer als bei den Unbelasteten. Die Kniehauptgelenkarthrose war bei den Bergleuten 13mal häufiger zu beobachten als bei den Unbelasteten (Abb. 1).

Die Patella alta erweist sich in beiden Untersuchungsgruppen als aggressive präarthrotische Deformität. In den vorderen Zahlenreihen stehen jeweils die Ergebnisse der Gesamtkollektive, in der 2. Zahlenreihe dahinter die Ergebnisse bei Kniescheibenhochstand. In den Graphiken schraffiert die Prozentzahlen der Gesamtgruppen, in den weißen Balken dahinter die Verschleißraten bei Patella alta (Abb. 2).

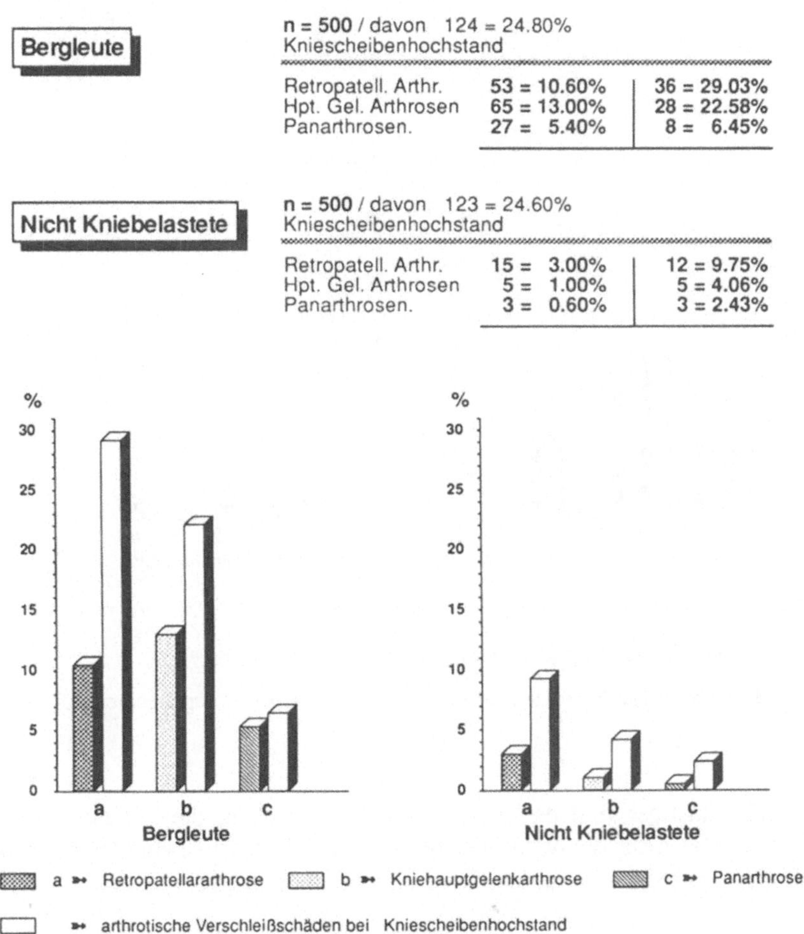

Bergleute — n = 500 / davon 124 = 24.80% Kniescheibenhochstand

Retropatell. Arthr.	53 = 10.60%	36 = 29.03%
Hpt. Gel. Arthrosen	65 = 13.00%	28 = 22.58%
Panarthrosen.	27 = 5.40%	8 = 6.45%

Nicht Kniebelastete — n = 500 / davon 123 = 24.60% Kniescheibenhochstand

Retropatell. Arthr.	15 = 3.00%	12 = 9.75%
Hpt. Gel. Arthrosen	5 = 1.00%	5 = 4.06%
Panarthrosen.	3 = 0.60%	3 = 2.43%

Abb. 2. Arthrotische Verschleißschäden bei Patella alta. In den vorderen Zahlenreihen sind die Ergebnisse der Gesamtkollektive wiederholt, in den 2. Zahlenreihen die Ergebnisse bei Patella alta. In den Graphiken schraffiert die Ergebnisse der Gesamtkollektive und in weißen Balken dahinter die Ergebnisse bei Patella alta

Menschen mit Kniescheiben in regelrechter Höhe werden weniger von Arthrosen betroffen. In beiden Vergleichsgruppen lagen die Verschleißraten bei Patella ortha niedriger als in den zugehörigen Gesamtkollektiven (Abb. 3).

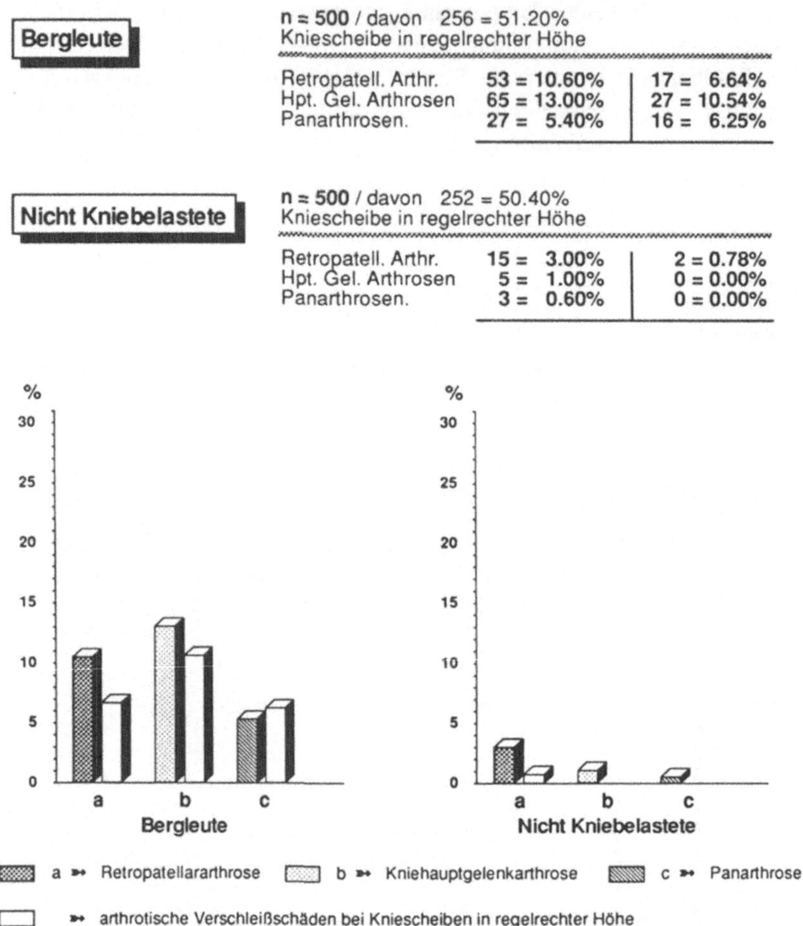

Abb. 3. Arthrotische Verschleißschäden bei Kniescheiben in regelrechter Höhe

Noch günstiger sind die Aussichten für Menschen, die mit einer Patella baja geboren sind. Die Arthroserate lag bei Männern mit Kniescheibentiefstand in beiden Gruppen auffallend niedriger als in den Gesamtdurchschnitten (Abb. 4).

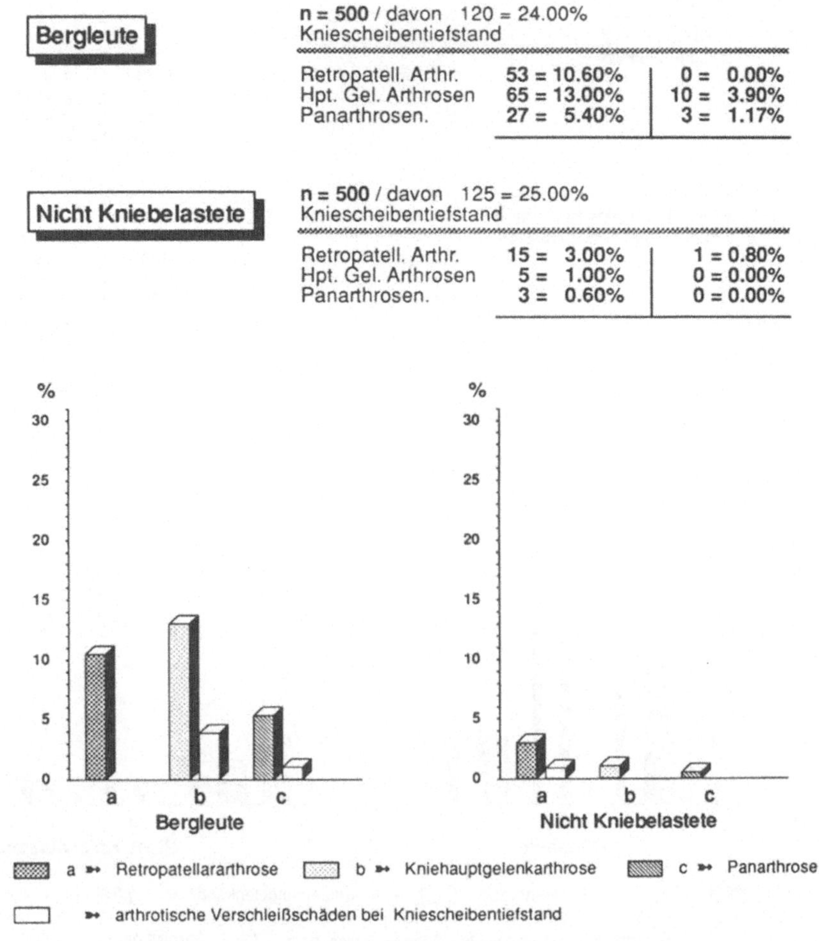

Abb. 4. Arthrotische Verschleißschäden bei anlagemäßigen Kniescheibentiefstand

Die verschiedenen von Wiberg und Baumgartl klassifizierten und zum Teil als Fehlform beschriebenen Kniescheibentypen haben keinen wesentlichen Einfluß auf den Knieverschleiß. Hinsichtlich der Arthrose kann man nicht von Fehlformen sprechen (Abb. 5–10).

Bergleute

n = 500 / davon 42= 8.40%
Kniescheibentyp WIBERG I

Retropatell. Arthr.	53 = 10.60%	4 = 9.52%
Hpt. Gel. Arthrosen	65 = 13.00%	6 = 14.28%
Panarthrosen.	27 = 5.40%	2 = 4.76%

Nicht Kniebelastete

n = 500 / davon 77 = 15.40%
Kniescheibentyp WIBERG I

Retropatell. Arthr.	15 = 3.00%	3 = 3.89%
Hpt. Gel. Arthrosen	5 = 1.00%	1 = 1.29%
Panarthrosen.	3 = 0.60%	1 = 1.29%

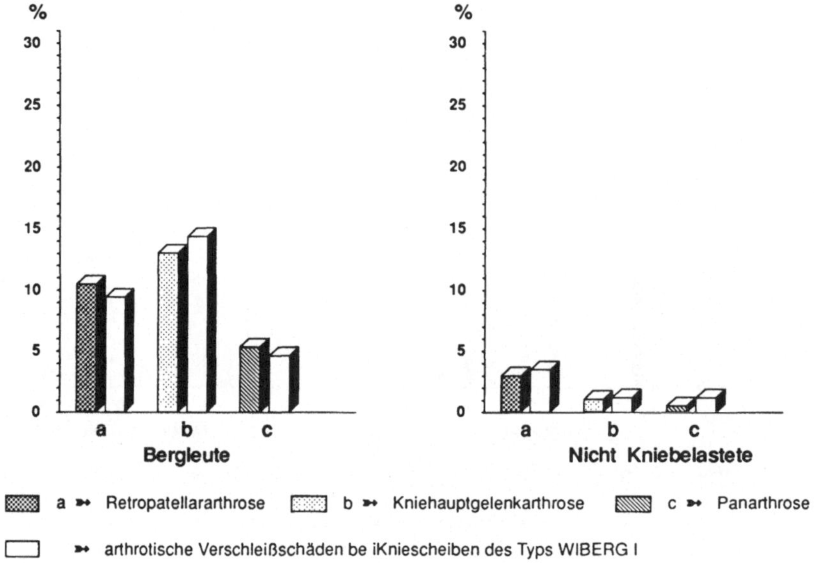

Abb. 5. Arthrotische Verschleißschäden bei Kniescheiben des Typs WIBERG I

Bergleute

n = 500 / davon 174 = 34.80%
Kniescheibentyp WIBERG II

Retropatell. Arthr.	53 = 10.60%	17 = 9.77%
Hpt. Gel. Arthrosen	65 = 13.00%	23 = 13.22%
Panarthrosen.	27 = 5.40%	10 = 5.75%

Nicht Kniebelastete

n = 500 / davon 214 = 42.80%
Kniescheibentyp WIBERG II

Retropatell. Arthr.	15 = 3.00%	5 = 2.34%
Hpt. Gel. Arthrosen	5 = 1.00%	0 = 0.00%
Panarthrosen.	3 = 0.60%	0 = 0.00%

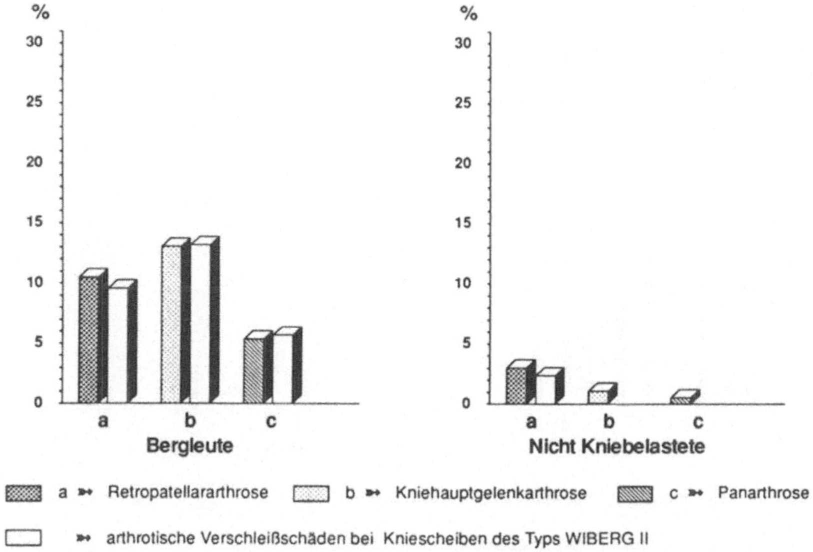

Abb. 6. Arthrotische Verschleißschäden bei Kniescheiben des Typs WIBERG II

Bergleute	n = 500 / davon 127 = 25.40% Kneischeibentyp WIBERG II - III	
Retropatell. Arthr.	53 = 10.60%	15 = 11.81%
Hpt. Gel. Arthrosen	65 = 13.00%	13 = 10.24%
Panarthrosen.	27 = 5.40%	6 = 4.72%

Nicht Kniebelastete	n = 500 / davon 70 = 14.00% Kneischeibentyp WIBERG II - III	
Retropatell. Arthr.	15 = 3.00%	4 = 5.71%
Hpt. Gel. Arthrosen	5 = 1.00%	2 = 2.85%
Panarthrosen.	3 = 0.60%	1 = 1.43%

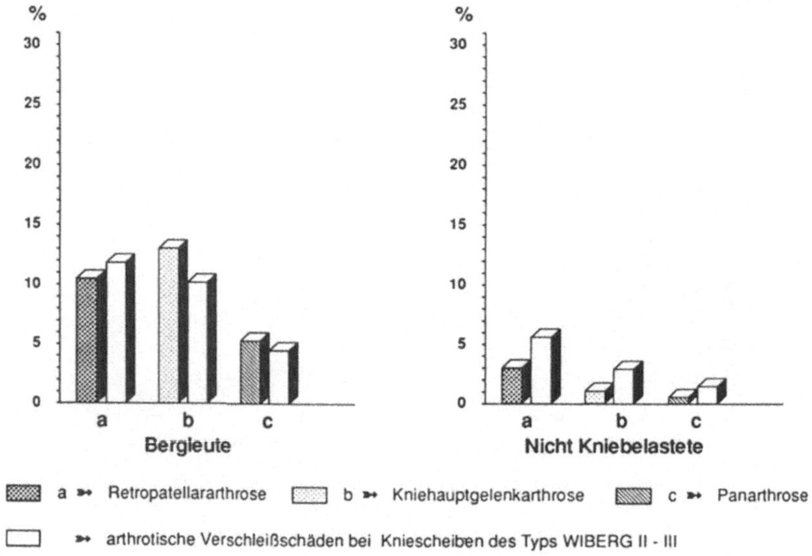

Abb. 7. Arthrotische Verschleißschäden bei Kniescheiben des Typs WIBERG II-III

Bergleute

n = **500** / davon 150 = 30.00%
Kniescheibentyp WIBERG III

Retropatell. Arthr.	53 = 10.60%	15 = 10.00%
Hpt. Gel. Arthrosen	65 = 13.00%	23 = 15.33%
Panarthrosen.	27 = 5.40%	9 = 6.00%

Nicht Kniebelastete

n = **500** / davon 133 = 26.60%
Kniescheibentyp WIBERG III

Retropatell. Arthr.	15 = 3.00%	2 = 1.50%
Hpt. Gel. Arthrosen	5 = 1.00%	2 = 1.50%
Panarthrosen.	3 = 0.60%	2 = 1.50%

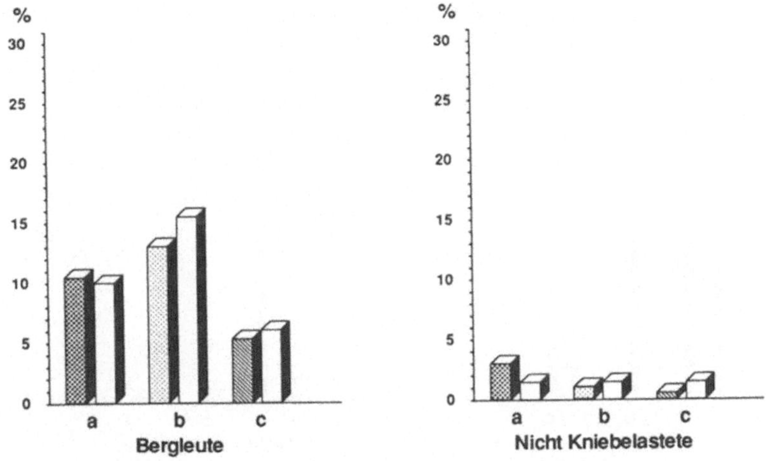

a ➻ Retropatellararthrose b ➻ Kniehauptgelenkarthrose c ➻ Panarthrose

➻ arthrotische Verschleißschäden bei Kniescheiben des Typs WIBERG III

Abb. 8. Arthrotische Verschleißschäden bei Kniescheiben des Typs WIBERG III

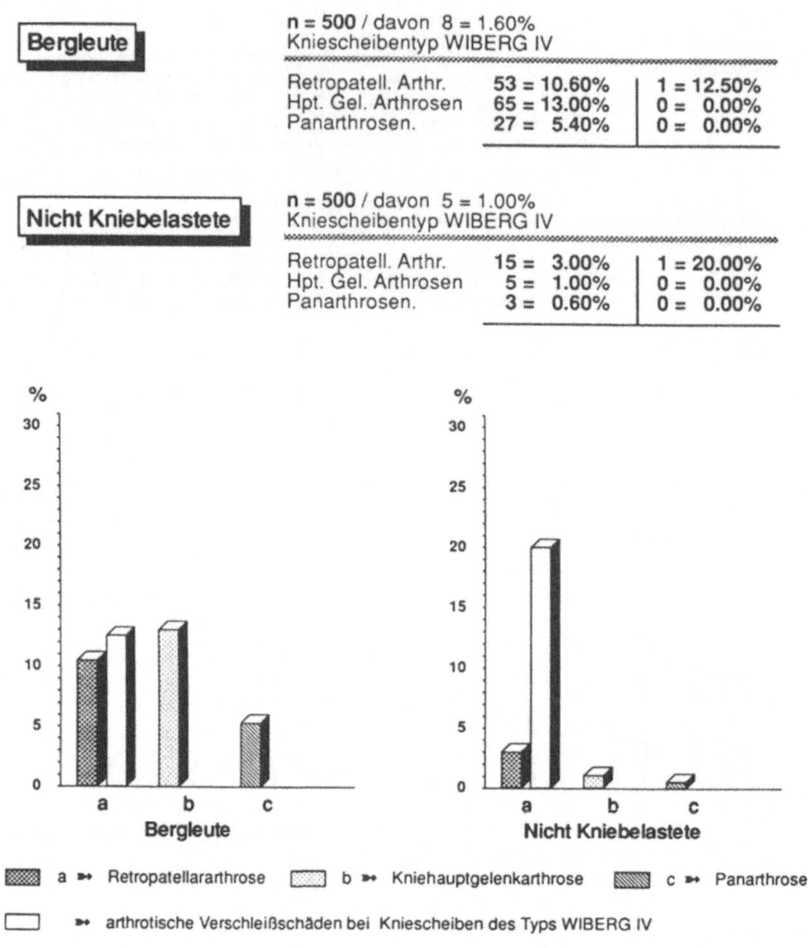

Abb. 9. Arthrotische Verschleißschäden bei Kniescheiben des Typs WIBERG IV

Bergleute

n = 500 / davon 4 = 0.80%
Jägerhütchenform der Kniescheibe

Retropatell. Arthr.	53 = 10.60%	1 = 25.00%
Hpt. Gel. Arthrosen	65 = 13.00%	0 = 0.00%
Panarthrosen.	27 = 5.40%	0 = 0.00%

Nicht Kniebelastete

n = 500 / davon 1 = 0.20%
Jägerhütchenform der Kniescheibe

Retropatell. Arthr.	15 = 3.00%	0 = 0.00%
Hpt. Gel. Arthrosen	5 = 1.00%	0 = 0.00%
Panarthrosen.	3 = 0.60%	0 = 0.00%

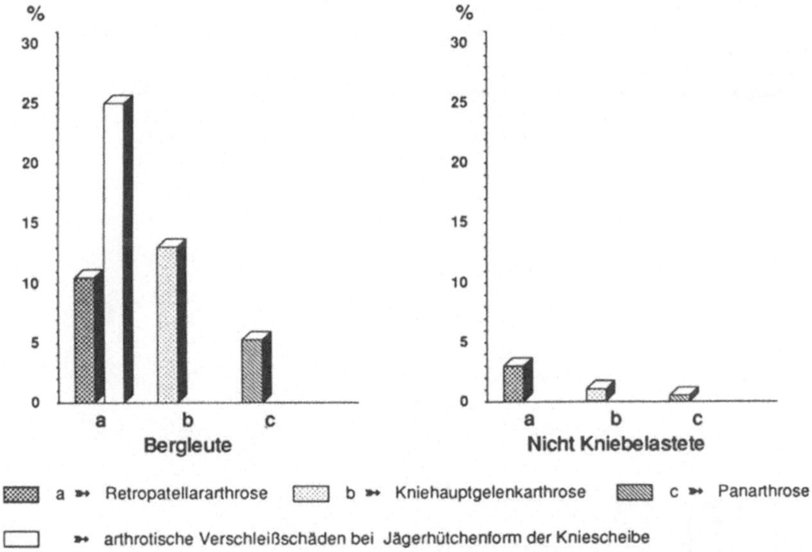

%
30
25
20
15
10
5
0
a b c
Bergleute

%
30
25
20
15
10
5
0
a b c
Nicht Kniebelastete

a ➛ Retropatellararthrose b ➛ Kniehauptgelenkarthrose c ➛ Panarthrose

➛ arthrotische Verschleißschäden bei Jägerhütchenform der Kniescheibe

Abb. 10. Arthrotische Verschleißschäden bei Jägerhütchenform der Kniescheibe

Schon in der Anatomie haben wir gelernt, daß das O-Knie die Innenspalt- und das X-Knie die Außenspaltarthrose verursacht. Unsere Ergebnisse zeigen etwas anderes. Bei geraden Beinachsen ergibt sich im Arthroseverhalten kein Unterschied zu den Gesamtkollektiven (Abb. 11).

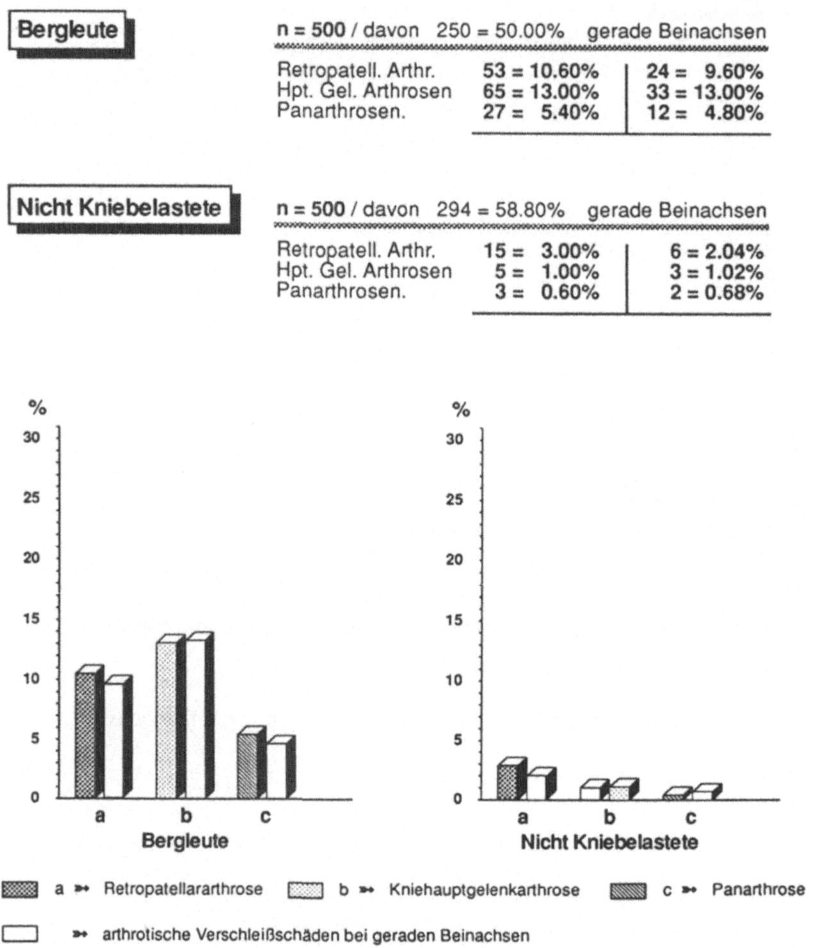

Bergleute

n = 500 / davon 250 = 50.00% gerade Beinachsen

Retropatell. Arthr.	53 = 10.60%	24 = 9.60%
Hpt. Gel. Arthrosen	65 = 13.00%	33 = 13.00%
Panarthrosen.	27 = 5.40%	12 = 4.80%

Nicht Kniebelastete

n = 500 / davon 294 = 58.80% gerade Beinachsen

Retropatell. Arthr.	15 = 3.00%	6 = 2.04%
Hpt. Gel. Arthrosen	5 = 1.00%	3 = 1.02%
Panarthrosen.	3 = 0.60%	2 = 0.68%

Abb. 11. Arthrotische Verschleißschäden bei geraden Beinachsen

Beim leichten O-Knie – bis 2-Querfinger Condylenabstand bei geschlossenen Innenknöcheln – ist ebenfalls keine auffallende Abweichung von den Gesamtergebnissen zu erkennen (Abb. 12).

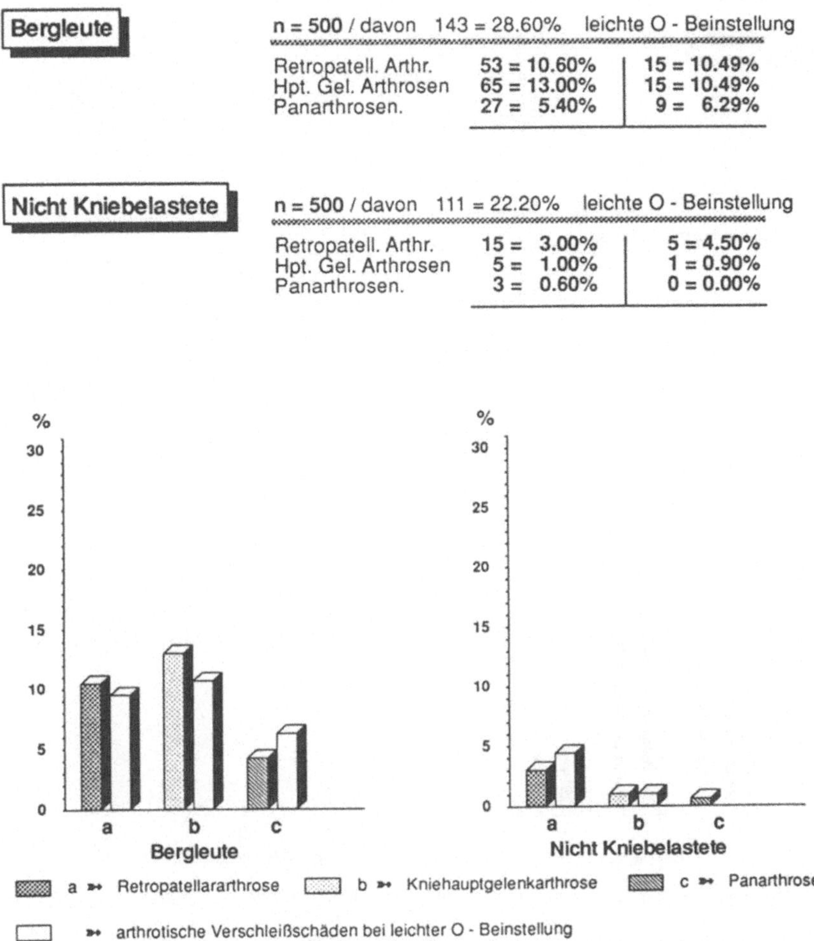

Bergleute

n = 500 / davon 143 = 28.60% leichte O - Beinstellung		
Retropatell. Arthr.	53 = 10.60%	15 = 10.49%
Hpt. Gel. Arthrosen	65 = 13.00%	15 = 10.49%
Panarthrosen.	27 = 5.40%	9 = 6.29%

Nicht Kniebelastete

n = 500 / davon 111 = 22.20% leichte O - Beinstellung		
Retropatell. Arthr.	15 = 3.00%	5 = 4.50%
Hpt. Gel. Arthrosen	5 = 1.00%	1 = 0.90%
Panarthrosen.	3 = 0.60%	0 = 0.00%

Abb. 12. Arthrotische Verschleißschäden bei leichten O-Achsen – bis 2-Querfinger Condylenabstand bei geschlossenen Innenknöcheln

Beim starken O-Knie – Condylenabstand mehr als 2-Querfinger – liegt beim Bergmann die Arthroserate höher als bei den Bergleuten insgesamt. Aber, das als präarthrotische Deformität beschriebene O-Knie zeigt beim Unbelasteten keine entsprechende Wirkung. Die 7 Unbelasteten mit starken O-Achsen sind gänzlich frei von Arthrosen. Während aber nur 7 von 500 Unbelasteten starke O-Achsen aufweisen, haben 10mal mehr Männer nach Belastung starke O-Knie und Arthrosen, nämlich 73 von 500. Die Arthrose hat die Beinachsen zum O verformt (Abb. 13).

Bergleute

n = 500 / davon 73 = 14.60% starke O - Beinstellung

Retropatell. Arthr.	53 = 10.60%	8 = 11.96%
Hpt. Gel. Arthrosen	65 = 13.00%	12 = 16.43%
Panarthrosen.	27 = 5.40%	4 = 5.48%

Nicht Kniebelastete

n = 500 / davon 7 = 1.40% starke O - Beinstellung

Retropatell. Arthr.	15 = 3.00%	0 = 0.00%
Hpt. Gel. Arthrosen	5 = 1.00%	0 = 0.00%
Panarthrosen.	3 = 0.60%	0 = 0.00%

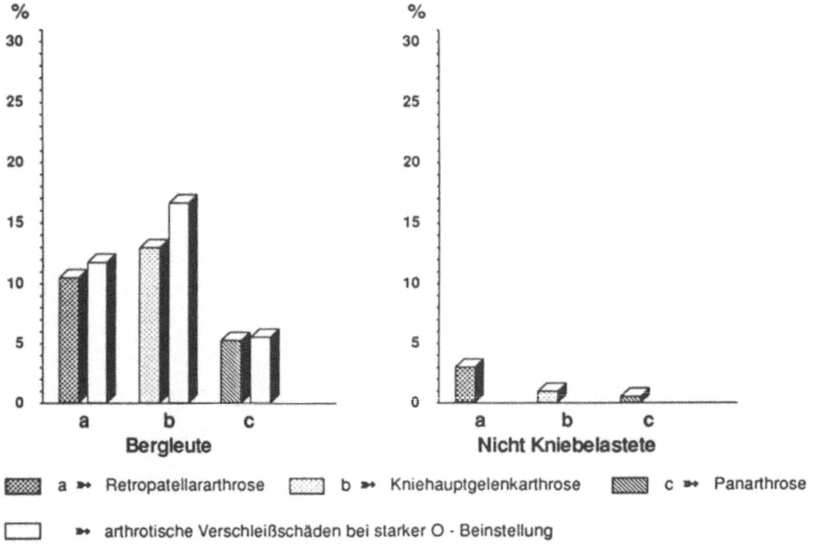

%
30
25
20
15
10
5
0
a b c
Bergleute

%
30
25
20
15
10
5
0
a b c
Nicht Kniebelastete

a ➛ Retropatellararthrose b ➛ Kniehauptgelenkarthrose c ➛ Panarthrose

➛ arthrotische Verschleißschäden bei starker O - Beinstellung

Abb. 13. Arthrotische Verschleißschäden bei starken O-Achsen – Condylenabstand mehr als 2-Querfinger bei geschlossenen Innenknöcheln

Dies wird noch deutlicher bei der Auswertung der Zahlen des leichten X-Knies. 28 Bergleute hatten ein leichtes X-Knie. Die Arthroserate ist bei ihnen niedriger als in der Gesamtgruppe der Belasteten. Aber fast 3mal so viele Unbelastete haben leichte X-Achsen und keine Arthrose (Abb. 14).

Bergleute

n = 500 / davon 28 = 5.60% leichte X - Beinstellung

Retropatell. Arthr.	53 = 10.60%	4 = 14.28%
Hpt. Gel. Arthrosen	65 = 13.00%	3 = 10.71%
Panarthrosen.	27 = 5.40%	0 = 0.00%

Nicht Kniebelastete

n = 500 / davon 80 = 16.00% leichte X - Beinstellung

Retropatell. Arthr.	15 = 3.00%	2 = 2.50%
Hpt. Gel. Arthrosen	5 = 1.00%	0 = 0.00%
Panarthrosen.	3 = 0.60%	0 = 0.00%

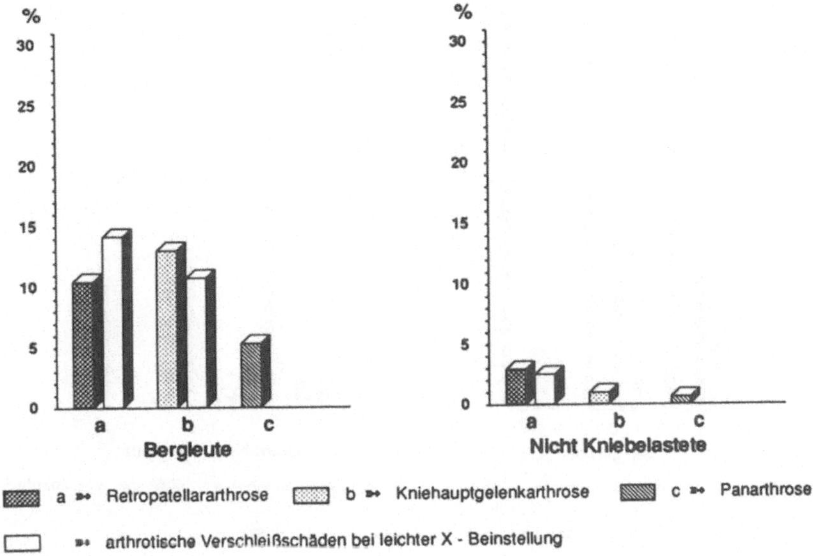

Abb. 14. Arthrotische Verschleißschäden bei leichten X-Achsen bis 2-Querfinger Innenknöchelabstand bei geschlossenen Condylen

Starke X-Achsen hatten nur 14 von 1000 Männern, 6 Bergleute und 8 Unbelastete. Die Graphiken zeigen in beiden Gruppen stark vermehrten Verschleiß. Die Zahlen sind jedoch zu klein, um ein statistische Aussage wagen zu können (Abb. 15).

Bergleute

n = 500 / davon 6 = 1.20% starke X - Beinstellung		
Retropatell. Arthr.	53 = 10.60%	2 = 33.33%
Hpt. Gel. Arthrosen	65 = 13.00%	2 = 33.33%
Panarthrosen.	27 = 5.40%	2 = 33.33%

Nicht Kniebelastete

n = 500 / davon 8 = 1.60% starke X - Beinstellung		
Retropatell. Arthr.	15 = 3.00%	2 = 25.00%
Hpt. Gel. Arthrosen	5 = 1.00%	1 = 12.50%
Panarthrosen.	3 = 0.60%	1 = 12.50%

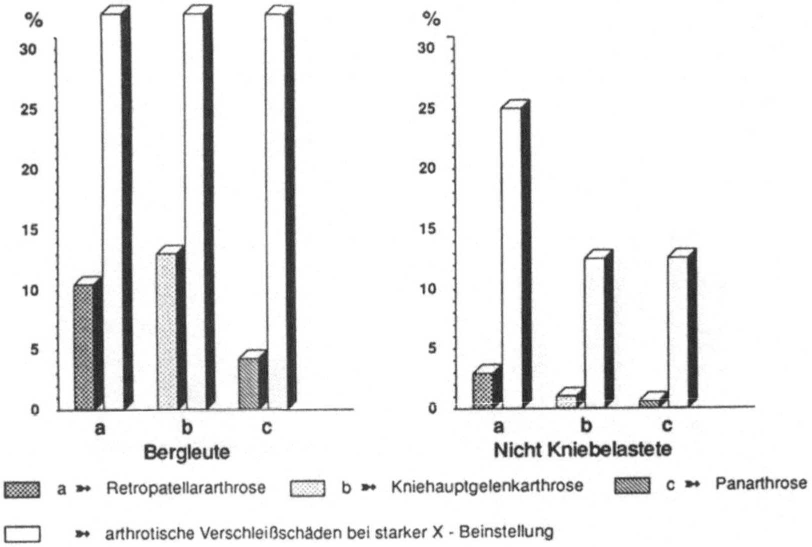

%
30
25
20
15
10
5
0
a b c
Bergleute
Nicht Kniebelastete
a ➛ Retropatellararthrose
b ➛ Kniehauptgelenkarthrose
c ➛ Panarthrose
➛ arthrotische Verschleißschäden bei starker X - Beinstellung

Abb. 15. Arthrotische Verschleißschäden bei starken X-Achsen Innenknöchelabstand mehr als 2-Querfinger bei geschlossenen Condylen

Ich gehe davon aus, daß das Verteilungsmuster der Beinachsen vor Beginn der Berufsbelastung in beiden Gruppen etwa gleich war. Unter der Ausbildung arthrotischen Knieverschleißes hat sich das Muster bei den Bergleuten verändert. Die Zahl der geraden Achsen ist von 294 auf 250 gesunken, die der leichten O-Achsen von 111 auf 143 gestiegen. 7 starken O-Achsen ohne Belastung stehen 73 starke O-Achsen nach Belastung gegenüber. Durch die arthrosebedingte Wanderung in Richtung O-Knie ist die Zahl von 80 leichten X-Achsen der Unbelasteten auf nur 28 beim Bergmann gesunken. Nicht das O-Knie prädestiniert zur Arthrose, sondern arthrotischer Verschleiß führt in die O-Stellung (Abb. 16).

Das Zahlenverhältnis der verschiedenen Beinachsenformen zu-einander ist in beiden Untersuchungsgruppen unterschiedlich. Man kann davon ausgehen, daß sich unter den Nichtbelasteten weniger arthrotisch bedingte sekundäre Beinachsenveränderungen finden als in der Gruppe der Belasteten und daß das Verteilungsmuster bei den Nichtbelasteten den angeborenen Verhältnissen nahe steht. Gerade Beinachsen und leichte X - Achsen finden sich bei den Nichtbelasteten wesentlich häufiger, als bei Bergleuten nach langjähriger Kniebelastung. Dagegen weist das Verteilungsschema bei den Bergleuten nach Belastung eine höhere Rate leichter O - Achsen und eine wesentlich höhere Anzahl starker O - Achsen auf. Unter arthrotischem Verschleiß werden aus geraden Achsen und leichten X - Achsen leichte und starke O -Achsen.

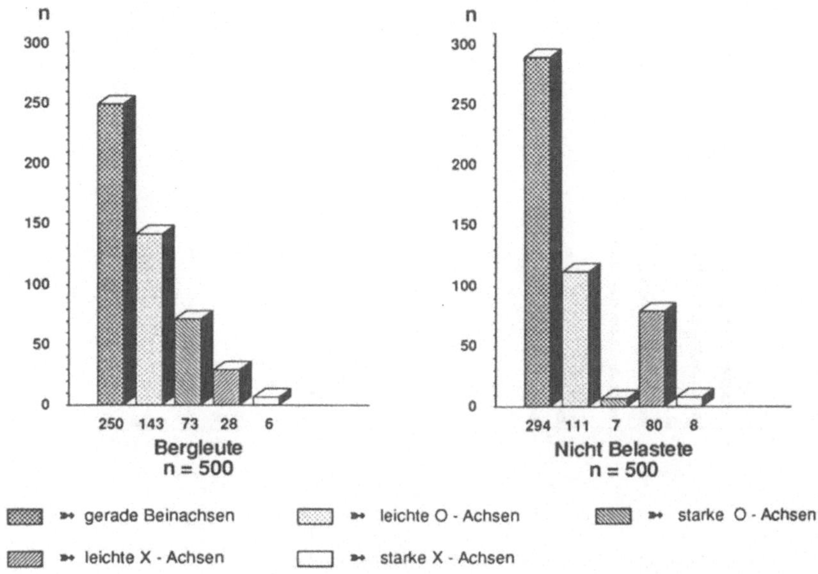

Abb. 16. Vergleich der Beinachsenverteilungsmuster bei Belasteten und Unbelasteten. Bei den Belasteten zeigt sich eine Wanderung in Richtung O-Knie

Die operativ behandelte Meniscusbeschädigung ist eine präarthrotische Deformität. Hier widersprechen unsere Ergebnisse einer früheren Veröffentlichung aus dem „Bergmannsheil" von Rothascher. 57 operativ behandelten Bergleuten stehen 14 operierte Unbelastete gegenüber. Das Verhältnis beträgt 4,07 : 1. Eine Gesundheitsstörung, die nach Belastung 4,07mal häufiger als beim Unbelasteten ist, kann als Berufskrankheit anerkannt werden. Mit der letzten Änderung der BeKV vom 22.3.1988 hat der Verordnungsgeber – der diese Zahlen kannte – den Meniscusschaden von Untertagetätigkeit abgekoppelt und mit der Formulierung „Meniscusschäden nach mehrjährigen andauernden oder häufig wiederkehrenden die Kniegelenke überdurchschnittlich belastenden Tätigkeiten" auf alle kniebelastenden Berufe ausgedehnt (Abb. 17).

Bergleute	n = 500 / davon 57 = 11.40% Meniskektomien	
Retropatell. Arthr.	53 = 10.60%	9 = 15.73%
Hpt. Gel. Arthrosen	65 = 13.00%	16 = 28.07%
Panarthrosen.	27 = 5.40%	9 = 15.78%

Nicht Kniebelastete	n = 500 / davon 14 = 2.80% Meniskektomien	
Retropatell. Arthr.	15 = 3.00%	1 = 7.14%
Hpt. Gel. Arthrosen	5 = 1.00%	1 = 7.14%
Panarthrosen.	3 = 0.60%	1 = 7.14%

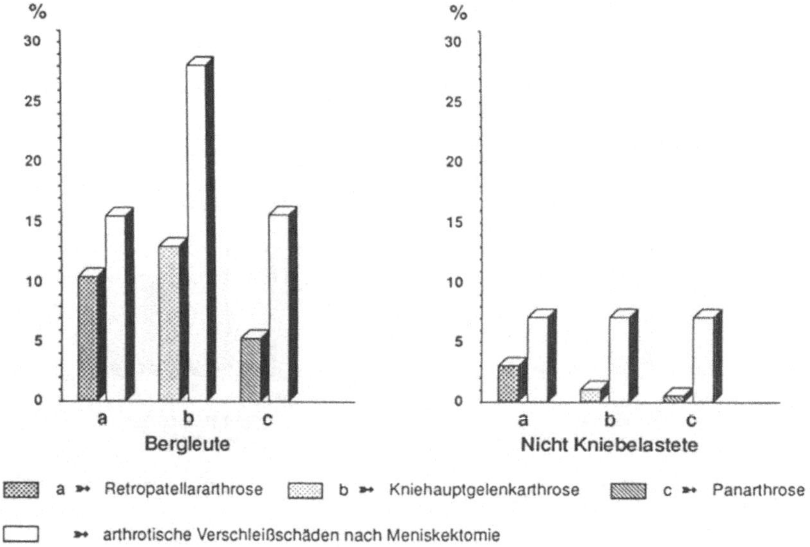

Abb. 17. Arthrotische Verschleißschäden nach Meniscektomie

Aus unseren Ergebnissen mußten wir die Forderung stellen, den arthrotischen Knieverschleiß nach Berufsbelastung in die Liste der Berufskrankheiten aufzunehmen. Man muß in der Lage sein, eine BK anzuerkennen, wenn ein chronisch arthrotischer Kniereizzustand nach Berufsbelastung in eine meßbare Minderung der Wettbewerbsfähigkeit auf dem allgemeinen Arbeitsmarkt geführt hat. 1971 hatte das BSG (AZ.: 5 RKnU 8/68) entschieden, daß bei einem Hauer, der durch Arbeitsunfall seine Gedingefähigkeit verloren hat, § 581,2 RVO wegen *besonderen beruflichen Betroffenseins* angewandt werden kann. Einem Bergmann aber, der wegen eines chronisch arthrotischen Kniereizzustandes seine Grubentauglichkeit verloren hat und berufsunfähig geworden ist, darf nach dem Willen des Verordnungsgebers keine Entschädigung gewährt werden.

Nicht jede Arthrose verursacht Beschwerden. Aus der Auswertung von 500 Zusammenhangsbegutachtungen der BK-Druckluftschaden mußte ich berichten, daß mehr als 95 % der Armgelenkarthrosen klinisch stumm entstanden waren und die Versicherten keine subjektiven Beschwerden empfunden hatten. Nur 4,8 % der Hauer hatten vorübergehende Schmerzen aus arthrotischen Reizzuständen beklagt. Bei Beingelenken, die einer ständigen statischen Belastung unterliegen, ist häufiger mit Reizzuständen zu rechnen. Jedoch ist auch hier die Zahl der Fälle, die in eine meßbare MdE führt, kleiner als der Verordnungsgeber und die Unfallversicherungsträger aufgrund unserer Zahlen fürchten.

Arthrosen und Meniscusschäden sind Störungen, die nicht unmittelbar durch überdurchschnittliche Belastung verursacht werden. Voraussetzung für ihr Entstehen ist eine individuelle Elementarläsion, die durch Überbelastung zur Arthrose bzw. zum Meniscusschaden verschlimmert wird. Nach einem Urteil des BSG vom 7.6.1988 (AZ.: 8/5 a RKnU 4/87) wird eine Kniegelenkarthrose durch berufliche Belastung verschlimmert. Es ist nur ein geringer gradueller oder kein essentieller Unterschied, ob eine bereits bestehende Arthrose verschlimmert oder eine individuelle Elementarläsion durch Berufsbelastung zur Arthrose aktiviert wird. Ordnungspolitisch gehört eine Gesundheitsstörung, die nach Berufsbelastung 13mal häufiger ist als die ohne Belastung, eher und notwendiger in den Kanon der Berufskrankheiten als der Meniscusschaden, der nach Belastung nur 4,07mal so oft beobachtet wird wie beim Unbelasteten.

Ceterum censeo legem esse mutandam!

Literatur

Arens W (1954) Arthrosis bei Leistungssportlern. Springer, Berlin Göttingen Heidelberg (Hefte Unfallheilkunde, Heft 48, S 101)

Arens W (1955) Arthrosis bei Leistungssportlern im Alter. Springer, Berlin Göttingen Heidelberg (Hefte Unfallheilkunde, Heft 52, S 231)

Bürkle de la Camp H (1935) Das reizempfindliche Kniegelenk. Arch Orthop Unfall-Chir 35:50

Bürkle de la Camp H (1964) Stellungnahme zu den „Chirurgischen" Berufskrankheiten Nr. 22, 23, 25, 42, 43 und 45 nach der 6. Berufskrankheitenverordnung. Springer, Berlin Göttingen Heidelberg New York (Hefte Unfallheilkunde, Heft 78, S 15)

Greinemann H (1973) Verursacht der Preßluftschaden typische subjektive Beschwerden? Zbl Chir 98:43

Greinemann H (1983) Praedestinieren Kniescheibenhochstand, Knie- und Kniescheibenfehlformen sowie Beinachsenfehlstellungen bei kniebelastenden Berufen zu vorzeitigen Verschleißschäden? Bundesanstalt Arbeitsschutz, Forschungsbericht 362

Greinemann H (1984) Behandlungsmöglichkeiten und -aussichten bei berufsbedingten Erkrankungen des Bewegungsapparates. Arbeitsmedizin aktuell, Lieferung 15, Fischer, Stuttgart

Hackenbroch M (1957) Degenerative Gelenkerkrankungen. In: Hohmann, Hackenbroch, Lindenmann (Hrsg) Handbuch der Orthopädie, Bd I. Thieme, Stuttgart, S 406

Laarmann A (1958) Die chirurgischen Berufskrankheiten. Enke, Stuttgart

Laarmann A (1976) Gewebsregression als Berufskrankheit. Arch Orthop Unfall Chir 84:261

Rothascher H (1960) Ergebnisse nach vollständiger Meniskusentfernung. Langenbeck's Arch Klin Chir 249:118

Die Bedeutung der HIV-Infektion als Berufskrankheit des Krankenhauspersonals

J. Windolf, R. Inglis, J.M. Rueger und A. Pannike

Unfallchirurgische Klinik, Klinikum der Johann-Wolfgang-Goethe-Universität Frankfurt a.M., Theodor-Stern-Kai 7, D-6000 Frankfurt 70

An unserer Klinik wurden in 5 Jahren 586 gemeldete Arbeitsunfälle mit potentiell infektiösem Material untersucht. In 46 Fällen konnte eine gesicherte HIV-Exposition verifiziert werden. Eine Serokonversion nach dem Unfall fand sich bei einem vorher sicher HIV-negativen Klinikangestellten, dem bei der Versorgung eines Patienten HIV-positives Blut über eine kleine Wunde am Finger gelaufen war. Das Infektionsrisiko pro Berufsunfall mit möglicher HIV-Kontamination berechnet sich für unsere Klinik auf 0,78 %.

Die einzig sichere Maßnahme zur Prophylaxe einer berufsbedingten HIV-Infektion besteht darin, unter allen Umständen eine Exposition mit HIV-positivem Material zu vermeiden. Übereinstimmend mit der Literatur fand sich in der eigenen Studie als häufigste Kontaminationsquelle die Nadelstichverletzung an gebrauchten Injektionskanülen. Das sorgfältige Entsorgen der Kanülen nach Gebrauch ist somit die vordringlichste Maßnahme zur Vermeidung einer Infektion. Das Erfordernis von Schutzhandschuhen wird durch den geschilderten Fall der in unserer Klinik beobachteten Serokonversion nach Wundkontakt mit infektiösem Blut unterstrichen. Die Erfahrungen in der Praxis zeigen jedoch: Ein optimaler Schutz vor einer Infektion kann in der täglichen Routine nur in Kenntnis einer etwaigen Infektiösität erreicht werden.

Verglichen mit anderen Berufskrankheiten ist die Bedeutung der HIV-Infektion als Berufskrankheit des Krankenhauspersonals derzeit sicher noch gering. Die eigene Untersuchung belegt das zur Zeit relativ niedrige Risiko einer berufsbedingten HIV-Infektion. Dennoch: Bei Fehlen einer kurativen Therapie der bislang stets tödlichen Erkrankung AIDS halten wir selbst einen einzigen Fall einer HIV-Übertragung im Krankenhaus für untragbar. Neben der mit Nachdruck zu fordernden Einhaltung aller Schutzmaßnahmen ist daher ein routinemäßiger Test aller Patienten unabdingbar. Hierzu ist die Schaffung der entsprechenden rechtlichen Grundlagen dringend erforderlich.

Vasculärer Spätschaden nach traumatischer Beinamputation

E. Paes, W. Mutschler, J.F. Vollmar und P. Pauschinger

Universitätsklinikum Ulm, Steinhövelstraße 9, D-7900 Ulm

Musculäre Inaktivität oder Amputation einer unteren Gliedmaße führen regelmäßig zu einem hochgradig obliterierenden Prozeß der Becken- und Beinarterien. Eine prospek-

Hefte zur Unfallheilkunde, Heft 212
Redigiert von J. Probst

tive klinische Studie von 1031 Patienten, wobei eine Zielgruppe mit beinamputierten Kriegsversehrten (n = 306), eine Kontrollgruppe ohne Beinverlust (n = 725) mit derselben Konstellation an arteriosklerotischen Risikofaktoren und vergleichbarem Lebensalter gegenübergestellt wurden, zeigte die Amputationsgruppe eine signifikant größere Aneurysmahäufigkeit von 5,9 % im Vergleich zu 1,1 % in der Vergleichsgruppe. Duplex-Scan und angiographische Untersuchungen von jugendlichen Patienten (n = 25) zeigten bereits 1 Jahr nach vorausgegangener traumatischer Oberschenkelamputation eine adaptive Engstellung bzw. Verschluß der ilio-femoralen Gefäße auf der amputierten Seite. Die Asymmetrie der Durchflußverhältnisse an der Aortenbifurkation führt zu einer Änderung verschiedener hämodynamischer Parameter (laterale Kräftevektoren, verstärkte Pulswellenreflektion, aufgehobene laminäre Strömung).

Um mögliche Spätschäden an der Becken-/Beinstrombahn frühzeitig zu erkennen, sollten Beinamputierte einem regelmäßigen Screening-Programm unterzogen werden. Abdominale Aortenaneurysmen, ebenso Verschlußprozesse der ipsilaterialen Beckenstrombahn müssen als unmittelbare und entschädigungspflichtige vasculäre Folgeschäden nach Beinamputation angesehen werden.

Die aseptischen Knorpelknochennekrosen und die Arbeitsmedizin

H. Schiller

Arbeitsmedizin-Chirurgie, Württ. Bau-Berufsgenossenschaft, Friedrich-Gerstlacher-Straße 15, D-7030 Böblingen

Beobachtungen in den letzten Jahren veranlassen mich, eine Zusammenstellung der aseptischen Knorpelknochennekrosen bzw. der Erkrankungen vorzulegen.

In der Regel treten diese Erkrankungen im Wachstumsalter bei Jugendlichen auf, also u.a. auch bei Auszubildenden. Die angegebenen Erkrankungen führen auch in der Regel zu bleibenden Schäden im Bereich der Knochen, so daß mit Umsetzungen bzw. Berufswechsel bei den erkrankten Auszubildenden zu rechnen ist. Besonders beim Nicht-Daran-Denken, daß solche Erkrankungen vorliegen können, bleiben physische und psychische Schäden bei diesen jungen Menschen nicht aus. Die Aufstellung soll unseren Kollegen ein Hinweis dafür sein, daß sie in ihren differenzialdiagnostischen Erwägungen an diese Erkrankungen denken.

Die *Thiemannsche Erkrankung* ist eine aseptische Knockennekrose im Bereich der Fingermittel- und -endgelenke sowie der Zehengrundgelenke und unter Umständen im ersten Metatarsalgelenk. Die Erkrankung tritt in der Pubertät auf.

Die *Dietrichsche Erkrankung* ist eine aseptische Knochennekrose, die an den Metacarpalköpfchen vorkommt – auch im Erwachsenenalter.

Die *Pannersche Erkrankung* spielt sich als aseptische Knochennekrose im Radiusköpfchen bei Kindern und Jugendlichen ab. Es ist auch an das sogenannte *Hegemannsche Syndrom* zu denken, eine Epiphyseonekrose im Bereich des Humerus bzw. Radius.

Hefte zur Unfallheilkunde, Heft 212
Redigiert von J. Probst

Die *Calvesche Erkrankung* ist eine aseptische Epiphyseonekrose im Bereich des Wirbelkörpers ohne Bandscheibenveränderung – im Gegensatz zu der *Scheuermannschen Erkrankung*, bei der die Bandscheiben befallen sind.

Die *Büdingersche Erkrankung* äußert sich in einer Ergußbildung im Kniegelenk mit aseptischer Destruktion des Patellakernes.

Die *Perthes-Erkrankung* ist eine Osteochondropathie im Bereich des Hüftkopfes.

Die *Kienböcksche Erkrankung* ist eine aseptische Knochennekrose des Os lunatums. Hier ist differenzialdiagnostisch bei langjähriger Arbeit mit Preßluftwerkzeugen an eine Berufskrankheit, bei jungen Menschen im Wachstumsalter ist aber in der Regel an eine schicksalhafte Erkrankung zu denken.

Die *Köhler-Erkrankung I* ist eine aseptische Nekrose im Bereich des Os naviculare pedis, die *Köhler-Erkrankung II* eine aseptische Nekrose im Bereich des Metatarsalköpfchens II; diese kommt vor allem bei jungen Mädchen vor,
die *Schlattersche Erkrankung* im Bereich des Tibiakopfes; befallen sind vorwiegend männliche Jugendliche.

Warum die vorerwähnten Erkrankungen gerade an den angegebenen Knochen auftreten, ist aus der Literatur nicht zu erklären.

Diskussion: Die Weiterentwicklung der Berufskrankheiten

In der Diskussion standen die unterschiedlichen Positionen von Ludolph und Greinemann im Vordergrund. Vor dem Hintergrund des hohen Anteils der Allgemeinbevölkerung, der unter arthrotischen Veränderungen der Kniegelenke leidet, wurde deutlich, daß aufgrund der von Greinemann gebildeten Kollektive, insbesondere dem der unbelasteten Gruppe, eine epidemiologisch-arbeitsmedizinisch fundierte Aussage zur Frage der Aufnahme von Arthrosen der Kniegelenke in die Liste der Berufskrankheiten noch nicht abschließend getroffen werden kann. Soweit in der Diskussion Meinungen zur Frage der Anerkennung der Arthrose als Berufskrankheit – ohne Vorliegen der Voraussetzungen der Berufskrankheit Nr. 2102 der Anlage 1 zur Berufskrankheit-Verordnung – zum Ausdruck kamen, liefen sie überwiegend im Ergebnis darauf hinaus, daß eine solche Anerkennung mangels ausreichender Erkenntnisse im gegenwärtigen Zeitpunkt noch nicht vorgeschlagen werden könne. Weitere Forschungen in dieser Richtung wurden empfohlen.

Hefte zur Unfallheilkunde, Heft 212
Redigiert von J. Probst

XII. Diskussionsrunde: Thromboseprophylaxe bei ambulanten Patienten

Vorsitz: A. Rüter, Augsburg; K. Koppenhagen, Berlin

Forensische Bedeutung der nicht beachteten tiefen Beinvenenthrombose bei ambulanten Patienten

G. Carstensen

Bleichstraße 5, D-4330 Mülheim

Aus forensischer Sicht kann die nicht bedachte oder nicht erkannte tiefe Beinvenenthrombose Bedeutung erlangen, also eine Handlungsweise des Arztes vor oder nach Entstehung einer solchen Komplikation. Die Frage ist zu prüfen, ob ein hierauf beruhender Behandlungsfehler vorhersehbar und vermeidbar ist.

Die tiefe Beinvenenthrombose scheint nicht von allen Ärzten, die mit der Extremitätenchirurgie befaßt sind, zutreffend eingeordnet, sondern eher unterschätzt zu werden. Dieses Verhalten mag dadurch begünstigt werden, daß die Behandlung der Folgezustände in die Hände anderer Ärzte übergeht, somit Unfall- und Extremitäten-Chirurgen sich im allgemeinen keinen eigenen Eindruck davon verschaffen können, wie schwerwiegend und irreversibel ein postthrombotisches Syndrom einen Menschen belasten und seine Lebensqualität einschränken kann. Wenn hierfür ein ärztlicher Behandlungsfehler zugrunde liegt, sollte er erkannt und künftig vermieden werden.

1984 und 1985 habe ich über insgesamt 76 Verfahren berichtet, die bei Gerichten und der Gutachterkommission für ärztliche Behandlungsfehler bei der Ärztekammer Nordrhein angefallen waren (Tabelle 1). Dabei ergaben sich 14 vorwerfbare Behandlungsfehler. Bei diesen Vorgängen war die gesamte Venen-Chirurgie betroffen, tiefe Venenthrombosen spielten damals eine völlig untergeordnete Rolle. Einige Thrombosen nach Unfällen wurden beklagt, ein Fehler jedoch nicht festgestellt. Rückblickend ist es allerdings nicht auszuschließen, daß nach heutigem Wissenstand die Bewertung gelegentlich hätte anders ausfallen können.

Tabelle 1. Verfahren Venen

bis 1985	76
Behandlungsfehler	14

Seit 1985 unterscheiden sich die Zahlen ganz erheblich. Erfaßt sind 73 Verfahren, die bei Gerichten oder der Gutachterkommission anhängig waren und ausschließlich tiefe Venenthrombosen betreffen. Dabei haben sich 40 Behandlungsfehler ergeben, also mehr als die

Hefte zur Unfallheilkunde, Heft 212
Redigiert von J. Probst

Hälfte der Vorgänge (Tabelle 2). Die Erklärung kann kaum darin bestehen, daß es vor 1985 etwa keine tiefen Venenthrombosen gegeben hätte. Vielmehr hat sich das Anspruchsverhalten geändert; Patienten haben häufiger einen Zusammenhang einer Behandlungsmaßnahme mit einer Thrombose vermutet.

Tabelle 2. Tiefe Venenthrombosen

ab 1985	73
Behandlungsfehler	40

Von den 73 tiefen Venenthrombosen entfallen 45 auf eine stationäre und 28 auf eine ambulante Behandlung (Tabelle 3). Die letztgenannte Zahl unterstreicht wohl eindrucksvoll die Berechtigung, dieses Thema auf die Tagesordnung zu setzen. Die Quote der ambulanten Thrombosen liegt möglicherweise noch etwas höher, weil nicht in jedem Fall eine scharfe Grenze ausgemacht werden konnte, wenn ein Patient aus der stationären in die ambulante Behandlung überging.

Tabelle 3. Tiefe Venenthrombosen

stationär	45
ambulant	28

22 der 40 Behandlungsfehler, die bei tiefen Thrombosen anerkannt worden sind, betreffen die stationäre und 18 die ambulante Behandlung (Tabelle 4). Hieraus geht unübersehbar die außerordentliche Bedeutung hervor, die der ambulanten Behandlung in diesem Rahmen zukommt.

Tabelle 4. Tiefe Venenthrombosen

Behandlungsfehler	
stationär	22
ambulant	18

Als Beispiel sei ein Vorgang angeführt, bei dem ein Patient stolperte und mit dem linken Fuß umknickte. Am nächsten Tage suchte er seinen Hausarzt auf, der ihn an einen niedergelassenen Gebietsarzt überwies, zu dem er am nächsten Tage ging. Eine Knochen- oder Bandverletzung wurde ausgeschlossen, ebenfalls trotz dicker Wade und ohne Diagnose eine Thrombose. Diagnostisch wurde eine Distorsion des oberen Sprunggelenkes sowie eine Muskelzerrung mit einem Muskelfaserriß angenommen. Salbenverbände und Wickel wurden angelegt, ferner 7 Tage nach der Erstbehandlung – das sind 10 Tage nach dem Unfall – ein Oberschenkelgipsverband, der 4 Tage später zu einem Unterschenkelgehgips verkürzt wurde, damit der Patient für die Dauer von 11 Tagen in die USA fliegen konnte. Der Gipsverband blieb 21 Tage belassen. Obwohl der Patient von einem enorm dicken

Bein bis zur Leistenbeuge berichtete, wurde nach Entfernung des Gipsverbandes ein Zinkleimverband angelegt, angeblich um die venöse Durchblutung des Beines zu stützen und zu fördern. Eine Venen-Diagnostik unterblieb. Die Schwellung des Beines nahm zu; 5 Tage nach Entfernung des Gipsverbandes wurde von einem anderen Arzt phlebographisch eine Thrombose der tiefen Venen des Beines mit Verschluß der Vena poplitea und der Vena femoralis sowie Teilverschlüsse der tiefen und oberflächigen Venen des Unterschenkels nachgewiesen. Eine Thrombose-Prophylaxe war nicht erfolgt, der Patient auch nicht über ein Thrombose-Risiko aufgeklärt worden.

Den Unterlagen der Gerichte und der Gutachterkommission läßt sich entnehmen, daß von einigen Ärzten zu wenig oder gar nicht an die Möglichkeit einer tiefen Venenthrombose gedacht worden ist. Es fällt auch auf, daß den Hinweisen der Patienten auf einen Spannungsschmerz in der Wade oder eine Schwellneigung des Beines zu wenig Beachtung geschenkt wurde. Der scheinbaren Nichtexistenz einer tiefen Beinvenenthrombose, wie sie fälschlich unterstellt wurde, entspricht die Tatsache, daß eine fachgerechte Diagnostik entweder nicht oder zu spät eingeleitet wurde.

Bei den stationären und ambulanten Thrombosen ereignete sich 12mal eine teils fulminante Lungenembolie, einmal mit einem Exitus letalis. Infolge der tiefen Venenthrombose entwickelte sich einmal eine Phlegmasia caerulea dolens, zweimal ein Kompartmentsyndrom mit resultierender Unterschenkelamputation. Zu den therapeutischen Komplikationen gehören zwei tiefe Venenthrombosen, die mit Heparin-Dihydergot behandelt wurden. Es entstand ein Ergotismus, Amputationen waren in beiden Fällen unvermeidbar.

Die häufigste Fehldiagnose war eine Thrombophlebitis. Es scheint so, daß die beiden Krankheitsbilder Thrombophlebitis und Thrombose nicht genügend bekannt sind und auseinandergehalten werden. Die Thrombophlebitis wird oft als Verlegenheitsdiagnose genannt, ohne zu ergründen, ob eine Thrombose der tiefen Venen vorliegt.

Eine Zusammenstellung der Risikofaktoren bei den tiefen Venenthrombosen anläßlich einer ambulanten Behandlung läßt erkennen, daß immobilisierende Verbände einen führenden Rang einnehmen (Tabelle 5). Ihnen nahe stehen komprimierende Verbände. Sowohl für die immobilisierenden wie auch für die komprimierenden Verbände gilt, daß sie häufig genug kontrolliert werden müssen. Daran hat es nicht selten gemangelt. Auch sollte der Patient darauf hingewiesen werden, sofort den Arzt wieder aufzusuchen, wenn ihm der Verband zu eng erscheint. Enge oder eng gewordene Gipsverbände sowie komprimierende oder schnürende Verbände müssen sogleich entfernt werden.

Tabelle 5. Risikofaktoren

Immobilisierender Verband
Komprimierender Verband
Hüftgelenk-Operation
Kniegelenk-Operation
Varicosis
frühere Venenthrombose
Kontrazeptiva
Adipositas

Wenn Operationen vorausgegangen waren, standen das Hüft- und das Kniegelenk im Vordergrund. Auffallend oft war eine Arthroskopie des Kniegelenkes vorgenommen worden. Dieser diagnostische und therapeutische Eingriff sollte den ausführenden Arzt stets veranlassen, darüber nachzudenken, wie es mit der Thrombose-Prophylaxe steht.

Eine Hüftgelenks-Operation hat eine besondere Frage aufgeworfen und zwar, von welchem Lebensalter an eine Thrombose-Prophylaxe angezeigt ist. Hier scheint noch keine einheitliche Meinung zu bestehen. Bei der Beobachtung hatte es sich um einen 12 Jahre alten Jungen mit einer Epiphyseolyse gehandelt, die mit einer Drahtspickung versorgt wurde. Gut 14 Tage nach der Operation war eine umschriebene, 5 cm lange Thrombose der Vena femoralis communis entstanden. Leider erfolgten weder eine Thrombektomie noch eine Lyse. Als Endzustand ist ein kompletter Verschluß der tiefen Venen des linken Beines bis zur Leistenbeuge vorhanden.

Als weitere Risikofaktoren waren bei den ambulanten Thrombosen frühere Venenerkrankungen sowie Krampfadern aufzufinden. Einem Arzt, der einen immobilisierenden Verband anlegt, ist zu empfehlen, danach zu fragen, ob der Patient schon einmal eine Venenthrombose erlitten hat. Wenn eine ausgeprägte Varicosis besteht, sollte die Indikation eines solchen Verbandes noch einmal betont kritisch überprüft werden. Bei Frauen sind Kontrazeptiva zu bedenken, zumal in der Kombination mit Nikotin. Schließlich ist unter den Risikofaktoren die Adipositas ungünstig zu bewerten.

Eine Kombination mehrerer Risikofaktoren erhöht die Thrombosegefahr. Es kommt hinzu, daß Risikofaktoren nicht nur vom Patienten, sondern auch vom Arzt ausgehen können (Tabelle 6). Der Arzt hat nach seiner Diagnose zu entscheiden, ob ein immobilisierender Verband angelegt und wie lange er belassen werden muß. Zugrunde zu legen sind die Therapiefreiheit und das therapeutische Ermessen des Arztes auf dem Boden seiner Erfahrung. Dennoch sind auch bei diesen Überlegungen Grenzen zu berücksichtigen.

Tabelle 6. Risikofaktoren

Indikation Gipsverband
Zeitdauer Gipsverband
Thrombose-Prophylaxe

Der Risikofaktor Thrombose-Prophylaxe drückt deren Unterlassung aus. Wenn als beste Behandlung ein immobilisierender Verband angezeigt ist, wahrt der Arzt die gebotene Sorgfalt mit einer rechtzeitigen Thrombose-Prophylaxe, für die nach heutigem Kenntnisstand die einmal-tägliche Heparingabe sehr gelegen kommt.

Verhängnisvoll ist die gefährliche Symptomenarmut der beginnenden tiefen Bein-Becken-Venenthrombose. Dies gilt besonders für den bettlägrigen Patienten. Die klinischen Zeichen einer tiefen Venenthrombose sind anfangs spärlich, beim gehenden Patienten läßt sich die Diagnose noch eher stellen.

Die Verdachtsdiagnose einer tiefen Bein- oder Beckenvenenthrombose ist gleichbedeutend mit dem Einsatz adäquater diagnostischer Maßnahmen. Wenn eine tiefe Venenthrombose nicht sicher ausgeschlossen werden kann, ist eine Phlebographie angezeigt; sie ist die Referenzmethode für alle Formen der tiefen Bein- und Beckenvenenthrombose. Ihre forensische Bedeutung liegt in der zuverlässigen Dokumentation.

Ein forensischer Risikofaktor ist noch zu erwähnen, er betrifft die Aufklärung. Einer Patientin mit einer tiefen Venenthrombose wurden die Gefahren der Lyse-Therapie so drastisch vor Augen geführt, daß sie diese Behandlung zu ihrem Nachteil ablehnte. Als sie später in ausgewogener Weise die Vor- und Nachteile dieser Behandlung erfuhr, verklagte sie die erstbehandelnden Ärzte.

Einige Ärzte gaben an, sie hätten durchaus eine Thrombose-Prophylaxe vorgenommen und zwar mit Thrombocytenaggregationshemmern. Ein klärendes Wort von angiologischer Seite über diese unzweckmäßige Therapie ist dringend wünschenswert.

Zusammenfassend ergeben die forensischen Erfahrungen folgende Empfehlungen:

1. Den mit der Extremitäten-Chirurgie befaßten Wissenschaftlern ist nahezulegen, die Risikoforschung auf Indikation und Zeitdauer ruhigstellender Verbände auszudehnen.
2. Angiologen sollten sich zur optimalen Thrombose-Prophylaxe und Therapie äußern und zwar sowohl hinsichtlich des Beginns, des Lebensalters des Patienten wie auch bezüglich der Dosierung bei unterschiedlichem Körpergewicht. Die Therapie sollte nach Möglichkeit der täglichen Praxis angepaßt sein, eine einmalige Injektion von Heparin ist zweifellos wesentlich günstiger als eine mehrmalige tägliche Gabe.
3. Den behandelnden Ärzten ist zu raten, ihre Patienten über die Vor- und Nachteile von immobilisierenden Verbänden aufzuklären und dabei die individuellen Risikofaktoren gebührend zu berücksichtigen. Wenn vom Patienten oder vom Arzt der Verdacht auf eine tiefe Venenthrombose erhoben wird, sollte mit einer geeigneten und dokumentationsfähigen Diagnostik auf keinen Fall gezögert werden. Eine zu spät erkannte und behandelte tiefe Venenthrombose bedeutet einen irreversiblen Dauerschaden, der das Leben eines Patienten schwer belasten kann. Aus ärztlicher und forensischer Sicht kann die Thrombose-Prophylaxe beim ambulanten Patienten nicht mehr ignoriert werden.

Literatur

1. Carstensen G (1985) Eine forensische Bilanz der Gefäßchirurgie. In: Sperling M (Hrsg) Gefäßrekonstruktion und Gefäßersatz im Wandel der letzten 25 Jahre. TM-Verlag Hameln
2. Carstensen G (1986) Aktuelle juristische Probleme im Rahmen der Gefäßchirurgie. Akt Chir 21 : 43–45

Thromboseprophylaxe bei ambulanten Patienten. Thrombosehäufigkeit, Risikofaktoren, klinische und apparative Diagnostik

H.-G. Breyer

Abt. für Unfall- und Wiederherstellungschirurgie (Leiter: Prof. Dr. R. Rahmanzadeh), Klinikum Steglitz der Freien Universität Berlin, Hindenburgdamm 30, D-1000 Berlin 45

Zusammenfassung

Anhand einer ausführlichen Literaturübersicht wird das Risiko der tiefen Beinvenenthrombose bei unfallchirurgischen Patienten mit Verletzungen der unteren Extremität eingeschätzt. Das Vorkommen tiefer Venenthrombosen wird bei hüftgelenksnahen Femurfrakturen mit 40 bis 60 % und für Unterschenkelfrakturen mit 16 bis 45 % angegeben, wobei davon auszugehen ist, daß ca. ein Drittel dieser Thrombosen eine klinische Relevanz hat. Postthrombotische Veränderungen, die erst 3 bis 15 Jahre nach Unterschenkelfrakturen bei ca. 40 % der Patienten beobachtet wurden, unterstreichen die Bedeutung der posttraumatischen Thrombose. Die Immobilisation im Gipsverband auch bei leichten Verletzungen der unteren Extremität stellt eine Gefahrenquelle dar.

Einleitung

Wenn mir die Frage gestellt wird: „Wie häufig sind tiefe Venenthrombosen bei ambulanten Patienten?“, so muß ich auch bei guter Kenntnis der Literatur antworten: Keiner weiß es genau. Insgesamt ist unser Wissen über thromboembolische Geschehnisse bei unfallchirurgischen Patienten nicht sehr groß. Nur wenige Studien, deren Datenmaterial kritischer Überprüfung standhält, sind bisher durchgeführt worden.

Thrombose-Risikofaktoren

Eine Vielzahl von Faktoren ist bekannt, die allein oder in Kombination das Thrombose-Risiko erhöhen. Angefangen von den Beobachtungen, daß mit zunehmendem Alter das Thromboserisiko zunimmt, über allgemeine und hämatologische Krankheiten und vorbestehende venöse Erkrankungen ist es eine Vielzahl von solchen Faktoren, die anamnestisch bereits Hinweise auf ein erhöhtes Risiko ermöglichen.

Der traumatisierte Patient, insbesondere mit Verletzungen an der unteren Extremität, ist durch die Erfüllung der drei Faktoren der Virchowschen Trias gefährdet:

1. durch die direkte Traumatisierung der Gefäßwand (Veränderungen der Gefäßwand),
2. durch die Aktivierung größerer Mengen von Gewebsthrombokinase (Änderung der Bluteigenschaften),
3. durch die dem Trauma folgende Ruhigstellung der verletzten Extremität, ggf. auch des ganzen Patienten (Veränderung der Blutströmung).

Hefte zur Unfallheilkunde, Heft 212
Redigiert von J. Probst

Die u.a. zur Vermeidung längerzeitiger Ruhigstellung propagierte *operative* Frakturenbehandlung gefährdet den Patienten gleich mehrfach: Trotz sog. gewebeschonender OP-Technik wird das Gewebe traumatisiert. Dies führt zu erneuter Gerinnungsaktivierung durch Gewebsthromboplastin. Zusätzlich führen die narkose- und operationsbedingte Immobilisation und die Muskelrelaxation zu einer erheblichen Stase in den Bein- und Beckenvenen, die im Zusammenwirken mit dem Operationstrauma die Thrombogenese begünstigt.

In den vergangenen Jahren ist mehrfach versucht worden, anhand der Bestimmung einer Vielzahl von Gerinnungsfaktoren Indikatoren zu finden, die es uns ermöglichen könnten, mit Hilfe nicht zu komplizierter Laboruntersuchungen die thrombosegefährdeten Patienten zu erkennen. Leider ist dies bisher nicht gelungen, so daß eine gezielte Thromboseprophylaxe noch nicht möglich ist.

Klinische und apparative Diagnostik

Da die klinische Feststellung tiefer Beinvenenthrombosen an das Auftreten unsicherer klinischer Zeichen wie Schwellung, Schmerzen und Temperaturerhöhung gebunden ist, die häufig nicht von lokalen Verletzungsfolgen abgrenzbar sind, und diese Zeichen zudem nicht bei allen Thrombosen vorhanden sind, sind sie zur Sicherung der Daten über die Thrombosegefährdung bestimmter Patientenkollektive nur eingeschränkt verwertbar. Es sind deshalb sicherere (höherwertige) Untersuchungsmethoden anzuwenden. Die klinische Erkennung tiefer Venenthrombosen stößt zudem bei im Gipsverband ruhiggestellten Extremitäten an technische Grenzen.

In der apparativen Diagnostik unterscheiden wir nicht-invasive und invasive Methoden. Zu den nicht-invasiven Verfahren gehören:

1. Die Ultraschall-Doppler-Untersuchung.
2. Die Duplex-Sonographie und die Angiodynographie, bei denen die Ultraschall-Doppler-Untersuchung mit dem realtime B-Scan kombiniert wird.
3. Die Plethysmographie.
4. Der Radiofibrinogen-Test (RFT).

Als invasives radiologisches Verfahren kommt die ascendierende Phlebographie zur Anwendung.

Auf die diagnostischen apparativen Verfahren soll hier kurz eingegangen werden.

1. Die Ultraschall-Doppel-Methode erfaßt thrombotische Verschlüsse der Beckenvenen und der Ober- und Unterschenkelvenen. Nicht okklusive Thromben und nicht in den Hauptvenen liegende Thromben können nicht diagnostiziert werden.

2. Bei der Duplex-Sonographie wird die Dopplermethode mit dem B-Scan der Sonographie kombiniert, so daß sowohl das sonographische Bild der Vene als auch die Flußdynamik ausgewertet werden können. In der Angiodynographie wird die Sicherheit der Methode dadurch verbessert, daß die Signale zu einer Farbcodierung verwandt werden, die die bildliche Darstellung des Thrombus möglich macht. Die Untersuchung erfaßt auch kleinere nicht okklusive Thromben, allerdings nur in der Vena femoralis und der Vena poplitea, während in den Unterschenkelvenen nur größere Thromben darstellbar sind. Die Methode hat den Vorteil, beliebig wiederholbar zu sein.

3. Die Plethysmographie ist bei nicht okkludierenden Unterschenkelvenenthrombosen wenig leistungsfähig, ebenso bei proximalen Thromben.

4. Der Radiofibrinogen-Test (RFT) eignet sich für prospektive und für retrospektive Untersuchungen. Nach Applikation von 125-J-markierten Fibrinogen kann die Akkumulation des Radiojod-Fibrinogens gemessen werden. Alle Prozesse jedoch, die mit Fibrinablagerungen einhergehen, wie Hämatome, Hautwunden, entzündliche Prozesse der Haut, der Weichteile und der Gelenke und oberflächliche Thrombophlebitiden und auch ausgedehnte Varicenbildungen geben falsch positive Resultate. Die Sensitivität des Tests ist mit 92 % hoch, die Spezifität wegen der falsch positiven Tests aber nur bei 59 %. Isolierte Iliofemoralvenenthrombosen entgehen aufgrund der geringen Reichweite der Strahlung bei adipösen Patienten der Untersuchung. Wegen der Möglichkeit der Verlaufsbeobachtung bis zu maximal 10 Tagen ist der Test besonders für prospektive Untersuchungen geeignet. Mit Hilfe des RFT wurden viele Untersuchungen zur Häufigkeit tiefer Beinvenenthrombosen durchgeführt.

Die ascendierende Phlebographie wird wegen der geringen Komplikationen heute mit nicht ionischen Kontrastmitteln durchgeführt. Sie gilt als sicherste Methode zum Nachweis und zur Lokalisation einer tiefen Beinvenenthrombose, wobei die Angiodynographie mit den genannten Einschränkungen bei vielen Untersuchern die gleiche Genauigkeit erzielt. Der technische Aufwand der Phlebographie und die Strahlenbelastung limitieren ihren Einsatz zu Wiederholungsuntersuchungen. Die bilaterale Beinphlebographie gilt heute als „golden standard" für die meisten Thrombosestudien in der Unfallchirurgie und Orthopädie.

Die tiefen Beinvenenthrombosen

Die Literatur über die *Thrombosegefährdung* unfallchirurgischer Patienten ist nicht sehr umfangreich. Es liegen im wesentlichen Daten für zwei Gruppen vor: für hüftgelenksnahe Femurfrakturen und für Unterschenkelfrakturen. Die Daten stammen aus prospektiven Untersuchungen, die mit Hilfe des RFT oder der Phlebographie vorgenommen wurden.

Für hüftgelenksnahe Frakturen wird in einer Sammelstatistik von Bergqvist (1983) die durchschnittliche Rate phlebographisch diagnostizierter Beinvenenthrombosen mit 44 % angegeben. Von Aarburg und Gruber (1978), die eine ähnliche Berechnung anstellten (zum Teil unter Verwendung derselben Daten) und die unbehandelten Kontrollgruppen aus vergleichenden klinischen Studien betrachteten, kamen zu einer Thromboseincidenz von 43 %. Da verschiedene Autoren lediglich unilaterale Phlebographien durchführten, in Studien mit bilateralen Phlebographien jedoch gezeigt werden konnte, daß ca. 1/6 aller tiefen Venenthrombosen im nicht verletzten Bein auftreten (Culver et al. 1970, Hamilton et al. 1970), dürfte die Rate noch um wenige Prozentpunkte höher liegen.

Bei der Analyse der Studien mit Radiofibrinogen-Tests kamen die Autoren zu positiven Ergebnissen in 52 bis 59 %. Die Aussagekraft des Tests ist im Operationsgebiet am Oberschenkel jedoch eingeschränkt, so daß falsch positive Ergebnisse enthalten sind. In fast allen Studien handelt es sich dabei nahezu ausnahmslos um operativ behandelte Frakturen (Osteosynthese, z.T. Alloarthroplastik).

Von ähnlich hohen Thromboseraten ist auch bei anderen Verletzungen distal des Hüftgelenkes auszugehen. Hierzu liegen allerdings nur sehr viel weniger und zahlenmäßig geringere Studien vor. Am besten dokumentiert ist wieder die Thromboserate bei Unterschenkelfrakturen.

Hjelmstedt et al. (1963) haben bei 41 Patienten mit Unterschenkelschaftfrakturen Phlebographien der verletzten Beine durchgeführt. Sie fanden bei 22 % ausgedehnte und bei weiteren 53 % geringgradige tiefe Beinvenenthrombosen. Jungbluth und Mitarb. (1971) untersuchten 58 operierte Patienten phlebographisch und stellten eine Rate von 16 % tiefen Venenthrombosen fest. Interessant ist in diesem Zusammenhang jedoch, daß phlebographische Spätkontrollen bei Unterschenkelfrakturen [14, 19] wesentlich höhere Raten posttraumatischer postthrombotischer Veränderungen (45 %) ergaben.

Während die Diagnose des Vollbildes einer tiefen Venenthrombose der unteren Extremität in der Regel keine Schwierigkeiten bietet [24], ist aus Studien der 70er Jahre bekannt, daß extensive tiefe Venenthrombosen ohne oder mit einer geringen klinischen Symptomatik auftreten und daß andererseits 30–35 % der klinischen Verdachtsdiagnosen normale Venenverhältnisse zeigen [16]. Besonders erschwert wird die klinische Diagnose bei Traumen der unteren Extremität, bei denen sich ein posttraumatischer bzw. postoperativer Schwellungszustand häufig nicht von den Symptomen der tiefen Venenthrombose abgrenzen läßt.

Die Bedeutung phlebographischer Befunde bei initial fehlender Klinik scheint im wesentlichen von der Lokalisation der Verletzung und der Schwere des lokalen Traumas mitbestimmt zu werden. Während Thrombosen von Muskelvenen im Bereich des Unterschenkels bei elektivem Hüftgelenksersatz die Bedeutung einer Fernthrombose haben, ist das Auftreten derselben bei Unterschenkelfrakturen hauptsächlich Ausdruck der lokalen Gewebsschädigung. Die überwiegende Zahl der Thrombosen (70–90 %) bei Unterschenkelfrakturen lag in den beschriebenen Studien im Unterschenkelbereich [11, 13, 19]. Nur im Ausnahmefall waren alle 3 tiefen Unterschenkelvenensysteme betroffen. Trümmerfrakturen hatten meistens eine stärkere Ausdehnung der Thrombose zur Folge als einfache Frakturen [13, 27]. Die Thrombose im Bereich der verletzten Gliedmaße hat nicht nur lokale Bedeutung, sondern kommt als Quelle für Lungenembolien durchaus in Frage.

Das postthrombotische Syndrom

Während Thrombose und Embolie den Patienten stark gefährden, entwickeln sich die Folgen der tiefen Venenthrombosen offenbar sehr langsam. Von erheblicher Bedeutung sind daher Ergebnisse von Phlebographien bei Patienten mit Unterschenkelfrakturen, die viele Jahre nach der Verletzung erhoben wurden.

Hjelmstedt und Bergvall [14] untersuchten 55 ihrer Patienten mit Tibiaschaftfrakturen durchschnittlich nach 3 Jahren erneut bilateral phlebographisch und fanden bei 24 Patienten (43,6 %) postthrombotische Venenveränderungen. In einem Fall handelte es sich ausschließlich um eine segmentale Thrombose der Vena saphena magna. In den übrigen 23 Fällen lagen Thrombosen der tiefen Unterschenkelvenen vor. In zwei Fällen waren die Thromben in die Vena poplitea gewachsen und in vier weiteren Fällen bis in die Vena femoralis. Alle Veränderungen betrafen immer nur das verletzte Bein. Rekanalisierungen von Unterschenkelvenen wurden nicht beobachtet, jedoch solche von Popliteal- und Femoralvenen.

Willén et al. (1982) untersuchten 38 von 66 Patienten 13–17 Jahre (durchschnittlich 14,5 Jahre) nach Unterschenkelfrakturen (einschließlich Tibiakopffrakturen und trimalleoläre Sprunggelenksfrakturen) klinisch und dopplersonographisch auf Zeichen einer venösen Insuffizienz. Zwei der 66 Patienten waren an einer tödlichen Lungenembolie verstorben. Bei der Nachuntersuchung hatten 23 der 38 untersuchten Patienten keine Symptome oder Zeichen einer venösen Insuffizienz, 8 wiesen eine venöse Insuffizienz auf (21 %) und 7 hatten lokale Symptome (18 %).

In der Studie von Miehle (1982) wurden 69 Patienten nach offenen Unterschenkelfrakturen 1/2 bis 8 Jahre nach dem Unfall untersucht (Phlebographie). Die zuvor gefäßgesunden Patienten wiesen nach dem Unfall folgende Symptome auf: Varicen (25 = 36,2 %), Schwellneigung (31 = 44,9 %), Hautveränderungen (32), Ulcus cruris (2). Die phlebographischen Befunde zeigten 10mal (26,3 %) leichte Schädigungen der Venenwand (Stadium 1), 14mal (36,8 %) erhebliche Wandveränderungen entsprechend dem 2. Stadium und 3mal (7,9 %) schwere Veränderungen (Stadium 3 nach May).

Eine weitere späte Nachuntersuchung erfolgte durch Aitken et al. (1987). Sie untersuchten durchschnittlich 11 Jahre nach dem Unfall 60 Patienten klinisch, plethysmographisch und volumetrisch. Bei pathologischen Befunden wurden zusätzlich bilaterale Phlebographien durchgeführt. Es handelte sich um 19 Patienten mit Oberschenkelfrakturen und um 6 Patienten mit Unterschenkelfrakturen. 36 Patienten hatten sowohl Ober- als auch Unterschenkelfrakturen. Von den 60 Patienten hatten 3 tiefe Venenthrombosen oder Lungenembolien (5 %), 15 wiesen Schwellungen auf (25 %), 6 hatten Varicen (10 %), weitere 6 hatten venöse Ulcera cruris (10 %). 10 Patienten litten an deutlichen Zeichen eines postthrombotischen Syndroms (16,7 %). Diese Zahl stimmt mit den Angaben einer älteren Studie überein [6], in der eine sehr geringe Zahl primärer klinisch festgestellter Thrombosen, jedoch eine wesentlich höhere Rate postthrombotischer Veränderungen genannt wird.

Die beschriebenen phlebographischen Spätkontrollen nach Tibiaschaftfrakturen sind deshalb besonders wichtig, weil es sich bei den Patienten meist um jüngere Menschen handelt, bei denen einerseits echte Spätkontrollen (d.h. nach mehr als 5–10 Jahren) möglich sind, und andererseits die Folgen einer tiefen Venenthrombose für viele Verletzte lebensbestimmend werden können [8]. Wegen des hohen durchschnittlichen Lebensalters der Patienten mit hüftgelenksnahen Frakturen sind solche Spätkontrollen bei diesen Patienten nicht durchführbar. Ob die Folgen einer tiefen Venenthrombose für diese Patienten von minderer Bedeutung sind, mag dahingestellt sein.

Gipsimmobilisation

Ein besonderes Problem der Behandlung unfallchirurgischer Patienten stellt die Thrombosenentstehung im Gipsverband dar. Pick et al. (1982) fanden in einer retrospektiven Studie aus 5 Jahren 52 Patienten mit tiefen Beinvenenthrombosen, die vorwiegend wegen leichterer Verletzungen ambulant im Gipsverband behandelt worden waren.

Eine Durchsicht der Phlebographien der Abteilung für Radiologie des Universitätsklinikums Steglitz aus den Jahren 1986–1988 ergab 104 Phlebographien wegen eines klinischen Thromboseverdachts bei unfallchirurgischen Patienten. 59mal erfolgte der Nachweis einer tiefen Beinvenenthrombose, davon 27 Thrombosen bei Hüftgelenksoperationen, 7 bei Femurschaftfrakturen, 6 bei Kniegelenksverletzungen, 3 bei Unterschenkelfrakturen und 14 bei Verletzungen des Sprunggelenkes und Fußes. 17 dieser Patienten waren mit einem Gipsverband vorwiegend ambulant behandelt worden oder hatten während der stationären Behandlung eine medikamentöse Thrombosenprophylaxe erhalten, die vor der Entlassung beendet worden war [25].

In diesem Zusammenhang ist die Mitteilung von Kaufner und Zagrodnick (1989) interessant, die unter 200 postoperativ mit einem Gipsverband behandelten Patienten 9 tiefe Beinvenenthrombosen bei klinischer Untersuchung in der Ambulanzphase entdeckten (4,5 %). Daraufhin verabreichten sie allen weiteren 103 Patienten eine medikamentöse Thrombosenprophylaxe. In dieser behandelten Gruppe, die eine erstaunliche Compliance bei der Selbstinjektion von 90 % zeigte, wurde keine Thrombose mehr beobachtet.

Micheli (1979) beobachtete innerhalb von 4 Monaten bei jüngeren Patienten, die wegen unterschiedlicher Verletzungen (1 Tibiafraktur, 2 Tibiakopffrakturen, 3 Achillessehnenrupturen, 1 Fußwurzelluxation) bei ambulanter Behandlung einen Gipsverband erhalten hatten, 6 tiefe Beinvenenthrombosen; eine davon verlief mit einer tödlichen Lungenembolie.

Wie hoch das Risiko der Thrombosenentstehung im immobilisierten Bein ist, geht auch aus einer von Arner und Lindholm (1959) publizierten Studie über die konservative Therapie von Achillessehnenrupturen hervor, in der bei 86 Patienten 2 klinisch relevante tiefe Beinvenenthrombosen (2,3 %) auftraten, von denen eine aufgrund einer Lungenembolie letal ausging.

Anglen und Healy (1988) publizierten im Rahmen einer vergleichenden retrospektiven Studie eine klinisch diagnostizierte Thrombosenrate bei den konservativ behandelten Patienten von 18,6 %.

Thromboseprophylaxe

Die Erkenntnis, daß unfallchirurgische Patienten bezüglich Thromboembolien besonders gefährdet sind, hat zumindest im deutschsprachigen Raum im vergangenen Jahrzent zu einer breiten Anwendung einer Thromboseprophylaxe in der Unfallchirurgie geführt [10, 23, 26]. Bei einer 1987 von uns vorgenommenen Befragung von 55 unfallchirurgischen Kliniken ergab sich, daß in 44 % der Kliniken eine generelle Prophylaxe bei allen operierten Patienten durchgeführt wird, in 84 % bei Operationen an den unteren Extremitäten, in 87 % bei Hüftgelenksersatzoperationen. 67 % der Kliniken unterzogen alle immobilen Patienten einer Thromboseprophylaxe [7]. Aus der Vielzahl wirksamer Antithrombotica war die Thromboseprophylaxe mit Low-dose-Heparin am weitesten verbreitet (84 % der Kliniken).

Auch bei einer so breiten Anwendung der medikamentösen Thromboseprophylaxe in der Unfallchirurgie bleiben Fragen offen, die zur Zeit noch nicht beantwortet werden können. Das ist zum einen die Frage, wie lange die Thrombosegefährdung beim stationör behandelten Patienten anhält, zum anderen welche ambulant behandelten unfallchirurgischen Patienten einer medikamentösen Thromboseprophylaxe bedürfen. Hierzu müssen noch weitere Daten erarbeitet werden.

Literatur

1. Aarburg R v, Gruber UF (1978) Prophylaxe postoperativer thromboembolischer Komplikationen bei hüftgelenksnahen Frakturen. Unfallheilkunde 81 : 475
2. Anglen JO, Healy WL (1988) Tibial Plateau Fractures. Orthopedics 11 : 1527
3. Arner O, Lindholm A (1959) Subcutaneous Rupture of the Achilles Tendon. Acta Chir Scand [Suppl] 239
4. Aitken RJ, Mills C, Immelmann EJ (1987) The Postphlebitic Syndrome Following Shaft Fractures of the Leg. J Bone Joint Surg [Br] 69 : 775
5. Bergqvist D (1983) Postoperative Thromboembolism. Frequency, etiology, prophylaxis. Springer, Berlin Heidelberg New York Tokyo
6. Boaro G, Tos L (1964) La enfermedad flebothrombotica posttraumatica de los miembros inferiores. Angiologia 16 : 1
7. Breyer H-G, Müller A, Rahmanzadeh R (1989) Medikamentöse Thromboseprophylaxe in der Unfallchirurgie – Ergebnisse einer Umfrage in den deutschen AO-Kliniken. Akt Unfallheilkunde 5, S 309
8. Browse NL, Clemenson G, Lea TM (1980) Is the Postphlebitic Leg always Postphlebitic? Relation between Phlebographic Appearences of Deep-Vein Thrombosis and Late Sequelae. Br Med J 281 : 1167
9. Culver D, Crawford JS, Gardiner JH, Wiley AM (1970) Venous Thrombosis after Fractures of the Upper End of the Femur. A Study of Incidence and Site. J Bone Joint Surg [Br] 52 : 61
10. Feldkamp G (1981) Spezielle Probleme der Thromboseprophylaxe in der Unfallchirurgie. Med Welt 32 : 1188
11. Gaudernak T, Beck E, Olbert F (1977) Phlebographische Verlaufskontrollen bei geschlossenen Unterschenkelbrüchen unter Hypokoagulation. In: Ehringer H (Hrsg) Akute tiefe Becken- und Beinvenenthrombose. Huber, Bern Stuttgart Wien
12. Hjelmstedt A, Sundström R (1963) Deep Venous Thrombosis Following Fractures of the Tibial Shaft. Acta Chir Scand 126 : 211
13. Hjelmstedt A, Bergvall U (1968a) Incidence of Thrombosis in Patients with Tibial Fractures. Acta Chir Scand 134 : 209
14. Hjelmstedt A, Bergvall U (1986b) Phlebographic Study of the Incidence of Thrombosis in the Injured and Uninjured Limb in 55 Cases of Tibial Fracture. Acta Chir Scand 134 : 229
15. Jungbluth KH, Czembirek H, Gruß J, Vogel J (1971) Venöser Abfluß nach operativ behandelten Unterschenkelbrüchen. Springer, Berlin Heidelberg New York (Hefte Unfallheilkunde, Heft 107, S 148)
16. Kakkar VV (1977) Diagnosis of Deep Vein Thrombosis. In: Pabst HW, Maurer G (Hrsg) Postoperative Thromboembolie-Prophylaxe. Schattauer, Stuttgart New York, S 39
17. Kaufner H-K, Zagrodnick M (1989) Persönliche Mitteilung
18. Micheli LJ (1975) Thromboembolic Complications of Cast Immobilisation for Injuries of the Lower Extremities. Clin Orthop 108 : 191
19. Miehle D (1982) Posttraumatische Schädigungen des tiefen Venensystems nach offenen Unterschenkelbrüchen. Beitr Orthop u Traumatol 29 : 264
20. Olbert F, Ender HG, Gaudernak T, Kuderna H, Pelinka H, Renner K, Russe O, Schlag G (1977) Häufigkeit der Beinvenenthrombosen nach Unterschenkelfrakturen unter Berücksichtigung der Besonderheiten der Technik und der Deutung der Phlebographie. Akt Probl Angiol 33 : 65
21. Pick CF, Rahmer H, Walter E, Müller W (1982) Die Thromboseentstehung im Gipsverband. Phleb u Proktol 11 : 155
22. Powers PJ, Gent M, Jay R, Hirsh J, Levine M, Turpie G (1987) Deep Vein Thrombosis Prophylaxis in Surgically Treated Fractured Hip Patients. Thromb Haemostas 58(1) : 241
23. Reilmann H, Tscherne H (1984) Besondere Aspekte der Thromboseprophylaxe bei Frakturen der unteren Extremität. Orthopäde 13 : 298
24. Schmengler K, Doenecke P, Berberich R (1982) Akute Lungenembolie – kritische Betrachtungen zum heutigen Stand der Diagnostik. Dtsch Ärztebl 47 : 35
25. Sörensen R, Breyer H-G, Horst B, Publikation in Vorbereitung

26. Voigt J, Hamelmann H, Havemann D (1982) Tödliche Lungenembolien entscheidend vermindert. Klinikarzt 11 : 3
27. Willén J, Bergqvist D, Hallböök T (1982) Venous Insufficiency as a Late Complication after Tibial Fracture. Acta Orthop Scand 53 : 149

Thromboseprophylaxe bei ambulanten Patienten – Befürwortung oder Notwendigkeit?

U. Schreiber

Berufsgenoss. Unfallklinik Frankfurt am Main, Friedberger Landstraße 430, D-6000 Frankfurt/M. 60

Trotz fehlender umfangreicher Studien über die Incidenz thromboembolischer Erkrankungen im ambulant traumatologischen Krankengut kann von einer Thromboserate zwischen 40 % bei jüngeren und bis zu 70 % bei älteren Menschen ausgegangen werden.

Das Fehlen eines leicht zu verabfolgenden wirksamen oralen Antithromboticums einerseits und die Notwendigkeit einer dreimaligen täglichen Injektion eines gut wirksamen Standardheparins hat bisher eine problemlos durchführbare ambulante Thromboembolieprophylaxe in größerem Maßstab verhindert. Die tägliche Einmalgabe bei niedermolekularen Heparinen eröffnet jetzt die Möglichkeit der ambulanten Prophylaxe. Jedoch liegen bisher im traumatologisch/orthopädischen Krankengut zuverlässige und umfangreiche Studien nicht vor. Auch für den klinischen Bereich wird meist von einer zweimaligen täglichen Injektion ausgegangen. Damit ist die einfache Handhabung nicht gewährleistet und darüber hinaus haben zusätzliche Nebenwirkungen zur Verunsicherung beigetragen. Die vom Bundesgesundheitsamt zugelassenen Präparate, wie Embolex NM, Fragmin, Fraxiparin und Clexane besitzen nur bei letzterem eine Indikation zur Prophylaxe im traumatologischen Krankengut und das auch nur für den stationären Bereich. Eine Zulassung für den ambulanten Gebrauch wurde bisher nicht erteilt. So bleibt es in der Verantwortung des verordnenden Arztes, die medizinisch absolut notwendige Thromboembolieprophylaxe beim ambulant behandelten traumatisierten Patienten durchzuführen. Das verwendete Präparat sollte folgende Bedingungen erfüllen:

1. Eine gesicherte antithrombotische Wirksamkeit im traumatologischen Krankengut.
2. Eine einfache einmalige Applikation pro Tag.
3. Keine gravierenden Nebenwirkungen.

Da keines der oben aufgeführten Präparate diese Bedingungen erfüllt, liegt es im Ermessen des Arztes, welches Präparat er verordnet.

Hefte zur Unfallheilkunde, Heft 212
Redigiert von J. Probst

Thromboembolieprophylaxe bei ambulanten und poststationären Patienten. Indikation, Art und Dauer der Prophylaxe

H. Reilmann und E. Förster

Unfallchirurgische Klinik, Städtisches Klinikum Braunschweig, Holwedestraße 16, D-3300 Braunschweig

In den letzten Jahren wurden Strategien entwickelt, um das erhöhte Risiko der Thromboseentstehung im Rahmen von operativen Eingriffen zu mindern. In einer Reihe von Studien und Sammelstatistiken ist das Thromboserisiko bei orthopädischen Eingriffen abgeschätzt worden. Die Reduzierung der Thromboserate und Embolierate auch bei orthopädischen Eingriffen durch die sogenannte Low-dose-Heparinisierung ist heute durch kontrollierte Studien unter Einschluß von phlebographischen und nuklearmedizinischen Untersuchungen hinreichend bewiesen [1]. Ein Unterlassen einer medikamentösen peri- und postoperativen Thromboseprophylaxe ohne das Vorliegen von bedeutsamen Kontraindikationen muß heute als fehlerhaft gewertet werden.

Völlig anders stellt sich bis heute die Situation nach erfolgter Teilmobilisierung bei vorangegangener operativer Versorgung sowie bei von vornherein konservativer Therapie dar. In den meisten Fällen wird der im Gehgips mobilisierte Patient nur bis zum Ende des stationären Aufenthalts medikamentös antithrombotisch behandelt. Ausnahmen sind meist durch thrombotisch bedingte Komplikationen während des stationären Aufenthalts bedingt.

Die folgenden beiden Kasuistiken aus unserem eigenen Patientengut unterstreichen die Problematik der fehlenden Thromboseprophylaxe im ambulanten Bereich:

Pat. H.T., 29 J.
Nichtraucher, keine internen oder thromboembolischen Vorerkrankungen. Beim Ausrutschen auf einer Fähre Kreuzbandausriß und Fibulaköpfchenfraktur rechts. Anschließend Behandlung mit Gipsschale, später Versorgung mit einem Gipstutor. 4 Tage nach Anlegung des Gipstutors und Entlassung bemerkte der Patient ein Spannungsgefühl im Knöchelbereich, später auch in der Wade. Die aufgesuchte innere Klinik schloß klinisch eine Thrombose aus; die in der dann aufgesuchten Unfallklinik durchgeführte Phlebographie ergab einen Verschluß mehrerer tiefer Beinvenen im Unterschenkelbereich.

Pat. U.L., 27 J.
Nichtraucher, keine thromboembolischen oder sonstigen internistischen Vorerkrankungen, zieht sich als Amateurfußballer eine Kniebandverletzung zu. Nach entsprechender Aufklärung entscheidet er sich für eine konservative Therapie mit ambulanter Gipsruhigstellung. 8 Tage nach Gipsanlage wird der Pat. wegen einer schmerzhaften Schwellung im Unterschenkelbereich aufgenommen; die Phlebographie ergibt eine Popliteathrombose. Der Pat. wird erfolgreich lysiert. Im Anschluß daran wird für drei Monate eine Anticoagulation mit Sintrom eingeleitet. Gegen Ende dieser Zeit verunfallt der Pat. als Motarradfahrer und zieht sich unter Anticoagulation eine Patellatrümmerfraktur zu. Wohl begünstigt durch die initial schlechte Gerinnung kommt noch eine zweiseitige Milzruptur 11 Tage nach initialer Versorgung hinzu.

Exakte Untersuchungen über die Incidenz von tiefen Beinvenenthrombosen bei immobilisierendem Verband gibt es für den ambulanten Bereich nicht. Jedoch weisen seit Jahren Kasuistiken und halbquantitativene Abschätzungen auf ein erhöhtes Thromboserisiko bei Teilmobilisierung im Rahmen einer konservativen Behandlung.

Hefte zur Unfallheilkunde, Heft 212
Redigiert von J. Probst

Micheli [2] beobachtete 1975 eine auffallende Häufung von thromboembolischen Komplikationen bei jungen Offizieren mit Gipsruhigstellung nach Verletzungen der unteren Extremität (Achillessehnenrupturen, Sprunggelenksluxationen). Er regt eine wie auch immer geartete Thromboseprophylaxe an. Von Pick, Rahmer, Walter und Müller (Tübingen, 1982) stammt eine retrospektive Studie über 52 Patienten mit tiefen Beinvenenthrombosen nach Gipsimmobilisierung [3]. Sie betonen die Notwendigkeit einer engen Indikationsstellung zur ruhigstellenden Gipsbehandlung und fordern eine physikalische Thromboseprophylaxe. Spieler aus Zürich [4] fordert die routinemäßige Markumarisierung aller Patienten mit ruhigstellenden Gipsverbänden.

Exakte Studien zur Abschätzung der Thrombosehäufigkeit bei ambulanter Therapie stoßen auf große Schwierigkeiten. Falls es nach Entlassung zu thrombotischen Komplikationen kommt, wird der Patient in der Regel in einer medizinischen Fachabteilung aufgenommen; der entsprechende Feedback zur erstversorgenden Klinik ist oft schlecht. Selbst bei sorgfältiger klinischer Untersuchung muß mit einer hohen Dunkelziffer gerechnet werden. Eine Phlebographie kann man dem Patienten nur bei konkretem Verdacht zumuten. Eine gewisse Verbesserung hat hier zwar der Radiojodfibrinogentest gebracht; er eignet sich jedoch in erster Linie für prospektive Untersuchungen.

Unter Anwendung des Radiojodfibrinogentests geben Breyer, Koppenhagen et al. 1984 [5] für die Thromboserate bei präoperativer Gipsruhigstellung der unteren Extremität und anschließender Operation in Blutleere für unter 40jährige eine Rate von ca. 40 %, für über 60jährige eine Rate von ca. 78 % an.

In einem allgemeinchirurgischen Krankengut konnte Scurr 1988 [6] mit engmaschigen dopplersonographischen Kontrollen sowie mit dem Radiojodfibrinogentest zeigen, daß bei der Mehrzahl der Patienten mit thrombotischen Komplikationen diese erst nach Entlassung aus stat. Behandlung und Abschluß der Thromboseprophylaxe auftreten.

Für den unfallchirurgischen Bereich ergibt sich aufgrund der vorliegenden Daten folgendes Resümee: Die nach einem Trauma im Gips fixierte Extremität erfüllt durch die Stase nach Ausfall der Muskelpumpe sowie durch die im Rahmen des Traumas aufgetretenen Intimaläsionen in klassischer Weise die Voraussetzungen für eine Thrombenbildung. Die Forderung nach einer effektiven Thromboseprophylaxe bei einer im Gips oder auch auf andere Weise ruhiggestellten Extremität erscheint hinreichend begründet, und zwar auch bei rein konservativer Therapie und über den stationären Aufenthalt hinaus.

Folgende Bedingungen muß eine solche Prophylaxe erfüllen: a) Sie muß effektiv sein, b) sie sollte risikoarm sein, c) sie soll praktikabel sein, damit sie akzeptiert wird.

Aufgrund der genannten Forderungen scheiden unseres Erachtens die Cumarine für eine in großem Umfang durchgeführte Prophylaxe aus: Bei der Bestrebung, Quickwerte im therapeutisch wirksamen Bereich, d.h. zwischen 15 und 25 % zu erreichen, kommt es immer wieder zu schwerwiegenden, u.a. auch cerebralen und gastrointestinalen Blutungen. Nach Handin [7] (in Harrison, Textbook of Internal Medicine) gilt „that ten percent of patients on an oral anticoagulant for one year will have a serious complication requiring medical supervision, and 0.5 to 1 percent will have a fatal haemorrhagic event even despite the most careful medical management“. Nachdem in der inneren Medizin die Indikation zur Markumarisierung in den letzten Jahren zunehmend enger gestellt wird, muß die Forderung nach Markumarisierung von im Gips immobilisierten Patienten zurückgewiesen werden; durch die Prophylaxe erscheinen die Patienten in ähnlicher Weise gefährdet wie durch die Gipsimmobilisierung.

Die Acetylsalicylsäure eignet sich lediglich zur Prophylaxe von thrombotischen Prozessen im arteriellen Bereich; eine ausreichende Wirksamkeit im venösen System läßt sich nicht belegen; gleichzeitig treten in einem hohen Prozentsatz gastrointestinale Nebenwirkungen auf.

Auch die Heparine sind mit einer Reihe von Nebenwirkungen belastet. Insbesondere bei längerem Gebrauch besteht die Möglichkeit von Osteoporose, Haarausfall; außerdem können allergische Reaktionen auftreten. Auch bei den im Rahmen der Low-dose üblichen Dosierungen kann eine Verlängerung der PTT auftreten, als Ausdruck einer vermehrten Blutungsbereitschaft. Bei Ulcera im Magen-Darm-Trakt oder sonstigen Hinweisen für eine hämorrhagische Diathese muß auf eine Heparinisierung verzichtet werden. Eine ganz schwerwiegende Nebenwirkung sind die heparininduzierten Thrombopenien, in deren Folge gehäufte, teilweise tödliche thrombopenische Blutungen aufgetreten sind. Nach Kirchmaier [8] tritt die heparininduzierte Thrombopenie in einer Häufigkeit von 1–5 % auf. Die konventionellen Heparine sind für den ambulanten Gebrauch auch von der Compliance her problematisch, wegen der Notwendigkeit der zwei- bis dreimaligen Applikation.

Vor diesem Hintergrund erscheinen uns die niedermolekularen Heparine für den Zweck der ambulanten Antikoagulation besonders geeignet. Studien haben gezeigt, daß die niedermolekularen Heparine, in einer Tagesdosis verabreicht, der klassischen Low-dose-Prophylaxe zumindest ebenbürtig, wenn nicht sogar überlegen sind [9, 10].

Die Blutungskomplikationen sind gering und erfordern keine Kontrollen der Thrombinzeit. Besonders wesentlich erscheint uns, daß heparininduzierte Thrombopenien bei den von uns benutzten niedermolekularen Heparinen bisher nicht bekannt geworden sind, was ambulante Blutbildkontrollen entbehrlich machen sollte.

Die Indikation zur ambulanten Heparinisierung stellen wir bei den poststationären Patienten, die mit einem immobilisierenden Verband im Bereich der unteren Extremität entlassen werden. Die Heparinisierung ist bis zur definitiven Gipsabnahme fortzuführen. Auf eine zusätzliche Stratifizierung nach Risikogruppen wird bei uns verzichtet, da ein Patient nach einem Trauma im Bereich der unteren Extremität mit primärer Ruhigstellung und anschließender Gipsimmobilisierung automatisch zu einer Gruppe mit hohem Thromboserisiko gehört. Bei Patienten, die primär ambulant behandelt werden, schlagen wir derzeit eine Heparinisierung dann vor, wenn zusätzlich zum immobilisierenden Verband im Bereich der unteren Extremität weitere thrombogene Risikofaktoren erkennbar sind. Diese Eingrenzung sehen wir als vorläufig an, bis zum Vorliegen von entsprechenden Studien. Ausgeschlossen werden dagegen die Patienten mit den bekannten Kontraindikationen für eine Heparinisierung, u.a. vorbestehende Gerinnungsstörungen, Thrombopenie, maligner Hypertonus, floride Magen-Darm-Ulcera. Soweit die Patienten sich im Rahmen der Nachbehandlung noch einmal bei uns vorstellen, wird neben der entsprechenden klinischen Untersuchung eine sonographische Kontrolle der Poplitearegion als Screening-Test durchgeführt. Bei pathologischem Befund wird eine Phlebographie veranlaßt. Uns ist klar, daß wir weiter distal gelegene Thrombosen damit nicht erfassen werden. Die generelle Durchführung einer solchen Prophylaxe erfordert allerdings nicht nur die Mitarbeit des Patienten, sondern auch die des rezeptierenden nachbehandelnden Arztes.

Zusammenfassend läßt sich feststellen: Das erhöhte Risiko bei immobilisierendem Verband der unteren Extremität erscheint aufgrund von Kasuistiken und Erfahrung belegt; eine Thromboseprophylaxe für den ambulanten Bereich erscheint somit erforderlich.

Die medikamentöse Voraussetzung für eine effektive, praktikable und risikoarme Prophylaxe ist mit den niedermolekularen Heparinen gegeben.

Eine Eingrenzung der Indikation muß durch Studien abgegrenzt werden.

Literatur

1. Collins R, Scrimgeour A, Salim Y, Phil D, Peto R (1988) Reduction in fatal pulmonary embolism and venous thrombosis by perioperative administration of subcutaneous heparin. N Engl J Med 1986, 318 : 1162–1172
2. Micheli LJ (1975) Thromboembolic complications of cast immobilization for injuries of the lower extremities. Clin Orthop Rel Res 108 : 191–195
3. Pick CF, Rahmer H, Walter E, Müller W (1982) Die Thromboseentstehung im Gipsverband. Phlebol Proctol 11 : 155–158
4. Spieler U (1982) Begründung der Antikoagulation bei Gipsfixation der unteren Extremität. Schweiz Rundschau Med Praxis 62 : 325–327
5. Breyer HG, Koppenhagen K, Mabiki M, Rahmanzadeh R (1982) Thromboserisiko durch Gipsimmobilisation und Operation an der unteren Extremität. Springer, Berlin Heidelberg New York (Hefte Unfallheilkunde, Heft 164, S 423–425)
6. Scurr JH (1988) Deep venous thrombosis: a continuing problem. Br Med J 297 : 28
7. Handin R (1987) Inherited thrombotic disorders and antithrombotic therapy. In: Petersdorf RG, Adams RD, Braunwald E, Isselbacher RJ, Martin JB, Wilson JD Harrison's principles of internal medicine. McGraw-Hill, New York, S 1481–1483
8. Kirchmaier CM, Bender N (1988) Innere Medizin 15 : 174–178
9. Kakkar V, Murray W (1985) Efficacy and safety of low-molecular weight heparin (CY 216) in preventing postoperative venous thromboembolism; a cooperative study. Br J Surg 72 : 786–791
10. Encke A, Breddin H (1988) Comparison of a low molecular weight heparin and unfractionated heparin for the prevention of deep vein thrombosis in patients undergoing abdominal surgery. Br J Surg 75 : 1058–1063

Arzthaftpflicht und strafrechtliche Konsequenzen bei unterlassener Thromboseprophylaxe

K. Ulsenheimer

Maximiliansplatz 12/IV, D-8000 München 2

Machten früher nur einige wenige Patienten Schadensersatz- und Schmerzensgeldansprüche gegen den Arzt geltend und waren Strafverfahren wegen fahrlässiger Körperverletzung oder fahrlässiger Tötung eine seltene Ausnahme, so hat sich dieses Bild inzwischen völlig gewandelt. Ärztliche Haftpflichtfragen haben Konjunktur. Seit 1980 hat sich die Zahl der sog. Kunstfehlerprozesse verdoppelt. Haftpflichtversicherer zählen jährlich 10000 neue Haftpflichtfälle mit steigender Tendenz. Hunderte von Schadensersatz- und Schmerzensgeldklagen überschwemmen Jahr für Jahr die Gerichte. Der Präsident des Bundesgerichtshofs konstatiert eine „unvergleichliche Zunahme“ [1] einschlägiger Revisionen; Sach-

Hefte zur Unfallheilkunde, Heft 212
Redigiert von J. Probst

verständige sprechen von einem „lawinenartigen Anwachsen der Aufträge für Kunstfehlergutachten" [2], und es ist kaum zu hoch gegriffen, wenn man gegenwärtig jährlich von etwa 2500 staatsanwaltschaftlichen Ermittlungsverfahren gegen Ärzte wegen angeblicher Behandlungs-, Organisations- und Aufklärungsfehler ausgeht [3].

Vor diesem Hintergrund gewinnt das heutige Thema seine besondere praktische Bedeutung. Denn wenn die Thrombose-Prophylaxe im konkreten Falle effektiv und notwendig, d.h. aus ärztlicher Sicht *indiziert* war, bedeutet das Unterlassen dieser Maßnahme eine Sorgfaltspflichtverletzung, die bei Eintritt einer tödlichen Lungenembolie oder einer venösen Thrombose zu zivil- und (oder) strafrechtlichen Konsequenzen wegen fahrlässiger Tötung bzw. fahrlässiger Körperverletzung führen kann.

1. Dabei geht es im *Zivilprozeß* um Ansprüche auf Schadenersatz und Schmerzensgeld, die sich zwar gegen den Arzt richten, ihn jedoch dank der Haftpflichtversicherung letztlich nur *mittelbar* treffen.
   Ganz anders ist dagegen die Situation im *Strafprozeß*: Hier geht es höchst *unmittelbar* um einen persönlichen Schuldvorwurf, um eine „Vorstrafe" und deren höchstpersönlich wirkende, besonders gravierende, oftmals sogar die berufliche Existenz gefährdende Folgen. Nur wenige haben eine Vorstellung davon, wie sehr eine Anklage psychisch und physisch belastet, welche immensen Opfer an Zeit und Kosten auf sich zu nehmen sind, mit welchem Streß und welcher Vorverurteilung durch Presse und Massenmedien man fertig werden muß und wie sehr ein Strafverfahren selbst im Falle der Einstellung oder eines Freispruchs den Ruf schädigen und bei der beruflichen Tätigkeit verunsichern oder bei Bewerbungen hinderlich sein kann.
   Dabei ist zu beachten: Wegen der unterschiedlichen Haftungsvoraussetzungen und Beweislastregelung schließen sich zivil- und strafrechtliche Verantwortlichkeit weder aus noch präjudizieren sie sich wechselseitig. Verurteilung zu Schadensersatz, aber Freispruch im Strafverfahren oder strafgerichtlicher Schuldspruch trotz Klageabweisung im Zivilprozeß sind im Gerichtsalltag durchaus keine Seltenheiten.
2. *Grundvoraussetzung* der zivil- und strafrechtlichen Haftung des Arztes ist die Verletzung der *objektiven* Sorgfaltspflicht. Darunter versteht man konkret einen Verstoß gegen denjenigen Behandlungsstandard, den – aus *ex-ante-Sicht* – ein besonnener und gewissenhafter, dem Fachgebiet des Betroffenen zugehöriger Facharzt in der konkreten Situation dem Patienten geboten hätte. Dieser „Standard" ist abstrakt-generell als der jeweilige Stand der medizinischen Wissenschaft, konkret als das zum Behandlungszeitpunkt in der ärztlichen Praxis bewährte, nach naturwissenschaftlicher Erkenntnis gesicherte, allgemein anerkannte und für notwendig erachtete Verhalten umschrieben [4].
   Daraus folgt: der Standard ist keine rein *statische* Größe, sondern enthält auch eine *dynamische* Komponente, die von der Entwicklung und dem jeweiligen Fortschritt des Fachgebietes abhängt, also *neue* Erkenntnisse und Erfahrungen, z.B. auf dem Gebiet der Thromboseprophylaxe in sich aufnimmt und dadurch den „Standard" ändert.
3. Was „Standard" ist und was nicht, ist zwar im Streitfall eine vom *Gericht* zu beurteilende *Rechts*frage, de facto wird sie aber, da dem Richter die nötigen Fachkenntnisse fehlen, vom Gutachter entschieden. Denn nur der Sachverständige ist aufgrund seiner wissenschaftlichen Qualifikation und praktischen Erfahrung in der Lage, den Inhalt des Standards zu beschreiben, d.h. darzulegen, wann ein Heilverfahren, eine bestimmte Behandlungsmethode oder ein Medikament als wissenschaftlich anerkannt, überholt,

wirksam oder gefährlich zu gelten hat. Der Richter bleibt zwar verpflichtet, das Gutachten selbständig und kritisch auf seine Überzeugungskraft zu prüfen, doch läuft dies praktisch auf eine bloße Plausibilitätskontrolle hinaus. „Die Folge ist, daß der Richter die Verantwortung für Entscheidungen trägt, die in Wirklichkeit ein anderer, nämlich der Sachverständige, produziert hat" [5].

Diese „Übermacht" erlegt dem Gutachter eine besonders hohe Verantwortung für die sachliche Richtigkeit seiner Ausführungen auf. Gibt es mehrere medizinisch anerkannte Heilmethoden oder haben sich noch keine Standard-Behandlungsregeln durchgesetzt, muß das ganze Meinungsspektrum deutlich gemacht und darf der „Schulenstreit" nicht durch Parteinahme zugunsten einer Richtung zu Lasten des beschuldigten Arztes entschieden werden. Gerade für den überzeugten Wissenschaftler ist daher in seiner Funktion als Sachverständiger angesichts der *Relativität* medizinischer Wahrheit größte Zurückhaltung geboten, damit er nicht der Gefahr erliegt, übersteigerte oder einseitige, noch nicht allgemein anerkannte Sorgfaltsanforderungen an seine Berufskollegen zu stellen und *seine* „Schule" bzw. seine *eigenen* Erfahrungen „zum alles entscheidenden Kriterium bei der Begutachtung fremder Aktionen" [6] zu machen.

4. Ob und unter welchen Umständen die Thrombose-Prophylaxe bei stationären und ambulanten Patienten indiziert ist und welche Methode zur Verhinderung von Thrombosebildungen im konkreten Fall hätte angewandt werden müssen, ist daher im Streitfall *primär* eine Entscheidung des medizinischen *Sachverständigen*. Stellt er die Indikation für eine aktive Thrombose-Prophylaxe, bedeutet deren Unterlassen einen ärztlichen Behandlungsfehler.

   Legt sich der Gutachter dagegen *nicht* fest, ist seiner Meinung nach „die Prophylaxe venöser Thrombosen und Lungenembolien bis heute eine weitgehend ungelöste Aufgabe" [7], berichtet er über das Auf und Ab der Meinungen und die nach wie vor bestehenden Auffassungsunterschiede auf diesem Gebiet, dann gilt der *Grundsatz der Methodenfreiheit*. Dies bedeutet: der Arzt muß unter mehreren medizinisch anerkannten Vorgehensweisen diejenige wählen, die das *geringste Risiko* für den Patienten mit sich bringt. „Diese Freiheit gilt aber nur hinsichtlich grundsätzlich *gleichwirksamer* Methoden, bei denen insgesamt von einem *ähnlichen Risikoniveau* auszugehen ist. Sie ist jedoch abzulehnen bei deutlichem *Risikogefälle*. Hier gehört es zur Behandlungspflicht des Arztes, dem Patienten die risikoärmere Behandlung zu vermitteln" [8].

   Der Arzt verstößt somit gegen seine Sorgfaltspflichten, wenn er sich für die gefahrenträchtigere Behandlungsweise entscheidet, obwohl unter Abwägung aller Umstände, insbesondere der spezifischen Risiken sowie der besonderen Vor- und Nachteile der jeweiligen Maßnahmen ein weniger riskantes Vorgehen das Behandlungsziel in gleicher Weise erfüllt hätte.

5. Die unterlassene Thrombose-Prophylaxe ist bei eindeutiger Indikation oder Risikoerhöhung nicht nur als Behandlungsfehler, sondern auch unter dem Gesichtspunkt der *Aufklärungspflichtverletzung* zu würdigen [9]. Denn jeder ärztliche Eingriff, die Operation ebenso wie z.B. auch das Anlegen eines Gipsverbandes, stellt – juristisch gesehen – eine rechtswidrige Körperverletzung dar, die zu ihrer Rechtfertigung der Einwilligung und daher vorherigen Aufklärung des Patienten bedarf. In diesem Rahmen muß der Patient nicht nur auf die Tragweite der geplanten Maßnahme, auf sichere oder mögliche Folgen, etwaige Nebenwirkungen, die Gefahr des Fehlschlags, Komplikationen u.a.,

sondern auch auf das *Thrombose-Risiko* und die Möglichkeiten seiner Verhinderung hingewiesen werden.

Der Aufklärungsaspekt erscheint mir aus drei Gründen sogar besonders wichtig. Zum einen können auch auf die unterlassene Aufklärung über die Thrombosegefahr Schadensersatz- und Schmerzensgeldforderungen gestützt werden. Zum anderen trifft insoweit – anders als beim Behandlungsfehler – den *Arzt* die Beweislast. Und schließlich mehren sich im *Strafrecht* die Fälle, in denen die Staatsanwaltschaft oder der Anzeigeerstatter auf den Vorwurf fehlender oder unzureichender Aufklärung ausweichen, weil der Nachweis eines Behandlungsfehlers schwierig ist oder scheitert, der Verstoß gegen die ärztliche Aufklärungspflicht aber angesichts der bestehenden Unsicherheiten über ihren Umfang, der zum Teil überstrengen Anforderungen der Judikatur und – vor allem – infolge der Stellung des Verletzten als Kronzeuge der Staatsanwaltschaft wesentlich leichter beweisbar ist.

6. Der *bloße* Verstoß gegen die Regeln der ärztlichen Kunst bzw. die Aufklärungspflicht führt jedoch, was vielfach übersehen wird, für sich *alleine* weder zur zivil- noch zur strafrechtlichen Haftung. Diese setzt vielmehr voraus, daß die Pflichtverletzung des Arztes für den Tod oder die Körperverletzung des Patienten *ursächlich* gewesen ist.
   a) Dabei wird im *Zivilrecht* ein Schaden schon dann als ursächlich angesehen, wenn der Behandlungsfehler nach dem gewöhnlichen Verlauf der Dinge geeignet war, die Schädigung herbeizuführen. Dies bedeutet: Hätte die Anwendung der zur Thrombose-Prophylaxe zur Verfügung stehenden Mittel die nachfolgenden Komplikationen nach medizinischer Erfahrung mit einer gewissen Wahrscheinlichkeit ausgeschlossen, anders formuliert, hat die unterlassene Thrombose-Prophylaxe die Gefahr der Embolie oder Venenthrombose nicht unerheblich erhöht, ist die *Kausalität* im Sinne der sog. *Adäquanztheorie* zu bejahen und damit die Schadensersatz- und Schmerzensgeldklage begründet.

      Andererseits erwachsen aus der *fehlenden* oder *nicht ordnungsgemäßen* Aufklärung über das Thromboserisiko nur dann für den Patienten Ansprüche, wenn er substantiiert darlegt, daß er bei Kenntnis der aufklärungsbedürftigen Umstände die Behandlung abgelehnt haben würde [10]. Hindert also z.B. ein Bandscheibenvorfall den Patienten, seinen Beruf weiter auszuüben, obliegt es *ihm*, anhand konkreter Tatsachen plausibel zu machen, warum er von einer Operation mit allen Folgen für seinen Beruf Abstand genommen hätte, wenn ihm die Thrombosegefahr bekannt gewesen wäre [11]. Kann er dies nicht tun, fehlt die Kausalität der mangelnden Aufklärung.
   b) Im *Strafrecht* erfolgt dagegen die Kausalitätsprüfung nach einem strengeren Maßstab. Wegen des strafprozessualen Grundsatzes „im Zweifelsfalle für den Angeklagten" ist die Ursächlichkeit einer pflichtwidrigen Handlung oder Unterlassung nur dann zu bejahen, wenn bei sorgfaltsgemäßem Verhalten der Tod oder die Körperverletzung *mit an Sicherheit grenzender Wahrscheinlichkeit* vermieden worden wäre. Dabei ist dieser der medizinischen Fachsprache fremde Begriff nicht mit mathematisch-statistischen Prozentzahlen, z.B. 99 % oder 99,9 %, zu erfassen.

      „An Sicherheit grenzende Wahrscheinlichkeit"bedeutet vielmehr: ursächlich ist das Verhalten *immer schon, aber auch nur dann*, wenn keine – aus konkreten Anhaltspunkten begründeten – „vernünftigen Zweifel" daran bestehen, daß der Patient ohne den Behandlungsfehler des Arztes am Leben geblieben bzw. nicht geschädigt

worden wäre. Eine „überwiegende", „hohe" oder „sehr große" Wahrscheinlichkeit für die Lebensrettung oder Heilung genügt für den Nachweis der Kausalität einer Pflichtverletzung im *Strafprozeß* nicht [12].
Nach der neueren Judikatur des Bundesgerichtshofs [13] wird allerdings die Ursächlichkeit eines Behandlungsfehlers in Fällen fahrlässiger Tötung schon dann bejaht, wenn der Tod bei pflichtgemäßem Verhalten mehrere Stunden später eingetreten wäre, die Pflichtverletzung also lebensverkürzend wirkte. Daß diese Rechtsprechung zu einer *Ausweitung* der strafrechtlichen Arzthaftung führt, zeigt die Justizpraxis der letzten Jahre überdeutlich, obwohl medizinische Gutachter nur selten überhaupt quantitative Aussagen zur Überlebensspanne machen und sich insoweit jedenfalls meist nicht „mit an Sicherheit grenzender Wahrscheinlichkeit" festlegen.

Meine Damen und Herren! Wir stehen vor einem fast paradoxen Phänomen: Dank des medizinischen Fortschritts und der Perfektionierung der Technik hat sich das *ärztliche Risiko* für den *Patienten* zunehmend *verringert*, gleichzeitig ist jedoch das *forensische Risiko* für die *Ärzteschaft* drastisch gestiegen, wobei die Chirurgie zu den haftungsträchtigsten Gebieten gehört. Trotz der Gefahrengeneigtheit und damit Risikoaffinität des Arztberufs gibt es bei Fehlbehandlungen des Patienten keine Beschränkung der zivil- oder strafrechtlichen Haftung auf „grobe" Behandlungsfehler. Vielmehr kann jegliches Fehlverhalten, jedes noch so geringfügige Versagen, wie es jedem verantwortungsbewußten Arzt jederzeit einmal widerfahren kann, zu Schadenersatz- und Schmerzensgeldansprüchen und/oder strafrechtlicher Verurteilung führen. Der Grad der Fahrlässigkeit, die Schwere des Fehlers, die Größe des Schuldvorwurfs haben für die Frage, *ob* jemand zivilrechtlich haftet oder strafbar ist, keinerlei Bedeutung.

Deshalb ist es – bezogen auf die BRD[1] – bei jährlich schätzungsweise 20000 fulminanten Lungenembolien und 1 Mio Patienten, die an einem postthrombotischen Syndrom leiden, nicht nur verständlich, sondern aus der Sicht des Arztes ein geradezu zwingendes Gebot, sich abzusichern, also den Weg des geringsten Risikos zu gehen. Das aber heißt: Vornahme der Thrombose-Prophylaxe, wenn ein konkretes Thromboserisiko besteht und dieses gefährlicher oder größer ist als die damit verbundenen Nebenwirkungen oder Risiken.

Literatur

1. Zit. n. Majunke, P (1988) Anästhesie und Strafrecht. S 1
2. Eisenmenger, W (1979) Unfallmed Tagu Landesverbände gewerbl Berufsgenoss 38:4
3. Ulsenheimer, K (1989) Arztstrafrecht in der Praxis. R. v. Decker & C.F. Müller, Heidelberg
4. Carstensen, G (1984) Langenbecks Arch klin Chir 364:299
5. Dippel, K (1986) Die Stellung des Sachverständigen im Strafprozeß. R. v. Decker's Verlag, G. Schenck, Heidelberg, S 205
6. Schlund (1988) D Sachverst, S 247
7. Kriessmann (1988) MMW, S 404
8. OLG Düsseldorf AHRS Nr. 2620, S 32
9. BGH NJW (1978) 587, 588
10. BGH NJW (1984) 1357

[1] Bevölkerungsumfang vor dem 3.10.1990

11. OLG Ffm VerR (1989) 194
12. BGH MDR (1988) 100
13. BGH NStz (1981) 218; NStZ (1985) 26

XIII. Wissenschaftliches Filmprogramm

Septische Prothesenlockerung – Anwendung von Kollagen-Gentamicin

R. Ascherl[1], A. Stemberger[2], M.A. Scherer[2] und G. Blümel[2]

[1] Orthopädische Klinik und Poliklinik
[2] Institut für Experimentelle Chirurgie, Klinikum rechts der Isar der Technischen Universität München, Ismaninger Straße 22, D-8000 München 80

Die septische Lockerung von Gelenkimplantaten stellt die bei weitem schwerwiegendste Komplikation in der Endoprothetik dar.

Die therapeutischen Ziele umfassen Explantation, radikales chirurgisches Debridement, Lavage, lokale und systemische Antibiose sowie nicht selten einen temporären oder definitiven Resektionszustand.

Die lokale Antibiose wird als adjuvante Therapieform verstanden, die nur nach der chirurgischen Sanierung angewendet werden darf. In Form eines von der Arbeitsgruppe entwickelten und hergestellten Kollagen-Antibioticum-Verbundes, ist das Aminoglycosid Gentamicin in bovines, lyophilisiertes Typ-I-Kollagen eingearbeitet (1,2 mg Gentamicinbase/cm^2). Der Vorteil dieser Präparation liegt in der kompletten Resorption des Arzneistoffträgers, der guten lokalen und systemischen Biokompatibilität, der hämostyptischen Eigenschaften von reinem Kollagen und der Plastizität des Materials. Lokale Wirkspiegel sind bei richtiger Anwendung über 4 bis 5 Tage im Bereich bactericider Konzentrationen. Toxische Serum- und Urinkonzentrationen treten auch nach Verabreichung der vierfachen Tageshöchstdosis (für das Aminoglycosid als Reinsubstanz) nicht auf.

In unserem Krankengut mit einer mindestens zweijährigen Beobachtungsdauer beträgt die Rezidivquote diagnoseabhängig 10%.

An zwei Fallbeispielen wird dargestellt, daß der Resektionszustand nach septischer Prothesenlockerung eine für den Patienten akzeptable Situation darstellt, die nicht unbedingt mit der Reimplantation eines Kunstgelenkes korrigiert werden muß. Beide Patienten, mehrfach voroperiert und mit langer septischer Anamnese, sind für ihre Lebensbedürfnisse rehabilitiert.

Hefte zur Unfallheilkunde, Heft 212
Redigiert von J. Probst

XIV. Wissenschaftliche Ausstellung

Thoracolumbale Wirbelsäulenverletzungen: Erstbehandlung und definitive Versorgung*

E. Birk, R. Sambale, R. Randt, E. Fecht und V. Echtermeyer

Unfallchirurgische Klinik, Klinikum Minden, Friedrichstraße 17, D-4950 Minden

Die thoracolumbalen Wirbelfrakturen machen nach der Literatur 0,5 bis 3 % der Unfallverletzungen aus. In unserer Klinik lag der Prozentsatz der frischen thoracolumbalen Verletzungen in den Jahren 1988/1989 bei 1,7 %. In Anbetracht der Anzahl der Verletzungen und der Tatsache, daß dabei das einzige nicht paarig angelegte Achsenorgan des Menschen betroffen ist, muß dieser Unfallverletzung ein entsprechendes Maß an Aufmerksamkeit gewidmet werden.

Das Poster stellt in einer praxisbezogenen einfachen, jedoch nicht vereinfachenden Art das systematische Vorgehen bei Verletzten mit Verdacht auf Wirbelsäulenverletzungen im thoracolumbalen Bereich dar. Dies umschließt die Diagnostik bei bewußtseinsklaren und bewußtlosen Verletzten, eine praxisbezogene Einteilung der Wirbelsäulenverletzung nach dem 3-Säulen-System und die daraus abzuleitenden primärtherapeutischen Schritte. Es wird eingegangen auf die bei uns durchgeführte Art der operativen Versorgung bei 2- und 3-Säulen-Verletzungen. Bei instabilem Verletzungsmuster, mit besonderer Wertigkeit der anschließenden physikalischen Therapie in einer Stabilisierungsphase für 6–8 Wochen und einer Mobilisierungsphase, die durchschnittlich bis zur 12. Woche andauert.

Kasuistik

Im Zeitraum vom Februar 1988 bis August 1989 wurden an der Unfallchirurgischen Klinik des Klinikums Minden 252 Patienten mit frischen thoracolumbalen Wirbelsäulenverletzungen stationär behandelt. Bei der Mehrzahl der Verletzten lagen stabile Verletzungsformen vor. Eine frühfunktionelle Behandlung wurde bei 202, eine konservative mit Orthesenversorgung bei 4 Verletzten durchgeführt. Bei den instabilen Frakturen wurden anfänglich überwiegend paraspinale Plattenspondylodesen mit transpedunkulärer Spongiosaplastik oder anterolateralen Spondylodesen durchgeführt.

---

* Zusammenfassung über das Poster 340 der wissenschaftlichen Ausstellung

Hefte zur Unfallheilkunde, Heft 212
Redigiert von J. Probst

Wegen Implantatlockerung und Korrekturverlust versorgen wir heute 3-Säulen-Verletzungen dorsoventral und 2-Säulen-Verletzungen überwiegend anterolateral. Insgesamt wurden 28 dorsale, 12 anterolaterale und 6 dorsoventrale Spondylodesen durchgeführt.

Biodynamik der Druck- und Zugepiphyse am kindlichen proximalen Femur*

M. Dallek und K.H. Jungbluth

Abt. für Unfallchirurgie, Chirurgische Universitätsklinik Hamburg-Eppendorf, Martinistraße 52, D-2000 Hamburg

Im Bereich des proximalen Femurs liegen bei der Geburt Epi- und Apophyse als großer Knorpelblock auf der Metaphyse. Im Bereich des Wachstumsknorpels findet sich auf der ganzen Länge eine Kollagenfasertextur, die in der Lage ist, Druck in Zugkräfte zu transformieren. Bei der weiteren Entwicklung des Skelettabschnittes rücken Epiphysen- und Apophysenkern auseinander. Wenn man von der Voraussetzung ausgeht, daß die extern an den Skelettabschnitt inserierenden Kräfte in der Mikroarchitektur der Kollagenfasern des Knorpels ihren Ausdruck findet, so müßte im Epiphysenfugenknorpel ein System vorhanden liegen, das vornehmlich für die Aufnahme von Druckkräften ausgerichtet ist, und im Bereich des Apophysenknorpels auf Zugkräfte.

Wir finden jedoch in beiden Fugen die gleiche Kollagenfasertextur vorliegen.

Die enge Verbindung zwischen Apophyse bzw. Epiphyse und in die Kerne inserierendem Periost muß, bedingt durch den Wachstumsschub der von der Metyphyse hinwegwandernden Epiphyse und Apophyse so stark sein, daß sich intern so strarke Kräfte entfalten, daß die extern angreifenden Kräfte nicht mehr so in das Gewicht fallen.

* Ausgezeichnet mit dem 1. Preis für die wiss. Ausstellung

Hefte zur Unfallheilkunde, Heft 212
Redigiert von J. Probst

Zur Biomechanik autoklavierter, bestrahlter und kältekonservierter Corticalis

H.J. Früh[1], G. Voggenreiter[1], R. Ascherl[2], M.A. Scherer[1] und W. Siebels[1]

[1] Institut für Experimentelle Chirurgie (Direktor: Prof. Dr. G. Blümel)
[2] Orthopädische Klinik und Poliklinik (Direktor: Prof. Dr. E. Hipp), Klinikum rechts der Isar der Technischen Universität München, Ismaninger Straße 22, D-8000 München 80

Zur Defektüberbrückung großer corticaler Defekte stehen heute in zunehmendem Maße auto- bzw. allogene Massivtransplantate zur Diskussion. Tiefgefrierung ist die heute wohl am meisten etablierte Methode, um Knochen zu konservieren. Da jedoch bei Allotransplantaten – trotz serologischer Untersuchungen – das Risiko einer Infektionsübertragung besteht (HIV, Treponema pallidum, CMV, HB-V), wäre eine zusätzliche Sterilisierung des Knochengewebes wünschenswert. Ziel dieser Studie ist es, die biomechanischen Eigenschaften kryokonservierter, bestrahlter und autoklavierter Corticalis zu überprüfen.

Material und Methode

Bei erwachsenen Wistar-Ratten (Gewicht 390±30 g) wurden nach der Opferung (Pentobarbitat i.p.) die Tibiae beidseits exarticuliert und unmittelbar darauf folgenden Behandlungen unterzogen (pro Gruppe n = 8): Co^{60} γ-Bestrahlung (1 kGy, 5 kGy, 25 kGy, 50 kGy), Autoklavierung (134°C, 3 min; 134°C, 5 min), Kältekonservierung (28 d bei −60°C). Unmittelbar danach erfolgte die Testung durch Drei-Punkt-Biegeversuche (Auflagedistanz 30 mm), aus den Kraft-Weg-Diagrammen wurden Bruchkraft (N), Durchbiegung (mm), Bruchenergie (Nm) und Maximalsteifigkeit (N/mm) ermittelt. Getestete frische Tibiae dienten als Referenz. Für die statistische Analyse fand der U-Test nach Wilcoxon, Mann und Whitney Verwendung. Gruppenunterschiede wurden für $p < 0,05$ als signifikant, für $p < 0,01$ als hochsignifikant betrachtet.

Ergebnisse

Die getesteten Parameter werden durch Kältekonservierung oder Bestrahlung mit 1 kGy oder 5 kGy nicht verändert ($p > 0,05$). Autoklavierung über 3 min bei 134°C vermindert die Bruchkraft (82 % der frischen Kontrollknochen) und Steifigkeit ($p < 0,05$). Eine Bestrahlung mit 25 kGy hat auf die Maximalsteifigkeit keinen Einfluß, die Bruchkraft (74 %), Durchbiegung sowie die Bruchenergie sind deutlich verringert ($p < 0,01$). Im Vergleich zur Strahlensterilisation (25 kGy) ergibt die Autoklavierung (134°C, 3 min) eine größere Durchbiegung und Bruchenergie, die Steifigkeit ist jedoch reduziert ($p < 0,01$). 50 kGy bestrahlte und 5 min autoklavierte Knochen zeigen hochsignifikante Reduktion aller Parameter, ausgenommen der Steifigkeit, diese wird nur durch die Dampfsterilisation signifikant vermindert. Die niedrigsten Bruchkräfte (28 %) aller getesteten Proben findet man nach Autoklavierung bei 134°C über 5 min sowie nach 50-kGy-Bestrahlung (48 %).

Hefte zur Unfallheilkunde, Heft 212
Redigiert von J. Probst

Eine Verlängerung der Sterilisierzeit von 3 auf 5 min führt zu einer hochsignifikanten Reduzierung aller Parameter, außer der Maximalsteifigkeit.

Diskussion

Wie gezeigt werden konnte, haben Kältekonservierung und Bestrahlung mit onkologisch wirksamen Dosen (1 kGy, 5 kGy) keinerlei negative Auswirkungen auf die biomechanischen Eigenschaften corticalen Knochengewebes. Wird jedoch eine Sterilisierung des Knochens angestrebt, um etwa die Gefahr einer Infektionsübertragung zu minimieren, so geht dies mit einer Reduzierung der Belastbarkeit einher. Die Autoklavierung (134°C, 3 min) scheint hierbei der Strahlensterilisierung etwas überlegen. Jedoch birgt die Dampfsterilisation bei Nichtbeachtung der Zeitdauer immense Risiken in sich. Eine Verlängerung der Hitzeexposition um 2 min führt zu einer dramatischen Verschlechterung der ermittelten biomechanischen Werte, so daß auf diese Weise behandelter Knochen für den klinischen Gebrauch sicherlich völlig wertlos wird, zumindest wenn eine hohe Primärstabilität angestrebt wird. Vor einer leichtfertigen Anwendung muß daher gewarnt werden. Eine nur geringe Verminderung der Belastbarkeit ergibt sich, wenn bei hohen Temperaturen über sehr kurze Zeiten autoklaviert wird. In einem nächsten Schritt müssen nun die strukturellen Eigenschaften von konserviertem und sterilisiertem Knochen getestet werden.

Transmissionselektronenmikroskopische Untersuchungen an kältekonservierten allogenen Nerventransplantaten

F. Hammersen[1], R. Ascherl[3], V. Kobor[2], M.A. Scherer[2] und G. Blümel[2]

[1] Institut für Anatomie, Technische Universität München, Biedersteinerstraße 29, D-8000 München 40
[2] Institut für Experimentelle Chirurgie
[3] Orthopädische Klinik und Poliklinik, Klinikum rechts der Isar der Technischen Universität München, Ismaninger Straße 22, D-8000 München 80

Fragestellung

Im TEM sollten an Nerventransplantaten morphologische Veränderungen nach Kältekonservierung geklärt werden.

Material und Methode

An 119 Wistar-Ratten wurde in Vollnarkose eine allogene Nerventransplantation am N. peronaeus (10/20 mm) durchgeführt. Die Transplantate waren bei –40°C bzw. –70°C

Hefte zur Unfallheilkunde, Heft 212
Redigiert von J. Probst

kältekonserviert und präop. 1 bzw. 4 Wochen gelagert. Aus dieser Versuchsserie werden exemplarisch die TEM-Befunde von 4 Transplantaten unterschiedlicher Lagertemperatur/-dauer dargestellt.

Ergebnisse

Unabhängig von den Lagerungsbedingungen sind die Nerven bei Transplantation als weitgehend morphologisch intakt anzusprechen. Es ergeben sich jedoch leichte Qualitätsunterschiede mit folgender Reihung: –70°C (1 Woche), –40°C (1 Woche), –70°C (4 Wochen), –40°C (4 Wochen). Kurze Lagerungszeit und tiefe Temperaturen erweisen sich als günstig. Die Erythrocyten der Vasa nervorum sind fragmentiert, die Gefäßwand hingegen regelrecht strukturiert. Die variable, leichte Aufsplitterung der Markscheiden zieht keine Axondegeneration nach sich. Auch marklose Axone sind intakt. Von besonderer Bedeutung ist die Unversehrtheit der Schwannschen Zellen und die erhaltene Kontinuität ihrer Basalmembran. Bei erhaltener Strukturstabilität stellen kältekonservierte Nerventransplantate aus morphologischer Sicht geeignete Leitschienen dar.

Arthroskopische Befunde bei Meniscustransplantation und Meniscusersatz

K.A. Milachowski[1], D. Kohn[2] und C.J. Wirth[2]

[1] Orthopädische Klinik, Klinikum Großhadern der Ludwig-Maximilians-Universität München, Marchioninistraße 15, D-8000 München 70
[2] Orthopädische Klinik im Annastift, Medizinische Hochschule Hannover, Heimchenstraße 1–7, D-3000 Hannover 61

Zusammenfassung

Zwischen Mai 1984 und Dezember 1986 sind in der Orthopädischen Klinik der LMU München im Klinikum Großhadern 23 Meniscustransplantationen bei gleichzeitigem vorderem Kreuzbandersatz durchgeführt worden. Zwischen Dezember 1986 und Juli 1988 haben wir in 7 Fällen den Hoffaschen Fettkörper als Meniscusersatz verwandt. Neben den klinischen Kontrollen bei allen Patienten erfolgten arthroskopische Kontrolluntersuchungen bei 19 Patienten mit Innenmeniscustransplantation durchschnittlich 14 Monate postoperativ. Alle 7 Patienten, bei denen ein Meniscusersatz durch den Hoffaschen Fettkörper durchgeführt wurde, konnten durchschnittlich 1 Jahr postoperativ kontrollarthroskopiert werden. Operationsspezifische Komplikationen traten bei keinem Patientenkollektiv auf. Sowohl die lyophilisierten Meniscustransplantate (n = 17), wie auch die tiefgefrorenen Meniscustransplantate (n = 6) erlitten im Beobachtungszeitraum eine Größenreduktion. Während die tiefgefrorenen Meniscustransplantate in der Regel gute bis sehr gute Ergeb-

Hefte zur Unfallheilkunde, Heft 212
Redigiert von J. Probst

nisse zeigten, waren in der Gruppe der lyophilisierten Meniscustransplantate, wie auch in der Gruppe, in denen ein Meniscusersatz durch den Hoffaschen Fettkörper erfolgte (n = 7), die Ergebnisse durch Größenreduktion teilweise bis auf Regeneratgröße beeinträchtigt. Das Behandlungsergebnis selbst war naturgemäß durch die wiedererlangte Kniegelenksstabilität positiv mitbeeinflußt. Die klinischen und arthroskopischen Befunde zeigen jedoch, daß ein klinisch, morphologisch und immunologisch allseits zufriedenstellender Meniscusersatz bisher noch nicht gefunden werden konnte.

Tiefgefrorenes Meniscustransplantat:
Vorteil: Festes Transplantat.
Nachteil: Derzeit noch immunologisch nicht unbedenklich (z.B. Hepatitis, AIDS).

Lyophilisiertes Meniscustransplantat:
Vorteil: Keine immunologische Probleme.
Nachteil: Häufig Reduktion des Transplantates zu einem weichen Regenerat.

Meniscusersatz durch Hoffaschen Fettkörper:
Vorteil: Autologes Gewebes, immer verfügbar.
Nachteil: Weiches Meniscusersatzgewebe ohne biomechanische Funktion.

Sportverletzungen – Praktikabilität, Möglichkeiten und Konsequenzen einer EDV-Erfassung

J. Pöhlmann[1], M. Schnabel[1], M. Ennis[2] und L. Gotzen[1]

[1] Unfallchirurgische Klinik Marburg, Baldingerstraße, D-3550 Marburg
[2] University of Belfast, Belfast, North-Ireland

Obwohl Sportler unter den Unfallverletzten mit ca. 4 bis 18 % einen relativ hohen Anteil stellen, gibt es in der Bundesrepublik und vielen anderen Ländern keine einheitliche Datenerhebung der Sportverletzungen und Schäden.

Eine Reduzierung der Sportverletzungen und deren Folgen könnte erreicht werden durch:

1. Organisation einer speziellen Sportsprechstunde;
2. sportspezifische Diagnostik, Therapie und Rehabilitation;
3. hoher Ausbildungsstand des praktischen und theoretischen sportmedizinischen Fachwissens der betreuenden Ärzte;
4. Intensivierung der Öffentlichkeitsarbeit zur Präventation.

Diese Ziele könnten mit Hilfe unseres Programmes zur Erfassung von Sportverletzungen (*Sport-Doc*) im Rahmen einer multizentrischen Dokumentation erreicht werden.

Hefte zur Unfallheilkunde, Heft 212
Redigiert von J. Probst

Die Entwicklung des Programms erfolgte anhand einer epidemilogischen Datenerhebung von Sportverletzungen im Jahre 1987. Aus einer Gesamtheit von 13615 Ambulanzpatienten der Unfallchirurgischen Klinik Marburg wurden 945 (= 6,8 %) Sportunfälle ausgewertet.

Nach standardisierter Anamnese werden die notwendigen Daten auf einen speziellen *Datenerhebungsbogen* übertragen. Zur Verschlüsselung der Daten ist ein einfacher und praktikabler *Codierungsbogen* notwendig, auf dem die Terminologie festgelegt ist. Der technische Ablauf wird durch ein *Manual* geregelt.

Zur Datenerfassung benötigt man „Hard- und Software", deren Kosten zusammen (PC, Drucker, Programme) sich auf ca. 5000 DM belaufen.

Die Betreuung der Sportverletzten und deren Datenerfassung wird am zweckmäßigsten durch ein Team gewährleistet, das z.B. aus einem Oberarzt, einem Assistenten und einer Schreibkraft besteht.

Der Oberarzt ist für die Organisation der Sportsprechstunde sowie für die Durchführung von Fortbildungsveranstaltungen verantwortlich. Der Assistenzarzt ist die Integrationsstelle des Teams: Betreuung von Sportlern, Kontakt zu den Trainern, Codierung der Daten und Kontrolle der Dateneingabe gehören zu seinen Aufgaben. Die Schreibkraft nimmt die Dateneingabe vor.

Neben den üblichen *epidemilogischen Angaben* (Alters- und Geschlechtsverteilung etc.) lassen sich z.B. komplexe Auswertungsmöglichkeiten wie die Verzögerung zwischen dem Unfallereignis und dem Krankenhausbesuch in Abhängigkeit vom Unfalltag auswerten. Genauso läßt sich das Einzel- im Vergleich zum Durchschnittsrisiko, eine OSG-Verletzung zu erleiden, berechnen. Sportepidemiologische Aussagen, die medizinische, sportsoziologische, -hygienische und versicherungsrechtliche Belangen betreffen, werden so möglich. *Sport-Doc* ermöglicht *klinikintern* eine qualitativ und quantitativ bessere Dokumentation, die erhöhte Transparenz des eigenen Patientengutes und Hilfestellung bei der Forschung. *Klinikextern* wird so eine bessere Prävention und Vergleich mit anderen Kliniken im Falle einer multizentrischen Erfassung möglich.

Ultraschall – Experimentelle und klinische Ergebnisse nach Spongiosatransplantation

H.B. Reith, W. Böddeker und W. Kozuschek

Chirurgische Universitätsklinik, Knappschaftskrankenhaus Bochum-Langendreer, In der Schornau 23, D-4630 Bochum 7

Die Sonographie ist ein unschädliches, jederzeit reproduzierbares diagnostisches Verfahren. Bei der Knochendiagnostik ergeben sich indirekte Hinweise auf Knochenein- und -umbau.

In der experimentellen Untersuchung wurde die Eindringtiefe und Beurteilbarkeit unentkalkter, teilentkalkter und entkalkter Spongiosaspäne mit der Sonographie überprüft. Die Ergebnisse zeigten eine zunehmende Eindringtiefe des Ultraschalls bei zunehmender Entkalkung, ohne daß der Leerwert erreicht wurde.

Hefte zur Unfallheilkunde, Heft 212
Redigiert von J. Probst

In der klinischen Kontrolle erfolgte seit 1986 die Untersuchung von 62 Spongiosatransplantationen (32 auto- und 30 homolog) an langen Röhrenknochen. Ziel der Untersuchungen war es, Aussagen über die Oberflächenveränderung während des Spongiosaeinbaus und der Frakturheilung zu bekommen.

Die Korrelation des Spongiosaeinbaus wurde im Vergleich zur Radiologie vorgenommen. Wir verwenden hier die Kriterien nach Stringa.

Bei der autologen Transplantation zeigt sich sonographisch um die 3. bis 4. Woche eine zunehmende Eindringtiefe bei unregelmäßiger Oberflächenstruktur. Bis zur 14. Woche im Durchschnitt vollzog sich eine kontinuierliche Abnahme der Eindringtiefe und eine Glättung der Oberfläche.

Bei homologer Transplantation zeigt sich sonographisch eine Verzögerung, da eine bessere Eindringtiefe nach der 6. Woche zu finden ist. Eine Glättung der Oberfläche zeigte sich demzufolge bis zur 25. Woche.

Die Sonographie kann daher an zugänglichen Regionen nach Spongiosatransplantation als unterstützende Methode zur Beurteilung des bisher nur klinisch und radiologisch vorgenommenen Einbaus eingesetzt werden.

Eine Erstellung eines „goldenen Standards" der Untersuchungsmethode ist das nächste Ziel.

Klinische und experimentelle Aspekte der Lungenkontusion

M. Reuter, U. Obertacke und Th. Joka

Abt. für Unfallchirurgie, Universitätsklinikum Essen, Hufelandstraße 55, D-4300 Essen 1

Als klinisch bedeutsamer Trigger eines Lungenversagens wurde der Lungenkontusion besondere Aufmerksamkeit gewidmet.

Im Bereich der Grundlagenforschung konnte durch die eigene Arbeitsgruppe eine frühe alveoläre granulocytäre Reaktion mit lokaler Freisetzung von granulocytären Proteasen in den kontusionierten Arealen aufgezeigt werden. Ebenso konnte in den kontusionierten Arealen eine erhöhte Proteinleckage nachgewiesen werden.

In der Frühdiagnostik der Lungenkontusion stehen mit der frühen Bronchoskopie und ggf. der Computertomographie neue und frühzeitig aussagekräftige Methoden zur Verfügung, deren Wert in kasuistischen Beispielen dargestellt wird.

Anhand pathologisch-anatomischer Darstellungen kann die morphologische Grundlage für die umfangreichen klinischen Reaktionen nach Lungenkontusion gegeben werden.

Insgesamt soll eine Übersicht des gegenwärtigen „state of art" über die klinische Entität Lungenkontusion, die sämtliche pathophysiologischen, diagnostischen und therapeutischen Aspekte enthält, vermittelt werden.

Hefte zur Unfallheilkunde, Heft 212
Redigiert von J. Probst

Zur Osteosynthese von Schenkelhalsfrakturen mit der dynamischen Hüftschraube – Ergebnisse aus 6 Jahren

C.G. Schulze, G. Siebler und E.H. Kuner

Chirurgische Universitätsklinik Freiburg, Lehrstuhl und Abt. für Unfallchirurgie, Hugstetter Straße 55, D-7800 Freiburg

Zwischen 1984 und 1988 wurden an der Abteilung für Unfallchirurgie der Chirurgischen Universitätsklinik Freiburg 65 Patienten mit einer medialen oder lateralen Schenkelhalsfraktur durch eine Osteosynthese mit der DHS versorgt. Es handelte sich um 52 Frauen und 13 Männer mit einem Durchschnittsalter von 52 Jahren. In 91 % der Fälle erfolgte die Operation wenige Stunden nach dem Unfall. 57 Personen mit 58 Schenkelhalsfrakturen konnten bei gut dokumentierten Verläufen nach durchschnittlich 37 Monaten klinisch und radiologisch nachuntersucht werden. Die 41 medialen Frakturen gehörten vorwiegend dem Dislokationsgrad Garden III und IV an.

Die Nachuntersuchung führte zu folgenden Resultaten: 38 von 57 Patienten waren beschwerdefrei. Von den übrigen 19 wurden der Häufigkeit nach diese Beschwerden angegeben: Wetterfühligkeit, gelegentliche Rückenschmerzen, belastungs- und bewegungsabhängige Schmerzen im Hüftgelenk. Eine Einschränkung der Gehfähigkeit durch Hinken wurde bei 16 Patienten festgestellt. Bei der klinischen Untersuchung fand sich bei 23 Patienten eine Beinverkürzung bis 2 cm. In 28 Fällen war die Beweglichkeit des betroffenen Hüftgelenkes im Vergleich zur Gegenseite frei oder nur endgradig eingeschränkt. Bei zwei 57- bzw. 58jährigen Patientinnen hatte sich 18 bzw. 22 Monate nach der Osteosynthese einer medialen Schenkelhalsfraktur durch die DHS eine partielle Kopfnekrose mit entsprechenden Beschwerden eingestellt. Eine Patientin ist zwischenzeitlich mit einer zementfreien Totalendoprothese nach Spotorno-Weill versorgt.

Schlußfolgerungen

Zur Osteosynthese einer Schenkelhalsfraktur beim Erwachsenen stellt die DHS eine gute Alternative zur Winkelplatte dar. Sie erleichtert es, wesentliche Operationsziele zu realisieren, nämlich die exakte Plazierung des Implantates, die Vermeidung einer Fragmentdiastase und die schonende Impaktierung der Fragmente. Des weiteren erlaubt dieses Implantat eine Sinterung und kommt damit der Frakturheilung entgegen.

Hefte zur Unfallheilkunde, Heft 212
Redigiert von J. Probst

Die operative Behandlung einer typischen Sportverletzung, der kompletten akromioclavicularen Luxation – Indikation, Technik und Ergebnisse bei Anwendung der Balserplatte

M. Walz und M. Schax

Abt. für Unfallchirurgie, Universitätsklinikum Essen, Hufelandstraße 55, D-4300 Essen

Die akromicoclaviculare Luxation gilt als typische Sportverletzung, insbesondere bei Radfahrern und Ballspielern. Die Indikation zur operativen Behandlung beim Typ TOSSY III ist allgemein akzeptiert. Im Zeitraum von 1983–1988 haben wir diese Verletzung bei insgesamt 34 Patienten (Durchschnittsalter 33 Jahre) mit der Hakenplatte nach Balser behandelt. Bei 15 Patienten war ein Sportunfall vorausgegangen. Allein 9mal hatte sich ein Sturz vom Rennrad ereignet. Die Metallentfernung erfolgte durchschnittlich 10 Wochen nach der Implantation.

Nach einer durchschnittlichen Nachbeobachtungszeit von 30 Monaten war das klinische Spätergebnis bei 31 nachuntersuchten Patienten unter Anwendung des von Staepperts und Mitarb. (Unfallchirurg 91 : 161–164 (1988)) vorgeschlagenen Scores mit Berücksichtigung von Beschwerdebild, Arbeitsfähigkeit, Beweglichkeit des Schultergelenkes, Armkraft und subjektivem Eindruck bei 16 Patienten sehr gut, bei 13 Patienten gut, 3mal mäßig und 2mal schlecht. Radiologisch fand sich 21mal eine exakte Reposition, 9mal eine partielle Dislokation und einmal eine komplette Dislokation. Geringe Verkalkungen des Ligamentum coracoclaviculare kamen bei 14 Patienten vor, 17mal waren mäßige oder schwere Verkalkungen festzustellen. Als Komplikationen wurden 2 Plattenbett-Spätinfekte und eine Plattenverbiegung beobachtet. Die Sportfähigkeit wurde von allen Sportverletzten – auch im Leistungsbereich – erreicht.

Damit stellt das temporäre Retentions-Verfahren mit der Balserplatte bei kompletter akromioclavicularer Luxation sowohl bei Sportverletzungen als auch im allgemeinen Patientengut eine zuverlässige und im Hinblick auf die operative Technik einfache Alternative dar.

Die Talusfraktur – Funktionsanalyse nach Therapie mit Hilfe der dynamischen Pedographie

Th. Mittlmeier, M. Fäßler und G. Lob

Unfallchirurgie, Chirurgische Klinik und Poliklinik, Klinikum Großhadern der Ludwig-Maximilian-Universität, Marchioninistraße 15, D-8000 München 70

Grundsätzlich sollte sich die Indikation zum operativen Vorgehen bei Talusfrakturen an der Fehlstellung (Ausmaß der Gelenkverwerfung, Dislokation, Deformation) orientieren.

Hefte zur Unfallheilkunde, Heft 212
Redigiert von J. Probst

In der Literatur wird jedoch eine beträchtliche Komplikationsrate der Therapie von Talusfrakturen ausgewiesen: abhängig vom Grad der Dislokation ist mit einer aseptischen Knochennekrose in 30–100 % zu rechnen, selbst bei ansonsten gutem Ergebnis resultiert oft eine Bewegungseinschränkung im OSG um mehr als 20 Grad und sind bereits 1 Jahr nach Trauma radiologische Zeichen einer Arthrose nachzuweisen (30 % im OSG, 50 % im USG). Dennoch bietet u.E. nur die Operation die Gewähr einer annähernd anatomischen Rekonstruktion der betroffenen Gelenke.

Klinische Bewertungsmaßstäbe vermengen meist subjektive (z.B. Schmerz) objektive (z.B. Hinken) und radiologische Kriterien und geben somit entsprechend der subjektiven Gewichtung des Beschreibers in der Regel keinen objektiven Aufschluß über die Gehfunktion nach Therapie. Mittels der dynamischen Pedographie kann das Verteilungsmuster der Bodenreaktionskraft beim Gehen mit hoher örtlicher und zeitlicher Auflösung bestimmt werden.

Die resultierende Störung der Gehfunktion konnte an 17 im Zeitraum von 01.01.1984 bis zum 30.06.1988 behandelten Patienten mit Talusfraktur charakterisiert werden. Dabei fanden sich gehäuft die Merkmale einer Funktionsstörung im USG (vermehrte Rückfußbelastung, verzögerte Vorfußbelastung, Verminderung der Gesamtlast und Verlagerung des Kraftansatzpunktes) bei jenen Patienten mit subjektiv und klinisch weniger befriedigendem Ergebnis. Ein aus den Ganganalysedaten abgeleiteter Leistungsindex korreliert mit dem Ausmaß des klinisch verifizierbaren Hinkens (vgl. Hawkins score). Die dynamische Pedographie kann somit als Methode zur objektiven Therapiebewertung nach Talusfraktur eingesetzt werden. Es ist zu erwarten, daß aus den Erkenntnissen der Ganganalyse Schlüsse für das Therapiekonzept der Talusfraktur abzuleiten sind, wie bereits die pedographischen Ergebnisse nach intraarticulärer Kalkaneusfraktur das operative Vorgehen beeinflußt haben.

Literatur

Mittlmeier Th, Lob G, Mutschler W, Bauer G (1988) Pedographische Ganganalyse nach intraartikulärer Kalkaneusfraktur. Springer, Berlin Heidelberg New York Tokyo (Hefte Unfallheilkunde, Heft 200, S 703)

Schlußveranstaltung

Präsident Professor Dr. K. P. Schmit-Neuerburg

Meine sehr verehrten Damen und Herren,

mit dieser letzten Amtshandlung, der Preisverleihung für die wissenschaftliche Ausstellung, soll diese 53. Jahrestagung der Deutschen Gesellschaft für Unfallheilkunde ihren Abschluß finden. Eine erste, sehr vorsichtige Analyse der vergangenen Tage läßt vorerst die Frage offen, ob weniger mehr gewesen wäre. Die Vielfalt der verschiedenen Schwerpunkte und Interessen auf dem Gesamtgebiet der Unfallheilkunde ist mittlerweile so groß, daß die zur Verfügung stehende Zeit und die berechtigten Erwartungen jeder einzelnen Gruppe in keinem vernünftigen, lösbaren Verhältnis mehr zueinander stehen.

Insgesamt läßt sich aber schon jetzt sagen, daß alle Hauptthemen und viele Parallelveranstaltungen lebhaften Zuspruch erhielten. Das Qualitäts-Niveau der Vorträge war überraschend hoch, so daß viele Kurzvorträge einen unbedingten Anspruch auf die Publikation in voller Länge in einer guten, redigierten Fachzeitschrift erheben können. Auch die praktischen Kurse und Fortbildungsveranstaltungen fanden ein positives Echo. Dasselbe läßt sich vom Rahmenprogramm und den Festabenden sagen.

Jeder Teilnehmer wird nicht alle Veranstaltungen und Vorträge haben hören können, für die er sich besonders interessierte. Man kann jedoch gewiß sein, daß jeder etwas mitgenommen hat, das er für die Behandlung seiner Patienten zu deren Nutzen verwenden kann.

Wenn Sie, meine sehr verehrten Damen und Herren, im Verlauf dieser 53. Jahrestagung den Eindruck gewonnen haben, daß wir uns auf jeden Fall bemüht haben, wesentliche Ausschnitte und Höhepunkte der Hauptsitzungen und -themen allen Interessenten zugänglich zu machen und keine groben Überschreitungen der Sitzungsdauer zugelassen haben, so bin ich mit diesem Ergebnis bereits sehr zufrieden.

Gleichsam stellvertretend für die vielen, denen ich Dank schulde, möchte ich zuerst den Sitzungsleitern, Hauptreferenten und Diskussionsteilnehmern sowie den Vorsitzenden und Referenten der Fortbildungsveranstaltungen sehr herzlich für ihren enormen Einsatz danken. Mein besonderer Dank gilt auch allen denen, die sich um die Organisation der Veranstaltungen hier im ICC Berlin gekümmert haben, den ehrenamtlichen Saalassistenten und den stets höflichen und bereitwilligen Mitarbeitern der Kongreßorganisation des ICC. Ich danke ferner den Damen und Herren des Kongreß-Büros, insbesondere unserer Kongreß-Sekretärin Frau von Voigt sowie dem Ehepaar Dr. Dorka, die in diesen Tagen wahrlich Meisterleistungen vollbracht haben. Mein Dank gilt auch der K.I.T.-Kongreßorganisation und hier vor allem Frau Rühmkorf, die stets liebenswürdig und bereitwillig, aber rund um die Uhr im Einsatz für uns tätig war. Ich danke ferner unserem künftigen Schatzmeister Prof. Hertel und seinen Mitarbeitern für ihre tatkräftige Unterstützung sowie Frau Dr. Nickolaus und Dr. Olivier vom Pressebüro.

Hefte zur Unfallheilkunde, Heft 212
Redigiert von J. Probst

Mein ganz besonderer Dank gilt meiner treuen und geduldigen Kongreß-Sekretärin Frau Wulf, die nicht nur alle Vorbereitungen, sondern auch die Kongreßtage in Berlin durchlebte und manchmal durchlitt und uns in vielfacher Hinsicht hilfreich zur Seite stand. Meinen Dank möchte ich auch weitergeben an meine Essener Sekretärinnen, die abwechselnd manches Wochenende am Schreibcomputer verbracht haben. Mein Dank gebührt auch den Mitarbeiterinnen und Mitarbeitern meiner Essener Klinik, die mich während meines Präsidentenjahres und besonders auch bei der Vorbereitung des Kongresses in jeder Hinsicht und jeder in seinem Teil tatkräftig unterstützt, vertreten und häufiger auch geschont haben.

Die Hauptlast der Kongreßvorbereitungen und der erfolgreichen Durchführung der Jahrestagung haben meine beiden engsten Mitarbeiter und Berater getragen, meine beiden Oberärzte Priv.-Doz. Dr. Klaus-Michael Stürmer und Dr. Joachim Hanke, die sich zu keiner Zeit geschont und einen Großteil meiner Aufgaben auch zu den ihren gemacht haben.

Letztlich danke ich auch immer, wenn ich diese Stadt verlasse, allen Berlinern, die angefangen mit dem Taxifahrer am Flughafen Tegel bis zum letzten Kellner in der Stadt stets ein freundliches Wort parat haben und dadurch allen das Leben doch sehr erleichtern.

Ich darf nunmehr das Steuer der Deutschen Gesellschaft für Unfallheilkunde an meinen Nachfolger Prof. Alfred Pannike aus Frankfurt übergeben, der sich – da bin ich sicher – als Präsident in ebenso guten Händen befinden wird, wie es mir ergangen ist.

Damit erkläre ich die 53. Jahrestagung der Deutschen Gesellschaft für Unfallheilkunde für beendet und wünsche Ihnen allen eine unfallfreie Heimreise. Dankeschön.

Schlußworte

Professor Dr. med. A. Pannike

2. Stellv. Präsident der Deutschen Gesellschaft für Unfallheilkunde

Meine Damen und Herren,

darf ich nur noch wenige Minuten Ihre Aufmerksamkeit für unsere Gesellschaft in Anspruch nehmen.

Es ist schöne Tradition, dem scheidenden Präsidenten für seinen Kongreß zu danken, und in diesem Falle glaube ich, darf ich mich zum Sprecher aller machen. Wir waren sehr beeindruckt, nicht nur von der Fülle, sondern auch vom Gehalt dieser Tagung. Wir danken alle sehr herzlich, denn dieser Kongreß wird sicher in Erinnerung bleiben.

Meine Damen und Herren,

gleichzeitig darf ich meine eigene Einladung an Sie aussprechen, und hier habe ich eigentlich eine große Freude zu übermitteln, denn meine Einladung gilt nicht nur der 54. Jahrestagung unserer Gesellschaft. Wir haben ja eine neue Zeitrechnung begonnen, das nächste Jahr wird das Jahr „eins" nach der Öffnung der Mauer sein und insofern werden wir zum ersten Mal wieder erleben, daß wir gemeinsam an unseren Aufgaben arbeiten können – nach Jahren der Abgrenzung gemeinsam mit unseren Kollegen, die uns solange gefehlt haben und hier glaube ich, ist eine gewisse Besinnung am Platze. Die Älteren unter uns, zu denen ich mich rechne, waren dabei und können sich erinnern, wie in unserer Gesellschaft 1973 die Entscheidung fiel, daß wir mit unserer Gesellschaft jährlich in Berlin tagen werden und die Begründung seinerzeit war ganz einfach die, damit zum Ausdruck zu bringen, daß wir warten auf ein Ereignis und das Ereignis ist jetzt eingetreten. Beides miterlebt zu haben, das ist, glaube ich, eine große Freude für uns alle.

Wir haben in diesen Tagen etwas anderes noch mit großer Freude festgestellt, nämlich daß unsere Kollegen und Freunde in großer Zahl bereits jetzt hier waren. Sie haben bei der Mitgliederversammlung vielleicht eine Zahl gehört, die schon eindrucksvoll war, aber die Zahl ist längst Geschichte geworden. Nach den letzten, auch noch nicht abgeschlossenen Aufzeichnungen des Kongreß-Büros, waren inzwischen über 300 Kollegen hier bei uns und haben teilgenommen an unserer Tagung. Ich glaube, das ist die beste Bestätigung, die wir uns selbst geben können und ich glaube, mich mit Ihnen einig zu wissen, wenn wir nun wirklich alle daran gehen, gemeinsam weiterzubauen an der Aufgabe, die wir ja auch alle gemeinsam zu unserer Aufgabe gemacht haben.

Ich danke Ihnen allen sehr herzlich und hoffe, daß wir uns im nächsten Jahr an dieser Stelle wiedertreffen zu unserem Jahreskongreß, wobei ich schon jetzt bitte, darauf zu achten, daß wir einen kleinen Fallstrick in dieser ganzen Geschichte haben, nämlich in der Terminierung unserer Jahrestagung. Wenn wir uns einfach am Kalendarium orientieren und sagen: „Unfallkongreß Berlin, das ist der Bußtag", so trifft das im nächsten Jahr nicht

Hefte zur Unfallheilkunde, Heft 212
Redigiert von J. Probst

zu, es ist nämlich eine Woche später, so daß ich hoffe, Sie werden das nicht aus dem Auge verlieren und wir werden uns tatsächlich in einem Jahr hier gesund wiedersehen.

Ich wünsche Ihnen eine gute und gesunde Heimkehr zu Ihrer Arbeitsstätte und zu Ihrem Wohnort.

Bericht über die Mitgliederversammlung der Deutschen Gesellschaft für Unfallheilkunde e.V. am 23.11.1989 in Berlin

Der Präsident, Professor Dr. Schmit-Neuerburg, eröffnete die für 16.15 Uhr einberufene Mitgliederversammlung um 16.20 Uhr.

Nach der Begrüßung der Mitglieder stellte der Präsident fest, daß die Mitgliederversammlung ordnungsgemäß einberufen worden und beschlußfähig ist. Danach stellte der Präsident die Frage, ob Einverständnis mit der Tagesordnung bestehe bzw. Abänderungen oder Ergänzungen gewünscht würden. Entsprechende Anträge wurden jedoch nicht gestellt.

In seinem Jahresbericht ging der Präsident zunächst auf die Arbeit der Gebührenordnungs-Kommission ein und dankte in diesem Zusammenhang Professor Dr. Behrens, Lemgo, für seine engagierte Mitarbeit in der Gebührenordnungs-Kommission bzw. für seine Teilnahme an zahlreichen Sitzungen der Bundesärztekammer. Die Mitarbeit eines Mitgliedes unserer Gesellschaft sei deswegen besonders hervorzuheben, weil in früheren Jahren unsere Teilnahme an solchen Beratungen gefehlt habe und infolgedessen Unfallchirurgie und auch Orthopädie zu wenig zur Geltung gebracht worden seien. Unter dem bestehenden Gebot der Kostenneutralität sei es besonders schwierig, etablierte Zuweisungen an andere Fachgebiete zurückzugewinnen; um so mehr müßten die typischen unfallchirurgischen und orthopädischen Schwerpunkte herausgestellt werden, wobei insbesondere Gelenk- und Wirbelsäulenchirurgie in Betracht kämen. Eine bisherige Unterbewertung sei bei einer ganzen Reihe von typischen unfallchirurgischen Leistungen zu beobachten; dazu gehöre z.B. die offene Fraktur, unter der sich ein Nichtfachmann kaum zutreffend etwas vorstellen könne. Andererseits handele es sich um, im Ganzen gesehen, seltene Leistungen, die deswegen durchaus Aussicht auf angemessene Berücksichtigung hätten, da sie in der Masse der ärztlichen Abrechnungen nicht ins Gewicht fielen.

Danach berichtete der Präsident über die Bildung einer Kommission für Personalanalyse. Diese sei erforderlich geworden, um zuverlässige und realistische Basisdaten aus dem Bereich der Unfallchirurgie zur Verfügung stellen zu können; bisher seien solche nicht vorhanden. Die umfangreiche unfallchirurgische Tätigkeit werde von den Kostenträgern bzw. den von diesen beauftragten Wirtschaftsinstituten in ihrer Leistungsfähigkeit wie in dem Umfange ihrer Leistungen erheblich unterschätzt. Daraus leiteten sich die Personalanhaltszahlen her, die ungerechtfertigt und völlig unzureichend seien. Die installierte Kommission arbeite mit 11 verschiedenen Kliniken zusammen, insbesondere Krankenhäusern der Grund- und Regelversorgung sowie Berufsgenossenschaftlichen Kliniken. Der im September 1989 durchgeführte Probelauf werde im November 1989 wiederholt, so daß bereits im Frühjahr 1990 die ermittelten Basisdaten zur Verfügung gestellt werden könnten. Der Präsident sprach bei dieser Gelegenheit den sich beteiligenden Kliniken den Dank der Gesellschaft aus.

Anschließend wandte sich der Präsident Fragen der Struktur der Unfallchirurgie zu und verwies darauf, daß es sich hier in erster Linie um eine Frage der Struktur der Chirurgie,

Hefte zur Unfallheilkunde, Heft 212
Redigiert von J. Probst

die immer noch an einem Mangel an Unfallchirurgie leide, handele. Es sei ein *Memorandum zur Unfallchirurgie* ausgearbeitet und am 21.11.1989 vom Präsidium verabschiedet worden; dieses Memorandum werde in Kürze der Bundesregierung und den Landesregierungen, den zuständigen Ministerien und den Trägern der gesetzlichen Unfallversicherung sowie der Bundesärztekammer und den Landesärztekammern und den Medizinischen Fakultäten zugeleitet werden. Das Memorandum enthalte die Forderung, daß Fachabteilungen für Unfallchirurgie entsprechend der künftigen Struktur der Chirurgie Spezialisierung zu betreiben und wahrzunehmen hätten und diese Abteilungen überall dort einzurichten seien, wo ein entsprechend hoher Anteil unfallchirurgischer Patienten zu behandeln sei.

In diesem Sinne sei das Präsidium auch der Anregung einiger Mitglieder gefolgt, einen 1989 beim Deutschen Ärztetag gestellten Antrag auf Förderung der Unfallchirurgie zu unterstützen.

Der Generalsekretär ging in seinem Bericht zunächst auf die umfangreiche Arbeit an der *Neufassung der Satzung* der Gesellschaft ein und erinnerte daran, daß parallel zu den Beratungen des Ausschusses eine begleitende Korrespondenz mit dem Notar stattgefunden habe, um am Registergericht nach Möglichkeit keine Einsprüche oder Abänderungsforderungen entgegennehmen zu müssen. Entsprechend dem Hinweis im Einladungsschreiben müsse aber damit gerechnet werden, daß kleine redaktionelle Änderungen auf Anforderung des Registergerichts möglicherweise vorgenommen werden müßten; soweit nicht den Sinn der Satzung verändernde Abänderungen vorzunehmen seien, möge dem die Mitgliederversammlung zustimmen, ohne daß es einer nochmaligen Einberufung der Mitgliederversammlung bedürfe; ansonsten sei die Absicht, die neue Satzung in den ersten drei Monaten des kommenden Jahres in Kraft zu setzen, nicht zu verwirklichen. Widerspruch wurde hierzu nicht erhoben.

Zu den immer wieder aufkeimenden Äußerungen mit Bezug auf die nach 1992 in der Europäischen Gemeinschaft anstehenden Fragen erkärte der Generalsekretär auch unter Hinweis auf seine Veröffentlichung in „Mitteilungen und Nachrichten" Nr. 20, daß es keine Probleme aus der beruflichen Zulassung und etwaigen gegenseitigen Harmonisierungen geben werde, da der Beruf des Arztes insoweit garnicht betroffen sei. Auf jeden Fall werde es keine Nivellierung nach unten, höchstens für die anderen Mitglieder der EG eine solche nach oben geben. Insbesondere sei nicht daran gedacht, die Teilgebiete aufzulösen oder in andere Bereiche überzuführen, etwa deswegen, weil es gleichnamige Teilgebiete in anderen EG-Mitgliedsstaaten nicht gebe.

Die durch verschiedene Veröffentlichungen bekannt gewordenen Äußerungen von Krankenhaushygienikern zur Frage der Krankenhaushygiene und Asepsis, insbesondere mit Bezug auf organisatorische und bauliche Verhältnisse in Operationsabteilungen, waren in jüngster Zeit Gegenstand von Erörterungen beim Hauptverband der gewerblichen Berufsgenossenschaften, der hierzu ein Expertengespräch durchführen ließ; ferner hat sich das Bundesgesundheitsamt mit der Fortschreibung der entsprechenden Vorschriften befaßt. Der Generalsekretär hat an den Beratungen teilgenommen und erkennen lassen, daß die nunmehr als „Mindestanforderungen" vom Bundesgesundheitsamt festgelegten Maßstäbe weder für die berufsgenossenschaftlichen Anforderungen noch für die Anforderungen eines verantwortungsbewußten Chirurgen/Unfallchirurgen ausreichten. Jeder Unfallchirurg müsse sich selbst mit der demnächst erscheinenden Neufassung vertraut machen und nötigenfalls die in seinem Krankenhaus nicht verwirklichten bzw. nicht zu verwirklichenden Anforderungen im Rahmen bestehender Möglichkeiten ausgleichen bzw. die zuständigen Behörden auf die Notwendigkeit eines solchen Ausgleichs verantwortlich hinweisen.

Der Generalsekretär hat bekanntgegeben, daß das schon vom Präsidenten angesprochene Memorandum zur Unfallchirurgie in der nächsten Ausgabe von „Mitteilungen und Nachrichten" abgedruckt werde, auf besondere Anforderung jedoch auch schon jetzt zur Verfügung gestellt werden könne.

Da das Präsidum erst in seiner Sitzung vom 21.11.1989 auf die Entwicklung der wirtschaftlichen Lage hatte reagieren können – u.a. wegen erheblicher Preiserhöhungen im ICC Berlin –, war es nicht möglich gewesen, die Mitgliederversammlung schon bei der Einberufung von einer bevorstehenden Erhöhung des *Mitgliedsbeitrages* zu unterrichten. Der Generalsekretär holte an dieser Stelle die Zustimmung der Mitgliederversammlung ein, einen Beschluß über die Festsetzung der neuen Mitgliedsbeiträge nachträglich in die Tagesordnung aufzunehmen. Dem wurde ohne Gegenstimme Zustimmung erteilt.

Nachdem sich auch nach Erscheinen von Heft 20 der „Mitteilungen und Nachrichten", Redaktionsschluß 30.10.1989, weitere Kollegen zur Mitgliedschaft angemeldet hatten, war es erforderlich, durch Bekanntgabe deren Namen sowie der jeweiligen Bürgen die Zustimmung der Mitglieder zur Aufnahme dieser Bewerber einzuholen. Nachdem sich Einwände gegen die Aufnahme der in „Mitteilungen und Nachrichten" Nr. 20 genannten Bewerber nicht ergeben hatten, wurden auch keine Einwände gegen die nunmehr durch Verlesung bekanntgemachten Bewerber erhoben; auf Antrag eines Mitgliedes wurden jedoch drei Bewerber, deren Bürgschaften nicht ordnungsgemäß vorlagen, von der Zustimmung ausgenommen.

Unter besonderem Beifall wurde als erstes Mitglied aus der DDR Dozent Dr. Wolfgang Tausch, Berlin, Charité, in die Deutsche Gesellschaft für Unfallheilkunde aufgenommen.

Abschließend ging der Generalsekretär auf die Ereignisse, die sich seit dem *9. November 1989* abgespielt haben, ein. Er berichtete, daß sofort durch einen Schnellbrief diejenigen Kollegen in der DDR und Berlin (Ost), deren Anschriften bekannt waren, zur 53. Jahrestagung der Gesellschaft eingeladen wurden, nachdem diese fast drei Jahrzehnte lang von unseren Kongressen ausgeschlossen gewesen waren. Schon am ersten Kongreßtag hatte sich etwa 100 Kollegen aus der DDR und Berlin (Ost) eingefunden; im Laufe des Kongresses hat sich bis zur Mitgliederversammlung diese Zahl mehr als verdoppelt.

Der Generalsekretär berichtete des weiteren, daß er unmittelbar vor diesem Kongreß als besondere Geste einen Besuch in der Charité gemacht habe, um damit erstmals die Grüße der Deutschen Gesellschaft für Unfallheilkunde persönlich zu überbringen (lebhafter Beifall). Er berichtete über inzwischen zahlreiche Gespräche mit Kollegen aus der DDR, aus denen zunehmend klar werde, unter welchen Bedingungen dort bisher habe gearbeitet werden müssen. Das Präsidium der DGU habe inzwischen beschlossen, 4 Stipendien zu je 2500 DM auszusetzen, die es ermöglichen sollten, jüngeren Kollegen, Fachärzten und Oberärzten, für etwa 4 Wochen in Kliniken in der BRD zu hospitieren, um Kontakte aufzunehmen, Verbindungen zu schaffen, Erfahrungen auszutauschen. Die Deutsche Gesellschaft für Unfallheilkunde sei, so der Generalsekretär, die erste wissenschaftliche Gesellschaft, die unmittelbar nach dem 9. November 1989 die Gelegenheit ergriffen habe, die Beziehungen aufzunehmen; die Stipendien sollten hierfür ein äußerer Ausdruck, aber auch Anstoß für andere Institutionen sein, ihrerseits Möglichkeiten zu kurzzeitigen Hospitationen in Kliniken in der Bundesrepublik Deutschland zu eröffnen. Eigeninitiative könne ein bescheidener Dank sein für das, was die Kollegen in der DDR viele Jahre lang unter schwierigsten Umständen und Verhältnissen geleistet hätten. Ihnen gebühre auch Dank dafür, daß sie es geschafft hätten, nun wenigstens die Einheit im Geist sichtbar herzustellen (anhaltender Beifall).

Als Schatzmeister gab Dr. Dorka an die Ankündigung anknüpfend die vom Präsidium beschlossenen Beitragssätze, die ab 1990 gelten sollen, an: Für außerordentliche Mitglieder Jahresbeitrag 300 DM, für ordentliche Mitglieder in der Stellung von Chefärzten, Oberärzten und in vergleichbaren Stellungen 150 DM, für Assistenzärzte 70 DM. Zur Begründung führte er aus, daß seit der letzten Beitragsfestsetzung vor 8 Jahren zahlreiche Preissteigerungen eingetreten seien, insbesondere aber zum diesjährigen Kongreß die Mietkosten des ICC sich so erhöht hätten, daß diese künftig aus den bisherigen Mitgliedsbeiträgen nicht mehr gedeckt werden könnten.

Der Schatzmeister berichtete über die Mitgliederbewegung, die im Laufe des Geschäftsjahres das eineinhalb Tausend überschritten habe und sich nunmehr auf 1583 Mitglieder belaufe. 137 Mitglieder sind neu eingetreten, 27 Mitglieder sind verstorben, 23 sind überwiegend aus Altersgründen ausgeschieden.

Für das Geschäftsjahr 1988 sei inzwischen vom Wirtschaftsprüfer ein uneingeschränktes Testat erteilt worden; auch sei nach dem Bericht des Wirtschaftsprüfers über die Rechnungslegung der Gesellschaft das Ergebnis als ordnungsgemäß und rechtsgültig beurteilt worden. Das Vermögen der Gesellschaft belief sich nach dem Kassenbericht auf 94 304,42 DM. Davon wird zunächst der Restbetrag für den Verhandlungsbericht 1987 in Höhe von 15 158,45 DM zu bestreiten sein.

Mit diesem Bericht verabschiedete sich Dr. Dorka, unser Ehrenmitglied, aus seiner über 20 Jahre hinweg ausgeübten Tätigkeit als Schatzmeister. Er dankte allen, die ihn bei dieser Arbeit unterstützten. In diesen Dank bezog er ausdrücklich den Demeter-Verlag unter Leitung von Herrn Schüssler sowie die Aussteller der Firmen der Fachindustrie ein. Nach langanhaltendem Beifall für den scheidenden Schatzmeister dankte der Präsident Herrn Dr. Dorka nochmals für die Konstanz und Kontinuität seiner seriösen Wirtschaftsführung, für seinen freundschaftlichen Beistand und die vorzügliche Hilfe, die der Schatzmeister allen Präsidenten selbstlos gewährt habe.

In der nach kurzer Diskussion durchgeführten Abstimmung über die Neufestsetzung der Beitragssätze ergaben sich keine Gegenstimmen oder Enthaltungen, der Neufestsetzung ist somit einhellig zugestimmt worden.

PD Dr. Hendrich und PD Dr. Wentzensen gaben danach den Bericht über die Kassenprüfung für 1988 ab. Im Namen beider führte PD Dr. Wentzensen aus: „Herr Hendrich und ich hatten heute vormittag Gelegenheit, die Kassenführung zu prüfen. Wir haben dies in Anwesenheit des Schatzmeisters und des Wirtschaftsprüfers unserer Gesellschaft getan. Wir haben Stichproben von den Kassenbelegen und der Buchhaltungsführung genommen und wir haben eine ordnungsgemäße Kassenführung festgestellt, wir haben keine Beanstandungen." PD Dr. Hendrich bestätigte dies seinerseits ausdrücklich und stellte den Antrag, den Vorstand zu entlasten. Diese Entlastung wurde einstimmig erteilt.

Anschließend eröffnete der Präsident den Wahlgang zur *Wahl des 2. stellv. Präsidenten* und damit des designierten *Präsidenten für 1991*. Wie in der Einladung zur Mitgliederversammlung angekündigt, schlug er im Namen des Präsidiums Professor Dr. Dieter Havemann, Kiel, für dieses Amt vor. Der Wahlleiter, Professor Dr. Siebert, stellte daraufhin die Frage, ob jedes Mitglied einen Wahlzettel erhalten habe und ob sich ein Nichtmitglied im

Wahlraum aufhalte; er stellte fest, daß kein Nichtmitglied anwesend sei; daraufhin ließ er die Türen zum Wahlraum schließen und die Wahlzettel einsammeln.

Sodann eröffnete der Präsident den weiteren Wahlgang zur *Wahl von 3 Mitgliedern in den nichtständigen Beirat* für die Wahlperiode 1990–1992, für die in der Einladung zur Mitgliederversammlung die Mitglieder Professor Dr. Rüter, Augsburg, PD Dr. Stürmer, Essen, und Professor Dr. Wolter, Hamburg, vorgeschlagen worden waren. Wiederum veranlaßte der Wahlleiter die Einsammlung der Wahlzettel.

Nach Auszählung der Wahlzettel gab der Präsident das Ergebnis der Wahl zum 2. stellv. Präsidenten bekannt: Von 174 anwesenden Mitgliedern haben 165 dem Wahlvorschlag, Professor Dr. Dieter Havemann, Kiel, zum 2. stellv. Präsidenten und damit zum Präsidenten für das Jahr 1991 zu wählen, zugestimmt. Professor Dr. Havemann dankte der Mitgliederversammlung für das ihm erwiesene Vertrauen und nahm die Wahl an.

Danach folgte die Wahl der Kassenprüfer für das Jahr 1989, für die PD Dr. H.P. Breyer, Berlin, und Dr. E. Lais, Berlin, vorgeschlagen worden waren. Die Mitgliederversammlung stimmte diesen Wahlvorschlägen einstimmig zu. Die Gewählten nahmen die Wahl an.

Anschließend rief der Präsident den Tagesordnungspunkt „Satzungsänderung“ auf und führte einleitend aus, das Präsidium habe im Jahre 1987 einen Ausschuß gebildet, der den Auftrag erhalten habe, die Satzung völlig zu überarbeiten mit dem Ziel, diese den geänderten Aufgaben und der gewachsenen Mitgliederzahl anzupassen. Der Ausschuß bestand aus den Mitgliedern Professor Dr. Cotta, Heidelberg, Professor Dr. Faensen, Berlin, Professor Dr. Hertel, Berlin, Professor Dr. Kuner, Freiburg, der auch den Vorsitz führte, Professor Dr. Pannike, Frankfurt, Professor Dr. Pfister, Karlsruhe, Professor Dr. Probst, Murnau, Professor Dr. Schmit-Neuerburg, Essen, PD Dr. Stürmer, Essen. Der Präsident führte aus, Geschäftsführender Vorstand und Präsidium sollten handlungsfähiger und die Beteiligung der Mitglieder an den Aufgaben der Gesellschaft verstärkt werden. Der Ausschuß habe in insgesamt 5 Sitzungen die Struktur der Gesellschaft neu konzipiert und die Wirkungsweise sämtlicher Organe sorgsam vorausgeplant und teilweise bis in kleine, aber wichtige Details festgelegt. Mit Professor Dr. Cotta sei auch ein prominenter Orthopäde in diesem Ausschuß vertreten gewesen; er habe nicht nur sämtliche Beschlüsse mitgetragen, sondern auch selbst wesentliche Beiträge geleistet. Bewußt sei der interdisziplinäre Charakter der Gesellschaft erhalten worden, wenn auch die Unfallchirurgie nun speziell hervorgehoben werde. Wesentliche Punkte der Reform seien:

1. Entlastung des Generalsekretärs von den Aufgaben eines Schriftführers durch die Schaffung einer neuen Schriftführerposition. In Zukunft sollte der Generalsekretär die langfristigen Perspektiven der Gesellschaft neben dem jährlich wechselnden Präsidenten über mehrere Jahre lenken. Aufgabe des Präsidenten werde es im wesentlichen sein, die Ausrichtung des jeweiligen Kongresses zu besorgen.
2. Zwischen Geschäftsführendem Vorstand und dem nur zweimal jährlich tagenden Präsidium werde mit dem Präsidialrat ein kleineres, aktives Gremium geschaffen, dem neben dem Geschäftsführenden Vorstand die vier Leiter der ständigen Ausschüsse und ein Vertreter der nichtselbständigen Ärzte angehörten. Hier müsse die aktuelle Arbeit koordiniert und es könnten kurzfristige Entscheidungen auf eine breitere Basis gestellt werden.
3. Die nicht mehr im aktiven Berufsleben stehenden ehemaligen Präsidenten bildeten künftig als neues Gremium den Senat, 2 Senatoren hätten Stimmrecht im Präsidium.

Somit werde der ständige Beirat, der aus den ehemaligen Präsidenten bestehe, verkleinert. Das Stimmrecht des Fachbeirates bleibe wie bisher auf die speziellen Aufgaben dieser Mitglieder beschränkt.

4. Der nichtständige Beirat bestehe weiterhin aus 12 von der Mitgliederversammlung gewählten Vertretern. Neu werde sein, daß jedes Mitglied ein Vorschlagsrecht habe und künftig der Mitgliederversammlung doppelt so viel Kandidaten zur Wahl vorzuschlagen wie Mitglieder des nichtständigen Beirates zu wählen seien.
5. Die ständigen Ausschüsse würden Arbeitsunterlagen für den Präsidialrat und das Präsidium zu erstellen sowie eine vorausschauende Planung für alle Tätigkeitsbereiche der Gesellschaft aufzustellen haben. Die vier Ausschüsse seien der Grundsatzausschuß, der Programmausschuß, der Bildungsausschuß und der Wissenschaftsausschuß.
6. Der Satzungsentwurf sei dem Präsidium zweimal zur ausführlichen Beratung vorgelegt und in der Sitzung am 30.6.1989 nach Abstimmung zahlreicher Änderungsvorschläge einstimmig verabschiedet worden.

Abschließend gab der Präsident seiner Hoffnung Ausdruck, daß die Mitgliedergemeinschaft die neue Satzung mit Leben ausfüllen werde. Vor der Abstimmung wies der Präsident darauf hin, daß innerhalb der in der Einladung zur Mitgliederversammlung gesetzten Frist bis zum 23.9.1989 schriftliche Einwände gegen die Satzungsvorlage nicht eingegangen seien. Jetzt stellte der Präsident nochmals die Frage, ob Einwände gegen die Satzungsvorlage geltendgemacht würden. Darauf ergingen keine Meldungen. Nunmehr wies der Präsident die Mitgliederversammlung darauf hin, daß zur Annahme der neuen Satzung die Zustimmung von zwei Drittel der anwesenden Mitglieder erforderlich sei. Auf die Frage des Präsidenten, ob jemand gegen die Satzungsvorlage Einwände erhebe, meldete sich niemand. Ebenso wurde auf weitere Frage auch keine Enthaltung geltendgemacht. Nunmehr stellte der Präsident fest, daß die Satzung in der aus der Vorlage ersichtlichen Form einstimmig angenommen sei.

Anschließend teilte der Präsident das Ergebnis der Wahlen zum Beirat mit: für Professor Dr. Rüter 134, für PD Dr. Stürmer 138, für Professor Dr. Wolter 138 Ja-Stimmen. Der Präsdient stellte fest, daß die Vorgeschlagenen gewählt worden seien; Professor Dr. Rüter und PD Dr. Stürmer erklärten die Wahl anzunehmen, Professor Dr. Wolter war nicht anwesend (es erfolgt schriftliche Einholung der Zustimmung).

Zum Tagesordnungspunkt 10 „Verschiedenes“ waren keine Anträge eingebracht worden und wurden auch bei nochmaligem Aufruf keine solchen gestellt.

Danach stellte der Präsident fest, daß die Tagesordnung abgehandelt sei und schloß um 17.17 Uhr die Mitgliederversammlung.

Professor Dr. K.-P. Schmit-Neuerburg
Präsident

Professor Dr. J. Probst
Generalsekretär

Sachverzeichnis

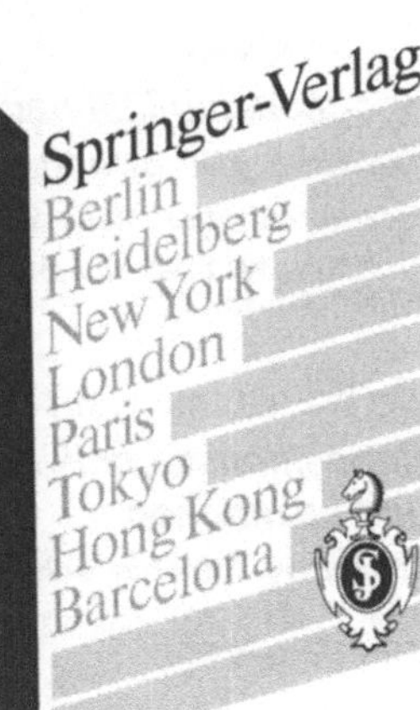

Springer-Verlag
Berlin
Heidelberg
New York
London
Paris
Tokyo
Hong Kong
Barcelona

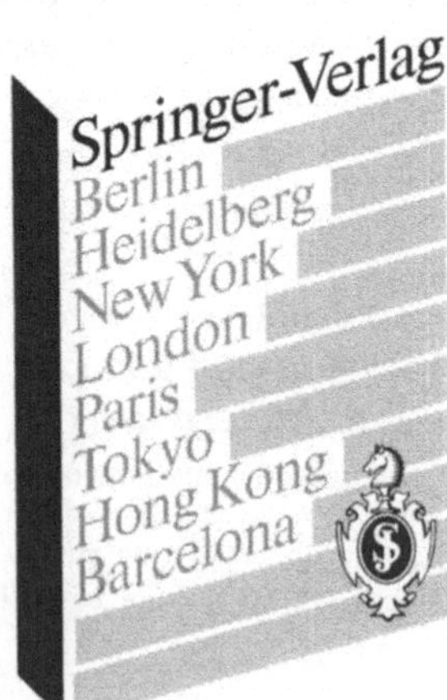
Springer-Verlag
Berlin
Heidelberg
New York
London
Paris
Tokyo
Hong Kong
Barcelona